原书第 13 版

SHERLOCK'S DISEASES OF THE LIVER AND BILIARY SYSTEM

Sherlock 肝胆病学

原著　［英］James S. Dooley

　　　［美］Anna S. F. Lok

　　　［美］Guadalupe Garcia-Tsao

　　　［英］Massimo Pinzani

主审　甘建和

主译　黄小平

中国科学技术出版社

·北京·

图书在版编目（CIP）数据

Sherlock 肝胆病学 : 原书第 13 版 / (英) 詹姆斯·S. 杜利 (James S. Dooley) 等原著 ; 黄小平主译 . —
北京 : 中国科学技术出版社 , 2023.10

书名原文 : Sherlock's Diseases of the Liver and Biliary System, 13E

ISBN 978-7-5236-0174-7

Ⅰ . ① S… Ⅱ . ①詹… ②黄… Ⅲ . ①肝疾病—诊疗②胆道疾病—诊疗 Ⅳ . ① R575

中国国家版本馆 CIP 数据核字 (2023) 第 059000 号

著作权合同登记号： 01-2023-0065

策划编辑	丁亚红	孙 超
责任编辑	丁亚红	
文字编辑	方金林	
装帧设计	佳木水轩	
责任印制	李晓霖	

出 版	中国科学技术出版社	
发 行	中国科学技术出版社有限公司发行部	
地 址	北京市海淀区中关村南大街 16 号	
邮 编	100081	
发行电话	010-62173865	
传 真	010-62179148	
网 址	http://www.cspbooks.com.cn	

开 本	889mm × 1194mm 1/16	
字 数	1123 千字	
印 张	41	
版 次	2023 年 10 月第 1 版	
印 次	2023 年 10 月第 1 次印刷	
印 刷	北京盛通印刷股份有限公司	
书 号	ISBN 978-7-5236-0174-7 / R·3067	
定 价	428.00 元	

版权声明

译者名单

主　审　甘建和

主　译　黄小平

副主译　赵卫峰　李　平　邱源旺　陆忠华　孙　蔚　陈　丽

译校者　（以姓氏笔画为序）

王　洋　王　艳　王文俊　叶　伟　成　芳　朱　莉　刘永浩　许华宇

孙　蔚　李　平　李　冬　李　阳　李文婷　李爱民　杨　晶　杨乃彬

杨小华　吴东波　吴绍宏　吴惠春　邱源旺　汪　菁　宋培新　张　卡

张彦亮　陆忠华　陈　丽　林子钰　金　柯　周学士　郑　楠　郑玉宝

居朝霞　赵卫峰　胡志亮　查翔远　姚运海　顾　静　徐　英　徐玉静

黄　燕　黄小平　盛云建　蒋龙凤　蒋丽琳　童学成　谢　莹

内容提要

　　本书引进自 WILEY 出版社，由国际知名肝胆病学专家 James S. Dooley、Anna S. F. Lok、Guadalupe Garcia-Tsao、Massimo Pinzani 联合全球众多专家共同编写，是一部全面阐述肝胆疾病相关基础与实践的权威参考书。本书初版于 1955 年面世，在 60 余年间不断更新再版，目前为全新第 13 版，共 38 章，几乎涵盖了肝胆系统所有的原发疾病和继发疾病，不仅对疾病历史、流行特点、分子机制及相关代谢途径等基础知识进行了概述性介绍，还对各种肝胆疾病的诊疗要点及其临床研究进展进行了详细阐述。本书层次简洁，重点突出，同时配有丰富的图片及表格，可视化地展示了相关细节及操作步骤，可作为从事肝胆疾病及消化系统疾病的临床医师及研究人员的重要参考资料。

补充说明：书中参考文献条目众多，为方便读者查阅，已将本书参考文献更新至网络，读者可通过扫描右侧二维码，关注出版社"焦点医学"官方微信，后台回复"9787523601747"，即可获取。

译者前言

Sheila Sherlock 教授（1918—2001 年）是享誉世界的英国肝病学家。早在 20 世纪 40 年代她便开始从事肝脏疾病的研究工作。因其在该领域做出的卓越贡献，Sherlock 教授于 1959 年成为英国皇家自由医院第一位医学教授，并在后来成为英国皇家学院院士，被国际同行誉为"肝脏病学之母"。Sherlock 教授于 1955 年编撰的 *Sherlock's Diseases of the Liver and Biliary System* 及后续更新版本均成为肝脏病学经典巨制，堪称肝脏病学领域的教科书。

近年来，大样本临床队列数据和新的基础医学研究技术对肝胆疾病产生了非常重大的影响。虽然许多临床挑战仍然存在，但对发病机制和预后分期更为深入的认识使得治疗更加个体化，很多疾病的预后不断得到改善。对相关基本细胞机制的研究也正在引导新的治疗方式。*Sherlock's Diseases of the Liver and Biliary System, 13E* 正是在这个背景下修订和出版的。

我非常荣幸地带领多年来与我一起致力于肝胆疾病防治的同事们共同完成本书的中译本。首先，从本书原版面世到组织翻译衔接得很紧，我们做到了及时将本专业的现行观点、成功经验和研究进展介绍给国内同行。其次，中译本保留了原版的一贯风格，并根据国内读者的实际需要，精简优化了编排设计，但表格、插图和照片的形式仍保留了原版的风格。

本书内容涵盖广泛，翻译难度大，几乎涉及肝脏所有的原发性和继发性疾病，包括对疾病认识的历史回顾、目前的流行特点、疾病发生的分子机制及相关代谢途径，同时着重介绍了各种肝病的诊疗要点及其临床研究进展，所以中译本是肝脏内科学、肝脏外科学、儿科学、影像学、临床营养学及基础医学研究人员共同努力的结晶。

为了让这部中译本能够尽快与读者见面，我们的翻译团队加入了许多英文基础良好的中青年专业人员。尽管大多数译者都是 COVID-19 防控一线的专家，但是大家在紧张的工作常态下，利用仅有的空闲时间认真完成了此次翻译工作。各位译者为此付出了巨大的努力，不同译者之间还进行了多次交叉审阅，从逐字逐句对照原文，再到通篇检查梳理润色，以期达到"信、达、雅"的最佳水准。尽管我们竭尽所能希望能够准确传达原著者想要表达的含义，但由于中外术语规范及语言表达习惯有所不同，中译本中可能遗有一些疏漏和欠妥之处，敬请各位专家、同行及读者批评指正！

苏州大学附属第一医院　黄小平

黄小平

原书第13版前言

2011 年以来，对所有领域的肝胆疾病产生重要影响的新数据不断涌现。*Sherlock's Diseases of the Liver and Biliary System* 的修订和出版恰逢其时。虽然许多临床挑战仍然存在，但对发病机制和预后分期更为深入的认识使得针对患者的治疗更加个性化，并在很多情况下能够提供更佳的疗效。对相关基本细胞机制的研究也正在引导新的治疗方式。

一项具有重要意义的进展是丙型肝炎的治疗，现在 95% 以上的患者可以通过 8~16 周的口服抗病毒药物治疗得到治愈。

目前西方国家流行的肝病是非酒精性脂肪性肝病，大量已发表或进行中的研究旨在努力解析进展为肝硬化的相关机制和易感因素。预防或逆转这种进展的新药也正在研究过程中。

临床肝病学家和基础科学家对此类疾病的不断深入理解归功于世界范围内相关工作人员的共同努力。收集大队列患者数据的国际合作正在发挥着重要作用。病毒性肝炎已被涉及，但更多的新研究正聚焦于胆汁淤积性肝病。分子遗传学技术更加普遍开展，例如该技术在血色病和肝豆状核变性等疾病的诊断方面已得到广泛应用。基因疗法即将被用于治疗一些遗传性疾病。全基因组研究几乎成为研究疾病诱因的常规方法，如免疫相关肝病和酒精性肝病。肝脏影像学技术已远远领先早前水平，从而大大减少了对组织活检的需求。肝移植手术已被广泛应用，对这一队列患者的选择和管理正在不断被评估和改进，以获得更好的结果。

Sheila Sherlock 教授是致力于国际肝病发展的先驱，她一定会为她的专业现状感到兴奋和震惊。她以她的教科书作为资料，并在其中注释最新的研究和知识。她对每一版的要求是规模适中且能提供最关键和最新的知识。

正是本着这样的精神，我们与来自世界各地的专家共同编著了本书第 13 版。我们希望这一版能激发医学生和青年医生对肝胆疾病的兴趣，并为肝病专科医生、外科医生、病理学家、放射科医生和临床护理专家提供参考。该版本有超过 100 幅新图片和超过 1500 条新参考文献。

为了保持本书的特点，本版格式和以前版本保持一致，并且文笔尽可能参照 Sheila Sherlock 的风格。

本书新章节反映了当前的进展和热点，特别是在无创评估肝纤维化和肝硬化、肝硬化凝血和肝硬化患者的营养等方面。

我们非常感谢著者们在内容更新、全面修订或提供新章节等方面做出的工作。我们感谢 Wiley Blackwell 出版社的 Pri Gibbons 和 Deirdre Barry 为本书的成功出版所做的贡献。我们对 Gill Whitley 也表示特别感谢，感谢她在本书出版期间坚守承诺，以非常专业的精神支持我们的工作。我们还要感谢 Jane Fallows 提供的新插图及对此前版本图片进行的必要修改。

本书是 Sheila Sherlock 非凡生活和事业的宝贵"遗产"，我们希望她的家人能够因为在新版 *Sherlock's Diseases of the Liver and Biliary System* 中看到她对肝脏病学的开创性贡献而感到高兴。

James S. Dooley

Anna S. F. Lok

Guadalupe Garcia-Tsao

Massimo Pinzani

原书第1版前言

我写这本书的目的是对肝胆系统疾病进行全面和最新的阐述，我希望它对内科医生、外科医生和病理学家有一定价值，同时也为临床学生提供一部实用的参考书。本书参考了人们感兴趣的最新文献，因此不可避免地删除了许多年代久远的内容。

肝胆系统疾病可以按照传统的单个疾病概念进行分类。本书致力于通过肝胆疾病所致的功能和形态变化来分类。在肝病患者的临床治疗中，评估肝脏四个功能和形态组成部分的紊乱程度非常重要，即肝细胞、血管系统（门静脉、肝动脉和肝静脉）、胆管系统和网状内皮系统。因此，在诊断可能的病因前，我们应当寻找和识别典型的模式。本书的前几个章节讨论了用以评估这些成分的临床和实验室方法。每种疾病在描述时都附上了相应的病例。本书先介绍了肝衰竭和门静脉高压的特点，并在此基础上对病毒性肝炎、营养性肝病和肝硬化进行了讨论。同样，血液疾病和感染相关的肝脏疾病在网状内皮系统章节中进行了讨论，胆道疾病则编排在急性、慢性胆管阻塞的章节之后。

我要感谢我的老师 J. Henry Dible 教授、James Learmonth 教授和 John McMichael 教授，是他们激发了我对肝病的兴趣；我还要感谢我在医学研究生院和其他地方的同事，他们慷慨地邀请我去了解他们诊治的患者。感谢 A. G. Bearn 博士对排版的严格要求，以及 A. Paton 博士审阅和仔细校对。D. F. Atkins 小姐在校对和编排参考文献方面给予了很多帮助。来自 Blackwell 科学出版社的 Per Saugman 先生和 J. M. Green 女士热心地合作出版了这本书。

本书中的显微照片由 E. V. Willmott 和 C. A. P. Graham 拍摄，标本由 J. G. Griffin 先生和医学研究生院组织学工作人员提供。临床照片出自 Mr . C. R. Brecknell 及其助手们。黑白素描由 H. M. G. Wilson 小姐和 D. Simmonds 先生提供。感谢他们所有人的耐心和技艺。

书中包含一些未发表的材料，包括我 1944 年提交给爱丁堡大学的医学博士学位论文，以及 1953 年获得伦敦哈维协会巴克斯顿 – 布朗奖的论文的一部分。著者们允许我将他们共同负责的已发表的内容编写在内。Patricia P. Franklyn 医生、R. E. Steiner 医生为本书提供了大量放射学相关的照片。许多著者允许我引用他们的插图，我在书中给出了详细的致谢。我要感谢以下期刊允许我引用它们已发表文章的插图，这些期刊包括 *American Journal of Medicine*、*Archives of Pathology*、*British Heart Journal*、*Circulation*、*Clinical Science*、*Edinburgh Medical Journal*、*Journal of Clinical Investigation*、*Journal of Laboratory and Clinical Investigation*、*Journal of Pathology and Bacteriology*、*Lancet,* *Postgraduate Medical Journal*、*Proceedings of the Staff Meetings of the Mayo Clinic*、*Quarterly* *Journal of Medicine*、*Thorax*。我还要感谢 Butterworth Medical Publications、J. & A. Churchill Ltd、Josiah Macy Junior Foundation 及 G. D. Searle & Co 等出版商。

最后，我必须感谢我的丈夫 D. Geraint James 博士，即使承担了诸多不便，他仍鼓励我编写本书，并对其中大部分内容进行了审阅和订正，且丝毫不求回报。

Sheila Sherlock

目　录

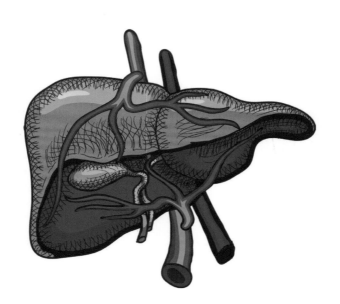

第1章 解剖与功能
Anatomy and Function

Jay H. Lefkowitch **著**

赵卫峰 **译** 叶 伟 **校**

学习要点
- 肝脏起源于前肠内胚层，于胚胎第 3 周出芽，可分为肝和胆道两部分。
- Couinaud 分段法根据血管和胆道解剖标志将肝脏分为 8 段（左叶 I～IV 段，右叶 V～VIII 段）。
- 肝小叶是肝脏组织学基本单元，由 Kienan 描述并被广泛接受，肝小叶形似六边形，其内为肝实质区域，中心为中央静脉而周围为汇管区。
- 肝小叶实质内细胞功能具有异质性，即小叶中心细胞（参与药物代谢）与汇管区周围细胞（参与胆盐依赖性胆汁的形成）功能不同。
- 通常肝细胞和（或）胆管上皮细胞的再生由肝固有细胞分裂完成；如果上述再生能力无法满足需要，则位于 Hering 管的祖细胞可能被激活。

一、肝脏和胆管发生

肝脏起源于前肠（十二指肠）内胚层，于胚胎第 3 周生发形成一个中空的内胚层芽（译者注：囊状肝憩室），然后分为两部分，即肝芽和胆芽。肝芽中的双相潜能祖细胞可分化成肝细胞或胆管细胞，两者构成了早期主要的胆管结构（即胆管板）。此分化过程也伴随着细胞内角质蛋白的变化 [1]。正常情况下，上述细胞快速增殖并进入邻近的中胚层组织（原始横隔），同时来源于卵黄静脉和脐静脉的毛细血管丛生入其内，形成肝血窦。肝芽细胞、前肠内胚层和胆芽三者共同形成胆囊和肝外胆管。第 8 周时，肝内胆管开始由毗邻汇管区的胆管板扁平上皮细胞发育而来 [2]。胆汁约在第 12 周开始形成。汇管区的结缔组织细胞来源于原始横隔的中胚层。肝血窦巨噬细胞（库普弗细胞）来源于循环中的单核细胞，也可能来源于卵黄囊巨噬细胞。肝星状细胞可能来源于中胚层，由附着在发育中肝脏表面的间皮下细胞衍生而来 [3]。第 12 周时，胚胎肝是主要造血部位，5 个月时造血功能开始减弱，此与骨髓开始造血时间相吻合，故而至出生时肝脏仅存少量造血细胞。

二、肝脏解剖

肝脏是人体最大的器官，重 1200～1500g，占成人总体重的 1/50。新生儿肝左叶较大，因而占比较大，为出生时体重的 1/18。肝脏位于右季肋区，为肋骨所覆盖，上界接近乳头水平。根据解剖形态肝脏分为左叶和右叶，右叶的体积约是左叶的 6 倍（图 1-1 至图 1-3）。肝右叶有两个较小的部分，其中尾状叶位于肝脏背面，方叶位于肝脏的前面。肝脏左右叶分界标志在前面为镰状韧带（此韧带系腹膜反折形成），后面为静脉韧带裂，下面为圆韧带裂。

肝脏有双重血供。门静脉接收来自肠道和脾脏的静脉血流；肝动脉来源于腹腔干，系肝脏的动脉血供。两者于肝脏后下方肝门处进入肝脏，进入肝门后分为两支分别进入肝左右叶，同时肝左右管于此处汇合形成肝总管。肝神经丛源于发自 $T_7 \sim T_{10}$ 的交感神经（经腹腔丛神经节换元）、左右迷走神经和右膈神经。肝脏神经丛与动脉和胆管伴行，直至最细分支，并最终进入肝实质和汇管区[4]。

静脉韧带是胎儿时期静脉导管细而长的遗迹，起自门静脉左支并附着于下腔静脉的肝左静脉开口处。肝圆韧带系胎儿时期脐静脉闭锁形成，走行于镰状韧带的游离缘，自脐到达肝脏的下面连接至门静脉左支。圆韧带旁有伴行的小静脉，连接门静脉与脐周静脉。当肝内门静脉血流受阻时，这些静脉开放形成侧支循环。

肝脏回流静脉为肝右静脉和肝左静脉（译者注：此处应为肝右静脉、肝中静脉、肝左静脉），于肝脏后方同时汇入下腔静脉，此处与下腔静脉右心房开口相邻近。

肝内淋巴管最终均注入肝门部淋巴结，然后注入腹腔淋巴结。部分肝脏浅表淋巴管经镰状韧带穿过膈肌，最终注入纵隔淋巴结。亦有一群伴行下腔静脉的淋巴管注入下腔静脉胸腔段周围的小淋巴结。下腔静脉在尾状叶距中线 2cm 左右形成一个较深的弓状切迹。胆囊位于从肝下缘延伸

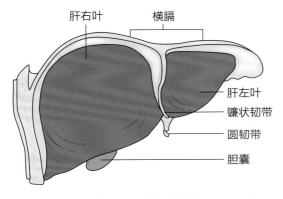

▲ 图 1-1　肝脏前面观

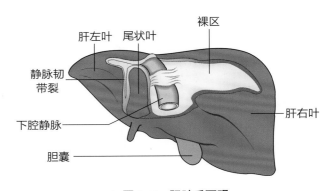

▲ 图 1-2　肝脏后面观

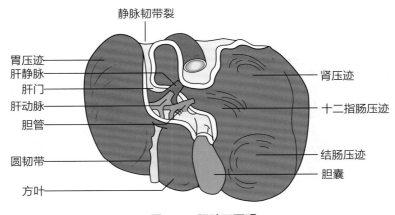

▲ 图 1-3　肝脏下面观

到肝门右端的一个小陷窝内，即胆囊窝。

肝脏几乎为腹膜所覆盖，有 3 处为裸露区，包括下腔静脉窝右侧直接与膈肌接触的裸露部位、下腔静脉窝以及胆囊。肝脏由腹膜韧带和腹壁肌肉产生的腹内压维持其位置。

三、肝脏功能解剖：分叶和分段

根据前述的肝脏外观，镰状韧带将肝脏分为右叶和左叶。然而此种分叶方法与血管、胆管的分布不相吻合，肝脏的功能解剖则是基于血管和胆道的解剖。Couinaud 分段法 [5] 将肝脏分为 8 段（左叶 Ⅰ～Ⅳ段，右叶 Ⅴ～Ⅷ段），而 Bismuth 分段法 [6] 将肝脏分为四叶。上述两种分段法均可与影像学检查相对应。门静脉分为左、右分支，每个分支分别给 2 个亚单位（也称为肝叶）供血。肝右叶分为前叶和后叶，肝左叶为内侧叶和外侧叶，共四叶(图 1-4)。根据此种分段方法，肝左、右叶并非沿着镰状韧带划分，而是镰状韧带右侧一条稍斜的线，上起下腔静脉，下至胆囊床。肝左叶和肝右叶具有独立的门静脉和动脉血供，以及胆道引流。平面内走行 3 支肝静脉。

上述 4 个肝叶可进一步细分为肝段(图 1-5)。右前叶可分为 Ⅴ 段、Ⅷ 段，右后叶可分为 Ⅵ 段、Ⅶ 段，左内侧叶可分为 Ⅳ 段，左外侧叶可分为 Ⅱ 段、Ⅲ 段。各肝段之间没有微血管吻合，但是肝血窦之间存在交通。Ⅰ 段又称尾状叶，独立于其他肝段，不直接从门静脉分支获得血流，其血流也不回流至 3 条肝静脉。

这种功能解剖分类符合影像学表现，对计划进行的外科肝切除术有重要意义。肝脏功能解剖分段法可应用于影像学检查中，同时对肝脏切除手术具有意义。门静脉和其他肝内血管可有解剖变异，可通过螺旋计算机断层扫描（computed tomography，CT）和磁共振成像（magnetic resonance imaging，MRI）血管重建 [7] 来呈现。

四、肝脏解剖变异

随着 CT 和超声扫描的广泛应用，肝脏解剖

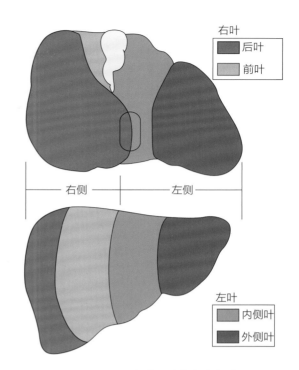

▲ 图 1-4　人类肝脏的各个部分

右叶
- 后叶
- 前叶

右侧　左侧

左叶
- 内侧叶
- 外侧叶

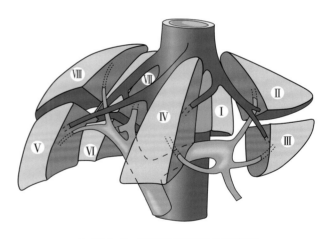

▲ 图 1-5　肝脏功能解剖的示意图

3 个主要肝静脉（深蓝色）将肝脏分成 4 个部分，每个部分都有一个门静脉蒂；肝静脉和门静脉呈指状相互交织 [6]

变异也不断被发现。

1. 肝副叶

在猪、狗和骆驼中，肝脏被结缔组织线分隔成界限清晰的独立肝叶。在极少数情况下，人类肝脏呈现出此种进化的倒退，有文献报道可多达 16 个肝副叶。这种异常改变是罕见的且无临床意义。肝副叶通常较小而且位于肝脏下表面，因此

临床上不易被发现，偶可因影像学检查、手术或尸检发现。甚至还有肝副叶位于胸腔内的报道[8]。某些肝副叶自身可有系膜，系膜内有肝动脉、门静脉、胆管及肝静脉。如果发生系膜扭转，则需要外科手术。

2. 异位肝脏

异位肝脏系具有正常肝脏组织的小结节，亦起源于胚胎时期肝芽，发生比例低于 1%，常在腹腔镜手术和尸检中发现，多位于胆囊、肝韧带、脾肾韧带、网膜、腹膜后和胸腔。异位肝脏可发展为肝细胞癌[9, 10]。

3. 里德尔叶

里德尔叶是最常见的肝副叶，位于肝右叶下方，呈舌状凸起[11]。里德尔叶实际上是一个单纯的解剖变异，并不是真正意义上的副叶。其多见于女性，因吸气时会随膈肌下降，常被误诊为可移动的右下腹肿瘤。有时里德尔叶甚至会下降至右侧髂窝，特别容易被误认为是右肾下垂，也易被误诊为此区域的其他常见肿瘤。里德尔叶既不引起症状，也不需要治疗，极少发生转移癌和原发性肝癌。影像学检查有助于发现里德尔叶和其他解剖变异。

4. 肝咳纹

肝咳纹（译者注：亦称肝副裂）系肝右叶膈面纵行的凹痕，数量为 1～6 条，由前向后走行，越往后凹痕越深。由于血供的差异，肝脏膈面组织结构强度并不相同[12]，一些因素（如慢性咳嗽）可导致膈肌勒压肝脏外周结构薄弱的区域，则形成上述肝脏膈面的沟与裂，即咳纹。

5. 束腰带肝

肝束腰带系一条水平走行的纤维沟或蒂，位于肋缘下方，可见于左右任何一叶或两叶均有[13]。其形成机制尚不清楚，但往往见于长期束腰的老年女性。束腰带肝特征为肝脏前方以及下方出现等密度腹部包块，可能被误诊肝脏肿瘤。

6. 肝叶萎缩

肝脏一叶的门静脉血供或胆汁引流受阻后可能引起该叶萎缩，且通常伴有另一叶的代偿性增大。肝左叶萎缩并不少见，可由尸检或影像学检查发现，原因多为门静脉左支血供减少。肝左叶

体积缩小的同时，常伴有包膜增厚、纤维化，以及肝内胆管和血管结构更加明显。血供异常可为先天性的，此时门静脉左支血流异常造成肝脏缺血性坏死，肝左叶萎缩，继而形成肝纤维化。此种先天性大血管异常所引起的肝坏死与肝硬化不同。肝硬化在形成纤维化和炎症过程中，肝内外大量致病因素主要损害的是肝小静脉和门静脉的小分支。因此，肝硬化时肝脏表面布满纤维组织包裹的肝再生结节。

良性狭窄或胆管癌可引起肝左管或肝右管梗阻，此为引起肝叶萎缩的最常见原因[14]。胆道梗阻时碱性磷酸酶通常会升高，而肝叶萎缩时，其内胆管未必会扩张。如果尚未进展为肝硬化，解除胆道梗阻可以逆转肝萎缩等病理改变。锝标记亚胺二乙酸（IDA）和胶体闪烁扫描可用于区分肝萎缩病因是源于胆道还是门静脉。萎缩肝叶如果能够正常摄取锝标记 IDA 和胶体，则提示病因为门静脉疾病，如果摄取减少或不能摄取则支持胆道疾病。[译者注：此处原文似有谬误，锝标记 IDA，即 99mTc-IDA 静脉注射后由肝细胞摄取，并由胆道排泄，使用闪烁扫描法获取图像，如果出现胆道梗阻则对比剂可出现排泄障碍。故而如果不能正常摄取则提示病因来源于门静脉；如果排泄减少或无法排泄，则提示病因来源于胆道。参考文献：Krishnamurthy S, Krishnamurthy GT. Technetium-99m-iminodiacetic acid organic anions: review of biokinetics and clinical application in hepatology. Hepatology. 1989 Jan; 9(1): 139-53. doi: 10.1002/hep. 1840090123. PMID: 2642291.]

7. 肝右叶发育不全[15]

肝右叶发育不全较为罕见，多为偶然发现，常可能伴发胆道疾病及其他先天性畸形。肝右叶发育不全可引起窦前性门静脉高压，剩余肝段可发生代偿性肥大。该病需要与肝硬化或者肝门部胆管癌所引起的肝叶萎缩相鉴别。

8. 内脏转位

全内脏转位或腹部内脏转位极为罕见，此时肝脏位于左季肋区，常伴有多种解剖畸形，包括胆道闭锁、多脾综合征、肝动脉解剖畸形及门静脉缺如。内脏转位患者进行外科手术时（如部分

肝切除术、肝移植术），情况更为复杂。如前文所述，正常情况下肝脏位于右季肋区，其他一些原因（包括先天性膈疝、膈膨升和脐疝）可造成肝脏移位。关于胆囊和胆道的解剖异常见第14章。

五、胆道解剖（图 1-6）

肝右管与肝左管自肝内发出，于肝门处汇合形成肝总管。随后，起自胆囊的胆囊管汇入肝总管形成胆总管。胆总管走行于小网膜之中，位于门静脉的前方、肝动脉的右侧。胆总管向下走行于十二指肠上部的后方，随后经过胰头后方的胆总管沟，最终斜行进入十二指肠降部中后壁。在此之前，胆总管常与主胰管汇合形成壶腹部（c. 1720）。在 10%～15% 的人中，胆总管与主胰管并不汇合，而是独自开口于十二指肠。

采用不同手段测量胆总管管径，其值并不相同。开放手术时测量胆总管管径为 0.5～1.5cm；超声测量较细，为 2～7mm，大于 7mm 则视为异常；内镜下胆管造影术中，其直径常小于 11mm，不过即便没有胆道梗阻，胆囊切除术后患者的胆总管管径也可能会增大。

胆总管十二指肠壁内段由一组增厚的纵行环状肌肉包绕，该群肌肉起源于肠道，称为 Oddi 括约肌（约 1887 年）。

胆囊呈梨形囊袋状，长约 9cm，容量约 50ml。胆囊总位于横结肠上方，常覆盖于十二指肠球部，且正对右肾投影，位于其前方。胆囊底部较宽，且朝向前方，此区域也是腹部查体时胆囊触诊部位。胆囊体部延续至狭窄的胆囊颈部，颈部延续至胆囊管。胆囊管和胆囊颈部存在螺旋式黏膜皱襞，称为 Heister 螺旋襞。胆囊颈部常呈囊状扩张，称为 Hartmann 袋；胆囊结石常滞留于此处。

胆囊黏膜呈精密排列的皱褶状；正常胆囊黏膜表面无腺体结构，替代以黏膜皱褶凹陷（译者注：具有腺上皮功能），常位于肌层表面。慢性胆囊炎时胆囊腔内压力增加，则会造成黏膜呈分支状、憩室样内陷进入肌层，称为 Rokitansky-Aschoff 窦。胆囊无黏膜下层及黏膜肌层。胆囊

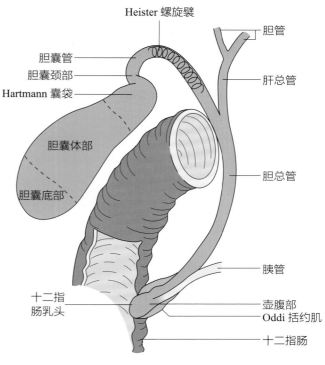

▲ 图 1-6 胆囊和胆道

壁由固有层和肌层组成，固有层为疏松的结缔组织，肌层无明显分层，包含环行、纵行、斜行肌纤维，其中胆囊颈及底部肌纤维尤为发达。正常情况下，胆囊通过舒张和收缩来储存和排泄胆汁。胆汁和胆汁酸由肝脏分泌，进入胆囊并由其储存；胆囊重吸收水分和电解质后胆汁被浓缩。进食后，在胆囊收缩素的作用下（通过节前胆碱能神经起作用），胆囊收缩排空胆汁使其进入十二指肠。

1. 血液供应

胆囊供血血管为胆囊动脉，主要来源于肝动脉，此支较大，走行曲折，且有多种解剖变异。胆囊亦有较小动脉血管直接来源于肝脏，经胆囊窝进入胆囊壁。回流静脉称为胆囊静脉，胆囊静脉直接汇入门静脉系统。由胆囊管、肝总管及肝下缘构成的三角，称之为 Calot 三角（译者注：胆囊动脉常穿入此三角，但存在解剖变异）。手术时，应当关注此三角区域血管和胆管的解剖关系，以减少血管损伤及潜在胆管狭窄的风险。胆管损伤最常见原因为胆囊切除术（剖腹或腹腔镜，发生率 < 1.3%）。肝移植后有 10%～30% 的患者

会出现胆道并发症，其中主要为胆道狭窄。

胆总管十二指肠上段由两条（轴向）动脉供应，并走行于胆管两侧。有多组动脉供应这两条动脉，但主要为下方的十二指肠后动脉和上方的肝右动脉。这种动脉血供模式似乎可以解释为何血管损伤会导致胆管狭窄[16]。

2. 淋巴结

胆囊黏膜下层和腹膜下层走行有许多淋巴管，回流淋巴液经胆囊颈旁淋巴结，注入胆总管旁淋巴结，同时于此处与来源于胰头的淋巴管汇合。

3. 神经分布

胆囊和胆管由丰富的副交感神经和交感神经系统支配。

六、体表定位（图 1-7 和图 1-8）

1. 肝脏

肝右叶上界为第 5 肋水平，定位点为右锁骨中线内侧 2cm 与其交点（右侧乳头下方 1cm）。肝左叶上界为第 6 肋上缘，定位点为左锁骨中线与其交点（左侧乳头下方 2cm）。此处，肝脏和心尖部仅有横膈将两者隔开。

肝脏下缘为一条向上斜线，自右侧第 9 肋软骨起，至左侧第 8 肋软骨。右侧乳头线定位点为肋缘下方 2cm。中线定位点为剑突与脐连线中点。左叶最外缘距胸骨仅 5cm。

2. 胆囊

胆囊底通常位于右腹直肌外侧缘与右肋缘（第 9 肋软骨）的交界处（图 1-8）。肥胖者可

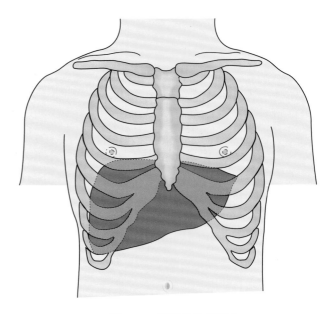

▲ 图 1-7　肝脏的体表标志

能无法准确触及腹直肌鞘外缘，此时需要 Grey-Turner 法定位胆囊。方法如下：自髂前上棘过脐画一直线，其与右肋缘交点为胆囊位置。上述几种胆囊定位方法受个人体型影响。偶有胆囊底部位置低于髂嵴的情况。

七、体格检查手法

1. 肝脏

触诊时，应于右腹直肌外侧寻找肝脏下缘。此法可避免将腹直肌上部的腱划（译者注：腹直肌被 3～4 条腱划分为多块腹肌）误认为是肝脏下缘。

深吸气时，肝脏向下移动 1～3cm。正常人

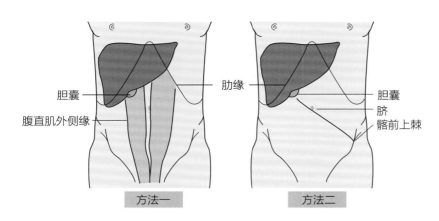

胆囊
肋缘
腹直肌外侧缘

胆囊
脐
髂前上棘

方法一　　　方法二

◀ 图 1-8　胆囊的体表标志
方法一：胆囊位于右腹直肌外侧缘与第 9 肋软骨相交处；方法二：胆囊位于左髂前上棘经脐作连线与肋缘相交处

深吸气时，可触及肝脏。肝脏下缘可规则或不规则、质硬或软、较钝或锐利。若膈肌下降，肝脏下缘位置可能随之降低，如肺气肿患者。运动员或歌唱家肝下缘变化幅度更大，部分患者经过呼吸练习后也可将肝脏"下推"。此外，可用同样的方式对脾脏进行触诊。脐下触及肝脏的常见原因有恶性病变、多囊肝、霍奇金病、淀粉样变性、充血性心力衰竭和严重脂肪变。充血性心力衰竭、胆汁淤积或严重糖尿病等得到控制缓解时，肝脏体积可能会快速变化。部分疾病可于上腹部触及不规则肿块或可有压痛，例如 Budd-Chiari 综合征或部分肝硬化病例中尾状叶增大，上腹部可触及肿块。

肝脏动脉异常搏动通常与三尖瓣关闭不全有关，触诊方法为右手托于右下肋后方，左手于腹壁前方感受其搏动。

肝上界由乳头连线从上而下叩诊，肝下界由脐向肋缘叩诊。叩诊可确定肝脏大小，具有重要意义，是临床上唯一诊断小肝脏的方法。

肝右叶上下径为肝上浊音界和肝下浊音界与右锁骨中线的垂直距离，通常为 12～15cm。对于肝脏上下界的确认，叩诊与超声准确性相当[17]。

在近期行肝活体组织检查（肝活检），有肝脏肿瘤或肝周炎症的患者中，可触及肝脏摩擦感并闻及摩擦音。门静脉高压时，可于脐与剑突之间闻及静脉血管杂音。若可闻及肝脏动脉杂音，可能提示原发性肝癌或急性酒精性肝炎。

2. 胆囊

胆囊仅在扩张时才能触及，手感为梨形囊性肿块，通常长约 7cm。体型较瘦者，有时腹壁可见胆囊隆起。吸气时胆囊移动，移动方向为横向而非向下。因结肠很少位于胆囊前方，叩诊胆囊时直接撞击壁腹膜，叩诊呈实音。胆囊浊音界与肝脏浊音界相延续。

腹部触诊时应注意腹部压痛。胆囊炎时 Murphy 征阳性，即拇指按压肝缘下方时，无法深呼吸。因为吸气时，胆囊下移触及按压手指，引起疼痛造成患者屏气。

胆囊扩张需与右肾下垂相鉴别。肾脏较胆囊活动度更大，且可向盆腔移动，同时右肾前方紧邻结肠。

3. 影像学

腹部平片（包含膈肌）可用于评估肝脏大小，特别是肝脏肋下可及是由于增大还是向下移位。正常吸气时，右侧横膈的正常水平面与第 11 肋后部和第 6 肋前部相对。超声、CT 或 MRI 都可用于评估肝脏的大小、形状和实质病变。

八、肝脏组织学

1 个多世纪以来，已有多个肝脏基础结构单元模型假说[18]。其中最为广泛接受的是 Kierman 于 1833 年提出的肝小叶假说，其基于猪肝脏组织学特征，将肝小叶作为肝脏基本单元[19]。该假说中肝小叶呈有边界的六边形，中央为肝静脉系统的分支（中央静脉），外周为汇管区，包含胆管、门静脉终末支和肝动脉小分支。中央静脉与汇管区之间为肝索（即肝板）和肝血窦。该肝小叶学说是存在进化理论基础的，在猪、骆驼、浣熊和北极熊的肝脏中，六边形组织单元被小叶间结缔组织所分隔，但是在人类肝脏中却未发现对应的此种分隔[20]。

三维重建和扫描电子显微镜显示，在人类肝脏中，肝索以中央静脉为中心呈放射状排列。两条肝索之间为肝血窦，两者相互交错排列（图 1-9 和图 1-10）。门静脉的终末分支将其血液汇入肝血窦，该血流方向的原因为门静脉内压力高于中央静脉（即肝静脉终末支），详见后文。

汇管区系许多由结缔组织包绕的"孤岛"，其内并行三根管道，即门静脉、肝动脉和胆管（图 1-11）。汇管区被边界肝细胞形成围绕其一周的界板包围。正常肝组织切片中汇管区可呈"二管"结构，出现概率与正常"三管"结构相似，常为门静脉缺如。每 1 厘米肝活检组织内，通常有 2 条小叶间胆管、2 条肝小动脉和 1 条门静脉，以及 6 个完整的汇管区[21]。

肝脏组织学亦须进行功能学分区。传统肝小叶分区以中央静脉及其周围的肝细胞为基本结构。Rappaport[22] 则以汇管区为中心提出了功能性腺泡理论，汇管区包含门静脉、动脉和胆管，

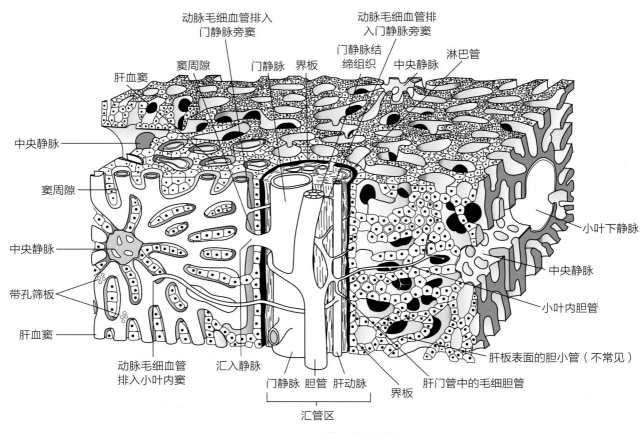

▲ 图 1-9　正常肝脏的结构

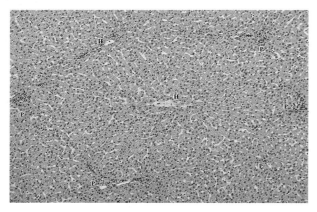

▲ 图 1-10　正常肝组织学
H. 肝终末静脉，P. 门静脉（HE 染色，60×）

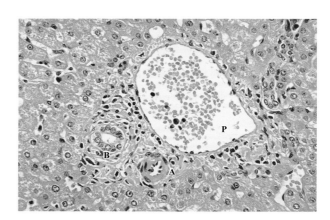

▲ 图 1-11　正常汇管区
A. 肝动脉；B. 胆管；P. 门静脉（HE 染色）

此为 1 区（图 1-12 和图 1-13）。存在损伤因素时，如病毒、毒物或缺氧，肝腺泡血供外周部分即 3 区（邻近中央静脉）最易损伤。桥接坏死可从汇管区（腺泡 1 区）延伸至腺泡 3 区。以入肝血管及胆管（译者注：即汇管区）为轴，其周围区域内的肝细胞损伤后存活时间更长，且可成为随后

肝细胞再生的基础。因此肝细胞再生能力取决于肝腺泡损伤的位置[22]。

肝细胞约占肝脏细胞总数的 60%。肝细胞为多角形，直径约为 30μm。肝细胞常为单细胞核，多核少见，通过有丝分裂增殖。在实验动物中，肝细胞的寿命约为 150 天。肝细胞有三个面：第

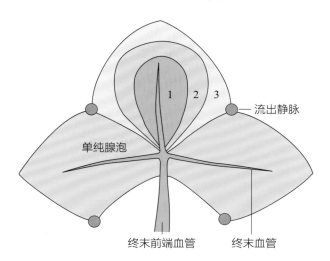

▲ 图 1-12 Rappaport 复杂腺泡理论
1 区与汇入（门静脉）系统相邻，3 区与流出（肝静脉）系统相邻

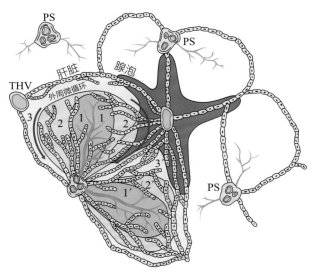

▲ 图 1-13 单纯肝腺泡的血液供应、细胞的带状排列和微循环外围

腺泡占据相邻六边形区域的相邻扇区。1 区、2 区和 3 区分别代表在氧气和营养成分方面具有第一、第二和第三质量血供的区域。这些区域以终末输入血管分支、胆管、淋巴管和神经（PS）为中心，并延伸到三角门静脉区，这些分支从中伸出。3 区是腺泡的微循环外围，因为它的细胞距其输入血管与那些邻近腺泡一样遥远。静脉周围区域由几个相邻腺泡的 3 区的最外围部分形成。在沿着该区域进行的损伤中，受损区域呈现海星的形状 [中心终末肝小静脉（THV）周围颜色较深]。1～3. 微循环区；1′～3′. 相邻腺泡的区域 [22]

一个面朝向肝血窦和 Disse 间隙，第二个面紧邻毛细胆管，第三个面为肝细胞连接面（图 1-14）。肝细胞与周围无基底膜。

肝血窦内壁由整齐排列的内皮细胞覆盖，其上有小孔（窗孔），血液中大分子物质可通过此孔到达肝细胞。肝血窦的血窦侧有网状内皮系统巨噬细胞（库普弗细胞）和陷窝细胞（NK 细胞或自然杀伤细胞），它们是参与监视肿瘤细胞和病毒感染的细胞毒性淋巴细胞 [23, 24]。

正常人的肝脏每毫克大约有 202×10^3 个细胞，其中 171×10^3 个是肝实质细胞，31×10^3 个是周围细胞（肝血窦细胞，包括库普弗细胞）。

肝细胞和肝血窦内皮细胞之间的 Disse 间隙内含有少量胶原纤维和肝星状细胞，曾经也称为贮脂细胞、Ito 细胞和脂细胞。肝星状细胞可储存维生素 A，某些致病因素作用下会被激活为成纤维样细胞，可合成胶原蛋白。肝淋巴管位于门静脉周围结缔组织中，其上有内皮覆盖。通常组织液可通过内皮渗入淋巴管。

肝小动脉的终末分支在胆管周围形成一个血管丛，为汇管区内胆管供血。最终在不同的位置汇入肝血窦。因此肝脏不存在直接的小动 - 静脉吻合。

肝脏的胆汁分泌系统始于毛细胆管（图 1-14 和图 1-15）。毛细胆管由相邻连接肝细胞表面凹陷形成，胆管内表面有微绒毛覆盖。毛细胆管膜由微丝形成细胞支撑骨架加强其稳定性。毛细胆管内面连接处由连接复合体封闭，包括紧密连接、缝隙连接及桥粒。小叶内毛细胆管网络汇入 Hering 管，Hering 管由立方形上皮构成，再经较短的细胆管汇入汇管区较大的终末胆管。胆管分为小胆管（直径＜100μm）、中胆管（约 100μm）和大胆管（＞100μm）三种类型。

九、肝组织超微结构及细胞器功能

（一）肝细胞（图 1-14 至图 1-17）

除了一些锚钉样结构（桥粒）外，肝细胞边缘是直的，沿肝细胞边缘有同样大小和间隔的微绒毛伸入毛细胆管腔内。沿着肝血窦边界，不规则大小和间隔的微绒毛突入窦周组织间隙。微绒毛具有主动分泌或吸收功能，主要转运对象是液体。

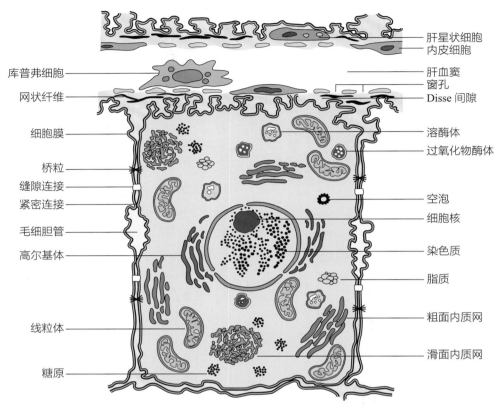

肝星状细胞
内皮细胞
库普弗细胞
肝血窦
网状纤维
窗孔
Disse 间隙
细胞膜
溶酶体
桥粒
过氧化物酶体
缝隙连接
紧密连接
空泡
毛细胆管
细胞核
高尔基体
染色质
脂质
线粒体
粗面内质网
滑面内质网
糖原

▲ 图 1-14　肝细胞的细胞器

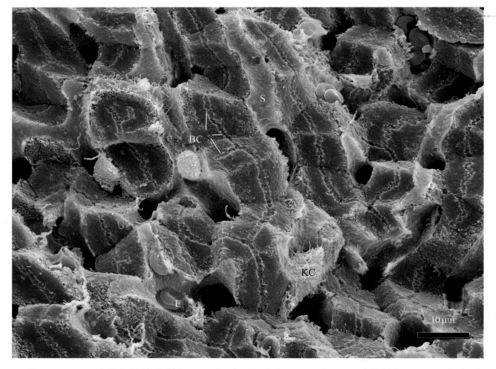

▲ 图 1-15　肝脏彩色扫描电镜显示肝细胞（绿色）、肝血窦（S）（浅粉色），以及红细胞（E）、库普弗细胞（KC）和毛细胆管（BC）
图片由 Ms Jackie Lewin, UCL Medical School, London 提供

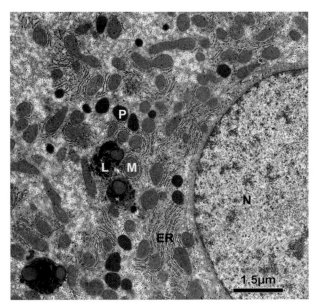

▲ 图 1-16 部分正常人肝细胞的电镜观察

N. 细胞核；M. 线粒体；P. 过氧化物酶体；L. 溶酶体；ER. 粗面内质网（图片由 Ms Jackie Lewin, UCL Medical School, London 提供）

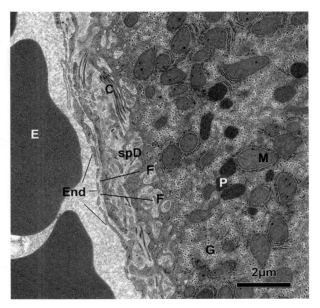

▲ 图 1-17 透射电镜显示一个肝细胞（右），其微绒毛膜表面面向 Disse 间隙（spD）和覆盖的内皮（End）。内皮有窗孔（F），在 Disse 间隙有少量胶原束（C）。红细胞（E）存在于肝血窦腔内

M. 线粒体；P. 过氧化物酶体；G. 糖原颗粒（图片由 Ms Jackie Lewin, UCL Medical School, London 提供）

肝细胞核具有双层膜，膜上带有孔，可以与周围的细胞质进行物质交换。青春期后，人的肝脏发现含有四倍体细胞核；在约 20 岁时，发现了八倍体的细胞核。多倍体的增加被认为是癌前病变，因为在染色质中嵌入了一个或多个核仁。

线粒体也有双层膜，内膜向内凹陷形成凹槽或嵴。大量的供应能量过程发生在膜内部，特别是那些涉及氧化磷酸化的过程。线粒体内膜上含有许多酶，尤其是参与柠檬酸循环的酶和参与脂肪酸 β- 氧化的酶。它们可以将释放的能量转化为腺苷二磷酸（adenosine diphosphate，ADP）。同时，线粒体内膜也是血红素合成的场所。

粗面内质网（rough endoplasmic reticulum，RER）是由核糖体排列而成的层状结构。这是造成光学显微镜下粗面内质网呈嗜碱性的原因。粗面内质网能合成特定的蛋白质，尤其是白蛋白及用于凝血和酶合成的蛋白质。它们可能采用螺旋排列形成多核糖体，以协调合成蛋白质的功能。粗面内质网能合成葡萄糖 -6- 磷酸酶。甘油三酯由游离脂肪酸合成，与蛋白质一起通过胞吐作用分泌为脂蛋白。粗面内质网还可能参与肝糖原生成。

滑面内质网（smooth endoplasmic reticulum，SER）形成小管和囊泡。滑面内质网内包含微粒体，也是结合胆红素形成及许多药物和其他外来化合物解毒的场所（P_{450} 酶系统）。滑面内质网还能合成包括胆固醇和初级胆汁酸的类固醇物质，此类物质能与氨基酸、甘氨酸和牛磺酸结合。苯巴比妥等酶诱导剂可增加滑面内质网合成。

过氧化物酶体是多功能细胞器，具有复杂的分解代谢和生物合成作用，分布在滑面内质网和糖原颗粒附近。过氧化物酶包括单纯氧化酶、β- 氧化循环、乙醛酸循环、醚脂质合成及胆固醇和多醇生物合成有关的酶。已认识到几种过氧化物酶功能障碍，Zellweger 综合征就是其中之一[25]。有文献报道，内毒素可以严重破坏过氧化物酶[26]。

溶酶体是与毛细胆管相邻的膜结合的电子致密体。溶酶体内含有许多水解酶，这些酶一旦释放，就会破坏细胞。同时溶酶体也是铁蛋白、脂褐素、胆色素、铜和衰老细胞器的沉积部位。

高尔基体由粒子和囊泡系统组成，同样位于毛细胆管附近。它可被视为排泄入胆汁之前

的"包装"位点。整套溶酶体、微粒体和高尔基体可视为一种手段，用于隔离那些机体摄入、排泄、分泌或储存的细胞质代谢过程中的物质。高尔基体、溶酶体和毛细胆管与胆汁淤积有关（见第 13 章）。

肝细胞质中含有糖原、脂质和铁蛋白等颗粒。支持肝细胞的细胞骨架由微管、微丝和中间丝组成[27]。微管含有微管蛋白，控制细胞运动、囊泡运动和血浆蛋白分泌。微丝由肌动蛋白组成，具有收缩作用，对毛细胆管的完整性和运动性、胆汁流动很重要。中间丝是包含角蛋白的细长分支丝[1]。中间丝从质膜延伸到核周区域，是肝细胞和空间组织结构稳定的基础。酒精、脂质过氧化的副产物和缺血引起的肝细胞损伤会破坏中间丝或引起其丢失[28]。

（二）肝血窦细胞

肝血窦细胞（内皮细胞、库普弗细胞、肝星状细胞和陷窝细胞）与肝细胞窦状隙形成一个功能和组织学单位[29]。这些细胞能通过细胞因子与其他信号机制相互作用[30, 31]。在透射电镜扫描（图 1-17）和扫描电镜（图 1-15）下，可以见到肝血窦细胞与肝索的紧密的结构关系。

内皮细胞排列在肝血窦上并具有窗孔，在肝血窦和 Disse 间隙之间形成屏障（图 1-18）。库普弗细胞通过自身细胞质的突起锚定在内皮上。

肝星状细胞位于肝细胞和内皮细胞之间的 Disse 间隙内（图 1-19）。Disse 间隙包含组织液，这些组织液向外流入汇管区的淋巴管。肝静脉流出道梗阻时，肝血窦内压力升高时，引起 Disse 间隙中的淋巴液产生增加，在腹水形成中发挥作用。

内皮细胞形成了肝血窦的连续内膜，与其他部位内皮细胞的不同之处在于，其没有规则的基底膜。内皮细胞作为肝血窦和 Disse 间隙之间的筛网，具有特异性和非特异性内吞噬功能，并且具有多种受体。内皮细胞具备充当筛网的能力是因为其窗孔的孔径约为 0.15μm（图 1-18）。这些窗孔占总内皮细胞表面的 6%～8%，且肝血窦窗孔在小叶中心区较汇管区更多。细胞外基质影响

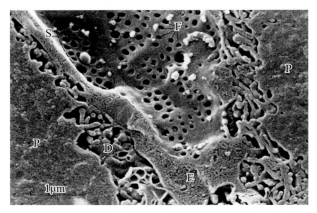

▲ 图 1-18　肝血窦扫描电镜显示组成筛板（S）的窗孔（F）

D. Disse 间隙；E. 内皮细胞；M. 微绒毛；P. 实质细胞（图片由 Professor E. Wisse 提供）

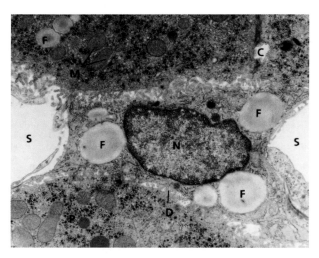

▲ 图 1-19　肝星状细胞的透射电镜观察，注意特征性的脂肪滴（F）

C. 毛细胆管；D. Disse 间隙；M. 线粒体；N. 细胞核；P. 实质细胞；S. 窦腔（12 000×）（图片由 Professor E. Wisse 提供）

窗孔的功能。

窗孔聚集成筛板，充当生物过滤器，作为肝血窦血液与 Disse 间隙内的血浆之间传输的孔隙。它们具有动态细胞骨架[32]，可以维持和调节孔隙的大小。许多因素可以影响孔隙的大小，包括酒精、尼古丁、血清素、内毒素和肝部分切除术。窗孔过滤不同大小的大分子，但无法通过直径大于 0.2μm 的颗粒，包括大的富含甘油三酯的母体乳糜微粒。较小的甘油三酯、富含胆固醇和富含视黄醇的残余物均可以进入 Disse 间隙[33]。通过

这种方式，窗孔在乳糜微粒和脂蛋白代谢中发挥重要作用。开放式窗孔位于内皮细胞的细胞质外围，靠近内皮细胞核孔，表现为多折叠状，呈迷宫状[34]。

内皮细胞具有很强的内吞作用（占肝脏中所有胞吞囊泡的45%），并且在清除循环中的大分子和小颗粒方面具有重要作用[35]。内皮细胞上的有膜结合与无膜结合的囊泡存在于内皮细胞核附近或细胞质中的无窗孔部分[36]，这些囊泡参与了各种胞吞功能。研究表明，有几种分子存在受体介导的内吞作用，包括转铁蛋白、铜蓝蛋白、经修饰的高密度脂蛋白（high-density lipoprotein，HDL）和低密度脂蛋白（low-density lipoprotein，LDL）、肝脂肪酶和极低密度脂蛋白（very low-density lipoprotein，VLDL）。透明质酸（一种来自结缔组织的主要多糖）能被吸收，这提供了一种评估肝内皮细胞清除能力的新方法。内皮细胞还可以清除循环中的小颗粒（<0.1μm）和变性的胶原蛋白。扫描电子显微镜显示，随着基底层的形成，尤其是在酗酒患者的3区中，窗孔的数量显著减少，这也称为肝血窦的毛细血管化[37]。

库普弗细胞是附着在肝血窦内皮细胞的巨噬细胞，可以高度变形，通常在门静脉周围区域分布的数量较多[38]。它们具有构成溶酶体的微绒毛和胞质内包被的囊泡及致密体。库普弗细胞在肝内局部增殖，但在某些情况下，巨噬细胞可以从肝外部位迁移至肝内。它们负责清除陈旧和受损的血细胞或细胞碎片，以及细菌、病毒、寄生虫和肿瘤细胞，这可以通过内吞作用（吞噬作用、胞饮作用）来实现，包括受体介导和非受体介导的机制[39]。有几个过程对此有帮助，包括细胞表面Fc受体和补体受体。库普弗细胞表面具有纤连蛋白的特异性结合位点，与血浆纤维蛋白或调理素结合能促进吞噬。同时库普弗细胞还可吸收和处理氧化的低密度脂蛋白（LDL目前被认为是导致动脉粥样硬化的因素），并在弥散性血管内凝血中清除纤维蛋白。有报道称，酒精会降低其吞噬能力。

库普弗细胞能被多种因素激活，包括内毒素、败血症、休克、IFN-γ、花生四烯酸和TNF。激活的结果是产生同样广泛的产物，如细胞因子、过氧化氢、一氧化氮、TNF、IL-1、IL-6和IL-10、IFN-α和IFN-β、TGF-β及各种前列腺素[40]。整个过程单独或组合作用可以刺激细胞因子级联中的其他事件，但也会增加身体不适和疾病。库普弗细胞产物可能对实质细胞和内皮细胞有毒性作用。库普弗细胞条件培养基可以抑制实质细胞中的白蛋白合成，产物中的IL-1、IL-6和TNF-α也是如此。内毒素的毒性是由库普弗细胞的分泌产物引起的，因为内毒素本身没有直接毒性。

肝星状细胞（贮脂细胞、脂细胞、Ito细胞）细胞位于Disse间隙的内皮下空间内。肝星状细胞具有较长的细胞质延伸，一些与实质细胞密切接触，而另一些则到达肝血窦内，它们在那里可以调节肝血窦内血流量，从而影响门静脉压力[41, 42]。在正常肝脏中，肝星状细胞是类视黄醇的主要储存位点，具有细胞质脂滴的形态学特征。当细胞内无脂滴时，肝星状细胞类似成纤维细胞。肝星状细胞内含有肌动蛋白和肌球蛋白，内皮素-1和P物质刺激可引起其收缩[43]。随着肝细胞损伤，肝星状细胞失去脂滴，增殖，继而迁移到腺泡的3区，转变为肌成纤维细胞样表型，并产生Ⅰ型、Ⅲ型、Ⅳ型胶原蛋白和层粘连蛋白[44]。肝星状细胞还能释放基质蛋白酶和基质蛋白酶抑制分子 [金属蛋白酶组织抑制物（tissue inhibitor of metalloproteinases，TIMP）]（见第6章）[45]。Disse间隙内的蛋白胶原化会导致蛋白质结合底物进入肝细胞的途径减少。

陷窝细胞是附着在肝血窦内皮表面的高流动性、肝脏特异性的自然杀伤淋巴细胞[39, 46]。它们是寿命较短的细胞，由循环中的大颗粒淋巴细胞更新而来，在窦内分化形成。它们具有特征性颗粒和杆状核囊泡。陷窝细胞对肿瘤和病毒感染的肝细胞表现出自发性细胞毒性，并表达表面标志物CD49a[47]。

库普弗细胞和内皮细胞、肝血窦细胞和肝细胞之间存在复杂的相互作用[30]。白三烯介导脂多糖激活库普弗细胞，这抑制了内皮细胞对透明质酸的摄取[48]。来自肝血窦细胞的细胞因子可以刺激和抑制肝细胞增殖[31]。

在 Disse 间隙内或周围，可以找到基底膜的所有主要成分，包括Ⅳ型胶原蛋白、层粘连蛋白、硫酸乙酰肝素、蛋白聚糖和纤维连接蛋白。所有肝血窦细胞有助于基质形成。Disse 间隙内的基质影响肝细胞功能[30]，通过影响组织特异性基因（如白蛋白）的表达及肝血窦窗孔的数量和孔隙率[49]，Disse 间隙内的基质在肝脏再生过程中发挥重要作用。

在肝脏疾病中，尤其是酒精性肝脏疾病，Disse 间隙的胶原化可能会改变肝脏微循环，即在内皮下形成基底膜和改变内皮窗孔[36]。所有这些过程在 3 区最常见。Disse 间隙的胶原化导致肝细胞营养物质不足，导致门静脉高压症的进展。

（三）胆管上皮细胞

胆管上皮细胞[50]（胆管细胞）排列在肝外和肝内胆管中，并调节来自毛细胆管的胆汁。胆管细胞具有分泌（碳酸氢盐）和重吸收功能，受到

激素（如促胰液素）、多肽（内皮素 –1）和胆碱能神经的控制。来自不同水平胆管的胆管细胞具有不同的特性，就像来自不同腺泡区域的肝细胞具有不同功能。这种异质性可以部分解释不同疾病在胆道树特定区域的分布。胆管细胞上的初级纤毛作为机械和化学传感器[51]，分泌多囊蛋白，如果胆管上的初级纤毛发生突变，会导致纤维多囊性疾病[52]（见第 16 章）。

十、肝脏功能的异质性（图 1-20）

肝细胞根据其腺泡位置表现出不同的结构和功能特征[53]。邻近肝终末静脉的腺泡循环区（3区）与邻近肝终末动脉和门静脉的循环区（1区）的功能不同。这种分区与小叶的腺泡氧梯度[54]和通过 Wnt/β 联蛋白通路的信号转导有关[55]。

Krebs 循环酶（参与尿素合成和谷氨酰胺酶）在 1 区浓度最高，而谷氨酰胺合成酶在静脉周围

	1 区		3 区	
糖类	糖异生		糖酵解	
蛋白质	白蛋白 纤维蛋白原	合成	白蛋白 纤维蛋白原	合成
细胞色素 P$_{450}$	+		+	
细胞色素 P$_{450}$ 经苯巴比妥处理后	+		++++++	
谷胱甘肽	++		−	
氨代谢：谷氨酰胺合成酶	−		+	
供氧	+++		+	
胆汁形成				
• 胆盐依赖	++		−	
• 非胆盐依赖	−		++	

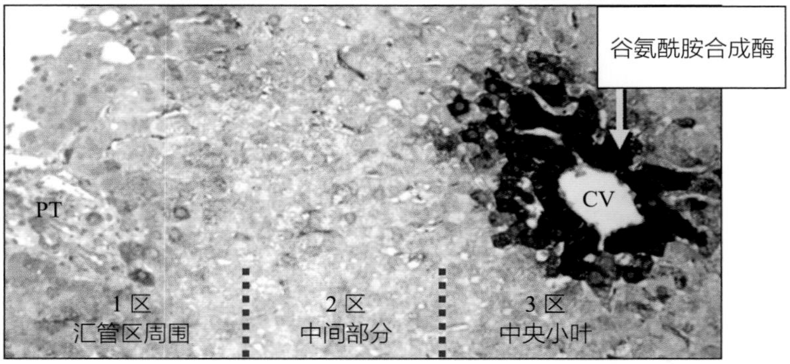

▲ 图 1-20　小静脉周围（腺泡 3 区）与汇管区周围（腺泡 1 区）区域的肝细胞的功能异质性影响了许多合成和代谢过程
用谷氨酰胺合成酶抗体免疫染色的部分小叶显示该酶定位于中央静脉（CV）周围的肝细胞。在其他地方也有阴性染色。PT. 汇管区

浓度最高（图 1-20）。3 区的肝细胞接受的氧气供应较 1 区和 2 区少，故 3 区容易发生缺血性肝损伤。

参与药物代谢的 P_{450} 酶系在 3 区中的含量更高。在酶诱导后，3 区药物代谢酶系增加，例如使用苯巴比妥诱导剂。3 区的肝细胞接受更高浓度药物代谢产生的毒性产物。3 区的谷胱甘肽含量下降，这使得该区特别容易受到肝脏药物反应的影响，例如"可预测"的或"直接"的肝脏毒素 [对乙酰氨基酚（扑热息痛、泰诺）和四氯化碳]，可引起肝小叶中心坏死。

1 区的肝细胞接受高胆盐浓度的血液，因此 1 区在胆盐依赖性的胆汁形成中发挥极其重要的功能。然而 3 区中的肝细胞在非胆盐依赖性的胆汁形成中更重要。在肝脏中从肝血窦到毛细胆管的物质转运速率也存在区域性差异。

不同区域之间代谢差异的原因各不相同。某些功能（糖异生、糖酵解、酮体合成）似乎取决于沿肝血窦的血流方向。对于其他功能（细胞色素 P_{450}），肝静脉周围和门静脉周围肝细胞的基因转录率不同。谷氨酰胺合成酶跨腺泡的差异表达早在胎儿肝脏中就已建立起来。

十一、生理和病理情况下肝脏微环境的动态变化（图 1-21）

肝细胞的肝血窦侧质膜是一个富含受体的代谢动态域结构，与参与细胞 – 细胞接触的毛细胆管侧不同。肝细胞表面的 Toll 样受体与革兰阴性菌的脂多糖（lipopolysaccharide，LPS）等微生物发生反应，产生细胞内信号转导 [56]。受体介导的内吞作用负责转移大分子，如糖蛋白、生长因子和载体蛋白（转铁蛋白 [57]）。这些配体与肝血窦膜上的受体结合，被占据的受体聚集成一个被包被的（网格蛋白）凹陷并进行内吞作用。细胞内配体的处理因所涉及的分子而异，并且途径复杂。某些配体一旦与细胞表面受体结合，在内吞作用之前，受体先被转移至位于网格蛋白凹陷紧

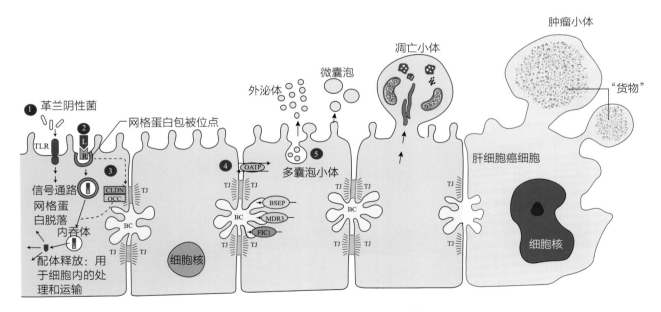

▲ 图 1-21　肝细胞摄取和转运过程

①用于结合微生物及其组成产物的表面 Toll 样受体。②胞吞到网格蛋白包被的配体与细胞表面受体结合的位点中，导致网格蛋白脱壳，配体从内吞体释放，配体进一步在细胞内运输。③某些受体 – 配体部分（例如丙型肝炎病毒进入细胞）需要与紧密连接蛋白进一步相互作用并在紧密连接中封闭。④胆管膜上的胆汁转运蛋白。⑤肝细胞与其他细胞之间的细胞间通信通过三种主要类型的细胞外囊泡（EV）的释放发生，即外泌体、微囊泡和凋亡小体；对于肝细胞癌细胞，则是更大的肿瘤小体。CLDN. 紧密连接蛋白；OCC. 封闭；BC. 胆管；L. 配体；R. 细胞表面受体；TJ. 紧密连接；OATP. 有机阴离子转运蛋白；BSEP. 胆盐输出泵；MDR3. 多药耐药蛋白 3；FIC1. 家族性肝内胆汁淤积相关蛋白 1

密连接处，与紧密连接蛋白和封闭蛋白进一步相互作用，例如丙型肝炎病毒进入肝细胞[58]。许多配体在溶酶体中终止或分解，而受体则重新返回到肝血窦细胞质膜上再次发挥作用，如铜。一些配体通过囊泡运输穿过细胞分泌到毛细胆管。

转运蛋白存在于肝细胞基底膜和顶端（微管）膜上，用于吸收有机酸和输出胆盐[59]（见第 13 章），如有机阴离子转运蛋白（OATP）、胆盐输出泵（BSEP）、家族性肝内胆汁淤积相关蛋白 1（FIC1）和多药耐药蛋白 3（MDR3）（图 1–21）。黄疸和组织学胆汁淤积可能是由于转运蛋白的抑制（如药物和 LPS 引起的 BSEP）或突变（如 Byler 病中的 FIC1，妊娠期肝内胆汁淤积中的 MDR3）。

肝细胞通过膜结合的纳米大小的细胞外囊泡（extracellular vesicles，EV）在肝血窦细胞膜表面与其他细胞进行信号转导[60]。EV 有 3 种主要类型，即外泌体（来自多囊泡小体）、微囊泡和凋亡小体（图 1–21）。肝癌细胞可以传播第四种异常类型（1～10μm）的 EV，称为肿瘤小体[61]。EV 的内容物包括广泛的生物制剂，如趋化因子、微小RNA、热休克蛋白、肝炎病毒。EV 的内容物能参与调节正常肝脏稳态或与病毒性肝炎和非酒精性脂肪性肝炎等疾病相关[62-64]。

十二、肝细胞死亡和再生（图 1-22）

正常的肝脏结构和功能依赖于细胞死亡和再生[65, 66]之间的平衡。

（一）细胞死亡

肝细胞死亡分为坏死或凋亡。坏死的特征是质膜完整性丧失，局部释放细胞内容物，引发炎症反应。这可能会加剧疾病进展，导致进一步的细胞死亡。肝细胞缺血会导致细胞坏死。

细胞凋亡是指受损、衰老或超出自身需求的细胞自我毁灭过程，产生最少的炎症产物[67]。细胞凋亡时 DNA 断裂但细胞器保持活力。因此，与坏死细胞相比，凋亡虽然仍存在纤维化反应，但有害产物的释放极少。正常组织内细胞的平衡取决于与细胞凋亡率相等的有丝分裂率。淋巴细胞和其他免疫细胞释放的细胞因子也能介导细胞凋亡[68]。免疫介导的细胞凋亡的经典例子是在慢性界面性肝炎（碎片坏死）的门静脉周围区域发现的凋亡小体（凋亡肝细胞）[69]。

病理过程可以改变参与细胞凋亡的细胞机制，导致疾病发生[70-72]。通过影响胆管细胞的凋亡增加，导致肝脏胆管减少。在酒精性和非酒精性脂肪性肝病中，发生的细胞凋亡增加[68-70]。如

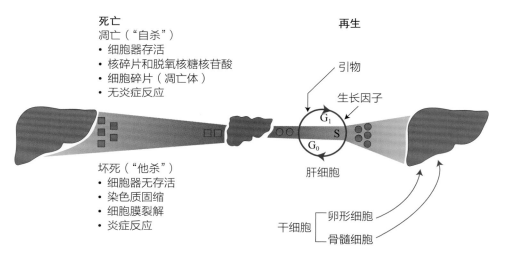

▲ 图 1–22　肝细胞死亡和再生

肝细胞因凋亡或坏死而丢失。肝脏通常通过细胞复制再生。启动过程是肝细胞对生长因子做出反应所必需的。如果肝细胞大量丢失或毒性攻击持续存在，则细胞复制可能无法进行。可以从肝脏内或骨髓中的祖细胞／干细胞衍生肝细胞

果发生恶性突变的肝细胞不发生凋亡，那么肝脏疾病恶性转化会增加。

凋亡细胞破坏的途径是复杂的，可以用形态学和生物学来描述。一旦启动凋亡，就会发生一连串的变化，在达到特定阶段后，这些变化可能是不可逆的。人类对开发干扰细胞凋亡过程的药物十分感兴趣，因为这些药物可能在细胞凋亡增加或减少的疾病中具有治疗作用。

（二）再生

当需要额外的肝细胞时，包括细胞因子在内的介质（引物）会激活静止细胞，使其进入复制状态（$G_0 \rightarrow G_1$）[73]，此时生长因子可以刺激 DNA 合成和细胞复制（图 1-22）。引物激活转录因子，包括 NF-κB 和 STAT3。肝细胞再生可能是迅速的，可见于部分肝切除术后。

如果肝细胞受损从而导致再生障碍，则肝细胞可以由位于 Hering 管和小胆管附近的祖细胞 / 干细胞（啮齿动物中的"卵形细胞"）生成 [74, 75]。在胎儿中，这种干细胞靠近胆管板 [64]。肝细胞也可来源于肝外干细胞，也可来源于骨髓 [76, 77]。祖细胞分化为肝细胞或胆管上皮细胞的特异性是由祖细胞转录因子编码的，可根据所需的细胞类型重新编码。HNF-1α 和 HNF-4α 调控肝细胞谱系的基因转录，而 HNF-1β 和 HNF-6 介导胆囊和胆管的发育 [78]。Notch 信号通路与 TGF-β/激活素通路协作，进一步促进胆管形成 [79]。

第2章　生理与病理情况下肝功能检测的临床应用

Liver Function in Health and Disease: Clinical Application of Liver Tests

George Mells　Graeme Alexander　著

陈　丽　译　赵卫峰　校

学习要点

- 没有任何单一检测能够完整评估肝功能。
- 包括生化学检测在内的"肝功能检测"反映的是肝脏损伤而非肝脏功能。
- 血红蛋白、红细胞、白细胞和血小板计数也能帮助找出肝病的蛛丝马迹。
- 肝脏的血流及对药物的首关代谢随着年龄增长而降低，但是肝脏微粒体的单氧化酶活性却是恒定不变的。
- 肝脏在糖类、脂肪、蛋白质代谢，以及内生性和外源性分子的清除中发挥了核心作用。

肝脏是一个代谢功能非常广泛的器官（图 2-1）。具体代谢功能如下所示。

- 去除生理过程的副产物，如胆红素、氨。
- 胆汁酸的合成和处理。
- 脂质和脂蛋白的代谢。
- 氨基酸代谢。
- 蛋白质合成（主要指白蛋白和凝血因子）。
- 糖异生和在其他糖类中的代谢作用。
- 药物的代谢与清除。

因此，肝衰竭时出现多种实验室检查结果异常也不足为怪。本章回顾了肝脏的代谢功能及对应的实验室检测，包括胆红素、氨、胆汁酸、脂类和脂蛋白、蛋白质、葡萄糖和乳酸。任何一个孤立指标在评估肝功能方面价值有限，但将它们结合起来的评估价值却是巨大的。因此，在临床实践中，评分系统将临床特征与以上各种指标相结合来评估肝脏的预后，指导临床决策，例如用于肝切除或肝移植候选资格的筛选。最常用的评分系统如下。

- 急性肝衰竭（见第 5 章）。
  - 伦敦国王学院标准 [病因学、年龄、发生肝性脑病的时间、国际标准化比值（INR）、胆红素、肌酐、动脉 pH、乳酸]。
  - Clichy 标准（肝性脑病、年龄、因子 V

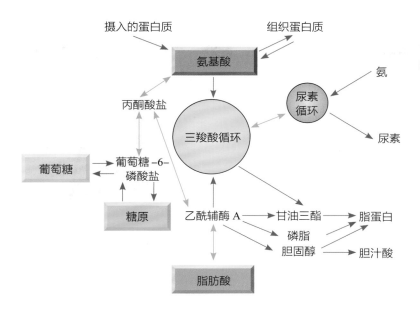

◀ 图 2-1　重要的肝脏脂肪、蛋白质和糖类代谢途径

水平）。

- 慢性肝病（见第 8 章和第 37 章）。

- Child-Turcotte-Pugh（CTP）评分（肝性脑病、腹水、胆红素、白蛋白、INR）。

- 终末期肝病模型（胆红素、INR、肌酐）。

- 英国终末期肝病（United Kingdom End-Stage Liver Disease，UKELD）评分（胆红素、INR、肌酐、钠）。

当然，预后评分系统有时也不够方便和恰当。一般来讲，通过连续检测胆红素、白蛋白和维生素 K 纠正后的凝血酶原时间可能更有利于全面评估肝脏功能或肝功能不全。在急性肝衰竭患者中持续升高的动脉血氨水平也反映了严重的肝功能紊乱，但在失代偿性肝硬化时血氨的升高却

并不与肝性脑病或肝病进展具有相关性（见第 8 章）。另外，肝功能的定量检测（表 2-1）由于其成本和复杂性很少应用。

在临床实践中，生化检测的重要性不仅在于评估肝功能，也可用于肝脏疾病的筛查和诊断。"肝脏检查"（不是肝功能检测）包括转氨酶 [谷丙转氨酶（alanine transaminase，ALT）和谷草转氨酶（aspartate transaminase，AST）]、碱性磷酸酶（alkaline phosphatase，ALP）、γ- 谷氨酰转移酶（gamma glutamyl transferase，GGT）。肝脏检测异常可分为肝细胞损伤（主要指 ALT 和 AST 升高）和胆汁淤积（ALP 和 GGT 升高）（表 2-2）。肝病的生化检测也包括肝脏纤维化指标（见第 7 章）。

表 2-1　肝功能定量检测

部　　位	酶作用物	功　　能
细胞液	半乳糖 *	半乳糖激酶（磷酸化）
微粒体（细胞色素 P_{450} 系统）	氨基比林	N- 脱甲基
	咖啡因	N- 脱甲基
	利多卡因	N- 脱乙基
	安替比林	羟基化 / 脱甲基
肝血窦细胞膜受体	半乳糖终止物糖蛋白	去唾液酸糖蛋白受体

*. 低剂量评估肝脏灌注

表 2-2　肝胆疾病血液检查

检验项目		正常值范围	意　义
胆红素	总胆红素	5～17μmol/L（0.3～1.0mg/dl）	黄疸诊断，评估严重性
	结合胆红素	<5μmol/L	非结合胆红素血症见于 Gilbert 综合征或溶血
ALP		35～130U/L	诊断胆汁淤积、肝浸润
AST		5～40U/L	诊断肝细胞性疾病，反映疾病进展
ALT		5～35U/L	酗酒者 ALT 比 AST 相对低
γ-GT		10～48U/L	酗酒、胆道胆汁淤积时升高
白蛋白		35～50g/L	评估疾病严重性
γ- 球蛋白		5～15g/L	诊断慢性肝炎、肝硬化及疾病进程
维生素 K 纠正后的 PT		12～16s	评估疾病严重性

ALP. 碱性磷酸酶；ALT. 谷丙转氨酶；AST. 谷草转氨酶；γ-GT. γ- 谷氨酰转移酶；PT. 凝血酶原时间

血液学检查对肝脏疾病的评估很重要，因为它们提供了重要的病因学信息（如酒精过量所致的巨红细胞症，肝豆状核变性所致的溶血）、活动性（如酒精性肝炎中的巨细胞贫血）及病程阶段（如门静脉高压症中的血小板减少症）。血液学异常也可能作为肝脏疾病并发症出现（如急性静脉曲张出血后贫血）。因此，血液学检查也将放在本章讨论。

一、胆红素代谢（见第 13 章）

胆红素源于网状内皮系统内红细胞生理性破坏后血红蛋白的降解（80%）和血液中其他蛋白的分解代谢（如肌红蛋白、细胞色素 P₄₅₀）（20%），或来自无效的红细胞内血红蛋白过量生产[1, 2]。在巨噬细胞内，血红素被血红素氧化酶转化为胆绿素，然后被胆绿素还原酶还原成非结合胆红素，非结合胆红素是脂溶性的，不溶于水，它扩散到网状内皮细胞的质膜上，与白蛋白结合后进入循环。在肝血窦内，非结合胆红素由有机物介导位于基底外侧（血窦）膜的阴离子转运蛋白（organic anion transporting proteins，OATP）通过被动扩散和主动转运被肝细胞吸收（表 13-1 和图 13-2B）[3, 4]。这些相同的转运体介导许多药物（包括他汀类药物、沙坦类药物、格列尼类药物、抗组胺药）及 Na⁺ 依赖的胆汁酸转运[5, 6]。

在肝细胞内，非结合胆红素结合到谷胱甘肽 S- 转移酶 A（GSHA，配体）和其他蛋白质上 [如脂肪酸结合蛋白（FABP）][7]，防止非结合胆红素流失并通过降低细胞内游离浓度来增加净摄取。

在内质网中，非结合胆红素通过尿苷二磷酸葡萄糖醛酸转移酶 1A1（UGT1A1）与葡萄糖醛酸酶结合在一起，共同组成单葡萄糖醛酸胆红素和二葡萄糖醛酸胆红素[8]。结合胆红素经多药耐药相关蛋白 2[MRP2，位于顶端（小管）膜（图 13-2B）] 外排泵入胆汁中[9]。结合胆红素也可以通过可诱导外排泵（MRP3）[10] 排到外周循环中。这条通路在病理情况下（如胆汁淤积性肝损伤或肝硬化中）起着重要作用[11]。在肠道中，结合胆红素通过细菌 β- 葡萄糖醛酸酶转换为非结合胆红素。一些非结合胆红素被吸收，通过肝门静脉再循环，剩下的在细菌作用下转换为无色尿胆原[12]。尿胆原可氧化为尿胆素，降解为粪胆原，然后氧化为粪胆素，或直接还原成粪胆素。粪胆素决定了粪便颜色。其中一部分尿胆原是从肠道吸收后，最终氧化成黄色的尿胆素分泌入尿液中。

胆红素的实验室测定

在血浆中，胆红素主要有两种形式。

• 非结合胆红素，不溶于水，与白蛋白结合后进入血液 ❶。

• 结合胆红素，溶于水，不需要与白蛋白结合而直接进入血液循环。

传统上，胆红素是用范登伯格（van den Bergh）法测定的，即胆红素与重氮化反应后产生有色产品的氨基苯磺酸（重氮试剂），再通过分光光度法测定 [13]。在"催化剂"的存在下，未结合胆红素与白蛋白分离加速。因此，在催化剂存在下，检测结合和非结合胆红素，得出"总"胆红素浓度。在没有催化剂的情况下，只能检测到结合胆红素，这被称为"直接胆红素"（因为它是直接检测的）。"间接"胆红素的计算方法则是从总胆红素中减去直接胆红素部分。

因此，直接胆红素是检测结合胆红素的部分，而间接胆红素是非结合胆红素部分 ❷。在临床实践中，"分离"胆红素的检测方法（即直接和间接胆红素）用于区分非结合与结合性高胆红素血症，特别是疑似有溶血或 Gilbert 综合征的情况时。非结合性和结合性高胆红素血症的病因如下。

1. 非结合性高胆红素血症

这可能是由于非结合胆红素产量增加，肝脏摄取受损，或结合胆红素合成受损（见第 13 章）。

• 胆红素的生成增加主要见于溶血、红细胞生成无效、血肿或横纹肌溶解症。溶血在酒精相关性肝病中并不少见，并且可能会引起黄疸，血肿和横纹肌溶解症所致黄疸在临床实践中很容易被忽视。

• 胆红素肝摄取受损可能是由于心力衰竭或门体分流时肝血流减少，也可能由于一些抑制有机阴离子转运多肽 OATP1B1 和 OATP1B3 的药物，如利福平和环磷酰胺 [5]。

• 胆红素结合受损可见于遗传性疾病（如 Gilbert 综合征和 Crigler-Najjar 综合征）或可能归因于抑制 UGT1A1 的药物，如酮康唑、炔雌醇、阿米替林、抗肿瘤药（如尼洛替尼）和 HIV 蛋白酶抑制药（如 Atazanavir、Indinavir）[14, 15]。

Gilbert 综合征是一种常见的常染色体隐性遗传疾病，主要由 UGT1A1 纯合子突变或其复合物突变形成杂合子导致酶活性稍降低，它以轻度的非结合性高胆红素血症而其他肝脏生化学指标正常为特点，溶血相关检测（血红蛋白、网织红细胞计数和血清结合珠蛋白）均正常（见第 13 章）。

Crigler-Najjar 综合征是一种罕见的常染色体隐性遗传疾病。它也是因为 UGT1A1 纯合子突变或其复合物突变形成杂合子，造成相关酶活性明显降低，比 Gilbert 综合征更严重（见第 13 章和第 31 章）。

2. 结合性高胆红素血症

结合性高胆红素血症可见于任何肝细胞或胆汁淤积性肝损伤。在导致肝细胞肝损伤的情况下（如病毒性肝炎、对乙酰氨基酚中毒），胆红素反映肝损伤的严重程度。在胆汁淤积性肝病中，胆红素与疾病严重程度的关系较小，但胆红素持续升高的肝内胆汁淤积症提示病情严重和预后不佳。胆管阻塞时，胆红素水平和阻塞程度正相关。仅有结合性高胆红素血症而其他肝脏生化指标正常则能提示可能是由罕见的遗传缺陷引起的胆红素转运或分泌到胆汁受损，如 Rotor 综合征和 Dubin-Johnson 综合征。

---

❶ 血浆中也可发现 δ 胆红素，即结合胆红素与白蛋白共价结合，但临床意义不大。然而，δ 胆红素在持续性结合性高胆红素血症中明显升高。尽管结合胆红素从血浆进入尿液的清除过程很迅速，但是清除 δ 胆红素却依赖于白蛋白的长达 21 天的半衰期，其约为 21 天。这就解释了为什么结合性高胆红素血症可能会在其他肝脏生化指标已趋于稳定后仍持续一段时间。因此结合胆红素的缓慢下降不一定表示持续性肝损伤。

❷ δ 胆红素是个例外。与非结合胆红素一样，δ 胆红素只有在与白蛋白分离后才能检测得到。因此，在存在 δ 胆红素的情况下，直接胆红素实际上是尚未与白蛋白结合的结合胆红素，而间接结合胆红素的检测值实际上是非结合胆红素和 δ 胆红素的总和。

Rotor 综合征是一种非常罕见的常染色体隐性遗传疾病。由 *OATP1B1* 和 *OATP1B3* 纯合子同时突变引起相关功能缺失，其以结合性高胆红素血症为特征而其他肝生化血指标及肝组织学均正常。Dubin-Johnson 综合征是另一种因 *MRP2* 纯合子突变或复合杂合子突变引起的罕见常染色体隐性遗传疾病，也是以除结合性高胆红素血症外其他肝脏生化指标均正常的疾病，其肝脏组织学表现为显著的肝细胞黑色素样沉积（见第 13 章）。

3. 尿胆红素和尿胆原 / 尿胆素

非结合性高胆红素血症（如溶血）导致大量胆红素被肝脏结合，分泌入胆汁，然后到达肠道，大便颜色正常或较深，更多尿胆素原在尿液中产生、吸收和排泄，形成高尿胆素原和尿胆素。然而，尿中未发现胆红素，因为循环中非结合胆红素不溶于水。不管任何原因导致的结合性高胆红素血症中，胆红素尿的发生是因为结合胆红素可溶于水，所以尿液颜色较深。当结合性高胆红素血症是由胆道阻塞（如壶腹癌）引起时，进入肠腔的胆红素减少，导致尿胆素和粪胆素产生减少甚至缺失，从而产生白陶土样大便。

二、胆汁酸

（一）胆汁酸代谢

胆汁酸是由肝脏中的胆固醇合成的[16]，有"经典"和"替代"两种主要的生物合成途径（图 2-2）及其他次要途径。经典（中性）途径仅出现在肝脏中，第一个限速步骤为 7α- 胆固醇被 7α- 羟化酶（CYP7A1）羟基化，CYP7A1 是一种仅在肝脏中表达的细胞色素 P_{450} 酶。随后是位于内质网、细胞质、线粒体和过氧化物酶体内的一连串的反应。经典途径产生 2 种主要胆汁酸，即胆酸（CA）和鹅去氧胆酸（CDCA），其数量大致相等。替代（酸性）途径首先将胆固醇通过甾醇 27- 羟化酶（CYP27A1）氧化成 27- 羟基胆固醇，然后通过羟甾醇 7- 羟化酶（CYP7B1）转化为 7，27- 二羟基胆固醇。CYP27A1 和 CYP7B1 在多个组织中表达，但只有肝脏有适当的酶来完成胆汁酸的合成。CDCA 是通过这个途径产生的

主要胆汁酸。在生理条件下，替代途径对整个胆汁酸合成几乎没有贡献；但是，在肝脏病理情况下可能成为主要的胆汁酸合成途径。

胆汁酸通过负反馈调节合成，特异性抑制 CYP7A1 的表达和活性，由 FXR 介导。FXR 是被疏水性胆汁酸激活的核胆汁酸受体，如 CDCA。在肝细胞中，活化的 FXR 诱导小异二聚体协同分子（SHP）转录抑制因子的表达，与其他转录因子相互作用以抑制 *CYP7A1* 基因表达[17]。在肠细胞中，活化的 FXR 诱导 FGF-19，循环至肝脏并结合肝受体 FGFR4[18]。FGFR4 及其共受体 klothoβ 的激活抑制 CYP7A1[19]。

胆汁酸合成后在肝细胞内 BAAT 催化作用下与甘氨酸或牛磺酸结合。通常，结合胆汁酸被称为胆盐，其也可通过硫转移酶 –2A1 或 UDP 糖基转移酶（UGT）超家族（尤其是由 UGT1A3 进行的胶凝）与硫酸盐结合。硫酸化葡萄糖醛酸有利于胆汁酸分泌至粪便和尿液中。

胆盐逆浓度梯度被排泄到胆道小管中，这主要由 ATP 结合盒（ABC）蛋白质主动转运完成，包括胆盐出口泵（BSEP）（图 13-2B 和表 13-1）负责大多数胆盐的排泄，MRP2 负责排泄硫酸盐和葡萄糖醛酸结合物[20, 21]。胆盐分泌入胆道后加速胆小管中磷脂和胆固醇的分泌，并伴随着水的被动扩散。关于胆盐的分泌和胆汁的形成在第 13 章将有所描述。胆盐与磷脂和胆固醇混合形成简单的微胶粒，是肠道脂肪吸收所必需的。胆管中胆固醇、磷脂和胆盐之间的不平衡是胆固醇结石形成的原因之一（见第 14 章）。

肠道细菌主要在结肠水解胆盐为胆汁酸和甘氨酸或牛磺酸，以及将部分一级胆汁酸去羟基化形成次级胆酸（分别是 CA 到脱氧胆酸和 CDCA 到石胆酸）。在回肠末端和近端结肠，95% 的胆汁酸和胆盐通过 Na^+ 依赖性胆汁酸转运蛋白（ASBT、IBAT）被有效吸收[22]。此外，非离子被动扩散发生在整个肠道，是非结合胆汁酸最有效的吸收方式。再吸收的胆汁酸和胆盐通过门静脉到达肝脏，被肝细胞吸收。钠依赖性协同转运由牛磺胆酸共转运多肽（NTCP、SLC10A1）介导，是负责摄取基底外侧（小管）的结合

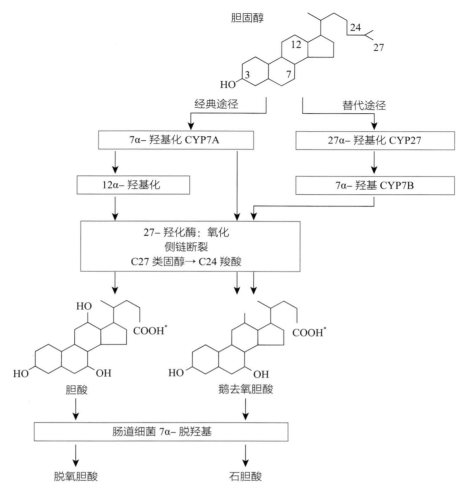

▲ 图 2-2　胆盐合成

有两种途径：经典（中性）途径和替代（酸性）途径。经典途径：7α- 羟基化为初始途径，通过限速步骤，将胆固醇转化为 7α- 羟基胆固醇。细胞色素 P_{450} 酶（CYP7A）仅限于肝微粒体。经过进一步的修饰，包括胆酸（线粒体酶）前体的 12α- 羟基化。甾醇 27- 羟化酶裂解侧链，形成鹅去氧胆酸盐或胆酸盐。星（*）表示与甘氨酸和牛磺酸结合。替代途径：胆固醇被输送到线粒体。CYP27 催化 27- 羟基化。这种反应可以发生在许多组织中。7α- 羟基化通过一种与经典途径的 CYP7A 不同的羟甾醇 7α- 羟化酶（CYP7B）产生。替代途径主导鹅去氧胆酸的形成

胆盐的主要机制（见第 13 章，图 13-2A）[23]。钠离子依赖的胆汁酸的独立摄取主要通过 OATP1B1 和 OATP1B3[24]。更疏水的胆汁酸可以通过简单的扩散（"触发器"）穿过脂质膜进入肝细胞。

从外周血液摄取入肝细胞的胆汁酸，它们再次结合并分泌到胆汁中。石胆酸通过硫酸化变得无毒，而且不会分泌到胆汁中。胆汁酸的肠肝循环每天发生 2～15 次（图 2-3）。个别胆汁酸由于吸收率不同，有不同的合成和局部循环速度。

胆汁淤积时胆汁酸与硫酸盐和葡萄糖醛酸盐的结合酸增多。此外，胆汁淤积诱导 MRP3 和 MRP4、ABC 蛋白表达，上述蛋白通常在基底外侧膜（窦周隙）呈低水平表达 [25, 26]。这些介导了硫酸化或葡萄糖醛酸化胆盐进入窦周隙血液，使其能够被肾脏清除，并潜在地保护肝细胞不受毒性胆盐的损害。胆汁淤积时，肾脏是胆汁酸的主要排泄场所。

（二）胆汁酸对健康和疾病的影响

小肠内胆盐与脂肪结合乳糜微粒，协助胰腺消化酶的脂肪分解，刺激胃肠激素释放，促进

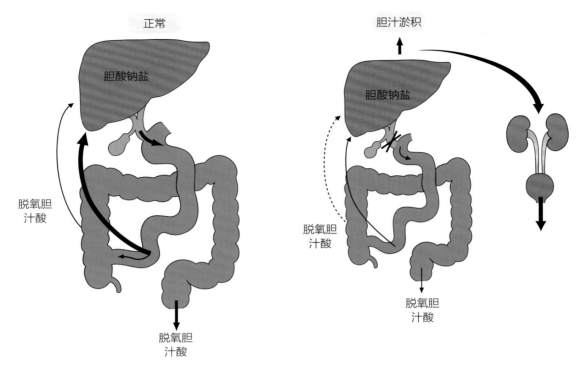

▲ 图 2-3　正常人和胆汁淤积时胆汁酸的肠肝循环

黏膜吸收。先天性胆汁酸合成代谢异常是罕见的常染色体隐性遗传疾病，占儿童胆汁淤积性疾病的 1%～2%[27]。其最常见的临床表现是婴儿期胆汁淤积。诊断需要对体液中的胆汁酸种类和前体和（或）代谢物进行分析。治疗基于特定的胆汁酸取代。遗传性胆汁酸转运至小管的缺陷是公认的引起良性复发性肝内胆汁淤积（benign recurrent intrahepatic cholestasis，BRIC）及进行性家族性肝内胆汁淤积症（progressive familial intrahepatic cholestasis，PFIC）的原因（见第 13 章），它们也可能导致妊娠肝内胆汁淤积（见第 30 章）。

小肠细菌过度生长、小肠内胆盐的过度解偶联和随后胆汁酸的吸收障碍使乳糜微粒形成受到影响，从而导致脂肪吸收不良。在胆汁酸腹泻中，由于回肠末端（可能是特发性或疾病引起的末端回肠切除）胆汁酸吸收受损，大量胆汁酸到达结肠，胆汁酸通过刺激电解质和水分分泌引起分泌性腹泻。

（三）血清胆汁酸的测定

血清总胆汁酸浓度反映的是从肠道吸收的避开肝脏高效摄取的胆汁酸水平，因此，健康人的胆汁酸水平通常很低，餐后增加 2～5 倍，餐后高峰为 60～90min。因此，检测空腹或者空腹及餐后的胆汁酸很重要。

（四）血清胆汁酸的变化

血清胆汁酸的变化见于轻度肝脏疾病，并可与其他检验相结合，如血清谷胱甘肽转移酶（glutathione-S-transferase，GST）或 GGT 等，来提供敏感的肝功能检测。在妊娠伴有瘙痒的患者中，胆汁酸测量用于确认妊娠肝内胆汁淤积（见第 30 章）。然而，胆汁酸检测并不适用于显性肝病的各种病因诊断，因为它无法提供额外的信息。

三、脂质和脂蛋白代谢

（一）脂类

肝脏是脂肪（胆固醇、磷脂、甘油三酯和脂蛋白）的代谢中心。脂类不溶于水；脂蛋白内部疏水和外部亲水，有助于其在血浆中转运。

胆固醇是细胞膜的组成成分之一，并且是胆汁酸、维生素 D 和类固醇激素的前体。胆固醇部分是通过肠道吸收获得的，并以乳糜微粒的形式到达肝脏，大部分在肝脏合成。

胆固醇合成主要开始于胞质溶胶和微粒体组分中的乙酰辅酶 A（CoA）（图 2-4）。限速步骤是 3- 羟基 -3- 甲基戊二酰辅酶 A（HMG-CoA）被 HMG-CoA 还原酶还原成甲羟戊酸，其几乎均位于门静脉周围细胞。胆固醇合成增加见于胆管阻塞、回肠末端切除、胆道或肠淋巴瘘或某些药物（如胆甾胺、皮质类固醇、甲状腺素）的影响。胆汁酸、胆固醇合成受限见于营养缺乏、禁食和药物（如氯贝丁酯、烟酸、他汀类药物）应用等。

在细胞膜和胆汁中存在的胆固醇均不是游离胆固醇。在血浆、肝脏、肾上腺和皮肤中存在的胆固醇酯比游离胆固醇更不具有极性和代谢活性。游离脂肪酸在血浆卵磷脂胆固醇酰基转移酶（LCAT）作用下与胆固醇进行酯化反应[28]，其排泄到胆汁中的唯一途径是通过小管膜中的 ABCG5/G8[29] 异二聚体排出。

磷脂含有甘油、一个或多个磷酸基、一个极性基团 [如异种碱（如胆碱或乙醇胺）]，以及两个长链脂肪酸残留物。磷脂作为细胞膜的重要成分参与血浆许多反应中。大多数细胞膜是磷脂酰胆碱（卵磷脂），也是最丰富的磷脂，占全部细胞膜的 66%。

胆汁中的磷脂是通过胆盐流到小管管腔中来促进分泌的，而小管管腔外膜则是由胆盐引起的囊泡形成的。磷脂酰胆碱从小管膜的内侧到外侧转运过程依赖于翻转体 MDR3（ABCB4），其使磷脂酰胆碱可被胆盐预先摄取到胆汁中[30]。磷脂的这种运动被氨基磷脂转移酶或翻转酶 ATP8B1 所抵消，"翻转"磷脂酰丝氨酸从小管膜的外侧传到内侧，起到稳定质膜的作用[31, 32]。

甘油三酯具有甘油骨架，羟基被脂肪酸酯化。自然产生的甘油三酯含有多种脂肪酸，作为能量储存和能量从小肠、肝脏到外周组织传递的方法。

（二）脂蛋白

脂蛋白具有内部疏水及外部亲水的特点，允许脂质在血浆中运输（胆固醇不溶于水），这对

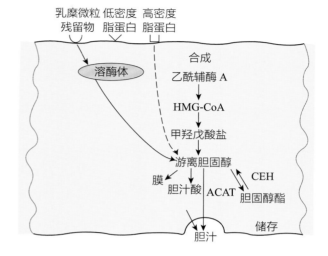

▲ 图 2-4 肝胆固醇平衡

游离胆固醇来源于细胞内合成和从血液循环中摄取的乳糜微粒残余物及脂蛋白。它以胆固醇酯的形式储存，是游离胆固醇与脂肪酸通过酰基转移酶 A- 胆固醇酯转移酶（ACAT）酯化结果。胆固醇酯水解酶（CEH）水解这种酯键。胆汁酸是由游离胆固醇合成的，两者都被分泌到胆汁。3- 羟基 -3- 甲基戊二酰辅酶 A（HMG-CoA）还原酶是胆固醇合成中的限速步骤

它们的循环和新陈代谢是必要的。它们通过不同超速离心密度而被区分，这就是其命名法的由来，其表面包含几种不同类型载脂蛋白、游离胆固醇和磷脂（表 2-3），其内部有胆固醇酯、甘油三酯和脂溶性维生素。脂蛋白有两个显著的代谢周期，一个是与从肠道吸收的脂肪相关的代谢周期，另一个则是与负责处理内源性合成的脂质相关的周期（图 2-5）。

膳食脂肪从小肠吸收并融入乳糜微粒[33, 34]。乳糜微粒通过胸导管进入循环，在循环中，脂蛋白脂肪酶去除甘油三酯并加以利用或者储存在组织中。乳糜微粒残余物在肝脏被 LDL 受体相关蛋白所吸收[34]。胆固醇进入代谢途径或质膜，或通过 ABCG5/G8 进行分泌。

在内源性途径中，胆固醇和甘油三酯主要在中央静脉周围肝细胞的线粒体中合成极低密度脂蛋白并离开肝脏，在循环中，甘油三酯被脂蛋白脂肪酶清除，因此极低密度脂蛋白颗粒变小，形成中等密度脂蛋白（intermediate density lipoprotein，IDL），然后形成低密度脂蛋白，这是胆固醇的主要载体。去除低密度脂蛋白的主要

表 2-3 脂蛋白性质

脂蛋白	载脂蛋白	来 源	运 载
乳糜微粒	B48、A-Ⅰ、C-Ⅱ、E	肠	膳食脂肪
VLDL	B100、C-Ⅱ、E	肝	甘油三酯和胆固醇
LDL	B100	来自 VLDL	胆固醇
HDL	A-Ⅰ、A-Ⅱ	肝和肠	胆固醇酯

HDL. 高密度脂蛋白；LDL. 低密度脂蛋白；VLDL. 极低密度脂蛋白

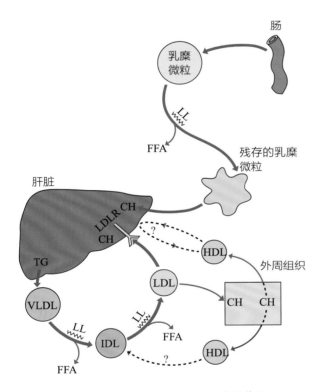

▲ 图 2-5 肝脏在脂蛋白代谢中的作用

CH. 胆固醇；FFA. 游离脂肪酸；HDL. 高密度脂蛋白；LDL. 低密度脂蛋白；IDL. 中间密度脂蛋白；VLDL. 极低密度脂蛋白；LDLR. LDL 受体；LL. 脂蛋白脂肪酶；TG. 甘油三酯（脂蛋白见表 2-3）

途径是肝脏表面的低密度脂蛋白受体，但其他细胞上的受体在动脉粥样硬化斑块的形成中也很重要。

肝脏是高密度脂蛋白的主要来源，少部分来源于肠道。高密度脂蛋白有助于去除周围组织中的胆固醇。胆固醇通过胆固醇流出调节蛋白（CERP、ABC1）从细胞中主动转运[35]。然后，高密度脂蛋白要么被肝脏吸收，要么融入 IDL，

形成低密度脂蛋白。外周胆固醇的清除是一个重要的途径，高密度脂蛋白胆固醇水平对冠状动脉疾病的保护作用反映了这一点。

大多数载脂蛋白是由肝脏合成的，有些是由肠道合成的。除作为脂蛋白的成分外，有些还具有其他功能：载脂蛋白 A-Ⅰ 激活血浆卵磷脂胆固醇酰基转移酶（lecithin cholesterol acyl transferase，LCAT），C-Ⅱ 激活脂蛋白脂肪酶。

（三）肝脏疾病时的各种改变

在胆汁淤积症中，总胆固醇和游离胆固醇增加，主要通过增加脂蛋白 X（LP-X）水平，这是一种密度异常的低密度脂蛋白颗粒，富含游离胆固醇和磷脂，在电子显微镜下显示为双膜盘[36]。甘油三酯也有增加的趋势。LCAT 活性降低导致从胆汁脂质回流到血浆或血清中磷脂和游离胆固醇的积累[37, 38]，由此导致了 Lp-X 水平的增加。它不仅通过自身的胆固醇含量，而且通过增加肝胆固醇合成来提高胆固醇水平[39]，这是因为输送到肝细胞的胆固醇通常抑制 HMG-CoA 还原酶，下调肝脏胆固醇的产生。在胆汁淤积时，LP-X 阻碍肝脏摄取胆固醇，导致 HMG-COA 还原酶的抑制活性丧失[39]。已证明 LP-X 具有抗动脉粥样硬化的特性，抑制正常低密度脂蛋白颗粒的氧化，阻止血管内皮细胞遭到氧化低密度脂蛋白的破坏[36]。LP-X 引起的胆固醇水平升高可降低动脉粥样硬化风险。据报道，LP-X 的显著升高可导致血液黏滞度增加和组织缺血[40]。

低密度脂蛋白在肝实质损害中的积累可能增加甘油三酯水平。由于 LCAT 的降低，胆固醇酯

可能减少。肝硬化时，血清总胆固醇通常是正常的，其降低表明营养不良或肝功能失代偿。在酒精性脂肪肝中，极低密度脂蛋白和甘油三酯增加。将甘油三酯装载入 VLDL 需要微粒体甘油三酯转移蛋白（MTTP）。MTTP 的功能障碍可能由于先天性或继发于 HCV 或酒精的影响；VLDL 受损，甘油三酯的输出会导致肝脂肪变性[41, 42]。药物毒性可能损害载脂蛋白的合成，会造成同样的后果[43]。

血清胆固醇酯、脂蛋白、LCAT 和 LP-X 在肝功能的诊断或评估中没有价值；然而，脂质和膜成分的变化有时可以反映在红细胞中的变化（见后）。

四、氨基酸代谢

从饮食中提取的氨基酸通过门静脉到达肝脏，而来自组织分解的氨基酸则通过肝动脉到达肝脏。特定的非钠依赖和钠依赖系统介导游离氨基酸在肝细胞窦膜上的转运[44]。一些被转氨化或脱氨基为酮酸，然后通过多种途径代谢，包括三羧酸循环（Krebs– 柠檬酸循环）。

广泛或选择性的氨基酸尿症在肝细胞疾病中很常见。在严重肝病中，通常表现为血浆中 1 种或 2 种芳香氨基酸（如酪氨酸、苯丙氨酸）浓度升高，甲硫氨酸浓度升高，以及支链氨基酸（如缬氨酸、亮氨酸和异亮氨酸）浓度降低（图 2-6）[45]，主要是由于肝功能受损、门体分流、高胰岛素和高血糖症。患有轻微肝病的患者也表现出变化，特别是血浆脯氨酸的减少，这可能意味着胶原蛋白的增加，无论患者是否表现出肝性脑病，支链氨基酸和芳香氨基酸的比率都没有差异。在急性肝衰竭中，特别是伴有半胱氨酸和酪氨酸升高的氨基酸血症往往提示不良预后。

氨是氨基酸代谢、蛋白质合成和酸碱平衡的重要氮源。大多数氨在肠道内产生，主要通过结肠内细菌产生的尿素酶将尿素分解成氨和碳酸盐。氨被吸收后，通过门静脉到达肝脏。在肝脏中，大多数氨通过尿素循环解毒，形成尿素并被肾脏清除。谷氨酰胺合成酶去除少量的氨，从氨

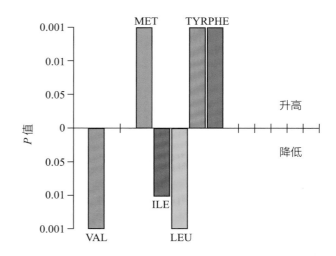

▲ 图 2-6　隐源性肝硬化患者（平均 11 例）血浆氨基酸模式与正常人比较

芳香氨基酸和甲硫氨酸升高，而支链氨基酸减少。ILE. 异亮氨酸；LEU. 亮氨酸；MET. 甲硫氨酸；PHE. 苯丙氨酸；TYR. 酪氨酸；VAL. 缬氨酸[45]

和谷氨酸中生成谷氨酰胺。值得注意的是，星形细胞也表达谷氨酰胺合成酶[46]，保护它们免受氨在细胞内的积累，但当血液中的氨水平升高时，会导致谷氨酰胺水平升高[47]。谷氨酰胺具有渗透活性，其含量增加会导致星形细胞肿胀[48]。血氨的增加导致大脑中氨的含量增加，最终造成星形细胞肿胀、血脑屏障通透性增加、脑水肿、脑代谢和神经传递改变[49]。

氨水平升高可能是由急性肝衰竭、肝硬化或任何原因的门体分流使肝排毒功能受损所致。其他重要原因如下。

• Reye 综合征，即一种罕见的获得性线粒体疾病，以快速进行性脑病和急性脂肪肝[50]为特征，通常发生在从病毒感染中恢复的儿童。其特征包括高氨血症、低血糖症和凝血障碍。肝活检显示肝细胞胞质脂肪空泡化。

• 先天性尿素循环障碍，由尿素循环酶缺乏引起的罕见遗传性障碍[51]。患有严重尿素循环障碍的婴儿出生时身体健康，但会发展为进行性脑病。轻度（或部分）缺陷、高氨血症和脑病可由任何年龄的疾病或压力引起。

• 尿素循环抑制药，如丙戊酸[52]。

• 肉碱缺乏。肉碱是长链脂肪酸代谢中的一个

重要辅因子。肉碱缺乏会导致未氧化脂肪酰辅酶A 分子的细胞溶质积累，抑制尿素循环。原发性肉碱缺乏是一种罕见的常染色体隐性遗传疾病，由 *OCTN2* 突变引起，导致肾小管对肉碱的再吸收减少。这种疾病有一系列的特征，包括高氨血症和心肌病，患儿往往无法存活至成年 [53]。继发性肉碱缺乏可能发生严重营养不良，与高氨水平和对肉碱替代反应相关 [54]。

- 氨产量增加，例如肠道或泌尿道中，产生尿素酶的细菌（如奇异变形杆菌）过度生长 [55]。
- 在含有必需氨基酸的高营养之后的全肠外营养。
- 减重手术，可能由营养缺乏所致 [56, 57]。

五、血浆蛋白

肝细胞产生的血浆蛋白，包括白蛋白、α_1-抗胰蛋白酶、结合珠蛋白、铜蓝蛋白、转铁蛋白、纤维蛋白原和凝血因子（表 2-4）。除血浆容量的变化和进入肠道或尿液的损失之外，这些蛋白质的浓度下降通常反映了肝脏合成的下降。一些肝脏产生的蛋白质是对组织损伤和炎症反应增加的急性期反应物（表 2-4），包括纤维蛋白原、结合珠蛋白、α_1-抗胰蛋白酶、补体 C3 成分、铁蛋白和铜蓝蛋白。即便在肝细胞衰竭患者中，急性期反应也可能有助于增加这些蛋白质的血清浓度。急性期反应机制复杂，但细胞因子 IL-1、IL-6 和 TNF-α 等起主要作用。这些细胞因子不仅刺激急性期反应物的产生，而且抑制白蛋白、转铁蛋白和其他蛋白质的合成。

人血清白蛋白是一种非糖基化的带负电荷的蛋白质，是血浆中最丰富的血浆蛋白，是血浆胶体渗透压（oncotic）的主要决定因素 [58]。它具有强大的配体结合能力，为许多内源性和外源性化合物（包括脂肪酸、脂溶性激素、胆盐、非结合胆红素、钙离子、转铁蛋白）和药物（如华法林、苯妥英钠、他克莫司）提供血浆中的仓库和载体。它是一种自由基清除剂，是参与一氧化氮代谢的还原性磺酰基的主要来源。它对维持膜的渗透性有重要作用。

表 2-4 肝合成血清（血浆）蛋白

血清（血浆）蛋白	正常浓度
白蛋白	40～50g/L
α_1-抗胰蛋白酶 [a]	2～4g/L
α-甲胎蛋白	<10U/ml（<15μg/L）
α_2-巨球蛋白	0.8～2.2g/L
铜蓝蛋白 [a]	0.2～0.4g/L
补体成分（C3、C6 和 C1）	
纤维蛋白原 [a]	2～6g/L
结合珠蛋白	30～200mg/dl
凝血酶原（因子 II）[b]	
转铁蛋白 [a]、铁蛋白原 [a]	

a. 急性期蛋白质
b. 维生素 K 依赖性，也包括因子 VII 和因子 X

肝细胞每天产生 12～25g 白蛋白。全身白蛋白含量为 4～5g/kg，其中 1/3 在血管内和 2/3 在血管外 [59]。血浆和细胞间质中的白蛋白不断交换（图 2-7）。血清白蛋白的半衰期约为 21 天，在急慢性肝损伤中下降（图 2-8），是慢性肝病严重程度的检测方法之一，也是 CTP 评分的一部分。它在急性肝损伤严重程度的评估方面却不可靠。因为白蛋白半衰期较长，在急性肝病或者肝切除早期，白蛋白通常是正常或接近正常的。然而，在急性肝损伤中血清白蛋白迅速下降，这主要由于任何严重急性疾病后弥漫性毛细血管内皮渗漏。低血清白蛋白的其他原因包括肾病综合征、营养不良、吸收不良、蛋白丢失性肠病、恶病质（如癌症）和烧伤。妊娠期血清白蛋白在生理上较低。慢性肝病时除了低白蛋白血症，白蛋白的结构和功能也可能发生变化，因此人血清白蛋白也可用于维持血清浓度以外的临床应用 [60]。

α_1-抗胰蛋白酶（A1AT）是一种丝氨酸蛋白酶抑制物，抑制胰蛋白酶来保护组织不受炎症细胞释放的酶（尤其是中性粒细胞弹性蛋白酶）的损害，A1AT 缺乏症时 A1AT 水平降低（见第 31章），但可能随着急性期反应而升高。

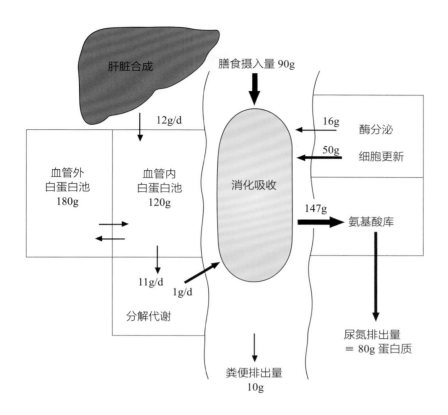

◀ 图 2-7 在胃肠道每天蛋白质总体氮平衡的情况下，体重 **70kg** 成人血浆白蛋白的转换。总的可交换的白蛋白池约 **300g**，其分布在血管内和血管外的小室之间，比例约为 **2∶3**。在这一简化模式中，蛋白负债表以蛋白质克数（**6.25×** 氮克数）表示。损失不包括相对较少的途径，如皮肤的 **2g/d**[61]

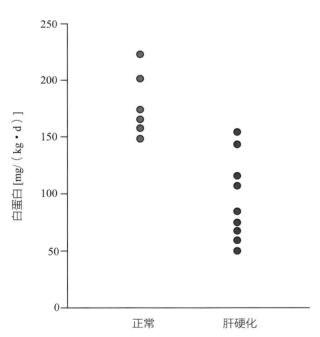

▲ 图 2-8 肝硬化患者血清白蛋白（[14]C- 碳酸盐法）的合成绝对值降低[62]

结合珠蛋白是一种主要由肝细胞合成的糖蛋白[63]，结合从红细胞释放的游离血红蛋白，然后通过网状内皮系统去除复合物。在血管内溶血过

程中，血红蛋白随血管内溶血释放到血浆中，使结合珠蛋白水平下降。血管外溶血时，红细胞被网状内皮系统清除，血红蛋白不释放到血浆中，结合珠蛋白水平保持正常（然而，当游离血红蛋白从网状内皮系统进入血浆时，结合珠蛋白水平可能会在严重的血管外溶血时下降）。美国黑种人中出现结合珠蛋白遗传缺陷很常见。结合珠蛋白在晚期肝病中水平明显下降，而在急性期反应中可能会出现升高。

铜蓝蛋白是每个分子中含有 6 个铜原子的血清糖蛋白，是铜依赖性氧化酶活性的主要血浆铜结合蛋白。约 75% 的肝豆状核变性患者出现低水平（见第 27 章）。因此，在任何年龄的慢性肝炎患者中，铜蓝蛋白是肝脏疾病筛查的一部分。在任何原因的严重失代偿性肝硬化中也可发现铜蓝蛋白降低，其升高可归因于妊娠、雌激素、药物（如卡马西平、苯巴比妥、丙戊酸）、胆管阻塞或急性期反应[64]。

转铁蛋白是一种转运循环铁的糖蛋白。许多细胞合成转铁蛋白，但肝细胞是其主要来源。转铁蛋白在肝脏的合成与铁的状态成反比，在

缺铁时转铁蛋白的合成最大，而在铁超载时转铁蛋白的合成减少。未经治疗的遗传性血色病患者血浆转铁蛋白 90% 以上被铁饱和（见第 26 章）。在晚期肝硬化中可发现其降低。

铁蛋白主要反映的是全身铁超载（见第 26 章），但也是急性期反应物，可能在非酒精性脂肪性肝病（non-alcoholic fatty liver disease，NAFLD）中增加。

补体 C3 成分在肝硬化患者中经常降低，在慢性肝炎患者中是正常的，在代偿性原发性胆管炎患者中是增加的。急性肝衰竭和酒精相关肝硬化伴或不伴肝炎患者的补体 C3 降低反映了肝合成减少，并与长期的血凝异常和低蛋白血症相关[65]。在激活补体系统后，消耗增加也会使补体 C3 降低。急性乙型肝炎在形成"免疫复合物"后，也可出现补体 C3 短暂的降低。

胎儿血清中 α-AFP 高达 5 000 000μg/L，出生后 AFP 基因表达迅速下降，血清浓度大约需要 2 年降至成人水平 [0.5～15μg/L（0.4～12U/ml）][66]。AFP 水平升高与特定的恶性肿瘤有关，包括肝细胞癌、卵巢和睾丸的胚胎肿瘤、胚胎肝母细胞瘤。AFP 水平升高不太常见于其他类型的癌症，如胃癌、肠癌、肺癌、乳腺癌或淋巴瘤。有明显炎症或肝硬化的患者观察到血清 AFP 的升高，并不一定指示癌症[67]。共济失调毛细血管扩张症也可能出现血清 AFP 升高[68]。

几乎所有凝血因子都在肝脏中合成（F Ⅱ、F Ⅴ、F Ⅶ、F Ⅷ、F Ⅸ、F Ⅹ、F Ⅺ、F Ⅻ和 F ⅩⅢ），在各种病因导致的严重急性或慢性肝损伤中，均可见其降低（见第 4 章）[69]。

血小板生成素是巨核细胞成熟和血小板生成的主要调节因子，由肝细胞合成。肝硬化患者的血小板生成素浓度较低，导致血小板减少[70]。因此，除凝血因子外，肝脏在止血中还有这个额外的重要作用。

免疫球蛋白是血浆细胞产生的糖蛋白分子[71]，在免疫反应、识别和结合特定抗原方面具有关键作用，可分为 5 种主要的免疫球蛋白同种型。按照结构、靶特异性和分布上差异可分为 IgA、IgD、IgE、IgG 和 IgM。基于氨基酸重链序列的附加的微小差异，可以将 IgG 和 IgA 同种型进一步划分为亚类，即 IgG_1～IgG_4，以及 IgA_1 或 IgA_2。主要免疫球蛋白同种型和亚类可为肝病的病因提供线索。

• IgG：在活动的 AIH 中可以看到 IgG 的不均衡升高。

• IgG_4：IgG_4 升高见于 IgG_4 相关疾病。虽然它不是常规筛查肝脏疾病的一部分，但是检测血清 IgG_4 在胆管疾病患者是有其必要性的，因为 IgG_4 相关性硬化性胆管炎对糖皮质激素的治疗高度敏感。

• IgM：IgM 异常升高是急性疾病或 PBC 的特征。

• IgA：在酒精性肝病、NAFLD 和肝硬化中，IgA 常异常升高。

综上，全身性多克隆高丙种球蛋白血症发生在所有类型的肝硬化中，可能反映了肠道衍生抗原的门体分流导致的非特异性免疫激活[72]。隐源性肝病患者，尤其是肉芽肿性肝病或 NRH 患者，出现低丙种球蛋白血症应怀疑到有引起合并可变免疫缺陷（combined variable immunodeficiency，CVID）的可能。

六、糖类代谢

肝脏在糖类代谢中占有关键位置（图 2-1）[73]。在进食状态下，糖原合成优先发生在静脉周围肝细胞中；在禁食或吸收后状态下，糖原分解释放葡萄糖，并在门静脉周围肝细胞中发生糖异生。一旦糖原储存被补充，葡萄糖可能被代谢成脂肪或乳酸。乳酸被释放到系统循环中，并被门静脉周围细胞吸收，作为糖异生的底物。肝脏也能代谢果糖和半乳糖。

在禁食的肝硬化患者中，糖类对能量产生的贡献减少，而脂肪的贡献增加[73]。这可能是由肝葡萄糖释放受损或肝内糖原储备减少所致。然而，在进餐之后，肝硬化患者与对照组一样，会优先消耗膳食糖类，口服和静脉注射葡萄糖耐量测试可能显示肝硬化患者存在糖耐量异常和相对胰岛素抵抗[74]。肝半乳糖清除法已被用来测量肝血流。急性肝衰竭时，血糖可能较低，这在慢性肝病中很少见。

七、肝细胞损伤标志物：血清转氨酶

转氨酶（谷丙转氨酶、谷草转氨酶）催化氨基从天冬氨酸或丙氨酸可逆转移到 α- 酮戊二酸的酮基。

天冬氨酸 +α- 酮戊二酸 ⇌ 草酰乙酸 + 氨基甲酸酯

丙氨酸 +α- 酮戊二酸 ⇌ 丙酮酸 + 谷氨酸盐

这些酶在糖异生中很重要，因为它们催化非糖类来源的葡萄糖合成。草酰乙酸（OAA）被还原成苹果酸，丙酮酸被还原成乳酸，烟酰胺腺嘌呤二核苷酸的还原态（NADH）被氧化为烟酰胺腺嘌呤二核苷酸（NAD），前一酶促反应与后者一同发生。只有 NADH 在 340nm 处吸收光，所以这个反应可以用分光光度法测量。

AST 存在于线粒体和细胞质。血清中的正常 AST 活性起源于细胞质，而肝脏内 AST 参与的反应 80% 发生在线粒体中。这种酶大量存在于肝脏、心脏、骨骼肌、肾脏、大脑、胰腺、肺、白细胞和红细胞中。血清 AST 的半衰期约为 18h，如果 AST 升高，而肝生化正常可能是由于其他组织，特别是心脏或骨骼肌的损伤。结合病史及相关检查 [如其他生物标志物（心肌肌钙蛋白和总肌钙蛋白、心脏或骨骼肌酸激酶等）] 辅助诊断，损伤的组织来源还是显而易见的（图 2-9）。高谷草转氨酶血症是一种罕见的良性疾病，谷草转氨酶的单独升高是由谷草转氨酶与免疫球蛋白结合而引起的，这种免疫球蛋白不能被血液或肾脏清除，从而延长了半衰期[75]。慢性血液透析患者的 AST 水平明显降低[76]。

ALT 是一种细胞溶质酶，主要存在于肝脏中，在肾脏、心脏、骨骼肌和胰腺中含量较少。因此，虽然严重肌炎或横纹肌溶解症也会引起 ALT 升高，但通常可归因于肝脏疾病。血清 ALT 的半衰期约为 36h。De Ritis 比值指 AST 与 ALT

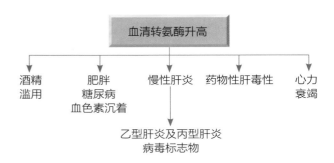

▲ 图 2-9　常规筛查中血清转氨酶单独升高患者的管理路径

的比值，尽管许多生化室已经选择检测 AST 和 ALT 其中一个，不同时检测两者，但两者比值可能为病因、严重程度或纤维化提供进一步线索[77]。在大多数急性肝损伤中，AST：ALT 比值<1。AST：ALT 比值为 2 或更高提示有酒精相关性肝炎，尤其是当 GGT 升高时。在急性病毒性肝炎中，AST：ALT 比值>1.5 表明病情恶化，而 AST：ALT 比值≥2 则表明急性肝衰竭。在慢性肝病中，AST：ALT 比值>1 表明晚期纤维化。

转氨酶升高

转氨酶异常升高提示肝细胞损伤，导致转氨酶升高的原因如下。

- 急性病毒性肝炎。
- 肝细胞型药物性肝损伤，包括药物相关嗜酸细胞增多和全身症状（drug-related eosinophilia and systemic symptoms，DRESS）。
- 缺血性肝炎。
- 严重的自身免疫性肝炎。
- 胆总管急性梗阻。
- 嗜酒基础上服用对乙酰氨基酚。
- 蘑菇中毒。
  转氨酶轻度至中度升高见于以下情况。
- 慢性病毒性肝炎。
- 继发于酒精性肝病或非酒精性脂肪性肝病的脂肪性肝炎。
- 肝细胞药物性肝损伤。
- 自身免疫性肝炎。
- 肝豆状核变性。

- 妊娠相关肝病。
- 腹腔疾病。
- 甲状腺疾病。
- 神经性厌食。

八、胆汁淤积标志物：碱性磷酸酶和 γ- 谷氨酰转移酶

碱性磷酸酶是一种血浆膜结合糖蛋白，能在碱性 pH 条件下水解各种单磷酸酯，并释放出无机磷酸盐。在人体中，至少有 4 种主要的同工酶，根据组织特异性而命名：胎盘碱性磷酸酶（PLALP 或 Regan 同工酶），肠碱性磷酸酶（IALP），肝 / 骨 / 肾或组织非特异性碱性磷酸酶（L/B/K ALP 或 TNSALP），生殖细胞 ALP（GCALP 或长尾同工酶）。碱性磷酸酶的 L/B/K 形式在全身的许多组织中都有表达，特别是肝、骨和肾。来自不同组织的碱性磷酸酶 L/B/K 在电泳迁移率和热稳定性方面略有差异，这与翻译后的修饰差异有关。在此基础上，可以将肝组织的 ALP 与其他组织的 ALP 区分开来。80% 以上的血清 ALP 来自肝脏或骨骼，血清 ALP 半衰期为 3 天。

胆汁淤积症中发生 ALP 的升高，可归因于肝细胞的诱导。在 ALP 升高但其他肝脏生化正常的患者（或在已知肝病患者中出现意外的高 ALP）中，应通过检查 GGT 是否按比例升高或测定 ALP 异构体来确定是否为肝脏来源。ALP 升高的非肝脏原因包括成骨细胞活性增高的骨疾病，如 Paget 病、甲状旁腺功能亢进、佝偻病、骨软化症、骨折和恶性肿瘤（包括骨硬化性骨转移）在妊娠晚期的女性中，碱性磷酸酶可能是正常的 3 倍，这里的碱性磷酸酶起源于胎盘。ALP 的孤立升高也可能由肠道引起，例如 O 型血和 B 型血患者餐后分泌肠型 ALP；因此，对于此类患者禁食可能有益于疾病的诊治。

γ- 谷氨酰基转移酶是一种膜结合酶，能催化谷胱甘肽等肽类 γ- 谷氨酰基转移到其他氨基酸上。这种酶普遍存在于近端肾小管、肝脏、胰腺（腺泡细胞和小管）和肠道中。在肝胆系统中，GGT 在胆管上皮细胞中含量最高，血清 GGT 活性主要来源于肝脏。

GGT 升高常发生在肝细胞诱导的胆汁淤积中并释放到外周循环。其他引起 GGT 升高的因素除胆汁淤积性肝病外，常见原因包括肥胖、过量饮酒、药物（如苯妥英、苯巴比妥、呋塞米、肝素和口服避孕药）应用和吸烟。妊娠与 GGT 活性降低有关。年轻女性的 GGT 水平较低，而绝经后女性的 GGT 水平更接近男性。黑种人群体比高加索群体的 GGT 更高。广泛的生理性差异使得 GGT 不适合作为肝病的筛选试验，它通常被用来证实 ALP 升高源于肝脏。

ALP 和（或）GGT 升高

胆汁淤积症（见第 13 章）可分为肝内或肝外，主要根据肝脏超声扫描上有无胆管扩张而分为肝内胆汁淤积症和肝外胆汁淤积症。根据损伤的主要部位，肝内胆汁淤积症本身可分为肝细胞胆汁淤积症或胆管性胆汁淤积症。图 2-10 是研究 ALP 升高的一种流程。

肝细胞胆汁淤积症的病因在第 13 章中有描述，按大体解剖顺序如下。

- 良性复发性肝内胆汁淤积症。
- 进行性家族性肝内胆汁淤积症。
- 妊娠期肝内胆汁淤积症（见第 30 章）。

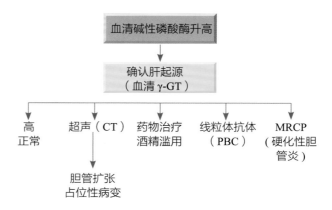

▲ 图 2-10 血清碱性磷酸酶或血清 γ- 谷氨酰转移酶（γ-GT）单独升高患者的管理路径
CT. 计算机断层扫描；MRCP. 磁共振胰胆管造影；PBC. 原发性胆汁性胆管炎

- 肝内胆汁淤积在败血症中很常见。一般来说，肝脏生化只是轻度异常。在这种情况下，需要与抗生素相关的胆汁淤积相鉴别。

- 淤胆型 DILI 有多种形式，包括轻度的胆汁淤积（如雌激素或合成代谢类固醇）到胆管消失综合征（如 co-amoxiclav）。

- 肠外营养相关胆汁淤积是肠外营养一种常见并发症，甚至随着肠外营养时间的延长，可导致进展性纤维化。

- 肝脏浸润可为恶性（如白血病、淋巴瘤、转移癌）或非恶性（如淀粉样变性、结节病）。

- 副肿瘤综合征，即典型的 Stauffer 综合征，伴有潜在的肾细胞癌或霍奇金淋巴瘤。

胆汁淤积的原因如下。

- 原发性胆汁性胆管炎（PBC）（以前称为原发性胆汁性肝硬化）（见第 17 章）。

- 原发性硬化性胆管炎（PSC）（见第 18 章）。

- 自身免疫性硬化性胆管炎（见第 19 章）。

- IgG$_4$ 相关性硬化性胆管炎（见第 14 章和第 18 章）。

- 缺血性胆管病是肝移植最常见的并发症，主要与心脏死亡供者的肝移植有关。很少由胆道损伤或手术引起，它反映了不可逆的胆道缺血损伤，胆管造影通常可以确诊。类似的情况还有重症监护相关性胆管病，这是一种罕见的长期危重症患者的并发症。

- 移植物抗宿主病是指供者免疫细胞移植后，将受者肝脏组织识别为异物，从而导致胆管破坏。

- ALP 升高也发生在通常不被认为是胆汁淤积性疾病的其他肝脏疾病中。

- 结节再生性增生（见第 35 章）。

- 淤血性肝病。这是由任何原因造成的右心衰竭引起的肝脏淤血所致。轻度升高的 ALP 可能伴有主要是非结合性高胆红素血症。

胆汁淤积的肝外原因可能是胆汁淤积（如胆结石）、管腔内（如 PSC、LT 后吻合口狭窄、慢性胰腺炎或胆管癌、壶腹癌或胰头癌的恶性狭窄）或管腔外（如 Mirizzi 综合征），具体可见腹部横断面成像（见第 34 章）。

九、肝病的血液学

贫血

贫血在肝病患者中很常见。在某些情况下，它可归因于慢性病的贫血，可能通过各种机制发生。

1. 血液不足

门静脉高压性胃病或肠病患者可能发生缺铁性贫血。在患有自身免疫性肝病的患者中，合并乳糜泻是一个重要的考虑因素。胃性毛细血管扩张症在具有抗着丝粒抗体的 PBC 患者中是常见的（即使在那些没有正式诊断为系统性硬化症的患者中），并且可能是慢性失血的来源。对于 PSC 患者，即使没有胃肠道症状，合并 PSC-IBD 也是一个重要的考虑因素。对于 PSC-IBD 患者，缺铁性贫血应引起对结直肠癌的怀疑。恶性贫血与 PBC 有关。叶酸和维生素 B$_{12}$ 缺乏可能由营养不良引起，如慢性酒精中毒或吸收不良（乳糜泻）。

2. 溶血

血管外溶血可能由棘细胞性贫血（获得性棘细胞增多症）引起，这种情况通常发生在与酒精相关的肝硬化中，但也可能发生在其他肝脏疾病中（图 2-11）。由于红细胞膜的脂质组成异常，形成了棘细胞[78]。它们降低了变形能力，导致脾脏的滞留和破坏。血管内溶血可能由 Zieve 综合征引起，包括 Coombs 阴性溶血性贫血、高脂血

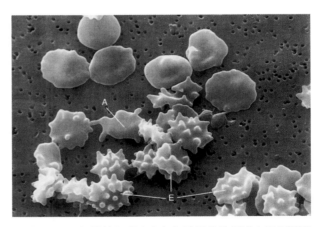

▲ 图 2-11　酒精性肝炎患者红细胞异常的扫描电子显微照片，显示发育各个阶段的锯齿状红细胞（E）和棘红细胞（A）
图片由 Dr J.Owen 和 Ms J. Lewin 提供

症、非结合或混合性高胆红素血症和酒精性脂肪性肝炎[79]。

经颈静脉肝内门体分流术（transjugular intrahepatic porto-systemic shunts，TIPS）可能很少引起微血管病性溶血性贫血。肝豆状核变性时由血铜升高引起红细胞氧化应激，可能会发生血管内溶血。血管内溶血是妊娠相关 HELLP 综合征（即溶血综合征、肝酶升高和血小板低）的重要表现。在丙型肝炎患者中，溶血可能是利巴韦林治疗的并发症。

3. 发育不良和再生障碍性贫血

酒精对骨髓中红细胞前体有直接毒性作用，慢性酒精中毒可能导致慢性贫血。肝炎相关的再生障碍性贫血是一种获得性再生障碍性贫血，其症状伴随着肝炎发作，尽管有报道其可见于感染 HAV、HBV、HEV、HGV、EBV 和输血传播病毒（transfusion-transmitted virus，TTV）后[80]，但更多见于血清学阴性肝炎。

4. 血小板减少

血小板减少症是慢性肝病患者的常见现象。它可能是脾大、脾脏滞留或血小板生成素减少的结果。无论机制如何，它都是门静脉高压的可靠指标，并且如果尚未进行门静脉高压治疗，应该提示进行门静脉高压相关检查（如上消化道内镜检查）。AST 与血小板比值指数（APRI）基于血小板计数和血清 AST，是一种评估纤维化的无创测量方法。该方法来源于丙型肝炎患者，但可能适用于慢性肝病的其他原因，如 NAFLD。在慢性酒精中毒中，由于酒精对骨髓中巨核细胞的直接毒性作用，血小板计数可能较低。对于血小板计数格外低的患者，特别是那些患有 AILD 的患者，需考虑免疫相关性血小板减少性紫癜（immune thrombocytopenic purpura，ITP）的可能性。

5. 凝血病（见第 4 章）

凝血时间在肝脏疾病中延长，最初是 PT 延长，但最终还是延长了活化部分促凝血酶原激酶时间（activated partial thromboplastin time，APTT）和凝血酶时间（thrombin time，TT）。出于这个原因，PT（或 INR）被包括在评分系统中以评估肝病的严重程度并优先考虑肝移植的患者。

大多数凝血抑制物（抗凝血酶、肝素辅因子 II、蛋白 C、蛋白 S 和组织因子途径抑制物）和纤溶系统成分（纤溶酶原、α_2- 抗纤溶酶和纤溶酶抑制物）也在肝脏中合成，在进展期肝病中水平降低[69]。因此，肝病和凝血病患者可能有促凝血倾向；卧床患者在预防深静脉血栓形成（deep vein thrombosis，DVT）中可能受益。

对于肝病和凝血病患者，维生素 K 缺乏症需要重点考虑。维生素 K 对凝血因子 II、VII、IX 和 X（以及抗凝因子，蛋白 C、S 和 Z）的合成至关重要。因此，维生素 K 缺乏影响外源性凝血途径并导致 PT 的延长。缺乏维生素 K 在各种原因所致的胆汁淤积患者中都很常见，它是脂溶性的，这些患者可能有脂肪吸收不良和脂肪泻。在肝病和凝血病患者中，最重要的是必须确定能否通过静注维生素 K 来纠正凝血时间。

对于严重不适的患者，重要的是考虑弥散性血管内凝血（disseminated intravascular coagulation，DIC），它可能由败血症（如自发性细菌性腹膜炎）或大出血（如静脉曲张）引起。在 DIC 中，PT、APTT 和 TT 延长，纤维蛋白原较低，全血细胞计数和外周血涂片或许可以提供血小板减少和微血管病溶血性贫血（即血管内溶血）的证据。所有这些特征都出现在严重肝病中，因此将 DIC 与肝病的凝血病区别开来是一项具有挑战性的任务。

十、衰老对肝脏的影响

随着年龄的增长，肝脏重量、体积和血流量都会下降[81]，肝细胞可出现代偿性肥大。在健康个体中，肝再生率不受年龄的影响；在肝病患者中，肝细胞再生随着年龄的增长而减慢。体细胞突变，包括基因重排，随着年龄的增长而增加[82]。肝细胞的结构变化包括二级溶酶体和残余体的增加，同时伴有脂褐素的积累。对于线粒体结构的变化仍存在争议。然而，亦有研究表明了线粒体酶活性受损和呼吸链缺陷的存在。研究未发现有特定的线粒体 DNA 突变。在动物中，肝脏蛋白质合成随着年龄增长而下降。细胞的总蛋白质含量保持相对恒定，因此认为蛋白质周转也减少。随着年龄的增长，肝脏氮清除率（α- 氨基氮转化为尿素氮）受损[83]。药物的首过代谢减少，可能是由于肝脏质量和肝血流减少，而不是由于相关酶系统的改变[84]。肝微粒体单加氧酶活性似乎不随年龄下降[85]。在老年患者中观察到的不良反应的总体增加可能与在这一人群中常见的多药疗法有关。胆汁中的胆固醇饱和度随着年龄的增长而增加，这是因为肝脏分泌的胆固醇增加和胆汁酸的合成减少，这也可能是胆固醇结石的风险随着年龄的增加而增长的原因之一。

第 3 章　肝活体组织检查
Biopsy of the Liver

David Patch　Tu Vinh Luong　著

蒋丽琳　居朝霞　译　　陆忠华　校

学习要点

- 肝活体组织检查（肝活检）可用于证实或否定临床诊断，提示临床上尚未预料到的其他疾病，评估病情的严重程度、进展情况及疾病的并发症，评估治疗的效果。
- 可靠的肝活检解读首先需要了解临床背景，其次还要有经验丰富的肝脏病理学专家和一份充分的肝活检标本。
- 盲穿肝活检标本是否能充分代表该疾病，取决于该特异性疾病在肝脏的分布情况。
- 局部病变在随机标本中特别容易出现误诊。
- 为正确评估慢性病毒性肝炎，肝活检标本必须至少包含 11 个完整的汇管区 [即用内径为 1.4mm（16G）的活检针取得约 20mm 的组织，并尽可能取得更细长的组织标本]。
- 肝脏疾病的"纤维化分期"与胶原沉积的多少并不等同。

Paul Ehrlich 于 1883 年第 1 次对肝脏进行了细针穿刺活检（表 3-1），Schüpfer[1] 在法国首次报道该事件，当时这项技术被用于肝硬化和肝肿瘤的诊断。然而，直到 20 世纪 30 年代，Huard 及其法国同事，以及美国的 Baron 都在应用这项技术时，肝细针穿刺活检才得到了普及。第二次世界大战期间，肝穿刺活检技术的应用迅速增加，主要用来研究许多影响双方战斗力的非致命性病毒性肝炎病例 [2-4]。

在不借助肝活检的情况下，能够对患者进行有效的诊疗，虽然不是不可能，但很难想象。肝细针穿刺术一旦操作不当，可能会发生严重的并发症，这经常引起患者的担心。在此，有大量关于技术、并发症和禁忌证方面的重要理论依据可供临床参考。

一、患者的选择和准备

由于患者的选择和降低医疗成本，几乎所有的活检检查都发生在日间。大部分术后并发症发生在活检后 3h 内，然而术后 24h 也可能发生。1989 年，美国胃肠病学会和随后的英国胃肠病学会 [5] 发表了关于门诊经皮肝活检检查的共识声明，建议接受该手术的患者不应该出现以下可能增加

表 3-1　肝活检的历史

作 者	日 期	国 家	目 的
Ehrlich	1883	德国	糖原
Lucatello	1895	意大利	热带疾病
Schüpfer	1907	法国	肝硬化
Huard 等	1935	法国	常规
Baron	1939	美国	常规
Iversen 和 Roholm	1939	丹麦	肝炎
Axenfeld 和 Brass	1942	德国	肝炎
Dible 等	1943	英国	肝炎

活检风险的情况，包括脑病、腹水、肝衰竭伴严重黄疸，或有证据证明的明显肝外胆道梗阻，严重的凝血障碍，或涉及其他器官病变（如肾衰竭、严重充血性心力衰竭），以及高龄。共识还建议，进行活检的地点应易于通往实验室和血库。如果有需要应该建有住院设施，并有工作人员对患者进行术后 6h 的观察。一旦出现任何严重并发症，患者都应该住院治疗，包括肝活检后 4h 内需要一剂以上镇痛药。在活检后的第一个晚上，患者应能够很方便地在 30min 内返回活检的医院，并且还应该有可靠的人员陪护。以上这些建议是非常有意义的，应成为所有局部活组织检查的基本操作规范。门诊活检最好在清晨进行，这样一旦发生并发症，绝大多数患者仍然在院。

活检的方法取决于凝血指标和适应证。如果 I 期凝血酶原时间超过参考值 3s 以上，则不应进行经皮活检。新鲜冰冻血浆经常被用来校正凝血指标，但几乎没有证据表明它能降低出血风险[5]。同样，重组因子Ⅶa 可以纠正凝血酶原时间，但是并没有显示出能降低出血风险。此外，它的主要缺点是费用高。

目前还没有关于血小板安全阈值的循证指南[5]；在血小板减少患者中，出血风险取决于血小板的功能而不是其数量。血小板计数低于 5×10^4/ml 的脾功能亢进患者比血小板计数较高的白血病患者出血风险要小得多。这种区别尤其出现在患者

有血液系统疾病或进行器官移植后。细胞毒性疗法、病毒和其他感染因素对骨髓的影响及可能的移植物抗宿主反应都将导致血小板功能显著异常。患者血小板计数低于 8×10^4/ml，通常使用经皮肝穿刺活检的替代技术，有些医疗机构的标准则是低于 5×10^4/ml。

经规范的经皮活检术后，引起患者并发症发生率增高的危险因素已被证实（替代技术在括号内）：不配合的患者（镇静后经静脉或实时超声引导）、肝外胆道梗阻（实时超声引导）、腹水（经静脉）、囊性病变（实时超声引导）、肝淀粉样变（经静脉）、肥胖（经静脉或实时超声引导）、镰刀肝（经静脉）、慢性肾衰竭（经静脉）和瓣膜性心脏病（考虑抗生素预防）。恶性肿瘤患者活检后出血风险增加，为减少发生并发症的风险，通常使用更细的针头，并采用实时超声引导。

所有打算进行肝活检的患者在接受活检前都应进行超声检查，以排除解剖变异导致的内脏穿孔风险，如在萎缩的肝脏和横膈之间存在小段结肠（Chilaiditi 综合征）或肝内胆囊。超声检查还能查出局部病变，如没有临床症状，也没有被察觉的血管瘤。

知情同意

根据各家医院的政策，活检前患者应以书面形式获得知情同意。同意书应清楚地写明常规活

检相关并发症的发生率和死亡率，最好在开始讨论活检时就写明在患者的病历中，以便给患者足够的时间考虑是否拒绝手术。

二、技术

Menghini 活检针通过抽吸方式获得标本[6]，而带鞘的 Trucut 活检针则利用切割技术（图 3-1 和图 3-2）[7]。利用 Menghini 活检针取得的组织更大，该方法不仅更迅速、更简便，并发症更少[8]，而且与标准的 Trucut 活检标本相比，可以提供更长的标本[9]。此外，Menghini 针比较便宜。活检前应使用足量的 1%～2% 利多卡因进行麻醉。操作人员在局部皮肤应用麻醉药不足量，或麻醉药完全没有进入肝脏包膜 / 实质内，通常会发生与手术相关的疼痛。

（一）操作

1. Menghini 1s 细针穿刺活检（图 3-3）

活检常规使用直径 1.4mm 的针，较短的针可供儿科使用。该针针尖向外倾斜，略微凸起，针头用一个钝钉固定在针轴内。这种内部阻滞可防止活检组织因猛烈吸入注射器而破碎变形。原始出版物[6]记载了用 15G 针得到的组织在载玻片（固定组织）上测量的宽度为 0.75mm。

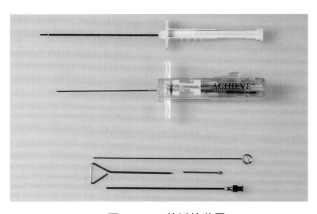

▲ 图 3-1 三件活检装置
一个标准 Trucut 针，一个自动 Trucut 装置，一组 Menghini 针

注射器中吸入无菌生理盐水（5ml 或更多），沿着麻醉的轨迹将针头插入肋间隙，但不穿过肋间隙。注射 1～2ml 的无菌生理盐水以清除针头上的皮肤碎片，并开始保持推送状态。这是"慢"操作的部分。当患者呼气时屏住呼吸，针头迅速垂直于皮肤进入肝实质并抽出，这是"快"操作的部分。把针尖放在无菌纸上，用剩余的一些生理盐水冲洗针头，将活检组织轻轻地放在纸上。再将组织转移到固定液中。

2. Trucut 针

Trucut 针操作涉及三个阶段，需要患者更好的配合和医生更高的操作技能。患者在呼气时屏住呼吸，同时 Trucut 针沿着麻醉管道进入肝实

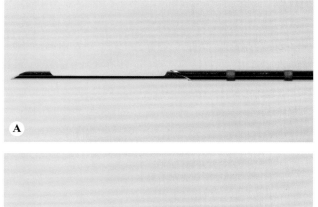

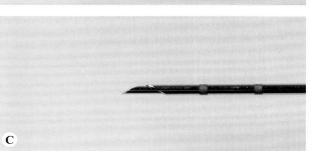

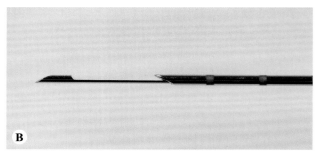

◀ 图 3-2 Trucut 针的切割斜面，必须向前推进，在针芯后退中切割组织

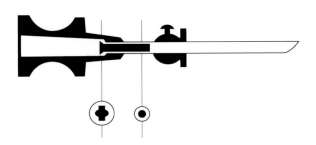

▲ 图 3-3 **Menghini** 肝活检针的纵向剖视图，注意针芯轴上的活塞

质，延伸针尖，切割斜面。为了避免剪的动作，需要有一个轻微的前向力切割肝脏，这样做相当于向前移动切割斜面，而不是将针头向后拉。这种针得到的标本破碎组织较少，但能在纤维化的肝脏得到更可靠的标本。

新一代更细规格（18G 或 20G）的弹簧式 Trucut 针相比旧款 Trucut 针所需的操作技能更少，但价格更昂贵。这种针的最大长度取决于针槽的固定长度（2cm）[9]。

肋间入路是最常用的进针方法[8]，必须小心地通过叩诊或超声来确定肝脏边界。肝脏的位置可能高于正常范围（尤其是移植患者），也可能低于正常范围（如慢性肺病患者）。如果对叩诊有任何疑问，应使用超声。有些医疗中心在所有患者活检时都使用超声。它确实能最大限度地降低获得不充分标本的概率，但尚未确凿地证明可以减少主要并发症[10]。新一代便携式超声设备变得越来越便宜，肝活检的诊断效果越来越好，这可以使肝穿刺更加具有成本效益[11]。在许多国家，肝活检是由放射科医生专门操作的，他们会经常使用超声。

如果有上腹部肿块或影像学显示肝左叶病变，则应采用前入路。

3. 经颈静脉肝活检[12]

在透视引导下，通过由颈静脉放入肝静脉的导管插入一根特殊的 Trucut 针（18G 或 19G，快芯），穿过肝静脉壁将针插入肝（图 3-4）。对于晚期肝病患者，经颈静脉肝活检具有便于测量肝静脉楔压和自由肝静脉压，并使肝静脉显影的优点（表 3-2）。对 7000 例活检标本的回顾[12]表明，

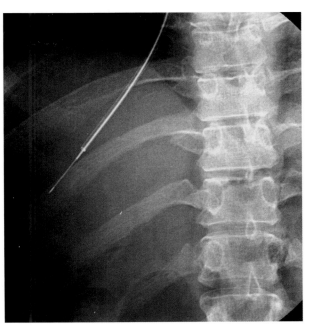

▲ 图 3-4 经颈静脉肝活检
导管位于肝静脉中，快芯针正在进行肝活检

表 3-2 经颈静脉肝活检适应证

- 凝血缺陷与先天性凝血障碍
- 移植前急性肝衰竭
- 大量腹水
- 小肝
- 肝静脉压梯度的测定
- 不合作的患者
- 重度肥胖

经颈静脉活检操作技术提供了与经皮入路相同质量的样本，并且活检组织标本比采用肋间技术提供的更细长。只要进行 4 次穿刺，活检标本就足以对慢性病毒性肝炎进行肝炎分期[13, 14]。

4. 定向（引导）活检

这需要同时成像活检的病变肝脏组织和前进的活检针。超声是常用的技术，但如果病变在超声上看不见，则需要计算机断层扫描。弹簧式 Trucut 针是最优选择。对于凝血不良的患者，一旦内切针里的组织样本被移除，可以通过内切针的外套管注射凝胶泡沫凝血[15]。这能有效地预防大出血。81% 的慢性肝病盲穿可以得到足够的诊断材料，但如果使用腹腔镜引导肝活检，这一比例可以提高到 95%[16]。

5. 细针引导活检

22G（0.7mm）的针头增加了使用的安全性。尽管可能无法提高诊断准确性，但它对局灶性病变的诊断特别有用[17]。由于尺寸，细针活检在慢性肝炎或肝硬化等全身性疾病中不太有用。穿刺细胞学检查可用于肿瘤分型[18]。该技术将允许引入乙醇或乙酸等作为局部注射疗法。

（二）术后护理

术后应该经常观察（第一个 2h，每 15 分钟 1 次；第二个 2h，每 30 分钟 1 次；第三个 2h，每 60 分钟 1 次），并应使用镇痛药。在穿刺过程中，患者可能会抱怨上腹部有牵拉感。之后，一些患者在右侧会出现约 24h 的轻微疼痛，还有一些患者会主诉从横膈到右肩的疼痛，这通常说明出现了囊性血肿。

（三）活检次数

研究已经证明，在活检时多取一条肝组织可以提高诊断率[19]，但更多的活检次数会增加经皮活检并发症的发生率[8, 20, 21]。如果 2 次活检后未获得足够的样本，则应在适当的观察期后采用替代办法。

三、风险和并发症

高达 6% 的患者会出现严重或轻微的并发症，其中 0.04%～0.11%[8, 20]（表 3-3）会出现致命并发症。经颈静脉肝活检发生主要并发症的风险被报道为 0.6%，其中 0.2% 为因腹膜穿孔导致的腹腔内出血和因胆囊穿孔导致的胆汁性腹膜炎，发生死亡的风险为 0.09%[12]。儿科患者经颈静脉活检发生并发症的概率较高[12]。

前瞻性评估并未显示 Menghini 针和 Trucut 针之间的出血差异[22]，但回顾性研究表明 Trucut 针的并发症更多[8]。目前还没有研究将新的（但更昂贵的）弹簧式 Trucut 针（如 Temno，快速核芯）和 Menghini 针进行比较。

肝活检后常见的并发症是低血压、心动过速和单次注射哌替啶（杜冷丁）不能缓解的严重疼痛（肩端或腹部）。如果出现部分或全部体征，医生应建议患者整夜观察，如果持续进展，应进行检查和治疗。出血可能会危及生命，尤其是没有立即检测到的出血，及时发现至关重要。

（一）胸膜炎和肝周围炎

术后第二天可能会听到纤维蛋白性肝周围炎或胸膜炎引起的摩擦声。它的后果很轻微，镇痛药就可以减轻疼痛。胸部 X 线检查显示可能有小气胸。

（二）大出血（图 3-5）

在一组 9212 例的活检病例中，有 10 例

表 3-3　肝穿刺活检死亡

来　源	年　份	参考文献	活检次数	死亡率（%）
美国	1953	[1, 2]	20 016	0.17
欧盟	1964	[3]	23 382	0.01
德国	1967	[4]	80 000	0.015
意大利	1986	[5]	68 276	0.009
美国	1990	[6]	9212	0.11

[1] Zamcheck. *N Engl J Med* 1953; 249: 1020.
[2] Zamcheck. *N Engl J Med* 1953; 249: 1062.
[3] Thaler. *Wien Klin Wchschr* 1964; 29: 533.
[4] Lindner. *Dtsch Med Wschr* 1967; 92: 1751.
[5] Piccinino. *J Hepatol* 1986; 2: 165[8].
[6] McGill. *Gastroenterology* 1990; 99: 1396[20].

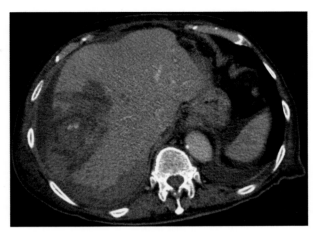

▲ 图 3-5　CT 扫描显示活检后出血
假性动脉瘤的实质内可见一个明显的白色对比区

（0.11%）致命性出血和 22 例（0.24%）非致命性出血[20]。恶性肿瘤、年龄、女性、活检次数是出血仅有的几个可预测因素。出血可能与凝血功能以外的其他因素有关，如弹性组织对针管的机械压缩不足[23] 等。

穿刺伤口出血通常由持续 10～60s 的细流组成，总失血量仅为 5～10ml。严重的出血通常出现在腹膜内，但也可能是肋间动脉引起的胸腔内出血。出血是由门静脉或肝静脉扩张或肝动脉畸形所致，偶尔也不能避免主要的肝内大血管撕裂。在特定情况下，肋间手术中深呼吸会导致肝脏破裂。

经静脉活检后很少发生胶囊大小的穿孔合并腹膜内出血，但这在活检时会很明显[12]。

机体可以自发止血，除此之外，通过血管造影的导管栓塞血管通常是有效的。如果栓塞后仍然出血，或大血肿需要引流，则需要进行剖腹手术。对于肝移植患者，剖腹手术是常规选择，因为动脉栓塞术可能会造成大胆管的严重损伤。严重的胸腔积血通常对输血和胸部通气有反应。

（三）肝内血肿

活检后 2～4h，超声仅能检测到约 2% 的肝内血肿[24]。在 24～48h 内最初生成的肝内血肿为等回声，超声是无法检测的，这可能降低了血肿的发现率。活检后的第二天，23% 的患者通常能检出无症状的血肿[25]。它们能引起发热，血清转氨酶升高，血细胞比容降低。如果血肿很大，可以引起右上腹压痛和肝大，动脉期增强 CT 扫描可见三角形高密度段。有时血肿会出现延迟性出血。

（四）胆道出血

胆道出血是由受损肝血管（动脉或静脉）出血进入胆管引起的（图 3-6），以胆绞痛为特征，伴有肝大或胆囊肿大、压痛。超声、磁共振胆道造影或内镜逆行胰胆管造影能证实诊断。胆道出血可通过肝动脉栓塞治疗，自发恢复也是常见的。内镜引流 / 括约肌切开术可以清除胆道系统的凝血块。

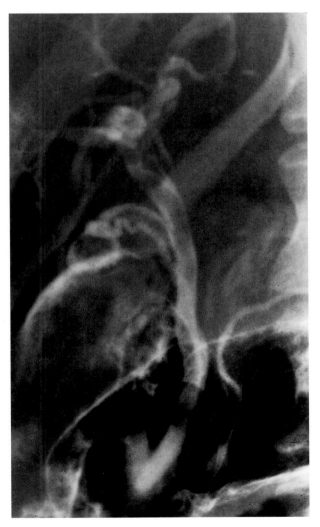

▲ 图 3-6　肝穿刺活检后的胆道出血
内镜逆行胰胆管造影显示胆总管线性充盈缺陷

（五）动静脉瘘

动静脉瘘可通过增强 CT 和（或）肝动脉造影显示（图 3-7 和图 3-8）。动静脉瘘可自发闭合，此外可直接行肝动脉插管及供血动脉栓塞治疗。

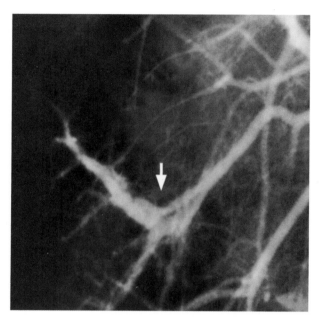

▲ 图 3-7　肝活检后的肝动脉造影显示动静脉瘘（箭）

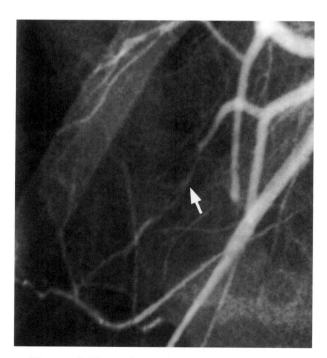

▲ 图 3-8　与图 3-7 为同一名患者，动静脉瘘已成功栓塞（箭）

（六）胆汁性腹膜炎

这是继出血后第二常见的并发症。在 12.3 万次活检中，共观察到 49 次，其中 12 人死亡。胆汁通常来自胆囊或扩张的胆管，胆囊可能位于异常位置。胆道闪烁扫描显示有胆汁泄漏[26]。尽管 ERCP 和鼻胆管引流 / 支架术可用于胆道漏和局限性腹膜炎，但通常必须进行手术治疗。

（七）穿入其他器官

穿入肾或结肠等器官也被认为是并发症，但幸运的是，这很少发生，而且往往是无症状的。

（八）感染

一过性菌血症相对常见，尤其是在胆管炎患者中。携带机械性心脏瓣膜的患者应给予抗菌药物予以预防。败血症则较少见。感染时血培养大肠杆菌通常为阳性。

（九）类癌危象

经皮穿刺活检后可能出现类癌危象[27]。

四、样本变异性

肝活检病理学只是肝病诊断路径中的一部分，与其他检查一样，是疾病整体检查情况的重要组成部分。就活检组织本身而言，结果可能是无关紧要或是令人困惑的。鉴于肝活检对患者的风险，应牢牢把握临床与病理的紧密联系，最大限度地利用活检中的信息。

虽然活检样本占肝脏的比例很小（约 1/50 000），但它往往具有足够的代表性，具有诊断价值[28]。如果认识到活检充分性的最低标准，那么一些非特异的组织病理学特征，如与慢性病毒性肝炎相关的胆汁淤积、脂肪变性、炎症和纤维化等改变，将足以进行可靠评估。当活检不足以解决临床问题时，组织病理医生有责任在活检评估中说明这一点。因此，组织病理医生必须了解活检患者的临床情况。匮乏的临床信息和不规范的陈述，如"异常肝功能"或"各指标阴性"

或"病理医生失去判断"等，都不适用于诊疗情景，还可能带来误导和危险。常规来讲，包含 6 个汇管区的活检被认为足够进行诊断[28]。最近，对慢性病毒性肝炎的可重复性评估（相关研究主要涉及丙型肝炎）认为需要一条包含至少 11 个完整汇管区的标本 [即用 1.4mm 内径（16G）的针取约 20mm 的活检标本，甚至更长的活检小标本][29]。小且不充分的样本会低估疾病的严重性，但这需要进行具体的研究，以确定每种疾病的样本量是否足够，从而确定对特定样本的可信度。

局灶性疾病特别容易出现抽样误差。肉芽肿、肿块残留和脓肿可能会被遗漏。当针的直径小于肝硬化结节时，结节不明显，肝硬化诊断就会不充分。当穿刺大结节性肝硬化，并且越来越多使用较小的穿刺针头时，尤其会出现这样的问题。误诊通常是小标本引起的，特别是没能获得门静脉结构时，或者是在活检解读人员对局限性的疾病过程缺乏经验时。

提高肝活检标本的充分性可以减少个体之间的差异[30]。使用 1.6G 的 Menghini 针，一个正常成人的肝活检组织每厘米含有 6 个汇管区[31]。如果将活检针穿过同一个经皮穿刺入路，获得 3 个连续的标本，则可以提高诊断正确率，但这不可接受地增加了并发症的发生率[21]。通过经颈静脉途径能更安全地行多次操作，事实上 4 次活检就能提供非常充分的标本[13, 14]。在手术活检中，包膜下的纤维组织较多，这可能给整个肝脏留下错误的印象。手术活检也可能显示人为操作改变，如糖原的局部丢失、出血、多种细胞浸润，甚至局部坏死。这些可能与创伤、循环系统改变和缺氧有关。

五、肉眼表现

一个令人满意的活检标本长 2～4cm，重 20～40mg。

肝硬化的肝脏容易破碎成不规则形状的碎片。脂肪肝外观苍白油腻，漂浮在生理盐水 - 福尔马林固定液中。含有恶性组织的肝脏通常呈灰白色。Dubin-Johnson 高胆红素血症患者的肝脏呈

巧克力色。

在胆汁淤积性黄疸的肝脏中，绿色的中心区域与绿色较少的门静脉周围区域形成对比。在充血性肝脏中，小叶中央静脉会很明显，病理医生有时会将这种斑驳的外观比喻为肉豆蔻的切面，这与对乙酰氨基酚中毒后的肝脏具有相似的大体外观。

六、标本的制备

活检组织通常固定在 10% 福尔马林 - 氯化钠溶液中。固定小组织（如肝活检标本）所花费的时间要少于外科切除的大标本。常温下常规组织需固定处理约 12h，可采用特殊的组织技术方法实现快速固定处理。常规染色包括 HE 染色及结缔组织染色（如网状纤维、Masson 三色、苯胺蓝、天狼猩红）。肝活检标本经常用铁（普鲁士蓝）和糖原 /PAS（过碘酸 -Schiff）染色。地衣红染色也有用，它能显示深棕色弹力纤维；肝细胞胞质中的乙肝表面抗原是一种均匀的细棕色物质；慢性胆汁淤积汇管区的黑棕色颗粒是溶酶体中的铜相关蛋白，而肝豆状核变性的铜相关蛋白则分布更不规则。

可以从蜡块中取出活检组织（长度至少 3mm），并通过原子吸收分光光度法对铁和铜含量进行回顾性分析[32]。如果临床怀疑铁过量，就不能将新鲜标本放入盐水中，因为这会导致铁快速流失。冰冻切片需要用脂肪染色，如油红 O 染色来显示脂质。

用于电子显微镜的小标本应迅速固定在戊二醛中，并在 4℃下保存，直至被处理。电子显微镜可用于诊断来源不明的肿瘤和储存障碍疾病，包括肝豆状核变性、Niemann-Pick 病和 Dubin-Johnson 综合征。

细胞学标本的制备是通过在载玻片上涂抹细针吸入的组织细胞来完成的。

七、解读：逐步诊断法

肝活检的组织病理学检查从对肝脏结构完整

性的评估开始。

正常的肝脏结构基于直径约 1mm 的有序、重复的小叶单位。汇管区与小叶中央静脉之间有着规律的结构关系。肝细胞是排列在一个细胞厚的肝板中的多边形细胞。它们是稳定细胞，具有显著的分裂和再生能力，以应对手术切除这样的损伤。胆汁引流开始于胆小管（由肝细胞的接触面形成），然后流入薄壁通道（Hering 管和胆管），最后流入汇管区的小叶间胆管。汇管区包含肝动脉、门静脉和胆管的分支，位于纤维弹性结缔组织内。汇管区与肝细胞界板的结合称为界面，这是肝炎炎症活动的特殊部位之一。这种组织结构对维持正常肝功能至关重要，也是认识肝病形态学表现的第一步。

在评估了肝脏结构后，组织病理医生需要检查汇管区和肝实质，以确定主要的损伤模式。肝损伤的主要模式包括门静脉炎症为主、小叶损伤为主、胆管反应、脂肪变性和纤维化[33]。个别章节描述了特定肝病的详细肝活检表现，详细的组织学可以在 Klatskin 和 Conn[34]、Lefkowitch[35] 和 Burt 等[36] 的文章中找到。

一旦确定损伤类型并做出诊断，组织病理医生就会通过炎症和肝细胞损伤程度的分级及纤维化程度的分期来评估疾病的严重程度。有几种组织学评分系统用于描述损伤的类型、程度和纤维化分期[37]，它们有着疾病的特异性。用于评估慢性肝炎（主要是病毒性和自身免疫性肝炎）的最常见评分系统有 Knodell 评分 / 组织学活动指数[38]、Metavir 评分[39]、Ishak 评分 / 改良的 Knodell 评分[40]、Scheuer 评分[41] 和 Batts-Ludwig 评分[42]。其他疾病特异性评分系统包括用于评估脂肪性肝病的有 Brunt 评分[43]，Kleiner 评分[44]，NAFLD 活动性评分（NAFLD Activity Score，NAS）[45]，脂肪变性、活动性和纤维化（steatosis，activity，and fibrosis，SAF）评分[46]；用于评估原发性胆管炎的 Scheuer 和 Ludwig 分期系统[47]、Nakanuma 分期系统[48]。PSC 疾病的特定评分系统还未制订。

组织病理学评分系统为以研究为目的的临床试验提供最有用的评价标准。在临床实践中，这种组织病理学评估系统常常被误解，重要的是要认识到生成的"分数"既不是数字也不是测量值，而是对肝脏状态的描述[49]（图 3-9）。分数中的数字最好是按明确的类别排列，而不是数值，必须使用适当的统计学方法来分析这些分数，因为求和或平均这些分数都不是科学有效的处理方式[37,49]。

在组织病理学报告中，建议使用文字而不是数字。

八、适应证（表 3-4）[5]

肝活检可用于证实或否定临床诊断，发现其他临床上尚未预料到的情况，评估疾病的严重程度、进展情况及疾病的并发症，评估治疗的反应和并发症。

据报道，由于胆道造影、影像学、病毒学和免疫诊断工具被越来越多地使用，肝活检的应用正在减少。虽然"无创"技术，如瞬时弹性成像（测量肝硬度）有助于纤维化的分期（见第 7 章），但仍然存在其他的临床和活检适应证问题。肝活检可被视为肝病患者综合评估的一部分。鉴于患者进行活检的风险，活检时收到的临床信息应最大化，应包括活检的指征 / 目的、其他相关检查的详细信息、之前肝活检结果的任何摘要[50]。

1. 药物性肝病

该病在组织病理学上很难确诊，病史是必不可少的。有时它与急性病毒性肝炎的组织病理学不能鉴别。

2. 慢性肝炎

病毒性肝炎可通过血清学进行可靠的诊断。虽然现在可以利用无创方法来代替肝活检评估治疗前的纤维化分期，但在已知或疑似有伴随疾病（如血色病、酒精性肝炎、非酒精性脂肪性肝炎 / 非酒精性脂肪性肝病、自身免疫性肝病）或在抗病毒治疗后，无创方法评估的纤维化结果会与临床特征不一致（存在不确定性的情况），这就需要肝活检对疾病的活动性和组织学进展进行分级和分期。自身免疫性肝炎是基于特有的血清学结果和排除其他慢性肝病的诊断。尽管如此，肝活检仍作为诊断评分的一个组成部分被用于初步诊断，对分级和分期十分重要。

图示	Ishak 分级：各级描述	Ishak 分级：各级评分	纤维化测定*
	没有纤维化（正常）	0	1.9%
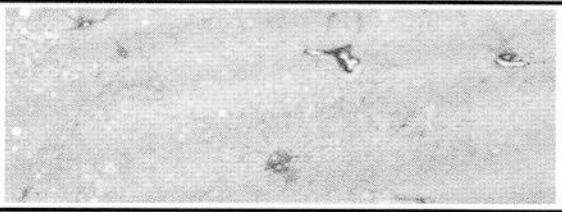	部分汇管区扩张纤维化 ± 短纤维间隔	1	3.0%
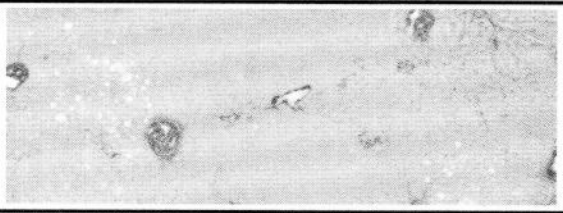	大多数汇管区扩张纤维化 ± 短纤维间隔	2	3.6%
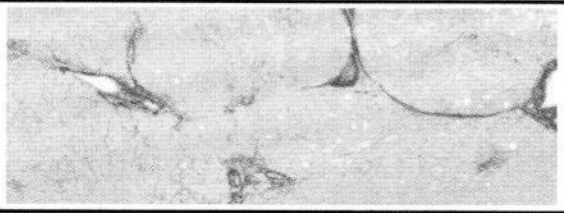	大多数汇管区扩张纤维化，偶尔出现门静脉 – 门静脉桥接	3	6.5%
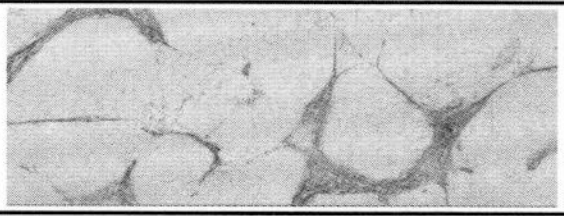	汇管区扩张纤维化，明显桥接坏死（门静脉 – 门静脉和门静脉 – 中央静脉）	4	13.7%
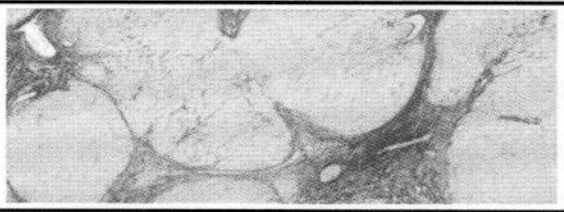	明显桥接坏死 [门静脉 – 门静脉和（或）门静脉 – 中央静脉]，偶有结节性病变（不完全性肝硬化）	5	24.3%
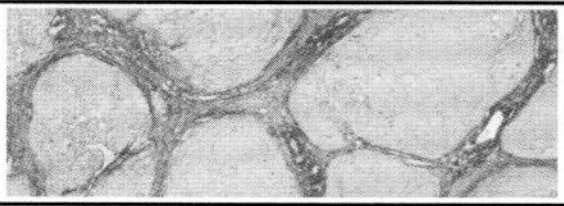	可能或明确的肝硬化	6	27.8%

▲ 图 3–9　**Ishak 系统的分级要素**

*. 图示为天狼星红染色的胶原纤维所占面积的百分比（%）（胶原纤维的相应面积）。组织病理学慢性肝病阶段 "评分" 是描述性的分类附值，不同于肝纤维化测量（经 BMJ Publishing 许可转载，引自 Standish et al. 2006.[49]）

表 3–4　肝活检适应证

- 药物相关肝炎
- 慢性肝炎
- 肝硬化
- 慢性胆汁淤积性肝病
- 脂肪性肝病
- 感染性疾病
- 贮积病
- 肝移植
- 肾移植并发症
- 占位性病变
- 不明原因的肝大或酶升高

3. 肝硬化

除非临床病史、实验室检查、放射学和弹性成像强烈表明存在肝硬化，否则肝活检是确诊肝硬化所必需的。肝活检有时可以证实假设的病因，尤其是脂肪性肝炎（酒精性或非酒精性）和代谢性疾病（遗传性血色病、肝豆状核变性和 α_1– 抗胰蛋白酶缺乏症）。

4. 慢性胆汁淤积性肝病

胆汁淤积性肝病的鉴别诊断是在实验室检查、血清学和胆管造影的基础上进行的。肝外胆汁淤积症通常能够通过胆道造影和影像学诊断，无须肝活检。当胆道造影对胆道的阻塞或其他异常无提示时，需要进行肝穿刺活检。具有典型 PBC 临床特征和血清抗线粒体抗体阳性的患者可以无须活检而进行诊断。在怀疑自身免疫性肝炎重叠综合征的病例中，肝活检可提供有关分期和预后的有用信息。经胆道造影确诊为 PSC 的患者，肝活检不是常规必要的。怀疑有小胆管 PSC 或同时存在 AIH 的患者要有肝活检的准备。

5. 脂肪性肝病

脂肪性肝病包括非酒精性脂肪性肝病和酒精性肝病。肝活检在肝脏脂肪变性诊断中的作用是有争议的，超声或 CT 发现脂肪肝为临床诊断提供了依据；然而，肝活检是唯一能明确识别脂肪性肝炎的操作，可以将酒精性脂肪性肝炎（ASH）或非酒精性脂肪性肝炎（NASH）与单纯脂肪变性区分开来。诊断 ASH/NASH 要求脂肪变性、气球样变性和小叶炎症同时存在[44, 46]。对脂肪性肝炎的活动度、纤维化程度和铁含量的组织病理学评估有助于指导这些患者的合理治疗。

6. 感染

感染包括肺结核、布鲁菌病、梅毒、真菌病、球孢子菌病、化脓性感染、钩端螺旋体病、阿米巴病和机会感染（如疱疹、巨细胞病毒和隐孢子虫病）。如果有迹象表明存在某种感染，应为病原体进行适宜的染色，并进行部分活组织培养。

7. 发热

肝活检有助于阐明不明原因发热的病因[16]。

8. 贮积及代谢性疾病

当实验室检查结果不确定时，肝活检可提供肝脏贮积疾病和代谢性疾病的初步诊断。它还可以确定疾病的严重程度和发展阶段，并能通过连续活检评估治疗的效果，特别是在血色病和肝豆状核变性中。

9. 肝移植

肝活检在移植前的检查中很有用。移植前，需要对潜在供者肝脏进行冷冻切片，以评估大疱性脂肪变性的程度，排除（隐匿性）纤维化和炎症，这些都与肝移植后肝功能差有关，尤其是老年受者和慢性丙肝受者。移植后的问题包括移植排斥反应（抗体介导的排斥反应、T 细胞介导的排斥反应和富含浆细胞的排斥反应）[51]，保存或再灌注损伤，原发性疾病复发，新发生的肝炎（包括自身免疫性肝炎），药物性肝损伤，感染，胆道问题，血管内血栓形成和肿瘤性疾病（如移植后淋巴组织增生性疾病、肝细胞癌）。

10. 肾移植

肝活检有助于评估肾移植受者的慢性肝病[52]。

11. 占位性病变

占位性病变在影像引导下直接活检诊断。肝活检有助于区分原发性和转移性肝癌，尽管转移性胰腺腺癌在形态学或免疫组织化学上与胆管癌是不可区分的。当考虑对恶性肿瘤患者（尤其是胆管癌患者）进行活检时，必须考虑肿瘤植入的可能性，约为 2.3%（无消融技术）[53]。

12. 其他迹象

其他迹象包括不明原因的肝大或脾大，以及不能确定原因的异常生化指标，特别是在怀疑脂肪肝的情况下。

九、特殊方法

基因组学、蛋白质组学和其他分子技术，这些新科技需要病理特征明确的患者和组织数据库，以及经患者同意和伦理批准的存档组织，以便发挥它们的作用。本章不可能详细叙述在实验室中可以探索肝组织的所有方法，其他章节将介绍能够明确诊断的特殊组织检查。然而，最重要的是我们要认识到肝组织是一种非常有价值的资源，它的使用仅受到现有的知识和我们正确阐述问题的能力的限制[54]。肝脏病理学不仅能在显微镜下提供肝病的代表性图像，而且活检本身和应用适宜分子技术的组织档案也是非常有价值的资源。

胆小管可通过腺苷三磷酸酶（ATPase）和葡萄糖 –6– 磷酸酶染色来显示。电子显微镜可与组织学相结合。ATP 酶定位于胆小管的微绒毛，5– 核苷酸酶定位于肝血窦的微绒毛。酸性磷酸酶存在于库普弗细胞、退化病灶和再生结节中，碱性磷酸酶界定胆管。

免疫组化染色可用于证明病毒性肝炎（HBV、HDV）和非嗜肝性病毒（CMV、单纯疱疹、EBV 和腺病毒）的抗原。免疫组织化学也可用于诊断淀粉样病、α_1- 抗胰蛋白酶缺乏症和 IgG_4 相关的自身免疫性肝炎 / 胆管炎。胆管上皮细胞的标志物（如细胞角蛋白 7 和 19）可用于胆汁淤积症，尤其是胆管反应和胆管减少。特异性肿瘤标志物的免疫标志有助于检测转移性肿瘤的来源，鉴别肝细胞癌和胆管癌。HEP-Par1、pCEA 和 CD10 可用于确认肝细胞分化。CD34（显示肝细胞癌的毛细血管窦[55]）、glypican-3、谷氨酰胺合成酶和热休克蛋白 70 的免疫标志可用于区分早期肝癌和异常增生结节。β– 联蛋白、L-FABP、

GS、SAA 和 CRP 的免疫标志有助于描述肝细胞腺瘤的新分类[56]。CK19、Ep-CAM 和 CD56 可用于鉴别合并或混合型肝癌 / 胆管癌的胆管分化。

原位杂交技术利用互补 DNA 或 RNA 序列被越来越多地用于评估病毒感染，如巨细胞病毒、EBV、疱疹病毒、乙型或丙型肝炎病毒。

聚合酶链反应（polymerase chain reaction，PCR）可应用于新鲜组织、冷冻组织和福尔马林固定的石蜡包埋组织。PCR 在 HIV、HBV 和 HCV 感染中也有作用。

组织化学方法能运用针对不同抗原的单克隆抗体来研究肝活检中的单核细胞[57]。流式细胞术能用于新鲜肝组织中淋巴细胞的免疫分型。

偏振光有助于显示疟疾、血吸虫色素、刚果红染色后的淀粉样蛋白、原卟啉症中的原卟啉晶体。

紫外光有助于在迟发性皮肤卟啉症患者新鲜冰冻切片中鉴别卟啉症。

肝活检标本的定量分析一直被取样和方法上的难题困扰着。本文描述了使用苦味酸 – 天狼猩红染色组织切片后进行图像分析的方法，该方法能简单、实用地定量评估肝活检组织纤维化的程度（胶原比例面积），并且不影响常规组织病理诊断。这种方式的评估是十分必要的，因为传统的组织病理学评分系统不能量化纤维化，使得肝病的"分期评分"与胶原的多少不同步。形态计量学能达到这一目的，可以代表一种可靠和客观的方法，用于评估新兴抗纤维化疗法的效果[58]。

由于经常主观性高估脂肪变的相应面积[59]，为帮助肝脏脂肪变性的组织学半定量评估，最新发布了使用图像分析的特定脂肪相应面积（fat proportionate area，FPA）百分比的指南图像。

第4章 肝硬化的凝血功能
Coagulation in Cirrhosis

Nicolas M. Intagliata　Stephen H. Caldwell　著

徐玉静　译　　李文婷　校

学习要点

- 晚期肝脏疾病患者的凝血系统会发生改变，但通常会重新平衡。这种平衡较不稳定，微小的波动就可能引发出血或血栓。
- 传统的凝血功能检测，如凝血酶原时间、国际标准化比值和活化部分凝血活酶时间不能准确评估肝硬化患者的出血或血栓形成风险。
- 预测肝硬化患者的出血或血栓事件较为困难，需要进一步探讨基于整体的检测（如黏弹性试验或凝血酶生成试验），以指导预防性和治疗性干预。
- 肝硬化患者可存在高凝状态，有较高的发生静脉血栓栓塞或门静脉血栓的风险。
- 关于预防肝硬化患者静脉血栓栓塞（venous thromboembolism，VTE）或门静脉血栓形成（portal vein thrombosis，PVT）的最佳策略正在提出，但需要进一步研究。
- 对于 VTE 或 PVT 患者抗凝治疗的安全性和有效性现在已经有了更深的认识。在特定的情况下，推荐对这些患者使用抗凝治疗。

概述

一直以来，肝硬化患者被认为更容易因"肝硬化凝血障碍"而出血。这种认知通常被延伸为肝硬化"自发抗凝"的错误概念。然而，近年来对肝硬化患者血液系统严格细致的检查，使我们对"肝硬化凝血障碍"理论机制的理解发生了巨大的转变（表 4-1）[1-3]。现在很明确的是，肝硬化患者的凝血功能障碍是一种新的平衡状态，但脆弱的止血系统容易导致出血，而弱化的抗凝血途径则易引发血栓 [4]。

肝硬化患者出血的主要机制包括门静脉高压性出血（主要由压力导致）和黏膜/伤口出血（主要由促凝途径紊乱导致）。另外，抗凝因子也会受到肝功能减退的影响 [5-7]。这些改变会导致高凝状态并增加静脉血栓栓塞风险 [8, 9]。因此，在失代偿期肝硬化患者中，两种出血情况和不适宜的凝血情况可以同时出现。

常规的检测方法，如仅检测凝血因子的 INR，不能同时评估这些患者的出血和凝血风险 [10-12]，因为凝血因子和抗凝因子都受肝功能减退的影响 [5-7]。在没有出血的情况下，有选择性

表 4-1　肝硬化凝血障碍的重要术语和概念

肝硬化患者凝血系统的再平衡	当前对肝硬化凝血系统的假设。有证据表明，肝功能减退时，凝血因子和抗凝血因子的减少会有效地使凝血系统重新平衡到一种更不稳定的状态。这种再平衡可能会被各种外源因素打破
自发抗凝	以前的错误的观点：肝硬化患者由于国际标准化比值升高和血小板减少，发生血栓形成的风险较低
纤溶系统	该系统通过纤溶酶分解纤维蛋白凝块。它在肝硬化患者中会发生改变，当不平衡时，可能会导致纤溶亢进
血管内凝血加快和纤溶亢进	一些人认为，以黏膜渗血和迟发性伤口出血为特征的临床症状是由纤溶系统的不适当激活引起的。目前对这种情况缺乏检测手段，有时需要依赖临床诊断和经验性治疗
全局性凝血功能检测	对凝血级联反应的促凝和抗凝过程均进行检测
凝血的黏弹性分析	旨在评估全血中整个凝血系统的检测。与基于分离血浆的体外检测相反，这些检测是在全血中进行的，检测凝血系统大多数成分的相互作用。其中包括血栓弹力图和旋转血栓弹力图

地对肝硬化患者进行 VTE 预防，是安全且推荐的，一般推荐使用 [13-15]。另外，预防或治疗肝硬化出血的治疗方法已得到发展，其中一些与已长期坚持但毫无根据的原则相矛盾 [16]。事实上，现在人们发现，试图用新鲜冷冻血浆（fresh frozen plasma，FFP）"纠正" INR 会增加门静脉压力，从而加重出血 [17]。两种强化但对立的现象，即出血和凝血，两者的矛盾突出了临床医生在诊治这些患者时面临的挑战。

一、正常凝血途径

重组凝血因子Ⅶ的发展导致对关键止血机制的理解发生了根本性变化，从基于实验室的"内源性"和"外源性"途径转向更生理的"基于细胞"的凝血级联模型，该模型结合了经典途径的因素和细胞膜提供的磷脂支架（图 4-1 和表 4-2）[18]。在血管损伤部位，凝血系统通过将血液快速转化为富含纤维蛋白的胶状凝块来防止出血，并保持血管完整性。血栓的形成被一系列相反的因素所抵消，这些因素减缓并抑制进一步的血栓形成，最终重塑血栓以恢复正常的层流血流（图 4-2）。

当血管有破损时，一种被称为组织因子（tissue factor，TF）的糖基化跨膜蛋白暴露出来，并与循环因子Ⅶ结合形成复合物，触发止血级联反应，首先导致凝血酶（因子Ⅱ）达到"启动量"，从而将纤维蛋白原转化为纤维蛋白（因子Ⅰ）[19]。TF 在血管周围的外膜细胞上高表达，并活化循环因子Ⅶ为因子Ⅶa，这是一种丝氨酸蛋白酶，通常与"外源性"途径相关。TF-Ⅶa 复合物（也被称为"凝血活酶"，因为它能激活因子Ⅹ）锚定在磷脂细胞膜上，是凝血级联反应的有效激活因子。循环中血小板同时被激活，且一激活就通过糖蛋白Ⅰa/Ⅱb 和 vWF 与暴露的胶原蛋白结合。总的来说，这最初的体液和细胞过程被称为"初级止血"。当血小板在该部位积聚，就会形成血小板栓子。

"次级止血"几乎同时发生，携带 TF 的外膜细胞和黏附的血小板的磷脂膜为活化因子的聚集提供阴离子磷脂支架，导致级联扩增和随后的凝血酶暴发（图 4-1）。如果不受抑制，TF-Ⅶa 复合物（或"凝血活酶"）复合物在扩增阶段将因子Ⅹ激活为因子Ⅹa。因子Ⅹa 与因子Ⅴ结合并形成 Ⅹa-Ⅴa 凝血酶原复合物，该复合物使活化的凝血酶暴发，进一步将可溶性纤维蛋白原转化为不溶性纤维蛋白，并形成肉眼可识别为"凝块"

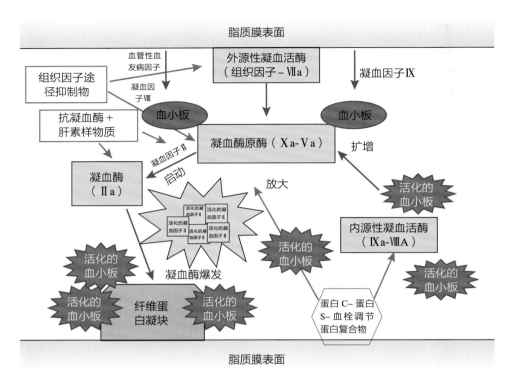

◀ 图 4-1 基于细胞的凝血级联模型

绿箭表示激活途径，红箭表示抑制途径

表 4-2 凝血系统的组成

凝血系统组成	作　用	来　源
组织因子	触发凝血级联反应的重要丝氨酸蛋白酶	内皮细胞、白细胞
因子 I 、 II 、 V 、 VII 、 IX 、 X 、 XI 、 XII 、 XIII	凝血级联反应和血凝块形成	肝细胞
因子 VIII	凝血级联反应和血凝块的组成部分	内皮细胞
血管性血友病因子	与 VIII 结合，协助血小板黏附	内皮细胞、巨核细胞
血小板	多重作用，并为血栓形成提供磷脂支架	骨髓
微泡	为血栓形成提供了另一种阴离子磷脂表面，是组织因子来源	多部位（母细胞）
抗凝血酶	抑制凝血级联反应的丝氨酸蛋白酶	肝细胞
蛋白 C	抑制因子 V a 与因子 VIII a 的丝氨酸蛋白酶	肝细胞
血栓调节蛋白	蛋白 C（抗凝物）的辅助因子，抑制 TAFI（促凝物）	内皮细胞
纤溶酶	是纤溶系统的关键成分，可有效降解血栓	肝细胞
组织纤溶酶原激活物	催化纤溶酶原为纤溶酶	内皮细胞
纤溶酶原激活物抑制物	抑制纤维蛋白溶解	内皮细胞
凝血酶激活的纤溶抑制物（TAFI）	抑制纤维蛋白溶解	肝细胞
组织因子途径抑制物	抑制因子 VII a- 组织因子形成酶（凝血活酶）复合物	内皮细胞

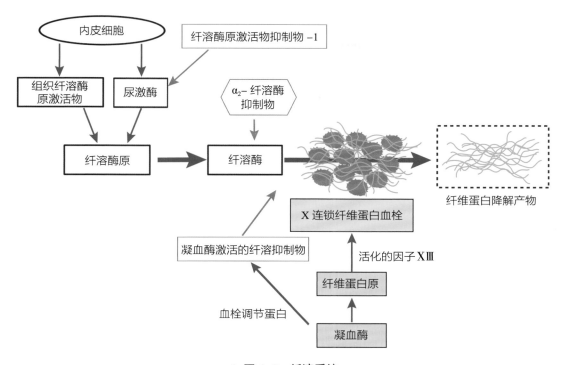

▲ 图 4-2　纤溶系统
绿箭表示激活途径，红箭表示抑制途径

的凝胶团。在正常情况下，该纤维蛋白网随后交叉联合（通过肝源性 XⅢa），以加强血小板栓塞部位的封堵。

在这种凝血级联反应的同时，一个单独的系统被触发以抑制血栓的形成，并启动重塑和恢复正常血流。血栓调节蛋白（thrombomodulin，TM）是一种关键的跨膜内皮细胞受体。TM 主要作为一种锚定内皮细胞受体，与蛋白 C 和蛋白 S 一起作为重要的辅因子来抑制凝血酶的蛋白酶活性。作为衡量这个平衡系统完善程度的指标，TM 还激活了另一种称为"凝血酶激活的纤溶抑制物"（thrombin-activatable fibrinolysis inhibitor，TAFI）的羧肽酶介导的途径。TAFI 活性的变化可能导致血栓过早溶解，见于肝硬化中某些形式的弥散性黏膜出血，被称为"血管内加速凝血和纤溶亢进"（accelerated intravascular coagulation and fibrinolysis，AICF）。

当因子Ⅱa（凝血酶）与血栓调节蛋白结合时，蛋白 C（及其辅因子蛋白 S）也被激活。TM- 蛋白 C- 蛋白 S 复合物降解因子Ⅴa（在凝血酶原复合物中）和Ⅷa（一种扩增因子），减

弱凝血酶活性，从而产生凝胶状纤维蛋白。在这种显著的"平衡作用"中，血栓形成的其他重要抑制物包括可溶性抗凝血酶，它抑制活化的凝血酶和组织因子途径抑制物（tissue factor pathway inhibitor，TFPI），后者是一种高度保守的、古老的血栓形成调节剂。

血凝块的重塑开始于纤维蛋白溶解系统（纤溶系统）的作用，纤溶系统通过纤溶酶的活性分解血凝块中的纤维蛋白，形成"纤维蛋白降解产物"（图 4-2）。纤维蛋白是内皮源性组织纤溶酶原激活物的辅助因子，tPA 将肝源性纤溶酶原转化为纤溶酶。纤维蛋白溶解的关键抑制物包括内皮源性或血小板源性纤溶酶原激活物抑制物 -1、肝源性 α_2- 抗纤溶酶和肝源性凝血酶激活的纤维蛋白溶解抑制物。

二、肝硬化凝血系统

正常止血依赖于高度调控的平衡，这取决于许多肝脏依赖性促凝血因子和抗凝血因子，这些因子在肝硬化中通过合成减少、清除受损和

随全身血管变化而改变（表 4-2 和表 4-3）。在相对稳定的条件下，肝硬化促凝活性的降低被抗凝因子（如蛋白 C 和 AT）的降低所抵消[6, 8]。然而，在体外观察到的单独的实验室异常忽略了体内凝血系统的真实复杂性，仅提供了有限的情况。因此，一个单独数值（如血小板或 INR）的校正忽略了患者整个系统的复杂环境和相互作用。整体凝血功能测定，如凝血酶生成试验、血栓弹力图（thromboelastography，TEG）和旋转血栓弹力图（rotational thromboelastometry，RDTEM），尝试通过在促凝血和抗凝血系统发挥作用时进行检测，来描述凝血功能在体内条件下更真实的情况[3]。

血小板减少在多种因素继发的肝硬化中很常见，尤其是门静脉高压引起的脾功能亢进和骨髓功能障碍。严重时，血小板减少可增加肝硬化出血的风险[20]。然而，研究表明，血小板在肝硬化时维持正常功能，并在血栓形成中发挥重要作用[21, 22]。内皮细胞介导的因子Ⅷ和 vWF 的代偿性升高可能会减轻血小板减少的影响，从而恢复在止血系统触发时产生足够血栓的能力[7]。

纤溶系统过度激活可导致以弥漫性黏膜渗出/出血和穿刺部位迟发性出血为特征的大量出血，称为纤溶亢进，可能代表 AICF（图 4-2）[2]。体外检测纤溶系统的研究显示该系统发生了重大变化[2, 23-25]。肝硬化相关的纤溶亢进/AICF 与弥散性血管内凝血具有相似的特征，区分这两种情况常具有很大的挑战性。纤溶亢进/AICF 与典型 DIC 的区别在于肝衰竭时内皮衍生因子Ⅷ的升高。一直困扰临床的是，疑似的纤溶亢进/AICF

表 4-3　肝硬化患者凝血系统的变化

易于凝血	易于出血
• 蛋白 C、蛋白 S 减少	• 肝源性凝血因子全面减少
• 抗凝血酶减少	• 纤维蛋白原异常
• 因子Ⅷ增加	• 血小板减少/细胞病变
• vWF 增加	• tPA 增加
• 纤溶酶原减少	• 内源性肝素类似物增加
	• 纤溶系统抑制物减少

vWF. 血管性血友病因子；tPA. 组织纤溶酶原激活物

很难用标准的凝血指标来确诊，包括目前常规使用的全血黏弹性试验。在检测进一步完善之前，其诊断仍常以临床为主。

三、肝硬化出血和血栓形成

肝功能失代偿时，再平衡的凝血系统可能会急剧转向出血或血栓形成。可能进一步破坏这种平衡的因素包括肾衰竭、感染、门静脉高压、脱水和药物作用[26]。这种不稳定的平衡对临床医生来说是一个具有挑战性的领域，而准确预测肝硬化出血和血栓形成的检测仍在研究中。有时，旨在降低出血风险的努力（如积极的扩张容量）可能会加重门静脉高压，反而促进出血[27, 28]。同样，意图降低出血风险的操作可能会导致高凝状态和不合时宜的血栓形成[29]。

（一）出血

肝病出血可分为两种不同但又相互关联的形式，即门静脉高压相关出血和凝血相关出血。静脉曲张出血（见第 11 章）与侧支静脉系统的压力物理机制有关，除暂时性的血小板栓子（乳头征）外，其本身没有直接的止血途径。此外，在一项大型随机对照临床试验中，使用强效促栓的重组凝血因子Ⅶa 的促凝治疗并未改善静脉曲张出血的结局[30]。然而，目前尚不明确促凝治疗是否可以在更精确的凝血试验和选择性应用的治疗中发挥辅助作用[31, 32]。另外，弥散性黏膜出血和穿刺点出血更多地与凝血级联反应、反调节通路和内皮细胞变化引起的异常止血改变有关。这些不同的途径都与门静脉压力变化相关联。

（二）肝硬化出血的预防和治疗

关于肝硬化患者出血治疗的研究在设计和临床终点方面差异很大[16]。对于用任何促凝血药预防或抢救干预活动性出血，最重要的还是密切关注出血的病因，并考虑出血的潜在驱动因素。药物治疗包括输血制品（血小板、FFP 或冷沉淀）、重组凝血因子Ⅶa、凝血酶原复合物、抗纤溶剂和去氨加压素。值得注意的是，常要避免使用

FFP，因为它的有效性非常有限，并且有可能会加剧门静脉压力。

与手术相关的出血在肝硬化患者中很常见[20]。这一事实，再加上历史上的偏见，使得这些患者必须进行行术前预防的观念得以延续。然而，这种做法可能会导致更糟糕的结果，特别是以单独的指标为参考，如 INR。对肝硬化患者而言，肝移植可以说是最具有创性的手术，现在通常不进行预防性输血。一组报道称，通过术前放血降低中心静脉和门静脉压力，可以减少肝移植期间的出血和输血需求[33]。不幸的是，凝血方面研究（包括全血黏弹性试验）往往不能预测肝硬化患者围术期的出血[31, 32]。

认识到这些局限性，对肝硬化患者在许多手术前常规预防性使用血制品是有问题的，因此应采用更个体化的方法，并考虑到出血时的抢救措施。虽然缺乏前瞻性对照试验的支持，但我们仍推荐以下方法：减少潜在的危险因素（如肾功能不全和感染），避免过高容量，输注血小板超过50 000/μl（如果血小板低），以及输注冷沉淀将纤维蛋白原水平提高到 120mg/dl 以上[16, 34]。基于目前对病理生理学的理解和最近一项关于肝硬化危重患者出血的研究血小板计数和纤维蛋白原水平得到了更多的重视[35]。失代偿性肝硬化时肾衰竭和尿毒症很常见，可能会对血小板功能产生不良影响，导致出血风险更高[35a]。全身感染与血管内皮细胞释放肝素类物质（内源性肝素）的抗凝效应有关[36]。

纤溶亢进（我们基本认为与 AICF 相同）临床表现为黏膜渗出、穿刺点或手术伤口出血。治疗基础疾病（如感染）可能会带来改善。氨基己酸是一种抗纤溶药物，可以安全地治疗肝硬化患者的纤溶亢进[37]。去氨加压素是一种合成的抗利尿激素类似物，可能通过增加 vWF 和因子Ⅷ的产生来促进血小板结合与激活，进而改善尿毒症期的凝血功能[16]。它在肝硬化中的疗效尚不明确，其使用也存在争议[38]，但在拔牙过程中，它已成功地应用并可避免使用血制品[39]。重组凝血因子Ⅶ（rFⅦa）因血栓风险而不常用，但在某些紧急情况下仍可发挥作用。使用其他药物（如凝血酶原复合物浓缩物）的经验在逐渐增加，但最佳剂量和相对风险仍有待充分探索。

（三）血栓形成

体外实验和临床研究都充分支持肝硬化高凝状态的存在[8, 40]。体外实验证实，肝硬化中一种有效的抗凝血剂蛋白 C 减少，并可以解释血栓形成的倾向[6]。vWF 升高的程度和 FⅧ升高与蛋白 C 降低的比率可以预测 PVT 及较差预后的发生[41]。此外，除了 VTE 或 PVT 等临床事件外，在肝血窦水平的凝血反应级联激活可能会导致纤维化、门静脉压力增加及肝脏失代偿[42]。最近的一项研究可以支持这一点，该研究显示预防性使用低分子肝素（low molecular weight heparin，LMWH）可以预防 PVT 的发展，并降低肝脏失代偿的可能[14]。

（四）肝硬化血栓形成的预防和治疗

肝硬化患者发生静脉血栓栓塞症的风险与前文提到的止血平衡的改变、与其他内科住院患者类似的因素（制动和急性感染）有关[43]。如果没有禁忌证，使用低分子肝素或普通肝素（unfractionated heparin，UFH）是安全的，通常推荐该人群使用[13, 15]。尽管总体风险效益尚不清楚，但有证据表明，接受 UFH 治疗的患者发生出血等不良事件的风险更高[15]。另一项研究动态检查了用预防性剂量 LMWH（依诺肝素）来预防 PVT 的代偿性肝硬化患者[14]。结果表明，其不良事件与对照组相似，药物耐受性良好。现在需要对肝硬化患者进行进一步的研究，以了解血栓预防对预防 PVT 的益处。

在数据较少的情况下，可能很难做出治疗肝硬化患者静脉血栓栓塞症的决定。抗凝血药物的大型关键试验普遍排除了已知肝病患者。大多数肝硬化的抗凝治疗经验只包括一小部分精心挑选的患者，他们使用低分子肝素和华法林治疗 PVT[44]。因此，临床医生必须从这些小型研究和涉及非肝硬化患者的关键试验中推断经验。直接作用的口服抗凝血药（direct acting oral anticoagulants，DOAC）正迅速地取代传统的抗凝血药，如低分子肝素和华法林。DOAC 具有几个优点，包括口服、起效快和可逆性。对肝硬化患者的研究正在进行，并表明这些将是重要的治疗选择 [45, 46]。

四、肝硬化凝血系统的临床实验室检测

所有体外凝血检测的一个固有缺点是失去了血管内皮细胞和其他凝血效应物之间关联的相互作用。因此，体外凝血实验可能具有误导性。失代偿期肝硬化患者临床情况的动态变化使得其更加复杂 [3]。

1. 常规检测

常规检测包括 PT、PT 相关 INR 和 APTT，它们用于检测经典的外源性和内源性凝血级联反应。PT-INR 和 APTT 对因子缺乏（仅检测凝血因子）很敏感，临床上也用于指导华法林和肝素的使用剂量。值得注意的是，抗凝血因子如需要内皮细胞 TM 的存在才能激活的蛋白 C，在这些检测中没有检测到。INR 是一种用来标准化维生素 K 拮抗药（vitamin K antagonists，VKA）对PT 影响的实验室间差异的方法。INR 通过采用一种关键试剂，即市面上可获得的"凝血活酶"（组织因子和磷脂）活性的可变性，使 VKA 的测量标准化。该凝血酶的活性是基于华法林干预组为对照的。在肝硬化患者中，INR 的实验室间差异是众所周知的 [47]，但可通过测量肝硬化对照组的凝血活酶来校正 [48]。尽管存在这一限制，INR 仍然是"终末期肝病模型"（Model for End-Stage Liver Disease，MELD）评分系统的一部分，该系统是衡量肝病严重程度的可靠方法。然而，这种实验室间差异使 INR 作为出血风险预测指标的可信度不高。因此，不推荐使用 PT 和 INR 来预测肝硬化的出血风险 [10, 34]。

2. 单因素检测

在临床工作中，对独立因子水平和凝血系统的其他成分（如血小板）的检测是常规应用的。凝血酶生成的体外实验分析表明，56 000/μl 的血小板水平足以产生与健康对照组相似的凝血酶水平 [22]。虽然缺乏前瞻性的临床试验，但这为建议在活动性出血或预防高危手术时将血小板水平提高到 50 000/μl 提供了生理学基础。

虽然单个凝血因子的量化只代表了复杂过程的一部分，但在某些情况下，它们在临床中是有用的，可以帮助指导治疗。在肝硬化中，基本上所有的凝血因子都降低了，除了内皮衍生因子Ⅷ和 vWF 是升高的。凝血因子Ⅷ的检测有助于区分 AICF 和 DIC，而蛋白 C 可以间接检测止血平衡。此外，在肝硬化中，因为凝血因子 V 不依赖于维生素 K，所以在肝硬化患者中，如果凝血因子Ⅶ较凝血因子 V 相对缺乏，常提示同时存在维生素 K 的缺乏。尽管最佳水平尚有争议、分子变化（异常纤维蛋白原基因血症）还需要进一步研究，但纤维蛋白原测定和必要时的替代或补充治疗似乎在肝硬化出血或预防中尤其重要 [3, 35]。

3. 全局性检测

全血全局性凝血检测包括凝血酶生成试验（thrombin generation assay，TGA）和黏弹性试验（TEG、ROTEM 和新兴的超声流变仪）。TGA 在肝硬化患者中已经得到了广泛的研究，并且具有有价值的特征，可以更准确地描述整个凝血系统。该检测可以在缺乏血小板或富含血小板的血浆中进行，并使用凝血酶特异性的荧光底物来测量凝血酶随时间推移的生成（促凝）和衰变（抗凝）。加入组织因子和磷脂可以触发血栓形成（图4-3）。肝硬化患者的 TGA 被改良，加入了 TM 以解决蛋白 C 水平低的问题。通过这种修改，健康对照组和代偿性肝硬化组的凝血酶生成相似 [11]。TGA 尚未标准化或临床应用，仍局限于研究。

全血黏弹性试验（如 TEG、ROTEM 和超声流变仪）提供了对凝血系统更完整的写照。这些检测使用的是直接采血的全血。该试验通过一个传感器来模拟血液的流动，该传感器可以传递血凝块形成和破裂时黏度的变化。这些检测目前被用来指导肝移植手术的治疗，在肝硬化患者的术外应用也在增加 [31]。其局限性包括在肝硬化人群中缺乏验证和标准化、对某些凝血疾病不敏感、需要集中的专业操作和解释。

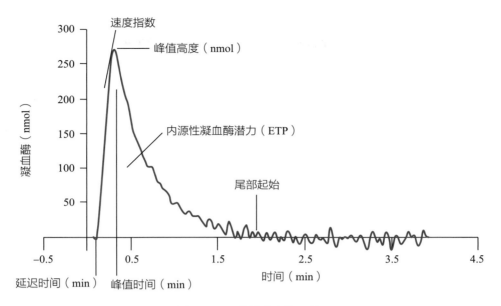

▲ 图 4-3　正常健康者的血栓图

延迟时间表示凝血酶生成开始的时间，以分钟为单位。峰值时间表示凝血酶生成达到峰值之前的时间，以分钟为单位。尾部起始代表凝血酶生成的终止，以分钟为单位。峰值高度是产生的凝血酶的峰值水平，以纳摩尔为单位。速度指数是用峰值高度除以延迟时间和峰值时间之差（即凝血酶形成曲线的斜率，单位为 nmol/min）来测量的。内源性凝血酶潜力是曲线下的测量面积，单位为 nmol/min

结论

　　肝硬化是一种独特而复杂的获得性凝血障碍疾病，既有高凝倾向，又有出血风险，暴露了现有实验室凝血检测的局限性。止血系统功能障碍是失代偿性急、慢性肝病的一个重要方面。理想的凝血试验可以测量凝块的形成和分解，同时还可捕捉所有系统与血管内皮细胞的相互作用。不幸的是，目前还不存在一个完整的全局性凝血检测。INR 与慢性肝病有着千丝万缕的联系，故其在 MELD 评分系统中使用，但它是一种不理想的凝血指标。全局性检测（如 TGA 和黏弹性测试）的前景不错，但在其临床应用成为现实之前，还需要在肝硬化患者中进行进一步的验证和测试。随着我们对肝硬化凝血系统认识的不断深入，了解治疗和预防效果的研究是必不可少的。

第5章　急性肝衰竭
Acute Liver Failure

Shannan R. Tujios　William M. Lee　**著**

郑　楠　**译**　　黄小平　**校**

学习要点

- 急性肝衰竭是无基础肝病患者起病 26 周内发生以肝功能障碍、凝血功能障碍和肝性脑病为特征的临床综合征。
- 在世界范围内，病毒性肝炎是急性肝衰竭最常见的病因；西方国家最常见的病因则是对乙酰氨基酚中毒过量。
- 患者的预后取决于病因、肝性脑病的严重程度、是否早期救治和精细地管理各种并发症。
- 脑水肿和颅内高压是急性肝衰竭独特的并发症。
- 肝移植可为深昏迷患者提供痊愈的机会，肝性脑病程度较轻的患者可以无须移植完全康复。

急性肝衰竭（acute liver failure，ALF）是指患者症状出现后 6 个月内，严重肝细胞损伤导致肝性脑病和凝血功能障碍的综合征[1]。尽管 ALF 通常是指既往健康人群发生的急性肝损伤（最常见的是病毒和药物），但也会见于未经诊断的慢性肝病患者，尤其是肝豆状核变性和自身免疫性肝炎。不常见的病因包括缺血再灌注损伤、Budd-Chiari 综合征、妊娠期急性脂肪肝和恶性肿瘤的肝脏浸润。多达 12% 的 ALF 患者病因不明[2]。患者是否可以存活以及是否需行肝移植的最佳预测因子是潜在的病因和肝性肝病的分级。明确病因是治疗 ALF 的关键[3]。

起病 1 周内进展为 ALF 与脑水肿的高发生率相关，脑水肿是这种情况下常见的死亡原因。

其他可致死并发症包括基于对细菌和真菌感染高易感性而发生的败血症、多器官功能障碍伴循环不稳定、肾和肺衰竭及酸碱失衡和电解质紊乱[3]。这使得重症管理、转诊到专科病房和肝移植的可及性成为 ALF 救治的关键。

随着重症监护和移植技术的出现，ALF 的生存率已经从 20 世纪 70 年代的不足 20% 提高到目前的接近 70%。病因模式的变迁也影响了 ALF 患者的临床结局，在美国和英国，接近一半 ALF 病例的病因是对乙酰氨基酚（扑热息痛）中毒。与乙肝、药物性肝病、自身免疫性肝病导致的 ALF 相比，对乙酰氨基酚、休克和甲型肝炎导致的 ALF 往往有较好的预后，54%～75% 的患者可以自然痊愈；而病因不明的病例非肝移植治疗的生存率则仅为24%～33%[2]。近年来，ALF患者肝移植的2年生存率也已超过92%[4]。

ALF最佳治疗的关键是早期诊断，明确病因，评估病情严重程度和尽可能将患者转至可进行肝移植的机构。

一、定义

暴发性肝衰竭的概念最初由Trey和Davidson在1959年提出，他们将既往没有肝病病史的患者在肝病症状出现后8周内发生肝性脑病定义为暴发性肝衰竭[1]。更为宽泛的概念囊括了肝病症状出现26周内发生肝性脑病的病例，尽管多数ALF病例在更短的时间内发生肝性脑病。通常，ALF患者可分为超急性（＜7天）和急性或亚急性（8天～26周）。

二、流行病学和病因（图5-1和表5-1）

在全球范围内，ALF最常见的病因是病毒性

肝炎。多数病例来自亚洲和发展中国家，这可能是由于这些地区病毒性肝炎患病率高而药物治疗率低。多数西方国家在过去的10年里，病毒因素有所下降而对乙酰氨基酚和特异性药物反应导致的ALF有所升高[2]。

（一）病毒性肝炎

以肝炎病毒感染为病因的ALF地区差异明显。在美国，只有10%的ALF是由病毒感染所致，其中1.8%为HAV，7.2%为HBV，剩余的病例由其他病毒感染引起[2]。在印度，超过95%的ALF病例由病毒感染引起，其中以HEV为主（40%），HBV次之（25%～30%）[5]。尽管HAV分布广泛，但该病毒极少导致ALF，并且在美国的发病率持续快速下降，除了2016年年底在多个城市暴发的甲型肝炎（见第20章）。甲型肝炎预后较差的指标包括肌酐超过2.0mg/dl，ALT低于2600U/ml，需要机械通气或血管活性药物[6]。

约1%的急性乙型病毒性肝炎患者会发生

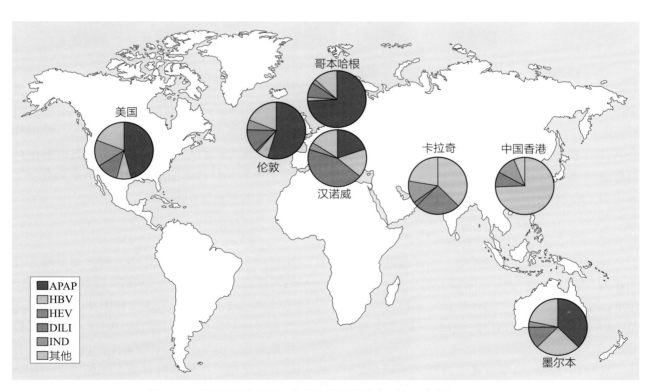

▲ 图5-1 世界范围内急性肝衰竭病因差异分布（未发表数据，WMLee）

APAP. 对乙酰氨基酚；HBV. 乙型肝炎病毒；HEV. 戊型肝炎病毒；DILI. 药物性肝损伤；IND. 未知病因

表 5-1　急性肝衰竭病因

感染
- 肝炎病毒（甲、乙、丙、丁、戊）
- 单纯疱疹病毒
- EB 病毒
- 巨细胞病毒

药物和化学毒物
- 对乙酰氨基酚（扑热息痛）
- 特异性药物反应，包括草药和膳食补充剂 *
- 毒蕈中毒

缺血
- 心源性休克
- 低血压
- 中暑
- 可卡因、甲基苯丙胺、麻黄碱

血管病变
- 急性 Budd-Chiari 综合征
- 肝窦阻塞综合征

其他病因
- 肝豆状核变性
- 妊娠期急性脂肪肝
- 子痫 /HELLP 综合征
- 恶性肿瘤：淋巴瘤、乳腺癌、其他
- 自身免疫性肝炎

*. 见表 5-2

肝衰竭 [7]。这些病例会出现乙肝核心抗体（抗 - HBc）IgM 抗体阳性。但由于 1/3～1/2 的病例在出现临床症状前数天乙肝表面抗原（HBsAg）已经转阴，病因诊断变得困难 [7]。非活动期 HBV 携带者病毒复制的再激活可以触发急性肝衰竭，这可以是自发的，也可以是基于化疗或者免疫抑制治疗的 [7, 8]。丙型肝炎在欧美国家极少导致急性肝衰竭，但在东方国家可能更为常见。

戊型肝炎与甲型肝炎类似，主要通过受污染的水源传播。尽管在西方国家少见，但 HEV 在印度、中亚、东南亚、墨西哥和北非等流行地区是 ALF 的首要病因。有慢性肝病基础的人群和孕妇尤其容易进展为 ALF [9, 10]。

其他病毒也可以导致致命的肝脏坏死，尤其是免疫缺陷的群体。这些病毒包括 HSV、VZV 和 EBV [11-13]。

（二）对乙酰氨基酚

对乙酰氨基酚是剂量相关毒物，也是在英国被用于自杀最常见的药物（见第 24 章）。英国在 1998 年立法规定了对乙酰氨基酚必须以透明塑料袋包装，并限制了非处方购买该药的数量。其后，严重对乙酰氨基酚肝损伤发病率、由此列入肝移植名单的病例数及相关死亡病例均有所下降 [14]。然而，对乙酰氨基酚在美国仍然是 ALF 的首要病因，占美国急性肝衰竭研究小组（Acute Liver Failure Study Group，ALFSG）数据库的 46%。与英国主要用于自杀不同的是，北美国家的对乙酰氨基酚中毒更多是由于误服或者滥用过量含有对乙酰氨基酚成分复合制剂 [15, 16]。

对乙酰氨基酚中毒的特征包括非常高的血清 ALT/AST 水平（据报道可高达 48 000U/L，但通常为 4000～5000U/L）和相对低的胆红素水平（4～6mg/dl），说明其导致的损伤是超急性的，肝酶升高达到顶点后将会快速下降 [17]。基于对乙酰氨基酚肝损伤的可预测性，人们建立了数学模型以预测对乙酰氨基酚相关急性肝衰竭的临床结局 [17]。这类患者中一部分是为了自杀而服用一次大剂量药物，另一部分是为了止痛或者治疗病毒性疾病而在数天内多次误服用大剂量药物。这些误服的患者通常没有自杀倾向，对潜在的中毒风险一无所知，并且直到出现肝脏损伤以后才就医；因此，这部分患者往往较少从 N- 乙酰半胱氨酸（NAC）的治疗中获益且预后较及时就医者差 [15]。酒精和药物滥用是自杀及非自杀患者导致肝脏损伤的重要协同因素。

（三）其他病因

在西方国家，特异性药物反应可能导致 ALF 的病例高达 12%，发展中国家则少得多，因为这些国家药品消耗量更低（表 5-2 和图 5-2）。这些病例通常是亚急性的，肝性脑病往往于疾病起病数天至数周后发生，伴有转氨酶水平中度升高、总胆红素水平高，并且非肝移植治疗的患者生存率低（在多数的研究中约 25%）[18]。最常见的药物是抗结核药、非甾体抗炎药、麻醉药和抗癫痫药 [19]。

表 5-2　可能会引起特异性急性肝衰竭的药物

抗微生物药	生物制剂
• 抗结核药	• 吉妥单抗
− 异烟肼	• 伊匹单抗
− 利福平	**他汀类药物**
− 氨苯砜	• 阿托伐他汀
− 吡嗪酰胺	• 西伐他汀
• 抗生素	• 辛伐他汀
− 磺胺类药	**其他药物**
− 四环素类药	• 丙硫氧嘧啶
− 呋喃妥因	• 双硫仑
− 阿莫西林	• 曲格列酮
− 左氧氟沙星	• 甲基多巴
− 环丙沙星	• 别嘌醇
− 氧氟沙星	• 胺碘酮
− 克拉霉素	• 拉贝洛尔
− 泰利霉素	• 赖诺普利
• 抗真菌药	• 氟他胺
− 特比萘芬	• 硫唑嘌呤 / 巯嘌呤
− 伊曲康唑	• 烟酸
− 酮康唑	• 依托泊苷
• 抗逆转录病毒药物	• 托卡朋
− 去羟肌苷	• 可卡因
− 司他夫定	• 亚甲基二氧甲基苯丙胺
− 依法韦仑	（摇头丸）
麻醉药	**草药和膳食补充剂 ***
• 氟烷	**抗癫痫药**
• 异磷氟烷	• 苯妥英
非甾体抗炎药	• 丙戊酸钠
• 双氯芬酸钠	• 卡马西平
• 依托度酸	**酪氨酸激酶受体抑制药**
精神药物	• 伊马替尼
• 喹硫平	• 尼罗替尼
• 奈法唑酮	• 帕纳替尼
• 氟西汀	
• 丙米嗪	

*. 一些与肝毒性相关的草药和膳食补充剂包括含有绿茶提取物、地衣酸、麻黄和多种成分的产品已上市，用于减肥等作用

草药和膳食补充剂（尤其是那些被宣传用于减肥的）一直是 ALF 的潜在病因。在美国的 ALF 病例中，以草药和膳食补充剂为病因的占比从 1998—2007 年的 12.4% 升至 2007—2015 年的 21.1%。草药和膳食补充剂导致的 ALF 患者最终进行肝移植

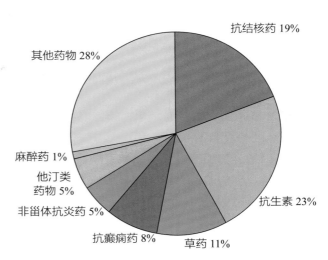

▲ 图 5-2　药物诱导的急性肝衰竭（非对乙酰氨基酚）病因分布 [2]

或死亡的比例明显高于处方药（83% vs. 66%）[20]。

毒蕈中毒（通常是毒鹅膏菌）可导致 ALF，这通常发生于毒蕈碱样效应（如大量出汗、呕吐和腹泻，这些症状可以导致低血压）之后，而此症候群多出现于进食毒蕈后数小时至 1 天以内。毒蕈中毒所致 ALF 的病死率接近 30%。早期识别对于优化支持治疗及避免进展为 ALF 尤为重要 [21]。

妊娠期女性可因子痫和（或）脂肪肝于妊娠晚期发生肝坏死（见第 30 章）。

可导致缺血性肝炎的心血管病变包括潜在心脏疾病导致的低心输出量、脓毒症或心脏事件导致的系统性低血压、急性 Budd-Chiari 综合征和骨髓移植后的肝窦阻塞综合征。"休克肝"极少致命且预后与患者的基础状况有关，但 Budd-Chiari 综合征和肝窦阻塞综合征的预后较差 [22, 23]。

淋巴瘤或乳腺癌等肿瘤的肝脏广泛浸润可导致急性肝衰竭。此类病因可能是肝移植的禁忌，且特异的治疗可能挽救患者的生命，因此肿瘤浸润在 ALF 的鉴别诊断中应得到充分的重视 [24]。

肝豆状核变性可发生肝衰竭并伴随重度溶血性贫血及肾衰竭。这些患者的年龄一般在 5—40 岁。如果不进行肝移植治疗，肝豆状核变性导致的暴发性肝衰竭通常预后极差 [25]。

自身免疫性肝炎在极少的情况下可表现为 ALF，并且可能是病因不明 ALF 患者的潜在病因 [26]。

三、临床特征

ALF 患者通常出现恶心、呕吐、乏力、黄疸等非特异症状，以及进展相对迅速的肝性肝病体征。ALF 患者的肝脏通常缩小，甚至缩小到 600g（正常肝脏一般为 1600g）。衰退的肝细胞功能影响凝血因子、葡萄糖的合成，导致凝血功能障碍和低血糖。乳酸的清除障碍和生成增加导致代谢性酸中毒。患者会出现心动过速、低血压、过度通气和发热，并且有可能出现全身炎症反应综合征。这些患者应当被尽快转到具备肝移植资质的专业肝脏中心。除非有禁忌证，患者一旦出现任何程度的肝性脑病，应立即被转至具有肝移植资质的医疗机构。肝脏失代偿缓慢进展的患者（通常数周而非数天，被命名为亚暴发、亚急性或迟发性）较少发生脑水肿，但更可能出现腹水、水肿和肾衰竭，因此有可能被误诊为失代偿肝硬化。患者的预后与潜在的病因相关（图 5-3）[3]。那些不经肝移植而存活的患者通常完全康复，但许多患者的生活质量受损[27, 28]。

与慢性肝病鉴别

应特别留意任何肝病病史、症状时程和是否存在肝硬度增加、脾大和皮肤蜘蛛痣。对于存在慢性肝病证据的患者，应全面评估失代偿的潜在病因。最近，"慢加急性肝衰竭"被用于特指肝硬化患者在感染、出血和其他与原发疾病不相关因素诱导下的病情恶化（见第 8 章）。

四、初步检查

（一）实验室检查（表 5-3）

必须进行一系列的血液检测以明确病因和评估损伤的严重程度。评估预后对 ALF 的管理至关重要。尽管尚有缺陷，但在未实施血浆置换的情况下，PT/INR 可以反映肝脏的合成功能，并且对于评估 ALF 的严重程度十分重要。血白细胞升高可能意味着潜在的感染。低血色素水平可

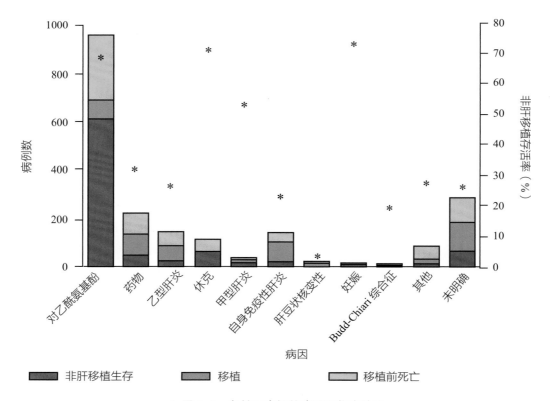

▲ 图 5-3　急性肝衰竭的病因和临床结局

柱状图显示临床结局为非肝移植存活、移植或移植前死亡的数量。*. 表示非肝移植生存率（右侧数据）

表 5-3　急性肝衰竭的辅助检查

血液学检查
- 全血计数：白细胞、血红蛋白、血细胞比容、血小板
- 凝血检查：凝血酶原时间 /INR、凝血因子 V、血型

生化学检查
- 血清化学成分：钠、钾、碳酸氢盐、氯化物、尿素、肌酐、钙、镁、磷酸盐、葡萄糖、氨
- 肝功能：谷草转氨酶、谷丙转氨酶、碱性磷酸酶、白蛋白、总蛋白、总胆红素

动脉血气
- pH、$PaCO_2$、PaO_2、乳酸

病毒学检测
- 乙型肝炎表面抗原和 IgM 抗核心抗体
- 甲型肝炎抗体（IgM）
- 丙型肝炎抗体（极易于慢性化，极少会导致 ALF）
- 乙型肝炎病毒 RNA
- 戊型肝炎抗体（在流行地区，发达国家除外）
- 丁型肝炎抗体和 RNA（仅当乙型肝炎表面抗原阳性时）
- 单纯疱疹病毒、巨细胞病毒、EB 病毒（PCR 和 IgM 抗体）
- 人体免疫缺陷病毒（如果考虑移植）

自身免疫标志物
- 抗核抗体
- 抗平滑肌抗体
- 抗肝肾微粒体抗体
- 免疫球蛋白

毒理学
- 对乙酰氨基酚浓度
- 酒精浓度
- 毒品尿检

其他病因检查
- 尿铜
- 妊娠检查

微生物学
- 血培养（需氧和厌氧）
- 尿培养和镜检
- 痰培养和镜检

其他检查
- 胸部 X 线片和心电图
- 肝脏超声
- 头颅 CT 平扫（用于评估脑水肿，可选）
- 肝活检（仅限于预后评估，主要可明确病因和排除肿瘤）

ALF. 急性肝衰竭；INR. 国际标准化比值

能提示溶血，尤其是对于肝豆状核变性[49]，或者提示存在胃肠道出血。80% 的病例存在血小板减少，但原因不明[29]。

必须进行包括血糖、电解质、尿素和肌酐在内的血生化检测。低血糖可能会很严重，并参与患者神志的改变。在过度通气的情况下，磷酸盐水平和二氧化碳一样，通常较低，尽管在肾脏损伤基础上会出现高血磷。转氨酶水平对预后判断的价值不大，但能够为病因分析提供线索。超急性损伤（如缺血）或对乙酰氨基酚中毒通常会出现极高的转氨酶水平，但即使不经肝移植治疗，也往往有较高的生存率（>65%）。高乳酸水平在对乙酰氨基酚中毒相关肝衰竭中非常普遍，是预后不良的标志。

病毒血清学检测可用于鉴定潜在的病因，相应的 IgM 抗体可鉴定甲型肝炎和乙型肝炎。对于 HBsAg 阳性患者，应当检测病毒 DNA 水平。因为早期清除是乙型肝炎相关急性肝衰竭的标志，所以 HBsAg 阴性的情况下仍然需要检测 HBV DNA 水平。通常也会检测丙型肝炎病毒抗体（抗 –HCV）和 HCV RNA，但是 HCV 相关急性肝衰竭极少（见第 23 章）。同样，也会检测 HEV IgM 抗体和 RNA，但是 HEV 相关急性肝衰竭在西方国家极为少见，这与那些 HEV 流行的发展中国家迥异。

应当进行单纯疱疹病毒和带状疱疹病毒血清学和 PCR 检测，尤其是免疫抑制或处于妊娠期的患者，因为这些病毒感染需要特异的抗病毒治疗[30]。肝穿刺可以发现特异的病毒包涵体，但存在典型的皮疹即可提示启用阿昔洛韦治疗。

应当进行对乙酰氨基酚水平及毒理学筛查。对于误服而已出现症状的患者，对乙酰氨基酚浓度经常检测不到。显著升高的转氨酶水平（通常超过 3500U/L）强烈提示对乙酰氨基酚中毒[31]。对乙酰氨基酚蛋白加合物与肝毒性相关且可在摄入 12 天之内保持可检测水平。当此加合物检测（目前只用于研究）广泛应用时，可能将成为重要的临床工具[32]。

鉴于自身免疫性肝炎可能是 ALF 的病因，应当检测抗核抗体、抗平滑肌抗体、抗肝肾微粒体

1 型抗体和免疫球蛋白水平。肝活检有助于明确诊断，尤其对于病因无法确定的病例 [26]。

在各种病因导致的 ALF 病例中，接近 50% 的血清铜蓝蛋白水平很低，因此该检测无益于诊断暴发性肝豆状核变性 [25]。碱性磷酸酶与胆红素比值小于 4 和 AST 与 ALT 比值大于 2.2 对于诊断肝豆状核变性较之于尿铜更为准确和快捷。使用列表可以帮助确定所有可能的诊断和相应的治疗方案均已得到重视 [33]。

（二）腹部影像和肝活检

腹部超声可用于评估血管的通畅和是否存在占位。影像检查可能会发现 ALF 患者存在肝脏结节，这些结节通常是再生结节和融合性坏死，而非肝硬化 [34]。CT 扫描会显示肝脏体积缩小，这方面通常亚急性损伤较急性损伤更为显著，但是肝脏体积与生存率的相关性并不明确 [35]。肝脏病理可显示存在大量不同程度的坏死，通常会误导临床对预后的判断，但肝细胞坏死大于 75% 的患者如果不经肝移植治疗则预后较差 [36]。

如果怀疑肝脏恶性肿瘤或自身免疫性肝炎可能，应实施经颈静脉肝活检，因为不同病因的 ALF 需要不同的治疗方法。目前 ALF 患者颈静脉活检后出血的风险评估仍缺乏可信的数据。

五、ALF 的并发症和处理

ALF 是一个多种病因导致的综合征，而非一个单一的疾病。除了明确的肝性脑病和凝血功能障碍，大量肝细胞坏死导致的炎症因子风暴会导致全身炎症反应综合征（systemic inflammatory response syndrome，SIRS）、多器官功能衰竭和最终的死亡 [37, 38]。除少数病因特异性治疗，ALF 的治疗一直集中在并发症的处理（表 5-4）。然而，一项新近的双盲随机对照临床研究显示，静脉应用 N- 乙酰半胱氨酸可以提高处于早期肝性脑病的非对乙酰氨基酚 ALF 患者非肝移植治疗的生存率；该研究可能为暴发性肝衰竭提供了一个共同的治疗方法 [39]。上述 NAC 的疗效和相对好的安全性已经导致临床上该药用量增加，尽管其

表 5-4　ALF 的重症管理

脑水肿 / 颅内高压
- 1/2 级肝性脑病
  - 考虑转院至具备肝移植条件的医院并列入肝移植名单
  - 头颅 CT：排除导致神志改变的其他病因，鉴别脑水肿的作用不大
  - 避免刺激，尽可能避免使用镇静药
  - 抗生素：需要检测和治疗感染，预防性使用抗生素，可能有益于出现不能解释病情加重的患者
- 3/4 级肝性脑病
  - 继续前述管理策略
  - 气管插管（丙泊酚镇静）
  - 抬高床头
  - 考虑放置 ICP 监测装置
  - 及时治疗癫痫，低阈值连续脑电图监测
  - 甘露醇（0.25～1g/kg 静脉滴注）：用于 ICP 严重升高或首次出现脑疝的临床症状，监测尿量和血浆渗透压
  - 高渗盐水：目标血清钠 145～155mmol/L，避免快速纠正
  - 连续性肾脏替代疗法用于管理体液平衡

感染
- 无菌技术
- 监测感染情况并及时进行抗菌治疗
- 对广谱抗生素无反应患者的抗真菌覆盖
- 抗生素预防可能有用，但尚未证实

凝血功能异常
- 维生素 K（10mg 静脉注射或皮下注射）
- FFP：仅用于有创性手术或活动性出血
- 血小板：血小板计数 < 10 000/mm³ 或有创性治疗
- 应激性溃疡的预防：给予 H_2 受体拮抗药或 PPI

血流动力学 / 肾衰竭
- 动脉导管
- 正确的容量替代
- 检测皮质醇及促皮质素刺激试验，氢化可的松 200～300mg/d 用于肾上腺功能不全
- 升压支持（首选去甲肾上腺素而非多巴胺或肾上腺素），以维持适当的平均动脉压力
- 避免肾毒性药物
- 如有需要，可采用连续的血液透析方式，如静脉血液透析

肺
- 气管插管、吸痰时进行镇静以避免 ICP 升高
- 呼吸机管理：潮气量 6ml/kg，低 PEEP，目标为 $PaCO_2$ 30～40mmHg

代谢相关
- 密切监测：葡萄糖、钾、镁、磷酸盐
- 营养：肠内营养优于全肠外营养

ALF. 急性肝衰竭；ICP. 颅内压；FFP. 新鲜冷冻血浆；PEEP. 呼气末正压；PPI. 质子泵抑制药

改善非对乙酰氨基酚中毒 ALF 预后的机制尚不明确[2,40]。

（一）肝性脑病

肝性脑病和伴有高颅内压的脑水肿是急性肝衰竭的重要特征（图 5-4）。一旦患者出现昏睡以上的意识障碍，不论是否伴有去大脑强直（3~4 期肝性脑病），即可能存在脑水肿。

多种因素参与肝性脑病的发病机制（见第 8 章），但主因是肝脏清除循环内的氨等毒性物质（主要来自肠道）的能力下降。动脉血氨水平升高可导致颅内星形胶质细胞水肿。研究显示，动脉血氨高于 150~200mmol/L 与脑水肿和脑疝的形成密切相关[41,42]。

ALF 相关肝性脑病往往突然起病，可以先于黄疸出现，并且与慢性肝病不同，可能出现躁动、个性改变、妄想和不安，扑翼样震颤可能短暂存在。

肝硬化患者门静脉系统相关肝性脑病的治疗以乳果糖和非吸收性抗生素为主，而研究显示，乳果糖非但不能使 ALF 患者获益，反而会增加误吸风险和肠胀气，而使移植手术变得复杂。没有充足的证据推荐 ALF 患者使用非吸收性抗生素。

1~2 期肝性脑病（答非所问或嗜睡）患者的预后相对较好，而 3~4 期的预后明显不佳。反应迟钝的患者应选择性气管插管以保护气道。使用丙泊酚进行镇静可降低颅内压[43]。感染可导致肝性脑病进展，然而预防性使用抗生素仍存在争议，没有充分的证据证实该治疗可以使患者获益[44]。

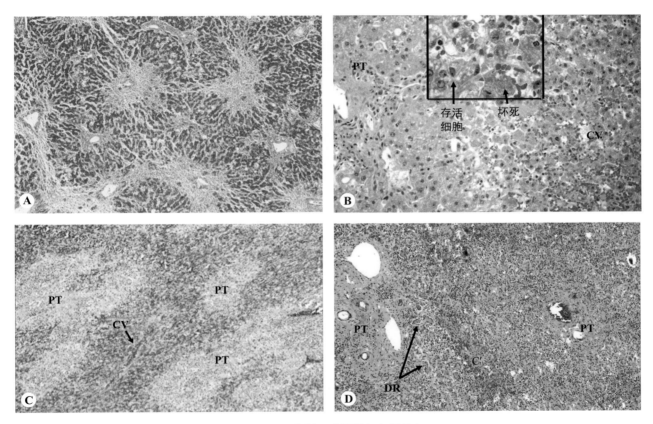

▲ 图 5-4 急性肝衰竭的组织学特征

A. 一名患者的尸检标本，该患者在摄入对乙酰氨基酚后死于脑水肿。HE 染色切片显示小叶中央坏死，门静脉周围残存肝细胞。B. 对乙酰氨基酚中毒的移植肝 1 例。中央静脉（CV）周围有坏死的嗜酸性胞质，汇管区（PT）周围有存活的肝细胞。C. 重型急性乙型肝炎患者的移植肝，中央静脉（CV）周围多小叶性肝坏死，伴有汇管区（PT）炎性浸润。D. 摄取黑升麻后急性肝衰竭患者的移植肝。大量肝坏死，小叶中心（C'）实质残留。炎性细胞和胆管反应（DR）使汇管区（PT）扩张

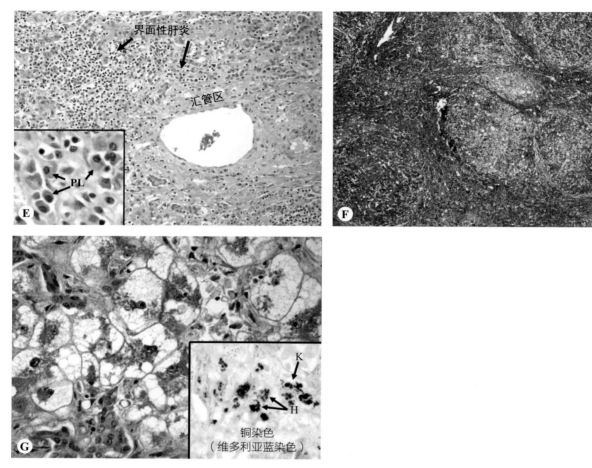

▲ 图 5-4（续）　急性肝衰竭的组织学特征

E. 高倍镜显示自身免疫性肝炎伴界面性肝炎和许多浆细胞（PL）的特征。F 和 G. 1 例 20 岁肝豆状核变性患者的移植肝。三色染色示肝硬化，再生结节周围可见纤维化带。HE 染色切片（G）显示严重的肝细胞损伤，伴有气球样变性、微脂肪变性和胆汁淤积。维多利亚蓝染色显示肝细胞（H）和库普弗细胞（K）内铜染色（图片由 Jay Lefkowitch, MD, Columbia University College of Physicians and Surgeons, New York, NY 提供）

（二）脑水肿和颅内高压

多数重症 ALF 患者会发生脑水肿，进而导致颅内压升高（可导致脑疝和死亡）[45]（图 5-5）。脑水肿的发病机制尚不完全清楚，可能是多因素的，并受颅内渗透压、细胞代谢和脑血流变化的影响。脑的血供依赖于颈动脉压与颅内压的平衡（脑灌注压 = 平均动脉压 − 颅内压）。暴发性肝衰竭患者失去脑血流自调节能力（血压在一定的范围内变化，但脑血流维持恒定）[46]。这可以导致脑血流量和间质液体增加引起的相对颅内高压，以及全身低血压导致的脑低灌注和缺氧。

临床上，颅内压增高常表现为持续或间断的收缩压升高，肌张力增高和肌阵挛，进而发展为上肢过伸和内收，以及下肢的过伸（去大脑强直）。

共轭运动异常和斜视，如果不通过治疗加以控制，这些患者可进展为瞳孔对光反射消失和脑疝导致的呼吸骤停。

评估颅内压最准确的办法是进行有创的 ICP 监测，该检测可以帮助评估患者是否在肝移植前已存在严重的脑水肿，还可以指导积极的 ICP 管理。尽管证据显示 ICP 监测无益于改善患者预后，并且存在并发症的可能性达到 4%～20%，仍有多家中心对 3～4 期肝性脑病的患者进行 ICP 监测[47]。ICP 监测装置置入后，预期的目标是维持

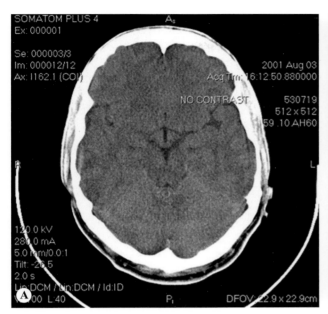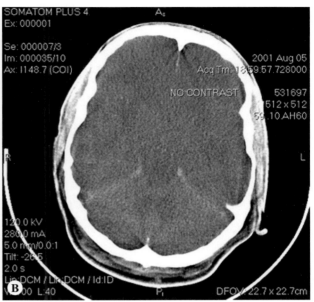

▲ 图 5-5　急性肝衰竭患者脑水肿的 CT 表现

A. 就诊时头颅 CT 显示白质和灰质界限清晰；B. 48h 后头颅 CT 显示白质与灰质分界、脑沟消失

脑灌注压高于 50mmHg 和颅内压低于 25mmHg。

脑水肿的发病率有所下降，可能与早期转诊三级中心和急诊移植治疗有关[48]。脑水肿的一般治疗包括减少外界刺激，抬高床头至少 30°，维持酸碱和电解质平衡。其他的治疗主要是提高血管内渗透压（高渗盐水和甘露醇）[49]。过度通气、苯巴比妥及吲哚美辛等治疗均已被证明对患者无益，而亚低温疗法也不能改善预后[50, 51]。值得注意的是，对于 ALF 患者无法进行随机对照临床研究，其原因是 ALF 发病率低、临床结局差异较大、肝移植手术的介入使得最终的临床结局难以明确[49]。

对重度肝性脑病的患者预防性的输注高渗盐水，使血钠浓度维持在 145～155mmol/L 可减少颅内高压事件的发生[52]。目前仍需要进一步临床研究验证该治疗方法对已明确存在颅内高压患者的疗效。

一旦出现明显的神经体征或 ICP 超过 25mmHg 达 10min 以上，推荐静脉快注甘露醇（0.25～1g/kg，20% 溶液）。当血浆渗透压低于 320mOsm/L，甘露醇可再次使用。患者可能出现液体过负荷，可以对存在肾脏损伤的患者应用超滤治疗。接近 60% 的颅内高压患者对甘露醇治疗

有反应，并且该药已被证明可以改善预后[49]。

（三）凝血功能障碍

肝脏合成几乎所有凝血因子、凝血抑制物和纤溶系统的蛋白质（见第 4 章）。肝脏也参与活化凝血因子的清除。暴发性肝衰竭凝血功能障碍的机制特别复杂，不仅是因为凝血因子的缺乏的同时存在纤溶的亢进，还因为血小板数量和功能的下降。相对于显著异常的凝血酶原时间和血小板水平，临床上 ALF 患者较少发生明显的出血。当前临床常用凝血酶原时间 /INR（或凝血因子 V 水平）帮助判断预后，另外不推荐在没有明显出血的情况下使用新鲜冰冻血浆或补充凝血因子。

血栓弹力图可用于评估是否需要针对凝血异常实施针对性的治疗。尽管存在凝血酶原时间延长，但通过血栓弹力图检测发现，多数 ALF 患者止血功能尚处于正常水平[53]。

凝血功能障碍的治疗通常是常规静脉注射或皮下注射维生素 K，较少需要其他治疗方法。最近一项对过去 16 年间 ALF 治疗变迁的研究显示，尽管疾病的严重程度没有变化，但是患者的临床结局得到了显著的改善。在 2007—2013 年，尽管血浆和红细胞替代疗法的使用明显减少，但较

之前的 8 年相比，移植患者的数量有所减少，并且非移植治疗存活的病例明显增加。事实上，血制品输注越少可能越好，因为最大限度地减少新鲜冰冻血浆的使用可以减少输血相关肺损伤的发生 [54]。输注血小板也与急性肺损伤相关，因此同样应当最大限度地减少使用 [55]。

（四）代谢紊乱

多达 40% 的 ALF 患者会出现低血糖，部分病例低血糖持续且难以纠正。低血糖的原因是血浆胰岛素因为肝脏的摄取能力下降而呈现较高水平，而糖异生则因为肝脏的衰竭而减少。低血糖可导致神经功能迅速恶化和死亡。因此，一旦血糖低于 60mg/dl，应当持续输注 10% 葡萄糖液。除非有禁忌，否则应尽早开始肠内营养。肝衰竭是一种分解代谢状态，因此无须限制蛋白摄入。

低钾血症比较常见，部分原因是尿液丢失、摄入不足和葡萄糖的输注。低钠血症常导致脑水肿加重。其他常见电解质紊乱包括低磷血症、低钙血症和低镁血症。一旦出现血磷升高，则可能意味着急性肾损伤。因此，应当每天 2 次监测血电解质和葡萄糖水平并及时纠正。

酸碱失衡较为常见。未知毒性物质可直接刺激呼吸中枢，进而导致中枢神经源性过度通气并引起呼吸性碱中毒。升高的 ICP、呼吸抑制或肺部并发症可导致呼吸性酸中毒。约 50% 的 3 期肝性脑病患者会出现乳酸酸中毒，这与低血压和低氧血症导致的组织低灌注有关。代谢性酸中毒在对乙酰氨基酚诱导的 ALF 更为常见。pH 下降是肝移植决定的一个重要参数。

（五）感染

感染是影响多达 90% 合并 2 期以上肝性脑病的 ALF 患者死亡的主要原因之一，并且感染是患者的主要死亡原因之一。感染的主要部位是肺，其次是尿道和血液。超过 2/3 的感染的病原微生物是革兰阳性细菌，通常是葡萄球菌，但也可见链球菌和革兰阴性菌 [56]。约 1/3 的患者可发生真菌感染，通常此类感染难以识别且容易导致病情恶化 [57]。目前仍没有数据支持在此情况下预防性使用抗生素 [44]。但是，血流动力学、肾功能、酸中毒恶化或肝性脑病进展可能是感染的征兆，因此应当考虑尽早使用抗生素。

最合适的抗生素方案应取决于各医院细菌的发病率、类型和敏感性，但通常包括广谱抗生素且在怀疑导管相关败血症的情况下需加用万古霉素。对于抗生素治疗后病情不能改善的患者，应当加用抗真菌药物。在得到阳性培养结果后，应当将之前的广谱抗生素调整为特异的窄谱抗生素。一旦有阳性培养或任何感染的征象，就应当使用抗生素；对于等候肝移植的患者，则需要预防性使用抗生素，尽管其价值尚有待证实 [44]。

（六）肾脏

70% 的 ALF 患者会发生肾衰竭，其中将近 1/3 需要肾脏替代治疗，并且影响预后。其中以休克或对乙酰氨基酚为病因的肝衰竭患者肾脏损伤的发病率更高且病情往往更重 [58]。ALF 患者出现肾脏损伤的机制可能与肝细胞衰竭本身（肝肾综合征）、ALF 并发症（败血症、出血、低血压）导致的急性肾小管坏死、药物的肾脏毒性及其他导致肝损伤的因素（如对乙酰氨基酚中毒）有关。肝肾综合征（见第 10 章）是有多重因素共同导致的，包括高动力循环导致肾脏灌注压降低，交感神经系统激活和血管活性介质合成增加，这些因素均可导致肾小球滤过率降低。

对于需要实施肾脏替代治疗的患者，应当进行持续肾脏替代治疗（continuous renal replacement therapy，CRRT），而非间断进行血液透析（即使对于血流动力学稳定的患者），其原因是避免患者颅内压力的波动。CRRT 不但可以纠正尿毒症、液体过负荷、酸中毒、高钾血症，还可以通过清除血氨和降低患者体温而缓解脑水肿 [59]。

（七）血流动力学改变

伴随外周血管阻力降低的低血压和高心输出量是肝衰竭的血流动力学特征，前列腺素和一氧化氮可能是形成此特征的重要介质。患者经常发生微循环水平的组织缺氧，进而导致乳酸酸中毒。一旦输注晶体液或白蛋白不能纠正血压下降，需要使用血管活性药以维持平均动脉压高于60mmHg或脑灌注压高于50mmHg。血管活性药首选去甲肾上腺素。血管加压素可导致脑血管舒张并引起颅内压增高，因此应当谨慎该药[60]。

对于持续低血压患者，应当及时评估是否存在肾上腺功能不全。已证实对于肾上腺应答不充分的脓毒症患者使用氢化可的松（200～300mg/d）可使患者获益。一项针对 ALF 患者的回顾性综述显示，氢化可的松可以减少患者血管活性药的用量，但不能改善预后[61]。

心律失常经常出现于病程的晚期，可能与电解质紊乱、酸中毒、低氧血症和导管插入肺动脉有关。众多患者会出现肌钙蛋白 I 升高，这经常提示预后不良；但尚不清楚这种情况是特异地提示心肌损伤，还是仅仅提示整体的脏器衰竭[62]。脑水肿和脑疝引起的脑干功能抑制将最终引起循环衰竭。

（八）消化道出血

包括急性肝衰竭在内的危重症病患存在消化道出血的风险。静脉注射 H_2 受体拮抗药已被证实可减缓此类患者的胃十二指肠糜烂出血[63]。现今则更多将质子泵抑制药和（或）硫糖铝用于出血的预防。

（九）肺部并发症

为预防晚期肝性脑病患者误吸，经常需要进行气管插管和机械通气。昏迷和呼吸抑制的患者可表现为低氧血症，肺动静脉分流更将加重低氧血症。需要持续使用指脉氧检测仪监测患者的呼吸状况。需要对患者每天进行胸部 X 线检查监测感染情况，其中有超过一半患者的胸部 X 线检查是异常的。一旦需要实施机械通气，低潮气量（6ml/ 理想千克体重）和适当的 PEEP 水平可减少气压伤和颅内压的恶化。

（十）急性胰腺炎

有报道显示，44% 的 ALF 死亡病例存在急性出血坏死性胰腺炎，这在对乙酰氨基酚导致的病例中尤为明显。一项新近研究显示，有 12% 的

ALF 患者存在高淀粉酶血症，但这部分病例中只有 9% 存在有临床意义的胰腺炎。血清淀粉酶升高并非是患者存活状况的独立预测因子，可能受到肾脏和多脏器衰竭的影响[64]。

六、特异性治疗

多年以来，得益于良好的精细支持治疗和对肝衰竭时患者各项功能减退的更好的认知，ALF 患者的生存率得到显著提高[2, 49]。但是，临床结局很大程度上仍取决于肝衰竭的根本病因。为了进一步提高生存率，必须尽快明确 ALF 诊断是否成立，寻找潜在的病因和实施相应的治疗措施，并评估疾病的严重程度以确定是否需要肝移植（图 5-6）。

（一）对乙酰氨基酚肝毒性

NAC 是对乙酰氨基酚中毒的特效解毒剂。该药可补充谷胱甘肽，结合对乙酰氨基酚的毒性代谢产物 N- 乙酰对苯醌亚胺（NAPQI），从而起到解毒的作用。尽管过量服用对乙酰氨基酚 10h 以内应用 NAC 的疗效最佳，但 48h 以后乃至 ALF 已经起病后用药仍可使患者获益[65]。NAC 可口服给药（首次 140mg/kg，继之每 4 小时 70mg/kg，共 17 次），但对于发生肝性脑病的患者首推静脉用药（首剂 150mg/kg，以 5% 葡萄糖溶液配制，输注时间超过 15min；继之以 50mg/kg，输注时间 4h 以上，其后按照 100mg/kg 输注时间超过 16h）。NAC 极少发生过敏样反应，一旦发生可通过停药、应用抗组胺药物和肾上腺素治疗。在非对乙酰氨基酚相关的急性肝衰竭中，NAC 尚未被美国 FDA 认可为其使用的适应证，但可以特别考虑用于早期脑病患者[39]。

（二）毒蕈中毒

大多数的毒蕈中毒致死病例与毒鹅膏菌有关，该毒素的中毒剂量很低（0.1～0.3mg/kg），并且烹饪不能减少毒素含量。进食毒蕈后出现恶心、呕吐和严重腹泻的病例应尽快洗胃并口服活性炭。在美国静注青霉素 G（每天 30 万～100

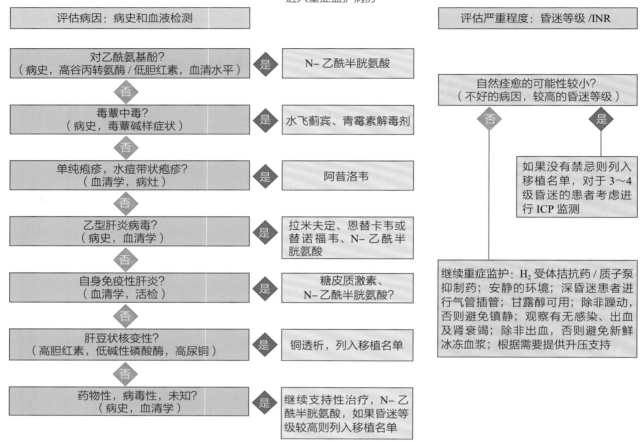

▲ 图 5-6　急性肝衰竭患者的分诊、诊断和治疗的推荐流程

INR. 国际标准化比值；ICP. 颅内压

万 U/kg）是最常用的解毒剂，但水飞蓟宾（每天 30～40mg/kg，口服或静脉注射）单用或联合 NAC 也可能有效[66, 67]。

（三）乙型病毒性肝炎

ALF 可由 HBV 急性感染引发，也可因慢性 HBV 感染基础上的病毒复制再激活（自发或免疫抑制）所致[7]。近年来，生物制剂和传统化疗的广泛应用引起 HBV 复制再激活病例数量激增[68]。在这种情况下，推荐使用核苷（酸）类似物抗病毒治疗，尽管很少在急性患者中看到直接效果。对于 HBsAg 阳性或 HBsAg 阴性但 HBcAb 阳性的患者，在化疗或器官移植前应当启动预防性的抗病毒治疗，以防止病毒的激活（见第 21 章）。

（四）单纯疱疹病毒

由疱疹病毒肝炎引起的 ALF 较为罕见，通常发生在免疫缺陷或者妊娠期患者，其中超过一半病例皮损症状缺如。确诊 HSV 感染依赖于 HSV DNA 阳性和肝穿刺。对于存在疱疹和（或）免疫抑制及高转氨酶水平且未能快速好转的病例应启动 HSV 的检测，可考虑肝活检并快速启动治疗，尽管静注阿昔洛韦（每天 30mg/kg）治疗后预后仍不佳[69]。

（五）自身免疫性肝炎

自身免疫性肝炎导致的暴发性肝衰竭较为少见。此类患者的自身抗体可能缺失，明确诊断有赖于肝活检提示浆细胞浸润界面性肝炎（通常贯穿整个小叶）。治疗通常选择泼尼松或泼尼松龙（60mg/d）。肝活检提示多小叶塌陷、胆红素水平持续升高和糖皮质激素治疗 2 周内无应答往往提示预后不佳，应被列入肝移植等候名单。

（六）妊娠

ALF 可发生于妊娠期急性脂肪肝或重度子痫前期（见第 30 章）。妊娠期急性脂肪肝通常发生于初产妇妊娠晚期，典型的临床表现包括乏力、右上腹痛、低血糖和黄疸。高血压和蛋白尿也较为常见。HELLP 综合征 [溶血（haemolysis）、肝酶升高（elevated liver enzymes）和血小板减少（low platelets）] 综合征是先兆子痫的一个并发症，并可导致 ALF。

及时分娩可使这两种病因的患者痊愈，但仍有部分病例需实施产后肝移植治疗[70]。

（七）肝豆状核变性

暴发性肝豆状核变性患者如果不进行肝移植，死亡率达 100%。如前所述，高胆红素和低碱性磷酸酶提示肝豆状核变性，高尿铜水平可明确诊断。青霉胺和曲恩汀对于此类 ALF 无效且不被推荐。白蛋白透析、CRRT 或血浆置换可用于清除血铜并缓解肾小管损伤，从而为肝移植赢得时间[25]。

七、预后

多种因素可影响患者的生存率并对预后具有预测价值。其中最重要的预后预测因素是 ALF 的根本病因。由对乙酰氨基酚、甲型肝炎、缺血和妊娠所致 ALF 的无移植生存率超过 50%，而其他病因患者的生存率则低于 25%[71]。肝性脑病的严重程度也严重影响患者的生存率。3～4 级脑病患者的无移植生存率约为 20%（图 5-7 显示病因和入院时昏迷程度对预后的影响）。如肝性脑病只有 1～2 级，生存率约为 65%。那些存活的患者很少发展为肝硬化。

肝移植治疗 ALF 的成功应用使得该病的生存预测显得尤为重要。因此，那些能够提示自发好转可能性低的临床或实验室指标更加至关重要。

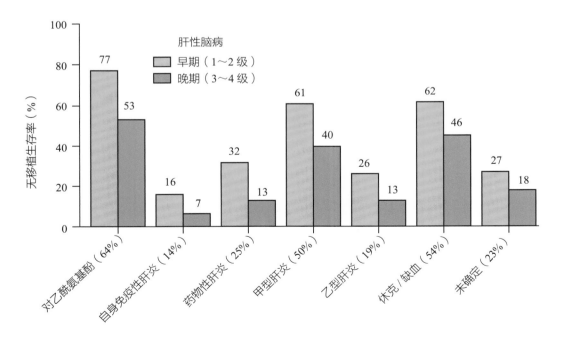

▲ 图 5-7　急性肝衰竭的预后很大程度上取决于病因和入院时肝性脑病的等级

数据引自 ALFSG, for 2436 subjects enrolled 1 January 1998 through 31 December 2016.

现今开发了几种预后评价系统，包括伦敦国王学院标准，基于年龄、凝血因子 V 水平和脑病分期的 Clichy 标准，以及终末期肝病模型（MELD）评分系统。这些评分系统用于确定哪些患者可不经肝移植存活，但均缺乏足够的敏感性。

目前应用最广泛的预后评价工具是伦敦国王学院标准，该标准旨在评估对乙酰氨基酚和非对乙酰氨基酚 ALF 的预后（表 5-5）。最初报道该标准的预测准确性分别为对乙酰氨基酚 85% 和非对乙酰氨基酚 95%。此后的研究证实，该标准阳性预测值较为合理（对乙酰氨基酚组为 80%，非对乙酰氨基酚组 70%～90%），但阴性预测值为 25%～90%。因此，许多不符合国王学院标准的患者最终会因未接受肝移植而死亡。研究发现，动脉乳酸水平高于 3.5mmol/L 提示预后不佳，并可提高国王学院标准的预测准确度。新近报道了一种纳入了昏迷程度、病因、血管活性药的使用、PT/INR 和胆红素水平的新简化模式，其表现略优于国王学院标准[73]。该模式已被开发成一个名为 "Acute Liver Failure Prognosis" 的智能手机应用程序，并可在苹果 iPhone 商店下载。

表 5-5　伦敦国王学院医院急性肝衰竭肝移植标准[72]

对乙酰氨基酚（扑热息痛）
- pH＜7.30（与脑病分级无关）或
- 凝血酶原时间＞100s（INR＞7）和血清肌酐＞300mmol/L（＞3.4mg/dl）的 3 级或 4 级脑病患者

非对乙酰氨基酚
- 凝血酶原时间＞100s（INR＞7）（与脑病分级无关）或
- 满足以下任意三项（与脑病分级无关）
    - 年龄＜10 岁或＞40 岁
    - 病因：非甲至戊型肝炎，未发现病毒性肝炎，氟烷相关性肝炎，特异性药物反应
    - 出现脑病前黄疸持续时间＞7 天
    - 凝血酶原时间＞50s（INR＞3.5）
    - 血清胆红素＞300mmol/L（17.4mg/dl）

INR. 国际标准化比值

八、肝移植（见第 37 章）

对于达到 3 级或 4 级肝性脑病的急性肝衰竭患者，必须考虑肝移植。不进行肝移植，这些患者生存的机会可能不到 20%，而肝移植治疗可提高生存率到 90% 以上[71]。然而，移植的时机和必要性往往难以判断。如果太早，手术可能不必要且移植后患者将终生接受免疫抑制治疗；如果太晚，成功移植的概率则会降低。值得注意的是，近年来 ALF 患者的整体存活状况有所改善，这显然归功于重症监护的进步，但侵入性操作却令人惊讶地减少了[2]。尽管总体病因和疾病严重程度与以往相似，但近年来 ALF 患者移植的比例已有所下降。

（一）适应证

掌握病因可以帮助确定何时进行移植评估；对乙酰氨基酚患者预后较好，而肝豆状核变性和药物性肝损伤导致的 ALF 患者如不经肝移植治疗则不太可能存活。

急性肝衰竭被普遍认为是肝移植的紧急指征。然而，从提出申请到获得合适的供体肝脏一般需要延迟 2 天时间。从列入移植名单到获得器官的时间关乎移植的编号和患者是否能够好转。ALF 患者可分为超急性（主要是对乙酰氨基酚）和亚急性（药物诱导、自身免疫、乙型肝炎）。对乙酰氨基酚损伤的患者需迅速评估是否应被列入移植名单，因为这些患者要么接受移植，要么在 4 天内死亡或痊愈[71]。总的来说，对乙酰氨基酚 ALF 的临床结局相对较好。一旦肝性脑病进展且被列入肝移植名单，这一群体相较其他病因患者的预后更差，因为能够接受移植的患者较少，死亡人数也比其他病因的更多；而亚急性病因的患者存活时间更长，他们就有更多的机会接受移植和痊愈。

（二）禁忌证

绝对禁忌是未经治疗的脓毒症、无法控制的肝外恶性肿瘤、脑死亡、严重的心脏或肺部疾病。长时间瞳孔固定散大（1h 以上），脑灌注压＜40mmHg 或 ICP＞35mmHg 超过 1～2h 提示严重的神经损害。相对禁忌证是可能影响移植后依从性的心理社会因素、高龄和并存疾病。

（三）术中和术后护理

在原肝剥离和移植肝再灌注期间，ALF 患者颅内压可能升高。尽管有建议对 ALF 患者（尤其是接受移植的患者）实施 ICP 监测，但是没有证据显示该监测可使患者受益。近年来该监测的应用已明显下降，部分原因与 ICP 探头放置可能导致颅内出血有关[74, 75]。

（四）肝移植治疗的临床结局

从技术上讲，ALF 患者的移植手术的难度比慢性肝病的低，因为通常不存在恶病质、门静脉侧支和粘连。血栓弹力图可用以评估围术期凝血功能障碍[76]。多数死亡发生在术后 3 个月内，脓毒症或神经系统并发症是最常见的死因。ALF 患者移植后的最初的生存率低于肝硬化患者，但实际上 5 年生存率高于肝硬化患者（图 5-8）[2]。

（五）其他肝脏支持方式

已有关于大量血浆置换的临床对照试验，但阳性结果有限[77]。在 ALF 患者中，以白蛋白为基础的透析系统没有显示出治疗价值[78]。随机对照试验显示，将血液或血浆引入含有肝细胞的生物反应器的生物人工肝支持装置对于 ALF 治疗，大多是无效的，尽管这些试验实施起来非常困难[79]。一种新的改良的含细胞装置在 ALF 动物模型中显示出前景[80]。

（六）辅助性肝移植

在辅助性移植中，原肝全部或一部分留在原位，供肝放置在右上腹与原肝相邻（异位），或部分原肝切除后，代之以修剪后体积缩小的移植肝（原位）。虽然辅助性肝移植在技术上具有一定的挑战性，但近来不断得到提倡，尤其对于儿童 ALF 和代谢疾病。研究表明，大多数患者在不需要终身免疫抑制的情况下有大约 1 年的生存期[81]。

结论

急性肝衰竭是由广泛的肝细胞损伤引起的一种罕见但极具破坏性的疾病。随着近年来针对 ALF 的病理生理学的理解更为深入，其临床结局得到明显改善；基于我们对不同病因与预后关系的理解，使得预后模型能够更准确地预测结局[2, 3, 82]。因为 ALF 患者病情经常快速恶化，必

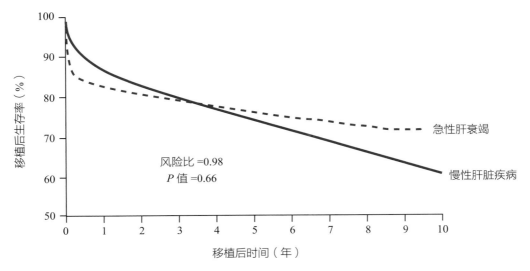

▲ 图 5-8 急性肝衰竭和肝硬化患者肝移植后的校正生存率

数据根据以下因素校正：受者的年龄、性别、种族、体重指数、医疗条件、透析、糖尿病、生命支持系统、既往腹部手术、丙型肝炎病毒阳性、门静脉血栓形成，以及供者因素，包括年龄、种族、死亡原因、心源性死亡后捐献、冷缺血时间、部分或分割肝脏、活体供者[2]

须尽早将患者转诊到专科中心，延迟转诊可能导致再也无法安全转运和成功移植。供肝是有限的资源，不能将肝移植作为 ALF 的首选治疗，尤其是当患者得到足够的支持治疗且肝脏可以完全修复的时候。肝移植可挽救患者生命，但丧失了无移植康复的机会，移植患者不得不接受终身免疫抑制治疗，并可能面对各种并发症。肝脏辅助装置不断为 ALF 的治疗提供新的前景，但尚不足以用于临床治疗。目前，在重症监护病房，优化的肝脏支持治疗 ALF 患者提供了最可靠的非肝移植生存机会。考虑到肝移植后的终生并发症，未来 ALF 治疗的目标将是通过更多肝脏支持治疗使更多患者自然痊愈，而更少的患者需要移植。

第6章 肝纤维化

Hepatic Fibrogenesis

Meena B. Bansal Scott L. Friedman 著

李爱民 译 李 平 校

学习要点

- 纤维化是肝脏对慢性肝损伤的修复反应。
- 活化的肝星状细胞是参与纤维化的主要细胞，其参与纤维化的主要机制包括参与基质产生，分泌促炎和促纤维化细胞因子，与免疫细胞发生相互作用等。
- 基质的合成速度超过降解速度，这种不平衡引起基质的累积。
- 纤维化的进展受到可变因素的影响，如体重指数和酒精摄入量，以及不可改变因素，尤其是遗传因素。
- 针对非酒精性脂肪肝等可逆性疾病的抗纤维化治疗正在兴起。目前，缺乏稳定的无创纤维化标志物是药物研发的最大障碍。在临床试验和最终临床实践中，迫切需要这些标志物来评估机体对治疗的反应。

概述

纤维化是对组织损伤的自然愈合反应。瘢痕组织的产生是为了限制和缩小损伤的范围。虽然所有急性肝细胞损伤都会激活纤维化通路，但只有持续的损伤才能引起显著的纤维化，进而导致肝硬化发展。从正常肝组织到肝纤维化再到肝硬化的转变是一个复杂的过程，涉及很多关键环节参与，如肝实质细胞和非实质细胞、免疫系统、细胞因子、蛋白酶及其抑制物等。本章主要概述了我们当前对肝纤维化的理解，肝纤维化形成的非创性标志物，以及新兴的抗纤维化治疗策略。

一、肝纤维化的自然史

虽然纤维化随着时间推移而进展，但其过程并非线性，并且在不同患者之间存在显著差异。这个动态的过程最早在丙型肝炎患者中被人们所认识（图6-1）。这项研究同时强调了可变因素和不可变因素对纤维化进展的影响。纤维化的快速进展与感染时年龄较大、男性和酒精摄入这三个因素有关。1/3的患者预计发展到肝硬化的中位时间为13年，而另外1/3的患者永远不会发展为肝硬化，或者平均经过50年才会发生肝硬化。这项研究提出了"快速纤维化"和"缓慢纤维化"

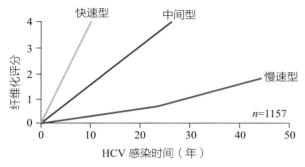

▲ 图 6-1 慢性丙型肝炎患者肝纤维化进展的分析

纵向研究将基于肝活检的 METAVIR 纤维化评分分成快速型、中间型和慢速型。HCV. 丙型肝炎病毒（经 Elsevier 许可转载，引自 Poynard et al. 1997[5]. ）

的概念。

遗传因素在肝纤维化的发生发展中也起到一定作用。研究显示，具有脂肪性肝病风险的患者中，隐源性肝硬化（一般认为是终末期 NASH）的患病率，西班牙裔美国人是欧洲和其他美国人的 3.1 倍（而在非洲裔美国人中则低 3.9 倍）。尽管糖尿病是 NASH 的危险因素之一，而糖尿病的患病率在不同人群中却相近[1]。*PNPLA3* 和 *TM2SF6* 基因的特异性单核苷酸多态性（single nucleotide polymorphism，SNP）与较高的 NASH 风险相关，但尚未影响临床管理[2, 3]。

虽然纤维化进展速度有助于预测慢性肝病患者的预后，但感染 HCV 患者的肝纤维化会随着疾病的发展而加速。最近一项 Meta 分析通过研究特定阶段肝纤维化转变概率，发现处于 $F_2 \sim F_3$ 期（METAVIR 四级分期）患者肝纤维化进展的概率最大[4]。基于此原因，目前很多抗纤维化试验主要针对处于这两个纤维化时期的患者。所以，临床医生在做治疗决策时应综合宿主、基因和环境等各种影响个人疾病风险的因素。

二、肝纤维化的细胞和分子特点
（图 6-2）

（一）肝血窦的细胞解剖学

在肝血窦和肝细胞之间，有孔内皮细胞排列形成基底膜，将窦腔与 Disse 间隙分隔开。肝星状细胞（hepatic stellate cell，HSC）附着于基底膜旁的 Disse 间隙中。库普弗细胞黏附在有孔内皮细胞的窦状间隙面。营养物质和其他分子穿过

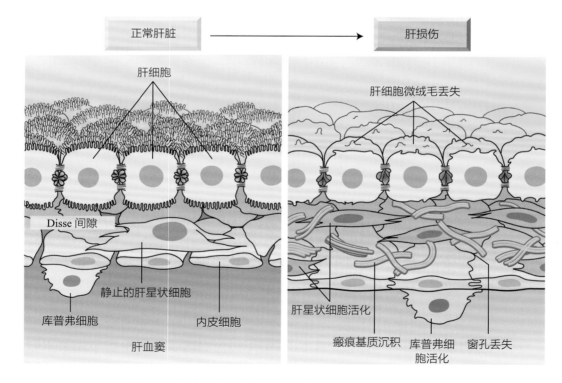

▲ 图 6-2 肝血窦和肝细胞间的正常细胞和基质及损伤后的变化

肝血窦壁和 Disse 间隙到达肝细胞表面。肝损伤时细胞和基质的变化会损坏这个过程。

（二）正常肝脏和肝脏瘢痕组织中的细胞外基质组成：功能和生物学作用

正常肝脏含有结缔组织基质，包括Ⅳ型（非纤维）胶原、糖蛋白（包括纤维连接蛋白和层粘连蛋白）、蛋白多糖（包括硫酸肝素）。这些成分构成 Disse 间隙中的低密度基底膜，并分隔肝细胞和窦内皮细胞。这种晶体状的基质不仅提供细胞支持，还提供维持细胞分化功能的分子信号。基底膜允许溶质和生长因子在肝血窦和肝细胞之间无障碍运输。

肝损伤后细胞外基质增加 3～8 倍，这些细胞外基质主要由高密度间质纤维形成胶原（Ⅰ型和Ⅲ型，而不是Ⅳ型）、细胞纤维连接蛋白、透明质酸和其他基质蛋白聚糖及糖复合物构成。此外，内皮细胞窗和肝细胞微绒毛的丢失与肝窦的"毛细血管化"有关，这阻碍了血液和肝细胞的代谢交换。Ⅰ型胶原的逐渐积累是合成增加和降解减少的结果，是纤维生成的标志。

（三）正常肝脏和纤维化肝脏细胞外基质的细胞来源

肌成纤维细胞主要来源于活化的肝星状细胞，负责产生肝纤维化特征的胶原蛋白和其他细胞外基质成分。与其他器官相似，肝脏中许多细胞可产生肌成纤维细胞，这取决于肝损伤的严重程度和类型。目前还不清楚它是机体受到伤害时产生的一种特定的分化反应，还是一个群体耗尽时发生的一种代偿机制[7]。无论如何，血统追踪研究支持肝星状细胞是促进肝纤维化的主导因素，而不依赖于病因[8]，因此它们是抗纤维化治疗的主要靶点。门静脉成纤维细胞很可能在胆汁淤积性肝病中起作用，而其他非肝星状细胞来源的肌成纤维细胞群，如纤维细胞（骨髓来源细胞）、间皮细胞和上皮细胞（肝细胞或胆管细胞）来源的肌成纤维细胞的作用尚不明确[7]。

肝血窦内皮细胞（liver sinusoidal endothelial cell，LSEC）也可以产生Ⅰ型胶原。然而，这些细胞在启动纤维形成过程主要通过产生一种细胞纤维连接蛋白剪接变体，称为纤维连接蛋白胞外结构域 A。该蛋白分子在动物模型的纤维化初期产生，并且与 TGF-β₁ 一起参与肌成纤维细胞的分化[9]。此外，在急性肝损伤时，LSEC 可提供有利于再生的血管分泌信号，但在慢性肝损伤的背景下，LSEC 表型相反，会导致纤维化而不是再生。在正常肝脏，LSEC 窗孔具有很强的内吞能力。在损伤后，LSEC 表型发生变化，其特征为窗孔丢失，亦称为毛细血管化，这种改变早于纤维化的发生。分化的 LSEC（开窗）能够维持肝星状细胞静止，而毛细血管化的 LSEC 则不能。虽然具体的旁分泌信号对肝星状细胞的影响尚未确定，但 LSEC-HSC 的相互作用在理解肝纤维化方面仍然很重要[10]。此外，在慢性肝损伤中，LSEC 促进 CXCR4（超过 CXCR7）的表达，通过刺激肝星状细胞的增殖促进纤维化的发生[10-12]。因此，尽管 LSEC 可以产生Ⅰ型胶原和其他 ECM 成分，但它们在慢性肝损伤中对纤维化的贡献可能主要是通过旁分泌调控肝星状细胞的静止和活化。

（四）星状细胞活化：肝纤维化的核心特征

肝星状细胞位于 Disse 间隙内，与肝细胞、内皮细胞、炎症细胞和神经纤维直接接触（图 6-2）。在正常肝脏中，这些细胞含有维生素 A 的细胞质液滴，占人体总视黄醇（类维生素 A）含量的 40%～70%。

在其静止状态下，HSC 主要产生Ⅳ型胶原，即正常基底膜的特有成分。肝脏受损后，HSC 会经历"激活"的表型变化，其特征是视黄醇（类维生素 A）液滴丢失，细胞增殖，内质网增加，平滑肌特异性 α- 肌动蛋白的收缩性增加，以及细胞因子 / 趋化因子的分泌（图 6-3）。这种表型转换的特征还在于产生Ⅰ型胶原和基质降解酶，而Ⅰ型胶原是肝硬化特有的高密度间质胶原。

HSC 的激活是肝纤维化的中心事件，可以至少分为两个阶段：①起始阶段；②不可逆阶段（图 6-4）。

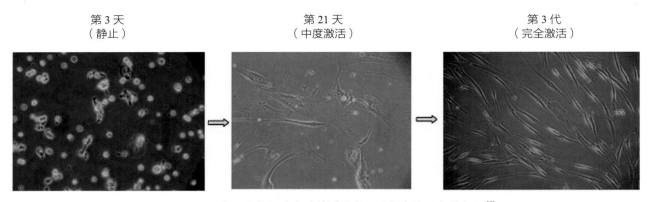

第 3 天　　　　　　　　第 21 天　　　　　　　　第 3 代
（静止）　　　　　　　（中度激活）　　　　　　（完全激活）

▲ 图 6-3　人肝星状细胞在培养诱导激活过程中的形态学变化[6]

来自正常肝脏的细胞通过密度离心分离肝星状细胞。接种至平板上后，它们最初为富含维生素 A 的细胞，表现出自发荧光。随后，它们失去维生素 A，变为纺锤形并更具增殖性。培养诱导激活是一种用于研究体内激活的模型系统（相差显微镜，200×）

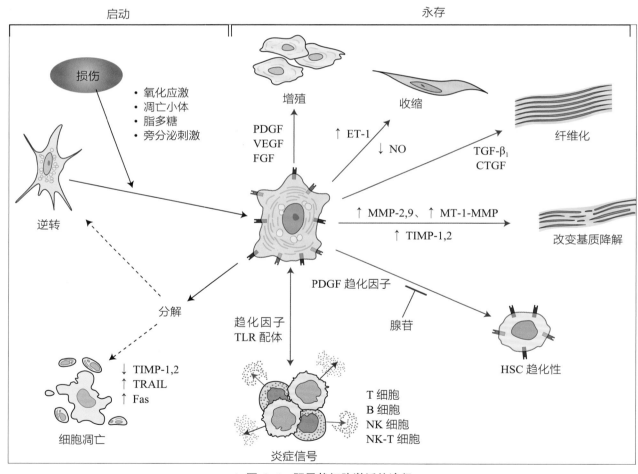

▲ 图 6-4　肝星状细胞激活的途径

肝星状细胞（HSC）激活可分为两个阶段：启动阶段和激活阶段。启动阶段由可溶性刺激物引发，这些刺激包括氧化应激信号（活性氧中间体）、凋亡小体、脂多糖（LPS）和来自邻近细胞的旁分泌刺激，即肝巨噬细胞（库普弗细胞）、窦状内皮细胞和肝细胞。随后是不可逆的，其特征是一些特定的表型变化，包括增殖、收缩、纤维化发生、基质降解、趋化因子和炎症信号转导的改变。PDGF. 血小板衍生生长因子；VEGF. 血管内皮生长因子；FGF. 成纤维细胞生长因子；ET-1. 内皮素 -1；NO. 一氧化氮；TGF-β₁. 转化生长因子 -β₁；CTGF. 结缔组织生长因子；MMP. 基质金属蛋白酶；MT-1-MMP. 膜型基质金属蛋白酶；TRAIL. 肿瘤坏死因子相关凋亡诱导配体；TIMP. 金属蛋白酶组织抑制物；TLR.Toll 样受体（经许可转载，改编自 Friedman 2000[26].）

起始阶段是指肝硬化发生的早期事件，包括基因表达和细胞表型的快速变化，从而使 HSC 对细胞因子和其他刺激反应敏感。起始是由不同疾病和因素引发。刺激因素包括氧化应激信号（活性氧中间体）、凋亡小体和脂多糖。此外，肝损伤的快速破坏性影响引起 ECM 组成的早期变化，并改变邻近细胞如肝巨噬细胞（库普弗细胞）、窦状内皮细胞和肝细胞的稳态，导致旁分泌刺激物"启动" HSC 对多种生长因子和细胞因子产生应答。

不可逆阶段涉及多种细胞事件，通过增加细胞因子的表达和反应性能放大激活表型，以及获得对纤维化发展至关重要的特征。

这些信号通过以下方式为瘢痕的形成提供动力：①增强 HSC 的增殖、收缩性和纤维形成；②改变基质降解；③ HSC 的趋化性；④ HSC 与免疫系统的直接相互作用；⑤分泌促炎介质。

一旦终止了起始损伤信号（例如治疗基础疾病，停止使用肝毒性物素如乙醇），HSC 要么恢复到静止表型，要么通过程序性死亡或凋亡从肝脏中清除。这种过程为许多抗纤维化方法的发展奠定了基础。

（五）星状细胞激活

因为从静止的 HSC 活化成肌成纤维细胞是驱动纤维化反应的主要事件，所以防止 HSC 活化是抗纤维化方法的潜在靶点。由于氧化应激是一种起始信号，抗氧化剂，如生育酚（维生素 E）可能会使部分 NASH 患者受益[13]。核激素受体信号转导途径在 HSC 活化中起重要作用，已成为许多慢性肝病，特别是 NASH 治疗的靶点。值得关注的是，PPARα、δ 受体和 FXR 激动药在动物模型和 NASH 患者的临床试验中都取得了鼓舞人心的结果[14-16]。

HSC 活化的特征之一是细胞质类视黄醇（类维生素 A）液滴的丢失。通常，类维生素 A 以视黄酯形式存在，而在活化过程中释放到细胞外的类维生素 A 的形式是视黄醇，这表明在释放之前在细胞内存在酯的水解[17]。实际上，自噬是一种降解细胞内底物以保持能量稳态的细胞内途径，可通过裂解视黄酯产生游离脂肪酸[18]。这种反应与内质网应激有关，该应激激活 HSC 中未折叠的蛋白反应[19, 20]，因此可作为抗纤维化方法的靶点。最近的研究已经证实，HSC 激活至少涉及未折叠蛋白反应三条信号通路中的两条，即 ER 应激激活的 PKR 样内质网激酶（PERK）的磷酸化[20]，以及 X-box 结合蛋白（XBP1）microRNA 的剪接[21]。总之，这些途径可以部分用于应对随着 HSC 活化而产生的蛋白质负荷的增加。

1. 增殖

HSC 一旦被激活后会迅速增殖。血小板衍生生长因子（PDGF-β）是最强的促有丝分裂因子[22]，它主要通过其受体 β-PDGFR 起作用。当 HSC 被激活后，PDGF 配体和受体的表达在体内外均会快速升高[23, 24]。其他 HSC 促分裂原还包括血管内皮生长因子、凝血酶、内皮生长因子、TGF-α、角质形成细胞生长因子、成纤维细胞生长因子、胰岛素样生长因子 IGF-1 和 CXCL12[25, 26]。

2. 收缩性

在肝损伤期间，通常静止的 HSC 会获得"肌原性"特征，包括表达 α 平滑肌肌动蛋白[27]和肌球蛋白[28]，从而具有收缩特性。即使在纤维化早期，HSC 的收缩也会增加门静脉阻力。这种阻力比起以纤维板增厚和小叶扭曲为特征的晚期肝纤维化所致的门静脉高压相比，更容易逆转。内皮素 -1 和一氧化氮是通过其相互拮抗活动控制 HSC 收缩性的关键介质。此外，HSC 的收缩性还受到其他几种介质的影响，包括血管紧张素 Ⅱ、类花生酸、心房利钠肽、生长抑素和一氧化碳等[29]。

3. 纤维化形成

Ⅰ 型胶原的产生是 HSC 激活的主要特征。虽然其他细胞因子对于诱导 HSC 来源的 Ⅰ 型胶原都非常重要，但 TGF-β₁ 仍然是最强的促纤维化细胞因子。慢性肝损伤过程中 TGF-β₁ 的细胞来源包括窦内皮细胞、库普弗细胞和 HSC。因此，自分泌和旁分泌环都能促进肝纤维化的发展[30]。其他促纤维化细胞因子还包括 CTGF、FGF 和 VEGF。HSP47 是胶原生物合成必需的伴侣蛋白，在活化的 HSC 中表达明显增加，是潜在的抗纤维化靶点[31]。

4. 趋化性

由于纤维化是一种包裹损伤的正常伤口愈合反应，因此 HSC 迁移到由化学诱导物驱动的损伤部位也就不足为奇了，这些诱导物包括 PDGF[32]、MCP-1[33] 和 CXCR3 配体[34]。这种 HSC 诱导迁移至损伤部位或许对促进 HSC 与损伤部位的免疫细胞相互作用也很重要。

5. 炎症信号

HSC 也是肝脏对损伤的免疫反应的效应细胞。HSC 可以分泌促炎细胞因子 / 趋化因子，如 CCL2 和 CCL5，这说明它们不仅仅是炎性细胞因子的靶点，还具有促炎的作用。有趣的是，CCR2 的来源随着肝损伤加重而演变，最初来源于骨髓细胞，而后期来自定居肝细胞[35]。基于它们对肝纤维化的作用，CCR2 和 CCR5 的拮抗药现在已处于临床试验阶段。

和树突状细胞一样，HSC 也可以作为专职抗原呈递细胞起作用，在体外有效地将抗原呈递给 MHC- Ⅰ 和 MHC- Ⅱ 限制性 T 细胞，并刺激淋巴细胞增殖[36-38]。此外，HSC 中的 TLR4 能对细菌脂多糖通路产生应答，说明 HSC 也参与肝脏对损伤的固有免疫应答中。有趣的是，特异性 TLR4 SNP 可促进 HCV 感染的纤维化进展，这为遗传风险与疾病发病提供了直接证据[39]。虽然既往的研究一直关注驱动炎症和纤维化的外源性病原体相关分子模式（pathogen-associated molecular patterns，PAMP）上，但最近的数据突出了无菌炎症或损伤相关分子模式（damage-associated molecular pattern，DAMP）在促进纤维发生中的作用。DAMP 激活模式识别受体可促进炎性小体细胞溶质蛋白复合物的组装，导致 IL-1β 和其他细胞因子的活化和分泌。识别 DAMP 及其受体、信号转导途径和细胞因子为纤维化的治疗提供了广泛的治疗靶点，其中许多拮抗药已经使用[40]。

6. 脂肪因子和神经内分泌信号

其他器官和肝脏之间的相互作用正在成为肝脏炎症和纤维化发展的重要机制。由脂肪因子或脂肪组织来源的多肽诱导的信号通路在肝脏疾病中发挥着越来越多的作用[41]。虽然一些脂肪因子完全来源于脂肪，但其他脂肪因子可由定居肝细胞产生。例如，瘦素和脂联素都来源于 HSC，它们之间的相互失调可能主要通过局部旁分泌信号转导驱动纤维发生[41, 42]。

神经内分泌活动也参与肝纤维化，特别是大麻素信号转导[43]。大麻素 CB1 受体信号转导是促纤维化的，因此该分子的拮抗药在动物实验中取得了显著成功[44, 45]，并且正在人体试验中进行评估。相反，CB2 受体信号转导是抗纤维化的，因此激活这种受体治疗纤维化的策略也是可行的[46]，但因其潜在的促炎作用而受到限制[47]。与大麻素类似，神经营养因子、血清素和阿片类药物在局部纤维化信号转导中发挥作用，这些分子由于受体亚型的不同在 HSC 的活化中发挥不同作用[43]。

7. 星状细胞的凋亡、逆转或衰老

在纤维化逆转的过程中，活化的 HSC 在体内会发生表型转化、衰老和细胞凋亡[48-50]。特别是随着肝纤维化程度的减轻，活化的 HSC 会发生选择性细胞死亡。TIMP-1 可以抑制 HSC 凋亡[51]，PPARγ 信号转导可以驱动活化的 HSC 逆转至更为静止或失活的状态，因此如何驱动细胞凋亡或逆转成为人们研究的课题之一。另一种方法是在实验模型中刺激自然杀伤 T 细胞介导的 HSC 清除[52, 53]，该模型目前正在转化为潜在的治疗方法。同样，HSC 中炎性小体的激活[54]，也是其他通过免疫途径抗纤维化策略的潜在靶点。

8. 肝星状细胞和肌成纤维细胞的基因调控

理解基因调控的进展对 HSC 生物学的所有方面都有意义，包括转录因子活性、定位和修饰，以及可以垂直传播的甲基化对基因表达的表观遗传调控[55, 56]。越来越多的转录因子通过翻译后修饰可协同调控基因的表达[57-60]。此外，microRNA 已成为 HSC 活化的重要调控因子。例如，肌成纤维细胞活性可以受 microRNA、miR132 的调控，它阻滞甲基 –CpG 结合蛋白的翻译，进而导致 PPARγ 转录因子的抑制[56]。

（六）影响纤维形成的局部相互作用

1. 细胞 – 基质、细胞 – 细胞、细胞因子和免疫的相互作用

纤维化是定居的肝细胞、浸润性炎症细胞、多种局部作用信号、ECM 与细胞之间相互作用的结果。

2. 细胞 – 基质和细胞 – 细胞的相互作用

ECM 不仅仅是肝细胞的机械支架。相反，每个 ECM 蛋白都包含能与 HSC 及其他细胞相互作用的结构域，这些结构域通过包括整合素在内的膜受体调控胶原合成和金属蛋白酶活性的细胞质信号通路进行信号转导[61]。同样，肝细胞和 HSC 功能也受 ECM 的含量 / 结构调控[62]。ECM 作为可溶性因子的贮存库，HSC 产生大量 MMP，这些金属蛋白酶可以局部降解 ECM，从而促进生长因子的释放，如肝细胞最有效的有丝分裂因子 HGF。此外，肝细胞的增殖还受细胞外基质的含量 / 结构和硬度的调节。具体来说，肝硬化特有的硬化性强交联型 I 型间质胶原可能比正常基底膜的 IV 型胶原更不利于肝细胞增殖[63]。相反，肝细胞的增殖能力也可能直接影响纤维化的发生。端粒缩短会影响小鼠的肝脏再生，并与慢性肝病患者的肝硬化形成相关[64]。维持端粒长度对肝细胞正常增殖至关重要。因此，肝再生与肝纤维化呈负相关。两者的关系还体现在各种原因导致的严重急性和慢性肝损伤中存在一个显著的导管反应。人的导管反应和啮齿类动物模型中的肝祖细胞都与胶原蛋白和层粘连蛋白的积累密切相关，尽管尚不清楚其中原因和影响。了解祖细胞和基质之间的相互作用对于新型再生和抗纤维化方法至关重要，这将是未来富有前景的研究领域[65]。

3. 细胞因子信号

细胞因子是一类能介导细胞间信号传递的蛋白质家族。它们包括趋化因子、白细胞介素、干扰素、生长因子、血管生成因子、可溶性受体和可溶性蛋白酶。细胞因子的细胞来源取决于肝病疾病的病因。然而，不管细胞来源如何，细胞因子的合成和释放对于损伤、炎症和最终的纤维化都非常重要。对这些介质的详尽描述超出了本章的范围（见参考文献 [66]），这些细胞因子通过对 HSC 的直接作用或促进炎症来调节纤维化。

慢性炎症和纤维化之间有着错综复杂的联系。HSC 和浸润性白细胞之间的相互作用对于确定肝损伤的结局至关重要。不仅白细胞来源的细胞因子影响 HSC 的活化和纤维形成，而且 HSC 来源的细胞因子 / 趋化因子对炎症细胞的募集和滞留也很重要[67]。它们位于有孔内皮细胞后的 Disse 间隙，能有效促进白细胞向肝脏浸润。

4. 免疫的相互作用

肝纤维化发展过程中的免疫相互作用是复杂的，根据疾病的病因和背景而有所不同。巨噬细胞在肝纤维化进展和恢复中发挥不同的作用。例如，肝纤维化过程中巨噬细胞的耗竭会减慢纤维化发展，而当巨噬细胞在恢复过程中，会使巨噬细胞来源的基质蛋白酶减少而延长纤维化的恢复过程[68]。"Ly6clo"巨噬细胞的一个特定的亚群及其人类 CD14/CD16 配体可促进基质降解[69]。能调节先天免疫应答的自然杀伤细胞可通过杀伤活化的肌成纤维细胞来抑制纤维化，而 NKT 细胞可表达促纤维化活性[70]。

（七）基质生成（纤维化形成）和降解（纤维蛋白溶解）（图 6-5）

纤维化形成过程中的细胞外基质由纤维胶原和基质糖蛋白，如纤连蛋白、层粘连蛋白和透明质酸组成。$TGF-\beta_1$ 是慢性肝损伤中最强的促纤维化细胞因子。在纤维蛋白溶解过程中，由于 MMP 的增加而金属蛋白酶组织抑制物减少，以及转换酶（MT1-MMP 和基质溶解素）变化，使基质胶原酶活性净增加（图 6-5）。TIMP-1 在纤维化进展和恢复中发挥核心作用。在纤维形成过程中，TIMP-1 水平升高，导致 I 型胶原降解减少，以及 HSC 持续活化。一旦损伤停止，TIMP-1 水平下降，导致瘢痕基质降解和活化 HSC 的凋亡。

肝纤维化过程中，基质合成与降解的不平衡在 ECM 沉积中起着重要的作用[71]。虽然基质降解活性的关键来源尚不清楚，但瘢痕相关的巨噬细胞和 HSC 都可能是间质胶原酶的来源。活化

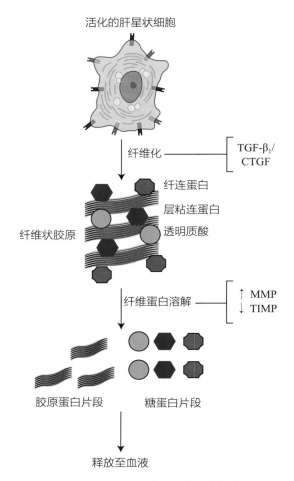

活化的肝星状细胞

纤维化 —— [TGF-β₁/ CTGF]

纤连蛋白
层粘连蛋白
透明质酸
纤维状胶原

纤维蛋白溶解 —— [↑ MMP ↓ TIMP]

胶原蛋白片段　　糖蛋白片段

释放至血液

▲ 图 6-5　细胞外基质生成和降解途径
一些细胞外基质成分裂解，释放至血液，如金属蛋白酶组织抑制物（TIMP）、基质金属蛋白酶（MMP）、转化生长因子 –β₁（TGF-β₁）、结缔组织生长因子（CTGF）。这些已被纳入各种血清纤维化筛查试剂盒

的 HSC 是 MMP-2、MMP-3 和 MMP-13 的主要来源，这些在啮齿类动物相当于人类间质胶原酶 MMP-1。此外，HSC 表达 TIMP-1 和 TIMP-2 的 RNA，并产生 TIMP-1 和 MT1-MMP 蛋白分子（见参考文献 [71]）。

由于纤维溶解在纤维化逆转中起着关键作用，ECM、MMP 和 TIMP 的分解成分通常是非侵袭性纤维化检测的部分（图 6-5）。

三、肝纤维化的临床表现

我们在预测个体纤维化进展风险方面已取得重大进展。对于大多数患者可适用以下结论：

①炎症、坏死和损伤的严重程度通常与疾病进展速度相关；②多种因素同时导致的肝损伤对纤维化的进展具有协同作用，只对其中一种因素进行治疗会限制纤维化逆转；③纤维化程度是影响临床结果的关键因素；④可改变和不可改变的环境和行为因素均可导致纤维化风险；⑤纤维化转变为不可逆转的确切时间尚不清楚；⑥肝硬化不仅仅只是一个单纯的阶段，往往伴随不同程度的代谢失调风险 [72]。

对于晚期肝病患者，越来越需要监测纤维化阶段，以确定哪些患者可能是抗纤维化治疗试验的候选者，并考虑是否需要定期监测肝癌。

四、新兴的抗纤维化靶点和策略

随着对肝纤维化发生机制的进一步了解，抗纤维化治疗的发展逐渐成为现实。虽然许多靶点在动物模型中显示出前景，但目前还没有药物被批准为临床使用的抗纤维制剂。由于丙型肝炎口服疗法的有效性，NASH 已经成为大多数抗纤维化药物研究的最主要疾病，这些药物离目前临床应用仅有一步之遥。第一个关键性试验将维生素 E 和吡格列酮（一种合成 PPARγ 配体）与安慰剂进行了比较。研究结果显示，维生素 E 可导致纤维化减少，吡格列酮同样也可以减轻炎症反应和降低转氨酶水平，但由于它存在增加体重的不良反应使其在纤维化的治疗前景中不容乐观 [73]。而使用 PPARα、δ 激动药的研究结果似乎很有希望，因为它没有 PPARγ 激动药的不良反应 [15]。最近令人鼓舞的结果包括 FXR 激动药，特别是奥贝胆酸，在一项 Ⅱ 期研究中证实，其可以改善 NASH 的纤维化和组织学特征；因此，该药物进入了 Ⅲ 期研究阶段，目前该研究正在进行中，其目的是明确奥贝胆酸在 NASH 中是否有效 [16]。近期，一种 CCR2/CCR5 拮抗药被证明可以改善 NASH 患者的纤维化，但 NAS 评分没有改善，这是第一个表明损伤 / 炎症和纤维化之间的可能存在潜在分离的临床研究 [74]。该化合物目前正在以胆管周围纤维化为主的原发性硬化性胆管炎中进行评估。

尽管越来越多的药物正被用于 NASH 的研究以减少纤维化，一些基本概念始终保持不变。治疗应具有数十年的良好耐受性，而且能够有效逆转已经明确存在的肝病。HSC 激活的过程（图 6-4）提供了一个框架来分类抗纤维化的方法。对于无法治愈的疾病，潜在的办法如下：①减少炎症和（或）控制宿主反应，以避免刺激 HSC 激活；②直接抑制 HSC 激活；③中和 HSC 的增殖、纤维化、收缩或促炎反应；④刺激 HSC 的凋亡、失活或衰老；⑤通过刺激细胞产生基质蛋白酶、下调基质蛋白酶的抑制因子或直接给予基质蛋白酶，以增加瘢痕基质的降解。

尽管人类抗纤维化治疗方面取得了明显进展，但关键问题仍然存在：①患者是否需要终身治疗；②纤维化的逆转是否会逆转由于结构的变化导致的门静脉高压；③逆转纤维化是否会降低肝细胞癌的风险。

尽管还存在一些不确定，但随着对纤维形成分子机制的认识不断深入，改变慢性肝病自然史的治疗方法终会出现。

第 7 章　肝纤维化和肝硬化的无创评估
Non-invasive Assessment of Fibrosis and Cirrhosis

Avik Majumdar　Massimo Pinzani　著
顾　静　译　叶　伟　校

学习要点
- 以前肝纤维化主要通过肝活检来诊断，现在可以通过"无创"技术进行评估。
- 无创评估包括化验与肝纤维化发生直接或间接存在关系的"血清标志物"，以及通过瞬时弹性成像技术测量肝脏硬度。
- 关于无创评估准确性的证据大部分是根据丙型病毒性肝炎和非酒精性脂肪肝有关的研究结论。
- 所有的无创评估对于诊断肝硬化（4 期纤维化）具有很好的准确性，但确诊早期肝纤维化的准确性和一致性（或者说连续性）仍不理想 / 有欠缺。
- 瞬时弹性成像技术仍是目前使用最为广泛的无创评估手段。
- 无创评估不仅用于评估肝纤维化的分期，还可以评估门静脉高压，并提供了采取内镜检查评估静脉曲张的阈值 / 指征。
- 正在开发的脾脏弹性成像和其他更复杂的肝脏弹性成像技术未来可能会在临床上得到更广泛的应用。

概述

肝纤维化的无创评估方法问世以来，临床肝脏病学发生了翻天覆地的变化。肝脏病学的进展很少能如此迅速地从一开始就应用到临床。在过去 10 年中，随着此类技术的数量不断增加，肝纤维化患者可以更早地被检查出来，而且该类技术还为慢性肝病患者的分层、预后和治疗提供了新的模型[1, 2]。

肝纤维化的无创评估方法包括常规实验室指标、更复杂的血清生物标志物计算的简单评分模型，以及测量肝脏硬度的弹性成像技术。这些无创评估主要是为了克服肝活检 / 组织学和肝静脉压力梯度（hepatic venous pressure gradient, HVPG）技术的不足。重要的是，大多数情况下，无创评估技术不仅仅用于评估肝脏纤维化程度，而是进一步用于预测慢性肝病患者的结局，包括门静脉高压并发症和肝细胞癌（hepatocellular carcinoma，HCC）的发生[3]。

然而，无创评估在临床应用中仍存在局限性，需要考虑多种因素。普遍不足之处在于其依赖肝活检作为参考标准，并相对使用半定量评分系统对肝组织纤维化进行评分[4]。此外，包括慢性病毒性肝炎等大多数用于验证无创检查研究的疾病存在"坏死后"纤维化模式。当无创评估技术应用于其他原因导致的慢性肝病时，必须要考虑这些因素。最后，无创评估技术仍有许多值得探索的地方，尤其在评估纤维化逆转方面。

本章对目前的无创评估进行了概述，包括它们的适用性和局限性。

一、有创和无创评估的应用

无创评估最初用于检测两种组织病理学变化：显著纤维化和肝硬化。这些病理变化的确诊依赖于组织学评分系统。METAVIR 或 Ishak 系统已用于慢性病毒性肝炎，并已成为验证无创评估的基础。显著纤维化是指 METAVIR 评分为 F_2 或更高（Ishak≥3），而 METAVIR F_4（Ishak≥5）则表示肝硬化。

检测肝脏显著纤维化的重要意义在于其可以识别有进展为肝硬化风险，且需要治疗其潜在的病因的患者。肝硬化的诊断定义了一个预后较差的群体，有慢性肝病进展性并发症的风险。这些患者不仅需要治疗其潜在的病因，而且需要监测食管静脉曲张和肝细胞癌的发生。组织病理学改变往往先于常见的临床症状出现，从而突出了肝纤维化的侵入性或无创评估在临床中的重要性。

（一）肝活组织检查

肝活检是诊断显著纤维化和肝硬化的金标准，但也存在一些局限性。如果活检的组织大小不够（长度小于 15mm）或活检的组织是破碎的，那么活检的结果可能就不完全准确。此外，当肝活检组织约为总肝体积的 1/50 000 时，容易出现抽样误差[5]。其他造成错误信息的因素包括疾病活动和纤维化模式的异质性分布，这些分布可能

因疾病病因而异，例如是否存在明确的大结节性肝硬化。

组织病理学的结论也可能受到观察者之间和观察者内主观差异的影响[6, 7]。这种情况多发生于 METAVIR $F_{1\sim3}$ 期，据报道，在一项对 247 例肝活检的组织病理研究中，组织学分期不一致性的比例高达 57%[8]。肝活检对肝硬化患者的预后分层或预测门静脉高压及 HCC 发生方面也有局限性。胶原蛋白的形态学定量（如胶原蛋白比例面积或 CPA）可以部分解决这一问题，但尚未广泛使用[9]。

最后，由于存在并发症的风险和成本，肝活检并不是一种易于重复的检测方法。此外，肝活检只能提供一个静态而不是动态的慢性疾病过程的信息。尽管如此，肝活检在提示疾病活动度、病因和病理生理学信息方面确实具有独特能力，而这些是无创评估所不具备的。

（二）肝静脉压力梯度测量

慢性肝病患者的预后与门静脉高压的进展相关[10]。在肝硬化中，HVPG 与门静脉压力密切相关。即临床显著门静脉高压（clinically significant portal hypertension，CSPH）HVPG≥10mmHg 是门静脉高压并发症的阈值，即临床显著门静脉高压。当 HVPG＞12mmHg 时，胃食管静脉曲张出血的发生率大大增加[11, 12]。然而，尽管 HVPG 测量是一种可靠的诊断和预测预后工具，但并没有在专业中心之外得到普遍采用。这主要是由于该项技术需要专业的人员，以及相关的检测成本。HVPG 的有创性特点也限制了其在研究机构之外被常规用于监测门静脉压力或疗效监测，例如对 β 受体阻滞药疗效的监测。此外，HVPG 仅适用于肝硬化确诊患者，对肝硬化前期纤维化患者没有应用价值。

（三）无创评估

无创评估允许进行系列测量。因此，它们可以提供一幅关于慢性疾病过程的稳定、进展和理论上的回归的动态图。这与肝活检和 HVPG 完全不同。前者可以提供肝纤维化直至肝硬化的所有

信息，后者需要疾病进展为肝硬化才能产生有意义的结果。

无创评估可以提供从早期的纤维化阶段到肝硬化阶段及晚期并发症阶段的一系列动态数据。META 分析和数据模型均表明，在慢性丙型肝炎病毒感染人群中使用无创评估是有价值的，但在其他病因的肝病人群中使用仍需进一步验证[13, 14]。

在过去的 10 年里，无创评估的广泛使用能够更早识别慢性肝病患者。这样做的一个结果就是，没有临床表现的进展期纤维化和非常早期的肝硬化阶段可以被看作是一个界点，而不是严格意义上的疾病分期。这一概念得到以下观察结果的支持：无肝硬化的非酒精性脂肪肝患者可能发展为 HCC[15]，晚期纤维化可能存在门静脉高压[16]，在抗病毒治疗成功后，早期肝硬化可以被逆转[17, 18]。

必须强调的是，肝硬化是一种组织病理学诊断，没有公认的临床定义存在，特别是在初期，许多肝硬化患者没有任何明显的临床症状。最近，"进展期慢性肝病"一词在 Baveno Ⅵ 共识指南中被提出，该指南主要基于无创评估对有发展成 CSPH 和 HCC 风险的患者进行分类。该指南也首次提出通过无创评估，即瞬时弹性成像技术和血小板计数相结合来鉴别哪些患者能够安全避免不必要的曲张静脉内镜下检查的筛查[2]。

无创评估也已纳入病毒性肝炎指南，用于评估肝纤维化，为开始治疗提供一个阈值[19-22]。需要强调的是，无创评估通常不能用于肝病病因学诊断。它们只应用在病因明确的慢性肝病患者。随着高精度的病毒检测、常规影像和血清学标志物（如抗线粒体抗体）在原发性胆汁性胆管炎中的应用，肝活检已不是诊断的必要手段了。另外，在评估肝纤维化时，如果无创评估结果出现异常，特别是如果其中两项评估结果不一致，则说明患者需要进行肝活检[1]。

无创评估还可用于评估肝纤维化的消退情况。该领域的研究得益于非干扰素治疗 HCV 患者时代的发展。无创评估的研究结果对目前关于患者获得持续病毒学应答（SVR，治疗后 12 周或 24 周检测不到的 HCV RNA）后的结局的观点产生怀疑。在 SVR 患者中，治疗 1.5～3 年后 TE 测量值显著下降[23]。SVR 后的前 6 个月内，TE 值的变化在很大程度上反映了肝脏炎症坏死程度的减轻，而不是纤维化的消退[24]。在这种情况下，无创评估的潜在用途是识别那些进展期慢性肝病患者，这些患者在治疗成功后（如慢性丙型肝炎的 SVR）仍有发生并发症风险，因此需要监测随访。另外，对于那些进展期纤维化消退的患者，监测随访是不需要的。然而，需要进一步的研究来验证无创评估在这方面的应用价值[25]。

图 7-1 显示了无创和有创评估在慢性肝病的不同时期的适用情况。特异性检测方法的效力和局限性会在随后讨论。

二、无创评估：细节

目前的无创评估可分为两大类：①血清纤维化标志物；②肝脏硬度测量。

血清纤维化标志物选择那些与肝纤维化相关的外周血生物标志物（表 7-1）。肝脏硬度测量（liver stiffness measurement，LSM）是指对肝脏实质物理硬度的量化。这是最常用的超声弹性成像技术。FibroScan®（Echosens，Paris，France）的瞬态弹性成像技术是被广泛研究和验证的无创评估方法。目前正在研究使用肝脏弹性成像技术测量脾脏硬度，作为检测 CSPH 的一种方法。分子成像是通过 MRI 或 PET 扫描检测，是一种新的检测方法，在纤维化评估方面具有应用前景，但仍处于实验阶段。

文献中，使用"受试者工作特征曲线下面积"（area under the receiver operating characteristic curve，AUROC）比较了不同检测方法在评估肝纤维化方面的性能，包括血清纤维化标志物和肝脏硬度测量（图 7-2）。y 轴代表真阳性率，x 轴代表假阳性率。图 7-2 中显示了三条曲线，分别代表优秀、良好和无效的测试结果。数值比较使用曲线下的面积，1 代表可能的最高分（完美度），0.5 代表没有价值。然而，AUROC 有一些局限性，

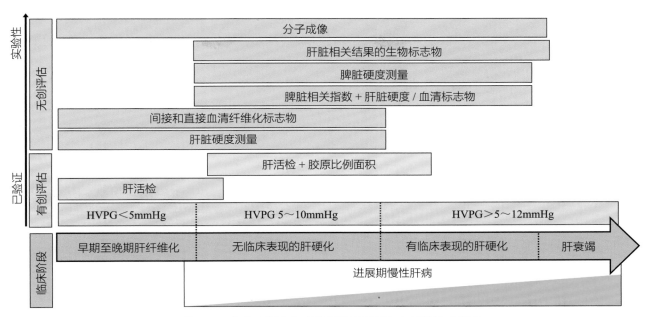

▲ 图 7-1　表示在相应临床阶段使用无创和有创评估的模式

肝病患者的临床进展用水平绿箭表示。"进展期慢性肝病"一词适用于有临床失代偿、肝癌和死亡风险的晚期纤维化和肝硬化患者。这种风险随着疾病进展（红色）和 HVPG 而增加。验证过的检测位于图的底部，需要进一步研究的检测列在更高的位置。HVPG. 肝静脉压力梯度

表 7-1　纤维化的血清标志物：评分的起源

血清标志物	公式或组成
APRI[39]	谷草转氨酶（/ULN）/ 血小板计数（10^9/L）× 100
BARD 评分[89]	BMI≥28=1；谷草转氨酶 / 谷丙转氨酶≥0.8=2；糖尿病 =1；分数≥2，进展期肝纤维化的优势比 =17
ELF®[34]	透明质酸盐、前胶原Ⅲ型氨基端肽、组织抑制金属蛋白酶 –1
FIB-4[40]	年龄（岁）× 谷草转氨酶（U/L）/[血小板计数（10^9/L）×（谷丙转氨酶（U/L）]$^{1/2}$
Fibrometer®[35]	α_2- 巨球蛋白、透明质酸盐、血小板计数、凝血酶原指数、尿素、年龄
FibroSpect Ⅱ ®[32]	α_2- 巨球蛋白、透明质酸盐、组织抑制金属蛋白酶 –1
Fibrotest®[42]	α_2- 巨球蛋白、谷氨酰胺转移酶、载脂蛋白 A_1、结合珠蛋白、胆红素、年龄、性别
Forns Index[90]	7.811–3.131 × ln（血小板计数）+0.781 × ln（谷氨酰胺转移酶）+3.467 × ln（年龄）–0.014 ×（胆固醇）
HALT-C 模型[91]	–3.66–0.009 95 × 血小板计数（10^3/ml）+0.008 × 血清组织抑制金属蛋白酶 –1+1.42 × log（透明质酸盐）
Hepascore®[33]	α_2- 巨球蛋白、胆红素、谷氨酰胺转移酶、透明质酸盐、年龄、性别
Lok 指数[92]	–5.56–0.0089 × 血小板计数（10^3/mm^3）+1.26 × 谷草转氨酶 / 谷丙转氨酶 =5.27 × INR
NAFLD 纤维化评分[93]	[–1.675+0.037 × 年龄（岁）+0.094 × BMI（kg/m^2）+1.13 × 空腹血糖受损和糖尿病（是 =1，否 =0）+0.99 × 谷草转氨酶 / 谷丙转氨酶 –0.013 × 血小板计数（× 10^9/L）–0.66 × 白蛋白（g/dl）]
SHASTA[36]	3.84+1.70（透明质酸 41～85ng/ml 为 1，否则为 0）+3.28（透明质酸＞85ng/ml 为 1，否则为 0）+1.58（白蛋白＜3.5g/dl 为 1，否则为 0）+1.78（谷草转氨酶＞60U/L 为 1，否则为 0）

APRI. 谷草转氨酶 / 血小板比值指数；BMI. 体重指数；ELF®. 肝纤维化增强；INR. 国际标准化比值；NAFLD. 非酒精性脂肪性肝病；ULN. 正常值上限

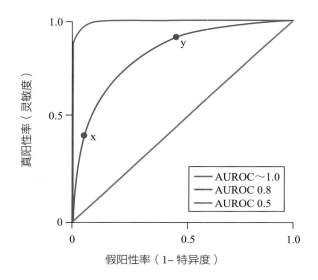

▲ 图 7-2　受试者工作特征曲线下面积（AUROC）

受试者工作特征曲线是使用试验数据绘制的，在图上放置一个点的序列，给出不同检测阈值下的假阳性率和真阳性率。该曲线通常用于寻找检测的最大灵敏度和（或）特异度截断值，而曲线下的总面积表示检测的诊断准确性。在这里展示 ≥ F_2 纤维化的一个理想的检测（红色曲线），一个表现良好的检测（蓝色曲线，如 APRI 或 AST 与血小板比率指数），一个不充分的检测（绿色曲线）。点 x 表示选择的检测截断值（如 APRI 为 1.6），灵敏度为 40%，特异度为 95%。点 y 对应一个截断值（如 APRI 为 0.48），灵敏度为 90%，特异度为 55%。通过该检测正确分类的患者数量并不用 AUROC 表示（本例中为 0.8），而是取决于所选择的截断值，以及它们各自的敏感度和特异度

APRI. 谷草转氨酶 / 血小板比值指数；AST. 谷草转氨酶

降低了其在临床背景下的可解释性。

AUROC 没有给出正确分类的患者在研究群体中的比例信息，这可能会造成误导。图 7-2 中的 x 点和 y 点说明，在同一条曲线上，选择不同的截断值以最大化提高测试的灵敏度或特异性；然而，AUROC 保持不变。表 7-2 用真实世界的无创评估数据证明了尽管测试之间的 AUROC 可能相似，然而各自的灵敏度和特异度并非如此。这是因为它们依赖于所选择的截断值。实际应用中，在讨论诊断测试的临床应用时，应该采用更合适的统计方法[26,27]。在单个截断值的情况下，这些值包括阳性预测值和阴性预测值，或绝对阳性预测值和绝对阴性预测值。

当产生许多结果时，就像包括 TE 在内的几种无创评估一样，多级似然比可以更好地代表这些数据。这些也可能更适合于重复的纵向测量[28]。在解释无创评估结果时，还必须考虑到研究群体中不同纤维化阶段的不平等表征（称为"谱偏倚"）的影响。AUROC 的多级似然比、净效益比和加权修正的使用旨在减轻这种偏差，并可能有助于临床解释检测结果[1,27]。

（一）血清纤维化标志物

血清纤维化标志物使用多种独立的成分，总体上可分为直接和间接两类。

直接血清纤维化标志物，如血清透明质酸，参与肝纤维化发生过程中细胞外基质沉积、降解或细胞因子信号传递的过程。

间接血清纤维化标志物没有直接参与肝纤维化进程，但其与组织学纤维化存在一定相关性。血清转氨酶和血小板计数是间接标志物的典型代表。

直接和间接血清纤维化标志物结合在一起，并与其他参数一起开发专有和非专有测试。

血清纤维化标志物的优点：①几乎所有患者均可检测（失败率低）；②容易重复检测；③在非专利测试情况下，成本相对较低；④在显著肝纤维化的情况下准确度高。

血清纤维化标志物的缺点：①肝外纤维化或炎症中也可以升高；②可受肝血窦内皮细胞功能障碍及胆汁排泄障碍影响；③鉴别肝纤维化中间阶段效果较差；④诊断肝硬化方面略逊色弹性成像技术；⑤在检测方法有专利的情况下，价格可能非常昂贵，限制了可用性。

除了检测肝纤维化，血清纤维化标志物已被证明对预测慢性肝病的预后有重要意义[1]。

普遍可用的血清纤维化标志物及其内容总结在表 7-1。

1. 直接血清纤维化标志物

与肝纤维化有关的细胞外基质转化的生物标志物包括前胶原Ⅰ型羧端肽（PICP）、前胶原Ⅲ型氨基端肽（PⅢNP）、Ⅰ型胶原、Ⅳ型胶原、透明质酸（HA）、YKL-40（也称为几丁质酶-3-类蛋白 1、CHI3L1）、层粘连蛋白，MMP-2、TIMP-1 和 TIMP-2。尽管进行了广泛的研究，但

表7-2　常见的纤维化血清标志物的作用

标志物	疾病	终点 ≥F₂/F₃	截断值	敏感性(%)	特异性(%)	终点 F₄	截断值	敏感性(%)	特异性(%)	AUROC
APRI[39]*	HCV	≥F₂	≤0.50 / ≥1.50	91 / 41	47 / 95	F₄	<1.00 / >2.00	89 / 57	75 / 93	0.80 / 0.89
BARD 评分[89]	NAFLD	≥F₃	≥2	—	—					0.81
ELF®[34]	多种	>F₂	0.102	91	41	F₄	0.025	91	70	0.78 / 0.89
FIB-4[40]*	HCV-HIV	≥F₃	<1.45 / >3.25	70 / 22	74 / 97					0.77
Fibrometer®[35]	多种	≥F₂	—	80	84					0.89
FibroSpectII®[32]	HCV	≥F₂	>0.36	77	73					0.83
Fibrotest®[42]	HCV	≥F₂	≥0.5	75	85					0.87
Forns 指数[90]*	HCV	≥F₂	<4.2 / >6.9	94 / 30	51 / 96					0.81
HALT-C model[91]*	HCV					F₄	≥0.5 / <0.2	47 / 88	92 / 45	0.81
Hepascore®[33]	HCV	≥F₂	≥0.5	63	89	F₄	>0.84	71	89	0.82 / 0.89
Lok 指数[92]*	HCV					F₄	≥0.2 / >0.5	98 / 40	53 / 99	0.81
NAFLD 纤维化评分[93]*	NAFLD					F₄	<-1.455 / >0.676	77 / 43	71 / 96	0.82
SHASTA[36]*	HCV-HIV	≥F₂	<0.30 / >0.80	88 / 15	72 / 100					0.88

* 纤维化阶段终点的双截断值。高灵敏度（低特异度）截断值和高特异度（低敏感性）截断值，分别用于排除和纳入诊断

APRI. 谷草转氨酶/血小板比值指数；ELF®. 增强肝纤维化；NAFLD. 非酒精性脂肪性肝病；HCV. 丙型肝炎病毒；HIV. 人类免疫缺陷病毒

这些生物标志物作为独立的检测方法并不有效，因此用于联合检测，以提高其诊断性能[29-31]。

目前有 4 种专利检测方法可以同时使用直接和间接标志物：Hepascore®（PathWest，University of Western Australia，Australia）、Fibrometer®（Echosens，Paris，France）、FibroSpectII®（Prometheus Laboratory Inc.，San Diego，ISA）和 Enhanced Liver Fibrosis®（ELF，Siemens Healthcare，Erlangen，Germany）。

FibroSpect Ⅱ 和 Hepascore 最初都在 HCV 中得到初步验证，并报道了在预测显著纤维化方面的良好性能，AUROC 分别为 0.83 和 0.82[32, 33]（表 7-2）。

ELF 和 Fibrometer 最初都在混合肝病人群中得到验证，预测显著纤维化的 AUROC 分别为 0.78 和 0.89[34, 35]。

SHASTA 评分是一个非专利的联合小组在 HIV-HCV 共感染人群中开发的，预测显著纤维化的 AUROC 为 0.87[36]。

自从最初的验证研究以来，直接血清纤维化标志物的证据基础已经扩大，特别是针对慢性肝病的特定病因和肝硬化检测。也有新的证据表明，直接血清纤维化标志物可以同其他指标相结合来预测 CSPH。最近一项关于 ELF 和巨噬细胞激活标志物 sCD163 联合使用的研究表明，其预测 CSPH 的 AUROC 值为 0.90[37]。不过，关于全面使用直接血清纤维化标志物仍未达成一致意见。与其他模式相比，专利检测增加的成本是否能被优越的诊断性能所抵消仍有待确定[38]。

2. 间接血清纤维化标志物

间接血清纤维化标志物包括血清转氨酶、谷氨酰胺转移酶、胆红素、凝血参数、α_2- 球蛋白和 α_2- 巨球蛋白。由于血小板计数通常是由数学方法计算而来，因此应该更恰当、简单地定义为"间接标志物"。

APRI 是一种简单的间接指标，可以从常规实验室数据中计算出来。它已被证明能有效预测丙型肝炎患者显著纤维化和肝硬化。其主要缺点是在没有肝纤维化的情况下，由于肝细胞坏死炎症活动（或肝外谷草转氨酶）对评分谷草转氨酶

的影响。APRI 在其初始验证研究中预测显著纤维化和肝硬化的 AUROC 分别为 0.80 和 0.89[39]。

FIB-4 是另一种简单的间接纤维化标志物，最初在 HCV-HIV 合并感染人群中描述[40]。随后在单一的 HCV 患者中发现是肝硬化的预测因子，在一项研究中其预测纤维化的 AUROC 值为 0.91[41]。

在 HCV 中使用的其他具有类似诊断效能的间接纤维化标志物包括 Forns 和 Lok 指数。在非酒精性脂肪性肝病中使用 BARD 评分和 NFS（NAFLD 纤维化评分）。

FibroTest®（Biopredictive，Paris，France）在美国被称为 Fibrosure®，是第一个也是目前唯一一个专利的间接血清标志物。初步验证发现，其预测 HCV 患者显著纤维化的 AUROC 值为 0.87[42]。随后，将 FibroTest 与 APRI 进行 Meta 分析比较，发现在 HCV 中，两者预测显著纤维化的 AUROC 分别为 0.79 和 0.77，预测肝硬化的 AUROC 分别为 0.86 和 0.84[43]。

总的来说，直接和间接纤维化标志物的诊断效能是相似的。与直接纤维化标志物一样，单独使用间接纤维化标志物预测 CSPH 的准确性不高[44, 45]。

（二）肝脏硬度测定

在肝硬化中，肝硬度值的测量似乎比血清纤维化标志物的诊断准确性更高。但对于显著纤维化或肝硬化前纤维化分期的情况并非如此，在此方面这两种方法的准确性类似。

肝脏硬度测量具有肝脏特异性的优点，不受肝外炎症和瘢痕的影响。然而，硬度测量确实存在一些缺点，包括：①由于采用治疗方式的不同，肝硬度值可受多种非纤维化肝进程的影响；②与血清标志物不同，它可能受观察者间和观察者本身主观判断的影响；③在某些患者身上，如肥胖或腹水患者，肝脏硬度值可能无法测量。

瞬时弹性成像是目前应用最广泛和研究最全面的肝脏硬度测量技术。

1. 瞬时弹性成像

TE 通过一维超声，使用纤维扫描技术测

量 50Hz 弹性横波通过肝实质时的传播速度（图 7-3A）。组织硬度（E）可以通过测量速度推导出（$E=3\rho v^2$，v 是横波速度，ρ 是组织密度，假设为常数），以千帕值（kPa）为单位。TE 在第 9 肋和第 11 肋之间的肋间间隙进行测量，类似经皮肝活检的部位。据估计，标准 M 探针检测的肝脏体积是标准活检的 100 倍。对于可靠的肝脏中位硬度测量，必须满足一定的最低质量标准：①至少 10 个有效的个体测量值；②成功率大于 60%；③四分位数与中位数之比的差值 ≤30%[46]。计算结果以硬度中位值形式给出，取值范围为 1~75kPa。正常值一般小于 5kPa。

TE 操作简单、成本低廉，仅需 5~10min 即可完成，而且工作人员通常在经过适当培训后即可操作。然而，TE 的失败率也较高，尤其在肥胖患者中。在一项超过 13 000 项的大型系列测试中，15.8% 的测试不符合指定的可靠性标准，3.1% 的测试无法测量[47]。XL 型号探头的开发在一定程度上解决了这个问题，它允许对肥胖患者进行更深入的测量。XL 探头已被建议用于皮肤至肝包膜深度大于 2.5cm 或 BMI 超过 30kg/m² 的患者[1]。

其他可能影响肝脏硬度的因素包括坏死炎症活动增加、胆汁淤积、充血性心力衰竭、近期饮酒、占位性病变和食物摄入。建议 TE 测量前禁食至少 2h[48]。

TE 最初在两项涉及 HCV 患者的研究中被描述。预测肝硬化的 AUROC 分别为 0.87 和 0.95，预测显著纤维化的 AUROC 分别为 0.79 和 0.83[49, 50]。此后，TE 在更多的肝病人群中得到了验证，多项 Meta 分析显示其预测显著纤维化和肝硬化的平均 AUROC 分别为 0.84 和 0.94[51-55]。用于确定这些终点的阈值随着不同的疾病而变化（图 7-4）。需要强调的是，TE 不能很好地鉴别纤维化的早期阶段。

TE 与其他指标的关系已进行了研究，包括 HVPG。HVPG 在较低的情况下与 TE 有很好的相关性，但当其超过 10~12mmHg 时，这种相关性就不明显了[56]。因此，TE 不推荐作为筛查静脉曲张或 CSPH 的单一工具。当与血小板计数

和脾脏直径等其他指标相结合，TE 对 CSPH 的诊断性能有了显著提高。LSPS 指数是在此基础上发展起来的，该指数用肝硬度乘脾脏直径除以血小板计数，预测早期高危险静脉曲张阳性率较高[57]。

门静脉高压（portal hypertension，PH）和静脉曲张风险评分（variceal risk score，VRS）指数为 LSPS 增加了进一步的数据，以提高对特定指标的预测。PH 预测 CSPH 的 AUROC 值为 0.935，VRS 预测食管静脉曲张的 AUROC 值为 0.909[58]。

最近有研究提出，如果 TE<20kPa 和血小板计数>150 000/mm³，则该类人群没有必要进行内镜检查静脉曲张，这种观点的前景良好[2, 59]。通过对 LSPS 和 TE 联合血小板计数分析进一步阐明了这一概念，以识别高危 CSPH 患者和发现需要治疗的静脉曲张风险较低的患者[60]。

TE 也被证明是 HCC 进展、临床失代偿和死亡的有力预测因子[61, 62]。在慢性乙型肝炎感染中，这项技术已被纳入 HCC 发展的预测模型中，其中一项研究显示其 5 年的 AUROC 预测值为 0.89[63, 64]。

2. 声波辐射力脉冲成像

声波辐射力脉冲成像（acoustic radiation force impulse，ARFI）也称为点剪切波弹性成像（point shear wave elastography，pSWE），是一种基于超声的弹性成像技术，已被商用超声机采用（虚拟触觉组织定量™，Siemens；弹性成像点量化，ElastPQ™，Philips；横波测量，SWM，Hitachi Aloka）。短声脉冲（约 262μs）产生横波造成肝实质微位移（图 7-3B）。剪切波速是以 m/s 为单位，在 B 超定位下，在预定的目标区域内测量（region of interest，ROI）[65]。ROI 小于 TE，然而在肥胖或腹水患者中，它可以选择更佳的位置，从而产生较低的失败率。ARFI/pSWE 的质量标准还没有明确，由于获得的剪切波速范围较窄（0.5~4.4m/s），纤维化分期的截断值很难获得[1, 66]。此外，ARFI/pSWE 与 TE 测量的肝脏硬度受到同样的因素影响。Meta 分析表明，ARFI 具有与 TE 相似的诊断准确性，但纳入研究的异质性大，并且没有在肝活检中进一步验证。ARFI

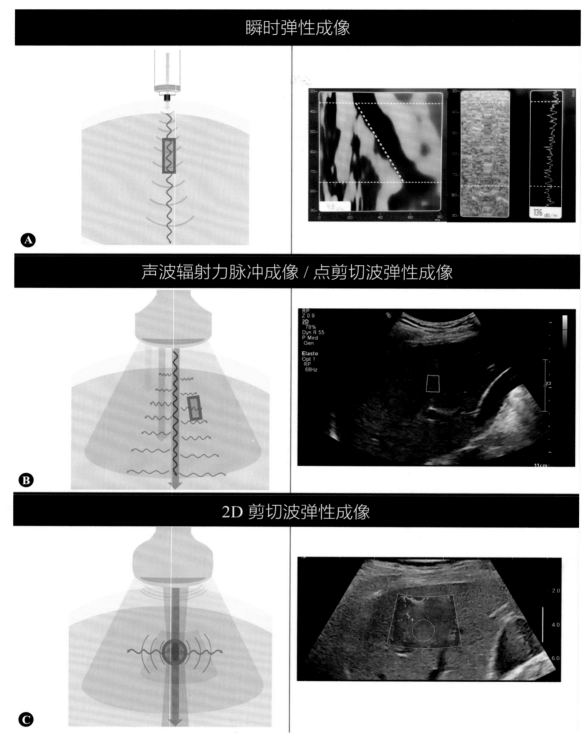

▲ 图 7-3　超声弹性成像技术

A. 探针（黄箭）产生机械脉冲，导致弹性剪切波传播（绿色波）。横波通过肝实质传播的速度由一维超声（蓝线）在一个固定的目标区域（红框）测量。获得的数据以图形形式显示为弹性图，而不是解剖图。B. 声波辐射力脉冲成像 / 点剪切波弹性成像。超声探头产生声波辐射脉冲（紫箭）。弹性剪切波（绿色波）垂直于声波脉冲传播。这些测量是在 B 超下的可移动目标区域（红框）中进行的。C. 2D 剪切波弹性成像。超声探头的聚焦声激发（紫箭和紫色阴影区域）导致横波传播（绿箭）。速度通过 B 超下可移动区域的高帧频超声（蓝线）捕捉（红圈）。彩色图像（超声图像中的框状区域）提供实时横波数据，以帮助选择感兴趣的均匀区域（图片由 Dr Matteo Rosselli, Dr Davide Roccarina, Associate Prof.William Kemp, and Prof.Stuart Roberts 提供）

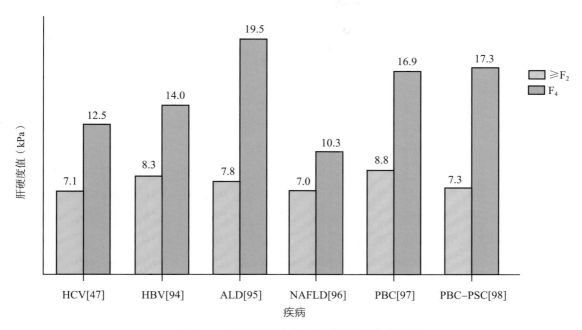

▲ 图 7-4 不同病因疾病的瞬时弹性成像截断值

HCV. 丙型肝炎；HBV. 乙型肝炎；ALD. 酒精性肝病；NAFLD. 非酒精性脂肪性肝病；PBC. 原发性胆汁性胆管炎；PSC. 原发性硬化性胆管炎

预测显著纤维化和肝硬化的 AUROC 均值分别为 0.87 和 0.93[67]。ARFI 在预测 CSPH 方面并没有超过 TE 的优势[68]。

3. 2D 剪切波弹性成像

2D 剪切波弹性成像（2D-shear wave elastography，2D-SWE）测量肝脏硬度，是另一种应用于商用超声设备的模式（Aixplorer®，Supersonic Imagine；LOGIQ E9®，GE Healthcare；Virtual Touch IQ®，Siemens；Aplio 500®，Toshiba）。该技术涉及瞬态剪切波的实时捕获、聚焦超声束在肝实质的诱导（图 7-3C）。这需要非常高的帧频超声成像序列，通常超过 1000Hz[69]。2D-SWE 的失败率低于 TE，但与 ARFI/pSWE 一样，没有既定的质量标准。有一种说法是 2D-SWE 比 TE 和 ARFI/pSWE 具有更好的性能，但这尚需要进一步的验证[70-72]，预测 CSPH 也需要进一步验证[73, 74]。

4. 磁共振弹性成像

磁共振弹性成像（magnetic resonance elastography，MRE）由于其费用和时间的限制，目前尚未在临床中常规应用。然而，MRE 利用改进的相位对比成像技术对横波传播进行了极好的量化。横波由放置在患者身上的低频探头产生。与超声弹性成像不同，MRE 具有对整个肝实质成像的优点，因而故障率较低。它尤其适用于纤维化分布不均匀的肝脏疾病，如原发性硬化性胆管炎。由于信号噪声，MRE 不适用于肝脏铁超载患者。

尽管在纤维化评估和 CSPH 检测方面，MRE 似乎比超声弹性成像的适用范围更广泛、准确性更高[75-77]，但由于前面提到的限制因素，MRE 的应用是不太可能在短期内达到超声弹性成像的水平。

（三）脾脏硬度测量

脾脏硬度的量化已成为门静脉高压的一个潜在预测因素。在最初描述中，TE 测量的脾脏硬度与 HVPG 的相关性优于肝脏硬度。此外，当 HVPG 超过 12mmHg 时，HVPG 和脾脏硬度存在明显的线性关系（$R^2=0.78$）[78]。

脾脏硬度可用任何一种测量肝脏硬度的超声技术来检测。然而，由于没有可靠的视觉区域，TE 测量脾脏硬度在技术上比较困难。由于基线值较高，基于超声的弹性成像技术也需要对脾脏进行特定的校准[79]。MRE 也探索用于测量脾脏硬度，但需要进一步研究[77]。

脾脏硬度不单独使用，需要与其他参数结合使用。对 12 项受偏倚影响的异质性研究进行 Meta 分析，脾脏硬度用于检测食管静脉曲张的合并的 AUROC 值为 0.86[80]。当脾脏硬度与肝脏硬度、肝脏硬度加上 Lok 指数和 MELD 联合应用时，具有良好的应用前景[81-83]。在考虑进行常规临床应用之前，所有这些方法都需要进一步验证。

（四）分子成像

分子成像是一个令人兴奋的领域，分子探针以生物学过程中的特定标记（如纤维形成）为目标，然后使用放射学或核医学成像技术在体内检测。这可以在整个肝脏水平动态定量评估纤维化沉积或消退。针对弹性蛋白（ESMA）[84]、Ⅰ型胶原蛋白（EP-3533）[85]、纤维蛋白 – 纤维连接蛋白（CTL-1）[86] 和激活肝星状细胞（针对 $\alpha_v\beta_3$ 整合蛋白）的磁共振探针[87] 已经成功在动物模型中研究出来。同样，在大鼠模型中，靶向作用于炎症细胞上过表达的转位蛋白（TSPO）PET 探针与肝纤维化相关[88]。分子成像的潜力是巨大的，可能导致对慢性肝病的不同过程，以及它们对治疗的反应的新认识。临床应用这种技术的一个主要限制是探头及其检测所需设备的费用问题。然而，在未来这是一个令人兴奋的研究领域。

结论

慢性肝病无创评估的出现改变了肝病学实践的格局。它们从发展到纳入指南的进程是非常迅速。血清纤维化标志物和 TE 的可及性使慢性肝病患者在临床症状出现之前就能被早期识别并进行分期。无创评估的应用已经超越了其初衷，进一步成为预后指标、风险分层工具和启动治疗的指标。也许这些检测和技术最深刻的结果是改变了对慢性肝脏疾病患者临床过程的认识。肝纤维化的动态过程及其相关的临床表现只有在无创评估时代才真正得到认识。目前看来，TE 是最可靠和应用最广泛的无创评估方法。调查显示，无创评估的结果应考虑个体患者的背景差异，检测的结果需在已知的检测限制范围内，并且有发表的数据支持。

第8章　肝硬化

Hepatic Cirrhosis

P. Aiden McCormick　Rajiv Jalan **著**

黄　燕 **译**　叶　伟 **校**

学习要点

- 肝硬化是指肝脏正常组织结构弥漫性损坏，并伴有纤维化和结节形成。
- 最常见的病因有摄入酒精过量、病毒性肝炎、非酒精性脂肪性肝炎和自身免疫病。
- 临床上患者可能无症状（代偿期）或出现黄疸、腹水、肝性脑病、静脉曲张破裂出血（失代偿期）表现。
- 肝硬化患者生存期缩短，进入失代偿期则愈加明显。
- 肝硬化的诸多并发症是由门静脉高压、侧支循环、静脉曲张、高动力循环引起的。
- 肝硬化对心、肺和肾有显著的继发性影响。
- 肝硬化治疗的关键在于减少潜在原因，如戒酒、抗病毒、减肥等，预防并发症发生，筛查静脉曲张和肝细胞癌。
- 慢加急性肝衰竭是临床和病理生理上新定义的一组临床症候群，常有肝硬化基础，临床表现进行性恶化，出现器官功能衰竭、全身性炎症反应，短期死亡率高。

一、定义

　　肝硬化在解剖学上是指伴有弥漫性肝纤维化和结节形成的过程（见第 6 章）。这是慢性肝损伤所致肝纤维化的最终结果。肝硬化原因是多方面的，但最终结果都是形成纤维化。

　　纤维化不是肝硬化的代名词。纤维化可发生在心力衰竭的腺泡 3 区，或胆管梗阻和先天性肝纤维化的腺泡 1 区（图 8-1），或肉芽肿性肝病的小叶间，但这些都并非真正的肝硬化。在血吸虫病中，血吸虫卵也会在汇管区激发纤维组织反应，但这通常不会发展成肝硬化。同样，无纤维化的结节形成与部分结节转化或结节再生性增生一样，都不属于肝硬化（图 8-1）。

二、肝硬化的原因

　　在酗酒盛行的西方国家，非酒精性脂肪性肝炎和病毒性肝硬化（尤其是丙肝）发病率都在上升。在发展中国家，主要原因是乙型和丙型肝炎

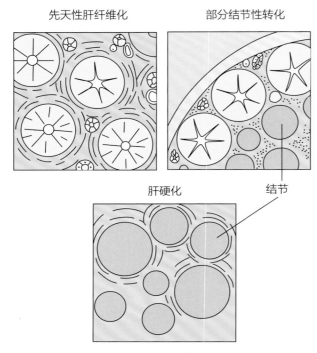

先天性肝纤维化　　部分结节性转化

肝硬化　　　　结节

▲ 图 8-1　肝硬化是指广泛的纤维化和结节形成，先天性肝纤维化由无结节纤维化组成，部分结节性转化（或结节再生性增生）由无纤维化的结节组成

病毒。

不能确定病因的肝硬化称为隐源性肝硬化。这是一种排他性诊断。随着诊断技术的提高，诊断隐源性肝硬化的比例逐步下降。但在某些情况下，仍然可能很难确定病因，因为特殊的组织学特征可能会随着肝硬化的进展而消失。

肝硬化及辅助因子（图 8-2）

有些肝病只有单一的病因，如乙型病毒性肝炎和丙型病毒性肝炎、原发性胆汁性肝硬化和原发性硬化性胆管炎。然而，在很多情况下，辅助因子可能很重要。只有一小部分 HFE 突变血色病患者出现肝硬化症状。可能的辅助因子包括年龄、性别、肥胖、酒精、铁摄入量和其他未知的遗传因素。同样，饮酒过量的人很多，但只有一小部分人发展成肝硬化；非酒精性脂肪性肝炎肝硬化只发生在少部分肥胖糖尿病患者中。

引起肝病的多种病因也会相互影响。饮酒过量的乙肝或丙肝患者更有可能出现疾病的进展。肥胖的 α_1-抗胰蛋白酶缺乏的杂合子患者更易出现肝硬化。

肝硬化进展的风险也可能取决于患者的年龄和性别、疾病的持续时间、免疫状态。丙型肝炎纤维化在老年患者中发展更为迅速[1]。

因此，在大多情况下，可能存在一种主要原因和相互作用的多种辅助因子导致肝硬化形成（图 8-2 和表 8-1）。这些辅助因子的相对重要性可能因患者而异。

三、解剖学诊断

肝硬化的诊断取决于肝内广泛存在的结节同时合并纤维化。肝硬化可分为小结节型（图 8-3）和大结节型（图 8-4）或两者混合型。

肝活检是诊断的金标准[2]。检测可能受到活检标本过少或取样误差的限制。所以肝脏组织病理学专家至关重要。即使是少量的活检标本，组织病理学专家也可以通过识别碎片周边的边缘纤维化（图 8-5），以及肝实质内缺乏正常的门静脉和肝小静脉，网状结构增宽或结构破坏，并结合临床表现或影像学对肝硬化做出诊断。相反，在大结节型肝硬化中可以看到无明显结节的肝脏非碎片样核心。在这些情况下，有用的诊断点包括门静脉缺失、血管排列异常、肝动脉与门静脉非伴行、纤维间隔结节的出现、活检的不同区域肝细胞大小和形态的变化。

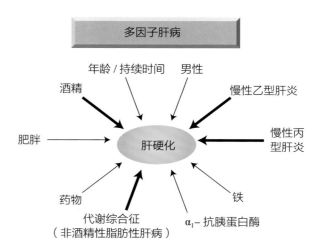

▲ 图 8-2　许多肝脏疾病都有一个主要的起始因子和一些促成肝硬化发展的辅助因子

表 8-1　肝硬化的病因学和根本治疗方案

病　　因		治疗方案
病毒性肝炎（乙、丙、丁）		抗病毒疗法
酒精		戒酒
NASH		减肥
代谢	铁过载（HFE 血色病）	静脉放血治疗
	铜过载（肝豆状核变性）	铜螯合剂
	α_1- 抗胰蛋白酶缺乏症	可能需要肝移植
	IV 型糖原累积症	可能需要肝移植
	半乳糖血症	停用牛奶和奶制品
	酪氨酸血症	停用酪氨酸饮食，可能需要肝移植
	原发性胆汁性肝硬化	UDCA，可能需要肝移植
	原发性硬化性胆管炎	肝移植
肝静脉流出道障碍	Budd-Chiari 综合征	TIPS、可能需要肝移植
	心力衰竭	治疗心脏病
自身免疫性肝炎		免疫抑制药
毒素和药物，如甲氨蝶呤、胺碘酮		识别并停止使用

NASH. 非酒精性脂肪性肝炎；UDCA. 熊去氧胆酸；TIPS. 经颈静脉肝内门体分流术

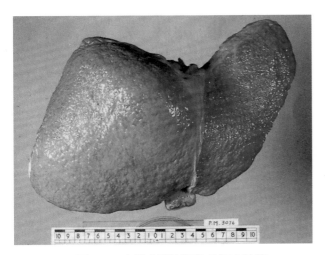

▲ 图 8-3　小结节型肝硬化的细小结节

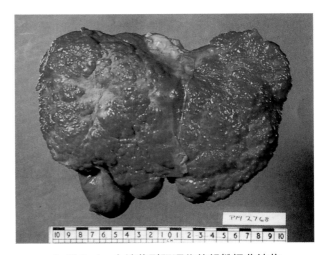

▲ 图 8-4　大结节型肝硬化的粗糙扭曲结节

　　肝活检中，一些特征性改变有助于识别并诊断肝硬化的病因，如 α_1- 抗胰蛋白酶、脂肪变性提示非酒精性脂肪性肝炎或炎症反应提示自身免疫性肝炎（表 8-2）。

　　肝活检并非没有风险（见第 3 章）。如存在禁忌证（如腹水或凝血功能障碍），则应采用经颈静脉路径。多数情况下，结合临床表现和肝脏影像学检查可诊断肝硬化，但影像学检查可能会

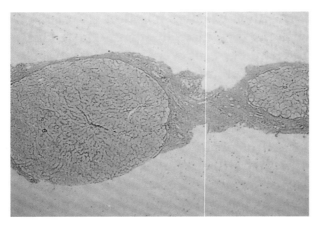

▲ 图 8-5　肝硬化活检
标本虽小，但网状纤维可勾勒出结节轮廓（网状纤维染色，40×）

漏诊早期肝硬化。

　　肝脏瞬时弹性成像（Fibroscan）是一种无创评估肝纤维化 / 肝硬化的方法。对慢性丙型肝炎患者尤为有效[3]。目前多数超声机器都集成了肝脏弹性成像功能。

　　超声对肝硬化的诊断并不可靠，但可用于筛查已知肝硬化、肝细胞癌的发生，以及评估门静脉通畅情况和腹水的发生。

　　CT 扫描可评估肝脏大小和形状，识别肝内结节（图 8-6），并可客观、连续动态评估肝脏一段时间内的变化。脂肪变性、肝脏局灶性病变、腹水、侧支循环形成及脾大等都可经 CT 发现。重复多层螺旋 CT 扫描的辐射剂量是相当大的，这可能是一个问题，尤其对年轻患者影响较大。

　　MRI 对于评估胆管树（MR 胆管造影）和筛查恶性肝脏结节（增强 MRI）是有效的（见第 33 章）。

四、可逆性肝硬化

　　肝硬化通常被认为是不可逆的。然而，如果去除最初的损伤因素，如丙型肝炎、胆道梗阻、肥胖或铁过载，纤维化可能会逆转。已有证据表明部分患者肝硬化逆转[4-6]。但多数情况下，反复肝活检显示肝脏纤维化程度减轻，而不是恢复到正常水平。

表 8-2　肝硬化患者的一般情况调查（表 9-1）

职业、年龄、性别、住所
临床病史
- 乏力、消瘦
- 厌食
- 腹痛
- 黄疸、瘙痒、大小便颜色
- 腿或腹部肿胀
- 出血：鼻腔、牙龈、皮肤、消化道
- 性欲减退、月经史
- 既往健康状况：黄疸、肝炎、服药、输血
- 社会因素：饮酒
- 家族史：肝病、自身免疫病
查体
- 营养状况、发热、肝臭、黄疸、色素沉着、紫癜、杵状指、指甲发白、蜘蛛痣、肝掌、男性乳房女性化、睾丸萎缩、体毛分布异常、腮腺肿大、掌筋膜痉挛症、血压改变
- 腹部：腹水、腹壁静脉显现、肝脾大小
- 周围水肿
- 神经系统异常：精神异常、昏迷、震颤、扑翼样震颤

实验室检查
- 血液学
  - 血红蛋白、白细胞和血小板计数、凝血酶原时间（国际标准化比值）
- 血清生化
  - 胆红素
  - 转氨酶
  - 碱性磷酸酶
  - γ- 谷氨酰转移酶
  - 白蛋白、球蛋白
  - 免疫球蛋白
  - 转铁蛋白饱和度、血清铁蛋白
  - 血清铜蓝蛋白、血清铜
  - α_1- 抗胰蛋白酶表型
- 如果伴有腹水（见第 9 章）
  - 诊断性腹腔穿刺
  - 血清钠、钾、碳酸氢盐、氯、尿素及肌酐水平
  - 每天体重
  - 24h 尿量和钠排泄量
- 血清免疫学
  - 抗平滑肌抗体、抗线粒体抗体、抗核抗体、LKM-1 抗体、抗中性粒细胞胞质抗体
  - 乙肝表面抗原（HBsAg）、丙型肝炎抗体（其他肝炎标志物见第 19 章和第 20 章）
  - 甲胎蛋白
- 内镜
- 肝脏超声、CT 或 MRI 扫描
- 针吸肝活检（如果凝血情况允许）
- 如果发生神经精神改变，行脑电图检查

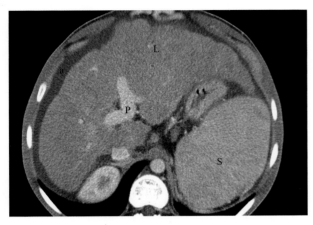

▲ 图 8-6 CT 扫描显示肝硬化腹水（a）、肝表面不规则（L）、门静脉增宽（P）、脾大（S）

五、肝硬化：代偿与失代偿

临床术语中，肝硬化常常被描述为"代偿期"或"失代偿期"。失代偿期肝硬化是指有以下一种或多种表现：腹水、静脉曲张出血、肝性脑病或黄疸。肝肾综合征、低钠血症和自发性细菌性腹膜炎也是失代偿期特征性表现，但在这类患者中，腹水常常最先发生。代偿期肝硬化患者没有

以上特征。这是一个重要的临床差异。代偿期患者中位生存期为 12 年，而失代偿期患者中位生存期仅为 2 年 [7]。

（一）代偿期肝硬化

代偿性肝硬化患者通常没有明显的临床症状，可能由常规血液检查或临床查体发现异常体征而被发现，如肝大、脾大、蜘蛛痣、肝掌等。成人上腹部可触及肝脏是一个有用的临床体征 [8]。此时应通过肝脏影像、Fibroscan 等方法进行确诊。并非所有的代偿期肝硬化都是相同的。食管或胃底静脉曲张的出现，表明临床上存在显著的门静脉高压症，并且与较差的预后有关（图 8-7）[9]。失代偿期肝硬化发生率为每年 5%～7%，可能因细菌感染、外科手术、创伤或药物等因素而加速进展。肝细胞癌发病率为每年 1%～3%，建议进行适当的筛查（见第 35 章）。

（二）失代偿期肝硬化

患者常在出现腹水、黄疸或消化道出血等表现前来就诊。此时患者常出现肌肉萎缩和体重下降。可出现扑翼样震颤。肝硬化是肝性脑病最常

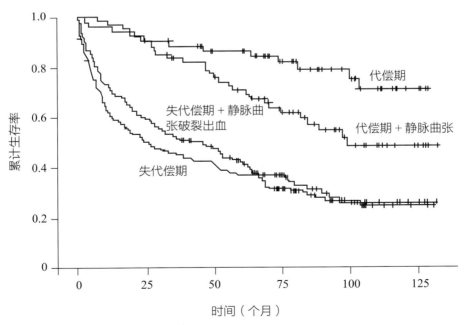

▲ 图 8-7 代偿期和失代偿期肝硬化患者预后生存分析
经 John Wiley & Sons 许可转载，引自 Zipprich et al. 2012[9].

见的病因。黄疸意味着肝细胞被破坏的程度已经超过其再生能力，并且已处于较严重的时期。手臂、肩部和小腿可出现紫癜，与血小板计数过低有关。血液循环通常过于活跃，外周温暖，心动过速，血压相对较低，脉搏容易触及。此时患者常出现体毛稀疏、蜘蛛痣、肝掌、指甲发白和性功能障碍。腹水和下肢水肿也是常见表现。肝脏肿大，边缘坚实规则，也有可能缩小，无法触及。脾脏肋下可触及。

六、预后（Child-Pugh 评分、MELD 评分、UKELD 评分）

凝血酶原时间延长、大量腹水、消化道出血、高龄、每天酒精摄入过量、高胆红素血症和碱性磷酸酶升高、低白蛋白血症和营养不良等因素与预后不良相关。需强调精确评估预后的必要性，以便及时将患者转诊到外科进行肝移植手术。

Child 分级（A～C 级）取决于黄疸、腹水、肝性脑病、血清白蛋白水平和营养状况，这是一个很好的短期预后指标。凝血酶原时间可以用来代替营养状况（Child-Pugh 改良分级）和按严重程度评分的个体特征。根据总分将患者划分为 A 级、B 级或 C 级[10]（表 8-3）。

MELD 评分可用于判断接受 TIPS 治疗患者的预后。MELD 评分是终末期肝病模型，根据血肌酐、凝血酶原时间（INR）和血清胆红素计算得来。将 MELD 评分应用于肝移植，发现 MELD 评分能准确预测在等待肝移植的肝硬化患者死亡率。目前，它作为一种衡量标准被广泛应用于肝移植的判定和器官分配优先级排序。在计算中，加入血清钠指标，即 MELD-Na，可进一步提高其预测能力[11]。英国也制订了类似的评分系统（UKELD）。这些评分可在线计算。疾病特异性评分系统，如酒精性肝炎 Maddrey 判别函数，也可能有用。

一些可能有用的临床经验如下：①如果失代偿发生在出血、感染或酗酒之后，预后会比自发性失代偿好，因为这些诱发因素是可以纠正的；②对治疗的反应，如果患者在开始住院治疗后的 1 个月内病情仍未改善，则预后不佳；③如果初始诱因能消除，预后会更好，因此，酒精性肝硬化患者戒酒和病毒性肝炎后肝硬化患者进行抗病毒治疗，将会改善预后；④黄疸，尤其是持续性黄疸，是病情严重的征兆；⑤腹水会导致预后恶化，尤其是在利尿药治疗敏感性不佳的患者中；⑥大肝脏比小肝脏预后更好，因为它可能包含更多有功能的肝细胞；⑦食管静脉曲张出血，必须综合考虑门静脉高压与肝细胞状态，如果肝细胞功能良好，可以耐受出血，如果肝细胞功能差，很可能出现肝昏迷和死亡；⑧生化检测，如果血清白蛋白低于 25g/L，预后不佳，出现低钠血症（血清钠<130mmol/L），并且如果与利尿治疗无关，则说明病情严重，血清转氨酶和球蛋白水平不能指导预后判断；⑨持续性低血压（收缩压<100mmHg）是一个重要问题，应该寻找和治疗可改善的原因，如败血症。

表 8-3　**Child-Pugh 分级评分系统**

参　数	1 分	2 分	3 分
总胆红素 [μmol/L(mg/dl)]	<34（<2）	34～50（2～3）	>50（>3）
血清白蛋白（g/L）	>35	28～35	<28
国际标准化比值	<1.70	1.71～2.30	>2.30
腹水	无	轻度（利尿药可控制）	中至重度（利尿药效果差）
肝性脑病	无	Ⅰ～Ⅱ级（或用药后无症状）	Ⅲ～Ⅳ级（或反复发生）

A 级：5～6 分；B 级：7～9 分；C 级：10～15 分

七、临床与病理

（一）血管扩张与高动力循环

失代偿性肝硬化患者诸多并发症被认为是由血管扩张和高动力循环所致（图 8-8）。此时，外周动脉血流量和门静脉血流量明显增加。心输出量增加[12]（图 8-9），表现为心动过速、活跃的心前搏动和频繁的射血收缩期杂音。肾血流（尤其是肾皮质灌注）减少。

血管舒缩功能降低，表现为大脑运动、Valsalva 动作及从水平向垂直倾斜诱发的血管收缩减少[13]。肝硬化患者其动脉对内源性血管收缩剂的反应性低下。自主神经病变是预后不良的表现[14]。动脉有效血容量下降是由动脉血管扩张引起的动脉血管间隔增加所致，由此激活了交感神经和肾素 – 血管紧张素系统，并在水钠潴留和腹水形成中发挥重要作用。

多种血管舒张因子可能参与高动力循环的发生，其中，一氧化氮是最重要的因子。门静脉高压时，血管内皮细胞受血管内皮生长因子、血管紧张素、切应力和炎性细胞因子的刺激增加 NO 生成。内脏和全身性 NO 产生增加导致血管舒张，而肝内循环中 NO 相对缺乏，导致肝内血管阻力增加和门静脉压力升高[15]。肝移植后，门静脉压力恢复正常。由于门静脉 – 全身侧支循环持续存在，心脏指数和内脏血流保持在较高水平，但随时间推移逐渐恢复正常[16]。

（二）心肺状况

1. 肝肺综合征

约 1/3 失代偿性肝硬化患者动脉血氧饱和度降低，并可出现发绀（表 8-4），原因包括肝肺综合征（hepatopulmonary syndrome，HPS）（表8-5）。HPS 定义为晚期肝病患者在缺乏可检测到的原发性心肺疾病情况下，出现肺血管扩张和氧合障碍。当呼吸室内空气时，动脉血氧分压低于 80mmHg（10.6kPa），肺泡 – 动脉血氧分压差大于 15mmHg（2kPa）。仰卧呼吸（躺下时才能缓解呼吸短促状态）和直立低氧血症（直立时动脉血氧分压下降）是常见的两种症状。肺内分流是由毛细血管前阻力血管和毛细血管明显扩张所致，由此导致毛细血管氧合扩散受限和通气 – 血

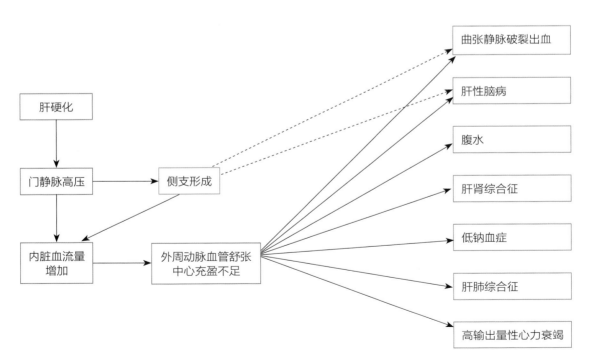

▲ 图 8-8　肝硬化诸多并发症是由动脉扩张和高动力循环所致

经 Elsevier 许可转载 , 引自 McCormick PA, Donnelly C.Pharmacol Ther 2008; 119: 106.

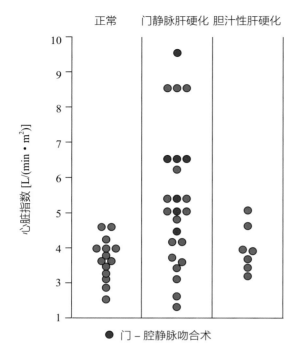

正常　门静脉肝硬化　胆汁性肝硬化

● 门 – 腔静脉吻合术

▲ 图 8-9　大多肝硬化患者心输出量增加，但胆汁性肝硬化患者心输出量在正常范围内

正常心脏指数为（3.68±0.60）L/(min·m²)。肝硬化患者心脏指数为（5.36±1.98）L/(min·m²)（经 Elsevier 许可转载，引自 Lunzer et al. 1975[13].）

流比例失调（图 8-10）。

　　HPS 与肝病或门静脉高压症的类型及严重程度无关。HPS 患者生活质量较差，死亡率是无 HPS 肝硬化患者 2 倍[17]。

　　肝硬化引起肺血管扩张的血管活性物质尚不清楚，可能包括 NO、内皮素 –1 和 TNF-α。

　　增强超声造影心动图可显示微气泡经肺循环进入左肺的异常通道。99mTc- 大颗粒结合血清白蛋白，故肺显像灵敏度较低。肺动脉造影可显示大的肺动静脉分流，经食管超声造影有助于排除心内分流。但目前治疗上对此没有有效的药物。

　　低氧血症进行性加重是肝移植的适应证，这是目前唯一有效的治疗方法。移植后，低氧血症可能需要数周或数月才能缓解。当肺动静脉分流较大时，较难逆转，需要移植前进行线圈栓塞治疗。

　　2. 门静脉性肺动脉高压

　　门静脉性肺动脉高压是指在没有其他与肺动脉高压相关的疾病情况下，门静脉高压和平

表 8-4　慢性肝病合并肺部病变

- 组织缺氧
- 肺内分流
- 通气 – 血流比例失调
- 气体交换障碍
- 胸腔积液
- 膈肌抬高
- 基底部肺不张
- 原发性肺动脉高压
- 门静脉肺动脉分流
- 胸部 X 线片斑点状或结节状阴影

表 8-5　肝肺综合征

- 晚期慢性肝病
- 动脉低氧血症
- 肺内血管扩张
- 无原发性心肺疾病

均肺动脉压高于 25mmHg 和肺血管阻力大于 240Dynes/(s·cm⁵)[18]。可与肝脏门静脉高压或肝前性门静脉高压同时发生。约 5% 等待肝移植患者存在门静脉性肺动脉高压。患者可能无症状或表现出非特异性胸部不适或呼吸困难。体检可示右心室隆起或响亮的第二心音。肌性肺动脉的组织学研究显示管壁扩张、增厚，很少有血栓形成。目前已在尸检中发现丛源性肺动脉病，累及直径 10～200mm 动脉，曾被认为是原发性肺动脉高压。

　　重度肺动脉高压（平均肺动脉压＞35mmHg）是肝移植相对禁忌证，可导致患者在围术期死于急性右心衰竭。所有等待肝移植患者均应接受超声造影筛查。如果右心室收缩压＞50mmHg，则应进行右心导管检查明确诊断[18]。

　　目前，治疗门静脉性肺动脉高压的药物有前列环素类似物、磷酸二酯酶抑制药和内皮素受体拮抗药。若平均肺动脉压降低至 35mmHg 以下，可考虑肝移植[19]。

　　3. 肝硬化性心肌病

　　肝硬化患者（NASH 肝硬化除外）比其他人群更容易发生冠状动脉和主动脉粥样硬化。尸检

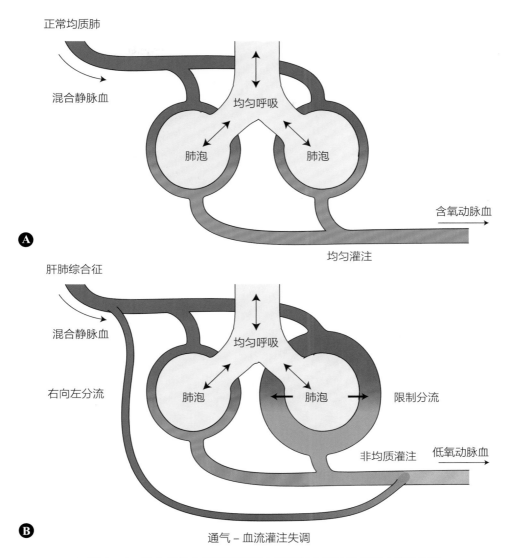

正常均质肺

混合静脉血

均匀呼吸

肺泡　肺泡

含氧动脉血

Ⓐ

均匀灌注

肝肺综合征

混合静脉血

均匀呼吸

右向左分流

肺泡　肺泡

限制分流

非均质灌注 低氧动脉血

Ⓑ

通气 – 血流灌注失调

▲ 图 8-10　肺内气体交换双室模型中肝肺综合征动脉低氧血症的机制

在健康人（A）中，肺泡通气和肺血流均匀正常，肺毛细血管直径为 8～15μm，氧气适时地向血管内扩散，通气 – 血流灌注平衡良好。在肝肺综合征（B）患者中，大量毛细血管扩张，血流不均匀。无论临床严重程度如何，有无肺内分流，通气 – 血流比例失调均为主要机制，并且在最晚期阶段（粗箭），与氧气弥散入扩张的毛细血管受限并存（改编自 Rodriguez-Roisin et al. New Engl J Med 2008; 358: 2378-2387.）

中，冠状动脉疾病的发病率约为无肝硬化所有病例的 1/4。通常认为酒精对心脏的毒性作用是肝硬化患者心脏异常的主要原因。然而，更多的认识是肝硬化本身可导致心脏功能障碍。

肝硬化性心肌病通常被认为是存在以下一种或多种表现：①基线心输出量增加，但心室对刺激的反应性减弱；②收缩和（或）舒张功能障碍；③静息时无明显左心室功能衰竭；④电生理异常，包括心电图上 Q-T 间期延长和心脏变时性功能不全 [20]。

舒张功能是肝硬化患者死亡的预测指标 [21]。TIPS、肝移植或脓毒症等主要应激可导致严重心力衰竭。在压力状态下无法增加心输出量，同时可能导致肝肾综合征发生 [22]。可能的发病机制包括心肌细胞 β 肾上腺素信号通路缺陷，脂质成分改变导致心肌细胞膜流动性降低，以及一氧化氮、一氧化碳和内源性大麻素等对心肌的负面影响。

肝硬化性心肌病目前尚无特效治疗药物。限钠和利尿药的使用有助于治疗心力衰竭。肝移植成功后心功能常常得到有效改善。长期使用醛固酮拮抗药治疗 Child-Pugh A 级肝病患者，已被证明可减少左室壁厚度。应当尽量避免使用血管扩张药和洋地黄类药物，较低剂量 β 受体阻滞药似乎是安全的，并且与血压下降无关。

（三）胃肠道

脾大和腹壁静脉侧支循环建立通常表示存在门静脉高压。胃镜可见静脉曲张。

324 名肝硬化患者中发现 11% 罹患消化道溃疡[23]，其中 70% 无症状。十二指肠球部溃疡发生率高于胃溃疡。幽门螺杆菌在肝硬化患者中的感染率明显高于无肝病患者（76% vs. 42%）[24]。消化道溃疡出血在肝硬化患者中较为常见，与未发现肝脏疾病的患者相比，死亡率更高[25]。

30%～60% 肝硬化患者存在小肠细菌过度生长。它与肠道转运时间延长有关，在晚期肝病和肝性脑病患者中更为常见[26]。

腹部疝气常见于腹水患者。除非危及生命或肝硬化得到很好的代偿，否则不需要修复治疗。

超声检查发现 20%～30% 肝硬化患者存在胆结石，男女均常见，大多数是色素性结石。患病率随年龄和肝病严重程度的增加而增加。除非有明显的临床适应证，否则应避免手术。

慢性复发性胰腺炎和胰腺内钙化常与酒精性肝病相关。

腮腺肿大可见于酒精性肝硬化患者或偶尔可见于结节病患者。

（四）肾脏

各种类型的肝硬化中均存在肾内循环改变，特别是从肾皮质流出的血液重新分布。这易导致肝肾综合征（见第 9 章）。

IgA 肾病在酒精性肝硬化中很常见，认为是由肝脏代谢能力下降和系膜沉积异常糖基化循环 IgA 所致（图 8-11）[27]。这些改变通常是潜在的，但偶尔与肾小球受累的临床表现有关。慢性丙型肝炎感染与冷球蛋白血症及膜增生性肾小球肾炎

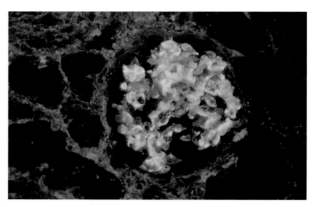

▲ 图 8-11 IgA 肾病

肾活检显示肝硬化患者（酒精相关性）肾小球 IgA 沉积，内生肌酐清除率为 20ml/min，伴蛋白尿（FITC 兔抗人 IgA 免疫组化染色）

相关，可能在抗病毒治疗成功后得到缓解[28]。

（五）肝臭

患者呼吸中略带粪便气味的甜味，被比作刚被打开的尸体或老鼠的气味。

它使严重的肝细胞疾病特别是伴有广泛侧支循环的肝病复杂化。据推测，肝臭是肠源性的。气相色谱分析表明，这是由肺泡气中的二甲基硫化物和酮引起[29]。对于首次昏迷的患者来说，恶臭味可能是一种有用的诊断标志。

（六）皮肤改变

"老妇玛菲特决定自暴自弃，以威士忌和杜松子酒度日，红色的双手和皮肤出现的蜘蛛痣，这就是嗜酒罪孽的代价！[74]"

1. 蜘蛛痣

别名：动脉蜘蛛，蜘蛛痣，蜘蛛毛细血管扩张症，蜘蛛血管瘤。

蜘蛛痣位于上腔静脉的血管区域，很少低于双乳连线。常见的部位是颈项区域、面部、前臂和手背（图 8-12）。蜘蛛痣的选择性分布尚不清楚。

蜘蛛痣由一个中央小动脉组成，以其为中心辐射出许多类似蜘蛛腿的小血管。其大小为针尖粗细至直径 0.5cm。当蜘蛛痣足够大时，可以看到或感觉到搏动，用玻片按压可以增强这种效

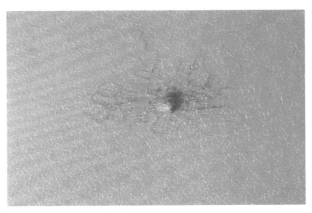

▲ 图 8-12 蜘蛛痣
表现为高于皮肤表面中心和辐射状的分支

果。正如动脉病变所预期的那样，用针头压迫中央突出部位会导致整个病变区域发白。

大量蜘蛛痣和杵状指可能预示着肝肺综合征[30]。蜘蛛痣可能会大量流血。蜘蛛痣与肝硬化关系密切，尤其是酒精性肝硬化，但很少出现在正常成年人身上。在没有肝病的儿童中，38%以上至少有一个蜘蛛痣[31]。妊娠2~5个月可出现蜘蛛痣，在分娩后2个月内消失。少量蜘蛛痣不足以判断肝病，但新发蜘蛛痣数目增加及陈旧蜘蛛痣面积增大需引起注意。

2. 鉴别诊断

遗传性出血性毛细血管扩张症（hereditary haemorrhagic telangiectasis，HHT）病变通常位于上半身。黏膜病变常位于鼻内、舌头、嘴唇、上腭、咽、食管和胃等部位。甲床、掌面和手指也常累及。肝血管瘤较大的HHT会导致高排血量心力衰竭，此时需肝移植。

钙质沉着症、雷诺现象、硬指症和毛细管扩张（CREST综合征）可见于原发性胆汁性肝硬化患者。

3. 手掌红斑（肝掌）（图8-13）

双手温暖，掌心呈鲜红色，尤其是在小鱼际，鱼际隆起和指腹。足底也可出现类似的现象。按压时，斑点变白，停止按压，颜色会迅速恢复。将玻璃片按压在手掌上，它会与脉搏频率同步。患者可能会有手掌抽搐、刺痛感等不适。

很多正常人有家族性掌红斑，与肝病无关。长期患有风湿性关节炎、妊娠、慢性发热性疾病、白血病和甲状腺功能亢进等，也可以看到类似症状。

4. 白甲症

白甲症与低蛋白血症有关，可见于严重肝病和（或）相关营养不良患者。

5. 马德龙病

患有酒精性肝病的中年男性可能会出现颈部、枕下区域和肩部的大型对称性皮下脂肪瘤[32]。

6. 杵状指

杵状指和肥厚性骨关节病可使肝硬化复杂化，尤其是在囊性纤维化或肝肺综合征患者中。可能是由于血小板聚集，通过肺动静脉分流堵塞毛细血管并释放血小板衍生因子[33]。

7. 杜普征掌腱膜挛缩

杜普征掌腱膜挛缩是指手掌筋膜增厚。可出现在酒精性肝硬化，但也可能是特发性的。

8. 肌少症

40%~70%肝硬化患者存在营养不良和肌肉减少症、肌肉质量和功能丧失等[34]。原因似乎

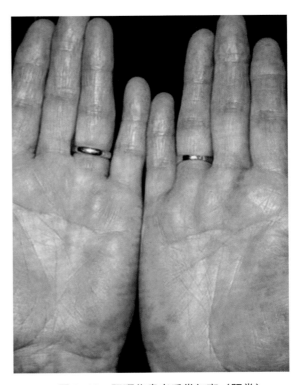

▲ 图 8-13 肝硬化患者手掌红斑（肝掌）

是多方面的。摄入不足、吸收不良、静息能量消耗增加、代谢紊乱、不恰当地使用脂肪和蛋白质进行糖异生均可导致肌少症。肌肉萎缩后虚弱表现，常与预后不良有关[35]。牙病和牙周病很常见，让患者误以为是口腔卫生和牙齿保健较差，而不是肝硬化所致。

即使没有胰腺炎或酒精中毒，脂肪泻也经常发生。这可能与肝胆盐分泌减少有关。通过测量体重指数、上臂中部肌围、肱三头肌皮肤厚度，主观总体评价或综合测量方法，可以评估营养状况[36]。

（七）内分泌改变

1. 高血糖

虽然高达 80% 肝硬化患者葡萄糖不耐受，但只有 20%～30% 患者真正患有糖尿病[37]。NASH、丙型肝炎、酒精性肝硬化和血色病患者糖尿病患病率会有所增加。

2. 性腺功能减退

男性性欲减退和性功能下降很常见，尤其是酒精性肝硬化患者。患者睾丸变得又软又小。第二性征显示毛发脱落，男性剃须次数减少。低睾酮水平在男性肝硬化患者中也很常见。睾酮替代治疗可改善性欲及肌肉质量，但该治疗的长期安全性尚未确定[38]。

代偿期肝硬化女性仍有生育能力。但妊娠期间并发症风险有所增加，尤其与门静脉高压有关的风险。妊娠期间或妊娠后可能出现自身免疫性肝炎[39]。失代偿期肝硬化患者则通常不育。

口服螺内酯的肝硬化患者常常会出现男性乳房女性化。这主要是血清睾酮水平降低及肝脏雄激素受体活性降低所致[40]（图 8-14）。乳房疼痛，腺体增生，乳房增大。

（八）肌肉痉挛

生活质量大幅度下降导致多达 2/3 的肝硬化患者发生肌肉痉挛[41]。治疗方法较多[42]。传统治疗一般采用奎宁疗法，但由于对心脏的毒性和药物之间潜在的相互作用，现在已经不再推荐使用。服用 L- 左旋肉碱可能有所帮助[43]。

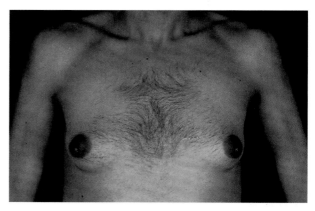

▲ 图 8-14　男性肝硬化患者乳房发育

（九）药物代谢

在肝硬化患者中，药物效应通常由于药物清除减慢而增加[44]。有两个特殊原因：肝细胞数量减少和分流所致肝脏血流减少。对于肝脏摄取率高（首关效应高）的药物，由于分流程度不同（包括门体分流和肝内分流），口服给药后疗效难以预测。低摄取药物在肝硬化患者中的临床疗效更依赖肝细胞功能，因此更具可预见性。应根据肝病严重程度减少总体用药量。

其他代谢途径的组成部分也可能改变肝硬化药物处理，包括药物吸收、组织药物分布、蛋白质结合、胆汁分泌、肠肝循环和靶器官反应性。肝硬化患者对阿片类和苯二氮䓬类药物具有更高的脑敏感性，对非甾体抗炎药和氨基糖苷类药物的不良反应肾脏敏感性也更高。

（十）实验室检查

1. 血液学

通常有轻度正常细胞正色素性贫血，酒精性肝病中常表现为巨细胞性贫血。消化道出血可致贫血。脾大时，白细胞和血小板计数减少（"脾功能亢进"）。凝血酶原时间延长，经维生素 K 治疗后，不能恢复正常。骨髓呈巨细胞样改变。浆细胞增多与高免疫球蛋白血症成正比。

2. 血清生化学变化

除血清胆红素水平升高以外，白蛋白降低，γ- 球蛋白升高。肝酶包括 γ- 谷氨酰转移酶、碱性磷酸酶和转氨酶均有不同程度升高。胆红素升高和白蛋白降低出现在病程晚期。

3. 尿液

尿胆原增高；如果患者有黄疸，尿胆红素阳性。存在腹水时，尿钠排泄减少，严重情况下，每天排出的钠少于 5mmol。

血清总球蛋白升高，尤其是 γ- 球蛋白水平升高较常见。电泳通常显示多克隆 γ- 球蛋白反应。γ- 球蛋白升高可能部分与组织自身抗体（如平滑肌抗体）增加有关。然而，最主要的原因似乎是受损的肝脏无法清除肠道抗原。肝硬化患者血清中抗胃肠道抗原的抗体升高，尤其是大肠埃希菌。这些抗原通过门静脉系统绕过肝脏，引起脾脏等器官抗体反应增加。全身性内毒素血症也可能出现类似情况。

（十一）感染

自发性细菌性腹膜炎（spontaneous bacterial peritonitis，SBP）、菌血症、尿路感染和肺炎在肝硬化患者中很常见[45]。人类肝脏在细菌学上是无菌的，门静脉血流中也很少含有微生物。肠道细菌通过肠系膜淋巴结和其他肠外器官的过程称之为肠道细菌易位。肝硬化患者处理这些细菌的能力较差，导致菌血症和败血症的发生率增加。潜在的机制很复杂[46]。自发性细菌性腹膜炎 10%～20% 住院腹水患者中存在腹水感染。在没有 SBP 情况下，可能会发生自发性细菌性脓胸（感染预先存在的胸腔积液）。在伴有发热昏迷的肝硬化患者中，应考虑是否有细菌性脑膜炎。肝硬化患者鼻腔携带金黄色葡萄球菌明显增多。

对于不明原因发热或病情恶化的肝硬化患者，应始终怀疑败血症发生。在取适量标本进行微生物培养后，通常需要用广谱抗生素进行经验性治疗。在消化道出血后，脓毒症很常见，预防性使用抗生素显著提高短期生存率。在这种情况下，抗生素预防是目前病后护理的一项基本标准。

脓毒症在终末期肝病肝衰竭中很常见，由多种因素引起。肝硬化患者肠道通透性增加，天然免疫和适应性免疫系统缺陷，一般称为肝硬化相关免疫功能障碍（cirrhosis-associated immune dysfunction，CAID）。

肺炎对酗酒者影响更为明显。泌尿系统感染在肝硬化患者中尤为常见，而且通常为革兰阴性菌感染。留置导尿管是泌尿系感染发生的主要原因。其他感染包括蜂窝织炎、淋巴管炎和心内膜炎。这类感染临床表现可能不典型，发热不明显，不甚严重，仅出现白细胞轻度增高。

肝硬化住院患者中，超过半数的感染由革兰阳性菌引起[47]。随着侵入性检查和治疗的开展，医院内感染越来越普遍，耐甲氧西林金黄色葡萄球菌（methicillin-resistant staphylococcus aureus，MRSA）和耐万古霉素肠球菌（vancomycin-resistant enterococci，VRE）等耐药菌日渐成为问题。社区获得性感染的死亡率低于医院感染（15% vs. 31%）[47]。SBP 预防性用药与抗生素耐药性增加相关。

不良的预后特征是无发热，但血清肌酐升高及白细胞显著增多。一旦怀疑感染发生，应开始使用广谱抗生素。肝硬化合并感染性休克患者肾上腺皮质功能相对不全，静脉注射氢化可的松（每 6 小时 50mg）的治疗可使此类患者获益[48]。

结核病死灰复燃，结核性腹膜炎仍然存在，但往往不被怀疑，容易被忽视。

八、治疗管理

（一）一般治疗

肝脏组织结构一旦发生紊乱，就像肝硬化一样，将永远无法恢复到正常结构。但通过对症治疗仍可取得一定效果。肝细胞可保持良好的再生能力，即使肝脏结构不能恢复正常，但功能上代偿是可以实现的。

代偿期肝硬化的治疗目标是维持饮食均衡，避免饮酒和肥胖，尽早发现肝细胞癌、水钠潴留和肝性脑病，维持肾功能，预防静脉曲张破裂出血。对失代偿期肝硬化的治疗，旨在针对治疗特定形式的失代偿，如肝性脑病、腹水、静脉曲张出血。很多情况下，失代偿的发生是由败血症、低血压或用药不当等事件诱发所致。因此，识别和治疗这些诱发因素，可能有助于患者恢复到代偿期状态。

（二）病因治疗

如果肝硬化病因已知，应给予特异性病因治疗。例如，抗病毒治疗清除丙型肝炎病毒，抑制乙型肝炎病毒。通常，抗病毒治疗能改善肝功能。类固醇和免疫抑制药可用于自身免疫性肝炎。熊去氧胆酸需要在原发性胆汁性肝硬化患者中早期应用，并长期维持用药。肝豆状核变性采用螯合疗法，血色素沉积症采用静脉放血治疗。酒精性肝硬化戒酒必不可少。减轻体重对 NASH 肝硬化可能有益。

（三）诱发因素

诸多失代偿期肝硬化患者可能无法进行病因治疗，或者可能需要一段时间才能显示临床效果。在这种情况下，应对症治疗，通常有静脉曲张出血、腹水、肝性脑病或败血症。发现并去除诱因尤为重要。诱发的因素使仍处于代偿期肝病的患者陷入肝衰竭状态。胃肠道出血或术后血压下降需要输血。急性感染必须立刻治疗。酗酒后肝衰竭患者应禁止饮酒。无论是利尿药还是由于其他因素（如呕吐或腹泻）引起的电解质紊乱，必须纠正。

（四）营养

肝硬化患者普遍存在能量代谢异常和营养不良（见第 29 章）。短时间禁食后出现分解代谢。建议每天摄入 35～40kcal 热量和 1.2～1.5g 蛋白质 / 每千克体重[49]。口服或肠内营养优于肠外营养。禁食高脂肪食物没有任何治疗价值。肝性脑病患者，建议不要限制蛋白质的摄入，除非这种限制蛋白饮食是在非常短期的情况下。深夜或夜间进食似乎是有益的。在一项随机对照试验中，夜间口服营养补充剂（21：00—07：00 服用 710kcal）优于日间服用同样热量的营养补充剂。1 年多的时间里，夜间进食组的体重增加了 2kg[50]。腹水患者需要限制盐类摄入，但应保证热量和蛋白质摄入。

（五）外科手术 [51]

肝硬化患者所有手术都具有高风险和高死亡率。非出血肝硬化患者腹部手术死亡率为 30%，额外发病率为 30%。与 Child 分级相关，Child A 级死亡率为 10%，Child B 级死亡率为 31%，Child C 级死亡率为 76%。胆道手术、消化性溃疡手术或结肠切除术预后尤其差。不良预后的预测因素包括低血清白蛋白、感染和凝血酶原时间延长。鉴于慢性肝病患者的高手术风险，强调术前有必要仔细评估。

上腹部手术增加了手术难度，应避免在可能需要肝移植的患者中进行。

九、慢加急性肝衰竭

慢加急性肝衰竭（acute-on-chronic liver failure，ACLF）是一种新定义的、在临床和病理生理上表现独特的综合征，常见于肝硬化患者，患者病情急剧恶化，器官功能衰竭，全身炎症反应和高短期死亡率[52]。这种综合征很常见，影响大约 30% 住院肝硬化患者，经常需要进入重症监护病房接受器官支持治疗[53]。ACLF 的定义和研究结果与肝硬化患者按阶段逐步恶化的传统观点相矛盾。ACLF 可以发生在肝硬化的任何阶段，无论他们是否处于代偿期或失代偿期（图 8-15）。根据 ACLF 发生前患者是否有肝硬化、代偿期肝硬化或失代偿期肝硬化，分别称之为 A 级、B 级或 C 级。

（一）ACLF 诊断标准

虽然 ACLF 有不同的定义，但目前对 ACLF 进行定义的最佳前瞻性数据来自一项欧洲的大型联合研究 CANONIC 研究[53]。该综合征的诊断基于出现肝和（或）肝外器官衰竭。患者是否发生 ACLF 的标准是通过使用 CLIF 器官衰竭评分（表 8-6）计算，该评分已通过独立验证。ACLF 分级实质上意味着器官衰竭数量增加。因此，短期死亡率随 ACLF 严重程度的增加而增加（图 8-16）。

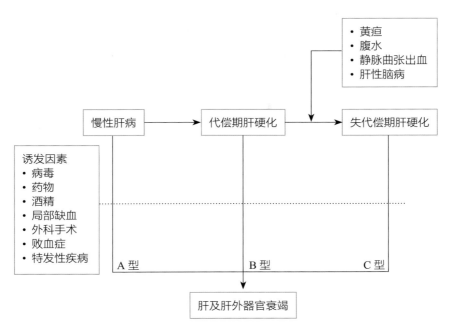

▲ 图 8-15 失代偿期肝硬化与慢加急性肝衰竭的概念差异

引自 Bernal et al. 2015[54].

表 8-6 使用 CLIF 器官衰竭评分诊断慢加急性肝衰竭的标准

器官系统	1分	2分	3分
肝（mg/dl）	胆红素<6	6≤胆红素≤12	胆红素>12[a]
肾（mg/dl）	肌酐<2	2≤肌酐<3.5[a]	肌酐≥3.5或肾脏替代[a]
大脑（West-Haven）	0级	1～2级	3～4级[a]
凝血功能	INR<2.0	2.0≤INR<2.5	INR≥2.5[a]
循环系统	MAP≥70mmHg	MAP<70mmHg	血管升压药维持[a]
呼吸系统	$PaO_2/FiO_2>300$ $SpO_2/FiO_2>357$	$200<PaO_2/FiO_2\leq300$ $214<SpO_2/FiO_2\leq357$	$PaO_2/FiO_2\leq200$[a] $SpO_2/FiO_2\leq214$[a]

a. 研究注册时的值，反映每个器官衰竭的定义

MAP. 平均动脉压；INR. 国际标准化比值（引自 Jalan et al. 2014[56].）

（二）ACLF 预后及转归

ACLF 是一种动态变化的综合征[55]。因此，ACLF 患者的病程极其多变。如表 8-7 所示，ACLF 患者要么缓解，无 ACLF，要么进展到更高的分级。无论 ACLF 在开始时的分级如何，ACLF 消除与死亡风险显著降低有关。相反，进展到更高分级与死亡风险增加有关。观察结果显示即使是病情最严重的患者也有可能康复，这提供了一个令人信服的论据，即大多数 ACLF 患者应该得到专科重症监护，因为他们具有可逆性[55]。

尽管 ACLF 分级可快速估计 ACLF 严重程度，但用于确定个体患者的预后并不准确。最近开发的 CLIF-ACLF 评分（可在 efclif.com 或下载应用程序中获得）包括年龄、CLIF-OF 评分和白细胞计数等，研究发现这些参数是 ACLF 患者死亡风险的独立预测因子，相比于其他预测 ACLF 患者死亡风险的评分系统，该评分系统更优化，并已

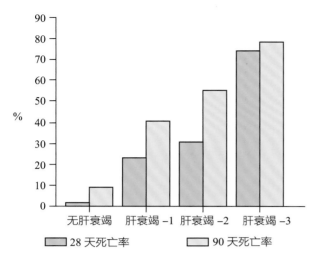

▲ 图 8–16　患者死亡率与慢加急性肝衰竭严重程度的关系

引自 Moreau et al. 2013[53].

在外部进行验证（表 8–6），后续使用非常有用[56]。

（三）ACLF 病理生理学基础

全身炎症反应与氧化应激

从病理生理学角度来看，ACLF 不同于急性失代偿，其主要区别在于显著的全身炎症反应。即使是基本炎症指标，如白细胞计数，在 ACLF 患者中也明显较高，是死亡风险的独立预测因子[53]。ACLF 患者的死亡概率随白细胞计数的增加而增加。ACLF 患者的促炎和抗炎细胞因子均升高，其中以 IL-6、IL-8、IL-10 和 IL-1RA 最为显著[57]。多项研究表明，先天免疫功能障碍影响中性粒细胞和循环中的单核细胞[58]。据推测，超强的炎症反应易导致免疫功能衰竭，增加感染风险[58]。脓毒症导致约 40%ACLF 患者死亡[53]。

研究纳入时的数值，突出显示的区域反映了每个器官衰竭的定义。

- 无 ACLF。
  - 无器官衰竭患者。
  - 仅有肝衰竭、凝血功能障碍、循环衰竭或呼吸衰竭中的一项，血肌酐＜1.5mg/dl 且无 HE 的患者。
  - 患者脑衰竭且血清肌酐＜1.5mg/dl。
- ACLF-1。
  - 肾衰竭患者。
  - 患者合并其他单一器官衰竭：血清肌酐

≥1.5 和＜2mg/dl 和（或）HE 1～2 级。

- ACLF-2。
  - 患者 2 个器官衰竭。
- ACLF-3。
  - 患者有 3 个或 3 个以上器官衰竭。

（四）ACLF 中的器官

现有资料表明，ACLF 患者肝脏和肝外器官表现出不同的病理特征，可能有助于制订新的治疗策略。

1. 肝脏

ACLF 患者肝细胞死亡证据充分[59, 60]。细胞死亡的机制尚不完全清楚，但在乙型病毒性肝炎患者中，细胞死亡的主要机制是坏死[60]。酒精性肝硬化背景下，ACLF 患者细胞死亡机制可能不同。初步研究表明，细胞凋亡在急性失代偿患者中占主导地位，并随着 ACLF 进展演变为坏死型细胞死亡[59]。细胞死亡和肝脏炎症可导致门静脉高压症加重和肝脏灌注减少，从而使肝损伤进一步加重[61]。

2. 大脑

ACLF 患者脑功能障碍的发生与死亡风险增加有关[62]。从机制上看，脑水肿和颅内高压导致死亡是非常罕见的，但患者在影像上表现为脑肿胀[63]。ACLF 患者血氨水平升高，但在存在 HE 的患者中血氨并没有更高，这表明炎症等其他因素可能加重了高血氨的有害影响[63]。与急性肝衰竭患者相比，ACLF 患者的大脑处于低灌注状态，其严重程度与死亡风险增加有关[62]。动物模型研究证实了星状细胞肿胀和小胶质细胞活化，这将导致进一步的神经炎症[64]。

3. 肾脏

ACLF 患者比急性失代偿患者更容易出现肾小管损伤和坏死的表现，因此对特利加压素和白蛋白的治疗反应也更小[65]。肝肾综合征占肾功能不全的比例不到 20%[66]。肾脏组织学分析显示，肾小管损伤的证据是肾小管细胞中 Toll 样受体 4 表达增加，尿中可检测到可溶性的 Toll 样受体 4，由此证实 ACLF 肾功能障碍的机制与失代偿期肝硬化不同[65]。

表 8-7 慢加急性肝衰竭的动态特征

初始分级	最终分级			
	无 ACLF（n=165）	ACLF-1（n=70）	ACLF-2（n=59）	ACLF-3（n=94）
ACLF-1				
流行率（n=202）	110（54.5%）	49（24.3%）	18（8.9%）	25（12.4%）
28 天无移植死亡率（n=190）	7/104（6.7%）	10/47（21.3%）	8/15（53.3%）	21/24（87.5%）
ACLF-2				
流行率（n=136）	47（34.6%）	19（14.0%）	35（25.7%）	35（25.7%）
28 天无移植死亡率（n=118）	1/42（2.4%）	2/17（11.8%）	8/27（29.6%）	29/32（90.63%）
ACLF-3				
流行率（n=50）	8（16.0%）	2（4.0%）	6（12%）	34（68%）
28 天无移植死亡率（n=45）	1/8（12.5%）	0/2（0.0%）	4/6（66.7%）	28/29（96.6%）

ACLF. 慢加急性肝衰竭

经 John Wiley & Sons 许可转载，引自 Gustot et al. 2015[55].

4. 心血管

从临床角度看，ACLF 患者有低血压表现，常需要缩血管药物支持[52, 53]。心输出量变化很大，低心输出量与死亡风险增加有关[61]。血浆肾素浓度（plasma renin concentration，PRC）历来被认为是肝硬化患者循环功能障碍的良好指标。在 ACLF 患者中，PRC 水平虽然升高，但对循环障碍的影响较小。炎症和内皮功能障碍可能更为重要[57]。

（五）PIRO 概念和治疗方法

对 ACLF 治疗的完整描述超出了本章的范围。大多数 ACLF 患者应在重症监护病房接受多器官支持治疗[67]。由于该综合征是复杂和多维的，因此使用 PIRO 概念有助于患者管理[68]。

1. 诱因（Predisposition）

由于多种病因均可导致 ACLF 发生，因此对潜在诱因的治疗是有益的。事实上，使用替诺福韦治疗 ACLF 乙型病毒性肝炎患者与生存率提高相关[69]。非选择性 β 受体阻滞药治疗门静脉高压症患者生存率更高[70]。

2. 损伤（Injury）

损伤指对诱发事件的治疗，注意到在约 40% 患者中没有发现具体的诱发因素[53]。

3. 反应（Response）

全身炎症反应可导致免疫功能衰竭，增加感染风险，需要加以管理[52, 53]。研究表明，粒细胞集落刺激因子具有降低 ACLF 患者死亡率的潜在作用[71]。

4. 器官（Organ）

在肝外器官衰竭患者中，重症监护病房个体器官支持是管理的基础[67]。体外肝脏辅助装置尚未被证明能提高生存率[72]。很明显，肝移植可以提高 ACLF 患者生存率，但目前这些患者尚不具备器官分配的优先权[73]。

利益关系声明：Rajiv Jalan 与 Ocera、Grifols、Norgine 和 Gambros 有研究合作，为 Ocera 和 Conatus 担任咨询顾问，并从 Norgine 和 Grifols 获得演讲费。Rajiv Jalan 是伦敦大学学院肝脏透析设备的发明者，该设备已获得伦敦大学学院的专利，并授权给 Yaqrit 有限公司。

第9章 腹 水
Ascites

Guadalupe Garcia-Tsao 著

姚运海 译　胡志亮 校

学习要点
- 腹水是失代偿肝硬化患者最常见的并发症，也是死亡率最高的并发症之一。
- 其病理生理学主要用门静脉（窦性）高压，以及由血管舒张和继发性钠保留系统激活所致的水钠潴留解释。
- 腹水的自然病史源于逐渐加重的循环紊乱；腹水最初对利尿药敏感，然后变得对利尿药产生抵抗，此时患者可能出现低钠血症，最后发展为肝肾综合征。
- 最初，大多数患者对利尿药敏感。利尿药抵抗患者需接受反复大量腹腔穿刺治疗。对于需要频繁穿刺的患者来说，应考虑经颈静脉肝内门体分流术。对于低钠血症患者，建议采用液体限制。血管收缩药联合白蛋白可能逆转肝肾综合征，为肝移植提供桥梁作用。
- 腹水本身并不致命，除非合并感染（自发性腹膜炎）。感染常诱发肝肾综合征，导致死亡。

腹水是腹膜腔内的游离液体。其形成可以是腹膜病变（如感染、恶性肿瘤）或腹膜外的疾病（肝病、心力衰竭、低蛋白血症）所致。在西方国家，肝硬化是腹水最常见的原因（约占75%），其次是腹膜恶性肿瘤（12%）、心力衰竭（5%）和腹膜结核（2%）[1]（图9-1）。在肝硬化患者中，腹水的发展标志着从代偿性肝硬化到失代偿性肝硬化的转变[2, 3]；到目前为止，腹水是肝硬化常见的失代偿并发症[4, 5]。

肝硬化腹水形成的机制复杂，但主要是由于门静脉（肝血窦）高压和水钠潴留。肝硬化腹水的自然史是从利尿药敏感（单纯）腹水发展为稀释性低钠血症，随后是难治性腹水，最后是肝肾综合征（图9-2）。

治疗腹水并没有导致生存率的显著改善。然而，治疗腹水很重要，不仅仅是因为治疗改善了生活质量，也因为自发性细菌性腹膜炎这一肝硬化致死性并发症在没有腹水的时候不会出现。改变病理生理学的新的治疗方案正在被评估，例如用于治疗难治性腹水的经颈静脉肝内门体分流术（transjugular intrahepatic portosystemic shunt，TIPS）和用于HRS的血管收缩药。肝移植是最终的治疗方法，当患者首次出现腹水时就应当考虑。

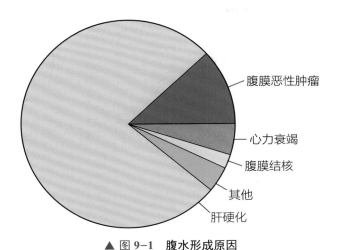

▲ 图 9-1 腹水形成原因

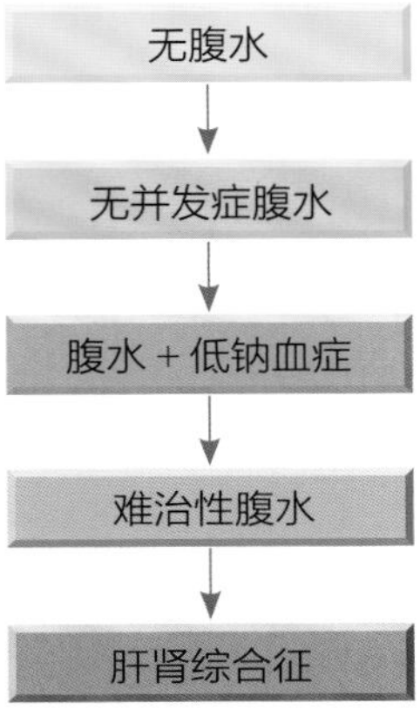

无腹水
↓
无并发症腹水
↓
腹水 + 低钠血症
↓
难治性腹水
↓
肝肾综合征

▲ 图 9-2 肝硬化腹水的自然史

一、腹水形成的机制

在肝硬化中，腹水的来源主要是肝血窦。因此，窦性门静脉高压是导致腹水漏入腹膜腔的最初机制[6, 7]。窦性门静脉高压主要由继发于再生结节和纤维化的肝静脉流出阻滞所致。肝硬化腹水发病的另一个重要因素是水钠潴留，其主要原因是内脏和全身血管扩张，这使得血管内容量得到补充和腹水形成得以维持[8]。

（一）窦性门静脉高压

类似食管胃静脉曲张形成需要最小 12mmHg 肝血窦压力（由肝静脉压梯度确定）[9]，腹水的发展也需要达到最小 12mmHg 肝血窦压力[6, 7]。临床显著的门静脉高压的肝静脉压力梯度

（hepatic venous pressure gradient，HVPG）阈值设定为 10mmHg 或更高，因为它可以最好地预测肝硬化并发症的发展，如腹水[10]。

（二）水钠潴留

肝硬化腹水患者无法正常调节水钠平衡。钠被大量地潴留；尿钠排泄通常低于 5mmol/d。不恰当的钠潴留甚至会出现在非腹水患者中[11]。

（三）血管舒张学说（图 9-3）

动脉血管舒张是肝硬化患者中一种典型的血流动力学异常，是解释钠潴留的最可能机制[8]。血管舒张剂一氧化氮的增加被认为是血管舒张的主要原因[12]。门静脉高压中患者 NO 的合成是由多种内皮细胞因子（包括血管内皮生长因子、血管紧张素[1-7]、炎症细胞因子[13]）刺激激活的。在肝硬化的实验模型中，抑制 NO 合酶抑制增加全身血压和肾钠排泄，导致腹水量减少[14, 15]。其他与肝硬化血管舒张有关的血管扩张药包括一氧化碳、内源性大麻素、前列环素、神经肽和胰高血糖素[12, 13]。

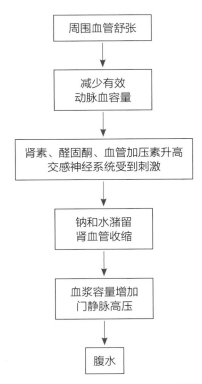

周围血管舒张
↓
减少有效
动脉血容量
↓
肾素、醛固酮、血管加压素升高
交感神经系统受到刺激
↓
钠和水潴留
肾血管收缩
↓
血浆容量增加
门静脉高压
↓
腹水

▲ 图 9-3 肝硬化腹水形成的外周动脉血管扩张假说[8]

动脉血管舒张导致"有效"动脉血容量减少和全身动脉压力降低，从而激活肾素 – 血管紧张素 – 醛固酮系统（renin-angiotensin-aldosterone system，RAAS）和交感神经系统（通过颈动脉窦压力感受器）。肾素由肾脏（肾小球旁器官）产生，以响应低血容量和 β 肾上腺素能刺激。在肾素的作用下，血管紧张素原（肝脏产生）转化为血管紧张素 Ⅰ（十肽），再经血管紧张素转换酶（angiotensin-converting enzyme，ACE）转化为血管紧张素 Ⅱ（八肽）。血管紧张素 Ⅱ 是肾上腺皮质的肾小球细胞所合成和分泌的醛固酮（一种盐皮质激素）的主要刺激物。醛固酮作用于集合管上皮细胞，通过细胞质相互作用，增加肾小管内钠的摄取和基底膜外侧通道开放（图 9-3）。醛固酮拮抗药螺内酯促进尿钠排泄的作用支持醛固酮增多症是肝硬化钠潴留的主要原因[16]。

除了导致水钠潴留，血管紧张素 Ⅱ 是一种强效的血管收缩剂（包括小静脉和小动脉），是垂体后叶非渗透释放抗利尿激素（release of antidiuretic hormone，ADH）的强效刺激剂，亦是肾上腺素能系统的强效激活剂（图 9-4）。

细菌移位至肠系膜淋巴结伴随内毒素产生增加和随之的刺激细胞因子合成，在促进患有肝硬化和腹水的动物血管舒张中发挥重要作用[17, 18]。进一步的血管舒张及进一步激活 RAAS，导致低钠血症（通过分泌 ADH）[19] 和 HRS（通过最大程度肾血管收缩）[8]。循环、神经体液和肾功能异常的时间进程如图 9-5 所示[20]。

针对血管舒张的机制（如抑制 NO）或血管舒张本身（如血管收缩剂）的治疗改善肾血流动力学，从而增加钠的排泄和改善肾功能[14, 21]。

（四）腹水循环

腹水一旦形成，就可以通过脏腹膜下大的毛细血管床与血液交换。这是一个至关重要动态的过程，有时会促进液体转移而形成腹水，但有时会阻碍腹水形成。液体的组分与血浆的组分处于动态平衡状态。然而，腹水的重吸收限于每天 700～900ml。

（五）小结

肝硬化腹水是由窦性门静脉高压和钠潴留引起的。最被接受的钠潴留理论是外周动脉血管舒张假说，该假说认为，肾脏水钠潴留是由外周动脉血管舒张引起的有效血容量下降所致（图 9-3 至图 9-5）。肾脏改变是由 RAAS 刺激、交感神经功能的增加、其他系统和局部肽和激素的紊乱

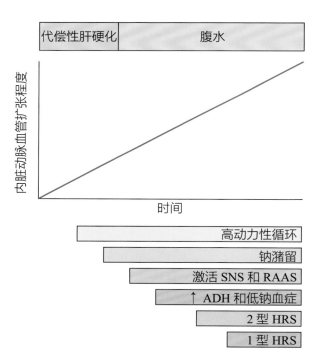

▲ **图 9-5　肝硬化患者循环、神经激素和肾功能异常的时间进程**（按外周动脉血管扩张理论的顺序）
ADH. 抗利尿激素；HRS. 肝肾综合征；RAAS. 肾素 – 血管紧张素 – 醛固酮系统；SNS. 交感神经系统（经 Elsevier 许可转载，引自 Arroyo & Jimenez 2000[20].）

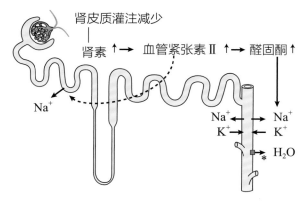

▲ **图 9-4　肝硬化钠和水重吸收增加的机制**
*. 集合管中抗利尿激素刺激的水重吸收增加

介导的。根据循环变化程度（表9-1），同样的机制将导致低钠血症，以及在肾脏和血管改变严重性的极端情况下导致 HRS（图9-5）。

表 9-1　肝硬化患者的循环变化

增加	• 血浆 / 总血容量 • 非中心血容量 • 心输出量 • 门静脉压力和血流量
减少	• 中心血容量 • 动脉血压 • 内脏血管阻力 • 全身血管阻力 • 肾血流量

二、临床特征

根据国际腹水研究小组制订的标准，腹水分级为：1级，仅通过超声检查检测到的轻度腹水；2级，腹部中度对称扩张的中度腹水；3级，明显腹部膨胀的大量腹水[22]。2级和3级临床症状明显，需要治疗。

（一）症状

临床明显腹水的最常见症状是腹围增加（患者注意到腰部的腰带或衣服变紧），以及近期增重[23]。随着腹水继续增多，它会导致膈肌抬高，可能引起呼吸短促。积液也可能与腹胀感和全身性腹痛有关。腹水在几周内迅速出现症状有助于将其与肥胖区分开来，肥胖的发展需要在数月至数年的时间。

（二）检查

肝硬化患者存在临床明显的腹水（2级和3级），表明肝硬化已处失代偿，甚至更晚期，因此通常存在肝硬化病征（蜘蛛痣、肝掌、肌肉萎缩等）。也可能存在黄疸和门静脉高压的征象，如脾大和腹壁侧支形成。下腔静脉侧支是由腹腔液压力增加所致的下腔静脉继发性功能性阻塞造成的。它们通常从腹股沟到肋缘或侧腹壁，当腹

水得到控制且腹内压力降低时消失。

体格检查检测腹水相对不敏感，特别是腹水量很小和（或）患者肥胖时。腹水量至少 1500ml 方能通过体格检查可靠的检测。在大约 1/3 的病例中，腹水的临床诊断是被质疑的或是不正确的[24]。当少量腹水存在时，可以通过侧腹膨胀来识别腹水。侧腹浊音对检测腹水非常敏感[25]。当检测到侧卧位腹浊音时，看它是否随着患者的体位转动而移动（移动浊音）是有用的，这一体格检查征象是最敏感的（与腹胀、鼓胀侧腹壁和液体波震颤相比）[26]。在腹腔积液的诊断中，液波震颤尽管特异性很高，但其敏感性最差[23, 25, 26]。张力性腹水时，腹部脏器很难触诊，但中等量腹水时，肝脏或脾脏可被冲击触诊（通过手指的轻弹动作来回"弹跳"）。冲击触诊到肝脏是腹水存在的良好指标[23]。

（三）相关情形

1. 脐疝

腹腔内压力增加有利于脐部、股骨、腹股沟区域或既往陈旧性腹部切口的痉挛性疝气或疝气的发展形成。疝气在约 20% 的肝硬化和腹水患者中出现（而只有 3% 患有无腹水的疝气），并且在长期、复发、紧张的腹水患者中可能增加至 70%[27]。疝气的主要风险是破裂[28]和嵌顿，后者并发症主要发生在腹腔穿刺、腹腔静脉分流或经颈静脉肝内门体分流术后腹水迅速减少的患者[29]。

2. 肝性胸水

5%～10% 的肝硬化患者出现胸腔积液[30]，虽然通常在腹水患者中发生，但在无腹水的患者中也可能出现肝性胸水[31]。胸水位于右侧占 85%，左侧占 13%，双侧占 2%[32]。这是由于横膈缺陷导致腹水进入胸膜腔（图9-6）。胸膜和腹水的检查可能无法可靠地区分积液是由局部胸膜疾病引起的，还是由于肝性胸水引起的[33]。腹腔注射 99mTc 标记的硫胶体或大聚集的血清白蛋白后，可通过胸腔放射性核素扫描确定肝性胸水的诊断[33]。通常腹腔注射后 2h 内胸膜腔可证实存在放射性示踪物[34]。尽管在导致患者明显不适前可积聚大量腹水，但少量的液体（1～2L）在胸

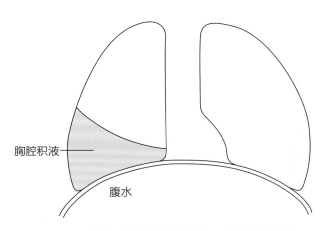

▲ 图 9-6　右侧胸腔积液可伴有腹水，与横膈缺陷有关

腔内积聚会导致严重的呼吸急促和低氧血症。

3. 周围性水肿

通常在腹水之后，与低蛋白血症有关。另一个因素是由腹腔液压力引起的功能性下腔静脉阻滞。因此，对于没有腹水却存在水肿的情况，应该研究是否有除腹水之外液体潴留的原因。

（四）腹水

无论是何病因，所有新发 2 级或 3 级腹水的患者都应进行诊断性腹腔穿刺术（约 30ml），并且所有因腹水恶化或任何肝硬化并发症住院的患者均应进行腹腔穿刺术[35, 36]。对于已知肝硬化腹水的患者，应在每次住院时和怀疑 SBP 时进行诊断性腹腔穿刺术。诊断性腹腔穿刺术是一种安全的操作，严重并发症的发生率非常低，主要是可能需要输血的血肿，发生率为 0.2%～0.9%[37]。

腹水外观清澈，可呈绿色、草绿色或胆汁染色。体积是可变的，通过腹腔穿刺术可以消除多

达 31L[38]。血性腹腔积液表示恶性疾病或最近有腹腔穿刺或侵入性操作史，如肝活检或经肝胆管造影。

腹水总蛋白和血清 – 腹水白蛋白梯度（ascites total protein and serum-ascites albumin gradient，SAAG）是两种经济的检测方式，联合应用时在确定腹水来源时最为有效（表 9-2）。由于高蛋白肠系膜淋巴从闭塞的淋巴管和（或）发炎的腹膜表面渗漏，腹膜受累（恶性肿瘤、肺结核）时会出现高（＞2.5g/dl）腹水总蛋白。当窦状隙正常且富含蛋白的淋巴液进入腹膜腔时，高浓度腹水蛋白也会出现在窦状后或肝外窦性高血压的病例中[39]。在肝硬化中，肝脏淋巴中异常低的蛋白质含量已经被证实是由血窦中纤维组织的沉积（"毛细管化"）所致，从而出现大分子的渗漏较少的情况[40]。另外，SAAG 为血清中白蛋白与腹水白蛋白浓度之差，已被证明与肝血窦压力相关[41]。SAAG 超过 1.1g/dl 表明存在窦性高压，并且腹水来源是肝血窦，如肝硬化、心力衰竭或 Budd-Chiari 综合征[42]（表 9-2）。

腹水多形核细胞随着腹膜感染或其他腹腔内炎症状况（如憩室炎、胆囊炎）而增加。多形核细胞计数超过 250/mm³ 时可诊断为 SBP[36, 43]。非感染性腹水中，腹水白细胞计数通常小于 100/mm³，其中单个核细胞占优势，多形核细胞数量较少。

大约 50% 的临床表现提示 SBP 和腹水多形核细胞增多的患者腹水细菌培养呈阴性[43, 44]。尽管如此，还是应该同时进行有氧和厌氧培养。当腹水直接床边接种到血培养瓶中时，阳性培养的百分比明显增高，是推荐的培养方法[36, 43]。

表 9-2　三种最常见腹水原因的鉴别诊断

	血清 – 腹水白蛋白梯度（1.1g/dl）	腹水蛋白（2.5g/dl）	肝静脉压力*		
			WHVP	FHVP	HVPG
肝硬化	高	低	高	正常	高
心源性腹水	高	高	高	高	正常
腹膜结核 / 腹膜肿瘤	低	高	正常	正常	正常

*. 仅在存在分歧的情况下执行
WHVP. 肝静脉楔压；FHVP. 肝静脉游离压；HVPG. 肝静脉压力梯度

利尿期间腹水蛋白和白细胞计数增加，腹水多核细胞浓度没有增加。

（五）影像学特征

腹水患者的腹部 X 线显示弥漫的磨玻璃外观。扩张的肠襻类似肠梗阻。超声和 CT 扫描显示肝脏周围的间隙，这些可以用于发现极少量亚临床腹腔积液（图 9-7）。

三、鉴别诊断

1. 心源性腹水

心源性腹水即继发于心脏疾病产生的腹水（如心力衰竭/缩窄性心包炎）。诊断要点包括颈静脉扩张，血清型 B- 钠尿肽升高[45] 和（或）超声心动图检查结果，以及缩窄性心包炎中反常脉搏和钙化心包的放射学证据[46]。在这两种情况下，SAAG 都将超过 1.1mg/dl，腹水蛋白都将超过 2.5g/dl[47]。鉴别心源性腹水和肝硬化腹水可能需要右、左心导管检查和经颈静脉肝活检同时测量肝静脉压力梯度[24]（表 9-2）。

2. 恶性腹水

可能会有原发肿瘤的症状和定位体征。腹腔穿刺术后，肝脏可能会在检查时发现肿大和结节样变。应该进行腹水细胞学检查，尽管腹水中的正常内皮细胞可能与恶性细胞相似。大量肝转移可导致腹水形成，但由于腹水形成的机制是窦性高压，这些"恶性腹水"病例将具有肝硬化腹水的特征[48, 49]。重要的是，肝硬化腹水患者的血清 CA125 水平可升高，因此发现其高于正常值并不一定表示恶性肿瘤。

3. 结核性腹水

特别是在结核病流行地区出生的患者，以腹痛、体重减轻和发热为主要症状时，应尤其怀疑是结核性腹水[50]。罕见情况下，腹腔穿刺后可以触摸到纠缠的网膜团块。腹水中含有许多淋巴细胞。高度怀疑时，应对腹水进行抗酸杆菌染色，并进行结核分枝杆菌 PCR 分析和培养。

4. 混合病因性腹水

混合性腹水患者（如伴有腹膜恶性肿瘤或肺

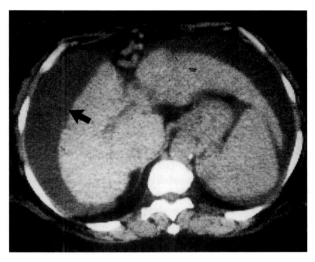

▲ 图 9-7　**CT 扫描显示不规则的肝硬化小肝脏、脾大和腹水（箭）**

结核的肝硬化）的 SAAG 高，腹水蛋白低，肝硬化是此类腹水主因[47, 49]。

5. 乳糜性腹水

这是由于腹水中脂肪（主要是乳糜微粒）的积累。其外观呈乳白色，甘油三酯腹水含量超过 200mg/dl 即被诊断为乳糜性腹水。乳糜腹水的最常见原因是淋巴管受损。非手术性乳糜腹水最常见的原因是肝硬化[51, 52]。

6. 肝静脉阻塞（Budd-Chiari 综合征）

鉴别诊断不可忽视这一点，特别是腹水的蛋白质含量高且 SAAG 高时。

7. 胰源性腹水

病情严重。它是急性胰腺炎合并假性囊肿破裂或胰管破裂的并发症。腹水的淀粉酶含量非常高。

四、自发性细菌性腹膜炎（表 9-3）

自发性细菌性腹膜炎（spontaneous bacterial peritonitis, SBP）是肝硬化最常见的感染性并发症，是肝硬化腹水患者特有的腹水感染，特别是那些严重失代偿性肝硬化患者。它被称为自发性是因为它的发生无感染源（如肠穿孔、腹腔内脓肿）、没有腹内炎症病灶（如脓肿、急性胰腺炎、胆囊炎）的情况。肝硬化中的其他自发性感染有自

表 9-3 自发性细菌性腹膜炎

- 诊断为自发性细菌性腹膜炎需要高度怀疑
- 可能无临床特征，外周白细胞正常
- 腹水蛋白通常＜1g/dl
- 通常是单微生物和革兰阴性菌感染
- 如果腹水中多形核细胞计数＞250/mm³，开始使用抗生素
- 同时使用白蛋白，特别是肾功能不全或黄疸时
- 20% 死亡
- 69% 在 1 年内复发

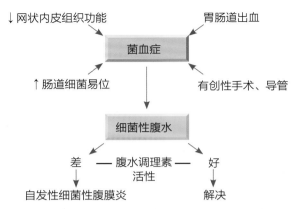

▲ 图 9-8 肝硬化患者自发性细菌性腹膜炎的发病机制

发性菌血症和自发性细菌性脓胸，这是一种类似 SBP 的并发症，表现为肝性胸水出现感染。肝硬化中的自发性感染占所有肝硬化细菌感染的 33%。

肠源性细菌是最常见的致病微生物。因此，肠道细菌通过肠黏膜迁移到肠外部位和体循环（细菌移位）与其发病机制有关[53]。在肝硬化中，过度活跃的交感神经系统减慢肠蠕动并促进细菌淤滞和过度生长，从而促进细菌移位。

宿主防御受损有利于肠外部位细菌的移位感染。在肝硬化中，由于门体分流和网状内皮功能受损，宿主防御是异常的。中性粒细胞在酒精性肝病患者是异常的。蛋白质（如补体和纤连蛋白）的合成减少导致黏附性降低，并且降低细菌吞噬作用[54]。腹水有利于细菌生长，腹水调理素的缺乏会导致细菌表面缺陷，这些细菌难以被多晶型物质消化。腹水调理素的活性与蛋白质浓度成正比，当腹水蛋白低于 1g/dl，更加可能形成 SBP[55]（图 9-8）。

当患者的肝硬化恶化时，尤其是伴有脑病、急性肾损伤和（或）黄疸时，应怀疑是并发 SBP。静脉曲张出血或先前已出现 SBP 的患者风险尤其高。可能会出现疼痛性表现（局部腹痛和压痛）、全身白细胞增多症。然而，这些特征也可能不出现，通过腹水（细胞计数和培养物）检查可做出诊断。

如前所述，多形核细胞计数超过 250/mm³ 即可诊断确定为 SBP[36, 43]。因为腹水培养通常是阴性的（尽管接种到血培养瓶中），并且因为分离病原微生物对于治疗是非常有用的，所以血培养

应该与腹水培养同时获得。

SBP 通常是单种细菌感染。最常见的感染生物是大肠杆菌，D 群链球菌或克雷伯菌[56, 57]。最近，革兰阳性和多药耐药微生物的比例逐渐增高，特别是在医院和医疗保健相关、SBP 中[44, 57, 58]。一种以上的细菌感染或真菌感染可能与结肠穿孔或扩张，或任何腹腔内感染源（即继发性腹膜炎）有关。

这同样适用于自发性菌血症和感染性肝性胸水（自发性细菌性脓胸），其诊断和处理与 SBP 相同[59]。细菌性腹水（阳性培养，多形核细胞＜250/mm³）可以在没有治疗的情况下消退，但可以发展为 SBP[60]，因此需要进行随访诊断性腹腔穿刺术。

（一）预后

对于自发性腹膜炎，10%～33% 的患者在住院期间死亡。SBP 的 1 年复发率为 69%，发生 SBP 的患者的中位生存期为 9 个月[61]。死亡的主要预测因素是发展为肾功能不全[62, 63] 和对初始经验性抗生素治疗应答不佳[63]，应答不佳与感染获得部位直接相关，院内感染是应答不佳和死亡的重要预测因子[44, 64]。

（二）治疗

除了那些确定了局部炎症反应的患者（如憩室炎、胆囊炎等），所有腹水多形核细胞超过 250/mm³ 的患者中应启动经验性抗生素治疗。因为最常见的微生物仍然是革兰阴性需氧细菌，一

线抗生素建议使用第三代头孢菌素，最常使用头孢噻肟静脉注射，剂量为每 12 小时 2g，维持 5～7 天。阿莫西林 – 克拉维酸与头孢噻肟一样有效[65]。治疗开始 48h 后重复腹腔穿刺非常重要，因为这将判断经验性抗生素治疗是否有反应。缺少应答（PMN 较基线降低＜25%）可能是由于耐药细菌（越来越频繁）或继发性细菌性腹膜炎。由于在医疗保健机构或医院获得的 SBP 中越来越频繁地观察到多重耐药菌[44]，因此在这些情况下，应使用超广谱抗生素（如碳青霉烯类、亚胺培南 / 西司他丁、哌拉西林 / 他唑巴坦、联合或不联合糖肽类抗生素）作为初步经验性治疗，特别是在住院期间使用 β- 内酰胺类治疗或喹诺酮药物预防治疗[58]。最近发现这种策略与更高的应答率和更低的死亡率相关[66, 67]。由于肾毒性，应避免使用氨基糖苷类。

一项随机研究中，给头孢噻肟治疗的 SBP 患者静脉注射白蛋白可显著降低肾功能损害（10% vs. 33%）和住院死亡率（10% vs. 29%）[62]。使用白蛋白最有益的患者是那些基线肾功能不全 [肌酐＞1.0mg/dl 和（或）血尿素氮＞30mg/dl]、血清胆红素超过 4mg/dl 的患者[62, 68, 69]。

（三）预防

长期预防使用抗生素可能会导致耐药菌的出现[58]。因此，只有发生 SBP 或其他细菌感染风险最高的患者才应接受抗生素预防治疗。在先前 SBP 发作的患者中，未接受预防治疗的患者复发风险极高（6 个月时为 43%，1 年时为 69%，2 年时为 73%），抗生素预防治疗显著降低了这一发生率[70]。建议对这些患者口服诺氟沙星（400mg/d），然后进行肝移植评估[58]。环丙沙星（500mg/d）和甲氧苄啶 / 磺胺甲噁唑（160/800mg/d）是合理的二线选择，但证据不强。

肝硬化伴上消化道出血的患者 SBP 和其他细菌感染的风险很高。抗生素预防可以将感染率从 45% 降低到 14%，并且可以减少再出血率和降低死亡率[58]。口服诺氟沙星（400mg/12h 至少 7 天）或静脉注射第三代头孢菌素均可使用。后者适用于最近使用喹诺酮类抗生素后发生感染或既往接受喹诺酮预防治疗的失代偿期肝硬化患者[58, 71]。在开始预防治疗之前，应通过细菌培养排除 SBP 和其他感染。

目前没有足够的证据建议对低蛋白性腹水（＜1g/dl）患者进行预防性使用抗生素。然而，对于晚期肝衰竭（Child-Pugh 评分＞9 分，血清胆红素水平＞3mg/dl）、肾功能受损（血清肌酐水平＞1.2mg/dl，血尿素氮水平＞25mg）、血清肌酐水平＞25mg/dl 或血清钠水平＜130mEq/L，诺氟沙星预防治疗似乎是合理的，因为诺氟沙星可显著降低 SBP 复发率，其首次发生 SBP 的 1 年复发率为 60%[72]。

在没有既往 SBP 病史的高腹水蛋白（＞1g/dl）的患者中，预防是不必要的，因为 SBP 的 1 年概率为零[73]。另外，正在积极探索防止细菌移位和 SBP 的非抗生素策略。

五、肝硬化腹水的治疗

无论是通过利尿药还是腹腔穿刺术，治疗腹水都能减少临床症状并改善生活质量，但可能会出现不良反应，并且由于它们作用于病理生理级联的下游，它们主要是对症治疗，与生存率的改善无关。因此，治疗策略必须与患者临床状态相适应，必须对其进行适当监测，并根据患者的情况进行调整。治疗干预的范围从单独的限钠治疗（很少使用）到利尿药使用，治疗性腹腔穿刺（表 9-4），以及对于严重者进行 TIPS 治疗和最终的肝移植治疗。

治疗指征如下。

1. 症状性腹水，腹胀足够明显，产生躯体和精神压力，需要用限钠和利尿药治疗。亚临床腹水（没有临床症状，仅在超声检查中看见）并不需要积极治疗，但是预防性减少钠摄入量以防止恶化是明智的。不当的腹水过度治疗可能导致症状性低血压、肌肉痉挛、脱水和肾功能不全。

2. 大腹水会引起腹部不适或疼痛和（或）呼吸困难，通常需要进行穿刺术。

3. 带有疼痛的张力性腹水可能导致脐疝外翻和溃疡，接近破裂。由于可导致休克、肾衰竭和

表 9-4 腹水的一般治疗

- 首次表现或任何症状 / 体征提示自发性细菌性腹膜炎，给予诊断性穿刺术
- 70～90mmol 钠饮食，每天称重，检查血清肌酐和电解质
- 螺内酯 50～100mg/d
- 如果是张力性腹水，则考虑腹腔穿刺（表 9-6）
- 4 天后，考虑加入呋塞米 40mg/d，检查血清肌酐和电解质
- 腹水张力高和可密切监测的病例，启动螺内酯 / 呋塞米联合治疗
- 每天最大减重 0.5kg/d（外周水肿者则最多减重 1.0kg/d）
- 如果出现昏迷（"扑翼样震颤"）、低钾血症、氮血症或碱中毒，应停止使用利尿药
- 继续监测体重，必要时增加利尿药
- 避免使用非甾体抗炎药

败血症，这种并发症的死亡率很高，因此建议进行紧急穿刺术。

治疗期间监测是必需的。应该每天对患者进行体重测量，因为它提供了令人满意的治疗指导。尿电解质（钠、钾）测定有助于确定剂量，监测反应和评估依从性。当患者住院时，血清电解质和肌酐应每周测量 2～3 次。如果肝脏疾病是由酒精引起的，应鼓励患者戒酒。轻症患者可作为门诊患者通过饮食和利尿药治疗，但如果住院，腹腔穿刺通常是首选治疗手段。一项欧洲肝病学家的调查中，50% 的患者刚开始给予腹腔穿刺术治疗，随后给予利尿药治疗[74]。50% 的专家认为完全控制腹水是满意的，而另一半满足于症状缓解，无须消除所有腹水。由于腹水的临床谱不同，不同方案的临床成功率不同，以及缺乏比较个体方案的循证研究，故很难就标准化治疗方案达成共识。

（一）限钠 / 饮食控制

未限钠腹水正在增加的肝硬化患者尿液中每天排出钠少于 10mmol（约 0.2g）。肾外损失约为 0.5g。摄钠量额外超过 0.75g 会导致腹水，每克潴留 200ml 液体。既往，此类患者被推荐每天摄入钠 22～40mmol（0.5～1.0g/d）。然而，这种控制方式不太愉悦，也会影响蛋白质和热卡的摄入量，而适当的营养对于肝硬化患者至关重要。目前的建议是使用"无添加盐"饮食（70～90mmol 或 1.5～2.0g/d）与利尿药联合使用以增加尿钠排泄（表 9-5）。在这种饮食中，不应在餐桌上或烹饪时使用盐。此外，应限制或避免含钠的各种食物（表 9-5）。现在有许多低钠食品可供选择。

表 9-5 "无添加盐"饮食的建议（70～90mmol/d 或 1.5～2.0g/d）

禁　食
• 任何含有泡打粉或小苏打的食物：糕点、饼干、自发粉和普通面包（见下文限制部分）
• 所有商业制备的食物（除非指定为低盐——检查包装）
• 干早餐麦片，除了碎麦片、膨化麦片或糖酥
• 罐装 / 瓶装的开胃菜：泡菜、橄榄、酸辣酱、沙拉奶油、瓶装酱汁
• 罐头肉类 / 鱼类：火腿、培根、咸牛肉、舌、牡蛎、贝类
• 肉和鱼酱，肉和酵母提取物
• 罐装 / 瓶装蔬菜、汤、番茄汁
• 香肠、腌鱼
• 奶酪、冰淇淋、糖果、糖锭、牛奶巧克力
• 咸味坚果、薯片、咸味小吃
• 饮料：特别是 Lucozade、苏打水、根据钠含量确定的矿泉水（检查矿泉水钠含量的必要条件，为 5～1000mg/L）

限　制
• 牛奶（300ml/d）
• 面包（2 片 / 天）

自由使用
• 各种新鲜和自制的水果和蔬菜
• 肉类 / 家禽 / 鱼（100g/d）和 1 个鸡蛋，鸡蛋可能习惯了替代 50g 肉
• 无盐黄油或人造黄油、食用油、双层奶油
• 煮米饭、意大利面（不含盐）、粗面粉
• 调味料有助于限制盐餐更加美味，包括柠檬汁、洋葱、大蒜、胡椒、鼠尾草、欧芹、百里香、墨角兰、月桂叶
• 新鲜果汁、咖啡、茶
• 矿泉水（检查钠含量）
• 橘子酱、果酱
• 黑巧克力、煮熟的糖果、薄荷、口香糖
• 盐替代品（不是氯化钾）、无盐面包、薄脆饼干

少数腹水患者可能仅对该方案有应答，但通常腹水的一线治疗包括利尿药。患者更依从于利尿药和适度限制钠摄入的联合治疗，而不是仅严重限制钠的摄入。如果偶尔有良好的应答，可以停止利尿药治疗，并且患者保持限钠饮食。

好的应答者倾向于有这些情况：①稳定患者首次出现腹水和水肿；②肌酐清除率（肾小球滤过率）正常；③肝脏疾病具有潜在可逆成分，如酒精性肝炎；④因可治疗的并发症（如感染或出血），或非肝脏手术导致的急性腹水；⑤钠摄入量过多后出现腹水，如含钠抗酸剂或泻药，或钠含量高的纯净水。

（二）利尿药

肝硬化钠潴留的主要原因是由于肾素 - 血管紧张素系统活性增加所致的醛固酮增多症。远端小管和集合管中有强烈的钠重吸收（图 9-4）。根据其作用部位，利尿药可分为两大类（图 9-9）。第一组抑制 Henle 环上的 Na^+-K^+-Cl^-（NKCC2）协同转运蛋白，包括呋塞米和布美他尼。单独使用这些是不合适的，因为由于利尿作用而留在肾小管中的钠由于醛固酮增多症而在远端肾小管和集合管中被重新吸收。一项随机对照试验显示，单用呋塞米不如螺内酯有效[16]。噻嗪类药物可抑制远曲小管的再吸收，但其半衰期较长，可引起低血压，不宜用于治疗腹水。

第二组包括螺内酯、阿米洛利和氨苯蝶啶，阻止钠在远端小管和集合管中的重吸收。由于螺内酯是一种醛固酮拮抗药，醛固酮是肝硬化患者钠潴留的主要驱动因素，因此它是治疗肝硬化腹水的首选药物。它们是弱利尿药但保留钾。补充钾通常并不是必需的，事实上，这种类型的利尿药有时因为高钾血症需要暂时停止[75]。

最初可以使用两种治疗方法：单独的螺内酯或螺内酯与呋塞米的联合治疗。它们都有自己的支持者，可以根据腹水的程度和临床环境来选择[75, 76]，联合治疗更适合于密切随访可行的张力性腹水患者。

单用螺内酯。根据腹水程度和临床情况，起始剂量为 50～100mg/d。如果在 3～4 天后临床

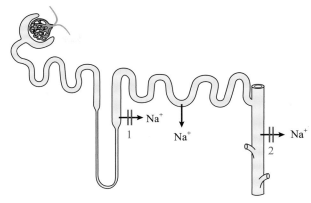

▲ 图 9-9　利尿药的作用部位
1. 袢利尿药：呋塞米、布美他尼；2. 远端小管 / 集合管利尿药：螺内酯、阿米洛利、氨苯蝶啶。Na^+. 钠离子

应答不足（减重小于 300g/d），则剂量增加至 100mg/d（如果在 50mg/d 开始）或每 4 天增加 100mg/d，若无高钾血症最大剂量可至 400mg/d。单独使用螺内酯的缺点是相关的高钾血症之前临床效果的延迟[75]。如果对单独的螺内酯（当服用 200mg/d 时）临床应答欠佳或无应答或出现相关的高钾血症，则加入袢利尿药（如呋塞米），剂量为 20～40mg/d。

联合治疗。治疗为每天联合使用螺内酯（100mg/d）和呋塞米（40mg/d）。联合治疗的不足是可能需要更密切的实验室监测[76]。

监测每天体重是必要的。如前所述，腹水再吸收率限制在 700～900ml/d。如果引起 2～3L 的利尿，大部分液体必须来自非腹水的细胞外液体，包括水肿液和静脉腔。只要水肿持续，这就是安全的。实际上，利尿可能很快（每天超过 2kg），直到水肿消失[77]。为避免肾功能不全的风险，每天的体重减少最大为 0.5kg/d，水肿患者的每天减少的体重最大为 1kg/d。

静脉注射白蛋白引起的血管内容量扩张可增加利尿药对尿钠的反应，但价格昂贵且不具成本效益[78]。

长期使用螺内酯的男性患者会有疼痛性男性乳房发育，此时可以用阿米洛利取代，但阿米洛利比螺内酯利钠作用弱[79]。依普利酮是另一种醛固酮拮抗药，似乎可以改善疼痛性男性乳房发育，同时保持疗效，但它更昂贵[80]。

在认为利尿药治疗失败（利尿药 – 难治性腹水）之前，如果 24h 尿钠排泄量＞78mmol/L 或如果局部尿钠浓度大于钾浓度（这与 24h 钠排泄＞78mmol/L 相关），则应排除和怀疑限钠治疗依从性不佳所致。对利尿药缺乏应答的另一个原因是同时使用非甾体抗炎药（non-steroidal anti-inflammatory agents，NSAID）和血管舒张药 [如血管紧张素转换酶抑制药（angiotensin-converting enzyme inhibitors，ACEI）或血管紧张素受体阻滞药（angiotensin receptor blockers，ARB）]。NSAID 通过阻断肾血管舒张前列腺素，与钠和水的重吸收增强，肾血流量和肾小球滤过率显著降低有关 [81]。ACEI 和 ARB 通过阻断维持动脉压的肾素 – 血管紧张素系统，导致血压、肾脏灌注和钠排泄显著降低 [82]。

利尿药无效通常发生在肝细胞功能非常差的患者中，这些患者在没有肝移植的情况下预后很差。在这些难治性患者中，由于顽固性氮质血症、低血压或脑病，利尿药最终不得不停用。

（三）并发症

急性肾损伤反映细胞外液体积的收缩和肾循环量减少（肾前性氮血症），可能会导致肝肾综合征。在更严重的情况下，有必要中断或减少利尿药治疗，并使用盐溶液或白蛋白进行容量扩张。

脑病可能在严重的利尿后发生，通常与肾前氮质血症、低钾血症和低氯性酸中毒有关。

高钾血症反映了螺内酯的效应，应根据血钾水平来降低或中断螺内酯的作用。如果钾的水平不低于正常，可以在此基础上增加呋塞米治疗。

低血容量性低钠血症也可能是由体液丢失过多所致。与高血容量性低钠血症相反，患者出现脱水迹象和由于血容量减少引起的肾前性氮血症的迹象。

疼痛性男性乳房发育可能由螺内酯引起，应该减少或中断使用螺内酯，并用阿米洛利或依普利酮代替。

肌肉痉挛可能是个难题。出现肌肉痉挛提示需要评估利尿药的剂量，但不使用利尿药也可能发生肌肉痉挛。晚上服用 300mg 硫酸奎宁通常有助于防止抽筋，另外也可以推荐奎宁水；每周静脉注射白蛋白也有效 [83]。

（四）随访建议

门诊患者应坚持低钠饮食，并避免饮酒，因为这是导致肝病的常见病因。应使用浴室秤，以便在每天的同一时间，以裸体或穿着类似的衣服记录每天体重。应保存每天记录，并在每次就诊时提交给医生。

利尿药的剂量取决于腹水程度和肝脏疾病严重度。对于患有轻 – 中度腹水的患者，通常的方案是每天 50mg 螺内酯，加或不加 20mg 呋塞米。对于最初有明显腹水的患者或对单独的螺内酯反应较差者，每天使用 100～200mg 螺内酯和 40～80mg 呋塞米。对于稳定的门诊患者，每 4 周监测 1 次血清电解质、肌酐、尿素和肝脏检查。最初作为住院患者接受治疗的患者，出院后 1 周的早期检查便于在电解质或临床不平衡发生之前调整管理计划。随着肝功能改善，水肿和腹水消退，有可能先停用呋塞米，然后停用螺内酯。体位性眩晕和口渴等症状表明利尿治疗过于积极。大多数患者维持"无添加盐"（70～90mmol/d 或 1.5～2.0g/d）。

（五）治疗性（大容量）腹腔穿刺术

这是一种局部疗法，通过穿刺去除腹水。一项对照试验中，与标准利尿药治疗相比，每天大量（4～5L）腹腔穿刺放液（large-volume paracenteses，LVP）联合静脉注射 40g 白蛋白可减少住院时间 [84]。然而，LVP 和利尿药组之间的再入院率，生存率和死亡原因没有显著差异。此外，单次全腹腔穿刺联合静脉注射白蛋白的安全性显示同样有效和安全（表 9–6）[85, 86]。LVP 并不完全是无害的，因为一定比例的患者，特别是那些大于 5L 的腹水被移除后的患者，将发展为"腹腔穿刺性循环功能障碍"（paracentesis circulatory dysfunction，PCD），导致血管舒张加重 [87]，伴随着低钠血症，肾衰竭和死亡的发生率增加 [88]。同时使用静脉注射白蛋白（去除 6～8g/L 的腹水）已经能够使 PCD 的发生率最小化。

表 9-6 治疗性腹腔穿刺术作为腹水的初始治疗

选 择
大量或张力性腹水
常 规
• 没有容量限制
• 静脉输注少盐白蛋白：移除 6～8g/L 腹水
• 无 SBP 的症状 / 体征时，无须进行细胞计数
优 势
• 减轻症状
• 缩短住院时间

SBP. 自发性细菌性腹膜炎

白蛋白替代治疗在预防 PCD 方面比低成本的血浆扩张药（如葡聚糖 70、葡聚糖 40 和聚乙二醇）[89] 更有效，可能是因为白蛋白通过结合血管扩张药（如一氧化氮）也可能具有有益的血管收缩作用。

主要并发症，更多的是出血，与治疗而不是诊断措施相关，在血小板计数低（＜50 000）和 Child-Pugh C 级 [90] 的患者中更为普遍。大出血很少发生，一旦发生可能是致命的，并且主要与侧支穿刺受损有关，而不是由于凝血功能障碍 [91]。在超过 1000 次 LVP 治疗中，即使在有明显血小板减少症或凝血酶原时间延长的患者中也没有明显出血 [38]。因此，不应该将凝血异常认定是 LVP 的禁忌证。腹水的渗漏很少见，发生在腹水抽取不完全时。因此，这种并发症可以通过完成 LVP 来解决，优先在远离渗漏穿刺部位的位置进行。同样，另一种罕见的腹腔穿刺并发症因腹水皮下进入阴囊导致的突发阴囊水肿，此种情况下应该通过抬高阴囊来治疗 [92]。

（六）小结（表 9-6）

腹腔穿刺术是一种有效、相对安全、符合成本效益的治疗肝硬化腹水的方法。然而，由于大约 90% 的腹水患者对钠限制和利尿药有效，因此 LVP 通常是为张力性和难治性腹水患者保留的二线治疗。尽管如此，许多临床医生选择早期穿刺，而不是等待利尿药起效，特别是对于张力性腹水的患者。静脉注射低盐白蛋白应与 LVP 同时使用，特别移除腹水超过 5L 时。穿刺后必须给予最佳限盐饮食和利尿药方案。

六、低钠血症

20%～30% 的肝硬化腹水患者发生低钠血症，低钠血症定义为血清钠浓度低于 130mEq/L[93, 94]。肝硬化低钠血症是稀释性的（高血容量）。虽然低钠血症通常无症状，有些患者可能出现厌食、恶心和呕吐、嗜睡和偶尔癫痫发作。由于进一步降低脑有机渗透物，尤其是肌醇 [95]，低钠血症与肝性脑病的发展和低生活质量相关 [96, 97]。

（一）机制

肾小球滤液中 80% 的水在近端小管和 Henle 降支被重新吸收。Henle 升支和远端小管是不透水的。尿液中通过的水量控制取决于在集合小管和集合管中重新吸收的水量。这受到加压素的控制，加压素与肾集合管细胞上的受体 V_2 相互作用（图 9-4）。血管加压素受体激活刺激水通道蛋白 2 从细胞质囊泡室转移至顶膜。这种机制可能受到前列腺素的影响，因为其抑制血管加压素所刺激的水的重吸收。

血管加压素在下丘脑中产生。其产生有两种控制方式：在血浆渗透压影响下，由下丘脑前部的渗透压感受器控制，以及由于心房、心室、主动脉弓和颈动脉窦中的压力感受器的激活引起的副交感神经刺激控制。肝硬化腹水患者的水潴留是由于压力感受器刺激引起的加压素增多。这被认为与内脏和全身血管舒张导致的有效循环体积减少有关，这与异常导致肾素 - 血管紧张素 - 醛固酮轴和交感神经系统激活和钠潴留的循环异常相同。然而，钠和水所发生的变化不同步，首先发生钠异常（图 9-5）。

血管加压素浓度在肝硬化中并未显著升高。然而，水负荷对加压素的正常抑制作用减弱或消失。尽管肝硬化患者血管加压素的肝代谢减少（与疾病的严重程度有关），但这并不被认为是保水的主要原因。

（二）治疗

低钠血症反映了游离水清除能力的降低，在有严重肝细胞功能障碍的患者中，这也可能表明钠进入细胞。如果血清钠含量低于 130mmol/L，则每天的液体摄入量应控制在 1～1.5L，然而，患者的耐受性很差，导致了生活质量下降[97]。V_2受体拮抗药通过阻断肾 V_2 受体来增加肾脏对游离水的排泄，是目前研究最多的促排水剂。短期（7～14 天）使用利希帕坦[98, 99] 或沙他伐坦[100]可有效增加血清钠。然而，它们的使用与严重的不良反应（脱水和 Q-T 延长）有关，并导致它们退出市场。在一项大规模多中心随机试验中，对正常血容量或高血容量的低钠血症患者（其中 63 人患有肝硬化）使用了 30 天的托伐普坦，与安慰剂相比，托伐普坦可迅速改善血清钠含量，显著减轻体重，并且无明显不良反应[101]。然而，对肝硬化和重度低钠血症患者的亚组分析显示，托伐普坦对血清钠的影响似乎是短暂的，并在治疗第 10 天回复到异常水平[102]。针对肝硬化患者的长期试验正在等待中。

因为肾脏受体靶点是致病级联反应的下游，应探索纠正有效动脉血容量下降的治疗方法，但目前仅限于在少数患者中使用静脉白蛋白；在这些患者中，白蛋白是有益的，但其作用是短暂的[103]。

（三）小结（表 9-7）

虽然纠正水潴留和相关低钠血症的药理学手段正在取得进展，但尚未在临床应用。治疗的主要方法是液体限制。静脉输注白蛋白在短期内可能是有效的。无论采用哪种方法，都应该认识到低钠血症是肝硬化腹水患者生存率下降的预测因子[104, 105]，也是脑病和 HRS 综合征的危险因素[94, 106]。如果血清钠可以增加到 125mmol/L 或更高，则应考虑肝移植。

七、难治性腹水

难治性腹水定义为无法通过医学治疗移动或防止复发的腹水。分为利尿抵抗（尽管最大利尿

表 9-7 低钠血症

- 血清钠＜130mEq/L
- 存在于 22% 的腹水患者中
- 可能导致脑病和生活质量下降
- 限水（1～1.5L/d）
- 没有有效的疗法，托伐普坦有一定的效果
- 预后差的标志

药量仍不能移动腹水）和利尿性顽固性腹水（出现利尿诱导的并发症，阻碍了有效利尿药量的使用）[107]。在确认诊断前必须回顾饮食史、非甾体抗炎药物、血管紧张素转换酶抑制药和血管紧张素受体阻滞药[81, 82]的使用史，以及患者对治疗方案的依从性。

（一）治疗（表 9-8）

难治性腹水的治疗方案包括重复 LVP、TIPS、腹腔静脉分流和肝移植。

表 9-8 难治性腹水的治疗

一线	系列治疗性腹腔穿刺术：复发是规律
二线	TIPS：当穿刺次数＞1 次 / 月时，MELD＜15。生存收益？
三线	腹腔静脉分流术：适用于无法进行 LVP 和 TIPS 的患者

TIPS. 经颈静脉肝内门体分流术；MELD. 终末期肝病模型；LVP. 大容量穿刺

（二）治疗性腹腔穿刺术

早先已经讨论过，这是在开始利尿药治疗之前对患有张力性腹水的患者的初始治疗，对于难治性腹水，重复 LVP 加白蛋白被认为是一线治疗[35, 36]。与诸如腹膜静脉分流的其他疗法相比，它易于执行且相对便宜。由于它不作用于腹水形成的病理生理机制，因此腹水复发是常见的，LVP 需要定期重复。患者通常每 2～4 周需要腹腔穿刺术。除非出现肾功能障碍，否则每次穿刺可尽可能多地清除腹水，在这种情况下，应避免每次清除大于 2L 的腹水。腹腔穿刺术后再次予以利尿药治疗可延长尿钠大于 30mEq/L 患者的复

发时间[108]。在其他情况下，利尿药应该停止使用，特别是与并发症有关的时候[22]。

（三）经颈静脉肝内门体分流

与端-侧分流不同，侧-侧门腔静脉分流可使肝血窦减压（图9-10），并且已被证明可有效治疗腹水。然而，由于大手术的相关发病率和死亡率、TIPS的出现，该方案已被弃用；TIPS是一种相对微创的手术，可以达到同样的降低门静脉压力的效果[109]。

早期的TIPS经验显示，利尿药需求减少，血浆肾素和醛固酮活性下降。然而，TIPS可能诱发肝性脑病和（或）肝衰竭。

毫不奇怪，由于TIPS作用于腹水形成的病理生理机制，因此在随机对照试验中，它比LVP更有效地预防腹水复发[110, 111]，但是发生严重脑病的风险更高，死亡率没有差异。随机研究中个体患者数据的Meta分析显示，接受TIPS治疗的患者死亡率显著降低，并确定终末期肝病模型评分高于15具有高死亡风险[112]。在迄今为止进行的试验中，使用了未覆盖的TIPS支架。未覆盖的支架经常阻塞（18%～78%）[113]，大部分已经被聚四氟乙烯覆盖的支架所代替，此支架梗阻率显著降低[114]。在最近一项随机研究中，在前3周内至少有2次LVP的62例肝硬化患者中，那些被随机分配至TIPS支架的患者（平均MELD12，CTP评分9）与随机至LVP的患者相比，无移植的1年生存率显著提高（分别为93%和52%），两组脑病无差异，这提示TIPS可作为难治性腹水和相对储备量肝功能患者的一线治疗[115]。值得注意的是，腹水的改善不是立竿见影的，许多患者仍然需要较低剂量的利尿药。

（四）腹腔静脉分流

它包含一个带有多个孔的塑料管，放置在腹膜腔内，并连接到一个腹膜外的单向压力敏感阀，硅橡胶管从皮下通过颈部，然后到达颈内静脉和上腔静脉（superior vena cava，SVC）。当吸气期间隔膜下降时，腹腔内液体压力升高而胸腔

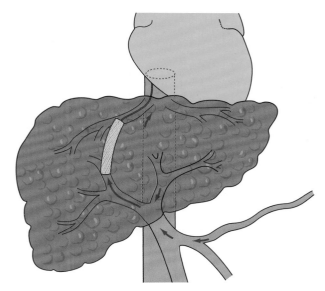

▲ 图9-10 经颈静脉肝内门体分流术使肝血窦减压

内SVC降低。这允许腹水从腹膜腔进入全身循环。它通常在全身麻醉下插入。分流器的腹水流量取决于腹膜腔和SVC之间的压力梯度。

腹膜静脉分流术可控制腹水数月。它造成循环血容量的持续扩张和血浆肾素-血管紧张素、去甲肾上腺素和抗利尿激素水平的下降。肾功能和营养改善。

在无对照的研究中，腹膜静脉分流导致频繁的阻塞、严重的并发症（弥散性血管内凝血、肺水肿、静脉曲张性出血）和围术期高死亡率。然而，随机试验中腹腔静脉分流术和LVP联合补充白蛋白具有相似的功效，以及相似的并发症发生率和生存率[86, 116, 117]。由于腹腔穿刺术联合补充白蛋白更简单且可以在门诊患者基础上进行，因此它是优选的方法。另外，腹腔静脉分流可能阻碍TIPS的未来治疗，同时可能也会由于腹膜粘连而使肝移植手术复杂化。因此，它主要适用于经常需要LVP且不适合TIPS的患者[118]。

八、肝肾综合征

肝肾综合征是肝硬化的一种严重并发症，其通常发生于腹水患者（通常对利尿药难以治疗）和低钠血症患者，并且可以在没有任何可识别的肾脏病理的情况下发生肾衰竭。肾功能的损伤是

功能性而非结构性。肾脏的组织学大多正常。这些肾脏可成功移植，随后功能正常。肝移植后，肾功能通常也会恢复正常。

HRS 的诊断需要排除其他形式的肾衰竭，如肾前氮质血症、急性肾小管坏死（acute tubular necrosis，ATN）或其他结构性肾损伤。该综合征包括强烈的内脏和外周血管舒张，随之导致肾血管收缩。

HRS 被分为两种不同的临床类型：Ⅰ型 HRS，其特征在于肾功能进行性快速降低，即急性肾损伤[119, 120]；Ⅱ型 HRS 被定义为肾功能进行性缓慢恶化，血清肌酐升高超过正常值上限 1.5mg/dl，但低于主要与难治性腹水相关的 2.5mg/dl[121]。由于 HRS-Ⅱ 没有很好地表征，并且其治疗尚不确定，本章其余部分中的 HRS 一词指的是 HRS 的急性形式，即 HRS-Ⅰ。

首次出现腹水的患者 1 年和 5 年 HRS 的累积发生率分别为 1.6% 和 5.4%[94]，而确立已久的腹水患者的 HRS 累积发生率更高，分别为 1 年的 18% 和 5 年的 39%[122]。难治性腹水、低钠血症、血浆肾素活性升高和心脏指数相对降低是 HRS 发生的主要预测因素[94, 122, 123]。未肝移植和血管收缩药治疗的研究之前，肾功能恢复不常见（<5% 的患者），预后差，其中位生存期为 7～14 天[94, 122]。

（一）诊断标准（表 9-9）

HRS 的诊断主要基于 AKI 的诊断的确立，缺乏 AKI 的其他原因（主要是肾前性氮质血症和急性肾小管坏死），以及利尿药撤除和血浆容量扩张后肾功能没有持续改善[120]。

AKI 的诊断最近由固定血清肌酐阈值（如 >1.5g/dl）的共识改变为血清肌酐从基线的变化，具体为增加 >0.3mg/dl 或较基线增加 50%。休克出现在肾功能恶化前排除了 HRS 的诊断，更指示急性肾小管坏死[119]。满足这些标准的患者可能仍然具有结构（肾小管）损伤。肾小管损伤的尿生物标志物（如中性粒细胞明胶酶相关脂质运载蛋白）对于更准确地区分 HRS 和 ATN 将会变得重要[124]。

表 9-9　肝肾综合征的诊断标准

- 肝硬化伴腹水
- 根据国际腹水组织标准诊断急性肾损伤[120]
- 在至少连续 2 天的利尿药停药和白蛋白扩容（每天 1g/kg，最高达 100g/d）后，血清肌酐没有改善
- 无休克表现
- 目前或近期没有使用肾毒性药物（如非甾体抗炎药、氨基糖苷类、对比剂）或降低平均动脉压的药物（如血管扩张药）
- 无结构性肾损伤的证据，如蛋白尿 >500mg/d、微量血尿（每个高倍视野 >50 个红细胞）和（或）肾脏超声检查异常

（二）机制

HRS 的机制是导致腹水和低钠血症的形成血管扩张状态的进展。这种极端的血管舒张导致血管收缩系统（主要是肾素和血管紧张素）的进一步激活，造成肾血管收缩和肾血流量减少[8]。此外，这种高输出心力衰竭状态（或所谓的肝硬化性心肌病）中，心输出量的相对减少可能进一步导致肾血流减少[123]。肾血流量的减少导致肾小球滤过率降低和肾前性肾衰竭或 HRS。最近，全身炎症状态作为血流动力学改变的潜在原因的作用已被提及[125]（图 9-11）。事实上，HRS 最常见的诱因是细菌感染。

（三）临床表现

HRS 患者的特征是有晚期肝病（Child-Pugh C 级）、腹水（多为难治性）、血钠低、平均动脉压低。在没有腹水的肝硬化患者中出现的 AKI 不是 HRS，应该排查其他原因。HRS 患者（比无并发症腹水患者）的钠潴留更为显著，钠排泄量（FeNa）非常低，低于那些 AKI 病因是肾前性氮血症的患者的钠排泄量（FeNa<0.1% 高度提示 HRS）[124]。

（四）鉴别诊断（表 9-10）

肾前性氮质血症（或容量-反应性 AKI）。原因包括过度利尿和严重腹泻，例如由于乳果糖。细菌感染（特别是 SBP）可能导致肾功能的

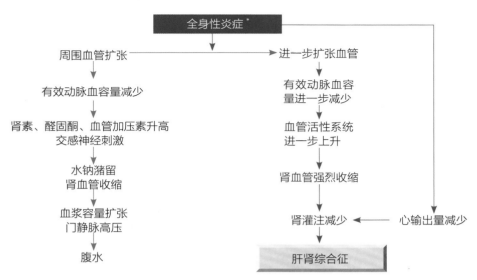

▲ 图 9-11　肝肾综合征的机制

*. 全身性炎症状态主要是由于严重的细菌移位（隐性感染）、明显的细菌感染（通常为自发性细菌性腹膜炎）和酒精性肝炎中出现的严重肝损伤

表 9-10　肝硬化急性肾损伤的医源性原因

药　物	治　疗
利尿药	停用利尿药，扩容
乳果糖	停用乳果糖，扩容
非甾体抗炎药（前列腺素抑制）	停药
氨基糖苷类	停药
降低平均动脉压的药物	停药
静脉注射对比剂	

可逆性损伤，但是感染通常是 HRS 的起因。非甾体抗炎药可减少肾前列腺素的产生，从而降低肾小球滤过率和游离水清除率。血管扩张药或导致腹水患者动脉压降低的任何药物（如非选择性 β 受体阻滞药）可导致肾灌注降低和 AKI。

内在性肾衰竭。应鉴定肾毒性药物，包括氨基糖苷类和 X 线对比剂。在酒精性肝病患者中，通常有肾小球系膜 IgA 沉积伴有补体沉积，使肝硬化复杂化。乙型肝炎和丙型肝炎与免疫相关的肾小球肾炎有关。这些病变是通过发现具有显微镜血尿和管型的蛋白尿来诊断。主要的鉴别诊断和最难做的是 ATN。有休克史、尿钠增加、尿蛋白增加和粒状管型表明为 ATN；然而，所有这些

发现也可以存在于 HRS 中。

（五）预防

通过仔细使用和监测利尿药治疗、早期识别任何并发症（如电解质紊乱、出血或感染），可降低 HRS 的风险。应避免使用肾毒性药物和血管扩张药。用于预防腹水患者静脉曲张性出血的非选择性 β 受体阻滞药的剂量应限制为 80mg（普萘洛尔每天 2 次，纳多洛尔每天 1 次），如果与动脉压降低相关，则减少或停用[126]。给予低盐白蛋白可以减少腹腔穿刺术后循环功能障碍（大容量腹腔穿刺术后导致肾脏恶化）风险。静脉白蛋白和联合使用抗生素可以预防 SBP 患者肾衰竭进一步恶化风险[62]。预防性使用抗生素可降低先前无 SBP 发作的高风险患者 SBP 和 HRS 的风险[72]。

（六）治疗

1. 一般措施

由于肾功能不全可能与低血容量有关，并且对于血容量状态的评估可能是不确定的，因此应停止使用利尿药，并且以 1g/kg 体重（最大达 100g 的剂量）静脉输注白蛋白来扩张血容量[127]。如果血清肌酐没有改善，只要患者没有无尿，可

在 12h 内重复该剂量。血清肌酐的降低表明急性肾损伤是由肾前氮质血症引起的。静脉白蛋白作为扩容剂优于生理盐水。

停止使用潜在的肾毒性药物、血管扩张药和非选择性 β 受体阻滞药。需要寻找败血症依据。对腹水进行白细胞计数、革兰染色、细菌培养。对血液、尿液和插管尖端进行细菌培养。如果高度怀疑是感染，则开始启用广谱抗生素。

如果出现严重的容量超负荷、酸中毒或高钾血症，应开始肾脏替代治疗（主要是连续动静脉和静脉血液滤过）。然而，若未肝移植，该措施不会导致肾脏恢复。许多患者在治疗期间出现并发症，包括动脉低血压、凝血功能障碍、败血症和胃肠道出血，最终死亡。

需要快速评估肝移植的适应性，因为这是 HRS 的唯一治愈性疗法。血管收缩药可以通过延长生存时间来充当肝移植的桥梁。

2. 肝移植

肝移植是 HRS 唯一的确定疗法，也是唯一可以提高生存率的疗法。然而，重要的是在移植前尝试逆转 HRS，因为较低的移植前血清肌酐与更好的移植后结局相关 [128, 129]。移植后，有 HRS 患者在重症监护病房时间相对较长（21 天 vs. 4.5 天），也更多需要血液透析（35% vs. 5%）。由于钙调神经磷酸酶抑制药可能导致肾脏恶化，有人

建议在开始利尿之前（通常在 48～72h 内）给予硫唑嘌呤或霉酚酸酯类和类固醇或 IL-2 受体阻滞药 [128]。

3. 药物治疗

血管收缩药加静脉白蛋白是目前治疗 HRS 的主要药物治疗方法（表 9-11）。使用这些药物的基本原理是逆转强烈的内脏和全身血管扩张，这是 HRS 的主要血流动力学改变。给予血管收缩药（特利加压素、奥曲肽与米多君、去甲肾上腺素）超过 3 天的时间与平均动脉压显著增加、血清肌酐和血浆肾素活性降低、血钠升高有关 [129]。另外有证据表明，HRS 中血管收缩药引起的平均动脉压升高与血清肌酐降低之间存在显著相关性 [130]。

最佳证据支持使用特利加压素，特利加压素是一种合成的加压素类似物。它具有内在的血管收缩作用，在体内缓慢转化为加压素，具有更长的生物半衰期。在随机对照试验的 Meta 分析中，与对照治疗相比，特利加压素具有显著的更高的 HRS 逆转率和更低的死亡率 [131, 132]。在随机接受特利加压素治疗的患者中，HRS 逆转率为46%～51%，而对照组为11%～22%。这些 Meta 分析中包括的研究都将 HRS 定义为肌酐＞2.5mg/dl。随着 AKI 定义的改变，可以通过较低的肌酐水平来诊断 HRS，从而期望更高的应答率 [133]。这

表 9-11　HRS 中的血管收缩药：使用的剂量和不良事件

药　物	剂　量	观察到的不良事件
特利加压素	0.5～2mg 静脉推注，每 4～6 小时 1 次	• 心脏病：心律失常、心绞痛、心肌梗死 • GI：腹部绞痛、腹泻、恶心、呕吐、肠缺血 • 外周：网状青斑、手指局部缺血、输液部位皮肤坏死、阴囊坏死 • 其他：动脉高血压、呼吸困难、支气管痉挛、呼吸性酸中毒
去甲肾上腺素	0.5～3.0mg/h（连续静脉输注）	有或没有室性运动功能减退的胸痛
奥曲肽 + 米多君	• 每天皮下注射 3 次，每次 100～200μg • 每天口服 3 次，每次 7.5～12.5mg • 25μg → 25μg/h（连续静脉输注） • 口服 2.5mg/d	• 腹泻 • 麻木

HRS. 肝肾综合征；GI. 胃肠道

一点非常重要，因为在所有研究中，特利加压素应答者的生存率明显更高。建议静脉推注特利加压素，最初剂量为每4～6小时0.5～1mg，如果缺乏应答（血清肌酐降低<25%），剂量可以每2天加倍，最多12mg/d（即则每4小时静脉注射2mg）。血管收缩药的剂量可通过监测平均动脉血压（血管舒张的间接指标）来调整。特利加压素治疗与每天静脉白蛋白有关。

使用特利加压素的主要问题是缺血性不良事件的发生（表9-11）。连续静脉输注较低剂量的特利加压素与较低不良事件发生率有关，同时也能维持效果[134]。

血管收缩替代治疗包括静脉应用去甲肾上腺素，已发现其疗效与特利加压素[132]相当；以及联合使用奥曲肽/米多君，尽管该疗法在非对照试验中显示了疗效，最近在一项随机对照试验显示其疗效明显低于特利加压素[135]，以及低于去甲肾上腺素[132]。

4. 经颈静脉肝内门体分流术

非对照研究表明，TIPS可以改善肾脏灌注并降低RAAS的活性。在一项对31名非移植患者的前瞻性研究中，大约75%的患者在TIPS后肾功能有所改善[136]。2型患者1年生存率明显优于1型患者（70% vs. 20%）。本研究排除Child-Pugh评分高于12，血清胆红素高于15mg/dl（250μmol/L）和严重自发性脑病的患者。序贯使用血管收缩药和白蛋白，然后使用TIPS，也可以在一些患者中取得长期成功[137]。对血管收缩药治疗有应答的患者使用TIPS的策略需要进一步评估。

5. 体外白蛋白透析

一项关于分子吸收再循环系统的小型随机试验显示，体外白蛋白透析对HRS患者有益，并且与血压升高有关[138]。在最近的一项多中心随机对照试验中，该试验包括大量急慢性肝衰竭患者（多器官衰竭状态，其中肾功能不全是其中一个主要成分），尽管血清肌酐在治疗第4天有较大的下降，但研究组之间的死亡率没有差异[139]。目前，HRS不推荐这种治疗方法。

（七）小结

新的治疗方法为HRS综合征带来了希望，这种以前治疗无望的综合征可能会得到改善或逆转。一旦怀疑HRS诊断，应开始使用血管收缩药和静脉注射白蛋白进行特异性治疗。最佳证据支持特利加压素的使用，剂量为每6小时静脉注射0.5mg。

九、预后

当肝硬化患者出现腹水时，预后较差。虽然静脉曲张性出血和脑病等肝硬化的其他失代偿性事件是间歇性的，但腹水是一种可以控制的连续并发症，但除非可以消除肝硬化的病原体，否则不能逆转。因此，在失代偿期事件中，腹水是与死亡率相关性最高的事件[140]。当它作为唯一的失代偿事件发生时，5年死亡率约为30%，而当其联合于静脉曲张出血时，死亡率会上升至88%左右[5]。导致腹水产生的逐渐加重的病理生理机制是同样会引起许多并发症，这些并发症本身与肝硬化患者的高死亡率相关，特别是难治性腹水、低钠血症和肝肾综合征[105,141]。在一项前瞻性研究中，发生稀释性低钠血症，难治性腹水和肾功能不全后的1年生存率分别为25.6%、31.6%和38.5%[94]。自发性细菌性腹膜炎是腹水感染一种，是导致病理生理学恶化和高死亡率的最常见并发症之一[63]。由于预后不良，所有腹水患者均应考虑进行肝移植。进行早期评估，并在出现难治性腹水或肝肾综合征相关的严重临床衰退之前做出决定。

第 10 章　肝硬化患者肝性脑病
Hepatic Encephalopathy in Patients with Cirrhosis

Marsha Y. Morgan　著

吴惠春　译　　胡志亮　校

学习要点

• 肝性脑病是肝硬化的一种常见并发症，危害人们的生活质量、安全和生存。

• 氨在星形胶质细胞肿胀的产生、轻度脑水肿的形成等综合征的发病机制中发挥着重要作用，随之出现的是氧化应激，神经胶质细胞神经元通信中断，神经元功能失调等。

• 目前尚无诊断肝性脑病的金标准，推荐结合临床检查、心理测试、脑电图来诊断。即便如此，肝性脑病常被漏诊和漏治。

• 通过应用非吸收性双糖和抗生素来减少循环中氨的含量，是一种直接有效的治疗方法。

• 目前已有新的诊断方法被提出，但是需要验证。基于近来对肝性脑病发病机制的认识而提出的新的治疗措施同样需要仔细评估。

肝性脑病是用以描述肝脏疾病中复杂和多样的神经精神变化的一个术语。肝性脑病是暴发性肝衰竭的明确特征，这种情况只是肝细胞功能丧失引起的众多代谢异常中的一种（见第 5 章）。

肝硬化患者存在着一系列神经精神病学的异常，包括从临床上难以辨认的认知方面的变化，到明显的智力、行为、运动功能和意识的变化。这种并发症常见且使患者衰落，它对人的生活质量和生存结局有着不利的影响。

该综合征的发病机制尚不清楚。肝细胞衰竭和门静脉系统分流对其发展起着关键作用。肠道来源的毒素，主要是氨，未经肝脏解毒而作用于大脑。星形胶质细胞中氨的降解导致轻度脑水肿的形成，最终影响神经功能。

由于肝性脑病患者的临床症状通常很细微，容易被忽略，所以临床诊断仍然很困难。有许多替代诊断技术，但是它们除了在专业领域外，很少被使用。因此，总体来说，肝性脑病往往未被诊断出来。目前没有什么特别的治疗方法，治疗方法主要基于减少氨的产生和增加氨的清除，这些治疗手段是有效的；新的治疗靶点已经被确认出来。

一、临床特点 [1-3]

临床上明显的肝性脑病，表现为包含广泛的精神和运动障碍的神经精神综合征。心理功能上的变化最初出现时表现为非特异性的变化，相比于自己，患者的这些症状往往更容易被亲朋好友发现。它们包括个性、智力、认知功能和意识上的微妙改变。人格改变可能包括变得幼稚、失控、烦躁和失去对家人和朋友的关注。智力恶化可能更明显但也很微妙。患者经常出现写作困难，主要表现为无法绘制或构建简单的图形的结构性失用症（图 10-1）。你会发现，这些最初的行为异常是经常存在的。意识紊乱的早期迹象包括自发运动的减少、固定凝视、冷漠、反应缓慢和简单。白天困倦可能也是其一大特征。方向错乱，行为失常，思绪混乱，谵妄，昏睡，最后昏迷是进展期的特征。

运动功能的变化包括肢体僵硬、言语产生障碍、休息和运动诱导的震颤、扑翼样震颤、延迟二倍动力学运动、超反射或低反射、舞蹈手足徐动症、巴宾斯基征和短暂的局部症状。锥体外系特征，如表情淡漠、运动迟缓、肢体僵硬、吐字不清或单字表达，以及和帕金森病一样的震颤是相对常见的。在深度昏迷时，出现明显的言语障碍症，并且常常并发持续言语。深腱反射是通常是亢进的，但在昏迷时则消失。扑翼样震颤（拍打震颤）是最著名的运动异常。它是由关节和其他传入脑干网状结构的信息流入受损，导致姿势协调异常。震颤不存在于休息时，运动时也不太明显，保持某一姿势时最强烈。最好的方法是让患者伸出手臂，保持前臂固定，五指分开，过度伸展手腕（图 10-2）。震颤通常是双侧的，但两边不一定同步。也可以让患者紧紧地握着检查者的手进行测试。扑动性震颤并非肝性脑病的特征性表现，在肾衰竭、呼吸衰竭、严重心力衰竭、低镁血症和苯妥英钠中毒的患者中也可观察到。

其他特征可能包括食欲亢进、肌肉抽搐、抓握和吮吸反射、可逆的皮质性失明和交替的凝视偏差。一种酸、味、粪便味的肝臭，可在一些患者的呼吸中闻及。

肝性脑病患者还表现出其他广泛异常，包括精神运动功能受损、神经生理功能紊乱、脑神经化学 / 神经递质稳态改变、全域和区域脑血流和代谢减少、脑液稳态改变。这些异常不一定相互

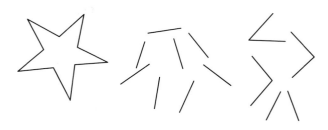

▲ 图 10-1 认知功能障碍证据不足和严重的震颤或视力障碍的缺乏使得肝硬化患者肝性脑病难以诊断

这些可能对检测和监测危害很有用。图示构造性失用症，即无法绘制和构造简单的图形：患者正在试图模仿绘制观察员在页面左边绘制的五角星。下方是写作困难，患者正在尝试着写："亲爱的，你好吗？我希望你很好，我也很好。"

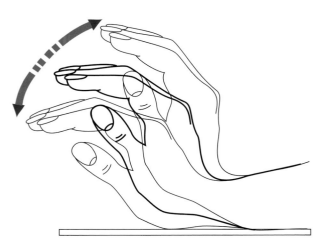

▲ 图 10-2 保持前臂固定，五指分开，手腕过度伸展，可将震颤引出

关联，也不一定与临床观察到的损伤程度相关，但一般来说，随着临床症状的恶化，这些异常的严重程度会随之增加。同样明显的是，许多神经精神状态未受损的肝硬化患者可能出现神经生理功能紊乱和心理功能障碍。这些个体随后可能发展出肝性脑病的临床特征，证明了该综合征的频谱性质。

二、分类 [2-4]

肝硬化患者肝性脑病的分类一直是一个有争

议的话题。一般认为，显性肝性脑病患者应根据其临床症状的严重程度进行分类；1977 年首次制订的 West Haven 标准仍然被认为足以达到这一目的 [5]（表 10-1）。也有共识认为，显性肝性脑病应根据临床症状的时间进程进行分类；相应的被采用的术语是发作性、周期性和持续性。

（一）发作性 / 复发性肝性脑病

发作性肝性脑病是指临床情况稳定的患者在数小时内或几天内的内发生的肝性脑病。在这些人，大部分有明确的诱因 [7]（表 10-2）。这些因素通过以下产生影响：①进一步抑制肝脏和大脑功能；②增加含氮的负荷；③刺激炎症反应。经过明显的肝性脑病的发作后，患者可能会恢复正常；他们临床状况的改善在心理测试或脑电图有改善之前通常是很明显的 [8]。然而，在较长时期内，许多患者将保留一定程度的临床、神经心理或神经生理损伤，尤其是那些严重失代偿性肝病患者和那些自发性或手术导致的门体分流的患者。如果患者在 6 个月或更短的时间内出现 2 次或 2 次以上明显的肝性脑病发作 [4]，则将其归为复发性肝性脑病。

（二）持续性的肝性脑病

少数患者表现出持续性但稳定的肝性脑病。其中许多肝性脑病患者有广泛的门体分流，要么有多个吻合通道，要么更常见的有一个主要的侧

表 10-1　肝硬化患者精神状态分级 West Haven 标准 *

分　级	特　征
0 级	没有发现异常
1 级	轻微的意识缺失，兴奋和焦虑，注意力短暂
2 级	浅昏迷，嗜睡或冷漠，方向错乱，明显的个性改变和行为失常
3 级	嗜睡至半昏迷，对刺激有反应，混乱，严重迷失方向，怪异行为
4 级	昏迷，无法测试精神状态

*. 基于最初由 Conn 等提出的肝性脑病心理精神状态改变的描述 [5]，作为 Parsons-Smith 标准 [6] 的修改

表 10-2　肝硬化患者可能诱发肝性脑病的因素

- 感染
- 消化道出血
- 电解质紊乱
  - 低钠血症
  - 低钾血症
- 脱水
  - 液体限制
  - 过多的利尿
  - 穿刺术
  - 腹泻 / 呕吐
- 便秘
- 过量摄入蛋白质
- 酒精滥用
- 肾脏功能障碍
- 中枢活性药物
- TIPS 插入
- 手术
- 未明确的因素

TIPS. 经颈静脉肝内门体分流术

支循环。在某些情况下，分流可能是通过手术或经颈静脉肝内门静脉 – 全身分流术而形成的。帕金森综合征的特征突出，表现为不自主的精细震颤、明显的僵硬、言语断断续续，以及步态蹒跚。小脑的特征表现常为步态障碍、躯干共济失调、意向性震颤和运动性发音障碍。无意识的舞蹈手足徐动症可能会出现。临床图像中的一些波动可能与各种因素有关，通常表现为主要临床特征的恶化，而不是意识水平的改变。

肝性脊髓病主要发生于接受过门体分流手术的男性，与肝性脑病相比，肝性脊髓病要少见得多，定义也不明确。肝性脊髓病主要表现为进行性痉挛性麻痹，无感觉障碍或括约肌功能障碍 [9, 10]；临床症状伴有脊髓退行性改变。肝病的临床和生化证据可能是模棱两可或不存在的，神经精神障碍可能是主要原因。因此，诊断常常被忽略。

（三）轻微型肝性脑病

肝硬化患者没有肝性脑病临床特征，但是经检测有明显的脑功能损害，这可归为轻微型肝性

脑病。"轻微"一词的使用强调了肝性脑病作为一系列与严重程度相关的、在数量上具有明显特征的变化而存在，但它不能充分说明这种情况可能对结局产生有害影响。

对这一术语的不满意已经导致了"隐性肝性脑病"这一术语的引入。然而，这不仅仅是一个替代名称，因为这个术语不仅包括"传统"的轻微型肝性脑病患者，而且还包括那些按照 West Haven 标准被划分为 I 级肝性脑病的患者（表 10-1）。根据定义，这意味着只有 II 级以上病变的患者才会被归类为明显的肝性脑病（表 10-1）。虽然这种方法可能是可行的，但尚不清楚它在临床和特别是研究环境中有多大的价值。事实上，已经有研究表明，被归类为隐性肝性脑病的患者在接受测试时表现为两个相对独立的组[11, 12]。因此，目前定义的"轻微型肝性脑病"一词将保留在余下的文本中。

三、患病率和结局

显性肝性脑病是肝硬化的并发症之一，与腹水、静脉曲张出血一起为肝硬化失代偿期的特点。首次诊断为肝硬化时，显性肝性脑病的发生率为 10%～20%[13, 14]。据估计，30%～40% 的肝硬化患者会在其临床过程中出现显性肝性脑病。轻微型肝性脑病的患病率根据研究人群和诊断流程不同，为 20%～80%。

在没有神经精神障碍证据的肝硬化患者中，5 年内出现明显肝性脑病发作的风险为 5%～25%，这取决于是否存在其他危险因素[4]。对于有明显肝性脑病发作的肝硬化患者，在 1 年[15] 时发生进一步发作的累积风险为 40%。TIPS 术后，显性肝性脑病的 1 年中位累积发生率很大程度上受所采用的选择标准的影响，为 10%～50%[16]。

肝性脑病的发展，无论是轻微的还是明显的，都与对患者执行复杂任务（如驾驶）能力[17, 18]、对健康相关的生活质量[19, 20]、安全[21]、对肝移植后的神经认知功能[22] 的有害影响相关[17, 18]。轻微肝性脑病的患者发生显性肝性脑病的风险显著增加[23]。

肝性脑病的存在，无论是轻微的还是明显的，对生存率也有显著的负面影响[24-26]；肝性脑病患者 1 年和 5 年生存率分别为 36% 和 15%，而首次肝性脑病发作后 1 年生存率为 42%，3 年生存率为 23%[27]。在肝移植等候名单上的显性肝性脑病患者的 90 天死亡率比相应的未受影响的有可比较的 MELD[28] 评分的患者高 66%。

肝性脑病严重影响患者的护理人员的生活和福利，并给医疗保健系统带来巨大的财政负担[29]。

四、诊断[30]

诊断肝性脑病的第一步是确定患者是否有神经精神功能障碍的证据。接下来应确认患者的临床表现是肝性脑病的特征性的表现，并仔细排除可能具有相似特征的一系列其他疾病。在缺乏典型临床特征的情况下，我们需要一种类似的方法来识别相关异常，以确定轻微肝性脑病的诊断。

对于这种综合征的诊断没有金标准测试。相反，有一些评估大脑功能不同方面的技术，可以单独或组合使用以提供诊断信息。在实践中，任何与该综合征的行为、预后及可能是病理生理特征有证实关系的测量方法都可以作为替代方法。

（一）神经学检查（包括精神状态评估）[31]

通常应该包括以下几个方面。

1. 详细细致的神经精神病史和检查，特别注意记忆、注意力、认知和意识的变化，精力和活动水平的变化，以及与健康相关的整体生活质量。

2. 使用评分系统来评估精神状态：基于意识、智力功能和行为变化的 West Haven 标准[5]（表 10-1）和格拉斯哥昏迷量表[32]（表 10-3）。此外，还可以使用小型心理评分测试[33] 等已广泛应用于患者群体的附加工具。

3. 一项全面的神经学检查，特别寻找细微的运动异常的证据，包括轻度运动障碍、构音障碍、音调升高、速度降低或快速执行困难、交替运动、共济失调、深部肌腱反射增加、姿势

表 10-3　格拉斯哥昏迷量表 [32]

变　量		分　数
睁眼	自发	4
	指令（刺激）	3
	疼痛（刺激）	2
	没有响应	1
运动反应	遵循口头命令	6
	疼痛刺激，局部疼痛	5
	疼痛刺激，屈曲 / 退缩反应	4
	疼痛刺激，异常屈曲	3
	痛苦的刺激，伸展	2
	无反应	1
语言反应	有条理和清晰	5
	答非所问	4
	不恰当的单词	3
	难以理解的声音	2
	无反应	1

总分 3（最低）～15（最高）

反射受损、震颤等异常运动，特别是震颤。感觉改变和（或）病灶特征的存在提示另一种或附加诊断。

4. 排除其他可能导致神经精神异常的原因，包括伴随的神经系统疾病，如硬膜下血肿和韦尼克脑病；其他代谢异常，如与糖尿病和肾衰竭相关的代谢异常；酒精或药物中毒。

应当从亲戚或朋友那里得到确证的证据，特别是客观观察到的而不是关于行为和精神状态的主观变化。

（二）心理表现 [30, 34]

轻度肝性脑病患者一般在注意力、视觉空间能力、精细运动技能和工作记忆方面存在缺陷，而其他认知能力相对保留。显性肝性脑病患者在精神运动速度、执行功能和注意力方面表现出额外的障碍。

大量的心理测试已经被用来评估在这个患者群体，但没有一个对这种情况的诊断是特异的。因此，数个测试通常比单一测试更可靠，而且往往与功能状态有更强的相关性。其中最著名和最广泛验证的是心理测量性肝性脑病评分（Psychometric Hepatic Encephalopathy Score，PHES）[35, 36]，包括五项纸笔测试（图 10-3）。据报道，对 1 级肝性脑病 [36] 的诊断敏感性为 96%，特异性为 100%。PHES 测试组目前被推荐为诊断轻微肝性脑病 [4] 的"金标准"，尽管"最佳临床标准"一词可能更合适。测试分值必须对许多混杂变量进行标准化，许多国家现在都有标准数据。

基于计算机的心理测量测试可以更精确地量化反应时间和提供更精细的测试 [30]。

（三）脑电图 [30, 37]

脑电图反映皮层神经元的活动。记录过程不需要患者的合作，也不受学习效果的影响，这些问题影响着其他评估工具 [37]。脑电图为肝性脑病的检测、评估和监测提供了有用的信息。此疾病的主要脑电图特征是从 α 范围（8.5～13Hz）到 θ（4～8Hz）和 δ（1～3.5Hz）范围平均频率的进行性变慢。三相波或无节律性 δ 活动发生在更严重的脑病等级中；昏迷的特征是缓慢的低电压 δ 活动，并伴有一系列的电沉默。这些特征并不特定，因为它们也可以在其他代谢和药物引发的脑病 [38] 中观察到；然而，这些情况在临床依据下通常很容易区分。

脑电图对肝性脑病的诊断效果取决于所进行分析的类型。最好的结果可能是使用基于频谱分析的技术得到的。最近定义了新的频谱脑电图阈值，它可以识别"任何程度"的肝性脑病，灵敏度为 75.0%，特异性为 77.4% [39]。脑电图对显性肝性脑病的发生和生存也有预测作用 [40]。

脑电图技术的进一步发展可能会提供更好的量化和有用的数据。随着低成本无线耳机的出现，这一技术可能会得到更广泛的应用 [41]。

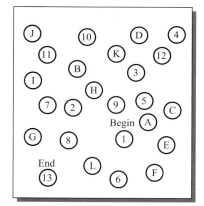

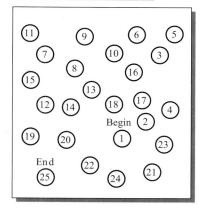

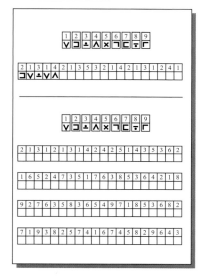

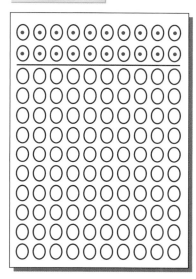

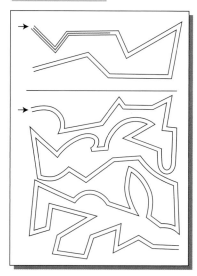

▲ 图 10-3　心理测量性肝性脑病评分包括五项纸笔试验，分别评估注意力、视觉知觉和视觉构建能力 [36]

数字连接试验 A 和 B：连接数字所花费的时间，或数字和字母按顺序被记录下来。数字符号试验：将正确的数字插入到数字 90 以下的空白方格中所用秒数记录。连续打点试验：记录在页面上每个圆的中心放置一个点所花费的时间。轨迹描绘试验：在不移动纸张的情况下，描绘 2 个轨迹所花费的时间，以及所犯错误的数量

（四）临界闪烁融合频率

临界闪烁融合频率（critical flicker fusion frequency，CFF）是一种测试方法，其核心是随着频率的变化，对闪烁或融合光的感知。它评估视觉辨别能力和一般觉醒。该方法对轻度肝性脑病患者的敏感性为 61%，特异性为 79%[42]。低闪烁频率预测了以下内容：①显性肝性脑病 [43] 的发生；② TIPS 术后 [44] 显性肝性脑病的发生；③生存率 [26]。在年龄和潜在的肝脏疾病 [45] 的病因方面有一些不同的影响。测试需要完整的双眼视觉，对于一些商用设备，还需要正常的彩色视觉。

（五）抑制控制测试

抑制控制试验（Inhibitory Control Test，ICT）是一种计算机化的注意力和反应抑制计时试验。可以从 www.hecme.tv[46] 免费下载。患者会看到一系列随机字母，并被要求对指定为目标或诱惑的预定义序列做出反应。低目标和高诱惑反应提示表现较差。如果诱饵的数量（抑制能力）由目标准确度（注意能力）[47] 调整，那么该测试具

有更大的诊断价值。结果具有诊断和预测的有效性。测试数据需要根据年龄和受教育程度进行调整，这样会产生学习效果。该测试在健康对照组和肝硬化患者很难进行。

（六）扫描测试

扫描包测试是一种基于数字识别记忆任务的计算机测试系统。它从三个难度逐渐加大的水平上评估认知注意力、心理运动速度。Scan 软件根据反应时间和错误提供 Z 分数，并根据年龄和教育程度进行校正；可能会产生倾斜效应。关于扫描包的诊断和预测有效性的信息相对较少，但一些有希望的早期结果[48]。

（七）斯特鲁普试验

斯特鲁普试验是基于对颜色刺激的识别反应时间的差异，这取决于颜色刺激的呈现方式。该测试评估心理运动速度和认知灵活性。斯特鲁普试验的表现受一些混杂因素的影响，包括年龄、性别和教育；人口标准数据在美国[49]是可用的。

可以使用智能手机应用程序（EncephalApp_Stroop；www.encephalapp.com）；使用 PHES 定义的轻微肝性脑病患者的检测性能受损；诊断敏感性 72%，特异性 54%。当基于一些但不是所有的比较物[49]时，较差的测试性能可以预测明显的肝性脑病的发展。

（八）脑磁共振[50, 51]

除了排除脑功能障碍的其他原因外，脑结构和功能成像不能为肝性脑病的诊断提供有用的信息。然而，这些成像模式为确定这种情况的病理生理学提供了重要的信息。

1. 磁共振成像

在肝硬化患者中，脑 MRI T_1 加权像中最一致的发现是基底神经节存在双侧对称性高信号，在其他脑区出现的频率较低。这些变化与肝性脑病的存在或严重程度无关，它们很可能反映了由于肝胆清除功能受损而导致的肝内锰沉积（图 10-4）。

各种先进的 MRI 技术，如 FLAIR T_2 加权序

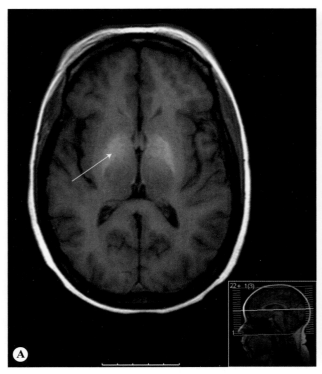
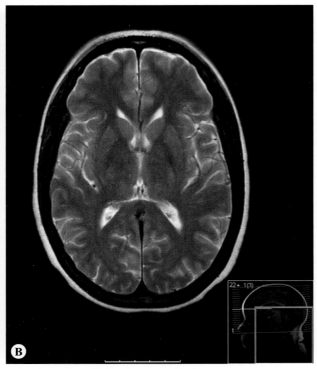

▲ 图 10-4　53 岁男性肝硬化和肝性脑病患者颅脑 MRI T_1 和 T_2 加权像
A. T_1 加权像显示苍白球部分两侧对称性高信号（箭）；B. T_2 加权像未能见到相应变化

列、弥散加权/张量成像（DWI/DTI）和磁化转移成像（MTI），已确定肝硬化患者局部和弥漫性白质异常。这些变化反映了细胞体积稳态的紊乱和由此导致的组织含水量，但与神经精神障碍的存在或程度没有明显的相关性。

2. 脑磁共振波谱

肝硬化患者的脑 ^{1}H- 脑磁共振波谱（MRS）发生了特征性改变，其典型表现为肌醇（inositol, Ins）和胆碱（Cho）共振的相对减少，以及复合谷氨酰胺/谷氨酸（Glx）共振的相对增加。这些变化被认为反映了星形胶质细胞体积内稳态的变化（图10-5），在严重的显性肝性脑病患者中更为明显；它们在尖端插入后增强，在肝性脑病有效治疗和肝移植后[52]明显消退（图10-6）。

（九）血氨

血氨浓度的测量只能提供有限的诊断信息；对于已确诊为肝性脑病的患者，监测进展或预测预后几乎没有价值[53]。血氨测定在肝性脑病的鉴别诊断中可能有价值，特别是在慢性肝病的征象很少，肝功能仅受到轻微干扰的情况下。动脉血中气态氨的 pH 依赖性分压与临床和神经生理变化的关系可能比血浆氨浓度[54]更密切。

（十）脑脊髓液

脑脊液通常是透明的，在正常压力下，其蛋白浓度在严重肝性脑病患者中可能升高，但细胞计数正常。脑脊液谷氨酰胺在肝性脑病时浓度也可增加，并与其程度显著相关[55]。

（十一）神经病理学 [1, 56]

脑组织检查很少在人活着时进行，但有的会行尸检。其中最显著的特征是阿尔茨海默病Ⅱ型星形细胞增多症，其特征是星形细胞增殖发育，细胞核增大，核仁突出，染色质边缘化，糖原积累；这种变化是广泛的，但最突出的是大脑皮层、基底节区和小脑。也可以观察到小胶质细胞的变化，神经元只有微小的变化。

在持续性肝性脑病患者的皮质髓质连接和纹状体可能存在片状皮质层状坏死或假氨基坏死伴多微空化，还可观察到大脑皮层、小脑和晶状体核的神经元和髓质纤维的不均匀退化。

锥体束脱髓鞘在肝性脊髓病患者中可见。

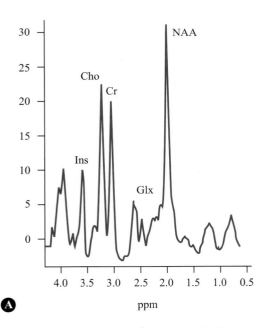
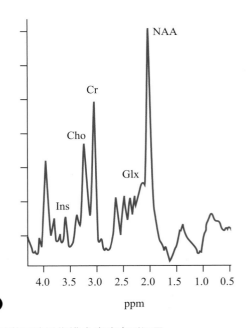

▲ 图 10-5　^{1}H- 脑磁共振波谱水抑制波谱，用受激回波采集模式脉冲序列记录

A. 健康个体；B. 肝硬化和肝性脑病患者。主要共振对应于 N- 乙酰天冬氨酸（NAA）、谷氨酰胺/谷氨酸（Glx）、肌酸/磷酸肌酸（Cr）、含胆碱化合物（Cho）和肌醇（Ins）。肝性脑病的特征是 Glx 共振相对增加，Ins 和 Cho 共振相对减少

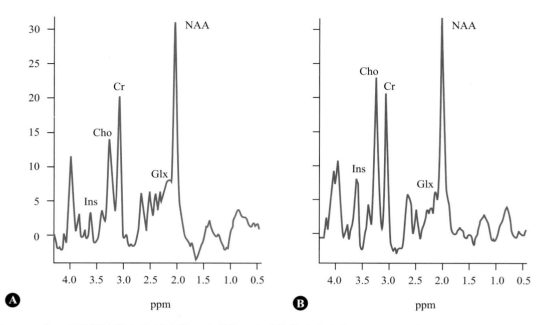

▲ 图 10-6　¹H- 磁共振波谱水抑制波谱，用受激回波采集模式脉冲序列记录，取自肝硬化患者肝移植前（**A**）和肝移植后（**B**）顶叶区域

主要共振对应于 N– 乙酰天冬氨酸（NAA）、谷氨酰胺 / 谷氨酸（Glx）、肌酸 / 磷酸肌酸（Cr）、含胆碱化合物（Cho）和肌醇（Ins）。初始谱显示 Glx 区域增大，Ins 和 Cho 共振减小。这些异常在肝移植后恢复正常

（十二）诊断变量的选择 [2, 4, 30]

尽管肝性脑病被认为是肝硬化 [57] 的一个重要并发症，但在大多数中心并没有常规进行肝性脑病检测。这意味着这种疾病经常被低估，许多患者被拒绝接受治疗。这在一定程度上反映了一个事实，即没有诊断的黄金标准。由于这种情况会影响认知功能的几个组成部分，但不一定都是相同的程度，因此建议使用一种以上的技术。

任何测试或测试系统的关键要求是：①它们已被验证可用于该患者群体；②有适当的规范数据；③可以对任何相关的并发症进行控制。

可用的测试指南只是松散地支持脚本，但确实区分了临床和研究环境中的测试（表 10-4）。在实践中，诊断工具的选择在很大程度上将由以下因素决定：使用简便、可操作性和成本。

五、诊断并发症、混杂因素和替代选择

肝硬化患者可能出现神经精神异常，而与肝

表 10-4　肝硬化患者肝性脑病诊断指南

诊断检查建议
临床实践或单中心试验
1. 详细的临床评估，以识别或排除临床变化
2. 至少有两项经过验证的试验，其中一项应得到更广泛的接受，以便作为比较，如 PHES
3. 与健康相关的生活质量多中心试验评估
多中心试验
1. 详细的临床评估，以识别或排除临床变化
2. 至少进行 2 次验证试验，最好是 PHES 加以下两组中任选一组进行试验 • Stroop 试验、扫描试验或抑制控制试验 • 脑电图或临界闪烁融合频率
3. 与健康相关的生活质量评估

PHES. 心理测量性肝性脑病评分 [36]

病的存在无关。临床医生应该警惕颅内出血、脑外伤、感染和肿瘤的可能性。

肝硬化患者可发生一系列独立影响脑功能的事件，这些事件可能会加重现有的肝性脑病，如酒精中毒、服用精神药物、低钠血症、糖尿病、肾功

能障碍和败血症。当混淆或竞争事件同时发生时，会出现特殊的困难，但是观察到的认知缺陷的模式及其影响程度可能有助于区分（表 10-5）。

低钠血症可导致脑过度水合和代谢性脑病，其特征是可能演变为昏迷的混乱综合征。失代偿性肝硬化患者的血清钠水平往往较低。低钠血症是肝性脑病[58]发生的独立危险因素。因此，肝硬化患者可能同时表现为低钠血症和肝性脑病[59]。

糖尿病控制不良可能与精神状态的改变有关。糖尿病的存在也是肝硬化患者发生肝性脑病的危险因素；在糖尿病患者肝硬化的临床过程中，肝性脑病发作较早，并且往往更为严重。[60]

肾功能障碍本身与认知变化的发展有关，肝硬化和肾功能损害患者发生肝性脑病的风险增加[61]。终末期肝病患者可能并发尿毒症和肝性脑病。

即使在没有肝病的情况下，神经系统状态的急性恶化也是败血症的常见伴随症状[62]。感染是肝硬化患者肝性脑病的常见诱因。

无论潜在肝病的严重程度如何，肝硬化合并感染的患者发生认知障碍的可能性比非肝硬化患者高 9 倍[63]。肝硬化和脓毒症患者出现神经症状很可能反映了这两种情况的影响[64]。虽然感染的存在通常是明显的，但一些情况，如自发性细菌性腹膜炎、肺炎或尿路感染可能大部分无症状，也可能需要积极寻找[63]。

在处理酒精性肝硬化患者的过程中可能会出现一些问题，这些问题可能会混淆临床诊疗，需要仔细鉴别，如酒精戒断和韦尼克脑病。肝硬化患者戒酒治疗比较困难，必须密切监测。所需要的镇静药可能诱发肝性脑病，因此应给予预防性的抗肝性脑病治疗。由硫胺素缺乏引起的韦尼克脑病可在数天内急性发展或演变，对于正在积极戒酒的酒精相关性肝硬化患者尤其难以诊断；此外，他们还可能发展成肝性脑病。在这种情况下，预防性肠外硫胺素应在几天内服用。

肝豆状核变性可导致肝硬化和神经精神异常，范围从轻度认知退化到帕金森样综合征。然而，症状并不多，K-F 环和铜代谢紊乱通常可用以证实本病，并有助于鉴别诊断。

最后，潜在的功能性精神病（如双相情感障碍）可能由肝性脑病触发。相反，在慢性肝病患者中，主要的精神病可能独立于肝性脑病的存在而发展。这个诊断很困难，既往精神疾病病史和抗脑病治疗的反应可能有助于鉴别。这些患者的医疗管理可能是困难的，特别是如果需要主要的抗精神病药物。

六、发病机制

在阐述肝性脑病的发病机制时，必须说明以

表 10-5　肝性脑病及其他一些潜在意识障碍疾病患者认知功能障碍模式

疾　病	注意力	记忆力	执行力	视觉构成	处理速度	精细运动速度	精细运动准确性
肝性脑病	是	—	是	是	是	是	是
糖尿病	是	是	是	—	是	—	—
低钠血症 a	是	?	?	?	是	?	?
肾功能障碍	是	是	是	—	—	—	—
酒精滥用	是	是	是	是	是	是	是
Wernicke 脑病	是	是	是	是	是	是	
败血症脑病 b	是	?	?	?	是	?	?

a. 数据主要与认知系统相关

b. 数据很少

数据引自 Weissenborn[3].

下几点：①反映多种大脑系统功能障碍的广谱发现；②临床图像的波动性，特别是其快速演变和可逆性；③消化道出血、脓毒症、电解质紊乱等多种事件可以促成变化的机制；④使用看似不同的行动模式的管理策略，可以成功地治疗这种情况。

近年来，细胞和分子生物学的进展，以及人类无创脑成像/量化技术的进展，使我们对该综合征的发病机制有了相当大的了解。因此，尽管仍然存在不确定性，但正在出现的情况允许将一些单独的发现巧妙地整合成一个协同的整体，而单独来说这些发现都不能完整地解释该综合征。

（一）关键概念和贡献者

肝性脑病发展的两个关键因素是肝细胞衰竭和门静脉系统分流。门体分流，在没有肝病的情况下，例如门静脉血栓形成后，通常不会伴有明显的肝性脑病的发展。然而，在慢性肝病患者中行手术分流或 TIPS 术后可能加速或恶化现有的神经精神病学变化。

在存在这两种特征的情况下，肠道源性神经毒性物质的肝清除能力受损。这种物质损伤大脑，导致星形胶质细胞功能的直接和间接损害（图 10-7）。随后发生的复杂变化包括脑脊液平衡、氧化和氮化应激作用、脑神经递质改变，可能还有炎症，其净效应是神经胶质神经元通信中断和神经功能障碍。

1. 氨 [65]

氨是由蛋白质摄入、谷氨酰胺经谷氨酰胺酶脱氨和结肠中的细菌作用在肠道中产生的。它以非离子扩散吸收，但也可能涉及特定的氨转运体；门静脉中的氨浓度比动脉血中的高 10 倍。肝对氨的代谢提取率高。门静脉血中的氨和源于肝内氨基酸代谢的氨被门静脉周围肝细胞吸收，经尿素循环代谢为尿素。一些氨被肝静脉周围肝细胞吸收，并通过谷氨酰胺合成酶转化为谷氨酰胺。这两个系统协同工作，严格控制肝静脉中的血氨浓度。肾脏和肌肉也在氨稳态中发挥作用 [66]。在骨骼肌中，氨通过谷氨酰胺合成酶的作用转化为谷氨酰胺。肾脏中氨是由谷氨酰胺脱氨生

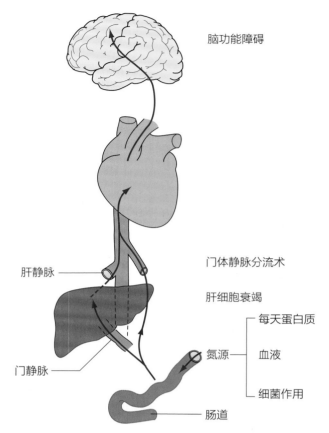

脑功能障碍

门体静脉分流术

肝细胞衰竭

肝静脉

每天蛋白质

氨源———血液

门静脉

细菌作用

肠道

▲ 图 10-7　肝细胞衰竭和门体静脉分流是肝性脑病发生的关键因素

在出现这些并发症时，肠源性神经毒性物质的肝清除能力受损。这种神经毒性物质会作用于大脑，导致星形胶质细胞功能的直接和间接损害。随后发生了复杂的变化，最终破坏了胶质神经元联系和神经元功能

成的（图 10-8）。

肝硬化患者血氨水平可能升高，主要原因是肝功能代谢功能紊乱，门静脉系统分流导致肝代谢一级旁路。然而，其他一些因素也有影响，即：①小肠定植含脲酶细菌；②继发于门静脉高压，脾血流量增多的肠内氨吸收增加；③肌肉质量下降导致肌肉氨代谢下降（见第 29 章）；④这些患者常见的呼吸性碱中毒继发的肾脏产氨增加，可归因于原发性过度通气和低钾血症 [66]（图 10-8）。

肝性脑病患者脑氨动力学没有变化，但高氨血症时脑氨代谢率成比例增加；因此，脑代谢率的主要决定因素是动脉血氨浓度 [50]。脑内氨的流入是被动扩散的结果，载体介导的 NH_4^+ 转运也

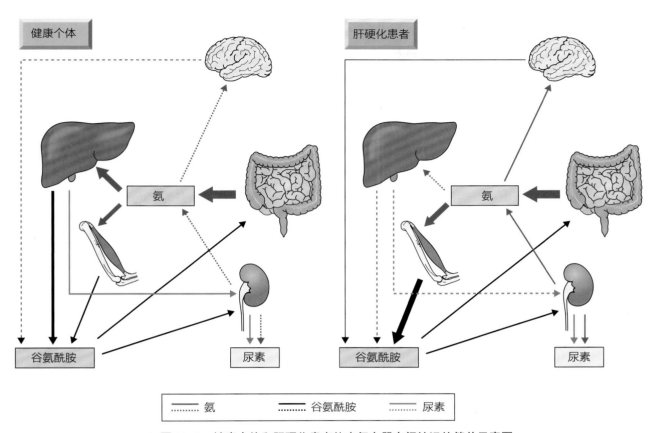

▲ 图 10-8　健康个体和肝硬化患者体内氨在器官间转运的简单示意图

氨由饮食蛋白质、谷氨酰胺经谷氨酰胺酶脱氨和结肠中细菌的作用在肠道中产生。氨也可由谷氨酰胺经谷氨酰胺酶在肾脏中产生。在健康的个体中，肠道和肾脏产生的氨在肝脏中代谢为尿素，然后通过尿液排泄。肾脏中产生的一小部分氨也会随尿液排出。氨在肝脏、肌肉和大脑中通过谷氨酰胺合成酶被解毒为谷氨酰胺。谷氨酰胺被释放回血液循环中，随后在肠道和肾脏中被谷氨酰胺酶降解形成氨。肝硬化患者血液循环的氨水平升高。在这种情况下，谷氨酰胺合成酶合成谷氨酰胺成为氨解毒的最重要途径，尽管是暂时的。因此，肾脏中产生的氨有很大一部分被释放到尿液中，从而减少了进入体循环的氨的量。额外的氨也可以在肌肉中解毒，在大脑中解毒的程度要小得多（经 John Wiley & Sons 许可转载，改编自 Wright et al [66].）

可能发生。在星形胶质细胞中，氨是通过谷氨酰胺的合成来解毒的。

　　一旦进入大脑，氨会在许多层面产生有害影响，尤其是对星形胶质细胞，它们会增殖，并产生阿尔茨海默病Ⅱ型改变。氨对星形细胞功能的直接影响包括基因表达的改变 [67]，细胞内信号转导，运输、代谢和神经递质处理的改变，以及类神经甾醇的合成的改变。它还对皮质神经元有直接影响，影响突触后抑制电位和三羧酸循环的活性 [68]。

　　尽管循环血氨浓度在肝性脑病发病机制中具有明显的重要性，但它与神经精神状态的相关性较差；动脉血中气态氨的 pH 依赖性分压与临床和神经生理变化的关系可能比血浆氨浓度 [54] 更密切。

　　其他肠道来源的毒素，如吲哚类、硫醇类、酚类、短链和中链脂肪酸，都与肝性脑病的发病机制有关。然而，它们很可能与氨协同作用，而不是相互独立作用的。

2. 谷氨酰胺与脑脊液平衡

　　过量的氨流入大脑导致谷氨酰胺在星形胶质细胞内的积累。谷氨酰胺具有渗透活性，它的滞留导致星形胶质细胞肿胀。这被从这些细胞流出其他渗透活性化合物，主要是肌醇，还有牛磺酸和 α 甘油 – 苯基胆碱反驳。最终的结果是发展成轻度脑水肿。体内脑 ¹H-MRS 对肝硬化和肝性脑病患者的研究显示，Ins 共振降低，Glx 共振增加，支持星形细胞体积稳态紊乱的概念[69]（图10-5）。利用脑磁共振成像技术和定量脑水图也证实了轻度脑水肿的存在[70]。脑脊液谷氨酰胺水平随着神经精神障碍[55]的程度而升高，在脑 ^{1}H-MRS[51] 上观察到的 Glx 共振高度也是如此。尽管没有可测量的颅内压增加，星形胶质细胞含水量的轻度增加可能有重要的功能后果。

氨诱导的谷氨酰胺积累并不是引发低级别脑水肿的唯一机制。低钠血症、炎症细胞因子和内源性苯二氮䓬类药物也促进星形胶质细胞肿胀，很可能与氨协同作用。

谷氨酰胺也可以被星形细胞线粒体摄取并转化为谷氨酸和氨，导致钙依赖的与线粒体内电位的崩溃有关的线粒体通透性转变过程。这些事件可能导致自由基产生和线粒体氧化损伤[65]。谷氨酰胺是两种主要的在神经递质的前体：起兴奋性作用的谷氨酸和起抑制性作用的 γ- 氨基丁酸（γ-aminobutyric acid，GABA）。因此，谷氨酰胺稳态的变化将对大脑神经递质的稳态产生影响。

3. 氧化 / 氮化压力[71, 72]

氨、低渗透肿胀、炎症细胞因子和内源性苯二氮䓬类药物诱导星形胶质细胞产生氧化 / 氮化应激反应，并迅速形成活性氧（ROS）和一氧化氮（NOS）。这种应激反应由 N- 甲基 -D- 天冬氨酸（NMDA）谷氨酸受体介导，但其激活机制尚不清楚。ROS 形成的最可能原因是烟酰胺腺嘌呤二核苷酸磷酸（NADPH）氧化酶亚型的激活，而 NOS 的形成可能依赖于一氧化氮合酶 Ca^{2+}/ 钙调蛋白亚型的激活。星形胶质细胞肿胀和氧化 / 氮化应激在一个信号环路被连接起来，允许两个过程的相互放大发生。

氧化 / 氮化应激具有多种功能性后果。第一，蛋白质酪氨酸氮化，直接干扰蛋白质功能和细胞内信号转导。位于血脑屏障附近的星形胶质细胞受到的影响尤为严重；因此，这一过程可能会影响星形细胞间物质的转运。第二，RNA 氧化，损害翻译的准确性 / 有效性，导致缺陷或不稳定蛋白的形成；这可能反过来导致神经递质受体系统和突触可塑性的多种变化。第三，从金属硫氨酸

和其他蛋白质中活化锌。Zn^{2+} 可能影响多种酶和转录因子的活性，可能增加 GABA 能神经传递，降低谷氨酸摄取。第四，细胞内和细胞外信号的改变。第五，基因表达的改变；对人类死后脑组织的全基因组阵列分析显示，肝性脑病患者的基因表达谱发生了复杂的变化，包括与氧化应激、信号通路、细胞增殖、凋亡和小胶质细胞活化相关的基因的上调[72]。

4. 大脑神经传递的改变

肝性脑病与抑制性和兴奋性神经传递平衡的转变有关，倾向于抑制性。这可能是由于谷氨酸能系统的改变，也可能是由于 GABA 能张力的增加。然而，在其他神经递质系统和神经模块调节，腺苷和乙酰胆碱的变化，也可能发挥作用。

(1) 谷氨酸[65]：谷氨酸是大脑中主要的兴奋性神经递质（图 10-9）。谷氨酸能神经传递在肝性脑病患者中发生显著改变。死于肝昏迷的肝硬化患者的大脑总谷氨酸水平下降。然而，至少在实验动物中，细胞外空间和脑脊液中的谷氨酸浓度增加。这可能反映了星形胶质细胞对细胞肿胀和（或）胶质再摄取缺陷而产生的谷氨酸释放量增加，很可能是由氨诱导星形胶质细胞和神经元谷氨酸转运蛋白下调介导的。细胞外谷氨酸浓度的增加可能导致氧化应激反应发展的中起关键作用的星形胶质细胞 NMDA 受体的激活。

(2) GABA 与神经类固醇系统[73]：GABA 是大脑中主要的抑制性神经递质。它是以谷氨酸为原料，经谷氨酸脱氢酶在突触前神经中合成并储存于突触内囊泡。它与嵌在突触后神经膜中的特定受体结合。这个受体是一个更大的 $GABA_A$ 受体 / 离子基复合体的一部分，该复合体还与苯二氮䓬类药物、巴比妥类药物和神经甾类药物具有结合位点（图 10-10）。这些配体的结合打开了氯离子通道，氯离子的涌入导致突触后膜的超极化和神经抑制。

肝性脑病与"GABA 能神经递质"的增加有关，据认为，"GABA 能神经递质"的增加是由脑内合成的神经类固醇介导的，主要是在星形胶质细胞中，通过激活转位蛋白（translocator protein，

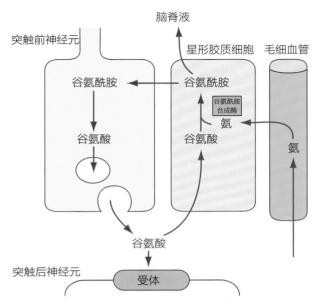

▲ 图 10-9 谷氨酸能突触调控的经大脑排出氨的关键步骤

谷氨酸由其前体谷氨酰胺在突触前神经末梢生成，然后储存在突触小泡中，通过钙依赖机制释放，进入突触间隙，在那里与兴奋性 N- 甲基 -D- 天冬氨酸受体结合。游离谷氨酸在突触间隙被星形胶质细胞摄取，并通过谷氨酰胺合成酶添加氨转化为谷氨酰胺，然后谷氨酰胺被运送到突触前神经元

TSPO），这是一种线粒体神经胶质胆固醇转运蛋白，以前被称为"外周型"苯二氮䓬受体[73]。尸检和影像学研究表明，肝性脑病患者的 TSPO 位点一致上调，很可能是由氨和锰介导的[73]。激动药配体，如苯甲二氮䓬结合抑制物和十八烷欧洲肽，在肝昏迷死亡患者的脑脊液和自噬脑组织中浓度增加，可调节 TSPO 位点的功能[73]。

神经甾体，如异孕酮，是一种强效的、内源性的、阳性的对 GABA 和位于 GABA_A 受体复合物上的苯二氮䓬位点的变构调节剂。它们还可能与其他潜在的神经毒素协同作用，如氨和内源性苯二氮䓬类化合物，进一步调节 GABA_A 受体功能。净效应是 GABA 能张力的增加和神经抑制。神经类固醇还影响血清素（5-HT_3）、NMDA、甘氨酸和阿片受体的功能。它们还通过与细胞内受体结合影响神经元功能，这些受体可以作为转录因子调节基因表达。

因此，肝硬化患者神经类固醇的积累对脑神经传递和编码脑蛋白的关键基因的表达都有影响。

GABA 能神经系统参与肝性脑病的发病机制与这些患者对苯二氮䓬类药物敏感性的增加一致[74]，与苯二氮䓬类拮抗药氟马嗪治疗的一些肝硬化患者神经精神状态的短期改善一致[75]。

(3) 多巴胺：多巴胺是一种儿茶酚胺类神经递质，在行为和认知、动机、情绪、注意力、工作记忆、学习和自主运动方面具有重要作用。锥体外系特征在肝性脑病中很常见；尸检数据和活体内成像显示，纹状体多巴胺受体和转运体可用性均显著降低[76, 77]。在一些伴随锥体外系症状且有更普遍综合征的患者，对多巴胺激动药溴隐亭反应治疗良好[78]。

(4) 其他神经递质系统：羟色胺能、组织胺能和阿片类药物能神经传递也被发现有改变，但它们在肝性脑病发生中的作用尚不确定。

(5) 神经系统调节系统：神经调节因子乙酰胆碱[79]和腺苷[80]的活性也发生了变化，这可能进一步加剧突触前和突触后兴奋/抑制神经递质失衡。

5. 炎症与感染[81]

肝硬化患者的宿主防御机制受损，它们的中性粒细胞和巨噬细胞吞噬和消灭微生物的能力降低。此外，细菌从肠道的易位导致慢性内毒素血症。这些患者感染的风险增加，感染常引起肝性脑病。

最近的研究重点不仅在于感染的协同作用，还在于炎症在调节氨对大脑的影响方面可能具有协同作用。"感染"和"炎症"这两个术语通常是同义词，但这是不正确的。感染是由外源性病原体引起的；炎症是组织对有害刺激的复杂生物学反应，导致促炎细胞因子和介质的释放和循环。感染和炎症是无疑可以共存的。

星形胶质细胞和内皮细胞是血脑屏障的重要组成部分。它们都对全身炎症刺激有反应，并在引发炎症反应中发挥作用，炎症反应涉及许多促炎和神经递质途径。

氨还可通过释放 ROS 诱导中性粒细胞功能障碍，从而导致氧化应激和全身炎症。这可能进一步加剧氨对大脑的影响，同时可能降低中性粒细胞对感染的治疗效果。然而，中性粒细胞功能

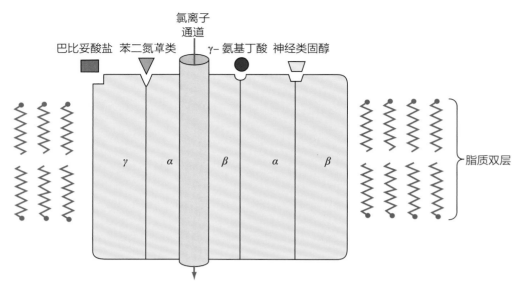

▲ 图 10-10 未折叠五聚体 γ- 氨基丁酸受体 / 离子载体复合物嵌入突触后神经膜的简化模型

受体复合体由 2 个 α 亚基、2 个 β 亚基、1 个 γ 亚基组成。图中任何一个配体，如 γ- 氨基丁酸、巴比妥酸盐（BARB）、苯二氮䓬类（BZP）或神经类固醇（NS），结合到它们的特异性结合部位，增加了氯离子穿过膜的导电性，引起膜的超极化，从而达到神经抑制

障碍也可能在肝性脑病的发病机制中发挥更直接的作用。

因此，在高氨血症和慢性内毒素血症存在时，脑微循环内的内皮 - 中性粒细胞相互作用增强，可能导致中性粒细胞在血脑屏障内迁移增加。这将导致局部产生趋化因子、促炎细胞因子和活性氧簇，从而导致星形胶质细胞氧化应激。

6. 突触可塑性、脑震荡活动和功能连接 [82-84]

随着时间的推移，突触由它们活动的变化反应性的增强或减弱的能力，被称为突触可塑性。它是学习和记忆的重要神经化学基础之一。从动物模型中找出证据表明，肝性脑病中突触可塑性的调节剂受到损害，导致突触可塑性受到限制。使突触通信功能丧失的确切分子机制仍有待阐明。

记录的神经元活动振幅的周期性波动（神经元振荡）可以使用脑电图在多个大脑区域进行扫描测量。在肝性脑病患者中，振荡活动的特征是随着神经精神障碍的增加而逐渐并行减缓；这些变化发生在大脑多个区域的不同频段，表明这是一个涉及整个大脑的普遍现象。潜在的因果机制尚不清楚。

脑连接紊乱，通常定义为脑区内 / 脑区间有效功能整合的失败，可以通过脑功能成像和脑电图来反应和评估 [85]。肝硬化患者的功能皮质连通性（神经元区域之间的通信）甚至在神经心理测量能检测到损害之前就被破坏了。随着神经精神表现的恶化，可以观察到大脑功能网络的进行性退化（图 10-11）。这种被干扰的连通性与不同的皮质区域或大脑功能无关，而是反映了大脑网络中服务于意识处理的整体干扰。在肝移植后，这些网络的恢复能被观察到 [86]。

（二）一致性假设（图 10-12）

在肝硬化患者中，氨会逃逸于肝脏的解毒作用而影响大脑。它通过对谷氨酰胺 / 谷氨酸合成的影响诱导星形胶质细胞肿胀，导致低度脑水肿的发生。星形胶质细胞肿胀引起 NMDA 受体活化，并产生氧化 / 硝化应激。然而，星形胶质细胞的功能不仅受到氨对脑水稳态的间接影响，还受到其更直接和独立的神经毒性影响。星形细胞功能障碍导致基因表达的改变、蛋白质和 RNA 的修饰、锌的动员、细胞内信号转导和神经传递的紊乱。作为结果，星形细胞与神经元的通信被

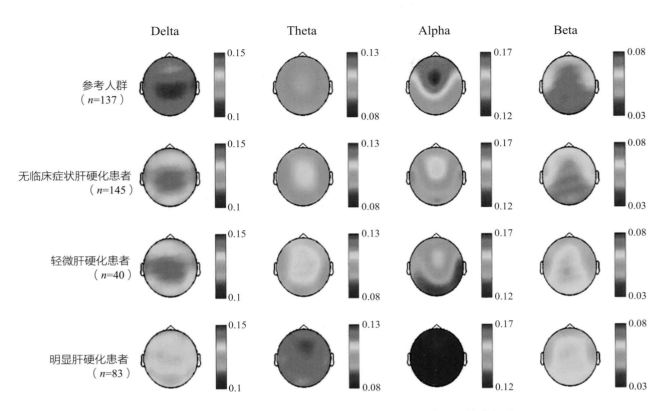

▲ 图 10-11　基于相位关系的功能连通性估计空间分布的平均头部图

在参考人群和肝硬化患者的脑皮质信号之间，以神经精神状态分类。在没有任何肝性脑病的临床或心理测量学证据下，随着心理测量障碍的增加，观察到更多明显的变化，其特征是增加的 Theta 连通性和进一步减少的其余频段连通性（经 Elsevier 许可转载，改编自 Zacharias et al [85]. ）

破坏，这对突触可塑性、振荡电网络和功能皮质连接产生影响。

这一假设解释了这种情况的许多特征。第一，多个大脑系统和网络参与的证据解释了所观察到的异常的广泛多样。第二，在临床条件发生明显的微小变化后，该综合征表现为波动性，并且往往演变迅速。解释这一现象的原因是，星形胶质细胞的渗透池已明显枯竭，系统内可能没有多少储备来处理额外的渗透变化。第三，观察到各种各样的事件可能导致肝性脑病反映了这样一个事实：作为引起该综合征的关键因素的星形胶质细胞肿胀和氧化／氮化压力，不仅可以继发于消化道出血、便秘和饮食轻率的循环氮负载增加触发，也可以被感染、电解质紊乱和药物触发。第四，这种情况可以用几种明显不同的管理策略成功地治疗，因为大多数策略都倾向于降低氨的循环水平。

七、诊治和处理 [4]

肝性脑病应该积极治疗，治疗有多种选择，但不是所有的都适合或适合每个患者。对发作性或复发性脑病的最初的治疗基于对任何潜在或诱发因素的识别和处理。

虽然这些因素只可能在 50%～70% 的患者中明显（表 10-2）。一旦发作解决，重要的是要对任何残留缺陷进行长期治疗，并防止复发。持续性脑病的管理是一项具有挑战性的工作，需要一个不同和多维度的方法。患有轻微肝性脑病的患者也应该接受治疗，尽管许多人因为疾病是不能被发现往往没有选择。

有一些一般原则和具体的治疗方案，常常被协调应用。治疗指南可以为肝性脑病的治疗提供帮助，但这些指南或多或少会受到当地处方习惯的影响和限制，并受到支持设施的可用性的影

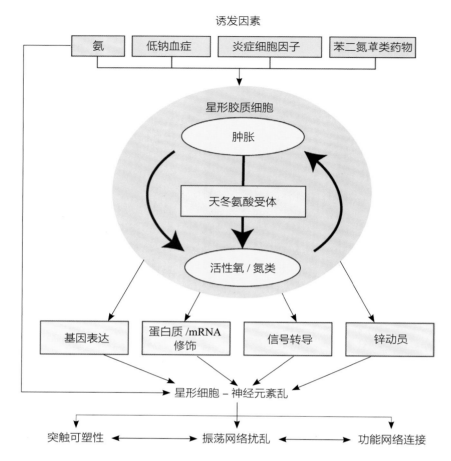

▲ 图 10-12　肝性脑病发病机制的一个可能的假说

许多因素（主要是氨）导致星形细胞肿胀，从而激活 N- 甲基 -D- 天冬氨酸受体（NMDA）与活性氧 / 氮类的生成，NMDA 受体活化的机制尚不清楚。星形胶质细胞的功能由于细胞肿胀、氧化 / 氮化应激的影响、氨的直接神经毒性作用受到损害。由此产生的功能障碍导致基因转录的改变、蛋白质和 RNA 的修饰、锌动员、细胞内信号转导和神经传递紊乱。星形细胞 - 神经元的通信和神经元功能可能受到损害，导致多种神经递质系统、突触可塑性、振荡网络和功能网络连接紊乱（经 Elsevier 许可转载，引自 Häussinger & Sies[87].）

响，如介入放射学。因此，应在当地范围内审查这些标准，并灵活应用（表 10-6 至表 10-8）。

（一）一般原则

1. 营养（见第 29 章）

肝硬化患者无法有效地储存糖原并依赖糖异生，即一种利用氨基酸维持足够葡萄糖水平的耗能过程。这导致了日常能量和蛋白质需求的增加。指南建议每天能量摄入 35～45kcal/kg，每天蛋白质摄入量为 1.2～1.5g/kg[88]。应鼓励超重或肥胖的代偿性肝硬化患者减肥，最好的方法是降低总能量和蛋白质摄入量，同时增加体育活动[89]。对于失代偿性肝硬化患者，在保持高蛋白摄入的同时，通过减少饮食中的糖类和脂肪含量来达到减肥的最佳效果；如果患者体重减轻，有证据表明蛋白质消耗（表 10-9），则蛋白质摄入量可能需要超过推荐水平。饮食中蛋白质的保留是有效的，每天摄入高达 2g/kg，并没有引起或加重肝性脑病[90]。

因此，肝硬化患者，甚至是那些明显的肝性脑病患者，应该提供高能量、高蛋白的饮食；没有证据表明限制蛋白质对患者的整体结果有好处[91]。对于出现消化道出血或严重肝性脑病的患者，可能很难维持口服摄入量。24～36h 短暂的禁食可能没有害处，但应避免长时间的限制。

表 10-6　复发性或发作性肝性脑病的处理

急性事件
- 一般支持措施
- 识别和处理诱发因素
- 每 48～72 小时灌肠 6～12h
- 保持足够的蛋白质和能量摄入
- 非吸收性双糖
  - 乳果糖 40～120ml，每天 1 次
  - 乳糖醇 20～40g，每天 1 次

如果反应不足，加上
- 5～7 天不可吸收抗生素
  - 利福昔明 400mg，每天 3 次
  - 新霉素每天 4～6g，每天 1 次

每次发作之间（如果有需要）
- 避免诱发因素
- 保持足够的蛋白质和能量摄入
- 非吸收性双糖
  - 乳果糖 20～60ml，每天 1 次
  - 乳糖醇 20～40g，每天 1 次
- 不可吸收抗生素
  - 利福昔明 400mg，每天 3 次

表 10-7　持续性肝性脑病的一般处理

一般处理
- 避免诱发因素
- 保持充足的蛋白质和能量摄入
- 增加蔬菜来源的蛋白质摄入量
- 考虑益生菌
- 非吸收性双糖
  - 乳果糖 40～120ml，每天 1 次
  - 乳糖醇 20～40g，每天 1 次

如果反应不完全，考虑
  - 利福昔明 1.2g，每天 1 次
  - 补充支链氨基酸
  - 溴隐亭 7.5mg，每天 1 次（如果没有液体潴留）
  - L- 鸟氨酸 -L- 天冬氨酸 6g，每天 3 次
  - 苯甲酸钠 2g，每天 2 次（如无液体潴留）
  - 每天灌肠

持续不良反应，考虑
  - 手术分流或经颈静脉肝内门体分流术的修订
  - 阻塞大型自发分流

如果情况尚未解决
  - 肝移植，如果有其他适应证

表 10-8　轻微肝性脑病的处理

- 避免便秘
- 避免其他诱发因素
- 保持足够的蛋白质和能量摄入
- 非吸收性双糖
  - 乳果糖 20～40ml，每天 1 次
  - 乳糖醇 10～20g，每天 1 次

植物蛋白比动物蛋白耐受性好，这些好处与膳食纤维对结肠功能的影响有关，包括运输时间和腔内 pH 下降，粪便氨排泄增加。植物蛋白饮食的可接受性因当地饮食的性质而有很大差异[92]。

患者应避免在白天禁食超过 3～6h，因此应鼓励患者每天少食多餐，禁食在一天内均匀分布，以避免蛋白质负荷。晚上吃点零食还有额外的好处[93]。

2. 避免诱因

任何诱因的识别和纠正，如静脉曲张出血或败血症，是至关重要的。一旦诱因控制成功，如果心理状态得到改善，然后第二个并发症，通常是隐匿性感染，是需要被排除的。应采取特别措施避免跌倒和受伤，维持静脉导管，监测生命体征、体液平衡和营养摄入，并避免吸入性肺炎发展。鼻胃管可用于无法吞咽或有吸入危险的患者进行治疗。严重肝性脑病患者需要加强监测，最好在重症监护环境中进行管理。

3. 肠道清洁

急性情况下应使用灌肠剂。仅仅清洗肠道是不够的，自来水和盐水灌肠是无效的[94]。媒介需要高渗透压以便氨的析出，中性磷酸酯和乳果糖灌肠均有效。最近提出的一种更有效的肠道清洁方法需要进一步验证，该方法包括摄入 4L 聚乙二醇 3350- 电解质溶液[95]。对于持续性脑病患者，每天灌肠可为标准治疗提供有益的辅助。

（二）具体措施

1. 非吸收性双糖

非吸收性双糖乳果糖在 1966 年首次被引入临床。乳糖醇在 20 世纪 80 年代中期被引入。它们被广泛用于肝性脑病[4] 的一线治疗。

表 10-9 肝性脑病患者的营养管理

体重	营养充足			营养适中/存在风险			营养不良		
	正常/超重	肥胖	肥胖	偏低/超重	肥胖	肥胖	偏低/超重	肥胖	肥胖
（BMI 估测值[a]）	(20~30)	(30~40)	(>40)	(18~30)	(30~40)	(>40)	(18~30)	(30~40)	(>40)
日需能量（kcal/kg）[b]	35~40	25~35	20~25	35~40	25~35[c]	20~25[c]	35~40	25~35[c]	20~25[c]
日需蛋白（g/kg）[b]	1.2~1.5	1.0~1.5	1.0~1.5	1.2~1.5	1.2~1.5	1.2~1.5	1.2~1.5	1.2~1.5	1.2~1.5
饮食形式	白天采用少量多餐								
晚间加餐	建议摄入 50g 左右糖类								
食物营养来源	增加蔬菜和日需蛋白至可耐受水平						增加高蛋白的摄入，优先于鼓励摄入		
每天纤维素[d]	建议每天饮食摄入 25~45g 纤维素，尤其是超重患者								
脑病控制不佳	建议应用益生菌或支链氨基酸								

a. 有液体潴留的患者应采用估计的干体重来计算干体重指数（BMI）值

b. 应用理想体重来计算每天所需

c. 应减少糖类和脂肪而增加纤维素的摄入

d. 有助于患者减重，但服用乳果糖的患者应注意避免腹泻的发生

引自 Amodio et al[89].

人类小肠黏膜缺乏分解这些合成双糖的酶，因此它们会不加改变地进入大肠，在大肠中被结肠细菌广泛代谢为挥发性脂肪酸和氢。它们的有益作用在于减少肠道产生/吸收氨的能力，实现这一目标的方法有4种（图10-13）。

(1) 通便作用：这些糖的小肠代谢导致腔内气体形成增加，腔内渗透压增加，腔内pH降低；总的来说，运输时间减少了。

(2) 细菌对氨的吸收：腔内pH的变化导致氨从循环系统中进入结肠。结肠的细菌以释放的挥发性脂肪酸为底物进行增殖。在此过程中，它们利用捕获的结肠氨作为蛋白质合成的氮源。细菌数量的增加还会使粪便"膨胀"，并有助于通便[96]。

(3) 肠道产氨减少：非吸收性双糖抑制谷氨酰胺酶活性，干扰肠壁对谷氨酰胺的吸收及其对氨代谢[97]。

(4) 对肠道菌群的有益作用：肝硬化与肠道菌群失调及结肠黏膜菌群改变有关[98]；也有证据表明，肝性脑病患者的肠道微生物群发生了额外的变化[98]。非吸收性双糖可有效影响微生物群组成[99, 100]。

乳果糖通常作为糖浆使用。剂量调整以确保每天通过2次半软大便；典型的剂量范围为15~30ml，每天2~4次。乳果糖在直肠输送时也有效（250ml乳果糖在750ml水中）[94]。丙交酯是一种二代双糖，它很容易以化学上纯晶体的形式产生，可以作为粉末分发给患者。确保每天通过2次半软大便所需的剂量在10~90g。

最近一项采用Meta分析的随机临床试验的系统回顾[101]证实，非吸收性双糖对轻微和明显的肝性脑病都有显著的有益作用。它们的使用也与显著降低肝衰竭、静脉曲张的出血、严重感染（包括自发性细菌性腹膜炎）、肝肾综合征的发生有关。此外，对于明显的肝性脑病患者，治疗与全因死亡率的显著降低有关。

这种不可吸收的双糖还提供了肝性脑病发生的有效的一级和二级预防措施，在这种情况下使用，可显著降低发生严重肝功能失代偿引起的不良事件和死亡的风险[101]。

胃肠道不良反应很常见[101]。大约30%的患者在治疗的最初几周出现厌食症、胀气、腹胀和腹部不适；然而，耐受性随时间改善。过度使用非吸收性双糖会导致大量腹泻、脱水，甚至肾衰竭，应该避免这种情况发生。乳果糖和乳糖醇的疗效和安全性没有明显差异[101]。

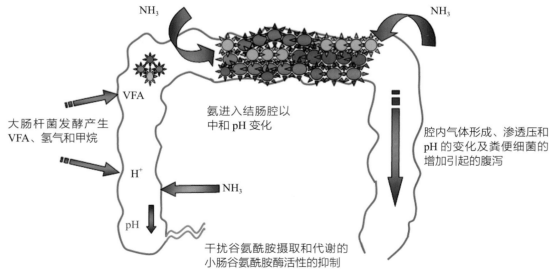

VFA的使用导致细菌增殖和结肠氨氮的结合

大肠杆菌发酵产生VFA、氢气和甲烷

氨进入结肠腔以中和pH变化

腔内气体形成、渗透压和pH的变化及粪便细菌的增加引起的腹泻

干扰谷氨酰胺摄取和代谢的小肠谷氨酰胺酶活性的抑制

▲ 图10-13　非吸收性双糖的作用机制

VFA. 挥发性脂肪酸；H⁺. 氢离子；NH₃. 氨

关于长期治疗依从性的信息很少，但毫无疑问，依从性差是"治疗失败"的一个主要因素[102, 103]。尽管不遵守治疗通常被归因于不良反应的发生，但还有其他一些因素也有影响，包括对长期治疗的必要性缺乏认识；无法有效滴定治疗剂量；过度关注每天排 2 次半软便的需要，常常导致患者认为只要他们做到了这一点，就没有必要服用药物；医生认为患者会遵守治疗，因此没有检查依从性。

2. 抗生素

抗生素可用于选择性地从肠道中清除产生脲酶的微生物。这减少了氨的产量。

新霉素是一种很难被吸收的氨基糖苷类抗生素。1957—1966 年引入乳果糖之前，它一直是治疗肝性脑病的标准药物，剂量是 4～6g/d。虽然一般认为是有效的，但一些研究对其效用提出了质疑[104]。其可少量被吸收，长期使用与肾毒性和不可逆耳毒性的发展有关。使用时间不应超过 1 周。它的使用可能会被毒性较小的抗生素所取代。

利福昔明是一种合成抗生素，结构上与利福霉素有相似之处；全身吸收率低（0.4%）。自 20 世纪 90 年代以来，一直被用于肝性脑病的治疗，尤其是在欧洲。2010 年，美国批准了该药物的使用，专门用于降低指数事件后肝性脑病复发的风险[105]。一项对现有试验的 Meta 分析得出结论，当利福昔明与非吸收性双糖联合使用时，对明显的和最低程度的肝性脑病及预防复发具有有益作用[106]。一项对随机临床试验的 Meta 分析直接比较了利福昔明和乳果糖的疗效和安全性，结果显示，利福昔明只对明显的肝性脑病患者有额外的益处；它对死亡率或严重不良事件风险没有额外的有益影响[106]。利福昔明的每天给予分割剂量1100～1200mg，是对肝性脑病患者是一种有效的、耐受性良好的辅助治疗。优化其在临床应用中的作用还有待进一步研究。

3. 支链氨基酸

肝硬化患者血浆支链氨基酸（branched-chain amino acids，BCAA）减少，血浆芳香氨基酸增加。补充 BCAA 对肝性脑病有促进氨解毒、纠正血浆氨基酸失衡、减少脑内芳香氨基酸流入的作用。然而，BCAA 的影响是复杂的，而且已经发现了其他一些潜在的有益疗法[107]。最近一项采用 Meta 分析的随机临床试验的系统回顾表明，当给明显的肝性脑病患者口服 BCAA 时，BCAA对肝性脑病有有益的作用，但对死亡率没有影响[108]。它们的使用与恶心和腹泻有关。

4. 益生菌

肠道菌群在合成氨生产中起着重要作用，利用益生菌调节肠道菌群已被认为是治疗肝性脑病的一种治疗选择。到目前为止所进行的研究并不容易进行比较，但是已经进行了大量的 Meta 分析；这些结果惊人地一致，尽管所引用的证据质量较低[109, 110]。因此，与无治疗 / 安慰剂相比，益生菌可能改善轻微肝性脑病，减少从轻微到明显的肝性脑病的进展，并且降低住院率。然而，与乳果糖相比，它们没有显示出额外的好处，而且与乳果糖不同，它们对死亡率没有有益的影响[101]。治疗依从性似乎很好，很少有不良反应的报道。进一步的高质量研究应解决有关最佳剂量方案、理想的生物体组合和必要的治疗时间的问题[110]。

5. L– 鸟氨酸 –L 天冬氨酸

L– 鸟氨酸 –L– 天冬氨酸（LOLA）通过刺激剩余的肝尿素循环活性和促进谷氨酰胺合成，尤其是在骨骼肌中，促进肝脏氨的清除[111]。一项随机临床试验 Meta 分析的系统综述显示，与安慰剂 / 不治疗相比，LOLA 对死亡率、肝性脑病和严重不良反应可能有有益影响，但证据的可信度非常低[112]。在针对活性药物的试验中没有发现治疗的益处，如乳果糖或利福昔明。许多纳入的试验被归类为高风险偏差，并且对于很大一部分的患者，结果数据缺失；这限制了可以得出的结论[112]。

6. 氨清除剂 [113]

氨在肝性脑病的发病机制中起着至关重要的作用。苯甲酸钠和丙三醇 – 苯基丁酸酯用于治疗尿素循环酶缺陷，并为氨的排泄提供替代途径。这些"氨清除剂"已被用于治疗肝硬化患者的肝性脑病。其他归入同一类别的试剂包括鸟氨酸苯乙酸酯和 AST-120（球形碳吸附剂）。

苯甲酸钠在肝脏和肾脏中与甘氨酸结合形成苯酰胺基醋酸，苯酰胺基醋酸可在尿液中迅速排泄，为去除废氮提供了另一种方法[114]。在一项大型随机临床试验中，这种化合物被证明与乳果糖一样有效，但可能耐受性较差[115]。推荐剂量为每天 2 次 5g，但由于胃肠道不良反应，患者很少能耐受超过每天 2 次 2g 的剂量。由于会引起水钠潴留，它的使用可能不适合患有液体潴留或肾功能障碍的患者。

甘油苯丁酸酯在肝脏中转化为甘油苯乳酸；然后，苯乙酸酯分子与谷氨酰胺结合形成苯乙酰谷氨酰胺（PAGN），并随尿液排出。一项针对复发性肝性脑病患者的大型随机安慰剂对照试验的结果很难解释。总的来说，77% 的患者同时服用乳果糖，33% 的患者同时服用利福昔明。甘油苯基丁酸酯，每天 2 次，每次 6ml，对基线时未服用利福昔明的患者有显著的有益作用，但对基线时服用利福昔明的患者没有明显的额外作用[116]。

鸟氨酸苯乙酸酯的鸟氨酸部分促进肌肉中谷氨酰胺的合成，而鸟氨酸 - 苯乙酸酯部分促进谷氨酰胺作为 PAGN 的肾脏排泄；它还可能抑制小肠谷氨酰胺酶活性[117]。一项随机、安慰剂对照试验对伴有上消化道出血的肝硬化患者进行，结果显示，血氨水平与疗效无关；然而，因为使用的药物剂量可能太小[118]，这篇文章说服力不足。我们还在等待进一步的研究。

AST-120（球形碳吸附剂）选择性地从下消化道腔内吸附低分子量有机化合物。一项随机、安慰剂对照研究的初步结果显示，没有证据表明这种疗法有益[119]。

7. 锌

锌是肝脏尿素循环酶和肌肉谷胱甘肽合成酶活性的重要辅助因子，是人体必需的微量元素。肝性脑病患者血清锌浓度降低，与血氨浓度呈负相关[120]。

在肝性脑病患者中进行了少量补充锌的对照研究，一项 Meta 分析没有提供证据表明锌补充剂对这一患者群体有益[121]。

8. 溴隐亭

肝性脑病患者多巴胺能神经传递受损。稳定、持续的肝性脑病患者，特别是具有锥体外系特征的患者，对其他药物治疗有耐药性，使用特定的多巴胺激动药溴隐亭治疗可显著获益[78]。剂量由每天 1 次 2.5mg，逐渐增加至每天 2 次，最多 5mg。

9. 氟马西尼

肝性脑病患者 GABA 能增高。氟马西尼是一种选择性的苯二氮䓬受体拮抗药。静脉注射氟马西尼可诱导肝性脑病的短暂、多变但有时显著的短期改善[75]。然而，它对总体恢复或生存没有显著影响[75]。

10. 阻断分流

严重自发性门静脉系统分流的患者可能发展为难治性肝性脑病，治疗效果不佳。这些患者肝功能通常相对较好，没有腹水或明显的食管静脉曲张[122]。分流术的栓塞与显著的临床改善和住院率的降低有关[123]。我们可以采用多种介入放射技术，包括插入线圈或 Amplatzer™ 插头。手术造成分流的患者可能会发展成使人虚弱的肝性脑病。可以尝试无创地阻塞分流，但可能需要在手术上断开。

经颈静脉肝内门体分流术是复杂的，在一小部分患者，由于的持续性进展的肝性脑病，治疗同样很困难。我们可能需要减少甚至阻塞分流，可以通过几种不同的经皮血管内技术来实现[124, 125]。同时，栓塞主要的门静脉 - 全身侧支循环可作为辅助措施。

在其他条件适宜的患者中，应先考虑阻塞分流，再考虑肝移植。

11. 肝脏支持系统

体外非生物肝支持装置，有效地去除氨，可用于支持患者的严重肝性脑病，允许纠正任何突发事件和（或）为肝移植提供桥梁时间。该方法已在两项大型随机临床试验中被探讨，比较分子吸附再循环系统（MARS®）与标准治疗的疗效和安全性[126, 127]。与标准治疗相比，使用MARS 系统可以显著提高精神状态，但没有生存优势[126, 127]。

12. 肝移植

移植的选择仅仅基于肝性脑病的存在，特别是如果肝功能保存良好，需要仔细排除其他神经精神疾病和明确证据证明即使已经对患者进行了最佳治疗，神经精神症状相对来说治疗效果是次最佳的。

在对这些患者的脑成像观察到的变化进行归因应该仔细。因此，在大多数长期存在肝性脑病的患者中发现轻度到中度脑萎缩，尤其是那些酒精相关性肝硬化患者；这并不一定表明是进行性痴呆。肝移植后，由于轻度脑水肿的消退，脑体积可能进一步缩小，但认知功能仍有改善[128]。同样，灶性白质病变在放射学上与小血管疾病相关的病变难以区分，但在肝移植后其数量可能显著减少[129, 130]。因此，它们的存在，即使广泛，并不一定表明患者的认知障碍是血管性起源；它们很可能反映了与轻度脑水肿存在相关的变化。功能磁共振成像的进步和 MRS 的更广泛应用可能有助于解决这些问题。评估神经精神症状的复发程度需要监督来确保患者最大限度的依从性和仔细监测反应。

肝移植患者表现出广泛的神经精神异常，他们不一定是在临床上表现明显。即使是那些以前对治疗耐药的，如痉挛性帕金森综合征和下肢瘫痪[10, 77]，临床特征通常在肝移植后解决。此外，脑电图异常的分辨率[131]，以及脑 MRI、fMRI、MRS 的变化也被观察到[128, 132, 133]。认知功能也得到改善，但并不总是完全的[128, 131, 133]。有明显肝性脑病移植前病史的患者在认知功能方面比没有移植前病史的患者表现出更大的改善，尽管他们在 1 年时的整体认知功能损伤更重[131]。

MELD 系统用于优先考虑肝移植患者，但不包括神经精神状态的信息。因此，目前对严重复发性或持续性肝性脑病患者不给予优先考虑。严重肝性脑病患者 90 天的候诊死亡率比未受影响的肝性脑病患者高 66%。肝性脑病对生存的有害影响与 MELD 无关[25, 28, 134]；因此，将肝性脑病的测量纳入该评分系统可能会改善列名和分配政策[134]。

肝移植与许多神经系统并发症的发生有关，这些并发症对预后有负面影响；报道的患病率为 10%～47%[135]。异常的性质各不相同，其病因往往是多因素的；它们的存在可能与以下因素有关：①发现其他先前存在但未被识别的神经、心理或认知异常；②移植手术本身的神经并发症，如术中缺氧、心血管事件、渗透压等代谢压力；③移植排斥反应和器官衰竭；④免疫抑制治疗的不良反应；⑤存在系统性高血压、糖尿病等合并症。

肝性脑病是肝移植术后神经功能障碍的重要预测因素，受影响的患者在围术期更容易受到神经损伤和免疫抑制药的神经毒性影响。

（三）未来潜在的治疗方案

其他一些可能的治疗方案正在研究中，包括使用二甲双胍和硫脲衍生物 THDP-17 等药物，选择性抑制肠道 PAG 活性；使用具有特定通路活性的药物，包括 L- 肉碱，它在脑氨吸收和（或）线粒体能量代谢水平上激活代谢性谷氨酸受体（mGluR）；利瓦斯替明，可逆性胆碱酯酶抑制药；内源性大麻素，激活 AMP- 激活蛋白激酶（AMPK），并赋予神经保护作用；西地那非，即一种调节细胞外 cGMP 的磷酸二酯酶；mGluR1 拮抗药。

以抗炎药物为例，调节全身炎症反应，应探索控制肝硬化患者使用这些药物的注意事项。

最后，对于一些与肝性脑病相关的更为明显的临床症状，如日间睡眠障碍、锥体外系症状、情绪障碍和认知能力下降，应考虑一种与症状相关的治疗方法。

八、预防[4]

所有新诊断为肝硬化的患者都应筛查肝性脑病。对那些具有明显症状的患者，应进一步评估，并开始使用不可吸收的双糖进行治疗[101]。应解释其作用机制，并提供调整剂量的方案；强调坚持治疗的重要性。建议患者及其护理人员避免明显的诱发因素，如便秘、饮食过量、酒精和中枢作用药物，并就临床症状复发时应采取的措施给予明确指导。病情较严重、有大量自发性或门静脉系统分流的患者，以及那些已经经历过明显肝性脑病发作的患者，都是高危人群，应给予终生预防性治疗，最初使用非吸收性双糖，但如有指示，应添加利福昔明[106]。由于轻微肝性脑病对健康相关的生活质量、安全及发展为明显的肝性脑病的风险具有有害影响，因此在所有轻微肝性脑病的患者中应推广使用非吸收性双糖进行治疗[101]。然而，对于这种方法的实用性意见不一，反对者提出了关于依从性，长期治疗可能产生的不良反应，以及对这一策略的健康经济学的怀疑的问题。尽管需要进一步的探索，但总的说来，新的治疗策略应当被提倡。

第 11 章　肝硬化门静脉高压
Portal Hypertension in Cirrhosis

Jaime Bosch　Annalisa Berzigotti　著
许华宇　译　　胡志亮　校

学习要点
- 门静脉高压影响肝硬化预后，导致定义失代偿的并发症（如腹水、静脉曲张出血、肝性脑病等）。
- 对于代偿期肝硬化，门静脉高压的治疗目标为阻止其向失代偿期进展。
- 目前大多数治疗门静脉高压的药物主要机制为减少门静脉及其侧支血管的血流量，新型药物面向已增加的肝内血管阻力。
- 去除肝硬化病因能够显著改善门静脉高压。不论何种病因的肝硬化，生活方式干预可能都有价值。
- 对于反复出现并发症的晚期患者，降低门静脉高压的介入治疗，如经颈静脉肝内门体分流术，是有效并有可能是拯救生命的。TIPS 可作为静脉曲张出血高危患者抢先治疗手段。

一、背景

（一）门静脉高压症候群：定义、分类和病因

门静脉高压是以门静脉压力梯度（portal pressure gradient，PPG）病理性增高为特点的临床综合征。PPG 是指门静脉压力与肝静脉压力之间的差值，反映了门静脉的灌注压力。正常情况下，尽管门静脉血液流速较高（约 1L/min），但 PPG 水平并不高（1～5mmHg），这反映了肝循环对门静脉阻力低的特点。肝脏疾病时，肝内阻力增加导致门静脉高压，门静脉高压可定义为 PPG >5mmHg[1]。

肝脏疾病引起的门静脉高压称之为肝内性门静脉高压。门静脉高压亦可由肝前门静脉梗阻引起，如门静脉血栓，称之为肝前性门静脉高压。当梗阻位于出肝血管，如影响肝静脉或下腔静脉回流的疾病（Budd-Chiari 综合征或肝静脉血栓），则称之为肝后性门静脉高压。

表 11-1 根据上述分类方法列出了门静脉高压的相关病因。肝内性门静脉高压由各种肝脏疾病引起，并可分为三种亚型，即窦前性、窦性和窦后性门静脉高压。窦前性门静脉高压主要由影响门静脉而非肝实质细胞的疾病引起，如血吸虫

表 11-1 门静脉高压分类和病因：血流动力学特征、影像、弹性成像

类型		血流动力学特征	病因	影像学特征	肝/脾硬度（TE法）
肝前性		FHVP、WHVP 和 HVPG 正常（但 PP 升高）	• 肝外门静脉梗阻（血栓、肿瘤）	脾静脉、肠系膜静脉或门静脉梗阻，脾大、侧支循环形成，肝脏形态正常	• 肝：正常或轻度升高（<10kPa） • 脾：升高（>35kPa）
肝内性	1. 窦前性	FHVP、WHVP 和 HVPG 正常（但 PP 升高）	• 血吸虫病 • 结核病 • 结节病 • 麻风病 • PBC I 期 • 特发性门静脉高压和肝结节再生性增生	门静脉系统通畅，脾大、侧支循环形成，肝正常或轻度异常（超声常见门静脉周围回声增强），可同时合并肝表面结节	• 肝：正常或轻度升高（<10kPa） • 脾：升高（>35kPa）
	2. 窦性	FHVP 正常、WHVP、HVPG 升高	• 各种原因引起的肝硬化 • 酒精性肝炎 • 肝窦阻塞综合征	门静脉系统通畅，脾大、侧支循环形成，不同程度的肝异常（不均匀，表面结节），可伴有腹水	• 肝：升高（>20kPa） • 脾：升高（>35kPa）
	3. 窦后性	如果能肝静脉置管，梗阻前后部位应当存在压力差	• 肝静脉血栓（非肿瘤性 Budd-Chiari 综合征）	肝静脉闭塞，肝内侧支循环形成，肝异常（右叶萎缩，尾状叶增大），大量腹水，侧支循环形成，脾大	肝、脾：升高
肝后性		如果能肝静脉置管：FHVP、WHVP 升高，HVPG 正常	• 血栓或肿瘤引起的下腔静脉闭塞 • 三尖瓣瓣膜病 • 心包炎	下腔静脉闭塞/肝肿瘤侵犯，肝静脉扩张（或同时闭塞），腹水，脾大、侧支循环形成	肝、脾：升高
其他		PP 升高（HVPG 正常）	• 动静脉瘘	动静脉瘘，门静脉通畅（反向血流），脾大、侧支循环形成，可能伴有腹水	肝、脾：升高

FHVP. 肝静脉游离压力；WHVP. 肝静脉楔压；HVPG. 肝静脉压力梯度（WHVP 与 FHVP 差值）；PP. 门静脉压；TE. 瞬时弹性成像；PBC. 原发性胆汁性胆管炎

病；窦性门静脉高压由各种损害肝实质的疾病引起，如肝硬化；窦后性门静脉高压由小叶中央静脉闭塞引起，如静脉闭塞性疾病。不同类型的门静脉高压可通过测量肝静脉楔压（或闭塞压）从血流动力学上进行区分。肝静脉楔压代表肝血窦压力，在肝前性和窦前性门静脉高压中处于正常水平，而在窦性门静脉高压中升高[1]。此外，窦性门静脉高压还与肝脏硬度增加有关，可通过瞬时弹性成像或其他弹性成像等无创性检查评估，通常会有特征性的影像学征象[2]（表 11-1）。

本章主要讨论肝内性门静脉高压，其他类型门静脉高压见第 12 章。

（二）临床表现相关性

门静脉高压的临床表现不一，与其病因及并发症严重程度有关。在世界范围内，肝硬化是一种常见疾病，也是门静脉高压的最主要病因，其次是血吸虫病，而在尼罗河流域和亚马孙雨林，血吸虫病是其主要病因。肝硬化常见的并发症主要由门静脉高压引起，如食管胃底静脉曲张、静脉曲张出血、门静脉高压性胃肠病引起的胃肠道出血、腹水、自发性细菌性腹膜炎、肝肾综合征、肝肺综合征和门静脉肺综合征、肝性脑病或门体分流性脑病、脓毒血症、肝脏代谢障碍等。上述并发症及肝细胞性肝癌（多见于窦性门静脉高压）是导致肝硬化患者死亡和肝移植的最主要原因。在欧洲每年约有 15 000 名患者死于肝硬化，其死亡率超过了乳腺癌[3]。

（三）门静脉系统解剖与门体侧支循环的形成

门静脉系统包含所有引流胃肠道、脾脏、胰腺和胆囊回心血的静脉。

门静脉由肠系膜上静脉和脾静脉汇合形成（位于胰头后方第二腰椎水平），在肝门部分为两支分别进入肝左右两叶（图 11-1），在肝内与肝动脉伴行进入各肝段。

肠系膜上静脉由来自小肠、结肠、胰头等的回流静脉汇合形成，有时也接收胃网膜右静脉血流。脾静脉起源于脾门，胃短静脉在胰尾处汇入

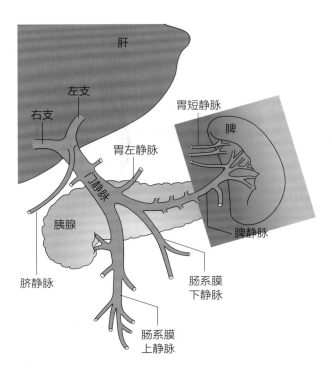

▲ 图 11-1　门静脉系统解剖

脾静脉主干，胰头部大量小血管和胃网膜左静脉也汇入脾静脉。肠系膜下静脉接收来自左半结肠和直肠的血流，通常汇入门静脉近端 1/3 处。人类门静脉血流量为 1000～1200ml/min，约占入肝血流量的 75%。门静脉具有相对较高的氧饱和度，提供 2/3 肝脏氧供。正常肝脏对门静脉血流提供非常低的阻力，这也解释了为什么门静脉灌注压力（相当于 PPG）只有 1～5mmHg。

1. 门体侧支循环

门静脉高压时肝内和肝外广泛形成侧支循环网，直接将门静脉血流汇入体循环（图 11-2）。正常情况下，100% 门静脉血流进入肝脏，而肝硬化时可减少至 10% 以下，其余血流均通过侧支血管分流至体循环[4]。主要有以下四组侧支循环。

Ⅰ组：位于保护性上皮和吸收性上皮交界处：①"上行"侧支循环位于贲门，门静脉系统的胃左静脉、胃后静脉、胃短静脉和腔静脉系统的肋间静脉、膈 - 食管静脉和副奇静脉在此处吻合；②"下行"侧支循环位于肛管，门静脉系统的直肠上静脉与腔静脉系统的直肠中静脉和直肠下静脉在此处吻合。

Ⅱ组：位于镰状韧带之中，穿过附脐静脉，

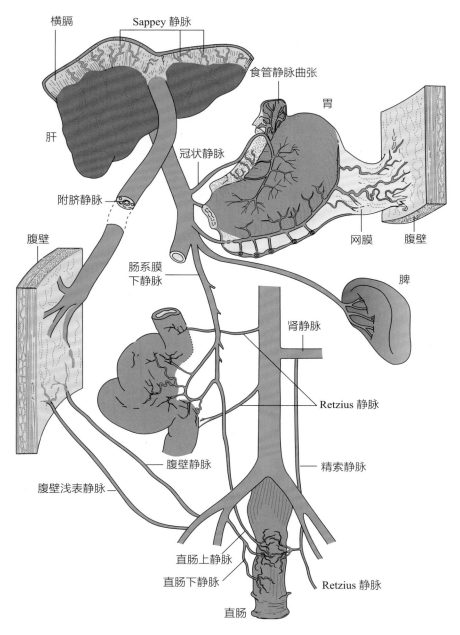

横膈　Sappey 静脉

食管静脉曲张　胃

肝

冠状静脉

附脐静脉

腹壁

肠系膜
下静脉

网膜　腹壁

脾

肾静脉

Retzius 静脉

腹壁静脉

精索静脉

腹壁浅表静脉

直肠上静脉

直肠下静脉

Retzius 静脉

直肠

▲ 图 11-2　肝硬化门体侧支循环

系胎儿脐循环闭锁形成。此组侧支循环仅见于肝内性门静脉高压。

Ⅲ组：位于腹膜后与腹部器官血管吻合，或与腹壁相连。此组侧支循环包括腰静脉，以及小肠、大肠造口或术后瘢痕组织中的再生血管（异位静脉曲张）。

Ⅳ组：脾肾分流（肾左静脉）。此组侧支循环直接来源于脾静脉或膈静脉、胰腺静脉、左肾上腺静脉或胃静脉。

胃-食管或其他侧支循环最终通过奇静脉或副奇静脉汇入上腔静脉，下腔静脉主要接受来自较大的自发性脾肾分流的血流，肝内分流主要从门静脉右支汇入下腔静脉，有报道侧支循环可汇入肺静脉。

肝外性门静脉梗阻时，侧支血管形成并以"架桥"的方式绕过梗阻部位，汇入肝血管。此种类型可进展为海绵状血管瘤，同时可引起门静脉性胆道病或胆管病（见第 12 章）。

侧支循环形成后将会使肝脏更加依赖于肝动脉的血供。肝脏会逐渐缩小，再生能力下降，可能是由门体静脉分流引起肝营养因子缺乏造成。

PPG 超过 10mmHg 才会形成侧支循环。但是即便超过此值，门静脉高压短时间内并不会形成侧支循环。

2. 食管静脉曲张

食管静脉曲张血流主要来自于胃左静脉，其后属支通常汇入奇静脉系统，前属支在食管胃交界处与静脉曲张交通。食管静脉分为四层：上皮内静脉表现为内镜下红色斑点，红色斑点征是预测破裂出血的指征；浅表静脉丛汇入较大的深层固有静脉；穿支静脉连接深层固有静脉和第四层外膜静脉丛。典型的静脉曲张来源于深层固有静脉，同时可与胃静脉曲张交通[5]。

门静脉循环和体循环在胃 - 食管交界处的交通较为复杂。在胃区和穿支区之间为栅栏区（图 11-3）。穿支静脉常在静脉曲张和胃底端的食管周围静脉之间发生扩张且顺应性降低，加上血流动力学改变，这可以解释为何此区域常发生破裂出血。内镜治疗后静脉曲张复发可能与多个静脉通道相互交通有关。内镜治疗失败也可能是由于未能将穿支静脉阻塞[6]。

3. 胃静脉曲张

胃静脉曲张血供主要来自于胃短静脉，并汇入食管的深层固有静脉，胃静脉曲张在肝外门静脉梗阻患者中尤为突出。根据其位置和是否伴有食管静脉曲张，将胃静脉曲张分为两种类型：孤立性胃静脉曲张（IGV：1 型，胃底部；2 型，胃其他部位）和胃食管静脉曲张（GOV：1 型，食管静脉曲张沿胃小弯分布；2 型，沿胃底部分布）（图 11-4）[7]。

4. 结直肠静脉曲张

结肠静脉曲张多与内脏血栓形成有关。直肠静脉曲张系由直肠上静脉（门静脉循环）和直肠中静脉、直肠下静脉交通形成（体循环）。

5. 异位静脉曲张

异位静脉曲张系非常规部位的静脉曲张：十二指肠、外科造口、胆管、胆囊。异位静脉曲张多见于肝前性门静脉高压，可能是门静脉性胆管病的一种表现，胆管周围的侧支循环可引起胆汁淤积[8]。

6. 门静脉高压性胃病

门静脉高压性胃病是肝硬化常见并发症，多位于胃底和胃体部，表现为红斑样病变伴有马赛克征（轻度）或红色 / 黑色斑点征（重度），组织学检查可见黏膜血管扩张。门静脉高压性胃病可引起消化道出血，常表现为慢性缺铁性贫血。显性出血比较少见，多表现为少量出血。门静脉高压性胃病仅能通降低门静脉压力获得缓解[9]。

十二指肠、空肠和结肠也会有类似门静脉高

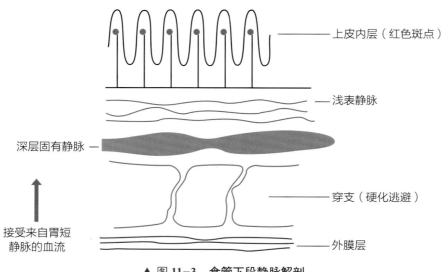

上皮内层（红色斑点）

浅表静脉

深层固有静脉

穿支（硬化逃避）

接受来自胃短静脉的血流

外膜层

▲ 图 11-3　食管下段静脉解剖

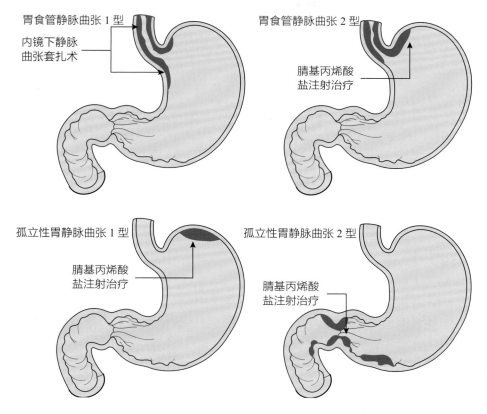

胃食管静脉曲张 1 型
内镜下静脉曲张套扎术

胃食管静脉曲张 2 型
腈基丙烯酸盐注射治疗

孤立性胃静脉曲张 1 型
腈基丙烯酸盐注射治疗

孤立性胃静脉曲张 2 型
腈基丙烯酸盐注射治疗

▲ 图 11-4 胃静脉曲张 Sarin 和 Kumar 分型 [50]
图中也注明了不同类型静脉曲张的推荐内镜治疗方法

压性胃病的表现，其组织学特征性为黏膜下扩张的毛细血管增多 [分别称为门静脉高压性十二指肠病、空肠病和（或）结肠病]。

7. 胃窦血管扩张

其特征为黏膜肌层间的动静脉交通，以及前毛细血管和静脉扩张 [10, 11]。胃窦血管扩张需要与门静脉高压性胃病相鉴别。胃窦血管扩张的发生并不直接与门静脉高压相关，但是可能与肝功能不全有关。

（四）门静脉高压病理学

解剖标本中侧支血管和静脉曲张会塌陷，而影像学技术能够更好地显示侧支循环。脾脏常增大伴有包膜增厚，表面渗出暗血（纤维充血性脾大），马尔皮基小体多不明显。组织学上，肝脏内可见肝血窦扩张，窦周上皮细胞增厚；可见组织细胞增生，偶见红细胞吞噬现象；动脉周围出血可进展为铁质沉着、纤维结节。可伴

有脾梗死。

脾动脉和脾静脉常扩张迂曲，也可形成动脉瘤。门静脉和脾静脉可出现内膜下出血或附壁血栓以及钙化。50% 的肝硬化患者可小而深的脾动脉瘤。

二、病理生理学和治疗理论基础

肝硬化和肝前性门静脉高压动物模型的建立与发展，促进了我们对于门静脉高压的病理生理学的理解，进而推动了治疗策略的优化 [12]。

门静脉系统的血流动力学符合欧姆定律，即门静脉压力梯度 = 门静脉及侧支循环系统血流量 × 血管阻力。根据上述公式，门静脉高压可能是由于血管阻力增加，或是血流量增加，或者两者均增加。血流量增加引起门静脉高压仅见于极少数情况，例如门静脉系统存在动静脉瘘。动静脉瘘原因多为创伤，常见于脾损伤（钝器伤）、肝内

损伤（常见于肝活检后）和主动脉门静脉瘘（枪、刀伤）。在其他情况下，门静脉高压由门静脉血管阻力增加引起（图 11-5）。

（一）肝内血管阻力增加

本章主要主题为肝硬化，其肝内阻力增加主要有两个因素（图 11-5）：①结构性因素：肝硬化引起肝血管扭曲，主要机制为肝纤维化、血管闭塞、肝实质破坏、血窦重塑；②动力学因素：肝血窦周围激活的肝星状细胞、汇管区肌成纤维细胞和门静脉及其侧支血管的血管平滑肌细胞主动收缩均可引起血流动力学改变[13]。以上异常因素减少了肝脏微循环血管的横截面面积，从而显著增加了血管阻力，同时也降低了血管顺应性，削弱了其适应血流量增加的能力。上述病理生理机制目前已经被详细阐明。肝脏损伤可引起 HSC 激活，激活的 HSC 具有成纤维、增殖和收缩的特点。同时，肝血窦内皮细胞（liver sinusoidal endothelial cell，LSEC）失去其特异性表型（无基底膜的有孔内皮），造成血窦"毛细血管化"及功能障碍。内皮功能障碍是指在血流量增加时血管无法反应性扩张，其机制为一氧化氮（一种强效内源性血管扩张药）生物利用度下降，以及血管收缩因子生成增加（血栓素、血管紧张素 -2、内皮素）。血管活性神经体液系统激活情况下，肝硬化时血管收缩驱动力进一步增加，进而导致肝内血管阻力进一步增加，门静脉压力也随之增加。内皮功能障碍也可引起窦上皮细胞向促血管生成、促炎症、促血栓生成细胞表型转变，其血管性血友病因子表达明显增加，vWF 一方面可促进血管闭塞，进而造肝实质破坏和血管解剖学紊乱；另一方面与 HSC 相互作用，促进了血管生成，进而引起血窦重塑和肝纤维化[14, 15]。病理生理学的进展促进了新型治疗靶点和具有治疗潜力药物的发现（表 11-2）。以下药物可改善 NO 生物利用度和上皮功能障碍：他汀类药物（可过表达转录因子 KLF-2，KLF-2 促进内皮型 NO 合成酶、血管生成素和血栓调节蛋白的转录）（图 11-6）、抗氧化剂（可阻止氧自由基清除 NO）、奥贝胆酸（增加内源性不对称性二甲基精氨酸或二甲基甲酰胺来减少 eNOS 失活）、血栓烷受体拮抗药、内皮素阻滞药和 α 受体阻滞药（如卡维地洛）等[12]。对于肝脏血管闭塞引起的肝实质破坏，可通过他汀类药物（维持内皮完整性）和肝素（阻止或逆转纤维蛋白沉积和血管闭塞）来治疗[16-19]。

门静脉压力梯度（PPG）= 血管阻力 × 血流量

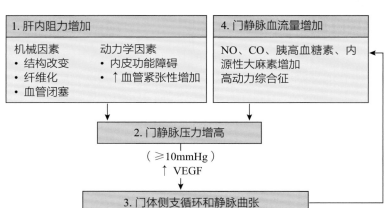

▲ 图 11-5　肝硬化门静脉高压病理生理学

1. 肝内门静脉血管阻力增加为首发机制，包括机械和动力学因素；2. 当 PPG＞10mmHg 时；3. 门体侧支循环开始形成，VEGF 引起的血管再生也参与了这一过程；4. 门体静脉出现分流后，造成内脏血管扩张，继而增加了门静脉侧支循环血流量，因此进一步导致门静脉压力升高。NO. 一氧化氮；CO. 一氧化碳；VEGF. 血管内皮生长因子

表 11-2 新型门静脉高压药物治疗靶点

靶 点	药 物
肝内微循环功能障碍	• 他汀类药物（辛伐他汀*、阿托伐他汀） • KLF-2 基因转移 • 抗氧化剂（rMnSOD、SOD 基因转移、四甲基哌啶、白藜芦醇、BH4） • 二甲双胍 • 血栓烷 A_2 阻滞药（特鲁曲班） • PPARα 激动药（非诺贝特）
微血管血栓	• 抗凝血药（依诺肝素*、利伐沙班）
血管生成	• 抗血管生成药物（VEGF 受体 2 阻滞药、PDGF 阻滞药、舒尼替尼、索拉菲尼*、PEDF 过表达、VASH 过表达）

*. 人体试验证实有效

KLF-2. 类 Kuppel 因子 2；rMnSOD. 重组锰超氧化物歧化酶；BH4. 四氢生物蝶呤；VEGF. 血管内皮生长因子；PDGF. 血小板衍生生长因子；PEDF. 色素上皮衍生因子；VASH. 血管生成抑制因子；PPARα. 过氧化物酶体增殖物激活受体 α

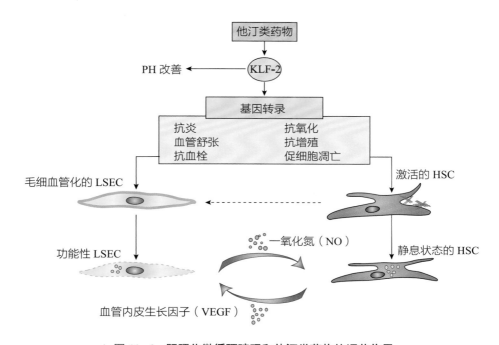

▲ 图 11-6 肝硬化微循环障碍和他汀类药物的调节作用

他汀类药物可逆转肝硬化肝血窦内皮细胞（LSEC）、肝星状细胞（HSC）激活表型和肝血窦毛细血管化，通过影响 KLF2 介导的基因转录及 NO、VEGF 的旁分泌机制介导的 LSEC 与 HSC 交互作用达到。PH. 门静脉高压；KLF-2. 类 Kuppel 因子 2

（二）侧支循环和静脉曲张的形成

侧支循环 / 静脉曲张由三个因素相互作用形成。首要因素为门静脉压力增高，侧支循环形成的条件为 PPG 至少达到 10mmHg（称之为临床显著性门静脉高压或 CSPH）[20, 21]。

其次为解剖因素，门体循环之间存在解剖性交通，在正常情况下并不开放，而在门静脉高压的情况下开放，促使侧支循环的形成和局部血管畸形，后者促使黏膜下侧支血管扩张形成静脉曲张。

近年来发现，第三个因素为 VEGF-VEGF 受体 2 信号通路激活所引起活跃的血管再生[22]。此类研究表明在相同的门静脉压力水平下，抑制 VEGF 可使侧支循环形成下降 50%。此外，在门静脉高压持续进展的情况下，同时使用 VEGF 和 PDGF 抑制药可显著减少已经形成的门体静脉侧支循环[23]。血管再生也参与门静脉高压所引起的脾大，西罗莫司对此具有良好的疗效[24]。上文已经阐述，在肝内循环系统，血管再生可造成炎症增强、HSC 激活及纤维化[25-27]。

根据上述研究结果，可通过降低门静脉压力（介入或药物）、改善过度的血管再生（抗血管再生药物或增强内源性抗血管再生途径）或两者相结合来阻止侧支循环形成。

（三）内脏血流增加和高动力循环

在过去相当长一段时间，人们认为肝硬化患者的内脏循环是"充血"的，即流出道压力增加及血流量减少（门静脉高压的"反向"理论）。然而在 20 世纪 80 年代早期，动物和人体相关研究结果显示内脏血流实际上是增加的，这是由于内脏血管显著扩张[12]。现在已经阐明内脏血管扩张是对门静脉灌注不足的适应性反应，灌注不足则是因为门体侧支循环分流。因此，无论是通过肝移植还是病因治疗，在肝病治愈后，内脏血管扩张也随之消失。内脏血管扩张的机制与肝内血流循环情况相反：肝内血流循环中，血管阻力增加，血管收缩增强；而在内脏循环，血管阻力降低，血管扩张增强[28]。血管扩张是由 NO 及其他血管扩张因子释放增加所致，如一氧化碳、内源性大麻素和血管扩张性胃肠肽（胰高血糖素）。

内脏血管扩张可能是由 VEGF 释放启动的[29]。VEGF 除了引起 NO 释放，还参与了动脉和静脉血管生成，增加了腹部器官血管的数量，进一步增加了内脏血流。此外，VEGF 促进了侧支循环的形成，造成入肝血流减少，从而形成了一个恶性循环。内脏血管扩张的另一个严重后果是，体循环血管阻力降低导致动脉低血压，继而激活体循环血管活性系统（肾素 - 血管紧张素系统，自主神经系统，非渗透性 ADH 释放）来维持动脉血压。随后出现的心动过速和血容量增加引起心

脏指数升高，导致慢性门静脉高压的"高动力综合征"[30]（图 11-7）。当这不足以维持循环内稳态时，血管活性系统进一步激活，导致钠潴留，临床表现为腹水和水肿。伴随而来的异常情况（如低蛋白血症）则会进一步加重腹水和水肿。

慢性炎症是加重体循环血管扩张和钠潴留的另外一个因素，可能与肝硬化病因的持续活动、细菌移位有关，肝病及门静脉高压可引起肠道菌群失调和肠壁功能障碍导致细菌移位[31, 32]。

当上述情况非常严重且伴有心肌功能受损时，患者可能会出现其他并发症，如肝肾综合征和急慢性肝衰竭[11]。肝肺综合征是以肺内分流和肺血管扩张引起的低氧血症为特征[33]，这也是内脏血管扩张的在肺部的反映。而与之相反的情况及肺血管阻力增加导致肺动脉高压也可能发生（即门静脉性肺动脉高压或门静脉肺综合征）。这是原发性肺动脉高压的一种，目前认为由肺动脉内皮损伤所致[33]。所有这些循环综合征在肝移植后消失，但对于长期存在的晚期门静脉性肺动脉高压，肺循环广泛重塑几乎不可逆转，肝移植后的死亡率反而增加。

三、评估和诊断

（一）门静脉压力的测量

肝门静脉循环灌注压是门静脉压力与下腔静脉压力之差（即门静脉压力梯度，正常值上限为 5mmHg）[1]。直接测量 PPG 有较大的损伤，因为需要通过经皮肝穿刺或经脾穿刺，可能引起腹腔内出血；或经颈静脉肝穿刺。此类方法很少使用，仅用于少数病例。

对于窦性门静脉高压患者，例如肝硬化（表 11-1），肝静脉压力梯度可靠地反映了 PPG。这种间接评估方式创伤要小得多，只需要通过体循环静脉（颈静脉或股静脉）置管，进入肝内阻塞肝静脉分支（通过导管末端充气球囊）测得肝静脉楔压，减去自由状态压力（未用球囊阻塞）（图 11-8）[1]。

测量 HVPG 并发症很少（＜1%），主要为静脉置管处局部损伤[1]。导管通过右心房可能导致

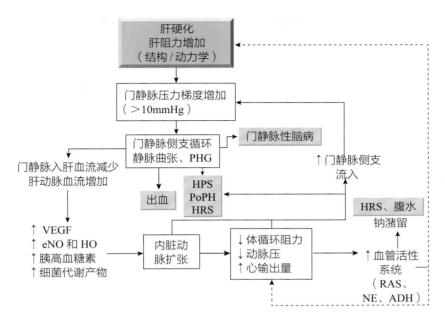

▲ 图 11-7　门静脉高压引起内脏血管扩张和高动力综合征的详细病理生理学机制及其在相关并发症中的作用

虚线显示血管活性系统激活试图逆转全身血管扩张，但是进一步增加了肝血管阻力。PHG. 门静脉高压性胃病；HPS. 肝肺综合征；PoPH. 门静脉性肺动脉高压；HRS. 肝肾综合征；VEGF. 血管内皮生长因子；eNO. 内皮型一氧化氮合酶；HO. 血氧合酶；RAS. 肾素 – 血管紧张素系统；NE. 去甲肾上腺素；ADH. 抗利尿激素

心律失常，通常是短暂和自限性的。

肝硬化患者 HVPG 与组织学上肝纤维化的严重程度和肝硬化结节大小相关[34]，并且可作为多种肝脏疾病的独立预测指标[1]。对于代偿期肝硬化且无静脉曲张的患者，HVPG≥10mmHg 与静脉曲张及首次临床失代偿事件的发生有关，独立于终末期肝病模型评分、体重指数和白蛋白水平[35]。相比之下，HVPG＜10mmHg 的患者则没有失代偿的风险，也不存在高动力循环。因此，将 HVPG≥10mmHg 定义为"临床显著门静脉高压"（clinically significant portal hypertension，CSPH），HVPG6～9.5mmHg 定义为"亚临床"或"轻度"门静脉高压[1]。对于可行手术的肝细胞癌而胆红素正常的代偿期患者，CSPH 的存在使其术后失代偿风险较高，3 年和 5 年生存率降低[36, 37]。所有有临床症状的静脉曲张和（或）失代偿性肝硬化的患者的 HVPG 均≥10mmHg。

对于静脉曲张患者，HVPG≥12mmHg 才可能出现静脉曲张出血。无论是自发的（如戒酒），还是通过非选择性β受体阻滞药治疗使 HVPG 降低到＜12mmHg，均可以预防静脉曲张出血。

HVPG 较基线值仅降低 20%，就足以显著降低首次或复发性静脉曲张出血的风险，并降低门静脉高压其他并发症（腹水、自发性细菌性腹膜炎和肝肾综合征）的风险[38]。因此，将 HVPG 降低到＜12mmHg 或至少降低至治疗前的 20%，认为是对药物治疗有良好血流动力学应答。与无应答者相比，具有良好血流动力学应答的患者生存率更高[38]。静脉内注射β受体阻滞药后，急性的血流动力学应答也具有预测价值，同时避免了反复肝静脉置管的需要[39]。

HVPG≥16mmHg 与等待肝移植患者高死亡率较相关[40]，并且独立于 MELD 评分[41]。此外，HVPG 在急性静脉曲张出血中也具有预测价值，HVPG＞20mmHg 的患者急性静脉曲张出血和早期再出血治疗失败的风险增加了 5 倍[42]。对于重度的酒精性肝炎，HVPG＞22mmHg 强烈提示高死亡风险[43]。

因此，HVPG 测量在临床实践中的应用主要为：①不明原因的门静脉高压的分类；②代偿性肝硬化的风险分层，包括确定肝细胞癌手术切除的候选资格；③评估药物治疗的血流动力学应答。

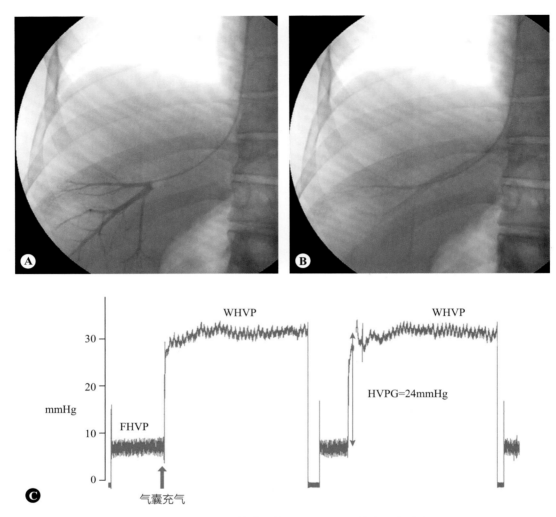

▲ 图 11-8　肝静脉导管测量肝硬化肝静脉压力梯度

A. 导管位于阻塞血管（气囊充气）；B. 导管位于自由状态；C. 一位肝硬化门静脉高压患者的压力曲线。FHVP. 肝静脉游离压；
HVPG. 肝静脉压力梯度；WHVP. 肝静脉楔压

（二）无创评估技术

尽管 HVPG 测量具有重要意义[44]，但 HVPG 是侵入性操作，成本相对较高，而且并非每个医院都可以开展，这促使对无创替代技术的研究。虽然目前的 HVPG 测量还不能被完全替代，但通过无创技术已经可以确定门静脉高压的原因，并区分代偿性晚期慢性肝病患者是否存在临床显著性门静脉高压（HVPG≥10mmHg）（见第 7 章）。表 11-3 总结了目前评估门静脉高压可用的无创方法。

1. 临床体征

门静脉高压临床体征包括脾大、腹壁静脉曲张和蜘蛛痣，在非妊娠状态下蜘蛛痣具有高度的特异性。

2. 实验室检查

血小板减少是与不同原因门静脉高压高度相关的独立指标，主要由脾大引起的脾功能亢进引起，另外一个因素为肝硬化晚期血小板生成素合成减少。肝硬化患者血小板减少症（即血小板计数<150g/L）强烈提示门静脉高压。更低的血小板计数（<100g/L）与发生胃食管静脉曲张（GOV）密切相关；然而，仅凭这一指标不足以诊断 CSPH 并评估其严重程度[45]，应联合其他指标。此外，门静脉高压患者血小板计数可正常，

表 11-3 评估肝硬化临床显著门静脉高压的无创方法

	检 查	优 点	缺 点
实验室检查	标准实验室检查（Child-Pugh 评分、血小板计数）	• 所有患者均可进行 • 简单、可重复 • 被多个研究证实 • 与静脉曲张相关	• 对于评估 CSPH 和静脉曲张并不准确（相关但不充分） • 并未作为单独诊断 CSPH/ 静脉曲张的标准，但血小板<100 000/μl 强烈提示 CSPH/ 静脉曲张
	纤维化血清标志物	• 容易获得	• 可出现假阳性（炎症） • 尚未在门静脉高压中被广泛证实
超声弹性成像	瞬时弹性成像	• 大部分医疗中心可以开展 • 简单、可重复 • 在不同病因 CSPH 中已被证实；准确（AUROC：CSPH 约 90%，静脉曲张约 80%）	• 肥胖患者肝硬度检测不理想，除非使用 XL 探头 • 可出现假阳性（炎症、浸润、阻塞、胆汁淤积、进食） • 仅脾大患者可评估脾硬度
	点式剪切波弹性成像和 2D 剪切波弹性成像	• 简单、可重复 • 与瞬时弹性成像相比，可用于脾脏硬度测量	• 多数医疗中心不能开展 • 在纤维化评估中已被证实，但是门静脉高压数据较少（无明确截止值）
超声	超声和多普勒超声及超声造影	• 广泛开展而且可靠 • 简单，一线技术 • 除肝门静脉或肝静脉血栓外非常有意义（超声造影的优势） • CSPH 征象特异性高但敏感性低 • 超声出现侧支循环时诊断 CSPH 特异性为 100%	• 多普勒超声设备和操作者引起的差异 • CSPH 的超声征象不够精确 • 超声不能诊断或排除静脉曲张
CT	腹部增强 CT	• 广泛应用 • 可显示门静脉系统横断面图像 • CSPH 的 CT 征象特异性高，但敏感性低 • CT 出现侧支循环时诊断 CSPH 特异性为 100%	• 辐射风险 • 碘对比剂可造成肾损伤 • 不同国家地区费用各异
MRI	腹部增强 MRI	• 广泛应用 • 可显示门静脉系统横断面图像 • CSPH 的 MRI 征象特异性高但敏感性低 • MRI 出现侧支循环时诊断 CSPH 特异性为 100%	• 钆对比剂可致肾性系统性硬化 • 费用高
	磁共振弹性成像	• 可在较大范围内测量肝和脾硬度	• 昂贵；多数医疗中心不能开展 • 缺乏门静脉高压相关数据

CSPH. 临床显著门静脉高压；AUROC. 受试者工作特征曲线下面积

尤其是患有骨髓增生性疾病合并门静脉血栓的患者。因此，当门静脉高压患者血小板计数正常时，应进行血液病学检测，以排除潜在的骨髓增生性疾病。

对于肝硬化门静脉高压患者，肝功能（白蛋白、胆红素和 INR）与 HVPG 值呈弱相关，但可联合评估门静脉高压风险。失代偿期肝硬化患者几乎都存在 CSPH。少量针对处理过和未处理的血清纤维化标志物的研究结果提示，其与肝硬化门静脉高压弱相关（见第 7 章）。

3. 影像学检查

影像学技术（超声、计算机断层扫描、磁共振成像）对于不明原因的门静脉高压病因鉴别非常重要。上述手段均能较好显示门静脉高压的征象，如门静脉系统扩张（图 11-9）和脾大，肝硬化形态改变（肝脏缩小伴表面明显结节增生和左叶/尾状叶增大），但是代偿期肝硬化患者的形态改变不明显，仅在高频超声线性探头下能观察到微小的表面结节。对于预测存在 GOV 及需要治疗的静脉曲张，脾脏大小联合血小板计数优于脾脏大小；通过联合其他无创检查方法可以提高准确性。

影像学检查可以排查门静脉或肝静脉系统中是否存在血栓，表现为管腔内充盈缺损或血管完全闭塞[46]，周围出现侧支循环或者异常血管。超声（灰阶模式＋彩色/功率和频谱多普勒）是排查血栓的首选方法，对于部分疑似病例，可通过超声造影确诊。然而，CT 或 MRI 更多用于确诊疑似病例或不能使用 US 的病例（腹部积气、严重肥胖）。CT/MRI 可以更好地评估血管情况，可对腹部侧支循环进行图像重建用于治疗评估[46]。

存在门体侧支循环对于诊断任何原因的门静脉高压特异性均为 100%。通过对比增强的横断面成像技术（CT 或 MRI）能够很好地显示侧支循环（图 11-10）。需要强调的是，尽管这些影像学手段价值很大，但是单独应用任何一种手段都不能替代 HVPG 测量，而后者可对门静脉高压进行精确地分级/分期，并可排除需要治疗的 GOV。此外，影像学检查无法检测对药物治疗的血流动力学应答。

目前正在研发新的影像学检查，初步结果具有前景，包括分频谐波压力评估（subharmonic-aided pressure estimation，SHAPE）和多参数 MRI[48]，前者通过评估超声对比剂的特殊物理特性来估计 HVPG[47]。

（三）内镜

上消化道诊断性内镜检查是诊断食管静脉

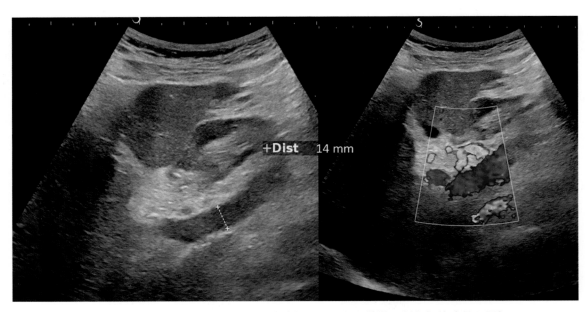

▲ 图 11-9　超声显示肝硬化患者门静脉扩张，彩色多普勒可判断门静脉是否通畅

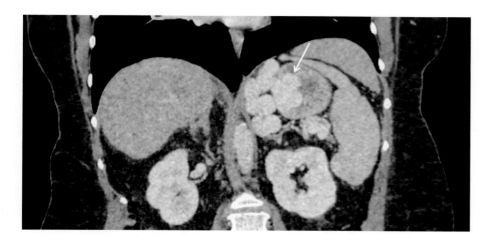

◀ 图 11-10　**CT 显示肝硬化患者门体侧支循环**
箭示粗大的侧支血管汇入胃壁。该患者后经内镜检查证实胃静脉曲张（胃食管静脉曲张 2 型）

曲张（oesophageal varices，OV）（图 11-11 和图 11-12）和胃静脉曲张（图 11-4 和图 11-13）的金标准。操作时使用丙泊酚 / 雷米芬太尼等镇静药可提高患者的舒适度。

内镜检查除可以诊断静脉曲张、确定其位置和数量外，还可以评估出血风险。出血风险高的静脉曲张常较大，伴有"红色征"、红色"鞭痕征"（静脉曲张表面类似鞭痕的纵向扩张小静脉）、弥漫性红色征和红色斑点（囊性出血斑点）（图 11-14）。在既往无出血的患者中出现任何上述征象均需要预防性治疗[49]。静脉曲张的严重程度半定量分为轻度、中度或重度。轻度静脉曲张是指轻度凸起的静脉，胃内注气后坍陷但不会消失，中度静脉曲张是指占食管管腔不超过 1/3 的扭曲静脉，而重度静脉曲张是指占食管管腔 1/3 以上的静脉曲张（图 11-14）。分级可以简化为"轻度"（≤ 5mm）和"重度"，以指导治疗。失代偿期患者出现无高危因素的轻度静脉曲张也应予以治疗[50]。

胃静脉曲张的发生率低于食管静脉曲张，占肝硬化出血事件的 5%～10%。根据其位置及与食管静脉曲张的关系，胃静脉曲张被分为不同类型；最常用的分类是 Sarin 分型[7]（图 11-4）。无论是否存在孤立性胃静脉曲张，都应当除外脾静脉血栓形成，因为两者之间有很强的相关性。

门静脉高压性胃病（图 11-15）也是门静脉高压的一个并发症，在肝硬化患者中常可由内镜检查发现。发病率在 11%～80%，可分为"轻度"（马赛克征）和"重度"（红斑样损害 / 樱桃红斑 /

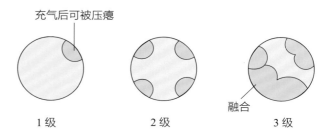

充气后可被压瘪

1 级　　　2 级　　　3 级
融合

▲ 图 11-11　**食管静脉曲张内镜分级**
引自 North Italian Endoscopic Club for Study and Treatment of Esophageal Varices 1988[49].

黑棕色斑）。

内镜在静脉曲张的特殊治疗（如套扎）中有重要地位，如静脉曲张出血的一级预防、静脉曲张出血事件的管理和再出血的预防。

胶囊内镜比普通内镜的耐受性更好，能够在 75%～80% 的病例中正确识别食管静脉曲张和红色鞭痕征[51]；但是诊断胃静脉曲张和门静脉高压性胃病的准确性不够，临床实践中不推荐用于筛查 GOV。尽管如此，对于原因不明的出血患者，排查是否存在门静脉高压性肠病、小肠静脉曲张及小肠血管扩张症，胶囊内镜仍具有一定价值。

其他一些内镜技术用于特定病例或研究目的，如超声内镜[52]（由于彩色多普勒对于血流的敏感性，可用于区别静脉曲张和胃壁反折）和内镜测量静脉曲张压力。

四、自然史和预后

根据一项大规模的前瞻性随机对照试验

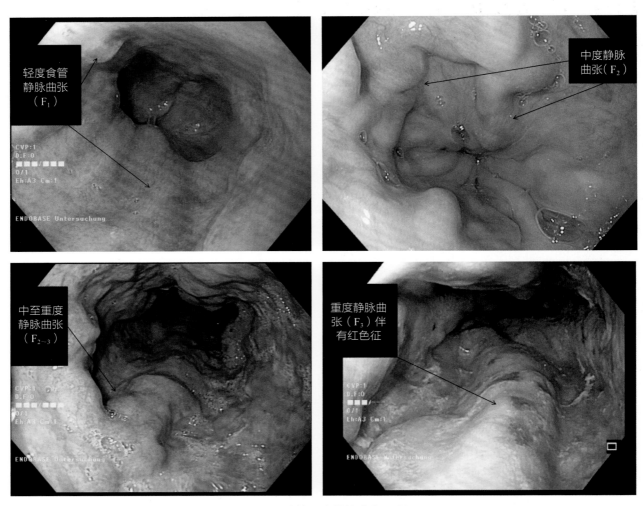

▲ 图 11-12　内镜下食管静脉曲张分级（F）

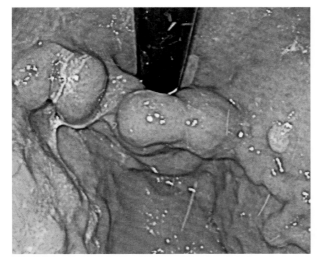

▲ 图 11-13　内镜下胃静脉曲张

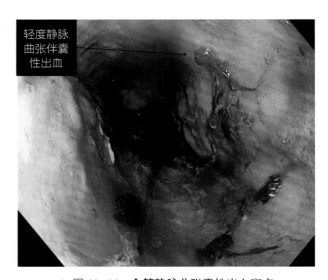

▲ 图 11-14　食管静脉曲张囊性出血斑点

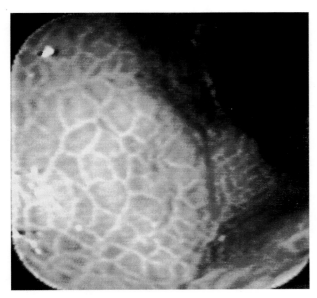

▲ 图 11-15　门静脉高压性胃病，可见马赛克征伴有红色斑点征

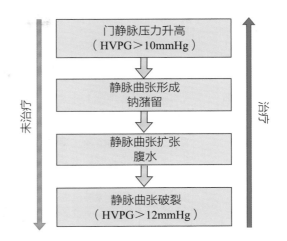

▲ 图 11-16　肝硬化门静脉高压自然史示意图
HVPG. 肝静脉压力梯度

（randomized controlled trial，RCT）和一项系统回顾[21, 53]，图 11-16 总结了慢性肝病的自然史。如图所示，肝硬化分为两个阶段。第一阶段特点为肝脏合成功能正常或基本正常，并且不伴有明显的并发症，称为"代偿期"；第二阶段特点为出现肝硬化相关并发症（腹水、静脉曲张出血、肝性脑病和黄疸），称为"失代偿期"。这两个阶段有不同预后：代偿期肝硬化患者 5 年死亡风险为轻度到中度（1.5%～10%），而失代偿期肝硬化患者 5 年死亡率更高（20%～80%）[53, 54]。

对于代偿期肝硬化，CSPH 的存在促进静脉曲张的发展（此阶段患者出现失代偿风险是无静脉曲张患者的 2 倍），同时促使其向失代偿期进展。对于代偿期肝硬化，存在静脉曲张和重度静脉曲张的比例分别为 30%～45% 和 5%～10%，而在失代偿期患者中更常见。对于无静脉曲张的患者，静脉曲张的年发生率为 5%～8%，与从轻度静脉曲张进展到重度静脉曲张的比例相当[54]。

去除肝硬化病因（如戒酒、丙型肝炎持续病毒学应答）可以降低（但不能消除）发生静脉曲张或静脉曲张进展的风险[55]。目前关于筛查和监测 GOV 的推荐意见[55]均考虑到上述病因（表 11-4）。

轻度静脉曲张患者年出血率约为 5%，而重度静脉曲张患者年出血率为 15%[49, 53, 54]。肝硬化的阶段也与静脉曲张出血风险高度相关：肝功能良好（Child-Pugh A 级）和无高危征象的轻度静脉曲张患者的年出血风险仅约为 6%，但是对于患有重度静脉曲张和红色征的 Child-Pugh C 级患者，其出血风险极高（76%）（图 11-17）。

静脉曲张出血相关死亡率（发病后 6 周内）目前为 15%～20%[56]，近 20 年来由于一般性和特异性治疗手段的发展，死亡率已显著降低。静脉曲张出血预后与门静脉高压[42]和肝衰竭[56]的严重程度直接相关，并且合并细菌感染、肝细胞癌、酒精性肝炎和多器官衰竭（急慢性肝衰竭）时预后不佳。大约 50% 的死亡原因为静脉曲张出血药物或内镜治疗失败（现非常罕见，低于 15%），此外 25% 的患者死亡发生在首次出血后的 5 天内。如果患者在首次出血 5 天内存活，在接下来的 6 周内再出血的风险仍然很高（高达 20%）；此阶段再出血的危险因素与决定 5 天预后的危险因素相似。在没有治疗的情况下，60%以上的患者在 2 年后会再出血。

静脉曲张出血时需综合考虑肝硬化其他并发症。对于无腹水或肝性脑病的患者，需要关注反复出血和其他并发症，如腹水。对于合并其他失代偿事件的患者，其死亡率很高，并且可能导致患者死亡。

腹水是最常见的首次失代偿事件，其次为静

表 11-4　关于肝硬化胃食管静脉曲张筛查和监测 Baveno Ⅵ推荐意见（每项意见后均附有证据等级 *）

可不行内镜筛查的代偿性晚期慢性肝病患者	• 肝硬度＜20kPa 同时血小板计数＞150 000/mm³ 时存在需要处理的静脉曲张风险很低，可不行内镜筛查（1b；A） • 可以每年随访复查瞬时弹性成像和血小板计数 • 如果肝硬度上升或血小板计数下降，则需要行食管胃十二指肠镜筛查（5；D）
食管静脉曲张监测	• 内镜检查无静脉曲张但是存在持续肝损伤因素（如持续饮酒、无持续病毒学应答的丙型肝炎）的代偿期患者，需要每 2 年行一次内镜检查（5；D） • 内镜检查有轻度静脉曲张但存在持续肝损伤因素（如持续饮酒、无持续病毒学应答的丙型肝炎）的代偿期患者，需要每年行一次内镜检查（5；D） • 内镜检查无静脉曲张，致病因素已被去除（如丙型肝炎持续病毒学应答、成功戒酒）且未合并其他致病因素（如肥胖）的代偿期患者，需要每 3 年行一次内镜检查（5；D） • 内镜检查有轻度静脉曲张、致病因素已被去除（如丙型肝炎持续病毒学应答、成功戒酒）且未合并其他致病因素（如肥胖）的代偿期患者，需要每 2 年行一次内镜检查（5；D）

*. 证据等级 A，一致的随机对照研究，高质量；等级 D，无充分循证依据，专家意见

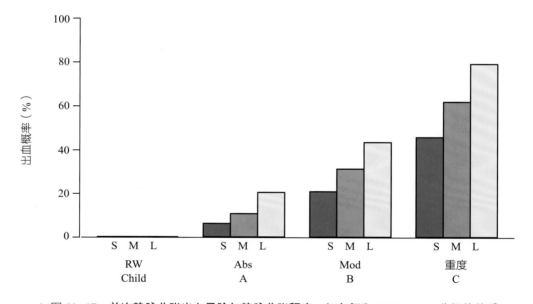

▲ 图 11-17　首次静脉曲张出血风险与静脉曲张程度、红色征和 Child-Pugh 分级的关系

S. 轻度；M. 中度；L. 重度；Abs. 无；Mod. 中度（引自 North Italian Endoscopic Club for Study and Treatment of Esophageal Varices 1988[49]．）

脉曲张出血、肝性脑病和黄疸[54]。

五、管理

治疗手段

1. 药物治疗

药物治疗的目标是降低门静脉压力，此为药物治疗重要的病理生理学基础。降低门静脉压力不仅可以预防和治疗静脉曲张出血，而且有助于减少门静脉高压相关并发症（腹水、肝肾综合征、自发性细菌性腹膜炎）[38, 57]。治疗门静脉高压一线药物旨在减少内脏血流（表 11-5），这也是特利加压素、生长抑素及其类似物和非选择性 β 受体阻滞药的作用机制，这些药物在 20 世纪 80 年代被引入门静脉高压的治疗，目前仍然是主要手段。目前新的认识为，内脏血管扩张并不发生在肝硬化的早期阶段，而是出现在 CSPH 之后，因此在门体侧支循环［和（或）静脉曲张］形成后

表 11-5　肝硬化门静脉高压临床用药

急性静脉曲张出血静脉用药

特利加压素

- 系长效血管加压素类似物，作用于血管受体（亲和力高于血管加压素）
- 显著收缩内脏血管，增加动脉压
- 24～48h 静脉注射 2mg/4h，而后 1mg/4h 维持 2～5 天
- 在安慰剂对照 RCT 研究和 Meta 分析中得到了良好的验证

生长抑素

- 半衰期非常短
- 可抑制胰高血糖素的释放，同时增强肾上腺素能血管收缩作用，进而引起中度血管收缩
- 冲剂注射 250mg 后，继以 250～500mg/h 静脉注射维持，疗程 5 天

生长抑素类似物（奥曲肽、伐普肽）

- 比生长抑素的半衰期更长
- 由于其有快速耐受性，降低门静脉压力效果短暂
- 以 50mg 静脉注射冲击后（可选），继以 50mg/h 静脉注射维持，疗程 5 天
- RCT 研究证实联合内镜下硬化治疗有效

静脉曲张出血的一级和二级预防口服药物（长期治疗方案）

普萘洛尔

- β_1 和 β_2 受体阻滞药
- 可引起心输出量减少和内脏血管收缩
- 口服，从每次 10～20mg，每天 2 次开始，每 2～3 天增加 1 次剂量，直至最大耐受剂量（收缩压应＞100mmHg，HR 不低于 50 次 / 分）。剂量不应超过 320mg/d，终身服用
- 多项研究证实有效
- 对于肝硬化，其最佳疗效为 HVPG 下降至＜12mmHg 或较治疗前下降≥20%

纳多洛尔

- β_1 和 β_2 受体阻滞药
- 可引起心输出量减少和内脏血管收缩
- 口服，从 20mg/d，每天 1 次开始，每 2～3 天增加 1 次剂量，直至最大耐受剂量（收缩压应＞100mmHg，HR 不低于 50 次 / 分）。剂量不应超过 160mg/d，终身服用
- 多项研究证实有效
- 对于肝硬化，其最佳疗效为 HVPG 下降至＜12mmHg 或较治疗前下降≥20%

卡维地洛

- β_1 和 β_2 受体阻滞药，具有抗 α_1 肾上腺素能活性
- 可引起心输出量减少、内脏血管收缩和肝内血管扩张
- 口服，从 6.25mg/d，每天 2 次开始，每 2～3 天增加 1 次剂量，直至最大剂量 25mg/d（收缩压应＞100mmHg）
- 尚未完全证实

RCT. 随机对照试验；HVPG. 肝静脉压力梯度；HR. 心率

才会表现出来。这一点具有重要的临床意义，因为对于肝硬化早期的患者，其尚未出现 CSPH 和静脉曲张，通过减少内脏血流量来降低门静脉压力可能无效 [12, 58]。

近来具有治疗潜力的药物旨在降低肝内阻力，可以通过有效的病因学治疗（直接抗病毒药物）、抗纤维生成的试验性治疗（赖氨酸氧化酶拮抗药、奥贝胆酸、恩利卡生）和针对肝血管张力增加的靶向治疗来实现，后者可增加 NO 生物利用度（他汀类、抗氧化剂），拮抗血管收缩因子（抗 α 肾上腺素能药和卡维地洛、血栓烷阻滞药、肾素 - 血管紧张素系统拮抗药、内皮素受体阻滞药）和（或）拮抗血管生成（贝伐单抗、索拉非尼、舒尼替尼）[12, 17]。目前只有这些药物在

肝硬化早期治疗当中最具潜力，但在晚期也可能有效。所有药物中，只有卡维地洛和辛伐他汀在 RCT 研究中得到了验证 [59, 60]。戒酒和健康的生活方式可能有助于提高疗效。

治疗的选择受药物作用机制和药代动力学 / 药效学等因素的影响：长期治疗需要可以口服和（或）具有较长半衰期的药物，而静脉注射的短效药物 / 肽类仅适用于短期治疗（即急性出血期）。

表 11-5 总结了可用于治疗门静脉高压药物的适应证、剂量和主要机制。

传统的非选择性 β 受体阻滞药（non-selective beta-blockers，NSBB）主要包括普萘洛尔和纳多洛尔，仅有一项研究应用了噻吗洛尔。NSBB 通过减少门静脉流入血流量（内脏器官血流量）来降低门静脉压力。其机制为阻断心脏 β_1 受体，继而降低心率和心输出量，同时可阻断血管平滑肌中 β_2 受体，导致肾上腺素能血管收缩。因此，与心脏选择性 β 受体阻滞药相比，NSBB 可以更大程度降低门静脉压力（通过 HVPG 测得），不过 β_2 受体阻滞药可能引起敏感患者支气管痉挛。肝硬化患者中，普萘诺尔通常每天 2 次口服，由于其在肝脏中代谢，应根据患者具体情况逐步增加剂量。初始剂量为 40mg/d，每天 2 次，并根据心率、动脉血压和临床耐受性逐渐增加（或减少）20～40mg，最高剂量为 320mg/d。一般来说，心率不应低于 55 次 / 分，收缩压不应低于 90mmHg，平均剂量通常在 40～120mg/d。纳多洛尔的使用方法相同，但每天只需口服 1 次。因此，其每天剂量是普萘洛尔的一半 [61]。

NSBB 的主要不良反应为可导致过度疲劳，大约 20% 的患者不能耐受。在双盲随机临床试验中，它与其他不良反应（呼吸困难、失眠、性欲丧失）导致 18% 的患者终止治疗。

主要禁忌证是支气管痉挛、高度房室传导阻滞（除非植入永久性起搏器）和主动脉瓣狭窄。

在预防静脉曲张破裂出血或再出血方面，对 NSBB 应答良好是指 HVPG 比基线值下降 20%，理想情况下能够达到 12mmHg 或 12mmHg 以下 [38, 57, 62]。对于一级预防，HVPG 下降 10% 以上临床上就可能获益。不幸的是，NSBB 治疗后

HVPG 平均下降幅度为 15%，因此许多患者未能达到最佳应答。加用低剂量的 5- 单硝酸异山梨酯（ISM）（20mg/d）可使 1/3 的无应答患者产生应答，但也会增加不良反应 [63]。腹水患者不建议单独使用 ISM（一般情况下，也不建议使用任何血管扩张药），因为它可能导致低血压，同时进一步加重钠潴留。

卡维地洛是一种具有抗 α 肾上腺素活性的 NSBB，可促进 NO 的释放。因此，卡维地洛降低门静脉压力的作用强于普萘洛尔 / 纳多洛尔，因为它除可通过阻断 β 受体减少内脏血流外，还可以抵消肝血管阻力来降低门静脉压力 [61]。卡维地洛低剂量使用（6.25～12.5mg/d）一般耐受性良好，因为它的 β 受体阻断作用比治疗剂量的普萘洛尔和纳多洛尔小得多，超过 2/3 的患者应答良好。正因为如此，它逐渐取代了传统的 NSBB [59, 64]。

血管紧张素 -2 拮抗药可降低门静脉压力，可用于 NSBB 和卡维地洛禁忌证患者 [65]。哌唑嗪（一种 α 受体阻滞药）可与 NSBB 联用，这种组合与卡维地洛的作用类似 [66]。辛伐他汀通过逆转内皮功能障碍和减少纤维化来降低肝内阻力；它还可以改善肝功能指标，预防热缺血再灌注损伤（如出血和输血时发生的损伤）[67] 和内毒素血症 [68]。最近的一项双盲 RCT 研究表明，加用辛伐他汀（20～40mg/d）与预防复发性静脉曲张出血的标准方案相比，可提高患者生存率，尽管对再出血没有影响 [60]。

特利加压素是一种长效血管加压素衍生物，目前用于治疗静脉曲张出血和肝肾综合征。每 4 小时静脉注射 1～2mg，或持续输注（6～10mg/d）[69]。严重高血压、缺血性心脏病或外周血管疾病者禁用。

生长抑素通过减少内脏血流来降低门静脉压力，其机制为抑制胰高血糖素分泌和促进肾上腺素能血管收缩 [70, 71]。其用法为给予 50～250μg 后，继以 250～500μg/min 的速率持续输注。

奥曲肽和伐普肽是长效生长抑素类似物，也可用于治疗静脉曲张出血。在给药 50μg 后，继以 50μg/h 的剂量静脉输注。奥曲肽可出现快速耐

受性（2h 内）。

2. 内镜治疗

内镜治疗旨在从根本上消除食管静脉曲张。在过往诸多技术方法中，比较重要的如下。

内镜下静脉曲张套扎术（endoscopic variceal band ligation，EVL）为操作内镜前端装置用橡胶圈结扎曲张的食管静脉（图 11-18），可在清醒镇静下进行。从食管远端开始，以螺旋状方式向上依次结扎。每次治疗最多可放置 6 个套圈，每 2～4 周重复 1 次治疗，直至"根除"（静脉曲张消失或明显缩小而无法进一步结扎）或治疗次数达到 5 次[72]。建议在术后 6 个月和 12 个月及此后每年复查内镜，因为静脉曲张容易复发，需要反复进行 EVL 治疗。EVL 并发症包括食管溃疡和出血、胸骨后疼痛、吞咽困难、食管狭窄[72]。EVL 几乎完全取代了内镜下静脉曲张硬化剂治疗（原理为向曲张的静脉内和周围注射刺激性物质），相对来说 EVL 更加安全、有效。

静脉曲张栓塞术原理为向曲张的静脉内注射组织黏合剂，这种黏合剂与血液接触后迅速聚合，形成血凝块阻止曲张静脉内的血液流动[72]。主要用于难以进行 EVL 的重度胃底静脉曲张出血。因为具有一定风险（内镜附着、注入的黏合剂形成胶栓，门静脉血栓形成，形成巨大溃疡）[50]，所以该手术仅能由经验丰富的内镜医师施行。类似的方法有向曲张静脉内注射重组凝血酶[73]。其他不常使用的内镜治疗方法有使用可拆卸套圈或套圈器，或使用钛夹和止血粉。

3. 介入治疗

门静脉高压的介入治疗有两种类型。其一为将压力高的门静脉分流至压力低的体循环静脉，进而减低门静脉系统压力，包括经颈静脉肝内门体分流术和外科门体分流术（门腔、肠腔、脾肾分流）。非分流性手术旨在阻断静脉曲张血供，如通过介入放射学技术（逆行性经静脉球囊栓塞术）或手术（食管横断或断流术）。

TIPS 是经颈静脉到达门静脉系统，通过介入放射学技术在肝内门静脉和肝静脉之间建立分流通道（图 11-19 和图 11-20）。肝内分流通道为金属支架。自从聚四氟乙烯（PTFE）覆膜支架问世以来，支架的远期通畅性得到了显著改善[74]。

TIPS 几乎完全取代了外科分流术，因为其手术死亡率、并发症和成本较低，并且疗效相当。目前推荐 TIPS 作为急性出血标准治疗失败或预防再出血的挽救治疗方案，也可作为急性出血的高危患者预防治疗方案[19]。其他适应证包括难治性腹水、门静脉血栓形成、肝性胸水，以及少数难治性门静脉高压性胃病或肠病出血。其主要并发症是出现肝性脑病。1/3 的患者可能出现轻到中度肝性脑病，常对乳果糖和（或）利福昔明治疗反应良好[19]。6%～9% 患者（尤其是 65 岁以上，既往有严重的偶发性脑病，以及放置了大口径支架者）可能出现严重的肝性脑病，此时需要

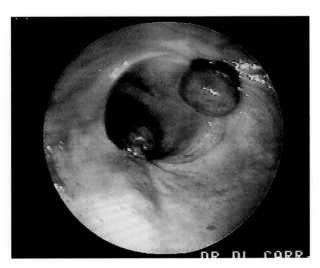

▲ 图 11-18　使用橡胶圈的内镜下曲张静脉套扎术，通过内镜装置引导的橡胶圈结扎曲张静脉

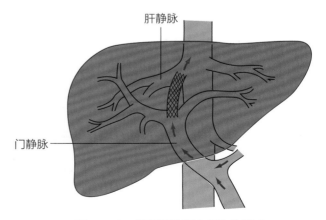

▲ 图 11-19　经颈静脉肝内门体分流术
如图所示，肝静脉和门静脉由金属支架分流

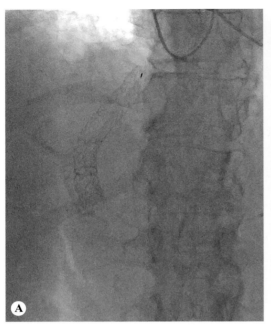
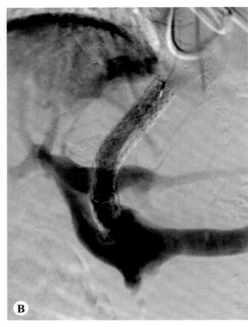

▲ 图 11-20　TIPS 造影图像

A. 未使用对比剂的支架影像；B. 同一患者血管造影，证实经颈静脉肝内门体分流术（TIPS）后支架通畅、门静脉灌注良好

减小 TIPS 支架内径甚至关闭。由于门静脉灌注减少，TIPS 术后肝功能可能恶化。肝功能通常在 1～2 周内自发改善，但对于有些患者（主要是非常严重的肝衰竭患者），可能危及生命，需要关闭 TIPS 支架和（或）肝移植[75]。

TIPS 术后功能障碍发生率约为 20%，大多数情况下是由于 TIPS 支架狭窄（常见于支架的肝静脉端），导致门静脉高压及其并发症反复出现。应每隔 6 个月进行多普勒超声监测，以在临床并发症出现之前监测并纠正 TIPS 术后功能障碍。

4. 逆行性经静脉球囊栓塞术

逆行性经静脉球囊栓塞术（balloon-occluded retrograde transvenous obliteration，BRTO）是另一种介入放射学微创手术，从股静脉经自发性脾肾分流逆行进入胃或肠系膜静脉曲张，并使用组织黏合剂或血管内栓塞线圈进行封堵。在手术过程中，球囊导管在脾肾侧支血管中保持充气状态，以防止促血栓形成物质回流到体循环中[76]。在尝试 BRTO 之前，应通过 CT 扫描验证是否存在合适的血管通路（最常见的是较大的脾肾侧支）。有文献报道，BRTO 在控制急性胃静脉曲张出血方面非常有效，但尚无 RCT 研究证实。静脉曲张出血 TIPS 禁忌或不可行时，BRTO 可作为一种选择，胃静脉曲张出血或门静脉血栓形成的患者常可选择肝外门静脉阻塞术（extrahepatic portal vein obstruction，EHPVO）。BRTO 的优点是不会分流入肝的门静脉血流，但可能增加门静脉压力，进而加重腹水或食管静脉曲张出血。

六、门静脉高压临床治疗策略

表 11-6 总结了不同临床情况的治疗策略。对于未出现 CSPH 的肝硬化早期，治疗目标是预防 CSPH 的发生。目前主要是肝硬化的病因治疗和生活方式的干预，将来可能会包括抗纤维化药物。对于出现 CSPH 的代偿期肝硬化，治疗目标是预防门静脉高压并发症（即预防肝硬化失代偿），从而提高生存率。对于急性静脉曲张出血，治疗目标是阻止出血，预防复发，并降低出血相关的死亡率。对于既往有出血的患者，治疗目标为预防复发性出血和其他失代偿事件。在终末期阶段，应考虑进行肝移植。

表 11-6　基于肝硬化分期的门静脉高压管理

分　期		目　标	治　疗
代偿期	1. 无 CSPH（HVPG 5～9.5mmHg）	预防 CSPH（维持 HVPG ＜10mmHg）	• 去除 / 治疗病因（病毒、酒精） • 改变生活方式
	2. CSPH（HVPG≥10mmHg），但无高风险静脉曲张	预防失代偿和死亡	• 与 1 的治疗相同 + 相关研究初步结果建议使用 β 受体阻滞药（普萘洛尔或纳多洛尔）或卡维地洛
	3. CSPH 合并高风险静脉曲张（中至重度或伴有红色征）	静脉曲张出血一级预防	• 普萘洛尔或纳多洛尔逐渐加量（心率＞50 次 / 分、收缩压＞90mmHg），或卡维地洛（6.25～12.5mg），或内镜下套扎（多次手术直至消除静脉曲张）
失代偿期	1. 急性出血	控制出血和预防出血相关性死亡	• 适当输血（血红蛋白目标为 7～9g/dl） • 入院后使用血管活性药物（特利加压素、生长抑素或奥曲肽），维持 2～5 天 • 12h 内内镜下套扎 • 广谱抗生素，5 天 • Child-Pugh C 级（＜14 分）或 B 级但使用血管活性药物仍有活动性出血者可考虑 TIPS 预防治疗
	2. 首次出血后	预防再出血、肝功能失代偿和死亡	• 难治性出血患者在行 TIPS 治疗前，可放置食管支架或压迫止血 • 内镜下套扎联合使用非选择性 β 受体阻滞药（普萘洛尔或纳多洛尔，剂量与上述相同）* • 生长抑素（20～40mg/d）

*. 关于在腹水患者中使用卡维地洛的数据不充分。如果患者出现急性肾损伤、难治性腹水伴有低血压或低钠血症，β 受体阻滞药需考虑减量或停用

CSPH. 临床显著门静脉高压；HVPG. 肝静脉压力梯度；TIPS. 经颈静脉肝内门体分流术

（一）无静脉曲张的代偿期患者

如前所述，肝硬化的治疗目标为避免发展至失代偿期。具体包括针对病因的治疗（如抗病毒治疗、戒酒、减肥、静脉切开取栓）。抗病毒治疗可能会改善纤维化，进而逆转门静脉高压，尽管目前尚不清楚这需要多长时间，是否存在"不可逆转"节点，以及是否可用无创方法评估门静脉高压的逆转。有报道指出，除治疗肝硬化病因外，减肥和运动是降低肥胖患者的 HVPG 独立因素[77]。此外，建议肝硬化患者戒酒。

一项探究长期口服噻吗洛尔（一种 NSBB）对于预防代偿期肝硬化患者静脉曲张（所谓的"一级预防"）的大型研究结果为阴性[21]。然而，这项研究结果表明，出现静脉曲张的风险，尤其是出现腹水、出血或肝性脑病的风险，与 CSPH（HVPG 至少为 10mmHg）相关。一项针对无须治疗的静脉曲张（包括无静脉曲张、无红色征的轻度静脉曲张、Child-Pugh A 级的患者）但 HVPG≥10mmHg 代偿期肝硬化患者的多中心双盲 RCT 研究（PREDESCI 研究，NCT01059396）近期公布了初步结果。研究结果表明，与安慰剂相比，长期服用普萘洛尔（或卡维地洛，常用于普萘洛尔快速静脉注射试验 HVPG 未能较基线值降低至少 10% 的患者）能够降低腹水的发生率（几乎降低一半）、减少失代偿发生并提高生存率。

（二）静脉曲张的代偿期患者

轻度静脉曲张且无其他出血危险因素的患者指无红色征且肝功能正常 / 中度受损（Child-Pugh A/B 级）的轻度食管静脉曲张（＜5mm）的患者，使用 NSBB 可能获益，但这需要进一步的研究证实。

"高危"静脉曲张（静脉曲张出血的一级预防）是指中度或重度（＞5mm）食管静脉曲张和轻度食管静脉曲张但伴有红色征和（或）Child-Pugh C 级。治疗的目标为预防首次静脉曲张出血和（或）门静脉高压的其他并发症，从而改善生存率。

对于高危轻度静脉曲张患者，治疗基础是卡维地洛或传统 NSBB。不建议使用内镜治疗。然而，对于中度或重度静脉曲张（＞5mm），一级预防可使用普通 NSBB、卡维地洛或 EVL，因为 EVL 与药物治疗效果相当。选择治疗方案应考虑所在医疗机构技术条件和患者意愿。对于 NSBB 存在禁忌或不能耐受的患者（卡维地洛仍不能耐受者，一般卡维地洛耐受性良好），EVL 是首选方案[55]，尽管 EVL 不能预防门静脉高压其他并发症，如门静脉高压性胃病或结肠病出血、腹水和自发性细菌性腹膜炎。无出血的胃静脉曲张也是 NSBB 的适应证[55]。

（三）急性出血

急性静脉曲张出血是一种严重的急症，需要快速和严密的医疗监护，最好收住重症监护病房。急性期的首要治疗目标为控制出血和预防早期（5 天内）再出血、肝功能恶化或其他出血相关并发症（主要是感染、急性肾损伤和肝性脑病）。远期管理目标为预防复发性静脉曲张出血，在不治疗的情况下，60%～70% 的患者 2 年内会再出血，同时需要预防失代偿进展导致死亡，此时往往需要考虑肝移植。

1. 综合治疗

(1) 复苏措施：对于危及生命的情况，应遵循经典的 ABC 原则（气道、呼吸、循环）。必须恢复血流动力学稳定性和维持适当的组织供氧。

无意识或严重出血（呕血）患者应在内镜检查前进行气管插管保护气道，以防止误吸。

(2) 容量支持治疗：血浆替代品可用于容量支持治疗。不过应谨慎输注，因为低血容量性休克会引起反射性内脏血管收缩，补液过多会增加内脏血流量和门静脉压力。入院后使用血管活性药物有助于维持血流动力学稳定性，而无须过度补液。浓缩红细胞应严格限制输注（血红蛋白目标水平为 7g/dl），因为未严格限制输血（血红蛋白目标水平为 9g/dl）可能会增加死亡率[78]。不过对于 Child 分级 C 级、大量出血或伴有缺血性心血管疾病的患者，不应当严格限制。

(3) 预防性应用抗生素：低血容量性休克会增加细菌异位和败血症的发生率。此外，静脉曲张出血（诊断和治疗性内镜检查）具有高度吸入性肺炎的风险。因此，入院即应预防性使用抗生素，预防感染并提高生存率[55]。Baveno 共识工作组推荐：对于喹诺酮类耐药高发地区和既往使用过喹诺酮类的晚期肝硬化患者，静脉注射头孢曲松 1g/24h，但是理想的预防性抗感染药物选择应根据当地耐药情况。此外，还必须考虑个体风险因素（如 Child-Pugh 分级、中性粒细胞减少、感染史、预防性抗生素用药史）。

(4) 肝性脑病的预防：建议口服乳果糖，或经鼻胃管、直肠给药来预防肝性脑病。利福昔明也可能有效，但是尚未得到验证。

2. 止血治疗

目前推荐方案为血管活性药物（同时与预防性抗生素）联合内镜治疗，联合方案可使 85%～90% 病例 5 天内不再出血。此后患者可开始予以 NSBB 治疗作为二级预防。越来越多证据表明，可以根据预后因素来进行个体化治疗，如肝衰竭程度或并发症。这里主要是指晚期肝衰竭的患者需要采取上述措施，但目前尚不确定具有良好预后的患者（Child-Pugh A 级）是否可以采用较低强度的治疗方案。

3. 血管活性药物

疑似静脉曲张出血的肝硬化患者应在救护车上、转运至急诊室时、内镜检查前，尽早静脉使用血管活性药物（特利加压素、生长抑素或奥曲肽）[55]。上述药物5天内控制出血和预防再出血效果相当，因此可以相互替代，但是相关研究证据质量有所不同，特利加压素是唯一通过安慰剂对照临床试验证实在控制出血、减少输血和减少6周死亡率方面有效的药物。一项大型头对头研究结果宣称上述药物效果相当，但应谨慎对待，因为这项研究特利加压素治疗剂量不足且生长抑素未达到最佳剂量[79]。血管活性药物推荐剂量见表11-5。血管活性药物静脉输注一般维持2～5天。

4. 内镜治疗

入院后12h内尽早进行急诊内镜检查。内镜检查前使用红霉素（250mg，静脉注射）可加速胃排空，提高内镜检查的可视性[55]。静脉曲张出血的阳性诊断是指镜下证实静脉曲张活动性出血，或出现纤维蛋白凝块（"白色乳头"征，此为静脉曲张破裂点），或静脉曲张是胃内出血唯一潜在来源。内镜证实静脉曲张出血后，推荐有经验的内镜医师立即进行EVL。静脉曲张硬化剂注射治疗仅在因为技术原因无法行EVL时作为替代方法。如果出血来源为GOV2或IGV，首选的内镜治疗方法为注射组织黏合剂栓塞曲张静脉。

5. 抢先性（"早期"）TIPS

前文所述治疗方法并未根据已知的危险因素进行分层治疗。一些熟知的危险因素包括晚期肝衰竭（Child-Pugh C级），尽管输注血管活性药物内镜下仍活动性出血，以及非常高的门静脉压力（HVPG≥20mmHg）[56]。多中心RCT研究显示，在治疗失败前，尽早行TIPS（入院后24～48h内）置入聚四氟乙烯覆膜支架，可降低控制出血失败、再出血及高危患者的死亡率[80]。研究对象主要为Child-Pugh C级（＜14分）或B级、内镜检查有活动性出血、没有TIPS禁忌证的患者。后续研究证实了上述研究的重要结果，但是获益的多为Child-Pugh C级患者。近20%的患者满足上述标准，目前推荐他们在有经验的中心行TIPS治疗。

（四）标准治疗失败的处理（挽救治疗）

使用标准方案即血管活性药物联合内镜治疗而5天内不能控制出血或再出血的患者，尤为需要关注。如果没有禁忌证，建议行急诊TIPS。对于5天内没有严重再出血的患者，继续或"优化"血管活性药物治疗（逐渐增加至最大剂量），在挽救性TIPS之前可再次尝试内镜治疗。挽救性TIPS能够有效控制出血，但与较高死亡率有关，约为40%，原因可能为控制出血耗费时间太长而导致肝功能急剧恶化，TIPS为时已晚。

1. 食管压迫止血

临床仍在使用Sengstaken-Blakemore管（图11-21）或Linton-Nachlas管进行气囊压迫止血，可用于罕见的严重大出血病例，更多情况下作为出血未控制或复发性出血患者进行TIPS或其他最终治疗方案的"桥梁"。压迫止血对80%以上的病例有效，但出现并发症（尤其是气道梗阻和吸入性肺炎）及气囊放气后再出血的风险很高（＞50%），气囊充气时间不应超过12～24h。

2. 食管支架

近年来专门设计的自膨式覆膜金属支架，在食管静脉曲张出血中证实非常有效[81]（图11-22）。一项RCT研究证实，食管支架与气囊压迫止血疗效相当，并且更安全，吸入性肺炎的风险更低[51]。此外食管支架具有更多优点，例如不影响肠内营养和能够放置1周，从而使患者可以在治疗相关并发症（或病情恢复）同时进行止血，也使患者进一步治疗时具有更好的身体状态。

（五）急性胃静脉曲张出血

孤立性胃底静脉曲张（IGV1，以及某些胃底食管静脉曲张或GOV2）[50]的治疗与食管静脉曲张（以及GOV1）不同，因为前者可能在相对较低的门静脉压力下出血，而且孤立性胃底静脉曲张存在门静脉高压的原因往往是肝前性门静脉梗阻而非肝硬化，治疗上也不适合行EVL（图11-4）。目前此类患者最佳内镜治疗方案是注射组织黏合剂（氰丙烯酸异丁酯、组织胶水）栓塞

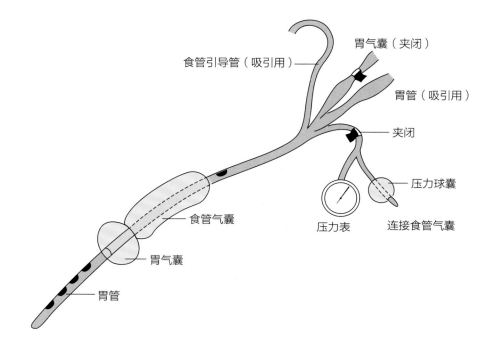

▲ 图 11-21　用于食管压迫止血的改良 Sengstaken-Blakemore 管
该装置可作为难治性静脉曲张出血患者进行经颈静脉肝内门体分流术的过渡方法，但放置不应超过 24h

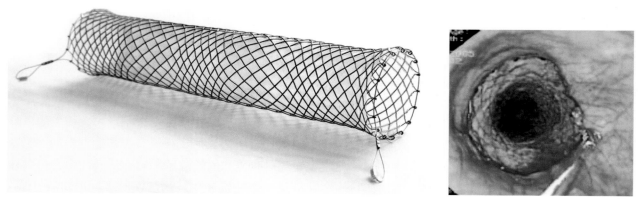

▲ 图 11-22　用于治疗食管静脉曲张出血的食管支架
放置支架无须内镜下操作，放置时间不超过 7 天

曲张静脉，组织黏合剂与血液接触后迅速聚合形成血管内栓子阻塞曲张静脉（图 11-4）。血管铸型（治疗后硬化的血管）一般 5 天内消失，会残留广泛的无血管性溃疡。也有一些团队使用重组凝血酶而不是组织胶水[73]。上述治疗只能由经验丰富的内镜医师进行，否则可能会导致严重的并发症。血管活性药物联合静脉曲张栓塞治疗失败常与门静脉血栓有关，此时应行 TIPS（通常需要 10～12mm 的大口径支架）或 BRTO。在某些完全性门静脉血栓形成的病例中，BRTO 可能是非手术方式的唯一选择。

（六）预防复发性静脉曲张出血（静脉曲张出血后的治疗）

此即临床上所谓的静脉曲张出血"二级预防"。正如在一级预防方面所述，改善静脉曲张出血结局的观念已经改变，现如今治疗目标已从预防再出血转变为降低死亡风险，主要是通过预防失代偿事件的发生（肝硬化并发症）而导致死亡。并发症包括但不限于再出血（这本身并不是患者死亡的主要原因），还有腹水、自发性细菌性腹膜炎和肝性脑病。因此，此类患者应考虑肝移植。

在出血事件得到控制后，预防复发性静脉曲张出血应的治疗立即开始，常在出血事件发生5天之后（至少3天内无出血迹象）。这些患者有很高的再出血风险，第1年约为60%（主要在最初的3个月），如果不经治疗，死亡率很高（1年内高达33%）。

标准一线治疗包括终身服用NSBB治疗联合EVL根除静脉曲张。正如最近的Meta分析所示，联合治疗在预防复发性出血和提高生存率方面优于单纯EVL，但仅比单用药物治疗略好[83]。因此，NSBB（如有能够耐受，可联用低剂量单硝酸异山梨酯）是治疗的基石，它们可有效地降低再出血风险并提高生存率。最佳结果为患者对NSBB有良好血流动力学应答，即治疗后HVPG至少比基线值降低20%或低于12mmHg[38]。然而，在评估治疗反应的无创方法出现之前，通过HVPG指导治疗方案并不现实。鉴于单纯EVL并不能完全阻止出血，对于不能耐受NSBB的患者应考虑TIPS，而不是单纯EVL，尤其存在可从TIPS获利的其他门静脉高压并发症的情况下，如腹水或门静脉血栓形成。

由于卡维地洛可引起低血压而导致肾功能不全（尽管低剂量使用卡维地洛时很少见，即6.25～12.5mg/d），同时缺乏卡维地洛与NSBB（联合EVL）疗效对比的RCT研究，卡维地洛尚未被常规推荐用于二级预防。

最近的多中心RCT研究结果提示，标准疗法（NSBB+EVL）联合辛伐他汀（20～40mg/d）可提高静脉曲张出血患者的生存获益，主要通过减少因再出血或感染而导致的死亡，尽管再出血率没有降低[60]。这可能由于辛伐他汀在败血症、

出血和热缺血再灌注损伤中具有保护作用，相关实验模型证实了这一点[67, 68]。辛伐他汀的生存获益仅限于没有严重肝衰竭的患者（Child-Pugh A级和B级），Child-Pugh C级患者并不获益[60]。

对于NSBB+EVL标准二级预防失败患者，建议行采用聚四氟乙烯覆膜支架的TIPS。两项RCT研究将采用聚四氟乙烯覆膜支架的TIPS作为预防复发性出血的标准治疗方案[84, 85]，与早期比较，TIPS（使用裸支架）与EVL或NSBB的研究结果相似，上述两项RCT研究证实TIPS能够更有效地预防再出血，但并不改善生存获益[82]。

（七）特殊情况的二级预防

1. 胃底和异位静脉曲张

NSBB是标准治疗，但是由于缺乏该类型疾病的RCT研究，TIPS有时用于预防因胃底静脉曲张（GOV2和IGV1）再出血，特别是在出血比较严重的情况下。在专科医疗中心，亦有使用氰基丙烯酸酯胶水注射治疗（2～3次）。对于一些特殊病例（粗大的胃或脾肾侧支吻合），也可选择BRTO，特别适用于在完全性门静脉血栓形成的患者。异位静脉曲张（IGV2）在非肝硬化门静脉高压中更为常见，对侧支血管进行造影重建后需要进行个体化评估，并予BRTO相关技术进行介入治疗。

2. 难治性腹水

最近相关研究结果对于难治性腹水、肝肾综合征和（或）自发性细菌性腹膜炎的失代偿期患者使用NSBB提出了警告。不过上述研究结果还不能作为最终定论，最近大样本的前瞻性研究也不支持复杂腹水患者停用NSBB。然而，推荐根据Baveno Ⅵ共识工作组的建议，严密监测血压、血钠水平和肾功能，如果出现严重低血压（收缩压<90mmHg）、低钠血症（<130mmol/L）或急性肾损伤[55]，或因自发性细菌性腹膜炎入院后出现上述情况，建议停用或减量NSBB。

第12章 肝脏血管性疾病和肝外门静脉高压症

Vascular Disorders of the Liver and Extrahepatic Portal Hypertension

Dominique-Charles Valla　著

徐　英　译　蒋龙凤　校

学习要点

- 肝动脉血主要流向胆管。闭塞性或非闭塞性缺血可引起胆管坏死和继发性硬化性胆管炎。缺血性胆管损伤的主要原因包括肝移植后早期肝动脉阻塞和长期的严重循环。

- 在遗传性出血性毛细血管扩张症患者中，存在各种显微镜下或肉眼可见的瘘管，可导致肝动静脉、肝门静脉和（或）肝动脉门静脉分流。右至左分流性心力衰竭是肝血管畸形最常见、最严重的并发症。

- 肝静脉流出梗阻主要是由凝血异常情况引起的静脉血栓形成导致，随后可进展成为肝衰竭和门静脉高压。治疗上可选择抗凝和血管成形术，经颈静脉肝内门静脉分流术，甚至肝移植。

- 门静脉血栓形成往往与凝血异常有关。早期抗凝可防止急性血栓的形成和肠缺血。永久性闭塞与海绵状瘤可以导致肝外门静脉高压。

- 晚期肝硬化患者可能发生门静脉血栓，导致移植后早期生存率降低。抗凝和TIPS有助于门静脉再通。

- 特发性非硬化性门静脉高压是一个鲜为人知的疾病，它可能与各种罕见的系统性疾病相关。闭塞性门静脉病和结节性再生增生是其主要特征。

- 循环衰竭合并或不合并心力衰竭、低氧血症、败血症均可引起缺氧性肝炎。虽然偶尔有明显的症状，但当循环系统紊乱被逆转时，它是可逆的。

- 充血性心源性肝病的严重程度与潜在的慢性心力衰竭的严重程度相当。

一、肝动脉闭塞

肝动脉的血流主要通过连接动脉分支的小动脉胆道周围血管丛流向胆管、结缔组织和血管。在正常受试者中，在肝动脉突然闭塞后，肝内、膈肌或顶叶动脉之间的吻合口立即打开[1]。

（一）原因

主要是医源性的，发生在肝、胆管或胰腺手术，或动脉内或经皮放射治疗过程中。结节性全动脉炎和动脉粥样硬化很少涉及 [1]。

（二）病理生理学

局部肝大动脉闭塞在正常肝脏中可没有明显的损伤。阻塞小动脉或胆道周围血管丛（小颗粒栓塞或动脉灌注有毒物质后）可导致缺血性胆管病。肝移植后，由于副包膜外动脉不能再起脉络作用，肝内大动脉闭塞可引起缺血性胆管病。非闭塞性缺血性胆管病可发生在危重患者 [1]。

缺血性胆管病可以是弥漫性或局灶性的。黏膜缺血损伤可导致胆道管型形成。随后，透壁坏死后胆汁溢出进入门静脉或肝实质，形成可能发生细菌重复感染的胆汁瘤。瘢痕可引起继发性硬化性胆管炎（图 12-1）。胆道管型或胆汁瘤临床表现为无症状，或伴有疼痛、发热和黄疸。继发性硬化性胆管炎的临床表现也可能是无症状，或表现为瘙痒、细菌性胆管炎，常伴有血清碱性磷酸酶明显升高，血清胆红素水平升高和全身炎症反应指标的升高。诊断主要依靠的是超声和磁共振胆管造影。

肝梗死是一种肝实质的凝固性坏死，发生在门静脉血栓形成或循环衰竭时引起的肝动脉闭塞。假性梗死是指发生的区域有肝实质萎缩、肝血窦淤血而没有肝细胞坏死。Zahn 的伪梗死与 PVT 和循环衰竭合并肝动脉未闭有关。这两种类型的缺血性病变经常共存 [2]。肝梗死可无症状或

伴有急性右上腹疼痛。可有早期明显短期转氨酶升高，以及随后出现中度高胆红素血症。多层螺旋 CT 扫描和磁共振成像显示肝脏边缘不规则，动脉期没有明显增强。

（三）诊断

多普勒超声是发现肝动脉闭塞的首选方法，基于肝动脉阻力指数的降低和收缩期加速时间的增加。动脉期的多层螺旋 CT 是确诊动脉阻塞的首选方法。

（四）管理

早期诊断和介入是移植后治疗的关键。应在肝移植期间和术后立即考虑手术治疗。否则，血管内介入是血管再通的第一选择。

二、肝动脉瘤

肝动脉瘤占内脏动脉瘤的一半以上。真正的动脉瘤涉及血管壁的三层，是一种永久性的局部扩张。伪动脉瘤或假性动脉瘤是一种内膜和内层的局部破坏，保留有外膜或血管周围组织 [3]。

（一）病因学

真正的动脉瘤主要累及肝外段。它们可能是

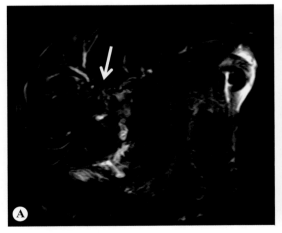
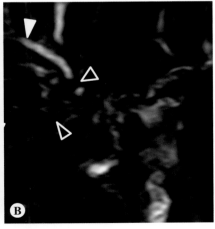

▲ 图 12-1 肝移植术后肝动脉血栓形成导致缺血性胆管病的磁共振胆管造影

A. 箭示肝左右管交界处，肝管明显改变、汇合，可见明显的弥漫性不规则表现，狭窄和扩张交替出现，类似原发性硬化性胆管炎；B. 近距离观察交界处，空箭头指向狭窄，箭头指向上游扩张（图片由 Dr Onorina Bruno, Hôpital Beaujon 提供）

先天性的，或与遗传性的胶原异常有关，也可能是由动脉粥样硬化或纤维肌发育不良引起的。假性动脉瘤是由钝性或穿透性损伤（包括肝移植和肝活检）引起的。假性动脉瘤很少由动脉炎或霉菌性动脉瘤引起[3]。

（二）临床表现

大多数肝动脉瘤无症状，有症状者通常表现为腹痛或出血。出血可能是由于：①消化道破裂，引起呕血或黑粪；②胆管，引起典型的胆道三联征，即胆道绞痛、消化道出血和黄疸；③门静脉，引起动脉门静脉瘘。动脉瘤破裂的风险与动脉瘤的大小的关系尚不清楚。22 例初始直径为 2.3cm 的肝动脉瘤平均随访 4 年未发生破裂[4]。破裂的危险因素包括多个动脉瘤和非动脉粥样硬化的病因。

（三）诊断

多层螺旋 CT 是首选的诊断方法，它能精确描述动脉瘤的大小、形状和位置（图 12-2）。

（四）治疗

肝内和肝外动脉瘤的治疗采用经皮血管内栓塞和（或）支架置入术。肝总动脉瘤也可通过近端和远端结扎手术治疗。无症状者不建议进行干预，除非存在破裂的危险因素[3, 5]。

三、肝动脉门静脉瘘

肝动脉门静脉瘘的定义是肝动脉与门静脉循环之间形成的通道[6]。肝内动脉门静脉瘘分为肝内小外周瘘（1 型）、肝内大内瘘（2 型）、肝内弥漫性瘘（3 型）。

（一）病因学

1 型瘘管病因包括医源性手术（尤其是肝活检）[7] 和肝硬化。2 型瘘管是由肝动脉瘤的损伤或侵蚀引起的（图 12-3）。3 型瘘管通常是先天性的，有时与遗传性出血性毛细血管扩张症或 Ehler-Danlos 综合征[6] 有关。

（二）临床表现

1 型肝动脉门静脉瘘通常无症状。而 2 型和 3 型瘘管可能无症状，可能与肝区动脉杂音有关，可能出现门静脉高压症，导致胃肠道出血和（或）腹水，也可能与心力衰竭有关。饮食引起的腹痛可能是由血液从肠系膜动脉流向肝动脉所致[6]。

（三）诊断

多普勒超声显示肝动脉扩张，肝内门静脉扩张，血流呈脉冲式流动[7]。多层螺旋 CT 或 MRI 显示门静脉分支在动脉早期完全显影（图 12-3）。

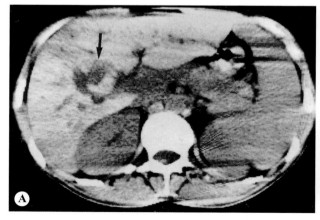
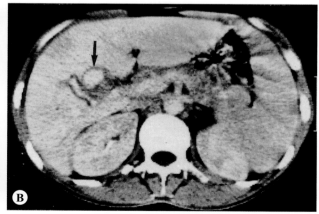

▲ 图 12-2　肝动脉瘤 CT
图为亚急性细菌性心内膜炎患者肝动脉瘤上腹部 CT 扫描：增强前（A）和增强后（B）对比。动脉瘤显示为填充缺损（箭），在注射对比剂后突出显示

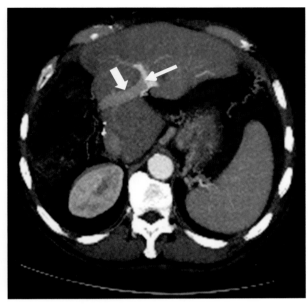

▲ 图 12-3　肝动脉门静脉瘘
右半肝切除术后的多层螺旋CT扫描动脉期门静脉早期增强（粗箭）。最明显的增强表现在门静脉左支水平（细箭）

在 1 型瘘管中，在动脉期有一过性局部实质增强区域，但在晚期没有。鉴别诊断主要包括恶性肿瘤，尤其是肝细胞癌。

（四）管理

门静脉高压和静脉曲张患者必须积极预防胃肠道出血，但只有在出现症状时才需接受介入治疗。肝动脉门静脉瘘除 HHT[8] 外，均采用经皮栓塞治疗。只有极少数病例才有必要进行肝切除或肝移植治疗。

四、遗传性出血性毛细血管扩张症的肝血管畸形

遗传性出血性毛细血管扩张症（或 Rendu Osler Weber 病）是一种常染色体显性遗传性疾病。肝血管畸形（hepatic vascular malformation，HVM）是 HHT 所特有的，由动静脉瘘组成，范围从显微镜下的毛细血管扩张到肉眼可见的血管畸形 [9, 10]。如果符合以下 3 条及其以上标准，则 HHT 诊断明确：①复发和自发性鼻出血；②多发性黏膜毛细血管扩张症；③内脏动静脉畸形；

④一级亲属诊断为 HHT[11]。若是符合 2 条标准，则 HHT 被认为是"可能"；否则认为 HHT"不可能"。独立于临床表现。致病性基因突变可直接用于诊断 [11]。据估计，每 10 000 人中就有 1～2 人患有 HHT，44%～74% 的 HHT 患者存在肝异常。

（一）病因学

大多数 HHT 患者都有内皮素（HHT1 亚型）或激活素受体样激酶 1（ALK1，HHT2 亚型）突变。MADH4 基因或 BMP9 的突变已有描述。肝血管畸形在 HHT2 基因型中更为常见 [9, 11]。基因突变与毛细血管扩张症状相关的机制尚不明确。

（二）病理生理学

HVM 在肝脏中广泛分布，一般随年龄增长而增大。该病的平均就诊年龄达为 50 岁。该病以女性患者为主。血管畸形可导致肝动脉到肝静脉、肝动脉到门静脉、门静脉到肝静脉三种类型的血液分流。

（三）临床表现

大多数患者无症状。肝区可能有震颤和收缩期杂音。并发症发生率为 4/100，死亡率为 1/100[12]。最常见的并发症是由高动力循环引起的心力衰竭。第二种最常见的是一种缺血性胆管病，其原因是血液被胆管从畸形血管中窃取，导致继发性硬化性胆管炎和（或）胆汁瘤形成。门静脉高压也较为常见。胃肠道毛细血管扩张是消化道出血的主要原因。肠系膜缺血可能是由肠系膜动脉血液分流至 HVM 所致。肝脏的再生性改变较为显著，包括结节性再生性增生和无症状的类似局灶性结节性增生的大体增生结节 [9, 10]。

（四）诊断

多普勒超声是首选诊断方法，主要诊断标准包括扩张的肝总动脉（>67mm），以及肝内不规则弥漫性高血供区。其他标准包括适当肝动脉电阻率指数降低和门静脉血流速度增加 [9]。在多层螺旋CT或MRI上，肝动脉可能明显增大和弯曲，毛细血管扩张可能只表现为肝脏非均匀的增强

（图 12-4）[13]。大体畸形表现为不同大小的离散结构，在动脉期增强。肝动静脉分流表现为肝静脉在动脉期增强。再生结节在动脉期增强，但在晚期不增强，可能有中央星状纤维带。肝活检对于诊断明确的 HHT 并不是必要的检查手段。如需肝活检，需注意潜在出血风险。缺血性胆管病的最佳诊断是 MR 胆管造影。当 HHT 的临床诊断无法确定，基因检测不确定或不可用时，建议使用多普勒超声筛查 HVM[9, 11]。对于 HVM 患者，应定期进行详细的超声心动图评估。

（五）治疗

对于无症状的 HVM 不推荐治疗。综合管理心脏、胆道和门静脉高血压等并发症与高完全缓解率相关。对于综合管理无反应的患者要进行有针对性的治疗。贝伐单抗可改善呼吸困难、心脏血流动力学和心力衰竭的鼻出血[14]，并可能使缺血性胆管病避免肝移植。贝伐单抗的长期疗效和耐受性需要进一步评估。肝动脉栓塞术充其量是部分有效的，而且可能是有害的[9, 11]。肝移植可显著、长期地改善心功能，移植后目前的生存率与其他适应证相当甚至更高[9, 11]。对需要肝移植的患者建议至肝移植中心，以获得最佳的肝移植时机。

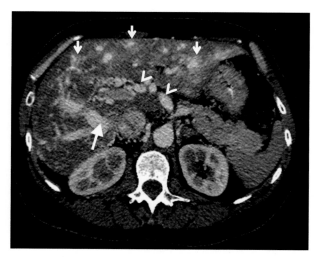

▲ 图 12-4　遗传性出血性毛细血管扩张症
多层螺旋 CT 扫描动脉期伴血管增强。早期肝静脉混浊，显示肝动静脉分流（大箭）。肝动脉明显增大和弯曲（箭头）。与毛细血管扩张症（小箭）相对应的实质增强区域不明确

五、先天性门体静脉分流：Abernethy 畸形

先天性门体静脉分流（congenital portosystemic shunt，CPSS）是指在门静脉循环无明显阻塞的情况下，门静脉系统和下腔静脉系统之间存在异常交通。据统计，其患病率为 1/50 000。CPSS 可能是肝外的（Abernethy 畸形），也可能是肝内的，或有持续性静脉导管存在[15]。

（一）病因

导致 CPSS 成因的机制仍然不明[15]。在许多患者中，分流闭塞导致以前不明显的肝内门静脉显影[15, 16]。在一些患者中，肝外门静脉没有发现或仅以纤维状残余存在[15, 16]。显微镜下，门静脉束是闭塞性门静脉病的突出特征[15]。

（二）病理生理学

门体性脑病、血氨水平升高、血清胆汁酸水平升高、头颅 MRI T_1 加权苍白球高信号均与门体分流有关。门静脉灌注不足可导致肝体积小，血清胆红素和血清白蛋白水平轻度降低。肝肿瘤（局灶性结节性增生，肝细胞腺瘤，很少有肝细胞癌）占位也可导致门静脉灌注减少和静脉动脉化。门静脉分流和（或）门静脉灌注不足可能是慢性低氧血症（类似肝肺综合征）和肺动脉高压（令人想起门肺高压）的原因[15]。

（三）临床表现

CPSS 可能长期无症状，也可能伴有脑病、肝肿瘤、低氧血症或肺动脉高压。无症状患者的自然史尚不清楚。以神经系统症状为主要表现则可能误导诊断，特别是在儿童[15]。

（四）诊断

多普勒超声可以发现肝血管分流，多层螺旋 CT 可准确显示肝血管分流（图 12-5）[15, 16]。肝内和肝外 CPSS 的分类已有定论。肝外门静脉分流可为门囊性或门腔性，端到端或侧到侧。肝结节性质可依靠 MRI 检查，虽然肝活检才能真正

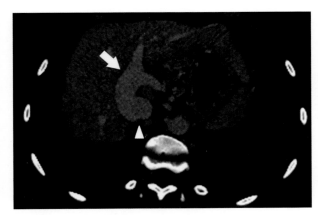

▲ 图 12-5　注射血管对比剂后的 CT 扫描，显示门静脉（箭）与下腔静脉（箭头）的大的侧侧分流

图片由 Dr Onorina Bruno, Hôpital Beaujon 提供

明确结节性质[15]。经股静脉血管造影和介入操作主要用于治疗[15-17]。

（五）治疗

阻断分流可以通过经皮血管内手术或 1~2 个外科手术步骤来完成[15-17]。在儿童患者中，阻断分流可以使大多数患者的病情得到缓解，包括脑病、肝肿瘤、肺动脉高压和低氧血症[15-17]。并发症很少见，目前尚无死亡报告。因此，对于无症状的患者，阻断分流被认为是一种预防措施[15]。准确预测并发症发生的危险因素十分关键，特别是在成人，以明确治疗适应证。

六、Budd-Chiari 综合征

Budd-Chiari 综合征（Budd-Chiari syndrome，BCS）也称肝静脉流出道梗阻（hepatic venous outflow tract obstruction，HVOTO），指肝小静脉、中静脉、大静脉或肝上静脉部分血流受阻，但不包括心力衰竭、缩窄性心包炎和窦性梗阻综合征[9, 10, 18]。原发性 BCS 是一种非常罕见的疾病，与静脉炎或静脉血栓形成有关；继发性 BCS 与恶性肿瘤侵犯静脉或包块压迫有关。

（一）病理生理学

HVOTO 引起肝血窦压力增加，导致肝淤血、门静脉高压和腹水。血液淤积血管扩张血管壁延伸，活化肝血窦内皮细胞和肝星状细胞，从而引起肝纤维化[19]。同时，HVOTO 引起缺血，导致肝细胞坏死和肝功能损害（图 12-6）。HVOTO 累及门静脉的影响体现在肝外周萎缩，而肝中部（尾状叶和Ⅳ段）代偿性增生明显[20]。

肝静脉的阻塞通常是轻重不一的，同时发展出若干代偿机制：①门静脉灌注向肝脏低阻力肝静脉流出区重新分布；②门静脉压力增大；③肝动脉流入增加；④肝静脉和（或）静脉交通支形成。侧支循环的形成可以使患者缺乏典型临床表现（图 12-7）。门静脉灌注的局灶性减少可导致相应部位实质萎缩，而动脉代偿后可引起结节性增生或类似局灶性结节增生的再生结节[20]。

（二）病因

BCS 的病因见表 12-1。在西方原发性 BCS 患者中，大多数都能发现病因。在这些病因中，骨髓增生性肿瘤（myeloproliferative neoplasms，MPN）、抗磷脂综合征和凝血因子 V 基因 Leiden 突变相较于阵发性夜间血红蛋白尿、白塞病、腹腔疾病或炎症性肠病更常见[9, 10, 18, 21]。

妊娠和口服避孕药增加了形成血栓的可能性。在远东，上述原因很少发现[22]。在尼泊尔，极低的生活水平与静脉阻塞有关，背后的机制仍

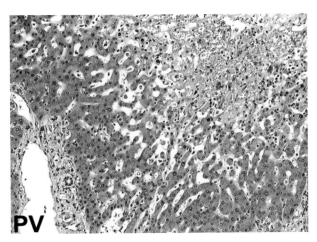

▲ 图 12-6　急性 Budd-Chiari 综合征患者肝活检（HE 染色，300×）

肝小静脉周围肝细胞凝固性坏死（*），小叶正中窦样扩张充血；汇管区保存完好。PV. 正常门静脉（图片由 Dr Dominique Cazals-Hatem Hôpital Beaujon 提供）

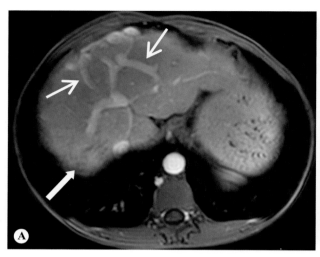
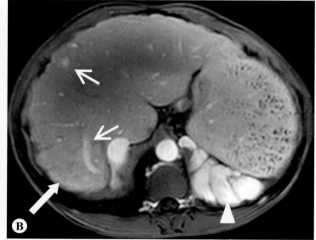

▲ 图 12-7　**A.** 长期 Budd-Chiari 综合征患者的肝脏 **MRI** 表现为大肝静脉侧支（细箭）和灌注模式改变，可见肝周围区域不规则强化（大箭）。**B.** 箭头指向脾肾静脉侧支。该患者临床无症状，无腹水

图片由 Dr Onorina Bruno，Hôpital Beaujon 提供

不清楚 [23]。极端贫困（在亚洲更为普遍）和口服避孕药（在西方更为普遍）的背景差异，可能在一定程度上解释了各地区病因学的差异。

MPN 与 BCS 一起出现时较难鉴别。由于脾功能亢进，通过外周血细胞计数很少能鉴别两者。V617F JAK2 和钙网蛋白突变分别出现在 95% 和 2% 的患者中，可先通过检测所有 BCS 患者的 JAK2 基因，如果结果为阴性，则检测钙网蛋白突变。其余患者（大多数）仍需依赖骨髓活检 [9, 18]。

肝病可非特异性降低血浆蛋白 C、蛋白 S 和抗凝血酶水平，增加同型半胱氨酸或抗磷脂抗体水平。这些变化增加了诊断原发性凝血障碍的难度 [9]。

患者肝静脉或静脉内血栓形成的原因尚不清楚，因为很少存在囊肿或脓肿等局部因素。

（三）临床表现

患者主要表现为腹水、肝大、脾大、黄疸、消化道出血、细菌感染、脑病等 [21, 24]，也可能没有临床症状。急性肝静脉血栓形成可能会引起急性腹痛、发热及腹水形成 [24]。腹壁静脉曲张可以提示下腔静脉阻塞。

不同患者血细胞计数和肝脏相关检查因人而异 [21, 24]。临床症状和实验室检查不平行。大约 1/3 的患者可出现血清转氨酶升高到正常值上限的 5 倍以上，提示急性肝缺血 [24]。腹水蛋白浓度通常为＞25g/L，而血清腹水白蛋白＞11g/L。

（四）诊断

任何肝病患者均应考虑 BCS 可能。多普勒超声、血管增强 MRI 或多层螺旋 CT 均可显示 HVOTO。静脉腔内栓塞，静脉腔狭窄伴上游扩张，肝静脉之间或肝静脉与下腔静脉交通支形成均可明确诊断。动脉期和门静脉期增强期马赛克征及晚期均匀强化较常见，但不具特异性（图 12-7）。尾状叶增大十分常见，但也存在于其他慢性肝病。增大的尾状叶可压迫下腔静脉，可与由腰升静脉、奇静脉形成交通支的原发性下腔静脉阻塞相鉴别 [9, 18, 25]。

肝细胞癌、平滑肌肉瘤、肺泡棘球蚴病或黏液瘤引起的继发性 BCS 可通过无创成像明确。罕见原因导致的原发性 BCS 应该定期复查。大约 15% 的患者发生门静脉血栓 [9, 18, 25]。

只有在计划经皮血管内手术时，才需要直接对肝静脉流出道进行造影和压力测量（通过经颈静脉、经股静脉或经肝动脉途径）。肝静脉置管失败并不是 BCS 所特有的 [9, 18]。

肝活检显示，在没有炎症的情况下，以小叶中心区域为主的窦状扩张同时伴充血、纤维化和肝细胞坏死（图 12-6）。肝中央静脉血栓形成很

表 12-1　原发性 Budd-Chiari 综合征与门静脉血栓形成相关情况

一般血栓前状态	
获得性	• 骨髓增生性肿瘤 　− V617F JAK2 基因突变 　− 钙网蛋白突变 　− 无骨髓增生性肿瘤相关突变 • 阵发性夜间血红蛋白尿 • 抗磷脂综合征 • 白塞病 • 炎症性肠病 • 口服避孕药 • 妊娠 • 急性巨细胞病毒感染 • 肥胖
遗传性	• 凝血因子 V 基因 Leiden 突变 • 凝血酶原基因突变 • 抗凝血酶缺陷 • 蛋白 C 缺陷 • 蛋白 S 缺陷
系统性疾病	• 结节病
局部因素	
炎症和感染	• 肝脓肿 • 棘球蚴 / 细粒棘球绦虫、肺泡棘球蚴病 • 胆囊炎和胆管炎 • 急慢性胰腺炎 • 阑尾炎、肠憩室炎 • 炎症性肠病 • 新生儿脐炎
占位性变	• 单个肝囊肿 • 多囊肝或肝 / 肾疾病 • 局灶性结节性增生
手术和创伤	• 闭合性腹部创伤 • 创伤性膈疝 • 肝切除术 • 脾切除术 • 门静脉分流术（包括经颈静脉肝内门体分流术） • 肝活检 • 减重手术 • 脐穿刺置管
其他	• 乳糜泻 • 肝硬化 • 特发性非肝硬化门静脉高压

少见，并且病变分布不均，这些表现都不是 BCS 所特有的。因此，肝活检仅适用于罕见的单纯肝小静脉阻塞患者[9, 18]。

临床诊断上，Budd-Chiari 综合征与合并缩窄性心包炎与淤血性心力衰竭的肝病的微小差异在于，后者肝静脉是扩张的。肝硬化时，肝静脉常不可见，也不存在增强期马赛克征，但存在肝静脉交通支形成。肝活检发现大或小的门静脉梗阻，窦性梗阻或扩张，静脉闭塞的疾病可类似 BCS[10]，但大血管造影才可最终诊断。

（五）治疗

建议立即并长期抗凝治疗[9, 18]。口服维生素 K 拮抗药，监测 INR，维持在 2~3[21]。抗凝治疗相关并发症与无门静脉高压症患者相似。对潜在并发症进行早期治疗十分重要。

腹水、肾功能不全、消化道出血、细菌感染和肝性脑病的治疗同肝硬化患者[9, 18]。既往有消化道出血或有红色征的大的静脉曲张患者，若已采用药物或内镜预防出血，则不存在抗凝禁忌。

目前治疗推荐，患者首先接受肝静脉或下腔静脉狭窄的检查，如果存在，则通过血管成形术 / 支架置入术治疗。对于病情没有改善的患者，下一步考虑的是经颈静脉肝内门静脉分流术。最后，患者病情仍没有改善时，考虑肝移植[9, 18]。该治疗方案在欧洲，平均 5 年总生存率为 82%[21]。约 25% 的患者在没有血管内干预的情况下病情得到了控制，约 35% 的患者进行了 TIPS 术，15% 的患者进行了移植[21]。在亚洲，该治疗方案也可提高生存率、减少手术相关并发症的发生率[26-29]。

（六）结果和预后

现有资料表明，不予干预治疗的患者预后非常差。从 20 世纪 80 年代和 90 年代开始使用抗凝治疗后，疾病预后得到改善。Child-Pugh 评分或终末期肝病模型评分系统是独立的预后评分[21]。潜在的血液疾病（尤其是 MPN）不影响中期预后[30]。

预测治疗早期反应的指标是必需的。根据一项经外部验证的 BCS TIPS 预后指标，结合血清胆红素、年龄和 INR[21]，指数＞7 的患者将受益于直接肝移植。其他评分不够准确，无法做出单独的治疗决定 [21, 31]。

HCC 仍有可能发生在疾病已得到控制的患者中，特别是当原发性 IVC 梗阻存在时 [32, 33]。HCC 与再生结节的鉴别十分重要 [32, 34]。肝动脉化疗栓塞效果良好，其在没有移植的情况下延长了生存期。而在选择肝细胞癌患者进行肝移植时，米兰标准不适用。

七、肝外门静脉阻塞

肝外门静脉阻塞（extrahepatic portal vein obstruction，EHPVO）是指门静脉或其左右分支血流受阻 [9, 18]。在成人中，门静脉血栓形成是 EHPVO 的主要原因。在儿童中，可能还存在先天性畸形的原因。恶性组织阻塞应称为癌症浸润，而不是血栓形成。门静脉海绵样变是由血栓机化形成，其特征是阻塞部位形成侧支静脉。本部分主要讨论无肝硬化和恶性肿瘤的 PVT（包括门静脉海绵状瘤）。

在瑞典马尔默进行的 23 796 例尸检中，多达 1.1% 的尸检发现 PVT。一般人群中的数据有限且不一致。在所有 EHPVO 病例中，约 1/3 与肝硬化有关，1/3 与恶性肿瘤有关，而 1/3 为非恶性非肝硬化 PVT[35]。

（一）病因学

成人 PVT 患者血栓形成病因与原发性 BCS 相似（表 12-1）。MPN、凝血酶原基因突变、抗磷脂综合征是最常见的基础疾病 [36, 37]，这在西方和亚洲国家无显著差异 [38]。PVT 血栓形成原因与 BCS 一样尚未清楚。局部因素在不到 1/3 的患者中存在，主要包括炎症性肠病、急慢性胰腺炎、脾切除术、脐炎和脐静脉插管 [37]。至少 1/3 患者存在血栓前高凝状态 [37]。

（二）病理生理学

凝血激活诱导全身炎症反应 [37]。人们对于急性门静脉灌注减少的耐受性较好，这可能是由肝动脉血流增加和门静脉交通支快速开放所致 [39]。肠道耐受性也很好，除非肠系膜小支静脉形成血栓，这种情况下黏膜缺血和透壁性坏死的风险就很高 [39, 40]。严重的反应性肠系膜动脉血管收缩可导致肠道缺血损伤。

血管自发再通十分罕见的 [41]。门静脉交通支由胆道、胃窦、十二指肠、胰、脾、肠系膜静脉侧支互相交通迅速发育而成，呈多变性。这些构成海绵体的交通支并不能缓解门静脉高压。胃食管静脉曲张最早可能在 PVT 发病 1 年后破裂 [41]。胆管腔内的海绵状静脉是导致门静脉海绵状胆管病的原因 [42]。

增生部位的肝内门静脉海绵状瘤比周围萎缩部位更有效地恢复肝内门静脉血流 [43]。这时可能会出现肝功能不全的隐匿性症状 [36]，而不是显性临床表现，包括凝血因子和抑制物缺乏 [45]，亚临床肝性脑病 [45] 和尚有争议的生长迟缓 [46]。

（三）临床表现

PVT 急性期表现为严重且持续的腹痛，肠梗阻和反复的波动性高热 [37]，但无保护性，脾脏正常，合并 MPN 时除外。伴有寒战和高热，应怀疑为感染性门静脉炎 [47]。便血提示肠缺血。循环系统的改变、少尿和过度通气预示着与透壁性肠缺血和坏死相关的多器官功能障碍 [48]。C 反应蛋白和纤维蛋白原水平普遍升高。血细胞计数主要受病因的影响。轻度到中度血清转氨酶和脂肪酶升高是可能的 [37]。多器官功能障碍出现（代谢性酸中毒、高乳酸血症、血清肌酐升高）应怀疑为透壁性肠坏死的可能。在门静脉炎患者中，血培养可检出肠道细菌 [47]。

门静脉海绵状瘤可无症状，部分可引起胃食管静脉曲张破裂出血 [36]。很少有患者会出现餐后缺血或肠梗阻。无或轻度肝功能异常。腹水可能在出血或任何急性炎症情况下出现，出现时间短且易于治疗。由于门静脉高压和（或）潜在的 MPN，脾脏通常是肿大的。显性肝性脑病很少见。胆道症状较少见，即使在门静脉海绵状胆管病相关的患者中 [42]，并且胆道病大多与结石有关。在没有 MPN 的患者中，白细胞和血小板计数下降明显主要与脾功能亢进相关。肝脏检查通常是正常的[36]。门静脉海绵样变胆管病可伴有碱性磷酸酶轻度升高，但血清胆红素水平通常正常。

（四）诊断

多普勒超声提示门静脉无血流，或多普勒超声、多层螺旋 CT 或 MRI 提示栓子形成，可考虑诊断急性 PVT（图 12-8）。一个时间短于 2～3 周的血栓在未增强的多层螺旋 CT 上表现为自发高衰减。门静脉侧支的缺失是急性 PVT 的证据[49]。腹部影像和胃肠镜可明确局部病因（尤其是局部炎症）和恶性肿瘤导致继发性 EHPVO[49]可能。

在脾大、血小板或白细胞计数低、胃食管静脉曲张或门静脉侧支存在时必须考虑门静脉海绵状瘤。诊断是通过多普勒超声显示出锯齿状循环结构替代正常门静脉[49]。门静脉期的多层螺旋 CT 或 MRI 可以评估梗阻的程度、范围和位置（图 12-9）。MR 胆道造影是诊断门静脉海绵状胆管病与其他原发性和继发性胆管病相鉴别的最佳方法（图 12-10）。

肝活检仅限于无创检查不能排除恶性肿瘤，或肝功能异常或肝脏异常提示潜在肝病的病例。单纯 PVT 患者肝脏正常或呈肝血窦扩张[50]。

（五）治疗

急性 PVT 早期抗凝治疗可防止血栓增大和肠缺血/梗死的发生[37]。国际上建议维持抗凝治疗至少 6 个月[9, 10, 18]。治疗剂量的低分子肝素方案，很快由口服维生素 K 拮抗药所取代，控制 INR 在 2～3。经过 12 个月的治疗，只有 40% 的患者门静脉完全再通，40% 的患者呈海绵状变[37]。在血管再通方面，药物溶栓并不优于抗凝，并且与较高的发病率和死亡率有关[51]。有经验报道，通过 TIPS 可使颈静脉再通，但这只是刚起步[52]。

我们没法对治疗门静脉海绵状瘤患者提出很好的建议[9, 18]。抗凝治疗可预防复发性血栓形成[53, 56]，但会面临一般抗凝血药相似[36, 54, 55]的出血风险[53]，甚至更高，但不会增加出血的严重程度[36, 53, 54, 56]。MPN 是复发性血栓形成的独立危险因素，故 MPN 患者需长期抗凝治疗。无高危因素的患者长期抗凝的问题仍亟须解决[9, 10, 18]。

除了 TIPS 外，门静脉高压出血的预防是基于肝硬化的治疗措施[9, 10, 18]。非选择性 β 受体阻滞药和内镜治疗同样有效，耐受性良好。在儿童人群中，对肠系膜上静脉到左门静脉的跳跃性桥接物（即所谓的 meso-Rex 介入治疗）有益处[44, 46]。经证实，约 60% 的门静脉海绵状瘤患儿开展此手

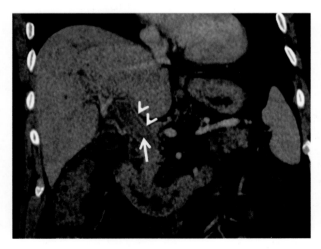

▲ 图 12-8 急性门静脉血栓形成患者的 MRI 表现

在注射对比剂后，门静脉腔内有固体物质，在门静脉期不增强。血栓形成时可见门静脉壁增强（箭头），但未见门静脉交通支（图片由 Dr Onorina Bruno, Hôpital Beaujon 提供）

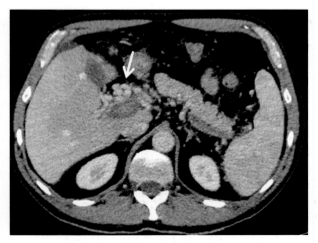

▲ 图 12-9 注射血管对比剂后门静脉海绵状瘤患者门静脉期 CT 扫描

箭示肝门中与血栓形成的门静脉海绵状变性相对应的锯齿状结构（图片由 Dr Onorina Bruno, Hôpital Beaujon 提供）

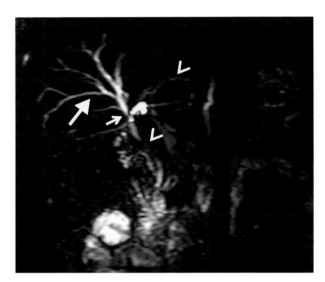

▲ 图 12-10 门静脉海绵状胆管病患者磁共振胆管造影

由于海绵状静脉的压迫，主胆管和肝左管（箭头）腔的轮廓不规则。右叶肝内导管在其周围异常清晰（大箭），这是由于其起源处狭窄（小箭头）

术是可行的，70% 的门静脉海绵状瘤患儿成功预防了消化道出血，恢复了肝功能、认知能力和生长发育。成年人统计数据尚不完善。

脾切除合并近端脾肾分流术或食管胃断流术用于出血或脾功能亢进的初级预防作用有限。

（六）结局和预后

早期抗凝治疗的急性 PVT 患者预后良好[37,41]。糖尿病可能是导致严重肠缺血的一个独立危险因素[40]。门静脉海绵状瘤患者有复发性血栓形成的双重风险：①血栓形成前病变患者更易发生血栓形成；②有出血、大静脉曲张或出血既往史患者更易发生血栓形成[36,54,55]。最近的数据显示，PVT 5 年生存率高达 96%。相关情况、复发性血栓形成和肠系膜上静脉受累是死亡的危险因素，但出血史则不是。

八、肝硬化门静脉血栓

在肝硬化中，每年等待肝移植的患者 PVT 发生率约为 10%。而在 HCC 早期筛查患者，5 年以上的 PVT 发生率仅为 10%[57]。大多数患者有非闭塞性血栓[57]。门静脉海绵状瘤并不常见。

（一）病因学

门静脉血流缓慢、肝功能不全、严重的门静脉高压是独立的危险因素[58,60]。然而，肝病的进展本身并不是 PVT[60] 的致病原因，晚期肝硬化伴凝血状态改变可能引起 PVT，遗传因素可能不起作用[60,61]。其他危险因素包括肥胖、代谢综合征、糖尿病[58,62]和局部手术（尤其是脾切除术、涉及门静脉系统的手术和部分脾栓塞）。

（二）病理生理学

PVT 对门静脉血流动力学和肝功能影响较小[60,63,64]。肝外 PVT 患者的所需移植肝体积较小[65]。在肝静脉血栓处，肝实质消退较门静脉血栓明显[66]。在门静脉未完全闭塞的患者中，PVT 的发生并会加速肝硬化的进展，并且血栓的消退与预后改善无关[60,63]。换句话说，PVT 在重度肝硬化和门静脉高压患者中普遍存在，但并不影响其预后。

（三）临床表现

PVT 很少导致腹痛和全身炎症，但如果累及肠系膜上静脉并发肠缺血时，预后极差[67]。

PVT 对短期生存率影响较很小[68]，但仍需进一步评估[69-72]。移植前存在 PVT 的患者移植后早期（90 天）生存率较无 PVT 患者低，后期生存曲线平行[73]。

（四）诊断

多普勒超声、多层螺旋 CT 或 MRI 是诊断和分级门静脉阻塞[49]的关键。普通血栓必须与肿瘤（HCC）侵袭相鉴别。多普勒超声显示管腔内恶性物质，多层螺旋 CT 或 MRI 显示晚期静脉消失动脉相增强。其他提示恶性肿瘤的特征包括门静脉明显且持续扩张。在不确定的情况下，可以对血栓进行针穿刺活检。

（五）治疗

可采取多种抗凝方案，研究表明严重消化道出血的发生率并未增加[74]。出血的危险因素包括没有预防门静脉高压和血小板计数低于 50 000/μl[75]。在前瞻性纵向研究（约 40%）中，抗凝患者血栓的平均消退率（约 66%）优于自发消退率[60, 63, 64, 76]。然而，抗凝治疗对肝失代偿和肝功能的影响尚不清楚。因此，不推荐肝硬化 PVT 患者常规抗凝治疗[9, 18]。抗凝治疗可考虑三种特殊情况：① PVT 扩张至肠系膜上静脉，怀疑或有明显肠缺血；②并发血栓前高危疾病；③等待肝移植的患者。PVT 对肝移植的影响在很大程度上通过血栓影响门静脉对移植肝的血供来决定[77]。早期抗凝治疗可限制，因此可能需要对候选人定期筛查 PVT[9, 18]。这种方法的影响仍有待评估。

只要门静脉分支仍然可见，TIPS 介入是可行的[78]。其对 PVT 患者和无 PVT 患者的疗效和不良事件（包括脑病）相似[79]。即使在没有抗凝治疗的情况下，许多患者在插入 TIPS 后仍会清除血栓[80, 81]。在 PVT 患者中，TIPS 在预防复发性出血方面优于医学 / 内镜治疗，但不能提高生存率[81]。因此，TIPS 可替代抗凝治疗，适用于发生 PVT 并有严重门静脉高压病史的肝移植患者。

在 70 例 Child-Pugh B 级肝硬化门诊患者中，使用低剂量依诺肝素 1 年的对照试验显示，完全预防了 PVT 的发展，并在随后的 2 年中减少了肝硬化失代偿和死亡的发生，并且无明显出血[82]。因此，现有数据表明，肝外 PVT 和肝病的进展是发生在肝或肠门静脉疾病过程中共同但独立的结果，这些过程可能被依诺肝素纠正。对这些有趣的数据，我们需要进行独立验证。

九、特发性非肝硬化门静脉高压

特发性非肝硬化门静脉高压（idiopathic non-cirrhotic portal hypertension，INCPH）的特征有两个：①门静脉高压在没有确定病因的情况下发生；②肝脏微循环发生特殊变化[83]。需要排除肝硬化、HVOTO、EHPVO、浸润性疾病、血管恶性肿瘤、血吸虫病、先天性肝纤维化和结节病。INCPH 包括以下实体：特发性门静脉高压症、非

肝硬化门静脉纤维化、肝门静脉硬化、闭塞性门静脉病、不完全间隔性肝硬化和结节性再生增生。

（一）病因和发病机制

INCPH 是一种罕见的病因不明的一类疾病。表 12-2[84-87] 显示了 INCPH 与一些不常见疾病的关系。门静脉和（或）肝血窦小静脉闭塞被认为是主要的改变，在血供减少的区域引起肝细胞萎缩，在维持灌注的区域引起增生（图 12-11 和图 12-12）[83, 88]。门管束内的许多小血管通道和门管口旁血管被认为是绕过门管节段形成的海绵状交通支[86, 87, 89]。窦性扩张被认为是门静脉血流灌注丧失的一种非特异性反应。门静脉和（或）肝血窦闭塞的机制尚不清楚。肝内血管阻塞和内脏血流量增加被认为是门静脉高压的原因。在许多重症门静脉高压症患者中发现，正常或轻度肝静脉压力梯度升高是一种比较独特的或占优势的方法来提示窦前梗阻[83]。

表 12-2　与特发性非肝硬化门静脉高压相关的情况

类　型	条　件
免疫失调	• 常见变异性免疫缺陷综合征 • 结缔组织疾病 • 克罗恩病 • 实体器官和造血祖细胞移植
感染	• 肠道细菌感染 • 人类免疫缺陷病毒感染
药物和毒素	• 巯基嘌呤衍生物（二达诺辛、硫唑嘌呤、顺式硫鸟嘌呤） • 砷化物 • 维生素 A
家族遗传疾病	• Adams-Olivier 综合征 • Turner 综合征 • 磷酸甘露糖异构酶缺乏症 • 家庭情况
凝血状态	• 遗传性血栓形成倾向 • 骨髓增殖性肿瘤 • 抗磷脂综合征

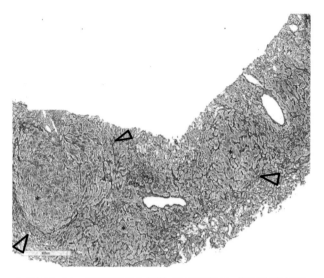

▲ 图 12-11　结节性再生增生患者肝活检（羟基链霉素，150×）

肝小结节（*）小于肝小叶，肝细胞板增厚，周围有萎缩板（箭头）。结节在实质内与正常肝静脉交替，可见小叶结构，无纤维化（图片由 Dr Dominique Cazals-Hatem, Hôpital Beaujon 提供）

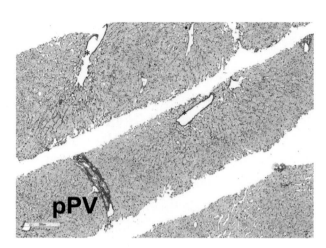

▲ 图 12-12　原发性非肝硬化门静脉高压患者的肝活检（天狼星红苏木精染色，150×）

正常门静脉不可见，被异常门静脉（pPV）所替代，伴有保存良好的肝静脉（*），没有肝硬化（图片由 Dr Dominique Cazals-Hatem, Hôpital Beaujon 提供）

（二）临床表现

INCPH 可影响儿童和成人[83, 90]。在过去，INCPH 通常表现为胃肠道出血。实际上，INCPH 大多偶然在无症状患者中发现[83]。一过性腹水、肝性脑病或肝功能异常，可发展为胃肠道出血或其他并发症，但在原发疾病缓解后即可消失[84, 87]。常见并发症包括肝肺综合征[87] 和肺门高压[84]。多达 40% 的 INCPH 患者可出现 PVT[91]。

门静脉灌注减少（因此相对动脉化）可能导致肝内再生结节的形成[87, 92]。此类结节是否可能转化为 HCC 仍未得到证实。

INCPH 可能会缓慢进展到晚期肝病，需进行肝移植治疗，但是现有的数据不允许对这种风险进行量化[84-87]。对年轻患者的长期随访发现，随着年龄的增长，INCPH 会持续缓慢进展。

（三）诊断：肝活检

大组织样本活检是诊断的关键。样本特征包括闭塞性门静脉病（小门静脉分支管腔狭窄或闭塞伴致密弹性纤维沉积）（图 12-8），门静脉血管增多，扩张的门静脉疝入周围实质（门静脉旁分流血管）（图 12-8），肝血窦扩张（大窦样），门静脉周/肝血窦周纤维化，肝细胞再生[20, 89]。结节性增生的特征是广泛的小结节样改变，没有纤维化（图 12-7）。门静脉周围和窦周纤维化可形成细长的纤维间隔，将实质分隔为明显的结节，称为不完全间隔性肝硬化。

除了肝活检外，没有任何一项单独的检测能够诊断 INCPH，并排除门静脉高压的其他原因。INPCH 的诊断依据包括没有肝硬化或其他肝内门静脉高压的危险因素，以及在没有肝功能异常的情况下存在明显的门静脉高压。不支持肝硬化的其他证据包括保留的Ⅳ段[92]、较低的肝脏硬度值和低于 10mmHg 的肝静脉压力梯度[93]。

没有门静脉高压临床表现的患者，肝活检也可诊断出 INCPH[87]。因此，INCPH 存在症状前阶段或无症状变异。在 EHVPO 患者中鉴别 INCPH 需要肝活检，特别是在肝脏检查异常或肝脏畸形时。

（四）治疗

无特异性治疗手段。门静脉高压可以像肝硬化患者一样进行管理[9, 18]。已形成 PVT 或潜在血栓形成前状态的患者，可进行长期抗凝[87]。在可能的情况下，应停止使用有毒物质。

（五）结果与预后

总体来看，7 年死亡率为 15% 左右。死亡原因与肝病的肝外并发症（肝性脑病和肺血管并发症）及与相关疾病的相互作用有关[20, 84-86]。

十、缺氧性肝炎

缺氧性肝炎（或缺血性肝炎或休克肝）的特征是小叶中央肝细胞缺氧坏死[94]。缺氧性肝炎占入院人数的 2/1000，占重症监护病房人数的 2.5/100[95]。

（一）病因学

缺氧性肝炎发生的潜在条件是：肝脏长期暴露在一定程度的缺氧（如充血性心力衰竭或慢性呼吸衰竭）条件下，连同一个触发事件，如心律失常、心肌梗死、呼吸窘迫或循环衰竭，使得氧供进一步减少[94]。约 75% 的患者诱因为急性心功能不全，25% 有败血症[95]。缺血性心脏病或瓣膜病常与急性循环或呼吸系统损伤重叠。

（二）病理生理学

结合以下四个因素解释小叶中心缺氧：①肝血流量减少；②静脉充血；③低氧血症、贫血；④增加氧气需求/降低氧气利用率，如脓毒症[96, 97]。肝细胞损伤可能是再灌注所致[94]。只有一半的缺氧性肝炎患者发生过休克，但 85% 以上的患者有全身低灌注的特点[94, 95]。循环衰竭的持续时间是缺氧性肝炎严重程度的主要决定因素。

（三）临床表现

表现为血清转氨酶、乳酸脱氢酶一过性明显升高。最初，主要升高的转氨酶是谷草转氨酶。转氨酶的升高通常在急性心脏循环或呼吸功能损伤后的第 1 天达到高峰。典型的情况是在 3 天内下降一半以上，并在 1～2 周内恢复到正常水平。AST 比 ALT 下降得更快。75% 的患者凝血酶原

下降到 50% 以下，约 15% 的患者低于 20%。暴发性肝衰竭可发生肝性脑病。但是，黄疸少见，血清胆红素水平很少超过 3mg/dl（45μmol/L）。急性但可逆的肾损伤是常见的，通常与急性肾小管坏死有关[98, 99]。

（四）诊断

肝活检是小叶中央坏死诊断的金标准[98]，但很少需要。反映潜在慢性肝脏变化的其他病变也可出现在中心区域，即肝血窦扩张、炎症和纤维化[100]。脂肪变性、门静脉周围炎症和纤维化较少见。组织病理学特征已被临床标准所取代。诊断必须满足三个标准：①心脏、呼吸或循环衰竭；②血清转氨酶水平急剧升高，超过正常值上限 20 倍；③排除急性肝细胞坏死的其他原因，特别是病毒或药物引起的[94]。

（五）治疗

对于低氧性肝炎，除了纠正缺氧，没有其他特殊的治疗方法，方法包括维持合适的血容量、吸氧和循环支持。有趣的是，在危重症患者中，缺氧性肝炎的发生率降低与持续使用他汀类药物有关[101]。

（六）结果与预后

出院生存率约 50%，1 年生存率约 25%，低于未发生低氧性肝炎的 ICU 对照组。尽管如此，肝衰竭通常不是死亡的直接原因。感染性休克、急性肾损伤、黄疸或 INR 明显延长患者的生存率显著降低[94, 95]。

十一、心源性肝硬化

心源性肝硬化的特征是：①心力衰竭；②肝脏的临床、影像学或实验室评估发现异常；③排除肝功能不全的其他原因。缺血性肝炎可发生于充血性心源性肝硬化[100]。

（一）病因学

主要为扩张型心肌病、肺心病、缺血性心脏

病和缩窄性心包炎[100]。近 10 年来，充血性心源性肝硬化越来越多地被认为是先天性心脏病手术矫治后的晚期表现[102]。因此，病因诊断是基于病史和心脏超声心动图。

（二）病理生理学

中心静脉压力升高传递到下腔静脉、肝静脉、肝脏，最后到门静脉系统。窦性压力增加，这解释了窦性扩张和充血主要发生在静脉周围，以及腹水的形成。肝索在肝血窦扩张区萎缩。尽管如此，门静脉压力梯度（肝静脉压梯度）仍然低于 5mmHg[100]。三尖瓣反流导致肝脏出现收缩搏动，在多普勒超声上表现为门静脉血流[103]。中心区域静水压力的增加和血流的减少可通过类似 BCS[19] 的机制诱导窦周纤维化。中大型肝静脉血栓形成在晚期充血性心力衰竭患者中较为明显[104]。中心到中心桥接纤维化可能提示肝硬化，但病变的分布高度异质性（图 12-9）[105]。这种类型的肝硬化，类似观察到的 BCS，不同于原发性实质疾病。

（三）临床表现

上腹部不适、肝脏收缩期波动、肝大和腹水是失代偿性充血性心性肝病的主要临床特征[103]。引起肝 - 颈静脉反流需要严格的操作。肝 - 颈静脉反流与楔状肺动脉压力的相关性高于与右心房压力的相关性[106]。直接胆红素升高很少见，其异常提示存在其他疾病。中度脾脏肿大和腹壁静脉曲张，以及食管静脉轻微曲张都可能误诊为肝硬化。这些特征仅仅是由于中心静脉压力升高。神志不清、昏睡和昏迷，有时伴有昏厥，是与脑缺氧有关，而不是肝性脑病。许多代偿性心力衰竭患者没有临床表现。

在没有心力衰竭急性加重的情况下，血清转氨酶是正常的，或只是轻度异常。15%～20% 的患者血清白蛋白降低，部分原因是肠道蛋白丢失。15%～20% 的患者血清胆红素升高，约 10% 的患者谷氨酰胺转肽酶和碱性磷酸酶升高[107]。胆汁淤积检测升高与中心静脉压和三尖瓣反流平行[108]。腹水蛋白含量一般为＞ 25g/L[103]。

（四）诊断

基于多普勒超声显示明显扩张的下腔静脉和肝静脉（图 12-13）。多层螺旋 CT 或 MRI 可能显示灌注模式的改变，提示在均匀增大的肝脏中存在肝血窦扩张，可不见门静脉侧支循环，但脾脏可以中度扩大。大多数患者的肝脏轮廓是平滑和规则的。但对于长期存在的心脏病，也可有不规则的肝脏轮廓和较大的纤维束[103]。因此，心源性肝硬化与肝硬化的鉴别诊断较为困难。

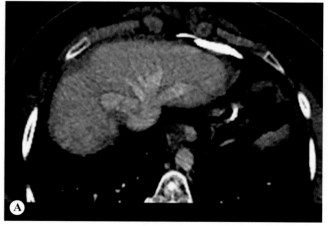
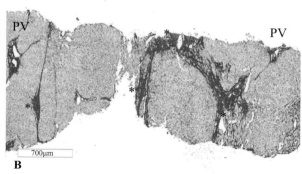

▲ 图 12-13　A. Fontan 手术患者的 CT 扫描显示下腔静脉和肝静脉扩大；B. Fontan 手术患者的肝活检显示慢性充血性心性肝病，其特征是小肝静脉周围广泛的小叶中心纤维化，其中一些静脉阻塞（*）；汇管区保存完好（天狼猩红苏木精染色，150×）

PV. 门静脉（图片由 Dr Onorina Bruno and Dr Dominique Cazals Hatem，Hôpital Beaujon 提供）

肝脏硬度可显著增加[109]，通常与充血和纤维化有关。同一患者的肝硬度随心功能的变化而变化，有时在几天内就会变化。

肝血流动力学显示中心静脉压力升高，但肝静脉压力梯度正常[100]。血流动力学评检测可用于缩窄性心包炎的诊断。

肝活检很难区分充血性心性肝病和 BCS。炎症浸润不明显，纤维化主要发生在中心区域，以小叶中央静脉为中心（图 12-13）。增生同时存在。在先天性心脏病手术的长期存活者中，良性大血管增生结节和罕见的肝细胞癌已被报道[102]。小叶中央坏死相当于心力衰竭急性加重，血流减少。

（五）治疗与预后

目前尚无特异性治疗。预后取决于心脏原发病。MELD 评分、MELD XI 评分（即无 INR）和纤维化程度（肝活检评估）是生存的独立预后指标[110]。

十二、非梗阻性窦性扩张和肝紫癜

窦性扩张指窦腔超过一个肝细胞板宽度（图 12-14）。NOSD 提示已排除以下因素：①异常细胞浸润血管；② BCS 或充血性心力衰竭；③肝窦阻塞综合征/静脉闭塞性疾病（SOS/VOD）[50]。肝紫癜的特征是不同大小的小叶囊性血湖，随机分布在小叶各处，网状纤维完全断裂，这在 NOSD 中没有发现。NOSD 和肝紫癜病是罕见的疾病。

（一）原因

NOSD 的病因在表 12-3 中。相连的异常血管共享一个减少的门静脉血流[50]。相关肿瘤疾病[50]、急慢性传染病[111]、与 NSOD 相关的慢性炎症状态均表现为明显的全身炎症状态。抗磷脂综合征在 NOSD 患者中常见，甚至在无全身炎症的情况下也可发生[112]。在获得性免疫缺陷综合征患者中，感染亨氏巴尔通体杆菌可引起杆菌皮脂病。口服避孕药可能是炎症性患者的一个诱发

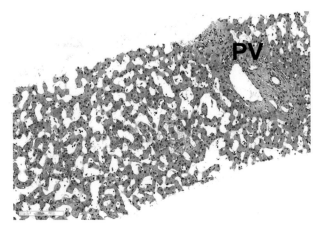

▲ 图 12-14　肝血窦扩张患者的肝活检

窦性扩张，门静脉（PV）和肝静脉保存良好（HE 染色，200×）（图片由 Dr Dominique Cazals-Hatem, Hôpital Beaujon 提供）

表 12-3　与非阻塞性肝血窦扩张相关的病因

类　型	条　件
血管性疾病	• 肝外门静脉阻塞 • 特发性非肝硬化门静脉高压 • 先天性门体静脉分流
肿瘤性疾病	• 肾腺癌 • 霍奇金病
慢性炎症疾病	• Castleman 病 • 克罗恩病 • 类风湿关节炎 • 系统性红斑狼疮
急性感染性炎症性疾病	• 肺炎 • 肾盂肾炎 • 胰腺炎 • 胆囊炎 • 炎症性肠病 • 杆菌性皮脂病
接触激素和药物	• 口服避孕药 • 雄激素 • 巯基嘌呤衍生物 • 奥沙利铂

经许可转载，改编自 Marzano et al. 2015[50].

因素[50]。雄激素类固醇主要引起黄斑变性。硫嘌呤衍生物可以致病，是与 NOSD 相关的独立条件。奥沙利铂同时与 SOS 和 NOSD 有关[113]。

（二）病理生理学

IL-6、Notch1 和（或）VEGF 通路参与了与门静脉流入减少或肿瘤、炎症和传染病相关的 NOSD。然而，这些通路和肝血窦扩张之间的联系仍然未知。

（三）临床表现

NOSD 通常无症状，偶有自发性肝破裂病例报道。一般来说，在无明显肝功能异常的情况下，对出现血清转氨酶、谷氨酰胺转移酶或碱性磷酸酶异常无法解释的患者，进行肝活检可发现 NOSD[112]。在评估炎症状态的 MDCT 或 MRI 中，NOSD 越来越多被认识[111]。

（四）诊断

长期以来，肝活检一直是诊断的金标准（图 12-14）。在没有心力衰竭或 BCS 的情况下，MDCT 和 MRI 提供了诊断依据，显示血管增强前肝脏均质，以及门静脉和（或）动脉期的马赛克征，并在后期恢复到均质肝脏（图 12-15）[111]。

（五）治疗和预后

NOSD 应被认为是一个良性病变，不需要特殊治疗。坊间病例表明，NOSD 可能过渡到结节性增生。事实上，大多数 NOSD 窦与结节性增生有关。

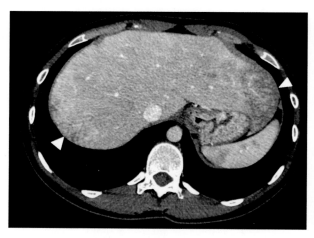

▲ 图 12-15 急性肾盂肾炎并发肝血窦扩张患者的 CT 扫描
箭头示注射血管对比剂后模糊、周围不规则强化的区域（图片由 Dr Onorina Bruno，Hôpital Beaujon 提供）

第13章 黄疸与胆汁淤积
Jaundice and Cholestasis

Peter L. M. Jansen 著

李 冬 译　杨乃彬 校

学习要点

- 在成人中，包括肝细胞疾病和胆道疾病在内的任何肝脏疾病均可能伴有黄疸。
- 新生儿出现长期黄疸（大于 1 周）需要进一步检查，应当考虑胆红素结合遗传缺陷、转运蛋白编码基因突变或胆道发育异常等方面的因素。
- 将血清胆红素分为结合胆红素（直接胆红素）和非结合胆红素（间接胆红素），用以简单鉴别胆汁淤积性黄疸和溶血性黄疸。
- 胆红素的骤升提示可能存在恶性肿瘤或进展为肝衰竭，是紧急进行诊断干预的指征。
- 在慢性肝病，尤其是慢性胆汁淤积性肝病中，黄疸提示有肝硬化或肝硬化进展。
- 由于目前黄疸引起的皮肤瘙痒缺乏确切的治疗手段，推荐采用阶梯式治疗方案。

一、背景

（一）黄疸

黄疸在希腊词中称为"icterus"，是指皮肤和巩膜呈现黄色，由血红素的黄色分解产物胆红素蓄积造成。

胆红素在脾脏中由血红素氧合酶和胆绿素还原酶生成[1, 2]，血红素氧合酶将红色的血红素转化为绿色的胆绿素，通过胆绿素还原酶转化为黄色的胆红素。水溶性的胆绿素由尿液排出，胆红素分泌到胆汁中。从进化的角度，目前尚不清楚胆绿素转化为胆红素的优势是什么。一种观点认为，低浓度的胆红素具有抗氧化作用，可防止氧化应激[3]。然而，高浓度非结合胆红素可渗透至

新生儿大脑，引起核黄疸。在生理情况下，胆红素的生成和代谢之间存在微妙的平衡，使血清胆红素水平维持在 15～20μmol/L。

胆红素在肝脏内质网通过 UDP 葡萄糖醛酸基转移酶 1 家族多肽 A1（UGT1A1）转化为水溶性的单葡萄糖醛酸胆红素和双葡萄糖醛酸胆红素，并分泌进入胆汁[4]。

血红蛋白的自然转化导致胆红素持续产生，因此血液循环中胆红素持续存在。黄疸的原因很多，主要是肝病和胆道梗阻；胆红素生成过多，如溶血，也可引起黄疸；肝功能正常的患者黄疸比较轻微[5]。

急性和慢性肝病均可发生黄疸。在慢性肝病中，黄疸是一种晚期症状，提示肝实质严重损

害。胆道肿瘤、良性狭窄或结石导致至少 50% 的胆汁排泄障碍时才会发生黄疸。

（二）胆汁淤积

胆汁淤积是指胆汁完全或部分停止流动，通常由发生在胆道系统下游的梗阻引起，但其导致的胆汁淤积及其产物会影响整个肝脏的功能，特别是分泌功能。可导致结合胆红素和胆盐等产物不能通过胆汁分泌，回流入血。

（三）黄疸的分类

黄疸分为肝前性（溶血性）、肝细胞性和肝后性（胆汁淤积性）（图 13-1）三种类型。这三

种类型可能同时存在，特别是肝细胞性和胆汁淤积性黄疸。

1. 肝前性 / 溶血性

由于到达肝脏的胆红素负荷增加（如溶血性疾病）或肝脏结合胆红素的能力降低（如 Gilbert 综合征和 Crigler-Najjar 综合征），血液循环中非结合胆红素升高，血清转氨酶和碱性磷酸酶正常，因此仅有高胆红素血症。循环中非结合胆红素与白蛋白紧密结合，不能通过尿液排出。

2. 肝细胞性

肝细胞损伤会降低胆红素分泌到胆汁的效率，但结合能力常被保留。水溶性结合胆红素回流到循环中，分泌至尿液，因此血清生化显示肝

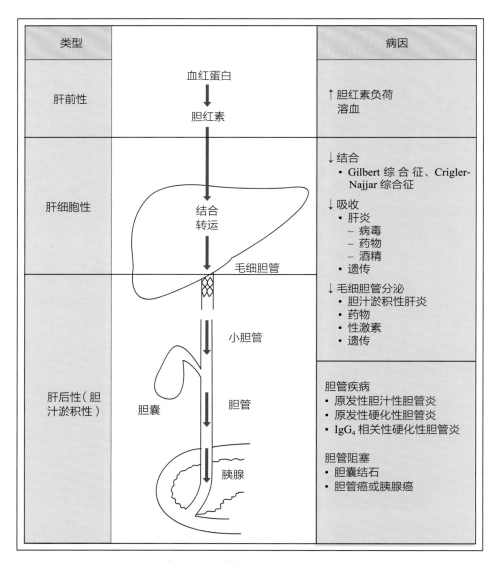

类型		病因
肝前性	血红蛋白 → 胆红素	↑胆红素负荷 溶血
肝细胞性	结合转运 毛细胆管	↓结合 • Gilbert 综合征、Crigler-Najjar 综合征 ↓吸收 • 肝炎 　– 病毒 　– 药物 　– 酒精 • 遗传 ↓毛细胆管分泌 • 胆汁淤积性肝炎 • 药物 • 性激素 • 遗传
肝后性（胆汁淤积性）	小胆管 胆囊　胆管 胰腺	胆管疾病 • 原发性胆汁性胆管炎 • 原发性硬化性胆管炎 • IgG₄ 相关性硬化性胆管炎 胆管阻塞 • 胆囊结石 • 胆管癌或胰腺癌

▲ 图 13-1　黄疸分为肝前性、肝细胞性、肝后性三种类型

酶升高。

3. 肝后性 / 胆汁淤积性

胆小管分泌障碍或任何水平的胆汁流动不畅导致大量胆汁未到达十二指肠，血清结合胆红素、碱性磷酸酶、γ- 谷氨酰转移酶、总胆固醇和结合胆盐增多。胆汁中缺乏胆盐可导致脂肪泻，以及钙和脂溶性维生素 A、D、E、K 的吸收障碍。

二、胆汁的形成机制

（一）胆汁的分泌

人类每天大约产生 600ml 胆汁，主要成分是水、电解质、胆盐、胆固醇、磷脂、胆红素和蛋白质。胆汁是药物代谢和排泄的重要途径。

胆汁形成是由肝细胞毛细胆管膜中的能量依赖性转运过程驱动的。由于顺浓度梯度，从血液转运到肝脏是非能量依赖的，通过结合蛋白质使肝细胞中的游离浓度保持在较低水平。随后，从循环中吸收的溶质在肝细胞中被细胞色素 P_{450} 和 UDP– 葡萄糖醛酸转移酶（UGT）代谢酶系统修饰。胆红素被内质网中的 UGT 转化为单葡萄糖醛酸胆红素和双葡萄糖醛酸胆红素[4]。胆盐通过胆汁酸 –COA（细胞器中被称为过氧化物酶体的 N- 酰基转移酶）与甘氨酸和牛磺酸结合物结合[6]。结合胆红素、结合胆盐、胆固醇、磷脂、电解质和水由肝细胞分泌进入小胆管。胆汁分泌器包括毛细胆管膜及其载体蛋白。肝细胞的细胞骨架（图 13–2A）在基底外侧膜上摄取蛋白，在毛细胆管膜上分泌蛋白，这有助于维持肝细胞的极性。胆汁淤积时，活性转运蛋白在基底外侧区域过表达，将溶质从肝脏转运到血液（反向转运），改变这种极性对肝细胞有保护作用。

（二）肝血窦吸收

胆汁形成需要通过基底外侧（血窦）膜从血浆中摄取胆盐及其他有机和无机离子，通过肝细胞运输，并通过毛细胆管膜排出（图 13–2B）。位于基底外侧膜的 Na^+/K^+-ATP 酶将三个细胞内的 Na^+ 交换为两个细胞外的 K^+，从而在 Na^+ 和有机阴离子涌入的情况下维持钠（外高内低）和钾

（外低内高）的梯度。此外，由于电荷交换的不平衡，细胞内部与外部相比带负电荷（–35mV），有利于正电荷离子的吸收和负电荷离子的排出。Na^+ 的流出对于维持电荷平衡是必要的。

Na^+ 从外向内的浓度梯度驱动 Na^+ 依赖性牛磺胆酸协同转运蛋白（NTCP）将与牛磺酸或甘氨酸结合的血浆胆盐内化。其他有机阴离子转运蛋白（OATP1B1 和 OATP1B3）是非 Na^+ 依赖性的，携带大量带负电荷的有机分子，如药物、胆红素结合物、甲状腺激素和类固醇激素及未结合的胆盐。非结合胆红素可以通过被动扩散、OATP 介导的转运、有机阳离子转运蛋白（OCT）进入肝细胞。肝转运蛋白概述见表 13–1。除了只支持胆盐转运的 NTCP 和 BSEP（毛细胆管膜中的胆盐出口蛋白）外，这些蛋白质表现出重叠的底物特异性，它们除药物外还支持胆红素、胆盐和激素的转运。

细胞内结合蛋白（如配体）的功能是降低游离胆红素和胆盐在细胞内的浓度，从而维持浓度梯度（外高内低），驱动向内转运。

据报道，*OATP1B1* 遗传多态性影响他汀类药物进入肝脏。具有这种多态性的患者服用他汀类药物存在患肌病的风险[7]。Rotor 综合征是一种以结合和非结合胆红素升高引起轻度黄疸为特征的罕见疾病，它的机制是 *OATP1B1* 和 *OATP1B3* 的失活突变[8]。

（三）胆盐的合成

人类肝脏合成的初级胆盐，包括胆酸（3α，7α，12α- 三羟基脱氧胆酸）、鹅去氧胆酸（3α，7α- 二羟基脱氧胆酸酸）和小部分（1%）鹅去氧胆酸的 7β 异构体（见第 2 章）熊去氧胆酸，它们在肠道中被细菌去羟基化，产生次级胆盐，包括脱氧胆酸（3α，12α- 二羟基）和石胆酸（3α- 羟基）。肝脏将初级和次级胆盐与甘氨酸或牛磺酸结合[9]。胆盐每天从肝脏到肠道，再回到肝脏循环 6～10 次。每周期肝脏从头合成大约 5% 的胆盐，以弥补粪便中的丢失。

只要粪便中胆盐丢失不超过 20%，体内胆盐数量便维持恒定。这是通过 FXR 对胆盐从头合

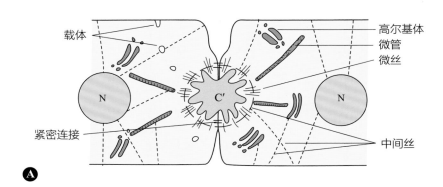

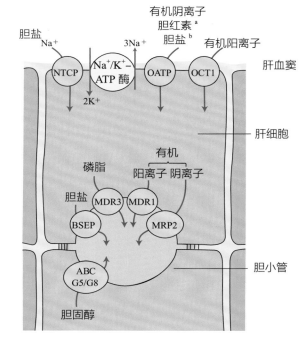

▲ 图 13-2　A. 肝细胞的细胞骨架结构；B. 肝对有机阴离子和有机阳离子的吸收和分泌

C'. 毛细胆管；N. 细胞核；NTCP. 牛磺胆酸钠共转运蛋白多肽；OATP. 有机阴离子转运蛋白；OCT. 有机阳离子转运蛋白；BSEP. 胆盐输出泵；MDR. 多重耐药蛋白；MRP2. 多药耐药蛋白 2；ABC G5/G8.ATP 结合盒 G5/G8；a. 结合与非结合胆红素，b. 非结合胆盐

成的反馈调节，以及胆盐与 FXR 结合后在回肠内合成的一种肽（FGF-19）的反馈调节[10]。孕烷 X 受体可以通过细胞色素 P450 3A 的羟基化、转硫酶（SULT2A1）的硫酸化和转运体促进在粪便中排出等方式激活所有安全代谢和消除所需的基因，协调对石胆酸潜在严重毒性的保护[11]。

（四）毛细胆管分泌

从肝细胞经过毛细胆管膜到胆汁的能量依赖的转运是由许多毛细胆管转运蛋白介导的（图 13-2B 和表 13-1）。它们被称为 ABC 转运蛋白（ATP 结合盒转运蛋白），具有相似的分子结构。

顾名思义，它们依赖 ATP，支持主动向上转运。BSEP（*ABCB11*）是胆盐出口泵，负责运输结合胆盐；MRP2（*ABCC2*）又称 cMOAT（小管多特异性有机阴离子转运体），可转运包括胆红素单体和二葡萄糖苷酸在内的多种有机阴离子[12]；MDR3（*ABCB4*）将磷脂酰胆碱从毛细胆管膜的内叶翻转到面向小胆管的外叶[13]。磷脂酰胆碱在外叶溶解，由胆盐包装成混合微胶粒。异质二聚体 ABCG5/G8 介导胆固醇转运。MDR1（*ABCB1*）转运多种化疗药物。

毛细胆管和基底外侧转运蛋白的表达受核激素受体的调控，这些受体通过与配体结合而被激

表 13-1 参与胆红素、胆盐和磷脂转运，胆汁形成的转运蛋白

细胞表面膜	正式名	其他名字	基 质	核受体	相关疾病	注 释
肝血窦，肝细胞	OATP1B1	SLCO1B1	胆红素 U/C[b]	FXR	Rotor 综合征	进入肝细胞
	OATP1B3	SLCO1B3	胆红素 U/C[b]	FXR	Rotor 综合征	内
	NTCP	SLC10A1	胆盐	FXR	高胆汁酸血症	内
	OCT1	SLC22A1	有机阳离子			内
	ABC C3[a]	MRP3	胆红素 C[b]	PXR		外
	ABC C4[a]	MRP4	• 环核苷酸 • 抗逆转录病毒 • 胆盐硫酸盐	PXR、FXR		外
	OST-α/β[a]		胆盐	FXR		外
毛细胆管，肝细胞	ABC B11	BSEP	胆盐	FXR	• PFIC2 • BRIC2 • ICP/DILI	GGT 低或正常
	ABC C2	MRP2（cMOAT）	• 有机阴离子 • 胆红素 C[b]	PXR、CAR	Dubin-Johnson 综合征	粪卟啉
	ATP8B1	FIC1	氨基磷脂转位酶（由外到内）		• PFIC1 • BRIC1 • ICP	• GGT 正常 • 听力受损 • 胎粪性肠梗阻
	ABC B4	MDR3	磷脂酰胆碱翻转酶（由内到外）	PPARα	• PFIC3 • LPAC • ICP	GGT 升高
	ABC G5/G8		胆固醇	FXR	谷固醇血症	
	ABC B1	MDR1	化疗药物	PXR		
顶端，胆管细胞	CFTR		氯化物、碳酸氢盐		囊性纤维化	
顶端，回肠	ASBT	SLC10A2	胆盐	FXR	胆盐腹泻	
基底外侧，回肠	OST-α/β[a]		胆盐	FXR		

a. 仅在胆汁淤积时表达；b. 胆红素：U 为非结合胆红素；C 为结合胆红素

ABC. ATP 结合盒蛋白；ASBT. 顶端钠依赖性胆盐转运蛋白；BRIC. 良性复发性肝内胆汁淤积；BSEP. 胆盐输出泵；CAR. 组成性雄激素受体；CFTR. 囊性纤维化转运调节器；cMOAT. 毛细胆管多特异性有机阴离子转运体；DILI. 药物性肝损伤；FXR. 法尼酯 X 受体；ICP. 妊娠期肝内胆汁淤积症；LPAC. 低磷脂相关胆石症；MDR. 多药耐药；MRP. 多重耐药蛋白家族；NTCP.Na 牛黄胆酸盐共转运蛋白；OATP. 有机阴离子转运蛋白；OCT. 有机阳离子转运蛋白；OST. 有机溶质转运蛋白；PFIC. 进行性家族性肝内胆汁淤积症；PPARα. 过氧化物酶体增殖物激活受体 α；PXR. 孕烷 X 受体；SLC. 溶质载体有机阴离子转运蛋白家族

活，并作为转录调节因子。它们包括 FXR、孕烷 X 受体（PXR）、雄激素受体（CAR）和过氧化物酶体增殖激活受体（PPAR）。这些核激素受体的配体包括：①胆盐和胆盐类似物，如奥贝胆酸（6-乙基去氧胆酸）是 FXR 激动药，可增加 BSEP 的表达，降低 NTCP 的表达；②利福平

和皮质类固醇结合并激活孕烷 X 受体；③苯巴比妥与雄激素受体结合，CAR 和 PXR 均可增加 MRP2（cMOAT）的表达，并增加 CYP 系统的酶、葡萄糖醛酸化酶和硫酸化酶的表达[14]；④贝特类是过氧化物酶体增殖物激活受体 α（PPARα）激动药，可增加磷脂酰胆碱转运蛋白 MDR3 的表达[15]。

这些药物越来越多地用于治疗胆汁淤积和代谢性肝病。

（五）胆汁流动

ABC 转运蛋白介导的有机阴离子外排是胆汁流动的主要驱动因素。此外，由水通道蛋白介导的跨细胞的水流也会驱动胆汁流动[16]。也有跨越细胞间紧密连接的水和电解质流动（细胞旁流动），这是对毛细胆管内胆汁和细胞间液之间渗透梯度的反应[17]。

毛细胆管将胆汁排空到与小叶间胆管相连的小管内。这是第一个伴随肝动脉和门静脉分支的胆道，形成汇管区特有的三角区。毛细胆管是一个庞大的 [由 1～2μm 宽（比大小约 12μm 的肝细胞小）的通道组成的] 相互关联的网络（图 13-3）。毛细胆管周围有两个通过紧密连接连在一起的相邻肝细胞。胆汁淤积时，小管和导管的形态发生了巨大变化，导管的分支、伸长及胆管细胞表面的皱襞增加了它们的细胞表面积[18]（图 13-3）。不同性质的大、小胆管细胞排列在胆小管和胆管上。它们每天分泌 150ml 富含碳酸氢盐的液体[19-20]，由碳酸氢盐和水的分泌介导。碳酸氢盐的分泌依赖于囊性纤维化跨膜传导调节器（CFTR）和碳酸氢盐/氯化物交换蛋白，驱动因素是 ATP 依赖性 CFTR 介导的氯和碳酸氢盐的

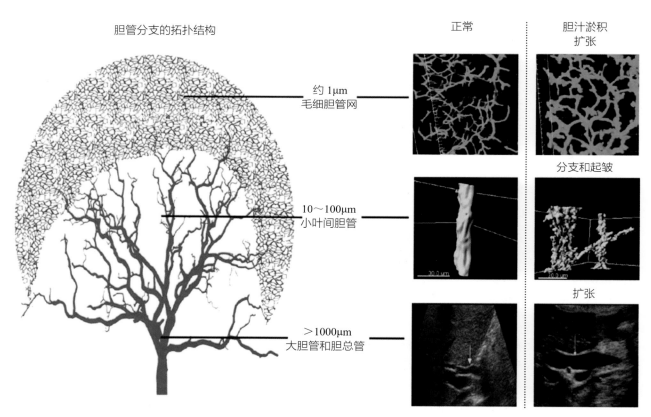

胆管分支的拓扑结构

约 1μm
毛细胆管网

10～100μm
小叶间胆管

>1000μm
大胆管和胆总管

正常

胆汁淤积
扩张

分支和起皱

扩张

▲ 图 13-3　肝的胆管网络及胆汁淤积时的变化

右上图：用抗 DPP4（绿色）染色小鼠毛细胆管的 3D 共聚焦 z-stack 扫描显示其在胆管结扎（BDL）后扩张。中间图：用抗 KRT19（黄色）染色小鼠胆管的 3D 共聚焦 z-stsck 扫描显示 BDL 后广泛的分支和起皱。底部图：大胆管和胆总管的超声检查显示它们在胆汁淤积患者中扩张（经许可转载，引自 Amruta Damle-Vartak 2016, unpublished data; Vartak et al, 2016[18]; Dr Taco Geertsma 2016, http://ultrasoundcases.info/.）

分泌。

结合胆汁酸盐进入毛细胆管，驱动胆盐依赖性胆汁流动。胆汁中的胆盐浓度以毫摩尔为单位，大约是循环中胆盐浓度的 100 倍。水随着有渗透活性的胆盐流动，胆汁的流动与胆盐的分泌有着密切的关系。

如果用图表绘制胆汁流量与胆盐分泌量的关系，胆盐非依赖性胆汁流是当胆盐排出量设为零时获得的值。在这种情况下，其他渗透活性溶质、有机阴离子（如 MRP2 分泌的谷胱甘肽和胆小管分泌的碳酸氢盐）等，支持胆盐非依赖性胆汁流。

人体胆汁总量约为 600ml/d。胆盐依赖性和非依赖性的胆汁量各为约 225ml/d，碳酸氢盐分泌约 150ml/d。

当胆汁流动受阻或转运蛋白表达减少而导致毛细胆管运输减少时，活性 ATP 驱动"反向"转运蛋白 MRP3 和 MRP4 在肝细胞基底膜上表达。MRP3 介导胆红素偶联物的反向转运，MRP4 则将环核苷酸、抗逆转录病毒药物和胆盐硫酸盐从肝脏转运到血液中 [21]。此外，有机溶质转运体 OST-α/β 被表达出来，它不是一种活性转运体，而用来清除肝细胞中多余的胆盐。

（六）胆小管

胆小管是肝脏中一个巨大的网络，连接着小管网络和胆道系统下游的胆管。

CFTR 介导胆管上皮细胞（胆管细胞）分泌氯离子，CFTR 通过刺激氯 – 碳酸氢盐交换器，直接或间接地刺激小管分泌碳酸氢盐。碳酸氢盐使胆汁碱性增强，阻止带负电荷的胆盐通过胆管上皮细胞膜扩散 [22]。碳酸氢盐的分泌受肠促胰液素和生长抑素等激素的调控。肠促胰液素与其受体的相互作用促进细胞内环磷酸腺苷（cAMP）合成，并激活蛋白激酶 A（PKA），蛋白激酶 A 激活 CFTR。与之相反，生长抑素与其受体（SSTR2）在大胆管细胞基底外侧表面的相互作用抑制了环磷酸腺苷的合成 [20]。蛙皮素和血管活性肠肽（VIP）通过刺激氯 – 碳酸氢盐交换增加胆汁流量。胃泌素、胰岛素和内皮素抑制促胰液

素诱导富含碳酸氢盐的胆汁生成。乙酰胆碱增加基础碳酸氢盐分泌和促胰液素刺激的碳酸氢盐分泌。促胰液素还能促使水通道蛋白 1 进入胆管细胞的顶膜，从而促进水进入胆汁。位于基底膜的水通道蛋白 4 促进水进入细胞 [23]。

囊性纤维化患者 CFTR 功能异常，氯化物和碳酸氢盐分泌功能受损。导致一部分囊性纤维化儿童出现胆汁淤积性肝病 [24]。由于 CFTR 表达广泛，囊性纤维化影响肺、汗腺、胰腺和肠道等多个器官。

熊去氧胆酸是治疗原发性胆汁性胆管炎的有效药物（见第 17 章）。熊去氧胆酸及其修饰的同系物 24– 非熊去氧胆酸具有足够高的 pKa，使其以非电离（质子化）状态存在于胆汁中，因此，它们可通过非离子扩散的形式被胆道上皮细胞重吸收。这种"胆肝分流"建立了一个"胆肝循环"，解释了其利胆作用，以及与熊去氧胆酸和去胆盐相关的胆道高碳酸氢盐分泌 [25]。碳酸氢盐分泌减少被认为是 PBC 的主要事件，这可能是胆盐诱导胆管及周围基质损伤的原因之一。非熊去氧胆酸是增加碳酸氢盐分泌的一种新药 [26]。

胆囊收缩素（CCK）刺激胆囊收缩，正常生理条件下发生在饭后 CCK 从肠道释放时。胆汁聚集在胆囊里，通过水通道蛋白吸收水分。

（七）肝肠循环

饭后胆囊收缩导致胆盐释放到肠道中，有助于胰腺中的脂肪酶消化肠道中的脂类，单甘油酯和双甘油酯可被吸收。脂肪是我们营养中一种重要的能量来源。整个循环 95% 的胆盐在回肠被重吸收并运送回肝脏。回肠内胆盐的转运是由顶端钠依赖的胆盐转运体 ASBT 介导的 [27]。

三、胆汁淤积综合征

胆汁淤积是指胆汁的形成或流动受损，这可能是由于遗传性转运体缺陷，更常见的是胆管或肝脏疾病。这种缺陷或疾病可以发生在肝细胞基底（肝血窦）膜和肝胰壶腹之间的任何部位。从病理上看，胆汁淤积可以从肝细胞和胆管通道中

胆汁成分的聚集辨认。

临床上，胆汁淤积导致正常情况下在胆汁中排泄的物质在血液中累积，通常血清碱性磷酸酶（胆汁同工酶）、γ-GT 和胆固醇水平升高。瘙痒是最典型的症状，但不一定出现。患者有或没有黄疸取决于胆汁是否完全无法产生，以及胆汁流动是否完全受阻。胆红素使尿色变深，缺乏足够能使脂肪分解产物溶解的胆盐，导致粪便颜色变浅和脂肪泻，并可导致脂溶性维生素 A、D、E 和 K 缺乏，因为它们没有胆盐无法吸收。

前文所述的将黄疸按照来源分为肝细胞性和胆汁淤积性的分类方式有失偏颇。长时间胆汁淤积将导致肝实质疾病随之而来。虽然大多数慢性胆汁淤积性肝病的主要病因是肝脏"下游"的胆管，但肝实质最终受到有毒胆盐蓄积的影响[28]。从这个角度，"上游"事件随着"下游"胆管损伤而来。同样，由于先天或后天肝细胞毛细胆管水平无法分泌磷脂，形成了胆盐量大于磷脂的毒性胆汁，最终导致胆管损伤。这里"下游"损伤随着"上游"缺陷而来，这个概念如图 13-4 所示。

长期胆管损伤导致肝实质病变，如继发性胆汁性肝硬化、PBC 和原发性硬化性胆管炎。很显然，继发性胆汁性肝硬化先出现胆管损伤。PBC 和 PSC 的发生过程类似，胆管损伤先于肝硬化。免疫介导或胆管毒性损伤（PSC 中较大胆管，PBC 中小胆管）是随后发生肝实质损伤的基础。肝实质损伤一定程度上是由胆盐蓄积所致。实验表明，胆盐浓度在 50～200μmol/L 范围内引起细胞凋亡，浓度在约 200μmol/L 时胆盐促进炎症反应，在更高浓度则可导致细胞坏死，甚至可作为清洁剂。严重胆汁淤积时，血清中胆盐浓度达到 200μmol/L，这一浓度足以对肝细胞造成损害，而毛细胆管和小胆管系统中的胆盐浓度在毫摩尔范围内，胆盐起着清洁剂的作用，对肝实质具有极高的毒性。毛细胆管和小胆管系统受损导致严重肝毒性，可发生在慢性胆汁淤积性肝病中，胆汁渗漏引起胆道梗阻。此外，在显微镜下观察到肝细胞"羽状变性"是胆盐毒性的标志。在高倍镜下，使用特殊的技术（共聚焦激光扫描显微镜和荧光胆盐类似物）可以看到胆汁通过肝细胞和

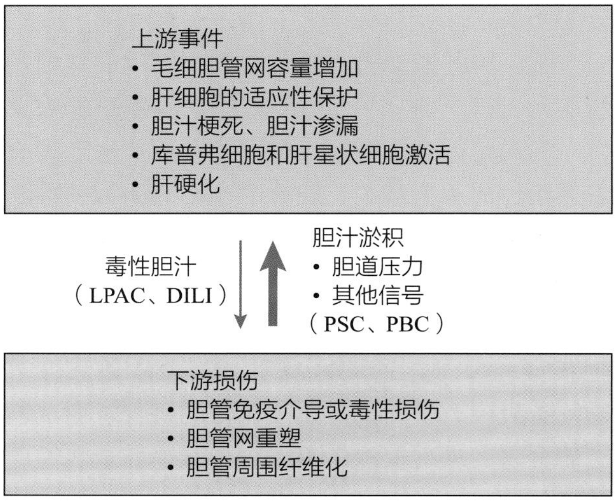

▲ 图 13-4　下游胆管损伤先于上游肝功能损伤和肝衰竭
DILI. 药物性肝损伤；LPAC. 低磷脂相关胆石症；PSC. 原发性硬化性胆管炎；PBC. 原发性胆汁性胆管炎

肝细胞的囊泡反向运输，使胆汁从毛细胆管渗漏到循环中。

胆汁淤积性肝病在发展为肝硬化之前，通常会有数年的轻度胆汁淤积。肝细胞对增加的胆盐浓度的适应可能是这些疾病慢性病程的基础。FXR 和 PXR 胆盐活化引起的细胞保护机制可能是这引起这一过程的原因。

在正常情况下，回肠中的 FXR 被肠肝循环中的胆盐激活，这种激活会刺激生成 FGF-19。这种蛋白从回肠循环到肝脏，下调胆盐合成的限速酶 CYP7A1[29]。在人体胆汁淤积时，肝脏产生 FGF-19，减少胆盐生成保护肝实质，下调 NTCP 表达，减少胆盐的吸收，并提高基底外侧运输蛋白质、MRP3、MRP4 和 OST-α/β 表达刺激胆盐流出[30]。

四、单纯性高胆红素血症的原因

肝前性黄疸导致的单纯性高胆红素血症是由胆红素过量产生、肝脏对胆红素摄取减少或胆红素结合减少引起的。胆红素过量产生（溶血）和结合减少导致血清中非结合胆红素（"间接"胆红素）增加。摄取减少导致高非结合胆红素血症和高结合胆红素血症（"直接"胆红素）。胆红素结合受损（如 Gilbert 综合征和 Crigler-Najjar 综合征）导致高非结合胆红素血症。

肝细胞性和肝后性（胆汁淤积性）黄疸，肝细胞分泌胆红素受损，肝酶升高，血清以直接胆红素为主。

"间接"和"直接"这两个词与实验室检测胆红素的重氮反应有关。非结合胆红素只在有催化剂存在的情况下与重氮试剂反应（因此称为"间接"），而结合胆红素不需要催化剂（直接与重氮试剂反应）。"直接"和"间接"重氮反应并不完全特异，一些非结合胆红素可能检测为"直接"，这就是为什么"直接"和"间接"胆红素测试不再被推崇，取而代之的是"总胆红素"。这很可惜，因为一个可靠的结合胆红素试验即可简便测出肝脏的分泌功能。

（一）胆红素产生过多

虽然肝脏有强大的能力结合和分泌胆红素，但当血红蛋白破坏增多时，血清胆红素水平会升高。这种破坏主要发生在脾脏。与白蛋白结合的胆红素通过血液输送到肝脏，肝细胞将胆红素与白蛋白分开，然后胆红素在肝脏中被吸收，白蛋白留在血液循环中。在肝细胞内，胆红素与配体蛋白结合[31]，当循环中非结合胆红素增加时，肝细胞中非结合胆红素也增加，两者处于平衡状态。这就是为什么尽管肝脏具有强大的结合和分泌胆红素的能力，但在溶血过程中血清胆红素仍会升高[5]。

急性溶血，例如输入不相容的血液时，可导致肝前性黄疸。在慢性溶血中，与遗传性血红蛋白病一样，血清非结合胆红素水平也可能升高[32]。新生儿黄疸是由胎儿血红蛋白快速降解和肝内转运系统发育不成熟共同引起的一种肝前性黄疸[33]。

镰状细胞贫血是一种常见的血红蛋白疾病。由于血红蛋白异常（HbS），红细胞会被破坏，当血氧饱和度较低时，这种情况会加剧（镰状细胞危象）。镰状细胞贫血和其他一些血红蛋白病的黄疸是由异常血红蛋白的降解增加和脾脏肿大引起的脾脏内红细胞破坏增多共同造成的。脾切除后血清胆红素水平下降[34]。

遗传性血红蛋白病，如镰状细胞病、α和β珠蛋白生成障碍性贫血和葡萄糖–6–磷酸脱氢酶缺乏症，在地中海国家、中东、撒哈拉以南的非洲地区、印度中部和新世界地区（加勒比、巴西）尤为常见，是通过19世纪奴隶贸易进入这些国家的[32]。

提示血红蛋白转化率升高的生化指标有网织红细胞计数升高、结合珠蛋白降低和"间接"胆红素升高，血清乳酸脱氢酶（LDH）也会升高。

（二）胆红素结合障碍

1.Gilbert综合征

Gilbert综合征的特征是轻度黄疸（血清胆红素通常在20~60μmol/L），是由UGT1A1基因编码的胆红素结合酶UGT活性降低引起的[35, 36]。导致Gilbert综合征的UGT1A1基因变异在人群中的发生率大约16%，Gilbert综合征是一种常染色体隐性遗传病。只有当两个UGT1A1等位基因都变异时，才出现临床黄疸，这种基因型在人群中大约占6%。

潜在缺陷可能是UGT1A1基因五个外显子中的一个发生突变[37]，或者在UGT1A1基因（正常的TA6/6 vs.Gilbert综合征的TA7/7）的启动子区域TATA盒存在额外TA成分的基因突变[35]（图13-5），这种突变也称为UGT1A1*28。UGT1A1编码区域结构突变（如G71R）导致的Gilbert综合征在日本、中国和韩国更为常见[38]，在西方国家，TA7/7基因型更常见[35, 36]。典型Gilbert综合征UGT1A1酶活性约为正常水平的30%。禁食后，Gilbert综合征患者的血清胆红素增加7~10μmol/L[39]。

血红蛋白疾病（镰状细胞贫血、珠蛋白生成障碍性贫血）和Gilbert综合征同时存在可导致更严重的黄疸。大多数Gilbert综合征患者没有症状，仅有部分患者感到疲劳。

2. Crigler-Najjar综合征

Crigler-Najjar综合征是最严重的胆红素结合缺陷，它是由UGT1A1基因编码区域的结构突变引起的（图13-5）[40]。在宾夕法尼亚州阿米什和门诺社区的大多数患者中，突变发生在外显子1；在世界其他地区，突变可能发生在五个外显子中的任何一个[41]。

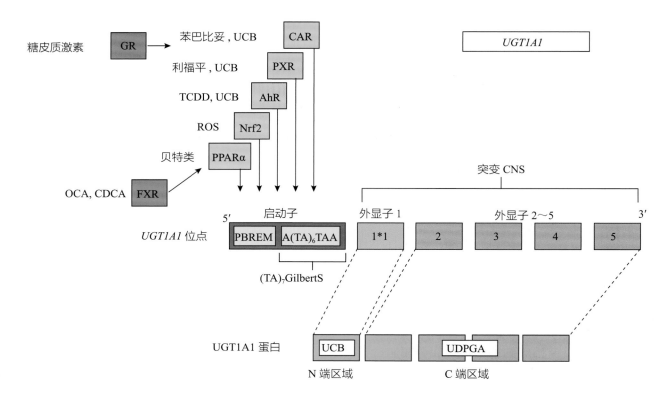

▲ 图 13-5 *UGT1A1* 基因的构成

UGT1A1 位点由 5 个外显子组成：N 端外显子 1 编码胆红素结合区域，C 端外显子 2～5 编码 UDPGA 结合位点和跨膜区域。启动子区域包含 TATAA 盒（Gilbert 综合征中受影响）和多种调节酶活性的反应元件。突变可能出现在任何区域。AhR. 芳基碳氢化合物受体；CAR. 组成性雄激素 X 受体；CNS. Crigler-Najjar 综合征；FXR. 法尼酯 X 受体；GilbertS.Gilbert 综合征；GR. 糖皮质激素受体；Nrf2. 核因子红系 2 相关因子；PBREM. 苯巴比妥响应增强器模块；PPAR. 过氧化物酶体增殖物激活受体；PXR. 孕烷 X 受体；ROS. 活性氧；TCDD. 四氯二苯并对二噁英；UCB. 非结合胆红素；UDPGA. 尿苷 –5′ 二磷酸葡萄糖醛酸

患者血清中的"间接"非结合胆红素水平很高（100～800μmol/L），将 Crigler-Najjar 综合征分为"苯巴比妥反应型"和"苯巴比妥无反应型"比将其分为 2 型和 1 型更恰当。苯巴比妥反应型 Crigler-Najjar 综合征患者血清胆红素水平通常在 100～340μmol/L，苯巴比妥无反应型 Crigler-Najjar 综合征血清胆红素水平在 400～800mol/L，该病在出生后表现为新生儿黄疸时间延长。Crigler-Najjar 综合征的主要风险是核黄疸。因为高水平的非结合胆红素会损害大脑基底节[42]，可能需要换血疗法来避免核黄疸。安全的胆红素水平可根据胆红素：白蛋白的比值计算，成人和较大儿童应＜0.7，健康新生儿应＜0.5（胆红素：1mg/dl=17.1μmol/L；白蛋白：1g/dl=152μmol/L）[41]。一项试验性研究推荐在胆红素水平在 240～300μmol/L 时开始光疗，在 310～380μmol/L 时使用换血疗法[42]。

暴露在光下（可见光的蓝色部分，但需要避免紫外线）将皮肤毛细血管中的非结合胆红素转化为水溶性光产物。它们可以通过胆汁和尿液排泄[42]。在苯巴比妥无反应型 Crigler-Najjar 综合征中，光疗是维持胆红素在正常范围的唯一有效方法。用特制的发光二极管（LED）灯的灯罩进行每晚光疗需要实施多年[41]。由于皮肤增厚和体表质量比的变化，光疗在较大年龄人群中效果不佳，因此不适用。最终，Crigler-Najjar 综合征患者需要肝移植。未来肝移植可能会被基因治疗取代。

通常认为除 *UGT1A1* 活性低之外，Crigler-Najjar 综合征患者的肝脏是正常的；然而在长期光疗作用下，肝内的胆红素沉淀物会导致轻微的肝功能异常，纤维化和（胆红素）胆结石。

苯巴比妥无反应型 Crigler-Najjar 综合征患者 *UGT1A1* 活性完全缺失，而苯巴比妥反应型 Crigler-Najjar 综合征患者 UGT1A1 酶的活性降低至正常值的 10%。酶诱导剂，如 CAR 激动药苯巴比妥、氯贝丁酯或 PXR 激动药利福平可以降低血清胆红素水平。1 型和 2 型提示非良性和良性形式的 Crigler-Najjar 综合征，但因为核黄疸发生的风险只取决于血清胆红素水平，所以容易引起误解，而且也有 2 型综合征患者发生核黄疸的报道。Crigler-Najjar 综合征患者在合并其他疾病时容易发生核黄疸，这种情况会影响血脑屏障，但具体机制尚未阐明。

与白蛋白结合的药物可以将胆红素从其结合部位转移，因此许多药物（如抗生素）可能会增加游离（非结合）胆红素的浓度，胆红素渗透到大脑并引起核黄疸，所以 Crigler-Najjar 综合征患者需要谨慎使用药物。这不仅发生在儿童和新生儿中，也发生在成年患者中。

锡中卟啉是血红素加氧酶的抑制药，有助于降低血清胆红素水平，缩短健康新生儿每天的光疗时间，原因在于卟啉增加光敏性[43]。有文献报道了锡中卟啉在 Crigler-Najjar 综合征患者中的应用[44]。

UGT1A1 是葡萄糖醛酸转移酶家族中的一员，这些酶参与激素、毒素和药物的结合。UGT1A1 对胆红素具有特异性，通常只结合很少几种药物，如伊立替康。Crigler-Najjar 综合征患者可能发生伊立替康诱导的骨髓毒性[45]。

（三）肝摄取障碍

Rotor 综合征

这种综合征很罕见，但它的生理机制备受关注[46-47]。Rotor 综合征是常染色体隐性遗传病，临床表现为结合胆红素和非结合胆红素升高引起的轻度黄疸，通常只在实验室检查发现，肝脏组织学和肝酶正常。虽然 Rotor 综合征一直被认为是一种胆红素吸收障碍，但循环中结合胆红素升高难以解释。为了解释这一点，应认识到肝脏是由称为腺泡的功能单位组成的。腺泡内的血液从汇管区流向中央静脉，非结合胆红素被吸收并在汇管区肝细胞中结合[8]。肝脏具有强大的结合胆红素的能力，但肝脏将结合胆红素分泌入胆汁的能力有限。因此，并非所有被汇管区肝细胞结合的胆红素都能由这些肝细胞分泌。一些结合胆红素被分泌回血液，并被下游更多中央肝细胞的 OATP1B1/1B3 重吸收，并分泌到胆汁中。当 *OATP1B1* 和 *OATP1B3* 都发生突变时，就会出现 Rotor 综合征[8]。因此，Rotor 综合征患者血液中的胆红素有部分（约 50%）为结合胆红素。因为需要两个罕见突变同时存在，所以 Rotor 综合征很罕见。

Rotor 综合征的另一个异常是尿液中尿卟啉分泌增多，特别是尿卟啉异构体 I[47]。最近有证据表明，尿卟啉 I 和 III 都是 OATP1B1 和 OATP1B3 的底物。由于 OATP1B1 和 OATP1B3 功能障碍，尿卟啉 I 和少量尿卟啉 III（有其他转运蛋白）通过尿液而不是胆汁分泌[48]。

（四）肝脏分泌障碍

Dubin-Johnson 综合征

在 Dubin-Johnson 综合征中，由于 *ABCC2* 基因突变而缺乏 ABCC2/MRP2[12, 49]。这种疾病的特点是结合"直接"胆红素轻度升高，而没有其他肝酶异常。它不会引起任何症状，也不会引起肝脏疾病。肝脏组织学显示一种黑棕色溶酶体色素，它是肾上腺素代谢产物的缩合产物[50]。静脉注射溴磺肽钠后出现异常的血清消失曲线，这具有历史意义，但目前已不再使用[51]。Dubin-Johnson 综合征患者尿卟啉 I 的分泌增加，而尿卟啉 III 分泌正常[52, 53]，这可能由尿卟啉 I 型胆汁酸分泌功能受损所致[54]。

五、胆汁淤积性黄疸和肝细胞性黄疸的病因

（一）胆汁淤积的遗传病因

1. 肝脏分泌异常

肝脏运输蛋白的常染色体隐性缺陷与严重的肝脏疾病有关，并有助于解肝脏运输蛋白的功能（表 13-1）。

（1）进行性家族性肝内胆汁淤积症 2 型（PFIC2）：BSEP/ABCB11 突变引起的毛细胆管胆盐运输纯合缺陷是进行性家族性肝内胆汁淤积症 2 型的基础[55, 56]。这是一种以瘙痒、维生素 K 依赖的凝血功能障碍、肌肉萎缩和生长迟缓为特征的儿童胆汁淤积性肝病。虽然原发缺陷是胆盐运输障碍，但是肝脏损害可导致黄疸。PFIC2 型的患儿早年（＜5 岁）就有发展为肝细胞癌的风险。从出生第 1 年起就需要监测肝癌[57]。部分 PFIC2 型患者对经鼻胆管引流或更永久性的胆空肠吻合术进行胆汁引流有效[58, 59]。大多数患儿最终需要肝移植。PFIC2 型患者血清 γ– 谷氨酰转移酶水平较低。这与胆道闭锁患者相反，胆道闭锁是一种更常见的新生儿胆汁淤积症，其血清 GGT 升高（ICP）。

（2）妊娠期肝内胆汁淤积症与 BRIC1 型和 2 型：ABCB11 基因杂合突变的成人有发展为妊娠期肝内胆汁淤积症和药物性肝病的风险[60]。ABCB4 基因突变也与 ICP 有关，尽管传统观念认为 ICP 在分娩后消失，由 ABCB4 突变导致 ICP 的女性可能发展为低磷脂相关胆石症、门静脉纤维化，甚至肝硬化。因此，需要对这些患者进行随访。

良性复发性肝内胆汁淤积症（BRIC1 型和 2 型）是与 ATP8B1 或 ABCB11 突变相关的成人胆汁淤积症[61, 62]。BRIC1 型和 2 型均以黄疸和胆汁淤积为特征，持续数周至数月，伴有瘙痒、脂肪泻和体重减轻。引发这些患者胆汁淤积的原因尚不清楚。通过胆汁引流的方式阻断肠肝循环可消除胆汁淤积[58]。

（3）进行型家族性肝内胆汁淤积症 3 型：ABCB4/MDR3 磷脂酰胆碱转运蛋白纯合突变的儿童可发展为 PFIC3 型[63, 64]。这是一种伴有严重瘙痒、肌肉萎缩和生长迟缓的胆汁淤积性肝病，血清 GGT 升高。与严格意义上的肝细胞疾病 PFIC1 型和 2 型相比，GGT 升高说明含有 GGT 的小胆管参与本病。PFIC3 型患者胆汁中缺乏磷脂酰胆碱。正常人胆汁中的磷脂酰胆碱、胆盐和胆固醇形成混合微胶粒，中和了胆盐的细胞毒性。PFIC3 型是"毒性胆汁"的典型例子。大约

一半的儿童对熊去氧胆酸（UDCA）治疗反应良好，然而最终往往需要肝移植。

（4）低磷脂相关性胆石症：有报道称，成人 ABCB4/MDR3 杂合突变导致低磷脂相关胆石症（LPAC）[65]，这使得 ABCB4/MDR3 突变得到广泛关注。MDR3 是一种位于毛细胆管膜上的磷脂载体（转位酶），LPAC 患者胆汁磷脂含量低，但胆盐浓度正常。这种胆汁具有细胞毒性，导致胆管损伤。这些患者大多来自年轻时胆结石发病率极高的家庭。此外，本病还与门静脉纤维化和多发性肝内小结石有关。这些患者常发展成肝硬化和门静脉高压症，通常 UDCA 治疗有效，有时需要移植。

（5）进行型家族性肝内胆汁淤积症 1 型：ATP8B1 基因编码 FIC1 蛋白[61]。FIC1 将氨基磷脂（即磷脂酰丝氨酸）从毛细胆管膜的外叶转移到内叶（也称为"转位"）。这对于维持脂质不对称性和膜稳定性很重要。FIC1 缺陷导致膜不稳定，BSEP 和其他膜蛋白功能受损[66]。FIC1 也存在于耳蜗毛细胞中[67]。ATP8B1 纯合突变的患者出现胆汁淤积、瘙痒和慢性腹泻，约 30% 的患者听力受损。这种疾病被称为 PFIC1 型。PFIC1 型在宾夕法尼亚州亚米希人和门诺人以外的人群中相对罕见，在这些人群中，PFIC1 型是由单一突变引起的，称为拜勒病，是以把这种疾病带到美国的"创始人"的名字命名的[68]。与 PFIC2 型患者一样，部分 PFIC1 型患者对胆道引流有效，但也有约 50% 的患者最终需要肝移植[59]。由于胆盐减少，磷脂正常，这种疾病的生化特点是胆汁淤积指标高，但 GGT 正常或低于正常值。一些患者对 UDCA 有效。移植后患者出现腹泻和脂肪变性表明该疾病的缺陷并不局限于肝脏。

2. 其他胆盐转运障碍

（1）高胆固醇血症：如前所述，NTCP 是肝脏摄取胆盐的窦运输蛋白[69]。胆汁淤积时表达减少，减少了胆盐的摄取，从而降低细胞内胆盐的毒性。最近，有报道称该蛋白发生突变，导致血浆胆盐浓度很高（1500μmol/L）。患者症状相对较轻[70]。其他形式的家族性高胆固醇血症与肝细胞紧密连接蛋白（TJP2）遗传缺陷有关[71, 72]。

(2) 特发性胆盐吸收不良：特发性胆盐吸收不良引起的慢性腹泻并不少见。然而，ASBT基因或回肠胆盐结合蛋白突变到目前为止还没有确定[73, 74]。

（二）胆管与肝细胞疾病

胆汁淤积症可分为肝外或肝内胆汁淤积症，急性或慢性胆汁淤积症。

1. 肝外胆汁淤积症

肝外胆汁淤积症是指胆管结构阻塞。常见的病因包括胆总管结石（见第14章）、胰腺或Vater壶腹肿瘤（见第15章）、良性胆管狭窄（见第14章）、原发性或继发性硬化性胆管炎（见第18章）和胆管癌（见第15章）。原发性胆汁性胆管炎（见第17章）和原发性硬化性胆管炎（见第18章）是小胆管（PBC）或较大胆管（PSC）发生坏死性炎症病变的慢性疾病，后期进展为肝硬化。与PSC胆管异常相似且血清IgG$_4$升高的患者可能是IgG$_4$相关性硬化性胆管炎[75]（见第14章和第18章）。

2. 原发性胆汁性胆管炎

这是一种好发于中年女性的疾病。其特征性病变是细胞毒性T淋巴细胞介导的胆管损伤。大多数患者血清中能够检测到抗线粒体抗体（针对线粒体丙酮酸脱氢酶、2-氧戊二酸脱氢酶E$_2$亚单位和支链2-氧代酸脱氢酶）。临床表现包括瘙痒、黄色瘤和眼周黄斑瘤。本病的晚期特征是胆汁性肝硬化合并门静脉高压。最近临床实践指南对PBC的管理进行了回顾[76]。

3. 原发性硬化性胆管炎

在原发性硬化性胆管炎中，大、中型胆管发生坏死性炎症，导致胆管系统纤维化狭窄。与PBC一样，胆汁性肝硬化通常在病程晚期出现，但也可能发生较早。PSC患者有发展为胆管癌的风险。大约2/3的PSC患者患有炎症性肠病，主要是溃疡性结肠炎。

4. 病毒性肝炎

病毒性肝炎有时表现为单纯胆汁淤积，常出现在口服避孕药时。通常了解患者危险因素接触史和前驱症状有助于判断病情。患者肝活检表现为急性病毒性肝炎。

5. 酒精性肝炎

急性酒精性肝炎（见第25章）可表现为胆汁淤积。饮酒史、肝大、边缘钝和蜘蛛痣对诊断有提示性意义。慢性胰腺炎可能与之相关。

6. 药物性胆汁淤积

药物性肝病（drug-induced liver disease，DILI）表现为肝实质损伤伴有肝细胞坏死和转氨酶升高，或胆管损伤伴胆汁淤积、碱性磷酸酶和γ-谷氨酰转移酶升高。两者均可出现黄疸和瘙痒。

因此可仅发生胆汁淤积症而没有任何细胞浸润或其他肝损伤表现。口服避孕药引起的胆汁淤积症属于这一类。常见引起DILI的药物包括丙嗪类、长效磺胺类、抗生素和抗甲状腺药物。服药史很重要，肝活检有助于诊断。由于毛细胆管运输长期受影响，胆汁淤积型DILI病程可能较长，并持续到致病药物停用后一段时间，这可能由于毛细胆管持续转运障碍[77]。

7. 肠外营养

长时间肠外营养会导致胆汁淤积，常出现在新生儿（见第31章），成人也有发生[78]。

8. 毛细胆管和（或）小胆管阻塞

大量溶血，例如镰状细胞危象时，毛细胆管内腔扩大或被固体胆汁沉淀物堵塞。遗传性原卟啉症也会出现类似的情况，胆管结石偏光成像显示为典型的马耳他十字征。

苯恶洛芬是一种抗风湿病药物，它使毛细胆管内出现胆盐浓缩和结晶，因其存在致死性肝毒性而退出市场[79]。

扩张的门静脉周围胆管中存在胆栓是严重细菌感染时胆汁淤积的明显特征，尤其发生在儿童时期或手术后。囊性纤维化胆汁淤积时也有胆汁浓缩。

9. 胆管缺失

在肝脏组织学上，胆汁淤积症患者有异常（不完全）的汇管区。因此在50%以上的汇管区，门静脉和肝动脉没有小叶间胆管伴行。这种"胆管缺失"被称为肝内胆管缺如或胆管消失综合征。成人和青少年胆管消失综合征的报道越来越多，可能是家族遗传性或药物诱导的[80]，也可能是儿童非综合征型胆管缺失的晚发形式[81]。

在药物性黄疸（氟氯西林、阿莫西林 / 克拉维酸）[82]和霍奇金病[83]中，肝移植后的慢性同种异体排斥反应可导致不可逆胆管缺失。在严重病例中，小叶间胆管全部缺失，胆汁外观呈清水样。结节病、原发性硬化性胆管炎和原发性胆汁性胆管炎可发生轻度胆管缺失。

六、胆汁淤积的后果及其管理

一般来说，胆汁淤积症患者感觉良好，肝脏肿大、质韧、光滑、边缘钝。除胆汁性肝硬化形成门静脉高压以外，不常出现脾大。患者粪便呈白陶土样，大便颜色可以提示胆汁淤积是完全的、间歇性的还是减轻的。

无论是急性还是慢性胆汁淤积症，其特征表现是瘙痒、脂肪和脂溶性营养物质吸收不良。慢性胆汁淤积症与骨病（肝性骨营养不良）有关。胆固醇稳态受损，出现皮肤胆固醇沉积（黄色瘤、黄斑瘤），黑色素使皮肤变黑。在脂肪泻患者中，大便质稀，色淡，量多，带有恶臭，应要求患者减少饮食脂肪摄入量，避免相关体重减轻；能量替代可采用中链甘油三酯，因其绕过脂肪分解、胶粒形成和淋巴乳糜微粒运输等吸收长链甘油三酯的必须过程，可直接被门静脉吸收。

（一）维生素缺乏（表 13-2）

肠道吸收亲脂性维生素 A、D、E 和 K 减少，因为它们吸收需要胆盐。慢性胆汁淤积症患者的血清维生素 D 水平较低，而黄疸持续时间较长的患者血清维生素 D 水平更低，导致骨软化症、肝性骨营养不良。由于阳光在皮肤内源性维生素 D 的合成中起作用，肤色深的人比肤色浅的人更容易缺乏维生素 D。

维生素 E 缺乏与多发性神经病相关，多发性神经病主要发生在儿童发育过程中，如儿童胆道闭锁或 PFIC。有报道称，脊髓小脑变性症青少年患有胆汁淤积症和囊性纤维化引起的维生素 E 缺乏症[84]，表现为小脑共济失调，脊髓后角功能障碍，周围神经病变和视网膜变性。如果血清胆红

表 13-2　胆汁淤积性肝病患者的饮食管理、维生素和支持性药物治疗

营养物质	
热量	＞2000kcal/d
蛋白质	＞80g/d
减脂	可以用中链（甘油三酯）来替代
糖类	正常
维生素	
A	25 000U/d
D	400～4000U/d
E	只给儿童使用
K	10mg/d
药　物	
钙	1g/d
阿仑膦酸钠	每天 10mg 或每周 70mg
骨化三醇	0.25μg/d

开始时推荐使用双能 X 线骨密度仪（DEXA）用于测量骨矿物质密度，然后根据初始结果和临床评估，每隔 1～5 年使用 1 次

素水平超过 100μmol/L（6mg/dl），几乎所有的成年胆汁淤积患者均会出现维生素 E 水平降低。

长期胆汁淤积患者血清维生素 A 水平下降，肝脏储备耗尽。维生素 A 缺乏导致暗适应障碍（夜盲症）。

在进行任何胆汁淤积症的侵入性检查和（或）治疗之前，需要注射维生素 K 来纠正凝血酶原时间延长。

（二）瘙痒（表 13-3）

瘙痒是慢性胆汁淤积症患者的一种严重症状，其发病机制尚不清楚。

瘙痒与胆汁淤积的关系表明，瘙痒由胆汁分泌的一种物质引起。部分胆道外引流术治疗儿童遗传性胆汁淤积症的疗效表明，造成瘙痒的物质具有肠肝循环[85]。然而，瘙痒的严重程度与血清或皮肤中任何一种天然胆盐成分的浓度不一

表 13-3　瘙痒的阶梯式治疗

保守治疗	保湿霜冷却降温
第一步	考来烯胺 4g/d；在 ICP 替代方案中，UDCA 13～15mg/kg
第二步	利福平 150～300mg/d（若 1 周内无效停止使用，最长使用 6 周）
第三步	非诺贝特 40mg/d，苯扎贝特 400mg/d
第四步	纳曲酮 12.5mg 试验剂量，25～50mg/d
第五步	舍曲林 25～50mg/d
试验方法	血浆置换
手术方法	部分胆道外引流，肝移植

ICP. 妊娠；UDCA. 熊去氧胆酸

致 [86]。当肝硬化或终末期肝衰竭出现时，瘙痒消失，这表明致病因子是由肝脏产生的。尽管有这些线索，瘙痒的确切原因仍然未知。

由自家趋化素产生的溶血磷脂酸被认为是主要的效应因子，但仍缺乏确切的证据 [86]。此外，基于这种机制更好的瘙痒治疗手段尚未出现。

通过中枢神经递质机制引起瘙痒的介质备受关注 [87]。阿片拮抗药可减少胆汁淤积症患者搔抓，并可能产生阿片类药物戒断反应 [88]。

瘙痒的治疗

最近提出了一种治疗胆汁淤积性瘙痒的阶梯治疗方案（表 13-3）[89]。在这个方案中，初始治疗为考来烯胺，然后是利福平、阿片拮抗药、血清素摄取抑制药、血浆置换、胆道外引流和肝移植。

考来烯胺应与食物混合服用，不应与其他药物同服。维持剂量为 4g/d。通常服用几天后瘙痒才会缓解，这种药物会引起恶心，增加粪便脂肪，应鼓励患者坚持服用。对于原发性胆汁性胆管炎、原发性硬化性胆道炎、胆道闭锁、胆道狭窄引起的瘙痒尤其有价值。使用剂量应是能够控制瘙痒的最小剂量。如果长期服用考来烯胺，需要补充脂溶性维生素。胆盐螯合剂盐酸考来维仑 [90] 和抗组胺药物均无效。

熊去氧胆酸（每天 13～15mg/kg）可减轻约 50% 原发性胆汁性胆管炎患者的瘙痒。尽管在药物引起的胆汁淤积症中其作用与生化学缓解相关，但还没有证据证明其在胆汁淤积综合征中有止痒效果 [76]。

利福平（每天 150～300mg）可以在 7 天内缓解瘙痒 [91, 92]。它通过孕烷 X 受体发挥作用，作为参与肝脏生物转化的抗胆固醇基因的强诱导剂，与它们进入胆汁和肠道的排泄活动相协调。潜在的不良反应包括增加胆结石形成的风险，降低 25- 羟基胆固醇的水平，药物相互作用，引起肝毒性，以及诱导耐药。由于长期使用存在肝毒性，建议该药的使用时间不超过 6 周 [93, 94]。然而，有报道称，儿童长期使用（平均 18 个月）没有出现临床或生化毒性 [95]。使用该药物治疗的患者应仔细筛选和密切监测。

最近一项研究报道，贝沙芬酯治疗原发性胆汁性胆管炎对于病程和相关瘙痒均有作用 [96]。

纳曲酮和纳美芬是阿片受体拮抗药，舍曲林和昂丹司琼是血清素拮抗药，在小型随机对照试验中显示出疗效 [97-100]。RCT 显示静脉注射纳洛酮可减轻瘙痒，但不适合长期使用 [88]。

对胆汁淤积症和难治性瘙痒症的患儿来说，部分胆道外引流术或效果次之的建立回肠末端旁路中断肠肝循环可减轻瘙痒，提高生活质量 [101]。

血浆置换已被用于治疗难治性瘙痒 [102]、与黄瘤性神经病相关的高胆固醇血症。这一治疗效果短暂，费用高昂，并且需要大量人力。

众多部分有效和实验性疗法体现了长期胆汁淤积的治疗难度。难治性瘙痒可能是肝移植的一个适应证。

瘙痒困扰 ICP 女性。UDCA 是一线治疗，其有效率为 75%[103]。利福平在妊娠期的应用是有争议的，但在妊娠期 ICP 发病率最高的妊娠晚期，使用利福平可能不会对母亲和胎儿造成伤害 [104]（见第 30 章）。

（三）乏力

70%～80% 的慢性胆汁淤积性肝病患者被乏力困扰。实验数据显示了胆汁淤积症患者的行为改变，并提出了涉及 5- 羟色胺能神经递质和（或）促肾上腺皮质激素释放激素轴的神经内分泌缺陷的中枢机制 [105]。然而，其他可能的常见原因（如甲状腺功能减退症）需要排除。

（四）黄色瘤

扁平或轻微隆起的黄色皮肤沉积物通常出现在眼周（黄皮瘤），但也可能出现在掌纹、乳房下方和颈部、胸部或背部。结节性病变可见于伸肌表面、受压部位和瘢痕中。在他汀类药物治疗期间、胆汁淤积消退后或肝细胞衰竭进展期间，胆固醇沉积可能减少或消失。

（五）肝性骨营养不良

骨病是慢性肝病尤其是慢性胆汁淤积症的一种并发症。若未经治疗，它可以导致骨痛、骨折，并可能需要髋关节置换。研究表明，骨质疏松是大多数原发性胆汁性胆管炎和原发性硬化性胆管炎患者骨质病变的主要原因，但也存在骨软化症的可能性。骨质疏松症包括基质和矿物质内的骨质流失。骨软化症存在类骨质矿化缺陷。骨质疏松的危险因素有低体重指数、类固醇使用、吸烟、缺乏运动、年龄增长和女性[106]。1/3 的原发性胆汁性胆管炎患者和约 10% 的原发性硬化性胆管炎患者的骨密度值低于骨折阈值，骨质疏松通常与疾病进展相关[107]。一项关于原发性胆汁性胆管炎患者的研究显示，没有发现接受常规钙和维生素 D 补充剂治疗的患者代谢性骨疾病的发病率增加[108]，尽管指南指出这种方法缺乏明确依据[76]。

骨病表现为身高下降、背痛（通常是胸椎或腰椎）、椎体压缩和骨折，轻微创伤导致骨折，尤其是肋骨。脊柱 X 线可显示椎体密度减低或压缩。骨密度可用双能 X 线骨密度仪（DEXA 扫描）测量。目前推荐根据初始结果和骨质疏松风险评估制订 1～5 年内随访检查方案[76]。

慢性胆汁淤积性肝病引起骨质疏松的因素很多，包括维生素 D、降钙素、甲状旁腺激素、生长激素和性激素。胆汁淤积症的外因包括缺乏运动、营养不良和肌肉含量少。维生素 D 水平可能由于吸收不良、饮食不足和光照过少而降低。正常情况下，肝脏中的 25- 羟化反应和肾脏中的 1- 羟化反应活化维生素 D。在原发性胆汁性胆管炎患者中，维生素 D 受体（VDR）基因多态性与骨质疏松和椎体骨折程度相关[109]。

早期的肝移植经验表明，骨密度的改善出现在移植后 1～5 年。在恢复前，常出现自发性骨折，35% 的原发性胆汁性胆管炎患者在移植后第 1 年发生骨质疏松。大剂量皮质类固醇免疫抑制治疗可能是导致骨折率增加的因素之一。在目前的实践中，使用低剂量或完全避免使用类固醇治疗者，肝移植术后发生骨折和髋关节置换的情况少见。然而，在移植后的几个月内，维生素 D 水平可能不会恢复到正常，建议补充维生素 D[110]。

慢性胆汁淤积症患者要考虑到维生素 D 缺乏。胆汁淤积症患者可能存在光照不足或饮食不当。脂肪泻导致维生素 D 吸收减少。考来烯胺的螯合作用可能加重维生素 D 缺乏。应在晚上服用维生素 D 补充剂、熊去氧胆酸和脂溶性药物（如地高辛），以避免早餐时服用可能与考来烯胺产生螯合作用。

维生素 D 缺乏可能被继发性甲状旁腺功能亢进掩盖，导致骨骼中的钙代偿性的转移，以维持血清钙水平正常。因此，骨软化症的血液检测需要在禁食一晚后进行，因为继发性甲状旁腺功能亢进导致的低磷血症最容易被发现。通过测定血浆维生素 D 水平，可以确定维生素 D 缺乏是骨病的原因。

在 DEXA 扫描股骨 T 值低于 –1.5 的情况下开始治疗骨质疏松症是合理的[76]。仅在吸收不良或使用抑制胃酸药物时，才需要补充钙剂[76]。双膦酸盐，如每周 70mg 阿仑膦酸钠，是治疗肝性骨营养不良的有效药物。然而，这些药物可能引起胃炎和食管炎，食管静脉曲张患者最好避免使用。在这种情况下，可以使用非肠道双膦酸盐（帕米膦酸二钠、伊班膦酸钠、唑来膦酸）。

骨病一种更罕见的表现是腕和脚踝的痛性骨关节病，是慢性肝病的一种非特异性并发症[111]。

（六）肝衰竭

最初，尽管存在胆汁淤积，但肝细胞功能正常。然而，如果胆汁淤积持续数年，最终会导致肝衰竭，表现为黄疸、腹水、水肿迅速加重、血清白蛋白水平降低、瘙痒减少、肠外使用维生素

K 不能改善出血倾向等。肝性脑病是评估是否进行肝移植的一个指标。

（七）肝外表现

当患者机体被脱水、失血、手术或非手术性质的检查和治疗打击时，深度胆汁淤积性黄疸可能导致严重的并发症。败血症、急性肾衰竭、出血和伤口裂开患者有很高的易感性。心血管反应异常，低血压时周围血管收缩受损。肾脏对低血压和缺氧损伤的敏感性增加[112]。与败血症和伤口愈合相关的过程受损。维生素 K 可以纠正凝血酶原时间延长，但由于血小板功能障碍，凝血功能仍可能异常。胃黏膜易发生溃疡。

（八）生化过程

胆汁淤积性黄疸患者血清结合胆红素水平升高。当胆汁淤积减轻时，血清胆红素缓慢降至正常。这种延迟一部分由于是胆红素与白蛋白共价结合。通常血清碱性磷酸酶水平升高至正常值上限的 3 倍以上，血清 γ-GT 水平升高。在慢性胆汁淤积症中，血浆胆固醇和磷脂水平显著升高，可反映肝脏合成增加，胆汁反流，卵磷脂胆固醇酰基转移酶活性降低。动脉粥样硬化不是长期胆汁淤积的并发症，在原发性胆汁性肝硬化中，高胆固醇血症不会引起动脉粥样硬化[113]。在肝硬化晚期，血清胆固醇降低。

胆汁淤积症的脂蛋白与动脉粥样硬化不同。电镜下可见异常脂蛋白呈圆盘状颗粒。脂蛋白 X 是一种直径为 70nm 的球形颗粒，在肝内和肝外胆汁淤积症中均升高。

胆汁淤积症患者尿中有结合胆红素。尿胆原的排出量与到达十二指肠的胆汁量成正比。胆盐在血液中积聚。血清胆盐（正常空腹胆盐 <10μmol/L）的测定对诊断妊娠期胆汁淤积有价值，在碱性磷酸酶和 γ-GT 正常的情况下，瘙痒并不重要。

七、黄疸患者的检查

仔细询问病史和体格检查与常规的生化和血液学检查是必不可少的。应检查大便和进行隐血检查。特殊检查，如超声、血清学、肝活检和胆道造影，将取决于黄疸的类型。准确的病史和体格检查得出的临床特征常常提示胆汁淤积的病因。

肝病的概率是很重要的。一个黄疸的中年女性可能患有 PBC；患有炎症性肠病的黄疸患者可能患有 PSC；从亚洲或非洲旅行回来此前健康的患者突然出现黄疸和乏力，可能患有急性甲型或戊型病毒性肝炎；慢性酗酒的患者出现黄疸，可能患有失代偿期肝硬化。

（一）病史

1. 起病
疾病的起病是极其重要的。胆汁淤积性黄疸发展缓慢，有瘙痒史达数月或数年之久。胆绞痛的典型表现为严重的上腹部或右上腹部疼痛，持续数小时，并放射至右肩胛骨顶端，早于黄疸发病 1～2 天，相关的消化不良和脂肪不耐受有助于胆总管结石的诊断。

发热伴寒战强烈提示存在胆结石或胆道狭窄导致的胆管炎。

2. 关联
溃疡性结肠炎增加了原发性硬化性胆管炎和其他自身免疫病的可能性。

胆道手术后的黄疸表现为残余结石、手术时胆管损伤或药物性肝炎。持续的背中部痛，导致患者身体前倾，可能是胰腺癌。体重逐渐减轻提示潜在的癌症或严重慢性胰腺炎，如酒精引起的或自身免疫性胰腺炎[114]。对于有恶性肿瘤史的患者，黄疸可能由肝转移引起。在重症住院患者中发生的黄疸通常是由脓毒症和（或）休克或药物引起的[115]。在黄疸起病前几天出现恶心、厌食和厌烟（吸烟者）提示病毒性肝炎或药物性黄疸。

3. 服药史
询问患者既往用药情况。数周前服用复方新诺明或阿莫西林 / 克拉维酸可导致黄疸。对红霉素、氟氯西林和氯丙嗪等药物产生不良反应时，胆汁淤积性黄疸可能会持续数月。

4. 危险因素

需要关注黄疸患者的密切接触人群，特别是在幼儿园、军营、医院和学校。记录与肾单位患者或药物滥用者的密切接触，以及过去 6 个月内任何注射。"注射"包括血液检查、药物使用、结核菌素试验、牙科治疗、文身、含输血或血浆在内的任何肠外输注。应注意有无贝类的食用和前往肝炎流行区。既往有过性传播疾病、同性或异性恋混杂性行为史的人，都提示乙型肝炎。

应注意职业，特别是油漆工和接触有机化学试剂的职业。接触被老鼠排泄物污染的水增加了患 Weil 病的可能性。

原籍地（地中海、非洲或远东）可能提示携带乙型肝炎或丙型肝炎病毒。

家族史对黄疸、肝炎和贫血很重要。阳性病史有助于诊断溶血性黄疸、先天性高胆红素血症和肝炎。

（二）体格检查（图 13-6）

1. 年龄和性别

胆结石好发于妊娠、中年、肥胖女性；恶性胆道梗阻的发病率随年龄增长而增加；药物性黄

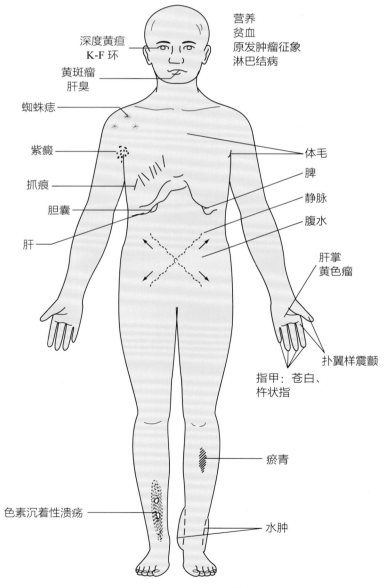

▲ 图 13-6　症状和体征

疸在儿童时期非常罕见；甲型肝炎的发病率随着年龄的增长而下降，但各年龄均可能患有乙型、丁型和丙型肝炎。

2. 一般检查

贫血可能提示溶血、癌症或肝硬化。体重下降提示癌症或严重吸收不良。溶血性黄疸患者皮肤呈轻微黄色，肝细胞性黄疸患者皮肤呈橙色，长期胆道梗阻患者皮肤呈深绿色。前倾弓身强迫体位提示胰腺癌。应注意酗酒者是否存在肝硬化的皮肤体征。要检查的原发肿瘤部位包括乳房、甲状腺、胃、结肠、直肠和肺。需检查淋巴结肿大，寻找 Virchow 淋巴结。

3. 精神状态

轻度智力衰退并伴随轻微的人格改变，提示肝细胞性黄疸。肝臭和"扑翼样震颤"提示即将发生肝昏迷。

4. 皮肤改变

慢性胆汁淤积症可出现抓痕、黑色素沉着、杵状指、眼睑黄色瘤（黄皮瘤）、伸肌表面、手掌褶皱、皮肤过度角化。

淤斑提示凝血障碍，常见于前臂、腋窝或胫骨的淤点可能与肝硬化血小板减少相关。肝硬化的其他皮肤表现包括蜘蛛痣、肝掌、白甲和第二性征毛发脱落。

小腿的色素沉着和溃疡可见于某些先天性溶血性贫血。

多发性静脉血栓提示胰体癌。踝关节水肿提示肝硬化或由血栓形成、肝或胰腺恶性肿瘤所致的下腔静脉阻塞。

5. 腹部检查

肝脏增大呈结节性提示癌症。肝脏缩小提示严重的肝炎或肝硬化，可排除肝脏肿大光滑的肝外胆汁淤积症。在肝炎、充血性心力衰竭、酒精中毒和细菌性胆管炎中，肝脏边缘可变钝。

在胆石症中，胆囊区压痛，Murphy 征阳性。胆囊可触及或明显增大，提示胰腺癌（Courvoiser 征）等非结石性梗阻。

脾大出现在溶血、浸润性疾病（如霍奇金病）和门静脉高压症。

腹水可能由肝硬化或腹腔内的恶性疾病所致。

腹部肿块提示原发病变，如胃或结肠肿瘤。内镜、直肠指检和乙状结肠镜检查可提示肿瘤。

（三）实验室检查

1. 血清生化检查

血清胆红素提示黄疸和黄疸深度，并用于监测病情进展。在无骨病且 γ-GT 升高情况下，血清碱性磷酸酶高于正常值 3 倍以上，强烈提示胆汁淤积。

黄疸患者血清白蛋白和球蛋白水平短期变化不大。慢性肝细胞性黄疸，白蛋白降低，球蛋白升高。

血清转氨酶在肝炎中水平较高，在胆汁淤积性黄疸中多变且水平较低。由结石引起的急性胆管梗阻，有时会出现短暂的较高水平。

2. 血液检查

梗阻性黄疸患者出现缺铁性贫血提示 Vater 壶腹肿瘤出血。

在急性胆管炎、潜在的恶性疾病和酒精性肝炎患者中，白细胞计数增加。

注射维生素 K_1 10mg 可在几小时内纠正胆汁淤积导致的凝血酶原时间延长，而肝细胞性黄疸患者无明显反应。有报道称，每 10 000 例患者中有 3 例因注射维生素 K 引起过敏反应导致严重的心动过缓、支气管痉挛、低血压、心搏骤停和死亡[116]。口服维生素 K_1 是一个安全选择。

如果怀疑溶血，应检查网织红细胞计数和血涂片；血红蛋白尿和血涂片红细胞碎片反映快速血管内溶血，是 Wilson 病的典型表现，也可能出现在葡萄糖 –6– 磷酸脱氢酶缺乏症患者感染甲型肝炎或遗传性球形细胞增多症患者感染细小病毒时。

3. 细菌学检验

胆道梗阻或原发性硬化性胆管炎的发热患者应行血培养。败血症，尤其是革兰阴性菌败血症，使胆道结石复杂化，如果在侵入性胆道造影术后梗阻未完全解除，则可能发生败血症。

（四）小结

1. 既往史

• 国外旅行，早期输血（1989 年发现丙型肝炎以前），注射药物滥用，性行为（病毒性肝炎）。

- 目前和近期的药物治疗（DILI）。
- 接触毒物（与工作或爱好有关，DILI）。
- 右上腹绞痛（胆结石）。
- 口服避孕药（腺瘤、胆汁淤积）。
- 糖尿病（NASH）。
- 自身免疫病。
- 既往黄疸发作（急性与慢性肝病，BRIC）。
- 妊娠（ICP）。
- 家族史 [其他家族成员患胆结石＜30 岁、ICP 和（或）儿童肝病应考虑 LPAC]。

2. 现病史

- 发热、寒战、疼痛、瘙痒、黄疸。
- 昼夜睡眠节律，失眠。
- 意识模糊、定向障碍、昏迷（前期）。
- 出血、呕血、黑便。
- 体重减轻或增加。
- 大小便颜色。
- 饮酒、服药、接触毒物。

3. 体格检查

- 黄疸：多见于巩膜。
- Kayser-Fleischer 环。
- 抓痕。
- 皮肤：肝掌，上胸和面部蜘蛛痣。
- 扑翼样震颤。
- 营养状态。
- 功能评分。
- 腹水、移动性浊音、踝关节水肿。
- 肝脾触诊。

4. 实验室检查

- 肝酶升高。
- 血清 GGT：MDR3 相关的 PFIC3 型升高。
- 血清 GGT：BRIC1 型和 2 型、BSEP 相关 PFIC2 型和 FIC1 相关 PFIC1 型正常。
- 间接和直接胆红素。
- 血清白蛋白降低。
- INR 或凝血酶原时间延长。
- 血尿素、血清肌酐。
- 血糖、糖化血红蛋白、血脂分析。
- 自身抗体和 IgG（提示为 IgG_4）。

- 遗传性疾病生物标志物（铜蓝蛋白，$α_1$- 抗胰蛋白酶、铁蛋白和转铁蛋白饱和度）。
- 病毒血清学。

5. 影像学和特殊检查

- 超声和瞬时弹性成像检查在黄疸患者的体格检查中非常必要。瞬时弹性成像可测量肝脏硬度，用于排除肝硬化（见第 7 章）。
- 更详细的检查需要 MRI、MRCP 和 CT 扫描。MRCP 已取代诊断性 ERCP 用于诊断原发性硬化性胆管炎。动态（4 期）MRI 和 CT 扫描在很大程度上取代肝活检用于诊断肝细胞癌（见第 34 章）。
- 通过 ^{99m}Tc-HIDA 闪烁成像或 ^{18}F-FDG-PET 进行的肝脏分泌功能测试备受关注，但因其成本较高在临床中并不常用。

6. 肝活检

- 如果临床资料和影像学结果判断可能为肝内胆汁淤积，那么在用维生素 K 纠正凝血酶原时间并检查血小板计数后，可行肝活检。

八、黄疸患者的决策

- 急性黄疸必须排除暴发性肝衰竭的可能。肝性脑病的早期症状（昼夜节律颠倒，读报困难）应视为急性肝衰竭的预警症状。如果出现这些症状，应计算 Clichy 或 King 评分，并考虑行肝移植（见第 5 章）。可给予维生素 K，并评估维生素 K 校正后 Clichy 或 King 评分中的凝血障碍。
- 肝外梗阻引起的黄疸最好用超声检查排除。
- 慢性肝病患者需排除门静脉高压。通常需要胃镜检查来排除静脉曲张。早期行肝移植有利于患者管理。评估营养状况（手臂和腿部的肌肉量）、是否存在骨营养不良（DEXA 闪烁成像骨密度），给予适当的管理措施，可以改善患者的生活质量。肝硬化患者应计算 Child-Pugh 评分和 MELD 评分。
- 自身免疫性肝炎和 IgG_4 相关的硬化性胆管炎（见第 14 章、第 18 章和第 19 章）、Wilson 病（见第 27 章）、慢性乙型和丙型肝炎（见第 21 章和第 23 章）应考虑立即进行药物治疗。慢性肝病需要补充维生素（维生素 A、维生素 D 和维生素 K），儿童需要补充维生素 E，以避免神经损伤。

九、胆汁淤积性疾病的管理

导致胆汁淤积和胆汁淤积性疾病的各种疾病的管理在其他特定章节中有阐述，包括良性胆道疾病（见第 14 章）、恶性胆道疾病（见第 15 章）、原发性胆汁性胆管炎（见第 17 章）、原发性硬化性胆管炎（见第 18 章）、自身免疫性肝炎（见第 19 章）、药物与肝脏（见第 24 章）、婴儿期和儿童期肝脏（见第 31 章）。它们存在共同之处。

因此，为减少包括发生率为 5%～10% 的肾衰竭[117, 118]和脓毒症在内的并发症，手术或非手术（内镜 / 放射）治疗胆道梗阻性黄疸的术前准备工作很重要。注射维生素 K 纠正凝血功能。可以通过静脉输液（通常用 0.9%NaCl）和密切监测液体平衡来预防脱水和低血压导致的急性肾小管坏死。术前静脉注射水化液体以保护肾功能。

虽然术前内镜支架置入术或经皮胆道引流术可以缓解胆道梗阻所致的深度黄疸，但 RCT 未证明是有利的[119]。

正如一些原则适用于所有病因引起的胆道梗阻一样，我们在本章开头描述的胆盐形成更深入的分子机制正被运用于 PBC 和 PSC 的治疗。有效的新药（如 FXR 激动药）正在出现[120]。未来胆汁形成和胆汁淤积的复杂机制仍是研究热点。

第 14 章 胆石症和良性胆道疾病

Gallstones and Benign Biliary Disease

James S. Dooley Kurinchi S. Gurusamy Brian R. Davidson 著

周学士 译 蒋龙凤 校

学习要点

- 腹部超声是胆道疾病的一线检查方式。
- 腹腔镜胆囊切除术是症状性胆囊结石的主要治疗方式。
- 早期腹腔镜胆囊切除术推荐用于急性胆囊炎。
- 胆管损伤是胆囊切除术罕见但严重的并发症。
- 慢性胆道疾病是少见、复杂、需要多学科管理的疾病。

概述

胆结石和良性胆管狭窄是两种最常见的胆道疾病,需要外科医生、内镜医师和介入放射科医师多学科管理。然而,良性胆道疾病的范围很广(表 14-1)。症状和实验室检查可能提示胆道病变,但完整的病史和临床检查是必不可少的。胆囊疾病是右上腹疼痛的常见原因,但还有许多其他原因,所以需要仔细的临床查体和放射学检查。胆管疾病可表现为肝功能异常,或有黄疸、瘙痒、疼痛等症状,但这些特征没有特异性。急性胆囊炎常表现为右上腹的特征性压痛。黄疸和皮肤抓痕常表明存在胆汁淤积。慢性肝病常存在脾脏肿大,但需要考虑血液病及其他原因

引起的脾脏肿大。尽管急性胆囊炎患者肝功能可能有轻度异常,但是胆红素、转氨酶、碱性磷酸酶、γ- 谷氨酰转移酶等在胆囊疾病中通常是正常的。血清碱性磷酸酶和 γ- 谷氨酰转移酶伴或不伴胆红素升高常提示胆汁引流受损。当胆结石发生急性胆管阻塞时,转氨酶可突然升高,如伴随细菌感染,中性粒细胞常升高。超声检查是胆道显影的首选,它能有效地诊断胆囊疾病和胆管扩张。如 B 超诊断不明确,可进一步行计算机断层扫描或磁共振成像 / 磁共振胰胆管造影术检查。由于 MRI 的出现,内镜逆行胰胆管造影术和经皮肝穿刺胆管造影术(percutaneous transhepatic cholangiography,PTC)首选用于治疗而非诊断目的,例如行活组织检查排除癌症或胆道支架植

表 14-1　良性胆道疾病

胆囊
- 结石
- 胆囊炎
  - 结石性
  - 非结石性
  - 化脓性
- 息肉
- 功能障碍
- 其他
  - 腺肌瘤病
  - 胆固醇息肉
  - 瓷性胆囊
  - 黄色肉芽肿
  - 先天性异常（见第 16 章）
  - 少见病（沙门菌、HIV、血管炎）

胆管
- 结石
  - 胆总管
  - 肝内胆管
- 狭窄
  - 胆囊切除术后
  - 肝移植后
  - 吻合口
  - 原发性硬化性胆管炎（见第 18 章）
  - IgG$_4$ 相关硬化性胆管炎
  - 慢性胰腺炎
- 其他
  - Mirizzi 综合征
  - 胆道出血
  - Oddi 括约肌（乳头状）狭窄

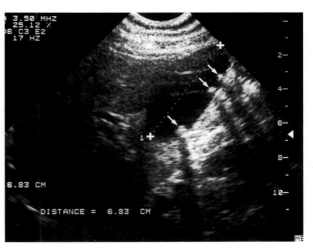

▲ 图 14-1　超声检查显示胆囊有 3 颗结石（箭）投射出声影

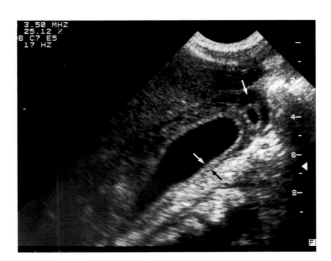

▲ 图 14-2　急性胆囊炎的超声扫描
注意胆囊的厚壁（黑箭与白箭之间）和胆囊周围积液（单箭）

入。胆道疾病种类很多，病情多不复杂，但行多学科管理可有效避免不当的诊断和治疗。

一、胆囊和胆道的影像学

（一）胆囊

禁食后超声是最有效的检查，它诊断快速且无有害射线，对结石的诊断率高达 95%[1]（图 14-1）。超声可以显示胆囊是否柔软、胆囊壁是否增厚及周围有无积液等急性胆囊炎表现（图 14-2）。未能显示胆囊也可能是一个重要的发现。

用锝标记的亚氨基二乙酸衍生物（跟踪胆汁流量）进行胆道闪烁扫描，对于诊断急性胆囊炎（非填充胆囊）的准确率为 95%（图 14-3），但在紧急情况下更难以执行，又涉及放射性示踪剂的管理，临床难以实施。因此，B 超优先作为诊断方法。CT 和 MRI 扫描可以显示结石，但在评估胆囊大小、壁厚和急性胆囊炎症方面，它们是仅次于 B 超的二线检查措施，可都与 B 超互补[1]。

（二）胆管成像

B 超是胆汁淤积症患者检测胆管扩张或胆道

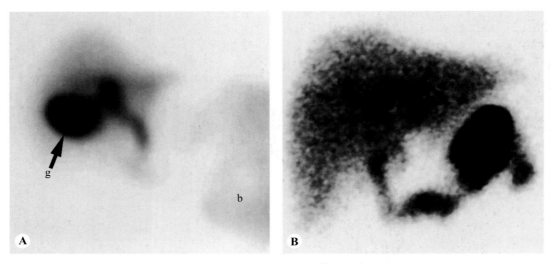

▲ 图 14-3　胆总管造影（^{99m}Tc- 碘）

A. 正常扫描，30min 时胆囊（g）已充盈，同位素已进入肠道（b）；B. 急性胆囊炎，60min 时胆囊未充盈，提示胆囊管梗阻伴急性胆囊炎

疾病的首选方法。胆管扩张提示胆管阻塞（图 14-4）。如果血清胆红素水平超过 170μmol/L（10mg/dl），B 超能发现 50% 的梗阻原因，诊断正确率 50%。如果梗阻持续时间短或间歇性出现，则会出现假阴性，主要是由于未能看到完整的胆管树，特别是壶腹周围区域。据报道，B 超诊断胆管结石的敏感性为 63%[2]。

如怀疑有恶性疾病，应进行 CT 扫描（见第 15 章）。它比超声更敏感地显示梗阻的程度和原因，它在显示胆管结石的敏感性约为 70%[2]。螺旋 CT 较 MRCP 敏感，但无明显优势。

MRCP 是无创性胆管造影，总的来说，它诊断胆总管结石的准确率为＞90%[3]（图 14-5）。诊断直径小于 6mm 的石头灵敏度较低。MRCP 在显示胆管狭窄方面具有较高的准确性，在胰腺癌的诊断上与 ERCP 具有同等的敏感性。还可以显示原发性硬化性胆管炎的变化（图 14-6）（见第 18 章）。

超声内镜对胆总管结石的敏感性和特异性分别为 96% 和 99%，比经腹超声更具优势 [2]。然而，该检查是侵入性的，所以 EUS 的实用性并不比 MRCP 好 [3]。EUS 在特定的情况下是很有价值的，例如对于近期患急性胰腺炎的患者来说，无创性成像往往看不到导管结石 [4]。EUS 可通过

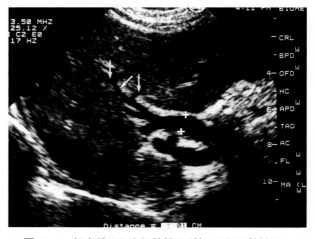

▲ 图 14-4　超声显示肝内胆管扩张（箭）和胆总管扩张（++）

引导细针穿刺细胞学检查或胆道内活检，帮助鉴别良恶性壶腹周围狭窄。

胆道闪烁扫描对胆管疾病的作用有限，但对于显示胆囊切除术后的胆漏（图 14-7），或评估肝内或肝外胆管的功能梗阻程度，都是有价值的。

内镜逆行胰胆管造影术（图 14-8）仅对住院患者进行例行检查。随着 CT、MRI、MRCP 和 EUS 的发展，绝大多数 ERCP 的治疗方案已经制订出来 [5]。括约肌切开术、结石切除、支架置入、细胞学采样和球囊扩张是最常见的干预措施。

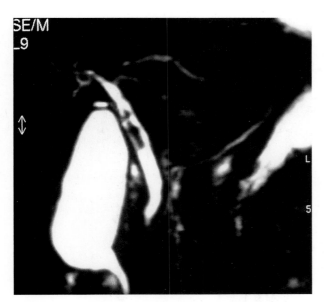

▲ 图 14-5　39 岁女性右上腹不适患者磁共振胰胆管成像（MRCP）

超声示胆管宽 1cm，但未见结石。胆囊是正常的。除 γ- 谷氨酰转移酶轻度异常外，肝功能检查正常。MRCP 显示胆管中部充盈缺损，内镜下括约肌切开术取石

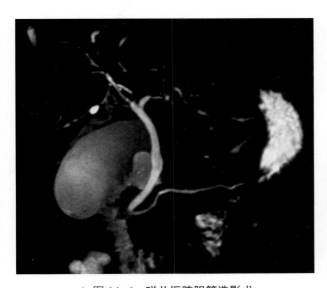

▲ 图 14-6　磁共振胰胆管造影术

患有不明原因的慢性胆汁淤积症的 40 岁女性，肝内和胆管周围有胆管扩张和狭窄，诊断为原发性硬化性胆管炎

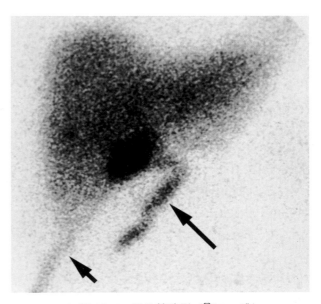

▲ 图 14-7　胆总管造影（^{99m}Tc- 碘）

胆囊切除术后胆漏，同位素从胆囊床（短箭）和 T 管轨迹（长箭）横向跟踪

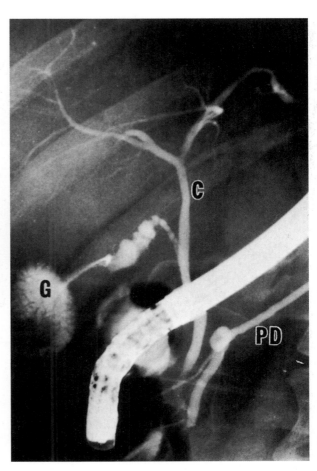

▲ 图 14-8　内镜逆行胰胆管造影，正常显像

C. 胆总管；G. 胆囊；PD. 胰管

ERCP 的并发症包括胰腺炎、胆管炎、出血和穿孔，以及镇静和心血管事件的风险。一项综述分析，ERCP 的并发症发生率为 6.86%（胰腺炎 3.47%），死亡率为 0.33%[6]。为降低胰腺炎发生的风险，欧洲胃肠内镜学会和英国胃肠病学会指

南建议，在 ERCP 时直接给予双氯芬酸或吲哚美辛（如果没有肾衰竭等禁忌证）[7-9]。在胰腺炎高风险的情况下，应考虑放置胰腺支架[7, 8]。所以当地医院的专业知识水平和风险评估很重要[10]。据报道，选择性而非广谱预防性抗生素政策在预防 ERCP 的败血症并发症方面同样有效[11]。尽管存在相关风险，在造影方面 ERCP 比 PTC 应用更加广泛。

经皮肝穿刺胆管造影指在荧光镜下将细针穿过肝脏并注射对比剂以识别和填充胆道系统（图14-9）。它可以在局部麻醉和镇静或全身麻醉下进行。大多数 PTC 手术都是治疗目的，包括内 /外引流（PTD）、支架置入和球囊扩张术。当 ERCP 失败时，PTD 可用于急性胆管炎。由于导管通过肝脏，PTC 比 ERCP 具有更大的风险。手术可出现腹膜炎和胆管炎的出血和胆漏。它很少用于良性胆管疾病患者，除非 ERCP 失败或先前的手术（如肝脏造口术）使壶腹无法进入。

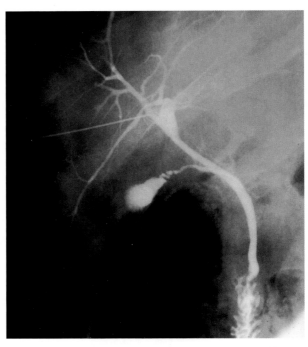

▲ 图 14-9　经皮肝穿刺胆管造影显示正常的肝左管、肝右管和胆总管，以及对比剂自由流入十二指肠

二、胆结石

（一）背景

胆结石是胆囊中的结晶沉积物[12]，发病率在5%～25%。在西方国家，女性和老年人的患病率较高[13]。胆结石大致有三种类型：胆固醇性、混合性（胆固醇和胆色素）和纯色素结石（胆红素）[14]（图 14-10）。钙盐可使它们不透射线。胆固醇

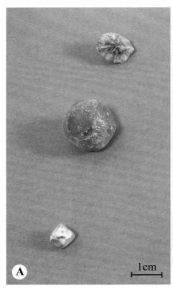
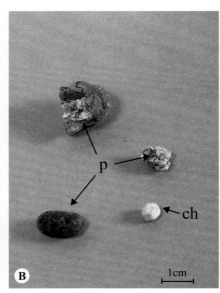
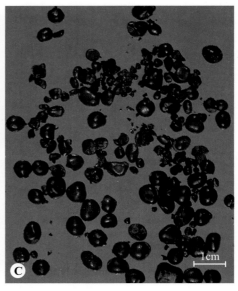

▲ 图 14-10　A. 胆固醇结石切开，上方结石显示了由胆固醇晶体聚集体层形成的同心结构；B. 从胆总管取出的石头；C. 黑色色素胆结石
ch. 胆固醇胆结石；p. 棕色色素结石

结石占86%，混合性结石约占4%，显性胆红素结石罕见[15]（表14-2）。

胆固醇结石的形成是促成核因子和抗成核因子不平衡有关。导致胆固醇结石形成的因素包括胆汁胆固醇过多，胆盐水平低，胆囊运动性降低，以及磷脂酰胆碱水平，磷脂酰胆碱通常会阻止胆固醇的结晶[16]。胆结石形成的主要危险因素如图14-11和表14-3所示。溶血和慢性细菌或寄生虫感染被认为是色素结石的主要危险因素。

目前没有证据表明改变生活方式可以减少胆结石的发病率。镰状细胞病患者可以早期诊断达到预防镰状细胞病危象。脾切除术或有脾梗死的患者使用预防性抗生素来预防溶血。目前没有

证据表明预防性胆囊切除术可以减少胆结石的发生[17]。

（二）胆结石形成

胆汁85%～95%是水分，其他成分是胆固醇、磷脂、胆汁酸、胆红素、电解质和一系列蛋白质及黏蛋白。胆固醇不溶于水，它是由单层磷脂囊泡中的小管膜分泌的（图14-12）。胆汁中胆固醇的溶解取决于是否有足够的胆盐和磷脂[主要是磷脂酰胆碱（卵磷脂）]。如胆固醇增多或磷脂及胆汁酸减少，则形成脂质体，由此形成胆固醇晶体，最终形成胆泥和结石（图14-12）。胆道胆固醇浓度与血清胆固醇水平无关，仅在一定程度上取决于胆汁酸池和胆汁酸分泌。胆汁酸类

表 14-2 胆结石分类

		胆固醇	黑色	褐色
定位		胆囊、胆管	胆囊、胆管	胆管
成分		胆固醇	胆红素聚合物	胆红素钙
黏稠度		有核晶状体	坚硬	软、脆
X线穿透力		15%	60%	0%
合并症	感染	少见	少见	常见
	其他疾病	参见图 14-11	溶血、肝硬化	慢性胆道梗阻

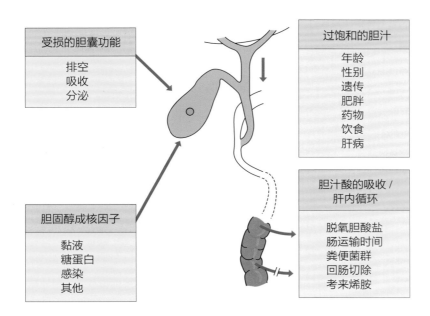

受损的胆囊功能
排空
吸收
分泌

胆固醇成核因子
黏液
糖蛋白
感染
其他

过饱和的胆汁
年龄
性别
遗传
肥胖
药物
饮食
肝病

胆汁酸的吸收／肝内循环
脱氧胆酸盐
肠运输时间
粪便菌群
回肠切除
考来烯胺

◀ 图 14-11 胆固醇结石形成的主要因素是胆汁中胆固醇过饱和、脱氧胆酸盐形成和吸收增加、胆固醇晶体成核和胆囊功能受损

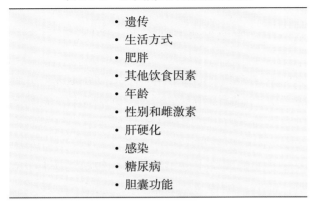

表 14–3　胆固醇结石形成的因素

- 遗传
- 生活方式
- 肥胖
- 其他饮食因素
- 年龄
- 性别和雌激素
- 肝硬化
- 感染
- 糖尿病
- 胆囊功能

型的改变也会降低胆固醇的溶解能力。在胆结石患者中发现较高比例的脱氧胆酸（在肠道中产生并被吸收的一种次生胆汁酸）。脱氧胆酸是一种疏水的胆盐，当分泌到胆汁中，从管状膜中吸收更多的胆固醇，增加胆固醇饱和度，能加速胆固醇结晶。胆结石患者的胆汁可以促进胆固醇结晶和成核，没有结石的人群胆汁可以抑制这一过程。胆石症及多发结石患者的胆固醇成核时间比非结石人群及单发的结石患者要短[18]。结石症患者胆汁中胆道蛋白浓度增加，加速成核的蛋白包括胆囊黏液蛋白和免疫球蛋白 G。胆固醇胆结石的中心为胆红素，胆汁中的胆固醇结晶成核的表面为蛋白质色素复合物。学者已经报道了胆红素结合相关的遗传基因位点与胆结石形成的关联[19]。减缓成核的因素（抑制物）包括载脂蛋白 A_1 和 A_2[20]。熊去氧胆酸(一种可口服胆汁酸药物）除降低胆固醇饱和度外，还可延长成核时间[21]。

（三）胆囊功能

在禁食期间，胆囊充满肝胆汁，通过吸收水分来浓缩胆汁，进食的时候胆囊收缩，导致胆汁进入十二指肠。胆囊必须能够排空，以便清除可能引起结石形成的微晶、污泥和碎屑。胆囊收缩受胆碱能和激素控制。来自肠道的胆囊收缩素可以增加黏膜液分泌稀释胆汁并收缩排空胆囊。阿托品可降低胆囊对 CCK 的收缩反应[22]。其他影响胆囊的激素包括胃动素（刺激性）和生长抑素（抑制性）。胆囊中的免疫过程和炎症也似乎会影响收缩并促进原核因子的产生[23]。长期肠外营

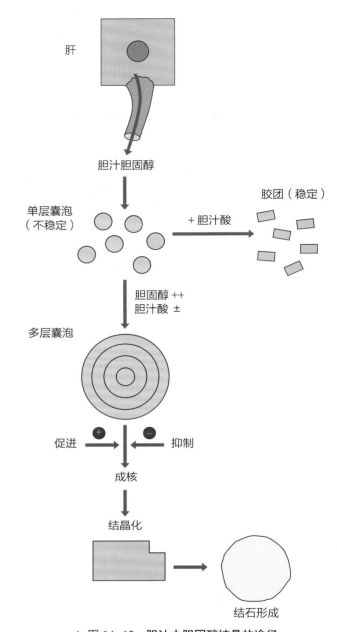

▲ 图 14–12　胆汁中胆固醇结晶的途径
来自多层囊泡的胆固醇 – 水合物晶体的成核是胆结石形成的关键步骤

养、监护室及孕期患者胆囊排空障碍与胆结石之间的关系表明胆囊运动是重要的[24]。

（四）胆泥

胆泥是胆固醇—水合物晶体、胆红酸钙颗粒和其他钙盐／泥状物的黏性悬浮液。它通常因进食过少或肠外营养引起胆囊运动减弱而形成。胆泥形成后，70% 的患者自行消失[25]。约 20% 的

患者出现胆结石或急性胆囊炎并发症。

（五）胆结石的流行病学 [16, 26]

胆结石的患病率在研究的人群之间和人群之内差异很大。然而，有广泛的差异是一致的。患病率最高的是美国印第安人，在一些研究中，高达 60%～70% 的女性患有胆石症或胆囊疾病。智利印第安人的患病率也很高。非洲黑人患病率最低（<5%）。在西方国家，胆囊结石的患病率为5%～15%。在英国和意大利，女性的胆结石患病率比男性高 2 倍。

（六）胆结石形成的因素

1. 遗传学

研究显示，特定的基因与胆固醇和磷脂的物理化学变化有明确的联系 [16]。单双胞胎和双卵双胞胎的研究表明，遗传因素占胆结石患病率差异的 25%[27]。在一项美国家庭研究中，约有 29% 的症状性胆结石是有遗传的 [28]。小鼠模型中候选胆结石基因已被确定，人类研究中确定了肝细胞胆固醇转运蛋白 ABCG8 的变异（p.D19H）是胆结石形成的危险因素 [29]。最近的一项研究显示遗传学的异质性，其他易感基因位点被识别但具有较低的相关性 [30]。由 ABCB4 突变引起的低磷脂相关胆石症（见第 13 章）进一步证明了遗传学的关系和复杂性。

2. 生活方式

研究发现缺乏锻炼和结石形成有关 [31]，还与代谢综合征、肥胖、2 型糖尿病和血脂异常有关 [16]。在分子水平上，这似乎与胰岛素抵抗有关，导致胆汁胆固醇分泌过多和胆汁酸合成受损 [32]。

3. 肥胖

胆结石患者中肥胖人群比例比一般人群中更高 [33]，并且是 50 岁以下女性的特殊危险因素。与非酒精性脂肪肝有显著相关性 [34]。肥胖与胆固醇合成增加有关。大约 50% 的明显肥胖患者在手术时有胆结石。节食可导致肥胖患者更容易形成胆泥和结石。肥胖患者瘦身手术后胆石形成很常见 [35]，可通过服用熊去氧胆酸来减少 [36, 37]。

4. 其他饮食因素

流行病学研究表明，过多摄入精制糖类和甘油三酯会增加胆结石风险 [38]。增加摄入膳食胆固醇会增加胆汁胆固醇浓度，但没有流行病学或饮食数据将胆固醇摄入与胆结石联系起来。在西方国家，胆结石与膳食纤维摄入少及较长的肠道通过时间有关 [39]，这增加了胆汁中的脱氧胆酸成分，使胆汁更容易形成结石。肠肝循环中脱氧胆酸是由粪便细菌在结肠中使胆酸脱羟基而得到的。胆结石患者的小肠排空时间较长 [40]，并增加了粪便中的细菌脱水活性 [41]。低糖类饮食和较短的禁食期可以预防胆结石，男性摄入适量的酒精也可以预防胆结石 [42]。

5. 年龄

随着年龄的增长，胆结石患病率上升，这可能是由于胆汁中胆固醇含量增加。到 75 岁时，一些西方国家约有 20% 的男性和 30% 的女性患有胆结石。

6. 性别和雌激素

50 岁之前，胆结石在女性中的发病率是男性的 2 倍。多次妊娠的女性发病率高于未生育的女性。妊娠晚期胆囊排空不完全，残留的胆泥更容易形成胆固醇结晶，但通常是无症状的，2/3 的女性分娩后自发消失 [43]。在产后，8%～12% 的女性患有胆结石（是对照组的 9 倍）[44]。1/3 的患者是有症状表现的，30% 的小结石可以自发消失。

当女性服用避孕药时，更容易发生胆结石。据报道，口服避孕药的女性胆囊疾病发病率增加，但最近的研究未能证实这一点，可能是因为雌激素含量较低 [45]。服用含雌激素药物的绝经后女性胆囊疾病发病率显著增加（约 1.8 倍）[45, 46]。前列腺癌患者服用雌激素也有形成胆结石的风险 [47]。

7. 肝硬化

大约 30% 的肝硬化患者患有胆结石，Child-Pugh C 级和酒精性肝硬化与胆结石发生密切相关，年发病率约为 5%[48]。所有肝细胞疾病患者均表现出不同程度的溶血。虽然胆汁酸分泌减少，但结石通常是黑色素类型。磷脂和胆固醇的分泌也降低，因此胆汁不会过饱和。肝硬化患者的胆囊切除术会增加发病率和死亡率[49, 50]。Child-Pugh A 级和 B 级胆结石患者，腹腔镜方法优于开腹胆囊切除术。在 Child-Pugh C 级患者和终末期肝病模型评分较高的患者中，胆囊切除术的风险很高[50]。如果患者择期行肝移植手术，应避免胆囊切除术。

8. 感染

虽然感染被认为对胆固醇结石形成不太重要，但在这些结石中发现了细菌 DNA[51]。可以想象，细菌可能会脱胆盐，吸收并降低胆固醇的溶解度。

9. 糖尿病

糖尿病患者的胆结石患病率高于非糖尿病患者（42% vs. 23%）[52]。肥胖可能是这类人群胆结石形成的重要因素。糖尿病患者的胆囊往往体积较大且收缩和充盈不良[53]。接受胆囊切除术的糖尿病患者，无论是急诊还是择期，都会增加并发症的风险。

10. 其他因素

丙型肝炎患者的胆囊结石发病率高于乙型肝炎及无病毒性肝炎患者（分别为 11.7% vs. 5.4% 和 6.0%[54]），但其原因尚不清楚。回肠切除破坏胆盐的肠肝循环，减少总胆盐池，然后形成胆结石。在次全切除术或全结肠切除术中也发现相同现象[55]。胃切除术可增加胆结石的发病率[56]。长期服用考来烯胺可降低胆汁酸，胆汁酸池减少，胆结石形成。

（七）色素胆结石[57]

该术语通常用于含有小于 30% 胆固醇的结石。分为两种类型：黑色和棕色（图 14-10 和表 14-2）。黑色素结石主要由与磷酸钙和碳酸盐混合的不溶性胆红素色素聚合物组成，也可能不含胆固醇。形成的机制尚不清楚，但和胆汁及非结合胆红素的过饱和、pH 和钙的变化、有机基质（糖蛋白）的过量产生相关。全基因组分析显示，在患有 UGT1A1Gilbert 综合征变异的男性中，与胆结石（胆固醇和那些具有更多色素含量的人）有

关[19]。总体而言，20%～30% 的胆囊结石是黑色的，发病率随年龄增长而上升。黑色结石常伴随慢性溶血，通常是遗传性球形红细胞增多症或镰状细胞病，心脏瓣膜病也可引起。患者表现出所有形式的肝硬化患病率增加，尤其是酒精性[48]。回肠克罗恩病患者可能形成色素结石，因为胆汁酸回肠功能失败导致胆红素结肠吸收增加[58]。

棕色色素结石含有胆红素钙、棕榈酸钙和硬脂酸钙、胆固醇。棕色结石在胆囊中很少见，多存在于胆管中，与胆汁淤滞和感染的胆汁有关。这类结石 X 线穿透性好，细菌的含量超过 90%。结石形成伴脓毒症与细菌 β 葡萄糖醛酸酶对胆红素二葡糖苷酸的解偶联有关[57]。棕色色素结石形成于硬化性胆管炎和先天性肝内胆管扩张症扩张段的胆管狭窄之上。与十二指肠乳头下憩室有关[59]。在东方国家，褐色结石与胆道寄生虫感染有关，如华支睾吸虫和蛔虫。这些结石通常是肝内的。

三、胆结石的症状和并发症

从胆结石最初形成到出现症状需要手术切除大约需要 12 年[60]。胆囊结石通常无症状，每年有 2%～4% 的胆结石患者出现症状，最常见的是胆绞痛。右上腹部疼痛持续超过半小时没有发热[61, 62]，如出现发热，表明急性胆囊炎或胆管炎。其他常见症状包括上腹部疼痛和食欲缺乏、恶心、腹胀、胃肠胀气和泡沫、恶臭的粪便[61, 62]。

胆结石并发症包括急性胆囊炎（0.3%～0.4%）、急性胰腺炎（0.04%～1.5%）和阻塞性黄疸（0.1%～0.4%）[61-63]。其他罕见的并发症是急性胆管炎、胆囊的脓胸或黏液囊肿、肠梗阻（胆结石肠梗阻）、胆囊穿孔伴腹膜炎和胆囊癌。其中，急性胰腺炎和胆管炎是危及生命的并发症，急性胰腺炎首发[64-66]，死亡率为 3%～20%，急性胆管炎发病率为 4%～24%[67, 68]。

胆绞痛常先于其他并发症出现[69]，有胆绞痛病史的患者胆结石相关并发症发生率高于无症状胆结石患者[70]。

（一）胆结石的诊断

如前所述，超声是诊断胆囊结石的一线方法。2013 年的共识会议发布了急性胆囊炎的诊断标准[71]。如存在局部或全身炎症迹象时，应怀疑急性胆囊炎，包括墨菲征阳性、发热、白细胞计数或 C 反应蛋白升高。墨菲征敏感性为 65%，特异性为 87%[72]。急性胆囊炎常由超声证实（敏感性 81%，特异性 83%）。MRI 的准确性与超声的准确性相似，但胆管造影术更具优势[73]。胆源性胰腺炎常出现上腹部持续性疼痛，常向后辐射，有弥漫性压痛，血清及尿淀粉酶、脂肪酶升高。可行放射学检查诊断[74]。

当出现阻塞性黄疸、尿色深、血清碱性磷酸酶水平升高时，应怀疑是否存在胆总管结石。超声可发现胆管扩张，但发现胆管结石只有 60% 的敏感性[2]。因此，进一步行 MRCP 或超声内镜检查是必要的[8, 75]。如出现发热寒战，需要考虑急性胆管炎的存在。

对于出现胆囊结石症状但临床表现良好的患者，选择超声进行评估是必要的，如果存在胆结石，建议转肝胆外科处理。如果怀疑患有胆结石并发症，则需要紧急转诊给外科医生，早期诊断和治疗可改善患者预后。

表明存在并发症的特征包括：①发热、寒战；②低血压；③上腹部疼痛放射到背部；④黄疸、尿黄、尿液胆红素阳性；⑤墨菲征；⑥弥漫性腹部压痛。

根据患者的临床表现，应进行进一步的血液检查，如血白细胞计数、血清 C 反应蛋白、血清淀粉酶、血清胆红素、碱性磷酸酶和转氨酶。注意，由于结石引起的急性胆管阻塞，可以看到转氨酶而不是碱性磷酸酶急剧升高。怀疑患有胆结石并发症的患者尽早行超声、CT、MRCP/MRI 和超声内镜检查。

（二）治疗胆结石

在对有症状和无症状的胆结石患者管理上是不同的。出现上腹部疼痛或消化不良症状的患者，可能难以确定症状是否与已知的胆囊结石有关。在一项研究中，90% 的胆绞痛患者在胆囊切除术后症状缓解，提示胆绞痛是症状性胆结石的可靠指标[76]。约 70% 的上腹痛患者在胆囊切除术后症状得到缓解，但根据疼痛程度或持续时间的不同而有所不同。然而，只有 55% 只有一般消化不良症状的患者在胆囊切除术后出现症状缓解，这表明，在胆囊结石患者中，上腹部疼痛或消化不良可能与胆结石无关[76]。在系统评价中，高达 33% 的患者在胆囊切除术后继续出现腹部症状，高达 14% 的患者出现新的腹部症状[77]。持续症状包括腹泻和便秘、胃肠胀气是最常见的新症状。

（三）症状性胆结石

根据英国国家健康与保健研究所（National Institute for Health and Care Excellence，NICE）的指南[78]，有症状的胆结石患者建议进行胆囊切除术，但证据质量较差。目前还没有随机对照试验比较药物（熊去氧胆酸）或体外冲击波碎石术与保守观察的结局，因此这些干预措施的价值尚不清楚。斯堪的纳维亚地区进行了两项随机对照试验，比较有症状性胆结石患者的手术与观察，一项为胆道绞痛（任何严重症状）患者[79, 80]，另一项为急性胆囊炎患者[81, 82]。

1. 手术与观察：胆绞痛 RCT

随访 14 年后，大约 40% 未接受常规胆囊切除术的患者出现复发症状或并发症，而接受胆囊切除术的患者为 13%[79, 80]。在随访期间，观察组中只有 1 名患者（1.4%）出现急性胰腺炎[79, 80]。然而，"观察组"中约有 50% 的人接受了手术，手术的中位时间为 28 个月[79, 80]。

2. 手术与观察：急性胆囊炎 RCT

随访 14 年后，约 30% 未接受常规手术的轻度急性胆囊炎患者出现复发性胆结石相关并发症，而接受常规手术的患者为 3%[81, 82]。观察组的 33 名参与者均未发生胰腺炎。观察组中约有 33% 的人接受了胆囊切除术，手术的中位时间为 15 个月[81, 82]。

不幸的是，目前无法预测哪些患者会出现复发症状或并发症。英国国家医疗保健研究所评估了 2014 年期间的胆囊结石患者，评价手术与观察的有效性，结论是手术治疗症状性胆结石更有效[83]。然而，轻度胆绞痛患者行胆囊切除术的益处存在相当大的不确定性。英国正在进行一项试验，研究无症状胆结石患者行手术与观察的结局（C-Gall 试验）[84]。

3. 药物与手术治疗

目前还没有将药物治疗与手术效果进行比较的 RCT 研究。一项观察等待手术的患者行药物治疗控制症状和并发症的 RCT 研究发现，这种方法并未减少胆道症状[85]。因为药物治疗的效果差，复发率高，所以不能代替手术治疗。有三项 RCT 研究比较胆囊切除术与体外冲击波碎石术治疗症状性胆囊结石，发现碎石术仅在一小部分患者中有效[86]。接受减肥手术的患者发生胆结石风险很高，手术后使用熊去氧胆酸可以降低这种风险[37]。

4. 小结

手术目前被认为是治疗症状性胆结石的唯一有效治疗方法。然而，30%～40% 的患者在胆囊切除术后仍有症状，然而主诉的腹部症状可能错误地归因于胆结石[77]。因手术成功率仅为 60%～70%，所以胆囊切除术对于症状性胆结石并不是特别有效的治疗方法，但由于缺乏替代方案，因此大多数国际指南推荐使用胆囊切除术。需要进一步的研究来确定症状性胆结石的治疗方法，以及如何预测胆结石症状复发。对于需要干预但不适合胆囊切除术的患者，可考虑进行经皮胆囊造口术[87]。当患者病情好转时，可以重新考虑胆囊切除术。

四、胆囊切除术

（一）风险

并发症

虽然胆囊切除术通常被认为是一种相对安全的手术，几乎没有严重的并发症，但手术引起的胆管损伤是一种严重的并发症，具有潜在的长期后果[88]。手术后死亡率为 0.15%～0.31%[89-91]。腹腔镜胆囊切除术胆管损伤发生率为 0.2%[92, 93]。

瑞典胆结石手术和内镜逆行胆管胰管造影登记处分析了 5 万多名未经选择的患者，尽管只有 1/5（0.3%）的损伤涉及胆管的部分或完全横断[88]，但是 2005—2010 年接受胆囊切除术的患者中，仍有 1.5% 发生了胆管损伤。胆管损伤患者的 1 年死亡率明显高于无胆管损伤的患者。

美国最近一项大型数据库的研究显示，胆囊切除术主要并发症的风险为 6%～9%，包括心肌梗死、心力衰竭、急性脑卒中、肾衰竭、肺栓塞、呼吸衰竭和术后休克[94]。此外，最近对英国医院 4000 例行选择性胆囊切除术的患者进行调查，结果显示，接受选择性胆囊切除术的人中约有 8% 出现手术并发症[95]。这些研究结果强调，胆囊切除术对有老年合并症的患者来说，必须被视为高风险手术。

胆囊切除术后，一小部分人可能会出现脂肪不耐受，建议这些患者采用低脂肪饮食。然而，目前没有迹象表明胆囊切除术后应常规建议低脂肪饮食。

（二）手术方法

1. 腹腔镜与开腹胆囊切除术

胆囊切除术通常通过腹腔镜进行，而不是开放手术，因为住院时间较短，术后疼痛轻，能早期恢复工作[96, 97]。如 Cochrane 系统评价[98] 所示，微创开放（"小切口"）胆囊切除术有同样的治疗效果，一项 RCT 研究[99] 描述，并且可能比腹腔镜胆囊切除术便宜。当腹腔镜检查不可用时，小切口胆囊切除术是一个很好的选择，或者当腹腔镜手术失败时作为替代方案。

根据对 4 项 RCT 的系统评价和 Meta 分析，因为整体发病率较低[100]，所以腹腔镜胆囊切除术优于开腹胆囊切除术，即使在急性胆囊炎患者中也是如此。对于肝硬化患者，因为术后并发症较少，住院时间较短[101]，腹腔镜胆囊切除术也优于开腹胆囊切除术。

2. 胆囊切除术的围术期干预

抗生素：Cochrane 系统评价发现，对接受胆囊切除术的患者常规使用抗生素预防并未减少手术部位感染或腹腔感染。因此，目前没有证据表明在接受选择性腹腔镜胆囊切除术的患者中需要常规抗生素预防[102, 103]。

在接受急性胆囊炎手术的患者中，通常预防性使用抗生素。然而，对于急性胆囊炎的早期胆囊切除术患者，目前尚无 RCT 证据表明预防性抗生素是有益的。对于接受胆囊切除术治疗的急性胆囊炎患者，一项 414 名患者的 RCT 研究发现，术后接受抗生素治疗的患者（15%）与未接受抗生素治疗的患者（17%）发生感染性并发症无显著差异[104]。因此，没有证据表明急性胆囊炎胆囊切除术后需要术后使用抗生素。建议对胆囊切除术期间发生胆囊穿孔的患者或急性胆囊炎胆囊切除术延迟的患者给予抗生素治疗。

3. 日间手术

根据 6 项随机对照试验的 Cochrane 系统评价，选择性腹腔镜胆囊切除术可作为日间手术程序进行[105]。根据对 11 项 RCT 的 Cochrane 系统评价，没有针对日间手术腹腔镜胆囊切除术的特殊麻醉方案[106]。目前没有证据表明在腹腔镜胆囊切除术中需要常规进行胆管造影术[107]。

4. 腹腔镜胆囊切除术：手术时机

(1) 胆绞痛：根据仅有一项偏倚风险较高的试验证据[108, 109]，早期腹腔镜胆囊切除术（胆绞痛诊断后不到 24h）的发病率低于选择性腹腔镜胆囊切除术（平均等待时间 4 个月），并且缩短住院时间和手术时间。因此，早期腹腔镜胆囊切除术是首选的。然而，本研究中患者等待手术期间的并发症发生率与 RCT 比较手术与观察[7, 110–112]的队列研究不同。这表明该试验中纳入的患者症状更严重。

(2) 急性胆囊炎：Cochrane 系统评价（包括 7 项随机对照试验）比较了入院后 1 周内进行的早期腹腔镜胆囊切除术，延迟腹腔镜胆囊切除术在急性胆囊炎患者症状消退至少 6 周后进行。这表明，早期腹腔镜胆囊切除术缩短了住院时间约 4 天[113]，与晚期胆囊切除术相比，严重并发症的发生率相似（分别为 6.5% 和 5.0%）[113]。在早期和延迟组中，从腹腔镜到开腹胆囊切除术治疗急性胆囊炎的转换率约为 20%[113]，远高于胆绞痛的选择性腹腔镜胆囊切除术（通常小于 5%）。所以

入院后应尽快进行手术，能缩短住院时间及手术时间[114]。

对于症状持续超过 72h 的患者，一项 RCT 研究发现，早期腹腔镜胆囊切除术效果优于延迟腹腔镜胆囊切除术，优于首次入院后超过 6 周的延迟腹腔镜胆囊切除术[115]。然而，另一项随机对照试验发现，对于无法在 1 周内进行早期择期手术的患者，最好等待 6 周，因为腹腔镜胆囊切除术后 7～45 天的发病率大约是早期（7 天内）或选择性手术的 2～3 倍[116]。在急性胆囊炎发病 7 天后继续进行腹腔镜胆囊切除术的同时需要做好开腹手术的准备。另一种方法是经皮胆囊引流术和选择性手术，这对于老年患者或患有严重合并症的患者更为合适。然而，超过 1/3 的患者会出现并发症，或因胆道疼痛而重新入院。30% 的患者，最终需要进行胆囊切除术[82]。

总结目前关于急性胆囊炎手术时机的研究，似乎早期腹腔镜胆囊切除术对于症状持续时间少于 7～10 天的患者更为可取，并且对于症状持续时间较长的患者，6 周后延迟腹腔镜胆囊切除术更好。

(3) 伴发胆结石胰腺炎：尽早进行早期腹腔镜胆囊切除术，似乎比轻度胆石性胰腺炎患者进行延迟择期腹腔镜胆囊切除术更有益[117]。目前还没有高质量的证据来指导重症急性胰腺炎患者胆囊切除术的时机[117]。一种常见的方法是解决与重症胰腺炎相关的并发症，并确保在进行腹腔镜胆囊切除术之前患者完全康复。

(4) 妊娠：妊娠期胆囊切除术可导致孕产妇和胎儿出现相关并发症[118]，但一般情况下，由于存在症状反复，以及住院和不及时手术出现的相关并发症的风险，建议尽早手术治疗复杂的胆结石疾病[119, 120]。

根据非随机研究系统评价的证据，腹腔镜胆囊切除术可能优于妊娠早期和中期的开腹胆囊切除术，因为母亲和胎儿的并发症较少[121]。

最近对妊娠期胆囊结石手术与保守治疗的非随机对照研究的 Meta 分析未能为手术干预提供指导[122]，并且非随机试验中可能存在偏向于保守治疗的选择偏倚。

五、复杂性急性胆囊疾病

（一）胆囊脓肿

如果胆囊管被结石堵塞并在停滞的胆囊胆汁内发生感染，则可能发生胆囊脓肿。如出现发热、寒战、疼痛，可能提示腹腔内脓肿，老年患者可能出现相对较好的非特异性症状。治疗方法是使用抗生素，然后进行胆囊切除术，但术后脓毒症并发症发生率高[123]，如果患者不适合进行手术，并且随后拟行选择性胆囊切除术解决败血症，则可考虑经皮胆囊造口术，也可作为严重合并症的最终治疗方法。

（二）气肿性胆囊炎

该术语用于表示胆囊感染了产气微生物（大肠杆菌、韦氏梭菌）或厌氧链球菌。原发病灶是胆囊管或胆囊动脉闭塞。感染是次要的[124]。主要发生于患有糖尿病的男性患者，常出现严重的毒血症状，常可以触及腹部肿块。

腹部 X 线显示胆囊呈梨形气影，有时可能会看到气体渗透到腹壁和周围组织。胆囊管通常被胆结石阻塞，气体不明显。立位片胆囊中可见液平。然而，X 线可能不会显示出特征性的改变。大约 50% 的病例中是靠超声诊断的。CT 可能显示出特征的改变。

标准治疗方法是抗生素和急诊胆囊切除术。在重症患者中，经皮胆囊造口术是另一种治疗方法。

（三）急性非结石性胆囊炎

成人中 5%～10% 的急性胆囊炎为非结石性，儿童有 30%。最常见的诱发因素是手术、多发伤或严重烧伤后。还与近期的分娩、严重的败血症、机械通气和肠外营养有关。发病机制尚不清楚，可能是多因素的，如胆汁淤滞（胆囊收缩乏力）、胆汁黏度增加、胆囊缺血。阿片类药物可以增加 Oddi 括约肌的张力，也可以减少胆囊排空。临床特征类似急性结石性胆囊炎，伴有发热，白细胞增多和右上腹疼痛。因为患者常常处于机械通气或接受麻醉镇痛药治疗，所以诊断困难。可能表现为胆汁淤积的特征，如胆红素和碱性磷酸酶升高。超声和 CT 检查常常互为补充，可显示增厚的胆囊壁（＞5mm），胆囊周围液或浆膜下水肿（无腹水）和胆囊壁积气。研究发现，超声诊断的敏感性差异很大（30%～100%），但前瞻性研究表明这是一种有效的检查方法[125]。胆囊闪烁成像诊断非结石性胆囊炎的敏感性为60%～100%[125]，但将患者移至成像装置所需的扫描时间可能存在争议[125]。

由于诊断困难，对有风险的患者，需要收集较多的临床证据。胆囊坏疽和穿孔较常见，死亡率很高，高达 41%[126]，这通常是由于诊断延误。急诊胆囊切除术是有效的治疗方法。在危重患者中，超声引导下经皮胆囊造口术可挽救患者生命。

六、经皮胆囊造口术

不适合手术的严重急性胆结石或非结石性胆囊炎的患者可行经皮胆囊造口术[127, 128]。经皮胆囊造口术可以在超声或 CT 引导下进行，或者通过荧光透视法进行。经导丝引导下进行导管置入，进行胆汁持续引流或者临时胆汁抽吸，同时需要加强抗感染治疗。

经皮胆囊造口术可以作为常规手术方式，也可作为胆囊切除术前的临时治疗措施[127, 128]，经皮胆囊造口术在老年患者中成功率为 85%，死亡率为 0.36%。40% 的患者在术后进一步行胆囊切除术，死亡率为 1.96%。经皮胆囊造口术组患者 30 天死亡率为 4.5%，后期没有行胆囊切除的患者死亡率为 15.4%[129]。据报道，有使用内镜下行鼻胆管或经毛细支架进行胆囊引流的方法[130]，最近有经食管超声引导下使用新型的金属支架（ECE-LAMS）引流术，但是需要进一步评估疗效采用[131]。

七、无症状的胆囊结石

目前没有 RCT 研究无症状的胆囊结石是否需要处理，改变生活方式（如减少脂肪食物摄入量或增加运动）是否可以预防胆结石症状仍需要进一步确定。

由于手术引起的并发症和替代疗法缺乏疗效，目前没有针对无症状胆结石患者推荐的治疗方法（无论是胆固醇、色素还是混合结石）。而瓷化胆囊需要治疗，因为它与胆囊癌有关[132]。然而，对于无症状胆结石行胆囊切除术和瓷化胆囊行预防性胆囊切除术去预防胆囊癌仍存在争议[133, 134]。

接受大型腹部手术的无症状胆结石患者，行胆囊切除术似乎是合理的，因为手术相关的粘连可能影响微创手术（即腹腔镜胆囊切除术）的实施。然而，这种观点并未得到 RCT 证据的支持。

八、非手术治疗胆囊结石

腹腔镜胆囊切除术的广泛应用显著减少了非手术治疗胆囊结石的方式。胆囊切除术可以引起胆管损伤或其他并发症，有合并症的老年患者行手术治疗导致较高的死亡率，因此，当患者不适合手术或拒绝手术时，尽可能考虑非手术方法（表 14-4）。

胆结石治疗概述

目前，无症状胆结石不提倡治疗。对于有症状的胆结石患者，手术似乎是唯一有效的治疗方法；然而，对症状较轻的胆结石疾病且无并发症的患者，手术后获益是值得怀疑的。在大多数情况下，腹腔镜胆囊切除术似乎优于开腹胆囊切除术。对于复杂性胆囊结石早期手术是有益的。如图 14-13 所示。

九、胆总管结石

（一）背景

胆总管中的大多数结石来自胆囊，胆结石的移动和胆囊管的直径、石头的大小、Oddi 的括约肌有关。结石可以引起急性胰腺炎、急性胆管炎或腹痛，或者停滞在胆道内。它们可能导致胆总管部分阻塞伴有间歇性阻塞性黄疸。急性胆管感染可能导致感染性休克或导致肝脓肿形成。

在胆囊切除术中，结石可能留在胆总管中，或者可能从胆囊管残端迁移。胆结石可因胆管创伤性或炎性狭窄再次形成，可反复出现感染。原发性导管结石通常是棕色、椭圆形的，并且与导管的长轴一致。

（二）胆总管结石的临床表现

胆管阻塞通常是部分和间歇性的，有时会在扫描时偶然发现胆道结石。在老年人中，他们可能仅表现为全身不适、精神萎靡、乏力等[139]，约 3/4 的患者出现疼痛，通常是右上腹间歇性绞痛，伴有腹部压痛和胆汁淤积性改变。如出现急性梗阻，转氨酶水平升高，常被误诊为急性肝炎，血常规显示中性白细胞增多。经典表现是黄疸、腹痛、发热寒战（Charcot 三联征）。

（三）评估急性胆管炎的严重程度

对胆管炎的严重程度做出判断非常重要，大多数患者为轻度或中度胆管炎，早期抗生素治疗有反应，这些患者需要住院治疗。那些对抗生素治疗不敏感或感染性休克的患者需要在 ICU 救治。对抗生素治疗无效的急性胆管炎患者需要紧

表 14-4 胆囊结石的非手术治疗

治 疗	预 后	局限性	参考文献
熊去氧胆酸溶石	• 结石＜5mm 的患者 90% 有效 • 结石＞20mm 或者多发结石的患者 40%～50% 有效	• 需要长期服药 • 需要胆囊有正常功能 • 5 年复发率为 30%～50%	[135, 136]
体外冲击波碎石术（口服胆汁酸辅助治疗）	在特定的患者中，12 个月时 70%～90% 有效	• 只有 20%～25% 的患者适合 • 复发率高	[137, 138]

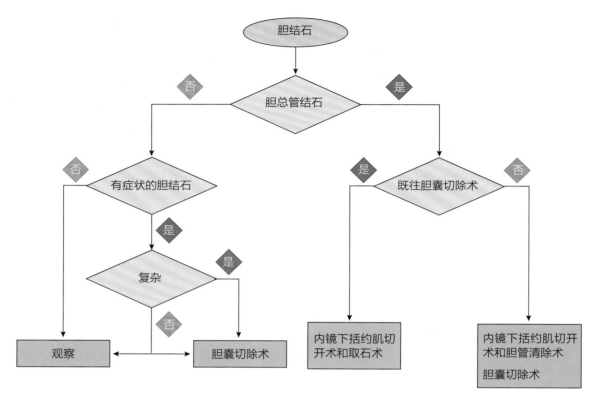

▲ 图 14-13　胆结石治疗流程

急行胆道减压，如不及时行 ERCP，会增加并发症发生率并延长恢复期[8]。Charcot 三联征合并意识障碍和低血压称为 Reynold 五联征，常由急性化脓性胆管炎引起，需要紧急胆管引流[140]。

在东京指南（TG13）[141] 中定义了胆管炎的严重程度，重度（Ⅲ级）：器官 / 系统功能障碍（心血管、神经、呼吸、肾、肝和血液中的至少一种）。中度（Ⅱ级）：急性胆管炎，白细胞计数异常，高热（≥39℃），年龄≥75 岁，胆红素≥5mg/dl（105μmol/L）和低白蛋白血症。轻度（Ⅰ级）是不符合Ⅱ级或Ⅲ级标准的急性胆管炎。上述标准被认为能指导临床实践[142]。全身性感染是由于导管阻塞引起的胆汁压升高引起的。最常见的病原体是大肠杆菌，其他包括克雷伯菌、链球菌、假单胞菌、拟杆菌和梭菌属。胆源性胰腺炎是由于结石嵌顿在壶腹部。

（四）管理

急性胆管炎需要使用抗生素治疗，进行适当的液体管理，然后进行 ERCP、括约肌切开术和结石取石术。内镜干预的时机取决于患者的临床症状和对抗生素的敏感性。血液培养应在发热期采样。环丙沙星是一种有效的一线用药，胆汁需要送检培养。如果在内镜下括约肌切开术后无法取出结石，则必须通过置入支架或鼻胆管来引流胆汁。急性胆管炎常见于胆道支架阻塞的患者。需要静脉注射抗生素，然后更换支架。抗生素的选择应根据病原学检查结果来指导。急性胆管炎的死亡率随着等级[141, 142] 的增加而增加。

（五）胆道减压方法

内镜被认为是急性胆管炎胆汁引流的首选[8, 143, 144]。如果不能进行内镜引流，则需要经皮经肝引流[8]。PTD 应尽量避免强力注射对比剂引起胆汁压力增加。当败血症控制后，可以进行完整的诊断性胆管造影。急性胆管炎行外科手术的高死亡率较高[145]。胆道减压术后，通常可迅速控制败血症和毒血症。如感染不易控制，应检查胆道引流的充分性，或检查其他感染来源，如胆囊脓肿或肝脓肿。

（六）没有胆管炎的胆总管结石

1. 既往有胆囊切除术的胆管结石

这些患者可通过选择性 ERCP，括约肌切开术趋势来治疗。内镜下括约肌切开术（endoscopic sphincterotomy，ES）取石是既往有胆囊切除术患者的治疗方法。与手术有相似的治疗效果，只有 10% 的患者有后期的胆道问题[146]。如果存在脓毒症，则给予抗生素治疗[8]。在括约肌球囊扩张后，可以不切开括约肌切的情况下取石[8, 147]，但增加了胰腺炎的发生[148]。

2. 保留胆囊的胆总管结石患者的治疗方案（图 14–13）

(1) 有症状：对于有症状的胆总管结石的患者，治疗方案包括胆总管切开术、胆总管探查术、腹腔镜胆囊切除术、胆总管探查术、内径括约肌切开术、腹腔镜胆囊切除术。

来自 RCT 系统评价的证据表明，内镜下括约肌切开术与腹腔镜胆总管探查导致残留结石发病率无差异，两种方法和住院时间长短没有差异[149]。有症状的胆囊结石和胆总管结石患者术中行镜括约肌切开术的效果比术前好，尽管采取内镜腹腔注气来增加手术视野，但是患者仰卧位时，仍要求手术医生具有丰富的经验[150, 151]。

(2) 无症状：目前尚无对无症状胆囊和胆总管结石的患者及既往行胆囊切除术的无症状胆总管结石患者的 RCT 研究，一般认为，内镜括约肌切开疏通胆道是无症状胆总管结石的较好方式[8]。既往行 ERCP 和括约肌切开术取石后复发的患者，是否进行腹腔镜胆囊切除术取决于他们的年龄和手术风险。

随机研究显示，与内镜治疗后进行胆囊切除术的患者相比，单独内镜治疗的患者发生复发性胆道事件的频率更高[152, 153]。因此，对已清除胆管结石的患者，建议随后行腹腔镜胆囊切除术[154]。

十、急性胆源性胰腺炎

胆结石在通过壶腹部时可能会发生急性胰腺炎。如小结石排入肠道，胰腺炎可好转；如结石嵌顿在壶腹部，胰腺炎和急性胆管炎都会加重。查肝功能可见转氨酶异常，超声是鉴别胆源性胰腺炎的方法[155]。有疑似或已证实的胆源性胰腺炎并伴有胆管炎或持续性胆道梗阻的患者建议在发病 72h 内进行胆道括约肌切开术和内镜取石术[8]。可以减少严重胆源性胰腺炎患者的并发症，但 Cochrane 回顾了早期常规胆道括约肌切开术并没有降低死亡率，无论胰腺炎的严重程度如何[156, 157]。因此，那些在 72h 内没有 ERCP 适应证的患者可以根据其他特征考虑选择性 ERCP，例如在检查中发现有嵌顿在结石[8]。患者的最佳检查时机有待进一步研究。

胆泥也可能引起急性胰腺炎的发作[158]。胆道显微镜或超声内镜可进行诊断。

十一、胆总管巨大结石

在括约肌切开术后，标准取石篮和球囊有时很难取出直径大于 15mm 的结石[159]。有几种非手术方式选择（表 14–5）。

表 14–5 胆总管巨大结石的非手术治疗

• 机械碎石（"破碎篮"）
• 内镜下乳头状大球囊扩张术
• 内置支架置入
• 液电碎石术
• 激光碎石术

机械碎石可能会压碎石头，但受到篮子设计及石头形状和大小的限制，90% 的结石可以清除[160]。可以使用内镜下乳头球囊扩张术作为胆道括约肌切开术的辅助手段[8, 161]。体外冲击波碎石术可以处理 70%～90% 的胆管结石，随后通过括约肌切开术清除碎石[162]。然而，这种技术现在很少用于胆道石头，现已被其他方法所取代。如果可行，内镜电液和激光碎石术可用于胆道镜难以处理的结石[163]。

如果结石难以清除，可置入胆管支架进行胆汁引流（图 14–14），之后进一步行内镜取石或者手术[8]。对于生存期较短或者手术高风险的患

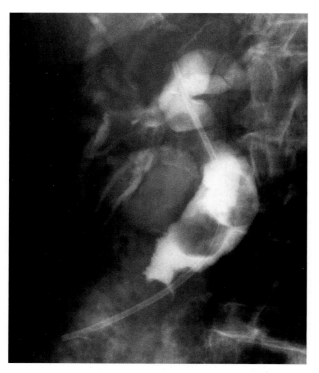

▲ 图 14-14　急性胆管炎患者内镜逆行胰胆管造影
胆总管中有一块大结石无法取出，置入支架以提供引流

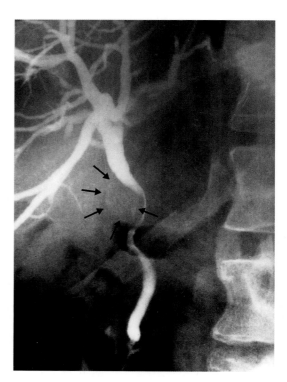

▲ 图 14-15　Mirizzi 综合征患者经皮胆管造影显示胆囊管内有大的胆结石（箭），导致肝总管阻塞

者，可进行支架置入，但出现胆道并发症的风险较高[8, 164]。

十二、Mirizzi 综合征

Mirizzi 综合征多指由于胆囊颈部或胆囊管结石嵌顿和（或）其他良性疾病压迫或炎症波及引起肝总管或胆总管不同程度梗阻，导致胆管炎、梗阻性黄疸为特征的一系列的症候群，它实际上是胆石症的一种并发症，而不是一个独立的疾病[165]。超声可见肝内和肝总管扩张，但原因可能不明确。胆管造影（MRCP 或 ERCP）显示中段胆道梗阻（图 14-15）。早期可能发现结石位于胆总管，但行内镜检查才会发现该结石位于胆囊管内。内镜医师必须警惕胆囊管结石和 Mirizzi 综合征的可能性。手术前需要内镜下支架置入。有时可进行内镜下取石，有报道使用胆道镜引导下激光碎石术[166]。手术包括腹腔镜或开腹胆囊切除术。据报道，类似 Mirizzi 综合征的患者发生胆囊癌的风险较高[167]。

十三、肝内胆管结石

肝内胆管结石在世界某些地区尤其常见，如远东和巴西，它们与复发性化脓性胆管炎和寄生虫感染有关（见第 33 章）。在西方，肝内胆管结石常继发于胆管损伤、原发性硬化性胆管炎或 Caroli 病。它们通常是棕色色素结石。继发性肝脏感染可能导致胆管炎和多发性肝脓肿。

内镜和经皮内镜取石术可用于处理肝内胆道结石，如胆管狭窄会降低手术效果，结石复发率较高[168]。因此，可能需要手术切除阻塞的肝段[169]。

十四、胆道出血

胆道出血可能是外伤引起的（钝性或穿透性）、外科及肝穿刺活检、肝动脉或其分支动脉瘤、胆道肿瘤、肝细胞癌、胆结石、肝脏炎症（如寄生虫或化脓性感染）、静脉曲张及门静脉高压常不会引起。40% 的医源性损伤继发于肝活检和经皮肝内胆管造影及胆汁引流。

临床特征是右上腹疼痛、黄疸、呕血和黑便。如大便隐血阳性、胆绞痛、黄疸、右上腹部肿块或腹部压痛时应怀疑胆道出血。治疗方法是输血，纠正凝血功能紊乱，以及血管造影和栓塞出血的血管[170]。如果血凝块阻塞胆管或出现绞痛，ERCP（图14-16）、括约肌切开术和血凝块清除可能是必要的。

十五、胆囊功能和 Oddi 括约肌功能障碍

（一）非结石性胆道疼痛和胆囊功能疾病

因为临床状况没有特异性，特别是出现肠易激综合征和功能性消化不良，所以诊断困难。罗马Ⅲ定义胆道疼痛的标准[171]，包括上腹部和（或）右上腹疼痛持续至少 30min，与排便、姿势无关。实验室检查和经腹超声是正常的。经食管超声检查是有必要的[171]。在这些患者中，胆囊切除术是有效的[172]。在胆囊收缩素输注后 15min 测量胆囊胆汁成像（HIDA 扫描）已被广泛用于胆囊切除术术前检查。正常人的胆囊排泄分数约为 70%。在典型胆道症状和低排泄分数（通常被认为低于 35%）的患者中，胆囊切除术后症状缓解率为 84%～97%[173, 174]。研究发现，不典型症状和典型胆道症状的患者胆囊排泄分数没有显著差异，并且近 30% 的患者在没有手术的情况下症状消退[173]。对胆囊排泄分数和胆囊功能障碍的系统回顾发现，推荐其临床应用的数据有限[175]。目前的研究热点涉及典型胆道症状是否比胆囊排泄分数更好地预测胆囊切除术后的效果。有专家建议行胆囊动态成像来进行预测[171]。对胆囊功能性障碍的程度进行研究[171]。

可以使用脂肪粉代替 CCK 来引起胆囊收缩，这两种刺激是否相同也受到了质疑[176]。

在接受胆囊切除术的慢性非结石性胆囊疾病患者中，慢性胆囊炎、肌肉肥大和（或）胆囊管变窄已经在症状缓解的患者的组织学中发现[177]。

（二）胆囊切除术后综合征

60%～70% 的胆结石患者在胆囊切除术后症

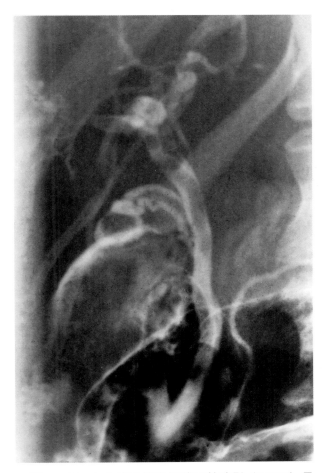

▲ 图 14-16　血友病内镜逆行胰胆管造影（ERCP）显示充盈缺损，代表胆管中有血凝块。磁共振胰胆管造影、ERCP 或经皮胆道造影可能显示胆管被血凝块阻塞

状消失或有所改善。如切除的胆囊中没有结石应该质疑原始诊断，如患者可能患有心身或其他疾病，包括非内脏疼痛[178]。对于腹胀或消化不良等非特异性症状或使用精神科药物的患者进行胆囊切除术的结果较差[76, 77]。如果在胆囊切除术中发现结石并且手术后疼痛缓解，那么胆结石可能就是导致胆道疼痛的原因。对于有胆囊切除术后仍有胆道疼痛的患者，应检查手术记录以评估手术损伤的可能性，行 MRCP 排除胆囊残留、胆囊管结石、胆总管内结石、创伤性胆管狭窄。切断神经瘤已经在一些患者中得到证实。慢性胰腺炎与胆总管结石有关，应作为术后疼痛的一种原因。乳头狭窄可能继发于结石通道。

（三）Oddi 括约肌和疑似胆道括约肌功能障碍

以前，这组病症被归类为 Oddi 括约肌功能障碍。描述了三种类型：明确（Ⅰ型）、假定（Ⅱ型）和可能（Ⅲ型），由症状和临床检查结果[171, 179]定义。由于最近一项随机研究的结果，在之前被归类为Ⅲ型[180]的患者中，有学者建议放弃这种分类[171]。

以前称为Ⅰ型的患者被认为患有器质性乳头状狭窄，即 Oddi 括约肌的全部或部分变窄。这可能是由胆结石通道[181]、手术器械、胆道感染或胰腺炎引起的损伤。有肝功能异常伴胆道疼痛和影像学胆管扩张表现。有在 ERCP 上，胆管扩张，造影流动缓慢。此类患者可行内镜下括约肌切开术[182]。

那些仅有胆道疼痛、肝脏检查正常且没有胆管扩张的患者（以前的Ⅲ型）以前常进行胆道压力测定检查。然而，EPISOD 试验将患有胆囊切除术后疼痛的患者随机分组，其特征与更新后的罗马Ⅲ标准[171]符合括约肌切开术或测压后的假性手术治疗保持一致[180]。无论测压结果如何，长达 5 年的长期随访均显示括约肌切开术对患者无益处[183]。作者认为，ERCP 不再被推荐用于该组，并且他们的管理需要进一步研究。

以前的Ⅱ型（胆道疼痛伴有肝功能短暂异常或胆管扩张）的内镜管理一直处于讨论中，包括测压的益处或危害。虽然有报道表明，基础括约肌压力升高的患者从括约肌切开术获得的好处要大于正常压力的患者（91% vs. 42%）[184]，但这不是一个普遍的现象[179]。

现在新的分类是 Oddi 括约肌狭窄（先前的Ⅰ型）和疑似功能性胆道括约肌障碍（functional biliary sphincter disorder，FBSD）（之前的Ⅱ型）[171]。

十六、其他胆囊病变

（一）胆囊息肉

胆囊息肉样病变在 5% 接受腹部超声检查的患者中被偶然发现（图 14-17）。其中大多数是假性息肉，即胆固醇息肉、炎性息肉和腺肌瘤，但有些（一系列研究中 15/130 的发生率）是肿瘤性息肉[185]。其中，大部分是腺瘤性的，但可见异常增生和恶变，因此有发生胆囊癌的风险。大多数息肉患者没有症状。超声无法识别具有恶性可能的息肉。由于腺瘤性息肉有恶变的风险，所以息肉大于 10mm 的患者考虑息肉切除[186]。息肉大小对于恶性肿瘤的风险很重要，而大于 15mm 的息肉癌变风险大大增加。

专家共识建议，对伴有胆道症状的任何大小的胆囊息肉患者进行胆囊切除术[186]。更有争议的是小于 10mm 的无症状息肉的管理。如果息肉长度超过 10mm，建议在胆囊切除术时进行超声检查。然而，这项决策可能有缺陷，因为有报道小于 10mm 的息肉发生恶性肿瘤[185, 187]。将息肉大小减小至 6mm 时进行胆囊切除术，发生肿瘤的阳性预测值为 18.5% 和阴性预测值为 100%，并将假阴性率降低至 0%[185]。然而，一项长期的随访研究发现，91% 的息肉保持不变，建议采取"观望"策略[188]。由于疾病过程中胆囊癌发生率较低，因此需要仔细考虑胆囊切除术的适应证。需要新的预测方式来识别息肉发生恶性转化风险[186]。

（二）识别"高风险"息肉

除了息肉大小外，还发现了其他与癌变相关的危险因素。这些包括息肉生长、无柄息肉、血管增生和胆囊壁侵犯及可能证据[186]。年龄（大

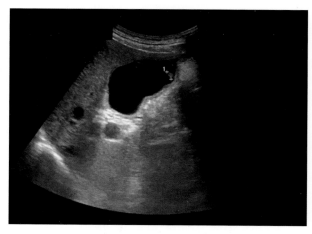

▲ 图 14-17　超声显示 4mm 大小的胆囊息肉，息肉位置固定，无投射声影

于50岁）和胆结石的存在也是胆囊切除术时需要考虑的因素[189]。经食管超声提供了一种新的息肉诊断方法，但尚未确定在随访中发挥的作用。原发性硬化性胆管炎患者的息肉恶变风险被认为较大，因此所有此类患者均推荐胆囊切除术[190]。然而，这些患者的手术风险较大。

胆囊切除术应选择大于10mm的息肉及合并胆囊症状的小息肉，大于6mm的息肉如持续生长或存在其他恶性转化的危险因素时也考虑行胆囊切除[186]。

（三）腺肌瘤病

这种病因不明的慢性良性病变可能会扩散或局部影响胆囊壁功能。它存在上皮增生伴肌肉肥大和壁憩室（Rokitansky-Aschoff窦）。这些变化可能通过US、CT和MRI显示。Rokitansky-Aschoff窦有助于区分腺肌瘤病与胆囊癌。腺肌瘤病可能与慢性症状有关，慢性症状可通过胆囊切除术缓解。

（四）胆囊胆固醇过多症

此病病因不明。胆囊壁中存在胆固醇和甘油三酯的沉积。它存在于50%的胆结石患者和35%的息肉或腺肌瘤病患者[191]。胆固醇酯和其他脂质作为小的黄色脂质斑点沉积在黏膜下层和上皮细胞中。随着更多的脂质沉积，它会以带蒂息肉的形式突出到腔内。这种变化局限于胆囊，一般不会延伸到胆管。胆汁中的胆固醇浓度和此病有关，和血液中的胆固醇水平没有相关性。胆固醇病是否会引起症状存在争议。此病的诊断来自组织学，放射学检查一般没有发现。

（五）黄色肉芽肿性胆囊炎

这是一种罕见的胆囊炎性疾病，其特征是脂质沉积的巨噬细胞参与的局灶性或弥散性炎症。黄色肉芽肿性胆囊炎在胆囊壁内表现为黄色肿块。胆囊壁变厚，通常存在胆固醇或混合胆结石。其发病机制尚不确定，可能和破裂的Rokitansky-Aschoff窦的外渗胆汁引起的炎症有关。常表现为急性胆囊炎发作。超声或CT显示

胆囊壁低回声及低衰减区域或带。术前影像学难以和胆囊癌鉴别，术中建议行冰冻切片指导手术路径[192]。

（六）瓷化胆囊

胆囊壁的广泛钙化的一种疾病，胆囊切除术时有0.4%～0.8%的发生率。在腹部X线或CT上可见胆囊壁周围钙化。瓷化胆囊是胆囊癌的危险因素，但最近的数据显示风险低于先前的报道[193]，而无症状的患者的常规行胆囊切除术现在值得商榷。

（七）伤寒、HIV和血管炎相关的胆囊炎

1. 伤寒

血液循环中的伤寒杆菌被肝脏摄取后并在胆汁中排出。然而，急性伤寒胆囊炎很少见。一般急性全身感染后，2%～5%的患者发生慢性胆囊伤寒感染[194]。慢性伤寒胆囊炎是无症状的，但伤寒携带者可以通过粪便和尿液传染。如伤寒杆菌定植在胆囊中抗生素治疗效果差，可行胆囊切除术可以根治，慢性伤寒胆囊炎患胆囊癌的风险增加[195]。

2. HIV感染

随着高效抗逆转录病毒治疗（highly active antiretroviral therapy，HAART）的改进，HIV感染的胆道并发症发生率低。当发生急性胆囊炎时，一般认为是由于胆汁淤滞，胆汁致石性增加，机会性病原体（巨细胞病毒、隐孢子虫）或由于水肿或感染引起的血管功能不全。可以看到结石和非结石性胆囊炎。患者可出现发热，右上腹疼痛和压痛。超声可见急性胆囊炎的特征。治疗是胆囊切除术。胆囊切除术后的死亡率从20世纪80年代后期的约30%降至1999年同一组报告中的2%[196]，认为由于治疗（HAART）改善预后[197]。使用HAART后，丙型肝炎、药物引起的胰腺炎、胆管病变等发生率降低[198]。

3. 血管炎

血管炎，包括结节性多动脉炎和HBV相关性血管炎，可能会导致胆囊炎（结石和非结石），

成为全身性疾病的一部分。单一胆囊炎的"单个器官血管炎"也被认可[199]。诊断基于胆囊切除术后的组织学。伴有全身性疾病的胆囊血管炎需要免疫抑制治疗。单个器官胆囊受累仅需要胆囊切除术。

（八）先天性胆囊异常（见第 16 章）

胆囊和胆管解剖异常是常见的，并且对介入放射科医师或肝胆和肝移植外科医生具有实际重要性。

（九）急性胆囊炎的其他并发症

1. 胆囊穿孔

急性结石性胆囊炎可导致胆囊动脉血栓形成，引起胆囊壁坏死和穿孔。胆结石可能侵蚀坏死的胆囊壁，扩张感染的 Rokitansky-Aschoff 窦可能会破入肝脏或腹膜腔。

破裂通常发生在胆囊底，这是胆囊血管分布最少的部分。胆汁流入腹膜腔少见，通常在邻近器官之间形成粘连，局部脓肿形成；或者破裂到邻近的内脏导致内部胆瘘。

患者可出现恶心呕吐，右上腹疼痛。有一半的患者右上腹可触及包块，半数患者有发热，经常被漏诊。CT 可显示胆结石、胆囊肿块、穿孔和肝周积液。

有以下三个主要的临床表现。

(1) 急性胆汁性腹膜炎：一般此类患者否认既往有胆囊疾病病史，相关的全身性病症包括血管功能不全或免疫缺陷，如动脉粥样硬化、糖尿病、胶原病、皮质类固醇使用或失代偿性肝硬化。任何免疫功能受损的患者都应怀疑诊断，如晚期 HIV 感染的急腹症患者。患者预后较差，死亡率约为 30%。注意在胆囊切除术或经皮胆囊造口术之前进行抗生素和液体复苏治疗。

(2) 亚急性胆囊周围脓肿：这些患者通常患有慢性胆结石病。

(3) 慢性胆囊瘘形成：例如，胆囊和十二指肠或结肠之间（图 14-18）。

2. 胆瘘

(1) 外部引流：胆汁的外部引流经皮通过胆囊或胆道上进行手术。瘘管因炎症和胆汁引流阻塞而进展，后期可行肝切除手术、胆囊造口术或经肝胆管引流等手术。

由于胆管阻塞可加重外部胆瘘的持续进展，通常需要通过 ERCP 和支架置入来缓解阻塞。

(2) 内引流：在 80% 的病例中，长期存在结石性胆囊炎。结石性胆囊炎症导致胆囊穿孔破裂，胆汁进入肠道，通常是十二指肠，结肠较少（图 14-18）。胆结石可能会进入肠道并导致胆结石肠梗阻。胆管瘘还可能跟随慢性十二指肠溃疡破裂进入胆囊或胆总管。在溃疡性结肠炎或克罗恩病中，瘘管也可能在结肠和胆道之间形成。

(3) 胆瘘的临床特征：胆瘘可能无症状，当胆结石成功排出肠道时，瘘管可能闭合。这种情况通常仅在后来的胆囊切除术时才被发现。约 1/3 的患者出现黄疸，可能有胆绞痛病史，可能存在胆管炎的特征。在胆囊结肠瘘中，胆总管可能充满结石、腐败物质和粪便，导致严重的胆管炎。相反，进入结肠的胆盐会产生严重的腹泻。

(4) 放射学特征：可以看到胆道中的气体和十二指肠或结肠中的胆结石。对比剂可能会填充

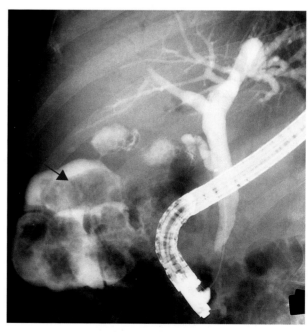

▲ 图 14-18　内镜逆行胰胆管造影显示胆囊和结肠之间有瘘口（箭）

胆道。ERCP 可诊断、清理胆道置入支架使瘘管闭合（图 14-18）。

（5）治疗：胆囊疾病引起的瘘管采用胆囊切除术和肠瘘闭合手术治疗。内镜下切除胆总管结石可使胆囊结石和支气管肺瘘的闭合。

3. 胆结石肠梗阻

进入肠道的大胆结石（直径＞2cm）可导致阻塞，通常在回肠、十二指肠空肠连接处、十二指肠球部、幽门或结肠[200]。胆结石肠梗阻非常罕见，但是可导致肠梗阻或肠套叠。患者发生在老年女性，一般都有慢性胆囊炎病史。一般凶险，伴有恶心、呕吐、腹胀腹痛。腹部的普通 X 线片可能显示出扩张的肠道环，液平，可能可见阻塞的结石。在胆道和胆囊中可见气体，表明有胆瘘。50% 的病例可通过入院时平片检查发现。超声、钡剂、CT、MRI 可将诊断准确率提高到 25%。术前诊断率为 30%～70%[200]。

治疗胆结石肠梗阻：手术可以通过切除阻塞的结石和闭合肠道来缓解肠梗阻，同时进行胆囊切除术[200]。治疗方式可根据患者的一般情况和医疗条件决定。如果在初始手术时未进行胆囊切除术，则后续胆囊切除术不是必需的。但是胆囊保留在原位时，已有报道有复发性胆石性肠梗阻。老年患者组手术死亡率可能为 5%～15%，这和术中的实际情况有关[200]。

4. 胆汁性腹膜炎

（1）病因：①胆囊切除术后胆管异常，胆囊管残端或胆管损伤；②移植后，胆汁从供体和受体胆管之间的吻合处渗漏（见第 37 章）；③胆囊脓胸破裂；④外伤，破碎或枪伤；⑤胆总管穿孔。这通常和手术、内镜或经皮胆道手术有关。易感因素包括导管内压升高、结石侵蚀和继发于血管血栓形成的导管壁坏死[201, 202]。自发穿孔很少见（见第 31 章）。

（2）临床表现：胆汁性腹膜炎表现为严重的全身性腹痛，板状腹。在几个小时内，继发为感染性腹膜炎。血清胆红素升高，随后碱性磷酸酶水平升高。

（3）治疗：影像学引导下经皮腹腔穿刺可见腹腔感染，建议抗感染治疗。该病症行 CT 扫描

后建议立即行外科剖腹手术。通过胆囊切除术治疗胆囊破裂。可以通过胆管探查和通过 T 管插入的外部胆汁引流治疗来自胆总管的胆漏。在没有手术经验的情况下，可以通过内镜支架术（有或没有括约肌切开术）或鼻胆管引流术进行手术灌洗和引流。如果胆漏出现局部体征，并且可以通过 CT 和经皮穿刺抽吸确认，则可以采用非手术方法进行初始 ERCP 和支架或鼻胆管引流。如果胆漏在 7～10 天内没有密封，则可能需要进行手术。

十七、与癌变的关系

（一）胆结石与胆囊癌之间的关系

调查证实了胆结石与胆囊癌之间有相关性[203]。问题在于两者是因果关系还是相关联的关系，这意味着存在多种因素引起结石和癌症。

（二）胆结石、胆囊切除术和其他癌症之间的关联

胆结石患者发生其他恶性肿瘤的风险也增加，包括胆管、肝脏、胰腺、胃和小肠癌[204-206]。然而，这些肿瘤发生风险并不足以改变临床诊治流程。两篇关于胆结石和结肠癌的研究结果相互矛盾，其中一项显示风险增加[205]，另一项则没有[206]，这可能和研究的人群有关。另一项研究指出与近端结肠癌的关联性较弱[207]。胆囊切除术与胆管癌[205, 206, 208]或肝癌[205, 206, 209]之间没有一致的关联。这些结果虽然令人感兴趣，但并没有影响胆囊切除术的临床实践。

十八、良性胆管狭窄

（一）流行病学和发病机制（表 14-6）

人群中胆管狭窄的发生率和患病率尚不清楚。最近的研究主要关于在腹腔镜胆囊切除术后胆管损伤引起的狭窄（图 14-19）和肝移植（见第 37 章），提示这些是更常见的良性胆管狭窄，需要积极处理。胆囊切除术患者发生胆管损伤高达 1.5%[88]，其中 0.3% 的患者接受腹腔镜胆囊切

表 14-6　良性胆管狭窄的原因

手术后
- 胆囊切除术后引起胆管损伤
- 肝移植后
  - 吻合口
  - 肝动脉缺血
  - 非吻合性胆道狭窄

自身炎症
- 原发性硬化性胆管炎
- IgG$_4$ 相关性胆管狭窄

慢性疾病
- 慢性胰腺炎
- 复发性化脓性胆管炎（寄生虫）

其他（罕见至非常罕见）
- Mirizzi 综合征
- 乳头狭窄
- 括约肌切开术后
- 放疗后
- 射频消融术后
- 肝动脉化疗
- 门静脉性胆管病（门静脉高压症患者）
- 钝性腹部创伤
- 内镜下注射治疗十二指肠溃疡出血
- 结核性淋巴结肿大
- 人类免疫缺陷病毒性胆管病变（乳头状狭窄）
- 乳头状黏液性肿瘤
- 结节性多动脉炎

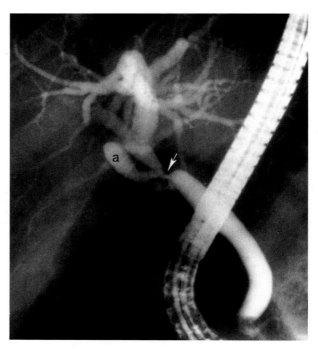

▲ 图 14-19　腹腔镜胆囊切除术后良性胆管狭窄（箭），右侧胆管异常（a）

除术损伤更加严重，后续良性胆管狭窄的风险较高[88]。

在接受肝移植的患者中，胆管狭窄是最常见的晚期并发症之一。根据病因，这些狭窄可以是吻合的或非吻合的。大约 13% 接受尸体肝移植的患者和 19% 接受活体供体移植的患者发生吻合口胆管狭窄[210]。

缺血性胆管病是非吻合口狭窄的主要原因之一。这可能发生在器官恢复和保存损伤之后，也可能发生在肝动脉狭窄或血栓形成的结果之后[211, 212]。尸体移植后，约 5% 的患者出现缺血性胆管病[213] 和 17% 的非吻合口狭窄[214]。

接受有心脏捐赠后肝供体的肝移植患者的胆道并发症风险更大，比那些接受"脑死亡"后患者的肝脏的肝移植患者风险高[213, 215]。

（二）症状和并发症

患有良性胆管狭窄的患者可能无症状，常因肝功能异常被发现，或偶然发现。然而，大多数患者有上腹痛、黄疸、瘙痒、胆管炎和化脓性脓肿[216-218]。由于患者可能无症状或只有非特异性症状，因此有风险的人需要高度怀疑。慢性胆管梗阻可导致肝纤维化和继发性胆汁性肝硬化[219]。

（三）诊断

良性狭窄患者通常进行胆汁淤积相关的肝功能检查。可出现黄疸或没有，有胆管炎或疼痛。如表 14-6 所示的常见因素引起良性胆管狭窄（图 14-20）。除了超声检查，MRCP、增强 MRI 也可以进行检查。虽然患者病史可以帮助诊断，但需要注意排除肿瘤压迫，必要的时候需要进行活组织检查。这对于原发性硬化性胆管炎的显性狭窄尤其重要（见第 18 章）。

目前还没有检查良性胆管狭窄的方法。可利用 CT、MRCP、ERCP 和 EUS 及细胞学、胆管细胞学活检排除恶性肿瘤[217, 220]。通常需要反复影像学检查以排除潜在性的肿瘤，要密切随访这

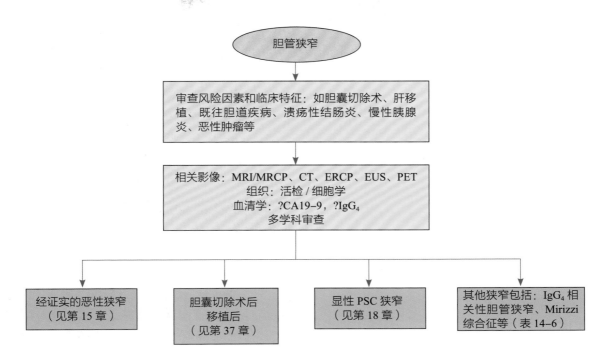

▲ 图 14-20 怀疑为良性胆管狭窄的临床路径

MRCP. 磁共振胰胆管造影；ERCP. 内镜逆行胰胆管造影；EUS. 内镜超声；PSC. 原发性硬化性胆管炎

些患者。

对检测胆道恶性肿瘤的几种方法进行了系统评价和 Meta 分析，ERCP 与细胞学刷检检查对恶性肿瘤诊断的总体敏感性和特异性分别为 45% 和 99%[221]。在同一项研究中，导管内活组织检查与刷细胞学检查具有相似的诊断准确性[221]。EUS 与细针穿刺细胞学检查的总体敏感性和特异性分别为 80% 和 97%[222]。其他区分良性胆管狭窄的新方法正在评估中[218, 223]。由于大多数测试具有低灵敏度和高特异性，因此有时需要在排除癌症之前重复采样检查。

对于接受肝移植的患者，可能需要进行额外的检查，如肝活检，以排除慢性移植物排斥反应[217]，或诊断不寻常的胆道狭窄原因，如 IgG4 相关疾病。

（四）治疗

良性胆管狭窄的治疗取决于其位置和原因。一些可通过手术治疗，一些通过内镜检查或经皮治疗，并且一些可经全身性药物治疗，如 IgG4 疾病。

传统上，手术一直是良性胆管狭窄的主要治疗方法，特别是由于医源性胆管损伤引起的。根据损伤的位置和机制，可根据 Bismuth、Strasberg 或 Stewart-Way 系统对胆管损伤进行分类[224]。其中，Bismuth 和 Strasberg 分类专门用于描述胆管损伤后的狭窄（表 14-7）[224]。

表 14-7 良性胆管狭窄的分类

位 置	Bismuth	Strasberg
肝总管，残端＞2cm	1 型	E1
肝总管，残端＜2cm	2 型	E2
肝门，无肝胆管残留	3 型	E3
肝门、肝左右管汇流障碍	4 型	E4
右下段胆管狭窄（单独或合并肝总管狭窄）	5 型	—
肝右管异常损伤加肝门部损伤	5 型	E5

引自 Stewart[224].

最近，内镜技术已成为治疗胆管损伤[216, 225] 和肝移植[217, 225] 后狭窄的主要方法。对于反复内镜手术失败或内镜或经皮入路无法通过狭窄的患者，手术是唯一的选择[216, 217, 225]。

没有 RCT 比较手术和内镜治疗的差异。然而，临床医生尽可能优选内镜治疗，因为它具有较小的侵入性，并且可以根据需要重复内镜扩张和支架置入。在良性狭窄扩张后置入的支架类型是一个备受争议的主题。欧洲胃肠内镜学会临床指南建议避免使用未覆盖的金属支架，因为这种支架一般不能移除，长期存在有可能反复引起疾病[226]。多个塑料支架和单个有盖自膨式金属支架是良性狭窄的推荐选择[226]。一项随机对照试验表明，单个覆盖的自膨式金属支架可能比多个塑料支架更有效[227]。

大约 5% 的患者出现与内镜下胆管扩张和支架置入相关的早期并发症，包括胆管炎、胰腺炎、出血、穿孔、支架移位和肾衰竭[226]。后来的并发症包括支架移位和支架闭塞[226]。胆道支架治疗良性胆管狭窄的长期成功率＞85%[226]。

经皮经肝胆道导管插入狭窄扩张和支架置入是内镜治疗的替代方案。在狭窄处使用大口径导管"支架置入"6～8 个月，成功率超过 80%[228]。

在内镜或经皮手术失败后或不能排除恶性肿瘤时，可能需要进行手术。切除肝脏和胆管可以缓解梗阻和明确组织学检查，尽管这些手术与发病率和死亡风险有关，特别是老年合并症患者。在弥漫性胆道狭窄的患者或发生继发性胆汁性肝硬化的患者可能需要考虑肝移植（或肝再移植）。

（五）导管内乳头状肿瘤

很少有研究显示胆管导管内乳头状肿瘤（intraductal papillary neoplasm of the bile duct，IPNB）。影像学表现可能与胆管结石或肿瘤相似。这些肿瘤与胰腺 IPMN 相似（导管内乳头状黏液性肿瘤），但有较高的恶性风险[229, 230]。建议手术切除。

（六）小结

目前，内镜治疗似乎是治疗良性胆管狭窄的最佳方法，手术保留给内镜治疗失败或担心潜在恶性肿瘤的患者。

十九、胆道手术后吻合口狭窄

胆总管空肠吻合术和肝脏空肠吻合术可用于缓解良性狭窄引起的阻塞性黄疸。空肠的 Roux 环与狭窄部分上方的胆管吻合。然而，10%～30% 的此类吻合术患者会发生另一种胆肠吻合口狭窄，需要进一步处理（手术或放射）[231, 232]。在复发性狭窄中，2/3 发生在 2 年内，90% 发生在 5 年[233]。如果患者术后 4 年无症状，则有 90% 的治愈机会。

（一）临床表现

吻合术后再狭窄会导致发热、寒战和黄疸，可能伴随疼痛。胆管炎可能是由于反复发作的狭窄、肝内结石或由于肠襻回流引起的上行感染[234]。

（二）检查

急性期常有白细胞增多和肝功能检查异常。MRCP 可以显示胆管解剖结构，但由于胆道气体干扰，需要经皮经肝胆管造影确认吻合口狭窄（图 14-21）；对比剂在吻合口的流速与固定图像的流速同等重要。复发性胆管炎若有较长时间的局部梗阻，可继发胆管炎。如果长期部分梗阻伴复发性胆管炎，则可能发展成继发性硬化性胆管炎。

对胆管炎患者进行吻合口未闭的检查很困难，因为没有一种影像学技术可以证明其病因[234, 234]。闪烁扫描可能有帮助，通过 Roux-en-Y 吻合传入环路显示引流不畅。

（三）治疗

通常，只有经皮进入胆道系统，经皮经肝气囊导管穿过狭窄部分并且行球囊膨胀。扩张后，在扩张的狭窄部分上方和下方留有许多侧孔的内外导管留在原位。可以重复扩张，球囊扩张之后可以进行内置假体置入，但是对于阻塞的胆管支架的经皮处理比较困难。据报道，球囊扩张术在 3/4 的患者中有效，平均随访 8 年，约 30% 的患者需要重复手术[235]。回顾性对比显示，手术修

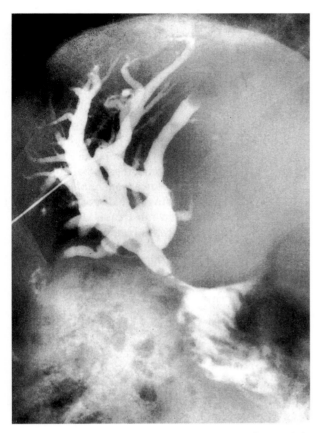

▲ 图 14-21　经皮肝空肠吻合术患者胆囊切除术后狭窄的胆管造影

胆肠吻合口狭窄，右叶胆管扩张

复效果优于 30 个月左右的经皮球囊扩张术（90% vs. 65%）[236]。

二十、IgG₄ 相关性硬化性胆管炎

IgG$_4$ 相关性硬化性胆管炎现在被重新定义为一种多系统疾病的胆道表现，首次在自身免疫性胰腺炎患者中发现[237, 238]。其他器官受累包括肾、肺、脑、肝、甲状腺、腹膜后、下颌下腺和泪腺，以及淋巴结。胆管树的外观分为 I～IV 型，I 型胆管狭窄最常见。自身免疫性胰腺炎是一种常见的并发症，胰腺弥漫性扩大，扫描时呈囊状边缘。

胆道外观可能类似胰腺癌、原发性和继发性硬化性胆管炎、胆管癌。这些疾病的鉴别很困难，但很重要，因为 IgG$_4$ 疾病对类固醇反应良好。

HISORt[胆管组织学，胆管成像，血清学

（血清 IgG$_4$），其他器官受累和对类固醇治疗的反应] 有利于诊断。停止治疗后可能会复发。

已经提出了 IgG$_4$ 可疑硬化性胆管炎的管理[237, 238]。据报道，自身免疫性胰腺炎和 IgG$_4$ 相关性硬化性胆管炎均因胰腺外器官衰竭和恶性肿瘤而具有显著的发病率和死亡率，强调需要密切随访[239]。

二十一、慢性胰腺炎

酒精病引起的胰腺炎可导致胆总管的胰腺内部分（远端 1/3）变窄。在急性胰腺炎恶化期间产生的胆汁淤积可能是暂时的，可能是由于水肿的胰腺压迫胆管。胰腺逐渐纤维化后可引起持续的胆汁淤积。胰头假性囊肿也可引起胆道梗阻。

胆管狭窄影响约 8% 的慢性酒精性胰腺炎患者。如果血清碱性磷酸酶升高 2 倍以上超过 1 个月，则应该怀疑诊断。胆管造影显示胆管下端平滑变窄，有时采用鼠尾构型（图 14-22）。主胰管可以是曲折的、不规则的和扩张的，也可能存在胰腺钙化。

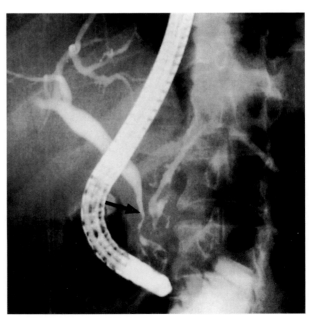

▲ 图 14-22　慢性酒精性胰腺炎患者内镜逆行胰胆管造影，远端胆管"鼠尾状"狭窄（箭）

肝活检显示门静脉纤维化、胆道梗阻的特征，有时还有胆汁性肝硬化。酒精性肝病的特点不常见，胆道减压后一般肝纤维化可以缓解[240]。

管理

早期诊断慢性胆管阻塞是至关重要的，因为胆汁性肝硬化和急性胆管炎可以在没有临床症状下发展。如果有酒精反应，患者必须完全戒酒。如果是酒精引起的，患者必须完全戒酒。手术的地点是有争议的。临床、实验室和影像学资料并不一定能区分胆管阻塞患者和酒精性肝病患者。

肝活检对于判断是否需要手术切除胆管是有价值的。

塑料支架成功地缓解了慢性胰腺炎引起的胆管阻塞。虽然钙化性胰腺炎患者的情况比非钙化性胰腺炎更糟，但为了防止狭窄更广泛的扩张，放置多个塑料支架 12 个月后，在随访 4 年后取得了很好的效果[241]。经内镜置入的全覆盖自扩张金属支架（10～12 个月后）可被移除，79% 的患者慢性胰腺炎狭窄得到解决[242]。内镜治疗后引起的急性胆管炎和慢性黄疸是外科手术的重要指标[243]。胆总管肠吻合术是一种常见的手术方法。

第 15 章　恶性胆道疾病
Malignant Biliary Diseases

Rahul S. Koti　John Bridgewater　著

吴东波　译　　李　平　校

学习要点
- 胆道恶性肿瘤并不常见，通常临床诊断时已到晚期，预后不佳。流行病学数据显示，在一些高发地区，胆管肿瘤与某些寄生虫感染有关。
- 有效筛查、早期诊断十分必要。
- 手术完整切除，确保切缘阴性，是胆管肿瘤唯一的有效治疗。
- CT 和 MRI 技术的发展，进一步提高了术前肿瘤分期和手术切除可行性评估的准确性。
- 胆道和胰腺的外科手术较为复杂，建议早期转诊、接受专科诊疗。在经验丰富的专业治疗中心的胰胆管外科接受治疗可提高患者预后。
- 目前尚缺乏充足的数据评估辅助和新辅助治疗。标准的姑息化疗有一定的生存获益。
- 肿瘤生物学的发展为治疗提供新途径，如分子靶向治疗。

一、胆囊癌

胆囊癌是一种少见的肿瘤，预后差。该肿瘤具有明显的地域差异，在智利、印度中北部和中部及日本的部分地区较为常见，而在西方国家相对少见[1]。

胆囊结石是主要的危险因素，约 85% 的胆囊癌患者合并胆囊结石。胆囊结石引起的慢性黏膜炎症可导致恶变[2, 3]。胆囊癌与多发、直径大的胆囊结石有一定相关性，具体机制尚不清楚。

慢性伤寒感染（伤寒沙门菌、副伤寒沙门菌）和细菌感染（胆型螺杆菌、幽门螺杆菌）可导致胆囊发生慢性炎症，增加胆囊癌的发病风险[4]。

发生在 Vater 乳头大于 15mm 胰胆管异常，与先天性胆总管囊性扩张及胆囊癌有关。胰液反流可能是致癌病因[5]。

尽管钙化（瓷化）胆囊与胆囊癌的发生存在争议，但多数外科医生建议行预防性胆囊切除[6]。

直径大于 10mm 的胆囊息肉有恶变风险，建议行胆囊切除[7]。

胆囊癌与肥胖有较强相关性。

（一）病理学

胆囊乳头状腺癌开始时呈疣样增生物。其在

胆囊中缓慢生长，不穿透囊壁，直到形成蕈团样肿物充满胆囊。肿瘤发生黏液样变与肿瘤快速进展、早期转移和胶样腹膜转移癌相关。鳞状细胞癌、硬癌和间变性（未分化）癌也有报道。最常见的肿瘤类型是腺癌，特别是乳头状腺癌。

肿瘤通常发生在胆囊底部或颈部，但因生长快而难以确定原发部位。因胆囊的淋巴和静脉回流丰富，肿瘤可早期扩散到相关淋巴结。如肿瘤直接侵犯胆管系统或淋巴结，可发生梗阻性黄疸。肝脏容易受到侵犯，也可局部扩散到十二指肠、胃和结肠，出现瘘或外部压迫。

（二）临床特征

患者多见于老年白人女性，表现为右上腹疼痛、恶心、呕吐、体重下降，可伴有黄疸。部分患者因有症状的胆结石病进行胆囊切除后，组织学检查才发现癌症。这些早期癌症在手术时未被发现[8]。

体格检查：发现胆囊区质硬或质软的肿块。

血清、尿液和粪便：胆管发生梗阻时，检查提示胆汁淤积性黄疸。

血清肿瘤标志物（CA19-9、CEA）：可能会升高，但对胆囊癌缺乏特异性。

（三）影像学

超声检查提示胆囊腔内肿块，甚至完全占满胆囊腔。胆囊癌早期病变与急、慢性胆囊炎造成的胆囊壁增厚鉴别困难。超声对胆囊癌晚期的诊断敏感性为 85%，特异性为 80%，但其对早期病变的诊断价值有限[9]。

胸腹部增强 CT 扫描显示胆囊区肿块、肝脏及邻近器官的浸润、局部血管受累，局部（淋巴结）或远处（肝、肺、骨）转移等病变。目前 CT 检查对胆囊癌分期的敏感性可高达 90%[10]。

磁共振成像能提高 CT 诊断的准确性。磁共振胰胆管成像和磁共振血管成像可用于术前评估胆道和血管受侵犯程度。

正电子发射断层扫描（FDG-PET）对已诊断胆囊癌患者发现肝外转移和远处转移的敏感性为 50%，适用于特定的患者[11]。

腹腔镜探查能在 62% 的患者中可靠地发现肿瘤扩散，避免不必要的开腹手术[12]，因此所有胆囊癌患者均应行腹腔镜探查。CT 和 MRI 难以发现腹膜病变。

（四）治疗

有症状的胆囊结石患者应行胆囊切除术，但尚无证据证实无症状的胆囊结石患者需要切除胆囊以预防胆囊癌。

当胆囊切除标本中意外发现胆囊癌时，原位癌和仅累及固有层的肿瘤无须再次手术。当肿瘤侵犯肌层及更深层组织时，应考虑二次手术。通常需要进行胆囊窝切除（肝节段切除）和区域淋巴结清扫。如肿瘤未累及胆囊管残端，则无须常规切除胆管。若肝右动脉或门静脉受累，则需行右肝切除术。

当术前诊断为浸润性胆囊癌时，手术应进行部分肝叶切除和局部淋巴结清扫。

因为手术复杂、风险高，仅少数患者能接受根治性切除，所以手术对胆囊癌患者整体生存期的影响有限。

目前，尚无研究数据支持新辅助 / 辅助化疗或化学放疗用于胆囊癌治疗。

如需对胆囊癌所致的胆道梗阻进行姑息治疗，可采用内镜或经皮支架置入。顺铂和吉西他滨联用的系统性化疗可提高患者生存率，在临床中可予以尝试[13]。

（五）预后

胆囊癌患者一般预后较差，因为多数患者在出现临床症状时，已进展至疾病晚期而无法手术切除，或发生远处转移。患者的平均生存期为 6 个月，5 年生存率仅为 5%[14]。只有那些因胆结石行胆囊切除而偶然发现肿瘤（原位癌）的患者可长期生存[15]。

乳头状癌和高分化腺癌患者比管状腺癌及未分化癌患者的生存时间长。肿瘤分期（T 分期）和完整的手术切除是重要的预后因素。肿瘤浸润局限于固有层或肌层的患者，术后 5 年生存率＞85%。而肿瘤浸润突破浆膜层的患者，术后 5 年生存率约30%。伴有肝外器官累及的肿瘤通常无法手术切除。

（六）其他胆囊肿瘤

其他发生在胆囊的罕见肿瘤包括肉瘤和高、低级别的神经内分泌癌。

二、胆管癌

胆管癌可发生于从肝内小胆管到胰腺内远端胆总管的任何一级胆管系统（图15-1）。根据解剖位置，胆管癌可分为肝内、肝门或肝外胆管癌。20世纪70年代初至20世纪末，肝内胆管癌的发病率和死亡率上升，而同期肝外胆管癌的死亡率下降[16-18]。目前尚无对这一变化的解释，但可能是真实情况[18]。大多数胆管癌发现时已到晚期，预后较差，5年生存率为10%。

胆管癌在西方是一种少见的癌症，年发病率为1~2人/10万人。由于存在肝吸虫慢性感染，东南亚地区的发病率很高，尤其在泰国东北部，年发病率超过80人/10万人[19]。

（一）相关因素

原发性硬化性胆管炎患者易发生胆管癌。PSC患者发生胆管癌的终身风险为5%~35%[20]。尽管已证实PSC与胆管癌有密切联系，但对PSC患者进行早期肿瘤筛查的获益尚缺乏数据支持。

先天性纤维囊性肝病患者易发生胆管癌。这些疾病包括先天性肝纤维化、囊性扩张（Caroli综合征）、胆总管囊肿和胆管错构瘤（von Meyenburg综合征）。

胆管癌可能与胆道闭锁继发的胆汁性肝硬化有关。乙型肝炎病毒和丙型肝炎病毒感染也是胆管癌发生的危险因素。

肝吸虫（华支睾吸虫和麝猫后睾吸虫）感染流行于远东和东南亚地区，与胆管癌有很强的相关性。在泰国东北部，麝猫后睾吸虫感染很普遍，胆管癌占所有原发性肝癌的89%[19]。

远东国家普遍存在的肝内胆管结石也是胆管癌发生的危险因素[21]。

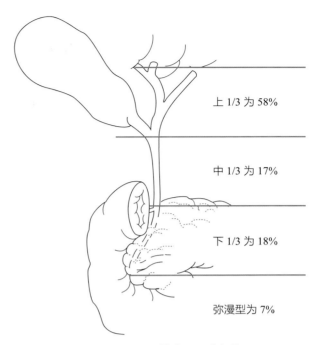

▲ 图 15-1 胆管癌的发病部位

大多数发生在胆管的上 1/3（引自 Tompkins et al. 1990.）

胆囊切除术后胆管癌的风险会随着时间的延长而降低，提示胆管癌与胆结石有关[22]。

肝内胆管癌和较大胆管的癌症（肝门和肝外）的病因不同，前者的病因与肝细胞癌相似。

（二）病理学

最常见的组织起源部位是胆囊管与肝总管的汇合处，以及肝门区肝左管、肝右管的交界处（图15-1）。肝管汇合处的肿瘤可侵犯肝脏，引起完全性胆道梗阻，造成肝内胆管扩张和肝脏肿大。胆囊常呈萎缩。如果肿瘤局限于一侧肝管，形成不完全胆道梗阻，此时可无黄疸；肝叶的引流常由萎缩的胆管和其他增生肝叶完成。

胆总管肿瘤通常表现为质硬的结节或肿块，导致环状狭窄，甚至形成溃疡。肿瘤沿着胆管浸润生长，可突破胆管壁扩散。

尸检研究发现，大约在50%胆管癌患者中有局部或远处转移。转移部位涉及腹膜、腹腔淋巴结、膈肌、肝脏或胆囊。血管侵犯和腹膜外转移少见。

肿瘤组织常为分泌黏蛋白的腺癌，被覆立方或柱状上皮（图15-2），可沿神经鞘扩散。肝门

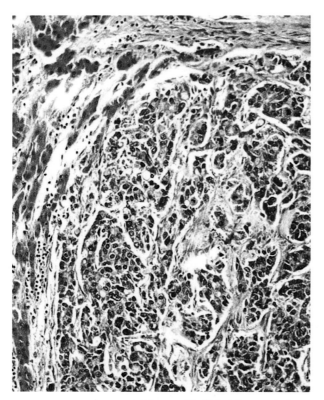

▲ 图 15-2　胆管癌：伴有不规则排列的纤维间质（HE 染色）

部胆管癌通常质硬，有丰富的纤维间质。远离肝门部的胆管癌多为结节状或乳头状腺癌。

（三）分子改变

目前，肝内胆管癌（intrahepatic cholangiocarcinoma，IHCCA）和肝外胆管癌（extrahepatic cholangiocarcinoma，EHCCA）等胆管肿瘤的基因突变谱已得到了一定程度的研究，但仍无法确定驱动这些肿瘤中特定的单一基因突变（胆管肿瘤中平均突变位点数量为 4）。某些基因的突变位点则与肿瘤的高级别有关。

根据基因表达谱结果，EHCCA 的突变谱更接近于胰腺导管腺癌，而 IHCCA 更类似肝细胞癌，这提示间质在 EHCCA 发生中的作用可能与胰腺中间质在导管腺癌发生中的作用类似，IHCCA/ 肝细胞癌则同理。参考其他肿瘤治疗的数据，未来的治疗可能会根据突变模式来选择。

有趣的是，胆囊癌的突变谱不同于其他胆管肿瘤；不同的治疗方法值得将来研究。作为目前

临床研究的部分内容，改良的分子诊断方法可能为靶向治疗提供机会。

（四）临床表现

胆管癌多为老年患者，年龄在 60 岁左右，男性略多。

临床表现和肿瘤位置有关。肝内胆管癌（见第 36 章）通常无症状或有腹痛和体重减轻等非特异性症状。通常无黄疸，血清生化结果常为正常。

肝门和远端胆管癌常以胆道梗阻为特征。在疾病过程中，常见明显黄疸，然后出现瘙痒。粪便变白，尿色变深。也可能会出现一些非特异性症状，如腹痛、虚弱、体重减轻、疲倦和食欲不振。体格检查提示肝脏肿大。血清生化指标为胆汁淤积性黄疸，有血清胆红素、碱性磷酸酶和 γ- 谷氨酰转移酶水平升高。

胆管恶性肿瘤患者血清肿瘤标志物 CA19-9 常升高，但无特异性。

（五）影像学

超声是黄疸患者的首选影像学检查，可显示胆道梗阻的存在和程度。典型的肝门部胆管癌，超声提示肝内胆管扩张，肝外胆管正常。在近 80% 的病例中可发现肿块[23]。

CT 增强扫描（胸部、腹部）可发现 90% 以上的胆管癌。它能显示胆道梗阻的程度，发现占位病变。同时可显示实质浸润和胆管、门静脉、肝动脉受累情况。局部和远处转移也能发现。CT 能准确评估手术可切除性，阴性和阳性预测值分别为 92% 和 85%[24]。但 CT 对胆管受累程度评估不足，难以发现腹膜转移。

MRI 结合 MRCP 是当超声怀疑肝门部胆管癌时的最佳影像学检查（图 15-3）。MRI 和 MRCP 能确定胆管受累的位置和程度，准确率超过 87%[25]。

CT 对淋巴结转移评估不足，而 PET-CT 对淋巴结转移的诊断具有较高的特异性（89%～100%），但对原发肿瘤的诊断，PET-CT 较 CT 及 MRI 无明显优势。PET-CT 可用于评估

CT 或 MRI 上不明确的可疑病变。

直接胆道造影

内镜或经皮胆道造影（图 15-3）通过直接注射对比剂到胆管，显示胆管受累的程度，可通过组织刷片或活检提供病理学诊断，还可放置支架缓解黄疸。

在肝门部胆管癌中，ERCP 显示胆总管和胆囊正常，肝门部胆管梗阻（图 15-3C）。对比剂能通过狭窄部分进入上端扩张的胆管。在导丝的引导下，进行细胞学刷片和胆道支架置入。

经皮胆道造影可显示狭窄处以上扩张的肝内胆管（图 15-3D），置入胆道引流管。当肝左管和肝右管分别出现梗阻时，一个肝叶或节段的引流通常能有效缓解黄疸，但如果计划手术，可能

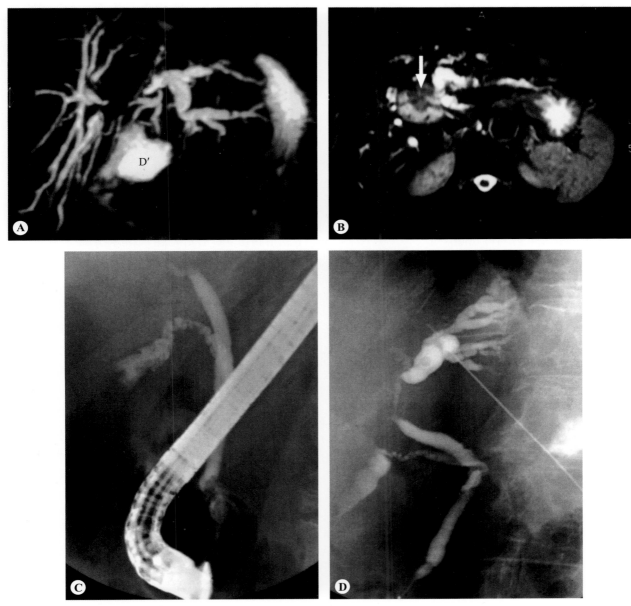

▲ 图 15-3　75 岁女性患者，临床表现为胆汁淤积性黄疸，超声显示肝内胆管扩张、肝门部肿块，胆总管正常
A. 磁共振胰胆管造影（MRCP）显示肝内胆管扩张，肝右叶至少有 3 个肝段的肝内胆管梗阻，肝左叶肝门部梗阻。如果进行非手术引流，更适合从左侧引流。D′. 十二指肠。B. MRI 扫描显示肝门区以上的肿物（箭）。C. 因术后残存肝体积可能不足，故患者选择非手术性引流术。内镜逆行胰胆管造影显示正常的胆总管，但肝门部狭窄，无法放置支架。D. 根据 MRCP 表现，选择从左侧胆管系统行经皮胆管造影和支架置入

需要对两侧肝管都进行穿刺。

与内镜胆道造影相比，经皮胆道造影通常能提供更多关于肝脏和胆道内肿瘤扩散的证据。

（六）内镜技术

内镜超声能很好地观察肝外胆管和局部淋巴结。EUS 可评估和细针穿刺可疑淋巴结。

胆道内超声、直接经口胆管镜和共聚焦激光内镜是现有的新技术，仅用于临床研究。

（七）手术分期和准备

手术的目的是完整切除肿瘤且切缘组织学检查阴性（R₀ 切除），同时尽可能保留足够的残存肝脏（future liver remnant，FLR）。如果不能保证 R₀ 切除和足够 FLR，则无法进行手术。无法手术切除的指征还包括远处转移、广泛的淋巴结肿大、双侧二级肝管均受累（图 15-4，Ⅳ型）、对侧或双侧血管受累。如果肿瘤局限于单侧肝管分叉内，无论是否侵犯单侧门静脉或肝动脉，通常可行扩大的肝左叶或右叶切除。

1. 门静脉栓塞术

如果残存肝体积不足，扩大的右肝或左肝切除可导致术后肝功能不全。残存肝体积可提前通过 MRI 或 CT 进行量化。术前患侧门静脉栓塞术是一种增加术后残存肝体积的安全、有效的方案[26]。若肿瘤可以切除，但术后残存肝体积小于正常肝脏体积 30%～40% 的情况下，应考虑本治疗方案[27]。

2. 术前胆道引流

肝门部胆管癌切除术前进行胆道引流尚存争议。术前胆道引流的主要顾虑是存在脓毒症的风险。然而，恶性梗阻性黄疸可引起肝肾衰竭和凝血功能障碍，多数患者可通过术前胆道引流获益。当术后残存肝脏较小时，应考虑联合术前门静脉栓塞术治疗。

3. 腹腔镜

上述所有影像学检查对诊断腹膜病变的敏感性均较差。腹腔镜探查能可靠地发现腹膜病变，多达 30% 的患者可避免不必要的开腹手术[28]。开腹手术前应先进行腹腔镜探查。

（八）治疗

1. 手术

手术切除是治疗胆管癌的首选方法。手术的难点是如何保证肿瘤切缘阴性。包含门静脉在内的扩大切除可能会提高手术切缘阴性的成功率。但这种复杂手术最好在专业肝胆外科中心进行。远端胆管癌行胰十二指肠切除术后，患者 5 年生存率约 30%。胆总管受肿瘤侵犯的患者，可行胰十二指肠切除联合肝切除术。

中段胆管癌采用胆管切除联合肝门淋巴结清扫术。

肝门部胆管癌（Klatskin 瘤）可采用扩大的左肝或右肝切除联合尾状叶切除、胆管切除和根治性淋巴结清扫术。尽管进行了术前分期评估，仍有 20%～50% 的患者在手术时无法切除。患者行 R₀ 切除后，5 年生存率为 27%～45%[27]。

Bismuth Ⅰ 型和 Ⅱ 型肿瘤可行局部切除（图 15-4），其围术期的死亡率较低。

30%～40% 肝内胆管癌患者可行肝切除[18]。

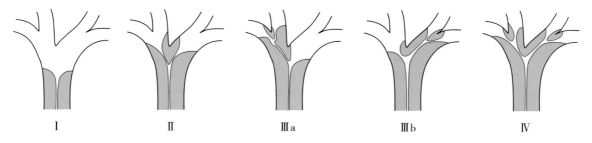

| Ⅰ | Ⅱ | Ⅲa | Ⅲb | Ⅳ |

▲ 图 15-4　基于胆管受累程度的肝门部胆管癌分类

Ⅰ～Ⅲ型的手术治疗取决于血管造影结果。Ⅳ型（双侧二级肝胆管受累）提示无手术指征。在无法手术切除的患者中，支架置入后的中位生存期取决于肿瘤的侵犯范围手术切除后，患者中位无复发生存期为 26 个月，复发率为 60%～65%[29]。患者的 5 年生存率为 30%～40%[30]。

卡培他滨辅助化疗在一定程度提高生存率[31]。进一步辅助化疗和放疗的研究正在进行中。

2. 肝移植

因临床疗效很差，肝内胆管癌进行肝移植存在争议。目前该肿瘤是肝移植的禁忌。

在过去 10 年中，肝门部胆管癌的肝移植治疗逐渐发展，已成为一些医疗中心认可的肝移植适应证。梅奥诊所和美国其他 11 个中心优选接受新辅助放疗后的患者进行肝移植，结果发现患者 5 年无复发生存率为 65%[32]。然而，这些结论没有得到普遍验证[33]。这种治疗胆管癌的方式并未广泛使用，仅在全世界少数几家高度专业化的医疗中心实施[34]。

3. 姑息治疗

不适合手术或肿瘤不能切除的患者，姑息治疗的目的是缓解黄疸和瘙痒，提高生活质量。胆道减压的非手术方法包括通过内镜或经皮穿刺途径，在狭窄处放置支架，这比选择性旁路手术更好。

(1) 非手术姑息治疗：在肝门和远端恶性梗阻中，自膨胀金属支架优于塑料支架，能维持更长的通畅时间（10～12 个月 vs. 3～4 个月），并且发生胆管炎的风险更低[34]。此外，金属支架的网状设计允许胆管侧支引流。内镜下放置胆道支架的成功率约 90%，总体并发症比经皮途径少。而经皮放置胆道支架也有效，但发生出血和胆漏的风险更高。

光动力疗法和射频消融术是治疗恶性胆管狭窄的新疗法，对无法切除的胆管癌患者有生存获益[35]。尽管早期研究提示光动力疗法[36,37]临床有效，但随后的一个大样本研究却未能证实获益[38]。

顺铂和吉西他滨的系统化疗可提高不能手术患者的生存率。

(2) 手术姑息治疗：对于无法手术切除的肝门部胆管癌，可于肝门肿瘤上方行肝左叶 III 段肝内胆管空肠吻合（图 15-5），或行右叶 V 段肝内胆管空肠吻合。目前在有 ERCP 和胆道介入治疗

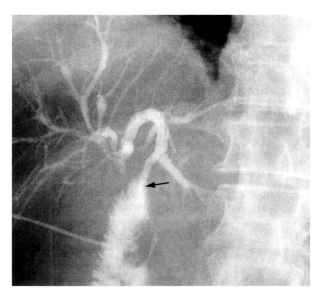

▲ 图 15-5　肝门部胆管癌旁路手术后行胆管造影检查，吻合口位于空肠与肝左叶 III 段肝内胆管之间（箭）

的中心很少进行此类手术。对于支架置入失败且预期寿命良好的患者，可考虑进行旁路手术[34]。

远端胆管癌患者在开腹发现无法手术切除时，可行胆肠旁路手术。

（九）预后

预后取决于肿瘤的位置、分期和治疗。远端胆管癌比肝门部胆管癌手术切除的可能性大，预后稍好。息肉样癌预后最好。

如无法手术切除，胆管癌 1 年生存率为 50%，2 年生存率为 20%，3 年生存率仅为 10%。这个现象提示某些肿瘤生长缓慢、转移较晚。

肝内胆管癌术后 5 年总生存率为 30%～40%[30]，肝门部或远端胆管癌的术后 5 年总生存率为 27%～45%[27]。

三、其他胆道恶性肿瘤

罕见报道的肿瘤有胆管囊腺癌和混合性肝细胞癌 / 胆管癌。

四、肝门部的转移肿瘤

胆汁淤积性黄疸可发生于其他部位肿瘤（尤

其是乳腺和结肠）诊断后，可能是因为肿瘤在肝内扩散或肝门淋巴结阻塞胆管，两者通过超声进行鉴别。如果显示胆管扩张且患者出现瘙痒症状，可采用内镜或经皮穿刺置入胆道支架，缓解胆道梗阻[39]。

五、壶腹癌和壶腹周围癌

胰头区域是远端胆管恶性梗阻的好发部位。大部分肿瘤源于胰头导管上皮细胞，也可起源于胰腺腺泡细胞、低位胆管内皮细胞和 Vater 壶腹（乳头），十二指肠上皮来源相对少见。

这些部位的肿瘤常伴有梗阻性黄疸。尽管不同组织学起源的肿瘤都被归类于"胰头癌"，但它们生物学特征和预后不尽相同。80% 的壶腹癌可以手术切除，而胰头癌仅有 20% 可手术切除。壶腹癌的术后 5 年生存率为 40%～70%，而胰头癌的 5 年生存率仅为 10%～20%。

壶腹周围和胰腺罕见神经内分泌肿瘤，但认识该类疾病很重要。该肿瘤的生物学特征与腺癌有很大的区别，预后较好。70% 以上的胰腺神经内分泌肿瘤存在转移（胰岛素瘤除外，90% 的病例都是良性），但总体 5 年生存率达到 80%。局限性胰腺神经内分泌肿瘤通常可以手术治疗，5 年生存率为 60%～100%[40]。

（一）遗传与环境易感性

多数患者无明确的病因。壶腹癌和壶腹周围癌的发病率相对较低，无法获得准确的前瞻性预后数据。突变分析的数据支持壶腹部癌是胰胆型或者肠型[41]，也就是类似胰腺腺癌或大肠癌[42-44]。例如，胰腺型队列中的 KRAS 突变是 90%，胰腺癌有类似的突变率；在肠型队列中 KRAS 突变大约 50%，与结肠癌中突变率相近。重要的是，患者生存期与分子标记有关，支持了以下设想：某些壶腹癌，系统性治疗应基于胰腺癌指南，有些则应参考结肠癌指南。因此，支架置入的局部和外科治疗应与胰腺癌相似，但系统治疗和预后变化应与生物学行为密切联系而不是解剖学。

（二）肿瘤扩散

局部肿瘤扩散最常见的临床表现为远端胆管阻塞和梗阻性黄疸。十二指肠的第二部分（降部）也可侵犯，导致黏膜溃疡和继发性出血。肿瘤可侵犯脾静脉和门静脉，形成栓塞，导致脾大。

大约 1/3 手术患者可发现局部淋巴结转移。神经周围淋巴转移常见。在脾静脉或门静脉受侵犯后，可出现肝脏和肺部的继发性血行转移。肿瘤扩散到腹腔可形成网膜和腹膜转移。

（三）临床特征

发病高峰在 60—80 岁。男女比例为 1.5∶1。临床表现为胆汁淤积伴胰腺功能不全，以及恶性肿瘤的局部和全身症状（图 15-6）。

黄疸呈进行性加重，但壶腹部肿瘤可表现为轻度和间歇性黄疸。皮肤瘙痒较常见，多出现在

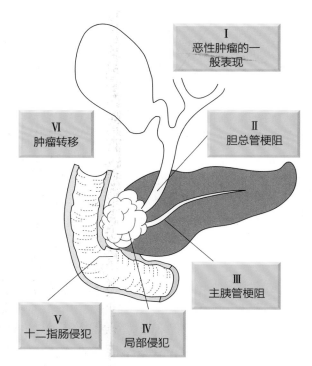

▲ 图 15-6 壶腹癌的临床表现

Ⅰ. 恶性肿瘤的一般表现——乏力、体重下降；Ⅱ. 胆总管梗阻，胆囊和胆管扩张——黄疸、瘙痒；Ⅲ. 主胰管梗阻——脂肪泻、糖尿病；Ⅳ. 局部侵犯：血管（肝门部、肠系膜上）——包裹、栓塞形成，神经——背部和上腹部疼痛；Ⅴ. 十二指肠侵犯——偶见十二指肠梗阻，大便隐血阳性；Ⅵ. 肿瘤转移——局部腺体、肝、肺、腹膜

黄疸后。胆管炎偶有发生。

多有疼痛，以背部、上腹部和右上腹疼痛常见。疼痛夜间加重，卷曲位减轻，进食加重。

体重下降、乏力和恶心呈进行性加重。

15%～20% 的患者由于肿瘤侵犯十二指肠第二部分继发呕吐和肠梗阻，十二指肠出现溃疡可导致呕血，多表现为隐性失血。

主胰管受侵犯后可引发胰腺炎。导管阻塞可导致胰腺功能不全，出现腹泻。

壶腹周围癌早期症状非特异性，诊断常被延误。

体格检查

表现为黄疸和近期体重下降。可触及增大的胆囊（Courvoisier 征）。在开腹手术中 3/4 的患者可发现胆囊增大，但临床实际上仅约一半的患者有胆囊增大。肝脏肿大，边缘光滑而质硬。壶腹和壶腹周围肿瘤常不能触及。

脾静脉受累形成栓塞时，可触及脾脏。腹膜受侵犯可引起腹水。局部淋巴转移在壶腹癌和壶腹周围癌中常见[45]。偶尔可有腋窝、颈部或腹股沟的远处淋巴结转移。

左锁骨上窝的 Virchow 淋巴结可触及。

胰腺癌患者有血栓形成倾向，出现静脉血栓或游走性血栓静脉炎。

（四）实验室检查

血生化提示血清胆红素和碱性磷酸酶升高，符合胆汁淤积性黄疸。CA19-9 可升高，但无特异性。血常规检查是非特异性的，可能出现贫血。

（五）鉴别诊断

壶腹癌和壶腹周围癌的早期诊断困难。任何40 岁以上出现进行性或间歇性黄疸的患者都需警惕。如果出现持续或无法解释的腹痛、乏力和体重减轻、腹泻、尿糖阳性、大便潜血阳性、肝大、脾脏触及或游走性血栓静脉炎，应高度怀疑此病。

（六）诊断和分期

壶腹癌和壶腹周围癌诊断和分期的影像学方法包括 CT、MRI/MRCP、EUS 和 ERCP。制订手术切除治疗计划时需要重点排除肿瘤的局部和远处转移。目前尚无公认的壶腹癌和壶腹周围腺癌的手术切除标准。多数医学中心认为局部血管侵犯是疾病晚期表现，无法手术切除。

超声是黄疸患者常用的初步检查。可显示向下到胰腺的胆管扩张，但对壶腹及壶腹周围肿瘤的诊断敏感性较低。

使用口服和静脉对比剂的胰腺 CT 检查方案已被广泛用于评估壶腹周围区病变。虽然 CT 能发现阻塞远端胆管的胰头肿块，但对小壶腹癌的诊断敏感性较低。CT 诊断壶腹肿瘤总体敏感性为 20%～39%[46, 47]。CT 可帮助判断肿瘤的可切除性、有无淋巴转移和远处转移。

MRI 比 CT 在壶腹癌的诊断和分期方面并没有优势。壶腹癌的 MRCP 通常表现为向十二指肠隆起的肿块或充盈缺损，52% 的病例显示胆管和胰管扩张（双管征）[48]。

EUS 对壶腹癌的诊断和 ERCP 一样敏感，优于 CT，诊断准确率可达 97%～100%[46, 47]。但EUS 尚未常规用于诊断壶腹癌。EUS 需要专门的技术人员，而且没有广泛普及。它可在特定病例中用于检查小的肿瘤和主要血管结构的受累情况[49]。

PET-CT 不是壶腹癌和壶腹周围癌分期诊断的常规检查，但可发现隐匿病灶或 CT 或 MRI 不确定的可疑转移。

通过直视和活检病灶，ERCP 对壶腹肿瘤的诊断很重要[49]。ERCP 能显示胰管和胆管，可对任何壶腹病变行活检（图 15-7），并对胆汁、胰液或狭窄处刷片进行细胞学检查（图 15-8）。胆管和胰管相邻的狭窄（双管征）通常与恶性狭窄有关（图 15-9），但偶尔具有欺骗性，需要组织学的诊断证实。

ERCP 不仅可用作诊断，更有治疗价值，可行壶腹肿瘤的活检，或对可疑肿瘤进行诊断，还可置入胆道支架缓解黄疸和相关瘙痒。术前常规胆道引流增加了并发症的风险，因此对可切除的壶腹癌和壶腹周围癌患者不需要常规行术前胆道引流。ERCP 是缓解无法切除壶腹周围癌的首选。

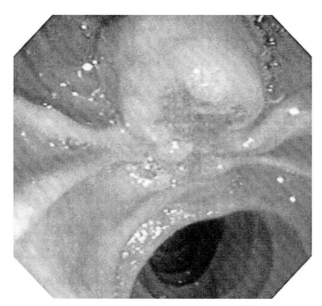

▲ 图 15-7　内镜逆行胰胆管造影显示异常的壶腹部病变

注意结节状不规则的表面，活检显示为腺癌

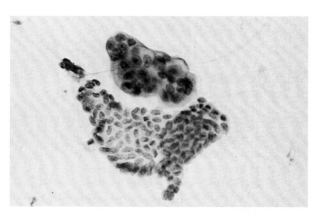

▲ 图 15-8　胆总管下端狭窄处刷片的细胞学检查

细胞病理学表现为在一片良性胆管上皮细胞的上方，有一小团具有腺癌特征的多形性大细胞

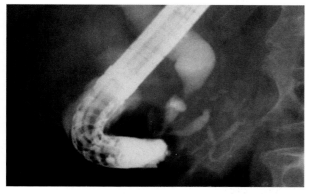

▲ 图 15-9　内镜逆行胰胆管造影显示狭窄上方胆管扩张

胰腺癌的特征性表现，胰管显影在胰头突然停止（"双管"征）

腹腔镜探查可发现 CT 未发现的隐匿性转移病灶，10%～25% 的患者可避免不必要的开腹手术。CT 联合腹腔镜探查可使不能手术的切除率从 41% 降至 20%。腹腔镜可观察肝转移、腹膜转移和邻近器官扩散，并行活检[50]。

呕吐患者口服对比剂 CT 和（或）内镜检查可显示十二指肠受侵犯和梗阻的程度。

（七）治疗

1. 手术切除

行根治性切除的壶腹癌患者，5 年生存率为 40%～70%[51]。远端胆管癌患者术后 5 年生存率为 20%～40%[52]。胰头癌预后最差，根治性手术切除的患者 5 年生存率仅 10%～20%[53]。

壶腹癌和壶腹周围癌的经典术式是胰十二指肠切除术（Whipple 手术），切除范围包括远端胆总管的胰头、整个十二指肠、胃远端 1/3 和相关淋巴结。1978 年对此术式进行了改良，保留了胃窦和幽门功能（保留幽门的胰十二指肠切除术）。两种术式在长期生存和生活质量方面的疗效相当[54]。切除后还需将剩余胰腺、远端胆管和胃吻合至小肠进行组织重建。

胰腺残余部分可与空肠或胃吻合。胰瘘是胰十二指肠切除术后最棘手的并发症，这两种术式出现胰瘘和术后并发症的总体发生率相似[55]。胰管空肠吻合术通常将胰管与空肠黏膜进行吻合，但也有外科医生胰腺空肠端 - 端套入式吻合。胰管胃吻合术涉及胰残端与胃后壁的吻合。

扩大的胰十二指肠切除术指更大范围的腹膜后淋巴结清扫和胰腺周围软组织切除，增加了术后的并发症，但未提高长期生存率[56]。

多数外科医生会在术中对胰腺切缘进行冷冻切片检查，以确保切缘阴性。

胰十二指肠切除术时，肠系膜上静脉 / 门静脉切除和重建与未行静脉切除的结局相似。该手术复杂且具有挑战性，最好由经验丰富的外科医生在优选的患者中进行。局部晚期肿瘤患者应考虑静脉切除[57]。胰十二指肠切除术时的动脉切除和重建与患者的长期和短期不良结局相关[57]，目前应仅在临床试验中进行。

在具有经验的专科中心，使用腹腔镜和机器人技术的微创胰十二指肠切除术对优选的小肿瘤患者是安全有效的。然而，关于微创胰十二指肠切除术后长期的肿瘤患者随访结果尚缺乏数据，目前认为不优于传统的开腹手术[58]。

壶腹癌和壶腹周围癌的胰十二指肠切除术是复杂的外科手术。将胰腺手术集中到大型医疗中心，提高了手术切除率和患者生存率。壶腹癌和壶腹周围癌的治疗最好由专业医疗中心的多学科团队完成[59]。在专业医疗中心，胰十二指肠切除术的围术期死亡率＜1%[60]。

2. 辅助治疗

壶腹部腺癌的辅助治疗和新辅助治疗尚未成为标准治疗。

3. 姑息性治疗

首选的治疗方法是内镜下放置自膨胀网状金属支架。当预期寿命小于 3 个月时，可考虑使用塑料支架。

在经验丰富的中心进行内镜下胆道支架置入（图 15-10）成功率大于 90%。当内镜操作失败时，可采用经皮或经皮 / 内镜联合的方法。

10% 的壶腹周围癌患者可发生胃出口 / 十二指肠梗阻。多数患者在内镜下十二指肠支架置入术成功后，支架通畅的中位数时间为 6 个月[61]。

选择性旁路手术适用于由于技术原因而无法进行内镜支架置入术的患者。

姑息性化疗：顺铂和吉西他滨的全身化疗可延长局部病灶无法切除或发生转移的胰腺癌患者的生存期，提高生活质量[13, 62]。化疗在晚期壶腹癌中的作用尚存争议。

（八）预后

大约 50% 的 Vater 壶腹癌患者可行根治性手术。浸润性壶腹腺癌行胰十二指肠切除术后 5 年生存率为 40%～70%[51]。

远端胆管癌手术切除率为 22%～89%。总体

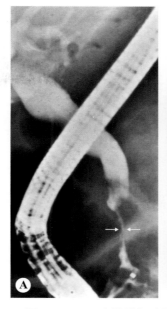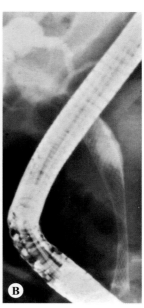

▲ 图 15-10　**A.** 内镜逆行胰胆管造影显示在下段胆管末端的恶性狭窄（箭）；**B.** 放置于狭窄处的网状金属支架（**Wallstent**）
图片由 Dr. Kees Huibregtse 提供

5 年生存率为 20%～40%[52]。

多数胰头癌患者表现为局部晚期或转移性病变。只有 10%～20% 的患者可手术切除。即使是可手术切除的患者，长期生存率差。胰十二指肠切除术后 5 年预期生存率为 10%～20%[53]。

原发性十二指肠癌很少见，仅有文献报道的少量病例研究。在最近的一项研究中，患者的手术可切除率＜40%，术后中位生存期为 23 个月[63]。

结论

近 20 年来，胆管癌、壶腹癌和壶腹周围癌的手术疗效已逐渐提高。疾病诊断和分期的最新进展及手术技巧的改进能够有助于成功完成这些大型手术。这类疾病的治疗方案复杂，需要多学科团队进行协作。整个诊治过程应在专业医疗中心进行。

第 16 章　纤维囊性肝病与先天性胆道畸形

Fibropolycystic Liver Diseases and Congenital Biliary Abnormalities

Nedim Hadžić　Mario Strazzabosco　著

朱　莉　译　　蒋龙凤　校

学习要点

- 多囊性疾病的范围很广（随着年龄增长囊肿体积和数目逐渐增加，主要病变器官是肾或肝），病变的发生取决于常染色体隐性遗传还是显性遗传。
- 纤维囊性肝病是一组异质性重叠的疾病，其中肝脏的囊性病变通常与肾脏畸形和（或）纤维性肝病有关。
- 先天性肝纤维化主要在儿童或青春期诊断，具有门静脉高压的特征或偶然发现孤立的肝实质性肿大。通常有相关的肾脏病理病变。
- Caroli 病以肝内胆管先天性、节段性、囊性扩张为特征，无其他肝脏异常。当与 CHF 相关时，称为 Caroli 综合征。
- 复发性胆管炎是常染色体隐性遗传多囊性肾病、Caroli 病和 CHF 的严重并发症，会加重肝损害甚至肝衰竭。

胆管、肾小管分别连接肝脏与肠道、肾脏与输尿管，这两者的发生和发育是一个复杂的过程[1]。由于遗传或其他原因引起这些连接器官的生长发育异常，可能导致解剖异常，更严重者可导致器官功能异常。因此，胆道系统无异常是肝功能正常的基础，肾小管无异常是肾功能正常的基础。

从肝到肠之间的连接器官可发生多种囊性病变。例如，在肝组织学上可以看到圆形胆管集合之间有微小错构瘤，大小不一的肝囊肿（孤立的肝囊肿到多囊性肝病），严重的胆道周围纤维化

（先天性肝纤维化），以及明显的胆管囊性扩张（Caroli 综合征）。肾脏也有类似的病变情况，但具有不同的特征（除了肉眼可见的囊肿），而且，结合分子遗传学和组织胚胎学，肾和肝的异常可能以不同的组合同时发生。

在描述这些病情时，基于遗传和临床特征的不同，应该将单纯的多囊肝、常染色体显性遗传性多囊肾病、常染色体隐性遗传多囊肾病相关的纤维囊性肝病（先天性肝纤维化、Caroli 病和 Caroli 综合征）进行区分。多囊肝病虽然在某些情况下可能与别的情况重叠存在，但与纤维囊性

疾病有着本质的区别；同样，常染色体显性遗传性多囊肾病与常染色体隐性遗传多囊肾病也是不同的。

多囊肝的发生可能与胆道系统细胞的维护、修复相关，肝脏纤维囊性病变的发生可能与胆管板发育的基本病理相关。后一种情况更为罕见，其临床和病理转归一般也更差。研究发现了这些疾病中存在基因和细胞异常，但是其发病机制目前尚未完全明确。

肝囊肿并不少见，占普通人口的 3%～5%。越来越多的诊断通常是在偶然的影像学检查时发现的[2]。青春期前发病比较罕见[3]。病因与发病时间有着一定的联系，有些是遗传的，有些是散发的，有些是主要在儿童时期发病，其他通常在成人时期发布。简单的肝囊肿通常是孤立的或少于三个。多囊肝病和纤维囊性肝病常常有三个以上的肝囊肿[4]。这些疾病的发生可能伴或不伴有肾脏的病变（常染色体显性遗传多囊性肾病或常染色体隐性遗传性多囊肾病）。在一些患者中，肝囊肿和胆管囊肿可以同时发生（图 16-1）[5]。

多囊肝（polycystic liver disease，PLD）的特点是肝实质内多发囊肿，并且与胆道无关。它

们可伴随发生成人显性遗传多囊性肾病（adult dominant polycystic kidney disease，PLD-ADPKD），或单独发病而无肾脏病变。尽管广泛的肝实质被囊肿替代，但是肝功能通常无明显异常，门静脉高压也是罕见的。除非出现急性和慢性的并发症（包括囊肿感染或出血），大多数患者没有症状。

纤维多囊性疾病包括先天性肝纤维化、Caroli病和常染色体隐性遗传性多囊肾病（autosomal recessive polycystic kidney disease，ARPKD）。这是一种罕见的肝病，伴有严重和进展性肝纤维化的囊性或畸形胆管。在基因上与 ARPKD 相关。Caroli 病和 CHF 分别以复发性急性胆管炎或严重门静脉高压为特征，后者是由胆道周围过度纤维化所致。由于结合了一个或多个以上的因素，因此临床现经常为混合型。因此可能存在一系列临床特征，包括占位性病变、门静脉高压、复发性黄疸和胆管炎（图 16-2）。在某些情况下，可能会发生胆管癌。

本章回顾了胆总管囊肿，尽管从发病角度来看，它们与上述疾病的关系尚不确定；在最后一部分还介绍了先天性异常的胆囊和胆管。

一、多囊肝

肝囊肿的发病可能是逐渐进展的。它们可能与 ADPKD 有关，也可能无关。目前已知，与 ADPKD 相关的 PLD（PLD-ADPKD）和孤立的 PLD（无肾囊肿）是两种基因上截然不同的疾病。

据报道，ADPKD 的患病率在 1 : 400～1 : 1000[6]。孤立 PLD 被认为比 PLD-ADPKD 更罕见[7]。PLD-ADPKD 的特征是肾脏、肝脏和胰腺形成多个囊肿，更罕见的是蛛网膜，以及各种血管异常，如颅内动脉瘤和瓣膜性心脏病。

（一）分子遗传学

ADPKD 和 PLD-ADPKD 是 由 PKD-1（85%～90%）或 PKD-2（10%～15%）突变引起的。这些基因分别编码多囊蛋白 -1（PC-1）和多囊蛋白 -2（PC-2）[8]。

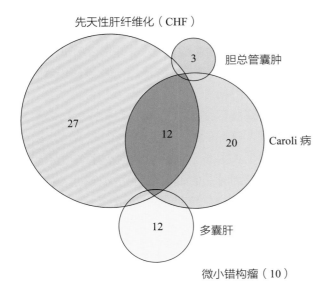

▲ 图 16-1　文氏图显示了在 51 例患者中，许多患者不止一种纤维囊性疾病。其中，**CHF** 和 **Caroli** 病重叠发病最明显。微小错构瘤虽然只有 10 例患者，但也很常见[5]

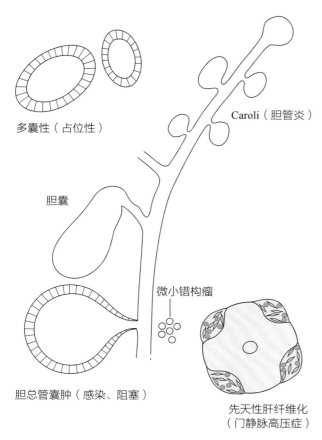

▲ 图 16-2　多囊性和纤维多囊性疾病的病理范围

PC-1 定位于细胞膜原始纤毛的跨膜蛋白，起着机械感受器和化学感受器的作用。PC-1 可以感知顶端液体的流动和成分的变化，并调节许多上皮细胞功能，包括分泌、增殖、分化和成熟[8]。PC-1 和 PC-2 相互作用形成钙通道受体。PC-1 的功能丧失可能是囊肿形成的一个先决条件，但体细胞的突变是必要条件（二次打击模式）[9, 10]。

PC-2 是一种具有多种功能的蛋白质。它与 PC-1 的 C 端胞内区相互作用，说明 PC 参与一个共同的信号通路。然而，最大的 PC-2 池位于内质网和质膜中，并作为非选择性 Ca^{2+} 通道发挥作用。PC-2 还可以对机械刺激（纤毛弯曲）或胆道渗透压做出应答，或参与受体介导的钙信号转导，这取决于其与 PC-1 和其他蛋白质的相互作用。因此，PC-2 通过上述过程，参与细胞内 Ca^{2+} 稳态的调节[8-10]。

孤立 PLD 在基因上与 PLD-ADPKD 不同。与 PLD 表型相关的两个基因是 *PRKXSH* 和 *SEC63*[11, 12]。它们参与编码的蛋白质在内质网中表达，并参与新合成糖蛋白质量控制[13]。

（二）发病机制

在有异常纤毛蛋白的小鼠中，经常可以观察到正常胆道发育的失败，如多囊、纤维囊性。胆管细胞的原始纤毛是不动的，参与上皮细胞基本生物功能的调节，包括分化、增殖和分泌。虽然与 PLD 相关的基因编码的一些蛋白质在原始纤毛中表达，但它们也可能在别处表达。因此，正如前面所述，PC-2 也在 ER 中高表达，并调节钙水平。由 *PRKCSH* 和 *SEC63*（与孤立 PLD 相关）编码的蛋白质也在 ER 中表达[9]。

囊肿形成的分子机制是复杂的，尚未完全明了。目前关于 PLD/ADPKD 提出假设，编码多囊蛋白的一个等位基因的缺陷是遗传导致的，而另一个等位基因的缺陷是第 2 次获得性体细胞突变所导致的结果。有趣的是，小鼠即使出生后敲除多囊相关的 PC-1 或 PC-2 基因，数周后仍然会形成肝囊肿，并逐渐进展。这表明多囊蛋白在成年期维持正常的胆道和肝脏结构中起着持续作用。囊肿发育的关键机制是，在生长因子和细胞因子的影响下，囊肿的血管过度形成和增殖[8, 14]。

有实验证据表明，囊肿内的细胞中 cAMP 水平升高，可导致包括蛋白激酶 A 在内的两种 cAMP 效应因子的上调[26]，从而激活 ERK1/2 途径，导致胆管细胞增殖。这一研究结果将生长抑素类似物的成功应用于治疗，它可以抑制 cAMP，控制囊肿的生长。

囊肿壁胆管细胞增殖增加是囊肿生长的主要决定因素。有趣的是，囊肿囊液含有高水平的细胞因子和生长因子，包括血管内皮生长因子和胰岛素样生长因子。它们能够通过复杂的途径，包括自泌环，促进细胞增殖和囊肿扩大[9, 15, 16]。这些新的途径是未来潜在的治疗靶向。

（三）病理

多囊肝的大体标本为肉眼可见的囊肿，组织学上可见多发的胆管微小错构瘤散在分布于肝实质。微小错构瘤和肝囊肿上皮类似无法重塑的胆管板，从而可以证明 PLD 与胆管板畸形相关（ductal plate malformation，DPM）。

根据囊肿的数量和大小，肝脏的大小可能是正常的，也可能扩大很多。囊肿可以散在分布，也可以局限分布于一个肝叶，通常以肝左叶居多。囊肿可能像大头针的针尖一样很小，也可能像孩子的头一样很大。最大的囊肿体积可以超过1L，但囊肿直径很少大于 10cm。

囊肿壁薄，囊液通常是透明的液体，由于血流异常有时呈褐色的液体。因为囊肿与胆道不相通，所以囊液里不含有胆汁。这与 ARPKD 囊肿不同，因为后者可能与胆道相通。囊肿可并发出血或感染。

组织学上，肝小叶结构不变，肝细胞正常。囊肿与胆管及汇管区的胆管微小错构瘤有关。囊肿被纤维血管组织囊包围，内壁衬以柱状或立方状上皮等（图 16-3）。

其他器官常有囊性疾病，包括肾脏、脾脏、胰腺、卵巢和肺。

（四）临床特点

多囊肝即使存在明显的肝大，也可多年无症状。许多患者的肝囊肿是在 CT 或超声检查或尸检时诊断的。有时患者会伴有多囊肾。患者通常在 40—50 岁时出现症状和体征，可能会表现为腹胀和腹部隐痛。如果压迫胃和十二指肠会引起上腹部不适、恶心，偶尔还会出现呕吐。急性疼痛可能是由囊肿破裂或出血引起的。

肝囊肿的发病率随着年龄的增长而增加，30 岁约为 20%，70 岁约为 75%[17]。妊娠女性的囊肿往往会更大。女性激素替代治疗可以使肝脏肿大每年增加 5%，但症状没有增加。如果出现临床症状，激素替代治疗则会停止[18]。

很少会出现腹水、阻塞性黄疸、下腔静脉压迫和肝静脉流出道梗阻等并发症。20% 的患者会出现因肝囊肿导致肝脏肿大而产生的相关症状（腹痛、餐后早期饱腹感、呼吸困难）。可能会出现体重减轻。门静脉受压可能会并发门静脉高压、食管静脉曲张可能会破裂出血，但这种情况并不常见[19]。

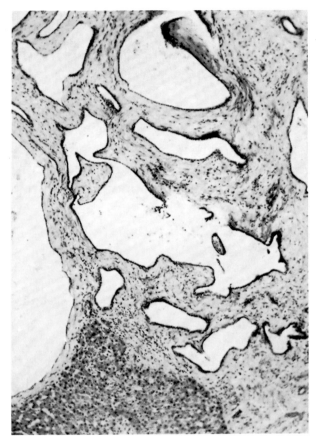

▲ 图 16-3　多囊肝：囊肿大小不一，内壁衬以扁平上皮（HE，63×）

最常见的体征是肝大和腹部膨隆。一些囊肿可能因为出血或感染而有触痛。肝脏触诊可能摸不到，也可能太大以至于填满整个腹部。边缘坚实，可触及结节。很难将囊肿与其他原因的肿块区分开来。脾脏没有肿大。如果触及双侧不规则肾脏增大，则提示有肾囊肿可能，可能伴随一些临床症状。

肝功能通常是正常的。血清碱性磷酸酶和 γ-谷氨酰转移酶可能升高，但是胆红素正常。血清糖类抗原 CA19-9 可能升高，而且升高的水平与囊液的多少和多囊肝体积相关[20]。肾移植受者的肝囊肿出现感染时，血清 CA19-9 水平也会升高[20]。

高血压可能是肾脏疾病或肾动脉压迫的结果[17]，但也可能出现严重的肝外表现。在一组 ADPDK 患者中，未破裂脑动脉瘤的患病率约为 11%；破裂率为 1.9%，与一般人群相似[21]。还有研究表明，ADPDK 患者可存在二尖瓣脱垂与主动脉瓣异常[17]。

（五）鉴别诊断

通常，超过 30 岁的健康正常人，如果发现有结节性肝大，但不伴有肝功能不全，并且有多囊肾或多囊肝阳性家族史，那么应该怀疑结节是多囊肝。多囊肝可能与包虫病混淆。鉴别诊断包括 ARPKD/Caroli 病，后者临床可能表现为严重的门静脉高压、急性胆管炎和一些特征性影像学表现[22]。

其他应注意鉴别诊断的是良性和恶性囊性肿瘤、感染性囊肿和转移，这些疾病往往会伴有相关的症状，如体重减轻和发热等。

（六）诊断标准

PKD 基因的直接基因测序可在大多数的专业实验室进行，约 75% 的 ADPKD 患者可以检测到病理突变。然而，目前尚无明确的 *ADPDK* 基因检测指征，尤其是临床诊断明确的情况下。该疾病诊断的基础仍然是依靠病史和影像学。

超声对囊性病变的诊断具有高度的敏感性和特异性（图 16-4），在 ADPDK 中，根据肾囊肿的数量和大小提出了基于超声的诊断标准[23, 24]。囊肿的大小和数量都有很大的差异。肝脏体积通常会增加，并可能使邻近器官移位。

计算机断层扫描和磁共振成像在确定复杂囊肿、囊肿内容物的性质（如血液）、肝囊肿与其他肝内和肝外结构的解剖关系方面发挥了重要作用。CT 显示囊肿与水呈等密度，边缘规则（图 16-5）。由于周围血管供血过多，静脉造影后囊肿壁显影增强。MRI 信号强度的变化对复杂囊肿的诊断也很重要。孤立 PLD 的影像学特征与 PLD-ADPKD 相似。孤立 PLD 的诊断需要排除相关的肾囊肿病变（少于 5 个肾囊肿），在 25%～30% 的病例中有此发现。

（七）并发症

PLD-ADPKD 和 PLD 最严重的并发症是由肝囊肿逐渐增大引起的，很少由囊内出血、囊肿感染或破裂引起（＜10%）。

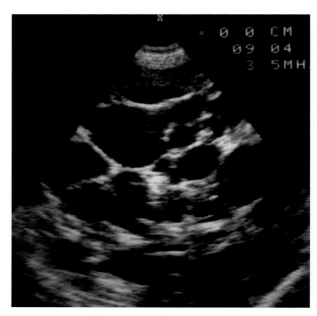

▲ 图 16-4　成人多囊肝：超声显示大量无回声占位性病变

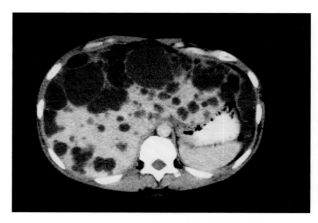

▲ 图 16-5　CT（增强扫描）显示多囊肝

很少有报道囊腺癌、Budd-Chiari 综合征和胆道梗阻。胆道梗阻往往是因为肝囊肿扩大导致胆总管受压，在治疗囊肿时可以置入临时支架改善症状。如果不能正确认识到胆道梗阻，患者可能会发生病情进展，甚至肝硬化。

（八）预后及治疗

多囊肝患者预后取决于相关的肾囊性疾病的严重程度，极少数进展为癌。

大多数多囊肝不需要特殊治疗。对于有症状的患者，治疗主要针对减少囊肿体积和大小[9]。

药物治疗在实验模型中是有效的，但目前没

有公认的有效药物治疗 ADPKD 患者和有症状的肝囊肿患者。然而，有实验证据表明，阻断血管内皮生长因子、cAMP 或 mTOR 信号可能起到一定疗效 [25, 26]。在临床试验中，生长抑素类似物可使肝脏缩小 3%～6% [27, 28]，并可能降低疼痛知觉。这种方法可能适用于选定符合一定条件的患者，但尚未有在临床试验之外的治疗。

放射和外科干预。很少需要进行手术治疗。在超声引导下经皮穿刺引流在缓解急性症状方面是有效的，但液体会再重新增多。有单个或多个明显的囊性病变患者，可以在 US 或 CT 指导下穿刺引流后联合注射硬化剂（如乙醇）治疗 [28]。

对于有症状的大面积肝囊肿和浅表显性囊肿，可以在腹腔镜下进行囊肿开窗术。在大多数医疗机构，当其他措施不能使用时会尝试进行开窗治疗。

当显性囊性病变呈节段性分布时，可考虑肝切除手术治疗。95% 以上的病例可获得临床改善。专业中心报告说，接受治疗的大多数患者症状得到缓解，生活质量得到改善 [29]。

对于严重限制日常活动、既往治疗失败、不适应其他手术方法的严重症状患者，可以进行肝移植。1 年生存率为 89% [30]。肝肾联合移植是 ADPKD 终末期肾病患者的一种选择 [29]。因为这类患者肝功能正常，所以肝移植清单的标准包括严重营养不良，这是通过血清白蛋白、非优势臂的中臂臂围来进行评估的 [31]。

二、纤维多囊性疾病

纤维多囊性肝病是一组异质性遗传疾病，其中肝内胆管的节段性扩张与纤维化有关。虽然被视为特殊情况，但在肝脏中显微镜下可见的囊肿和（或）肉眼可见的囊性病变重叠存在，这通常与肾脏的纤维囊性异常有关。往往严重的肾脏病变可能掩盖肝脏疾病，如早期出现的 ARPKD。相反，门静脉高压但肝功能正常，这可能是早期没有典型临床表现的主要原因，如先天性肝纤维化。同时，病程中可能出现胆管炎，特别是当囊肿与胆道系统相通时。癌变可能是并发症之一。

从胚胎学上讲，肝胆异常被认为是由胆道系统不同部位的导管板发育不良所导致的 [32, 33]。

导管板是上皮细胞的套筒，由双潜能肝母细胞（即可能形成肝细胞或胆管上皮细胞）形成，位于门静脉分支周围的间质中。在肝脏和胆道系统的发育过程中，导管板被重塑成成熟的管状导管，最终形成（从肝门到肝内）肝导管、节段导管、区域导管、小叶间导管和最小的胆管分支。由于肝内导管系统的各个部分在胎儿的一生中相继发育，因此遗传性功能异常的发生时间很可能决定了导管损伤的类型和程度 [34]。

胚胎发展过程中的导管板畸形也可能是胆道闭锁的一个亚型，尽管在大多数情况下，胆道闭锁是由正常形成的肝外胆道坏死性炎症破坏和纤维性闭塞所致。

不同类型的纤维囊性疾病描述详见表 16-1。分类主要是根据临床病理特征表现。可以单独发病，也可以以几种组合同时发病 [34]。除了迄今发现的基因突变的影响外，环境因素，特别是重叠感染，可能影响疾病的进程。此外，这些疾病的自然史已经通过肾移植和门静脉高压管理等治疗得到了改进。这些治疗可以使伴有肝脏并发症或晚期肾衰竭的患者生存期延长。

三、常染色体隐性遗传性多囊肾病

据估计，常染色体隐性遗传性多囊肾病（autosomal recessive polycystic kidney disease, ARPKD）的发病率为 1∶20 000，临床和组织病理学表现各不相同，常表现为肝内胆管导管板畸形和肾小管梭形扩张。

ARPKD 的基因被称为多囊肾肝病 -1（PKHD1），位于 6 号染色体（6p21.1～p12）[35]。它是一个编码蛋白纤维囊肿的基因（67 外显子）[36, 37]。它在肾集合管和胆管中表达，但其生物学功能尚不清楚 [36, 37]。已知该基因有 100 多个突变。大多数肾病患者是复合杂合子。累及肾脏或肝脏的病变没有明确的基因型 - 表型关系。突变导致转录截断可以导致严重的肾脏病变，往往是致命的表型 [38]。

表 16-1　遗传性纤维囊性肝病临床表现及相关肾脏疾病

肝脏疾病 / 病变	发病年龄	临床表现	相关的肾功能障碍
DPM（如 CHF）（组织学改变）	新生儿 / 婴儿	腹胀、肾衰竭、高血压、呼吸窘迫	ARPKD
CHF	青少年＞儿童＞成人	门静脉高压 ± 复发性胆管炎，后期出现肾衰竭	ARPKD、肾消耗病、髓质海绵肾
Caroli 综合征	成人＞青少年	复发性胆管炎、门静脉高压	ARPKD、肾小管扩张
Caroli 病	任何年龄	复发性胆管炎	ARPKD
von Meyenburg 复合征	任何年龄（偶然）	偶然发现	

DPM. 胆管板畸形；CHF. 先天性肝纤维化；ARPKD. 常染色体隐性遗传性多囊肾病

（一）临床特征

肾脏病变的严重程度决定了临床表现方式。在围产期或婴儿期，放射状和梭形皮质髓质囊肿可导致形成巨大的对称性肾肿块，从而导致快速进展的肾衰竭。这可能会导致死胎或在婴儿期早期因肾衰竭、液体潴留或支气管肺炎导致死亡。

肝损伤通常在临床上是无症状的。受影响的儿童可能因严重的羊水过多继发心脏异常（室间隔缺损、肺动脉瓣狭窄）和畸形特征（"波特脸"，即压扁的鼻子、小颌骨、大而低矮的耳朵、内眦赘皮）。

肾受累程度较轻的病例，通常在儿童晚期或青少年时期出现进行性肾衰竭和（或）门静脉高压，可同时伴有 CHF。由于门静脉高压的并发症，如脾大伴脾功能亢进和静脉曲张出血和（或）胆管炎，患者常在进行慢性肾透析时需要进行肝病方面的诊治 [39, 40]。

（二）肝病理学

组织学上，ARPKD 肝脏病变可以从持续性增生性导管板伴少量门静脉纤维化发展到纤维化门静脉周围明显的导管增生过度。在早期，门静脉纤维化主要在间质；后期胶原大量形成，病变与 CHF 难以区分。肝脏内没有明显囊肿，但体积变大，质地变硬，呈网状纤维化 [41]。

（三）影像学

腹部平片、超声和静脉肾盂造影是婴儿期最有用的检查。胆管异常可通过磁共振胰胆管造影诊断 [42]。

（四）治疗

对于儿童期出现胃肠道出血的患者，内镜下对曲张静脉进行硬化治疗或套扎治疗是首选的治疗方法。如果不能用这些治疗方法控制出血，就必须进行门体分流 [43]。对于患有终末期肾衰竭和晚期慢性肝病的儿童，建议进行肝 - 肾联合移植。因为单独肾移植后使用免疫抑制可能会增加胆管炎的发病率，使肝功能进行性下降。

四、先天性肝纤维化

CHF 在组织学上表现为包绕正常肝小叶结构的宽而密的胶原纤维带（图 16-6）。这些纤维带中含有大量微小的、成形良好的胆管，其中一些含有胆汁。动脉分支正常或发育不全，而静脉则变小，没有明显的炎症改变。CHF 可能与先天性肝内胆管扩张有关（Caroli 综合征）。

CHF 可以表现为散发的，也可以表现为家族性的，后者为常染色体隐性遗传。发病机制可能是小叶间胆管的导管板畸形（图 16-6）[32]。

门静脉高压很常见。这可能是由主门静脉的

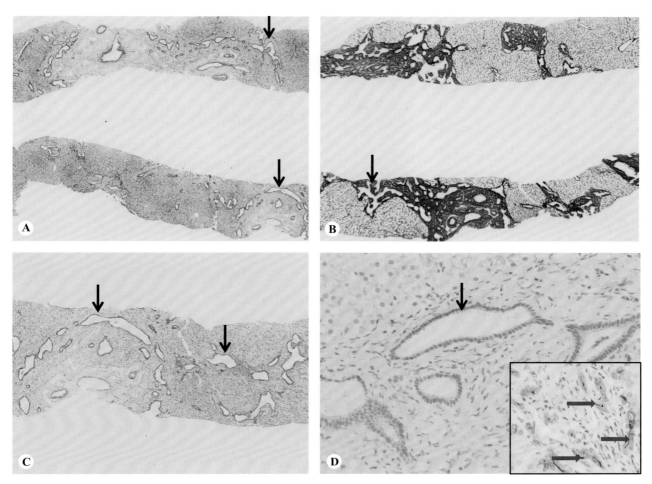

▲ 图 16-6　2 岁儿童的肝活检，该儿童患有常染色体隐性遗传性多囊肾病和先天性肝纤维化，由 2 种纤毛 *PKHD1* 突变引起

A. 胆管板畸形伴有胆管扩张，在汇管区 - 实质界面呈环状排列（箭）。汇管区或小叶区没有明显的炎症或胆汁淤积（HE 染色，20×）。B. 伴有胆管扩张的汇管区放大图（箭）（HE 染色，100×）。C. 网状染色显示明显的门静脉纤维化形成厚纤维带（箭）（20×）。D. 乙酰化 α 微管蛋白（在原始纤毛中发现的一种蛋白质）的表达量在位于胆管细胞顶端边缘的小叶间胆管（箭）严重减少（乙酰化 α 微管蛋白免疫标记，200×），与年龄匹配、无纤毛病突变的对照组相比（插图），小叶间胆管表达较强（箭）（400×）（图片由 Dr Maesha Deheragoda 提供）

缺陷造成的，但更常见的是由结节周围纤维带中门静脉小分支发育不全或受压所致。

相关的肾脏疾病包括肾发育不良、常染色体隐性遗传多囊肾[44] 和肾消耗病（髓质囊性疾病）。

（一）临床特征

CHF 主要在儿童和青少年中诊断。它很少单独发病，更常见的是与 ARPKD 有关，或与较少发生的肾髓质囊性病变有关，特别是肾消耗病和髓质海绵肾。临床表现为门静脉高压（脾大伴脾功能亢进或静脉曲张出血）或偶然发现的肝实质性肿大。发病年龄通常在 5—13 岁[45]，没有性别差异。

在一项针对 40 名儿童的 CHF 和 Caroli 综合征的单中心研究中，由于肾脏疾病而发现 CHF 和 Caroli 综合征的平均年龄为 1.3 岁。在新生儿期结束时，35% 出现肾或肺症状。随访期间，86% 的患者出现严重的门静脉高压，27% 的患者出现消化道出血。晚期慢性肾病在 Caroli 综合征中比在单独的 CHF 中更常见。大多数早期出现临床表现的儿童需要进行肝肾联合移植（90%）或单独的肾移植[46]。一项对合并 PKHD1 相关

ARPKD 成人 CHF 的研究报道称，73 例患者中有 10 例需要单独的肾移植，只有 1 例需要肝肾联合移植。门静脉高压的严重程度与慢性肾衰竭的进展或检测到的 *PKHD1* 突变无关 [47]。

CHF 常被误诊为肝硬化。CHF 一个重要的特征是肝功能基本保持正常。胆管炎往往是亚临床或症状性发作的复发性胆管炎，需要排除相关的 Caroli 病。复发性胆管炎会使肝功能逐渐出现损伤，但很少会发展为真正的胆汁性肝硬化。在少数情况下，这种疾病在成年发病（潜在形式）[34]。

据报道，CHF 与家族性先天性心脏病 [48]、肺动静脉瘘 [49] 和多发性胃溃疡 [50] 有关。许多畸形综合征的特征是与 CHF 相似的肝脏组织学变化（表 16-2）。

表 16-2 与先天性肝纤维化肝脏组织学改变相似的畸形综合征 [56]

- Meckel 综合征：脑膨出、多指、肾囊肿
- Ivemark 综合征：胰腺、肝脏和肾脏发育不良，部分胰腺和肝脏有囊肿
- Ellis van Creveld 综合征或骨软骨发育不良
- 肾消耗病：先天性肝纤维化综合征，伴有视网膜病变、智力障碍、小脑发育不良和骨畸形
- Jeune 综合征：骨骼发育不良、肺发育不良、视网膜病变
- Laurence-Moon-Biedl 综合征

肝癌和胆管癌都可能是并发症 [51, 52]，腺瘤样增生也可能是并发症 [53]。

CHF 可表现为一种罕见疾病，即糖缺乏糖蛋白综合征 I b 型（carbohydrate-deficient glycoprotein syndrome type I b，CDGS I b）[54] 的特征；其他特征包括周期性呕吐、蛋白丢失性肠病和血栓倾向。糖基化异常是由磷酸甘露糖异构酶缺乏引起的，转铁蛋白等电聚焦（isoelectric focusing，IEF）可以证明这一点。常规甘露糖补充支路的酶的活性，可纠正生化异常，改善临床症状 [55]。尽管难以解释 CDGS I b 中的生化缺陷与 CHF 的组织学特征之间的联系，但用转铁蛋白 IEF 筛选所有 CHF 患者的糖基化缺陷似乎是合理的。

（二）调查

血清蛋白、胆红素和转氨酶水平通常是正常的，血清碱性磷酸酶偶尔增加。

确诊有赖于肝活检，但由于肝脏质地较硬，肝穿刺操作有一定的难度。肝脏组织学显示桥状纤维间隔，肝小叶及肝细胞结构正常。与 ARPKD 的婴儿相似，纤维带包含许多胆管结构（图 16-6）。有些胆管可能扩张，并可能含有胆汁。门静脉分支不明显或退化为许多细的小静脉。局灶性胆管炎和铜相关蛋白沉积可能导致肝硬化的误诊。

肝内纤维组织的致密条带在超声下表现为非常亮的回声区域。先天性肝纤维化患者的直接胆道造影显示肝内分支变细，提示肝纤维化。在一些患者的磁共振胆道造影可以表现为胆管异常，包括胆道囊肿。上述与 CHF 一起被称为 Caroli 综合征，有时也可见到胆总管囊肿 [57]。

超声、CT、MRI 和静脉肾盂造影可显示肾脏囊性改变或髓质海绵肾，如 ARPKD 所述。

（三）治疗和预后

CHF 预后明显好于肝硬化。

门静脉高压的治疗方法。静脉曲张出血后，这些患者应接受硬化治疗或套扎治疗，但如果这些方式不能控制出血，他们应接受门体分流术。然而，CHF 患者最终可能需要肾和（或）肝移植，因此选择分流手术类型时应考虑到这一点，建议进行脾肾静脉分流时应避免损害腔静脉或门静脉。由于患者不是肝硬化患者，分流手术后不会并发脑病 [45]。当发生胆管炎时，使用抗生素治疗是有效的。但预后仍然保持谨慎。

五、Caroli 病 [58]

Caroli 病是一种罕见的疾病，以肝内胆管的先天性、节段性、囊状扩张为特征，无其他肝组织学异常。扩张的胆管与主胆道系统相连，易感染并含有结石（图 16-7）。肝内胆管囊性扩张可累及整个肝脏或节段性、大叶性累及 [59]。

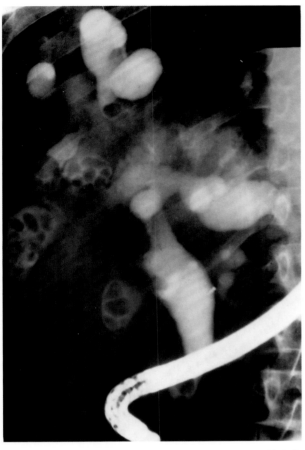

▲ 图 16-7 **Caroli** 病：内镜胆管造影显示肝内胆管囊状扩张，其中一些含有多枚胆结石

Caroli 病不一定是家族遗传的[60]。相反，Caroli 综合征可能属于常染色体隐性遗传多囊性肾病，与 Caroli 囊肿和 CHF 相关，常伴有纤维囊性肾改变。

在 Caroli 病中，通常没有肾脏损害，但会伴有肾小管扩张和更大的囊肿。

（一）临床特征

Caroli 病在任何年龄都会发病，但在儿童或成人早期更常见，症状可表现为腹痛、肝大和发热合并革兰阴性败血症[61]。新生儿也有报道[62]。大约 75% 的患者是男性。

黄疸轻度或无，但胆管炎发作期间胆红素可能会升高。除非与 CHF 相关（Caroli 综合征），否则不存在门静脉高压。并发症包括脓肿形成、败血症和肝内胆管结石。据报道，大约 7% 的患

者会并发胆管癌[63]。ARPKD 或其他形式的肾小管扩张常与 Caroli 综合征有关。

（二）影像学

超声检查和 CT 扫描（图 16-8）可协助诊断。增强造影后可以看到伴有肝内胆管扩张的门静脉分支（"中心点"征）[64]。MRCP 是诊断的方法之一[65]，侵入性操作的 ERCP 或 PTC 也是可以进行诊断的方法（图 16-7）。然而，后两种技术可能会导致败血症，除非有明确的治疗效果，否则应避免使用。

胆总管正常，但肝内胆管呈球形状扩张，其间有正常胆管。异常可能是单侧的[59]。与原发性硬化性胆管炎相比，其表现为胆总管不规则狭窄，肝内胆管不规则扩张（见第 18 章）。

（三）治疗与预后

与 CHF 并发的胆管炎一样，Caroli 病可以通过抗生素积极治疗来控制。非手术方法，如经皮胆道引流、体外冲击波碎石术和经肝或内镜减压已尝试，但结果不理想。复发性胆管炎的引流或切除手术（部分肝切除术）疗效不佳，只有少数肝脏一侧病变的患者例外[59, 66]。据报道，肝内结石可以通过熊去氧胆酸治疗获益[67]。

预后一般较差，平均生存期为 9 个月[60]，5 年死亡率为 20%[61]。死亡与败血症、肝脓肿、肝衰竭和门静脉高压有关。然而，胆管炎的发作可

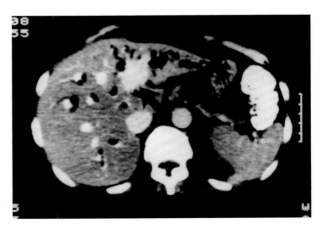

▲ 图 16-8 **Caroli** 病：静脉造影后 **CT** 扫描显示伴有肝内胆管扩张的门静脉分支增强

以持续多年，肾衰竭导致的死亡是非常罕见的。

尽管慢性感染增加了手术的风险，但是对于无法控制的、严重的复发性胆管炎累及全肝或继发于 Caroli 综合征肝纤维化导致的无法控制的门静脉高压，肝移植是有效的最终选择。

六、微小错构瘤（von Meyenberg 复合体）

这类疾病通常是无症状的，影像学或活检偶然诊断，或通过尸检发现。它们很少与门静脉高压有关。肾脏可能出现髓质海绵样改变。微小错构瘤可能与多囊性疾病有关。

组织学上，微小错构瘤由圆形胆道群组成，衬覆立方上皮，通常含有浓缩的胆汁。这些胆道结构嵌入成熟的胶原间质（图 16-9）。通常位于汇管区内或附近。上述这些表现提示先天性肝纤维化，但微小错构瘤可以伴发其他囊性疾病，如 ADPKD 和 PLD，也可以在正常人群发病。这不是一个罕见的发现。微小错构瘤在增强 MRI 上具有特征性表现，在 T_1 加权上为低强度，在 T_2 上为高强度。病变通常不显示明显强化影。它们的大小相对一致，比囊肿小。

七、胆总管囊肿

胆总管囊肿是一种先天性异常，其特征是胆道系统的一个或多个节段出现囊性扩张。当病变累及胆总管时，与靠近梗阻性病变的整个胆道树的扩张相反，胆囊、胆囊管和近端肝管没有扩张。组织学上，囊肿壁由致密的纤维组织组成，几乎没有弹性或肌肉组织，通常没有上皮内衬。

（一）发病机制

没有统一的病理过程可以解释所有囊肿的发病机制。有些囊肿与胰管和胆道之间的一条长而共同的通道有关，这条通道容易使胰酶回流到胆道系统中[68]。然而，许多胆总管囊肿患者没有这种异常，因此发病机制可能还涉及一些其他因素[感染性、血管性和（或）遗传性][69]。在一项研

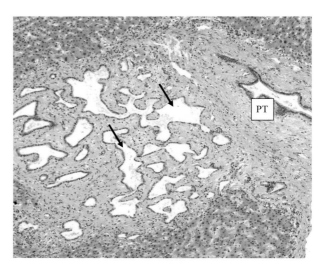

▲ 图 16-9　胆道微小错构瘤

不规则扩张的胆管（箭），衬覆扁平 / 低矮的立方上皮细胞，嵌入致密的纤维基质内，通常邻近汇管区（PT）（HE 染色，10×）（图片由 Dr Tu Vinh Luong 提供）

究中，在 9 名患有胆总管囊肿的婴儿和儿童的组织中，有 8 名检测到呼吸道肠道病毒 RNA[70]。

对胆总管囊肿患者的免疫组化研究表明，诱导型一氧化氮合酶在上皮细胞中呈高表达，提示参与胰酶反流引起的胆总管囊肿黏膜的增生和恶性改变[71]。其他导致胆管扩张的致病机制，包括肌壁的先天性薄弱、Vater 壶腹内的先天性炎症或瓣膜阻塞、原始胆总管上皮细胞过度增殖[22]。

胆总管囊肿患儿胆道上皮组织学改变的严重程度，与胆道内的压力和胆道淀粉酶水平均相关，前者更为重要，这表明发病病因中，远端梗阻比胰液回流更为重要[72]。

（二）分类

胆总管囊肿分类如下（图 16-10）[73.74]。
- Ⅰ型：肝外胆管的囊性（Ⅰa）、节段性（Ⅰb）或纺锤形（Ⅰc）扩张。另一组（Ⅰd）被认为有多个肝外囊肿。可以通过既往没有胆结石或胆道手术史，胆总管直径大于 30mm，胆管造影显示有异常连接来鉴别纺锤形扩张和继发梗阻的胆管扩张[73]。
- Ⅱ型：囊肿发生在肝外胆管形成憩室。
- Ⅲ型：远端胆总管囊性扩张（胆总管膨出），主要位于十二指肠壁内。

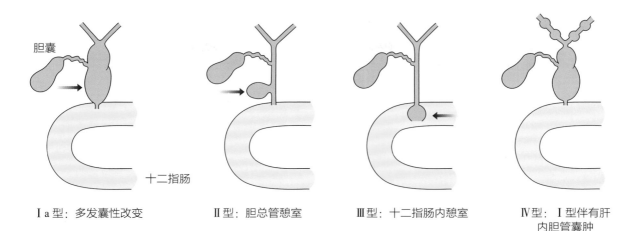

| Ⅰa 型：多发囊性改变 | Ⅱ型：胆总管憩室 | Ⅲ型：十二指肠内憩室 | Ⅳ型：Ⅰ型伴有肝内胆管囊肿 |

▲ 图 16-10 先天性胆管扩张（胆总管囊肿）的分类

- Ⅳ型：包括Ⅰ型肝外胆管囊肿和内胆管囊肿。有人提出，Ⅳa型、Ⅳb型和Ⅳc型描述了肝外胆管的囊性、节段性或纺锤形改变（Ⅰ型）[73]。
- Ⅴ型也称 Caroli 病。

最常见的类型是Ⅰ型和Ⅳ型[73, 74]。胆总管囊肿（Ⅲ型）是否应归类为胆总管囊肿一直存在争议[75]。很少见到肝内胆管单发的囊性扩张[76]。

Ⅰ型病变表现为部分腹膜后囊性肿瘤，大小为 2~3cm，容量为 8L。囊肿含有稀薄的深褐色液体。囊液是无菌，但可能会继发感染。囊肿会破裂。

胆汁性肝硬化是慢性胆汁淤积的晚期并发症。胆总管囊肿可以压迫门静脉，导致门静脉高压。囊肿或胆管内可发生恶性肿瘤[74]。

（三）临床特征

胆总管囊肿越来越多经产前常规超声检查诊断。婴儿型表现为新生儿黄疸时间延长，是胆道闭锁后导致新生儿期黄疸的原因之一，可以通过外科手术治疗。如果诊断不当，可能导致胆汁性肝硬化和门静脉高压。胆总管囊肿自发性穿孔是较为常见的，可导致胆道腹膜炎。穿孔的原因考虑是由于胰液通过共同通道回流造成胆管上皮损伤，而不是因为胆管压力增加[77]。胆道囊肿的产前诊断需要转诊到专门的儿科肝病中心，因为它可能与胆道闭锁有关，尤其是所谓的囊性闭锁[78]。

随着年龄增长，发病典型症状是黄疸、疼痛和腹部肿瘤。黄疸是间歇性的，为胆汁淤积型，并伴有发热。疼痛也是间歇性的，主要发生在右上腹。肿瘤是囊性的，可在右上腹触及。它的大小和柔软度各不相同。触诊时必须小心，以免囊肿破裂。与成年人相比，儿童更有可能出现两种或两种以上的"典型"三联征（82% vs. 25%）[74]。虽然以前认为这是一种儿童疾病，但现在在成人中诊断率更高。1/4 的患者会出现胰腺炎症状和体征[74]。

在西方国家，胆总管囊肿的发生率约为 1/15 000，在日本更是高达 1/1000[77]。无论种族背景如何，都是女性为主（4∶1），至今尚无可以解释的原因。

胆总管囊肿很少与先天性肝纤维化或 Caroli 病有关。胰胆管引流异常非常重要，特别是当导管连接呈直角或锐角。

并发症包括复发性胆管炎、门静脉血栓、肝脓肿、囊肿壁癌和胆结石。

（四）影像学

腹部平片可显示软组织肿块。胆总管囊肿通常是通过超声首次诊断。HIDA 成像和 CT 可以显示囊性病变，但 MRCP 是确诊的首选成像技术（图 16-11）[79, 80]。其他检查方法包括内镜逆行胆管造影或经皮穿刺胆管造影术，其中括约肌切开和支架置入术可能可以推迟手术干预[79]。

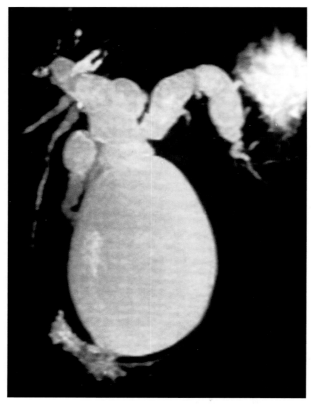

▲ 图 16-11　40 岁女性 I a 型胆总管囊肿合并远端胆管梗阻患者的磁共振胰胆管造影

（五）治疗

由于存在继发腺癌或鳞状细胞癌的风险，根治性切除是首选方法[74, 81]。通过肝空肠吻合术（Roux-en-Y）可以维持胆道的连续性。

囊肿与肠道吻合且不切除囊肿的手术较为简单，但术后胆管炎及胆道狭窄和结石形成较为常见。癌变的风险仍然存在，可能与上皮的发育不良和化生有关[82]。成年患者术后需要长期监测，但由于缺乏敏感的胆道恶性肿瘤血清标志物而难以完全实现[83]。

对于 Ⅲ 型囊肿，内镜下括约肌切开术或囊肿去顶术可提供足够的引流。在 Ⅳa 和 V 型囊肿中，少数肝内病变广泛需要进行部分肝切除手术或肝移植手术治疗。

八、孤立性非寄生性肝囊肿

由于肝脏影像学检查的使用增加，这种疾病越来越多被诊断。它可能是多囊性疾病的变异。

内壁衬有隔板，这提示起源于合并的多囊性疾病。纤维囊中含有异常的胆管和血管。囊肿内容物有实物色，有时为血性液体。与包虫囊肿的高压相比，囊肿的张力较低。

一般没有临床症状。少数表现为腹胀，或压迫邻近器官（包括胆管），可以导致间歇性黄疸。患者不用担忧。

囊肿破裂或出血后会出现临床症状。这些并发症极为罕见。手术切除只适用于出现并发症的患者。

（一）其他囊肿

这些都是非常罕见的、小的、表浅的。囊肿内容物因病因而异。

所有类型的肝外胆道梗阻都可能导致胆管囊肿。

血肿是伴随出血形成一个简单的囊肿，也可随肝外伤形成。穿刺活检后可发现含有血液的小囊肿。

淋巴囊肿是由肝淋巴管阻塞或先天性扩张所致。它们通常在肝脏表面。

胆道囊腺瘤（现在称为"黏液囊性肿瘤"）（见第 35 章）和囊腺癌是罕见的。恶性假囊肿也发生于继发性恶性肿瘤的退行性变和软化。

（二）囊性疾病继发癌

肿瘤可能与微小错构瘤、先天性肝纤维化、Caroli 病[63] 和胆总管囊肿[74] 有关。癌很少与非寄生性囊肿[84] 或多囊性肝病有关。上皮细胞暴露于胆汁中时，更可能发生癌变。

九、先天性胆道异常

肝脏和胆道起源于内胚层原始前肠末端腹侧壁，向外形成芽状突起[85]。这个芽形成了一个憩室，憩室伸长形成了肝管。其头部生长迅速，突入原始横隔迅速增殖形成肝脏。其蒂部发育成为胆囊、胆囊管和胆总管。所有这些导管前体在早期宫内胚胎发育时就已形成，并且相互连通[85]。

常见的肝及肝左管和肝右管起源于前肠憩室，但肝内导管来自肝内导管板的细胞[85]。胚胎发育大约 5 周，胆囊、胆囊管和肝管形成互相吻合的管道网。大约 3 个月胎龄时肝脏开始分泌胆汁。

先天性异常可能与前肠出芽缺陷或憩室上下部胆管或胆囊形成的变异有关（表 16-3）。

表 16-3　先天性胆道异常的分类

原始前肠出芽的异常
- 出芽失败
  - 胆管缺如
  - 胆囊缺如
- 副芽或芽的分裂
  - 副胆囊
  - 双房胆囊
  - 副胆管
- 向左侧出芽，而不是向右侧出芽
  - 左位胆囊

憩室发育异常
- 近端（与原始肝细胞接触）
  - 肝门 / 节段胆管连接的变异
- 远端
  - 胆囊（如胆囊管的形状、走行）
    - 胆囊未发育
    - 胆囊憩室
    - 皱褶胆囊：双膜型、浆膜后型
    - 葫芦状胆囊
  - 胆总管（与胰管交界处）

肝囊状胆管
- 胆囊体或颈部憩室

肝内胆囊持续存在

胆囊异常折叠
- 浆膜后型皱褶胆囊（倒圆锥形帽）

副腹膜皱褶
- 先天性粘连
- 游动胆囊

肝动脉和胆囊动脉异常
- 副动脉
- 肝动脉与胆囊管关系异常

这些先天性变异通常没有临床意义，但它们对放射科医生、肝胆外科和肝移植外科医生都很重要。胆道闭锁（见第 31 章）有特定的临床特征，但其发病机制尚不清楚；只有 10%～15% 有相关的脾畸形或侧分化异常。

（一）胆囊缺如[86]

这是一种罕见的先天性异常。可以识别两种类型。

- Ⅰ 型是胆囊和胆囊管不能从前肠的肝憩室分出尾支，常伴有胆管的其他异常。
- Ⅱ 型是胆囊虽然形成，但是没有正常发育。通常与肝外导管闭锁有关。胆囊不是缺失而是发育不全。这种类型见于婴儿，表现先天性胆道闭锁的影像学改变。

大多数病例伴随发生在有其他先天性畸形的婴儿中。成人通常是健康的，没有其他异常。部分患者有右上腹疼痛或黄疸。超声无法显示胆囊可能在报告上被解释为胆囊切除术后。这时候必须考虑发育不全或异位的可能性。手术中未能识别出胆囊并不代表胆囊缺如。胆囊可能位于肝内，被广泛的粘连所掩埋，或因既往的胆囊炎发生萎缩。术中应行胆道造影明确诊断。

（二）双胆囊

双胆囊非常罕见。在胚胎期，肝或胆总管常伴有小囊。这些小囊偶尔会持续存在并形成第二个胆囊，并有自己独立的胆管（图 16-12），可能直接位于肝脏内。如果胆囊从胆管形成，那么两个胆囊共用一个 Y 形胆管。

双胆囊可以通过影像学诊断。副胆囊经常会并发感染或结石等临床症状。

双房胆囊是一种极为罕见的先天性异常。胚胎学上，形成胆囊的单个芽成对出现，但保持了主要的连接，因此形成了两个独立的、不同的底部，但是有共同胆管。该异常无临床意义。

（三）副胆管

这类疾病很少见。肝外副胆管通常是肝右管系统的一个分支，在肝左管和肝右管的交界处和胆囊管的入口之间的某个位置与共同的肝管汇合。它可能与胆囊管、胆囊或胆总管相连。

胆囊肝管是在胎儿时期由于左右肝管再通失败而连接胆囊和肝实质所形成的。胆囊管直接进入剩余的肝导管或肝总管或十二指肠以保持导管

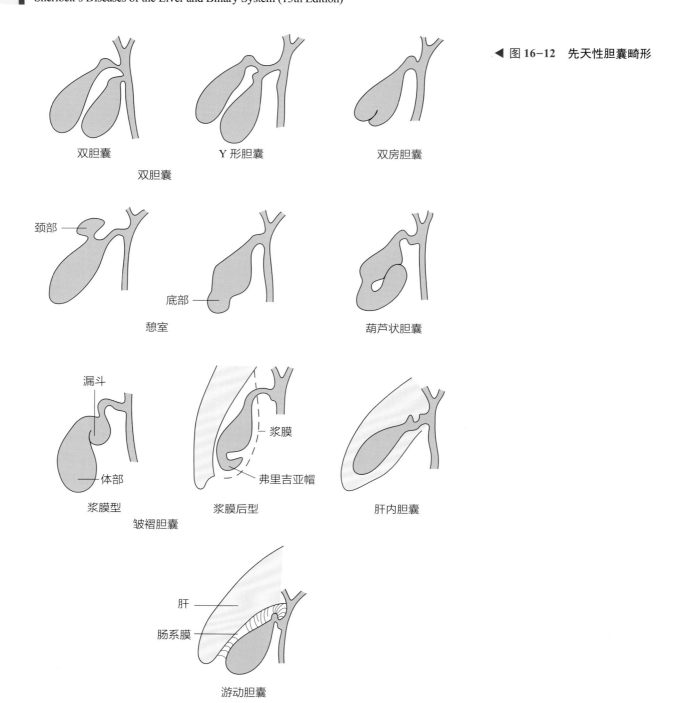

◀ 图 16-12　先天性胆囊畸形

双胆囊　　　　　　Y 形胆囊　　　　　　双房胆囊

双胆囊

颈部

憩室　　　　　　　底部　　　　　　　　葫芦状胆囊

漏斗

浆膜

体部　　　　　　　弗里吉亚帽

浆膜型　　　　　　浆膜后型　　　　　　肝内胆囊

皱褶胆囊

肝

肠系膜

游动胆囊

的连续性。

　　副胆管对肝胆外科和肝移植外科医生很重要，因为它们可能在手术中无意被结扎或切断，导致胆道狭窄或瘘。

（四）左位胆囊

　　这也是一种罕见的异常。胆囊位于肝左叶下方，镰状韧带左侧。可能是由胆囊移位到肝左叶下方（圆韧带左侧）的位置所致。胆囊管通路正常。另一种可能是，第二个胆囊直接从肝左管发育而来，右侧的正常胆囊结构发育失败或退化。左位胆囊在临床上意义不大。

　　但在某些情况下，是因为胆囊与圆韧带（"右侧圆韧带"）的关系才将其称为左位胆囊。在这些病例中，胆囊位于正常位置，而右侧圆韧带与肝内门静脉分支的位置异常有关。这一解剖特点在肝切除术中很重要[87]。

（五）胆囊罗阿窦

胆囊黏膜突入肌层形成疝样突起（壁内憩室）组成罗阿窦（Rokitansky-Aschoff sinus，RAS）。尽管可能是先天性的，但当腔内压力升高时会并发慢性胆囊炎。可通过超声和（或）MRI 扫描发现。

（六）皱褶胆囊

由于胆囊"像弗里吉亚帽一样向下弯曲到断裂点"变形，因此胆囊底部看起来是折叠的。弗里吉亚帽是古代弗里吉安人戴着一种圆锥形帽或软帽，前面有一个弯曲或翻转的尖顶，与罗马的"自由帽"（牛津英语词典）一致。

分为两种类型：①胆囊体与胆囊底之间皱褶（浆膜后型）（图 16-12），是由胚胎窝内胆囊异常折叠所致；②胆囊体与胆囊颈之间皱褶（双膜型）（图 16-12），是在发育早期，胆囊窝本身的异常折叠造成的。胎儿韧带、残留的隔膜或固体上皮腔延迟空泡化后管腔的收缩，使浆膜层随皱褶深入到切迹中，包围在胆囊之外。

这些扭曲的胆囊在正常情况下是空腔的，没有临床意义。通过影像学可以诊断。

葫芦状胆囊（图 16-12）可能是一种夸张的弗里吉亚帽，可能是浆膜型的。胆囊收缩时底部位置的恒定，两部分之间局部狭窄，表明这可能是一种固定的先天性畸形。

（七）胆囊和胆管憩室

胆囊体和颈部的憩室可能与胚胎期胆囊和肝脏之间的胆囊肝管相关。

胆囊底部的变化源于胚胎期实体胆囊局部空泡化不全。不完整的隔膜会挤压胆囊顶形成一个小腔（图 16-12）。

这些憩室很少见，没有临床意义。先天性憩室应与因部分穿孔导致在病变胆囊中形成的假性憩室区分开来。在这些病例中，假憩室通常包含有一个大的胆结石。

（八）肝内胆囊

在胚胎发育第 2 个月之前，胆囊被包裹并埋藏在肝脏组织中，此后发育处于肝外。在一些情况下，胆囊长期在肝内生长（图 16-12）。胆囊位置可能高于正常水平，或多或少被包裹在肝脏内，但未完全被肝组织覆盖。因为胆囊嵌入肝脏内收缩困难，因此经常会并发感染，随后形成胆结石。

（九）先天性胆囊粘连

这种情况是非常常见的。在发育过程中，肠系膜前膜延长，可能从胆总管横向穿过胆囊到十二指肠、结肠肝曲，甚至到肝右叶，可能会导致网膜孔（Winslow 孔）的关闭。还有一些情况下，一条系膜从小网膜穿过胆囊管到达胆囊前；或像松散的面纱位于胆囊前（"游动胆囊"）（图 16-12）。

这些粘连在临床上并不重要，但在手术时应记住它们的存在，与炎症性粘连行鉴别诊断。

（十）游动胆囊和胆囊扭转

在 4%～5% 的标本中，胆囊有一个支撑膜。围绕着胆囊的腹膜继续延伸像两片叶子，形成一个褶皱或系膜，从肝脏表面支撑胆囊。这个折叠可以使胆囊悬挂在肝下面 2～3cm。

活动胆囊容易发生扭曲并导致不良后果[88]，可以发生蒂扭转导致供血不足，从而继发梗死。

这种情况通常发生在瘦弱的老年女性身上。随着年龄的增长，大网膜脂肪减少，由于腹部和骨盆肌肉张力的丧失，腹部内脏的尾部出现了很大的移位。肠系膜悬挂的胆囊变得更加下垂，并可以发生扭曲。它在所有年龄段的人群中均可发生，包括儿童。

一旦发生胆囊扭转会出现突然的、严重的、持续的上腹部和右肋缘疼痛，并放射到背部，伴有呕吐和晕厥。典型的症状是出现一个明显的肿瘤，具有胆囊增大的特征。症状可在数小时后消失。治疗方法是胆囊切除术。

复发性部分扭转会导致急性发作。超声或
CT 显示胆囊位于腹部下方甚至骨盆。胆囊由一
个非常长的向下弯曲的囊管悬挂着。建议早期行
胆囊切除术治疗。

（十一）胆囊管和胆囊动脉畸形

20% 的人的胆囊管不直接与肝总管相连，而
是先与肝管平行，位于同一结缔组织鞘内。偶尔
会绕着肝管旋转。

这些变异对外科医师来说非常重要。必须要
仔细了解胆囊管的解剖位置并确定其与共同肝
管的结合，不然有可能结扎共同肝管导致严重
后果。

胆囊动脉不能像通常那样起源于肝右动脉，
而是从肝左动脉，甚至从胃十二指肠动脉起源。
副胆囊动脉通常来自肝右动脉。同样，外科医生
必须小心准确地识别胆囊动脉。

第17章 原发性胆汁性胆管炎
Primary Biliary Cholangitis

David E. J. Jones 著

王 艳 译 朱 莉 校

学习要点

- 原发性胆汁性胆管炎（原名原发性胆汁性肝硬化）患者 90% 以上为女性，并且伴有抗线粒体抗体阳性。
- 血生化学表现为胆汁淤积，肝脏组织病理显示小叶间胆管破坏，形成上皮样肉芽肿，伴有进行性胆管减少。
- 熊去氧胆酸是本病的一线治疗药物，可以延缓疾病的进展。
- 高达 40% 的患者对 UDCA 应答不佳，应考虑使用二线药物奥贝胆酸治疗。
- 皮肤瘙痒和疲劳是影响生活质量的重要症状。
- 肝移植是终末期肝病的唯一有效治疗方法。

原发性胆汁性胆管炎（primary biliary cholangitis, PBC）是一种肝内小胆管进行性加重的毁损性炎症病变。1851 年 Addison 和 Gull[1] 首次对其进行了描述。1950 年 [2]，Ahrens 等将其命名为"原发性胆汁性肝硬化"。近年来随着相关检查方法广泛开展，诊断水平不断提高，该疾病在病程早期、尚未进展至肝硬化阶段就可以得到确诊，因此在 2015 年更名为原发性胆汁性胆管炎 [3]。

一、临床表现

PBC 组织学表现为汇管区炎症伴特征性胆管病变，同时伴有胆管上皮细胞（biliary epithelial cell，BEC）衰老、凋亡损伤和消失。进行性加重的肝纤维化，最终会导致胆汁淤积性肝硬化。PBC 的临床表现主要为胆汁淤积和肝硬化的并发症（表 17–1）。

PBC 发病常见于女性（占病例的 90%），诊断高峰年龄为 40—60 岁 [4]。在儿童中还没有可靠的报道。本病有三种典型的类型。

无症状期：这是现在最常见的一种类型。患者在常规健康检查或监测其他健康状况时，因发现有特征的血生化和（或）自身抗体异常而被诊断。

症状期：PBC 病程中可能出现皮肤瘙痒和疲劳等症状，当出现这些症状时，应注意进行疾病

表 17-1　原发性胆汁性胆管炎的诊断

有症状患者

- 中年女性，有皮肤瘙痒和（或）疲劳，伴随缓慢加重的黄疸
- 肝大
- 血清胆红素轻度升高，血清碱性磷酸酶可高达 4 倍正常值以上，血清谷丙转氨酶约为正常水平的 2 倍，血清白蛋白正常
- 血清 AMA > 1 : 40
- 肝活检病理特征符合诊断标准
- MRCP（如果诊断可疑，如 AMA 阴性）：正常肝内胆管

无症状患者

- 常规实验室筛选或在其他疾病的检查中发现，尤其是胶原病或甲状腺疾病
- 常没有体征
- 血清碱性磷酸酶升高，血清胆红素正常
- 血清 AMA 阳性
- 肝活检病理特征符合诊断标准

AMA. 抗线粒体抗体；MRCP. 磁共振胰胆管造影

相关的针对性检查，并且最终做出诊断[5]。

疾病晚期：与以前的病例相比，现在较少出现复杂的临床表现，但仍有一些患者会有终末期肝病的临床特征，最典型的是黄疸和静脉曲张出血[6]。相较其他病因导致的慢性肝病，晚期 PBC 患者主要表现为胆汁淤积，而肝性脑病和腹水则较为少见。早期 PBC 患者可能出现轻度（但有症状的）认知功能障碍，应注意不要将其误认为肝性脑病[7]。

男性和女性患者的临床表现类型大致相似。一项来自英国包含 7000 多名 PBC 患者的全国性队列研究表明，男性患者很少出现临床症状，诊断时往往可能已是疾病晚期[8]。

在诊断新患者时，鉴别类型很重要。发生肝硬化的可能性因诊断的类型不同而不同（C > B > A）。同时，不同的临床症状的影响也各不相同。在诊治患者时，需要重视处理病情的常见显著症状，这和管理晚期疾病风险方面同样重要。

二、诊断

PBC 的诊断基于三个标准：血生化表现为胆汁淤积，血清抗线粒体抗体或其他 PBC 特异性自身抗体的阳性，肝脏组织病理学符合 PBC[9]。确诊需要同时具备三个标准，而疑似诊断需要具备两个标准。虽然这一定义既往是在流行病学研究中采用的，但现在已应用于常规实践。对于简单的病例，PBC 的确诊不需要肝活检（血清学标志物和生化特异性指标在对未经组织学确认的 PBC 患者诊断具有 95% 以上的敏感性和特异性）。

（一）生化检查

患者血清碱性磷酸酶（alkaline phosphatas, AP）和 γ- 谷氨酰转移酶会有升高，而血清胆红素是正常的，仅在疾病后期升高。如果伴有转氨酶升高，应注意疾病进展可能，或合并自身免疫性肝炎（autoimmune hepatitis, AIH）。一般情况下，血清总胆固醇会有升高[10]。血清白蛋白水平正常，而血清 IgM 水平会升高。虽然这些异常结果可以作为辅助诊断的指标，但是不能作为确诊依据。

（二）自身抗体

超过 90% 的患者有与线粒体内膜抗原发生反应的特征性自身抗体 [抗线粒体抗体（anti-mitochondrial antibody, AMA）] 阳性[11]。自身抗体主要与丙酮酸脱氢酶复合体（pyruvate dehydrogenase complex, PDC）的两个成分（E2 和 E3 连接蛋白）直接反应[12, 13]。其他 2- 含氧酸脱氢酶复合物的 E2 成分也可与 AMA 反应[14]。四种线粒体自身抗原均有一个包含硫辛酸辅因子的高度保守的结构（图 17-1）。B 细胞和 T 细胞的免疫优势表位定位于硫辛酸结合部位周围的 PDC-E2 内硫辛酰基结构域[15, 16]。AMA 可以使用针对特定抗原的免疫荧光或酶联免疫吸附试验（enzyme-linked immunosorbent assay, ELISA）来检测。一般情况下，只需使用一种方法进行检测。当遇到非典型病例的情况下，可以同时使用第二种方法检测。

少数 PBC 患者可检测到抗核抗体（antinuclear antibodies, ANA）阳性。这与 AIH 和狼疮中所见抗核抗体的弥漫性核染色模式截然不同，它们表

现出独特的免疫荧光模式，例如核点型或核边缘型染色[17]。PBC 特异性核抗原包括一个 210kDa 的核孔膜糖蛋白（gp210）、核孔蛋白（p62）和一种可溶性酸性磷酸化核蛋白（Sp100）[18, 19]。在 AMA 阴性的 PBC 患者中（约占整个患者人群的 10%），PBC 特异性抗核抗体具有与 AMA 相同的诊断意义。有新的研究表明，PBC 患者同时有 ANA 阳性提示预后更差，并且对治疗应答不佳[20, 21]。

PBC 患者极少数可表现为自身抗体阴性（AMA、ANA 均阴性），需要通过肝穿活检病理确诊。这类 PBC 患者和小胆管型原发性硬化性胆管炎（primary sclerosing cholangitis，PSC）临床表现有相似之处，此类 PSC 通常也是自身抗体阴性。因此，对于 AMA 阴性 PBC 患者应注意排除合并 PSC，如有合并，可能会增加癌症风险，需加强筛查。如果诊断不明确，应该进行胆管成像检查。

（三）肝活检

肝活检组织学病变表现为中隔胆管和小叶间胆管损伤[22]。PBC 首先损伤小胆管（直径＜70～80μm）上皮。BEC 发生肿胀、变形，可伴有嗜酸粒细胞增多、胆管管腔变窄和基底膜破坏。受损的胆管周围有细胞反应性增生，包括淋巴细胞、浆细胞、嗜酸性粒细胞和组织细胞。BEC 具有典型的细胞凋亡和衰老特征[23, 24]。肉芽肿形成局限于汇管区和 1 区。随着病程进展，胆管会被破坏，所处位置淋巴细胞聚集，出现胆小管增生。肝纤维化从 1 区开始向外扩展，发生不同程度的界面炎。由于胆汁潴留，免疫组化可以观察到大量的铜和铜相关蛋白沉积。广泛的纤维化形成，最后形成再生结节。

根据肝脏组织病理学形态将 PBC 分为四期（图 17-2）[22]：Ⅰ期，组织性胆管炎；Ⅱ期，胆管增生；Ⅲ期，纤维化明显（间隔纤维连接和桥接坏死）；Ⅳ期，肝硬化。然而，这种分期方法有一定的局限性。因为肝脏病变局灶性分布，在不同的部位以不同的速度演变，因此，同一肝脏可能存在不同分期的肝组织改变。近期研究表明，一些特征性的肝组织病变（如早期胆管缺失和界面炎）可以预测一线治疗的应答情况[25]。

与诊断一样，由于肝脏病变的局灶性，肝活检不作为监测肝硬化进展的常规检查方法。肝活检越来越多地用于评估 PBC 治疗应答不佳和临床 / 生化进展的病情，指导调整治疗方案。未来分子病理学的发展可能会增加对高风险疾病的组织学评估价值。

肝活检在诊断重叠综合征（合并 AIH）是一个重要的检查方法。一小部分 PBC 患者可表现出 ALT 和 IgG 水平高于典型 PBC 患者，应注意排查合并 AIH 的重叠综合征。目前治疗指南推荐，重叠综合征的诊断至少满足以下三个特

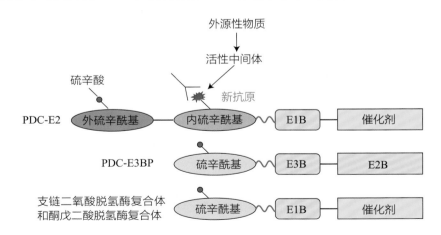

▲ 图 17-1 4 种主要线粒体自身抗原的结构示意图显示相似结构域

基本辅因子硫辛酸共价连接到硫辛酰基结构域的赖氨酸残基上。当外源性物质取代了硫辛酸加入 PDC-E2 的内硫辛酰基结构域时形成了"新抗原"。PDC. 丙酮酸脱氢酶复合体；E3BP. E3 连接蛋白

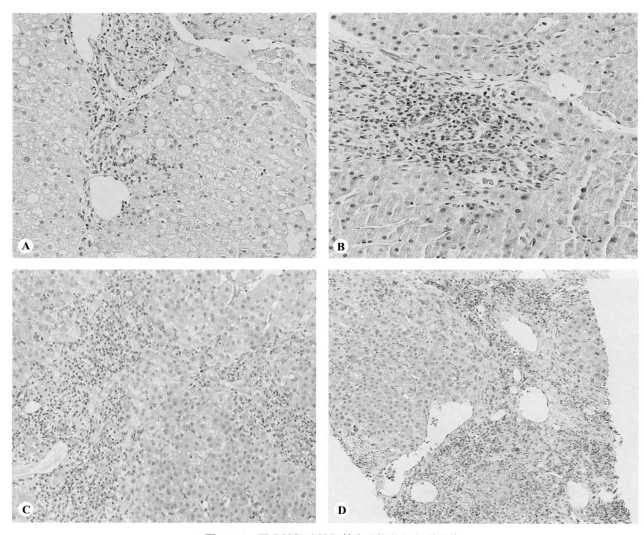

▲ 图 17–2　原发性胆汁性胆管炎分期的组织学图像

A. Ⅰ期：胆管病变伴汇管区炎症和胆管损伤；B. Ⅱ期：胆管增生，汇管区炎症扩展，出现少量的碎片状坏死；C. Ⅲ期：持续炎症反应伴纤维间隔相连；D. Ⅳ期：肝硬化，广泛的纤维化（图片由 Dr John Brain，Newcastle University 提供）

征中的两个：ALT 超过正常值上限（ULN）的 5 倍，IgG 超过 ULN 的 2 倍，或者抗平滑肌肌动蛋白（SMA）阳性，以及在 PBC 确诊患者肝活检结果中提示有中度或重度门静脉周围或淋巴细胞浸润的界面炎[26]。值得注意的是，较低水平的 ALT 和较轻程度的界面炎提示可能是进展性 PBC，并没有合并 AIH[25]。重叠综合征的患者肝病相关的并发症死亡率增高，需要进行特殊治疗[27]。PBC 和 AIH 之间可能发生转变[28]。

（四）鉴别诊断

PBC 患者因为有特殊的自身抗体辅助诊断，所以鉴别诊断相对简单（表 17–2）。当自身抗体阴性时，最重要的是注意与 PSC 行鉴别诊断，关键可通过胆道成像检查。

成人特发性胆管减少症是以小叶间胆管稀少为特征，但是很少有汇管区炎症。导致"胆管消失综合征"的原因有很多，但病因有时很难确定。

广泛的组织肉芽肿提示可能胆汁淤积性结节病。肝活检显示胆管损伤比 PBC 少见。

使用会导致胆汁淤积的药物反应可根据病史和急性发作做排除诊断，通常在开始用药后数周内可出现黄疸迅速加重。

表 17-2　原发性胆汁性胆管炎的鉴别诊断

疾　病	特　征	AMA	肝活检
原发性胆汁性胆管炎	• 女性 • 瘙痒 • 高血清碱性磷酸酶	阳性	• 胆管损伤 • 淋巴细胞聚集 • 少量碎片状坏死 • 完整的小叶 • 间隔周围胆汁淤积
AMA（－）原发性胆汁性胆管炎	• 女性 • 高血清碱性磷酸酶 • 血 ANA 高滴度阳性 • 高 IgG	阴性	• 胆管损伤 • 淋巴细胞聚集 • 少量碎片状坏死
原发性硬化性胆管炎	• 男性为主 • 合并溃疡性结肠炎 • MRC 可诊断	阴性或低滴度	• 胆管增生纤维化 • 洋葱皮样胆管纤维化
胆汁淤积性结节病	• 男女无差异 • 黑种人 • 瘙痒 • 高血清碱性磷酸酶 • 胸部 X 线片改变	阴性	• 肝内弥漫性肉芽肿改变 • 胆管轻度改变
胆汁淤积性药物反应	• 病史 • 通常在开始用药后 6 周内 • 急性起病 • 经常有黄疸	阴性	• 汇管区的单核细胞反应，有时伴有嗜酸粒细胞、肉芽肿和脂肪改变

ANA. 抗核抗体；AMA. 抗线粒体抗体；MRC. 磁共振胆管造影

（五）疾病自然史

1. 临床

PBC 是一种组织损伤逐步加重的进展性疾病，表现为从胆管损伤到胆管缺失，并伴有胆汁淤积，最终进展为肝硬化（图 17-3）。该疾病临床特征的自然史反映了这一进展变化。对比接受治疗和未接受治疗的 PBC 患者，疾病进展速度差异很大。在没有有效治疗时期的研究表明，无症状患者的生存期通常至少为 9～10 年 [6, 29]。而有症状和黄疸患者的生存期是 7～8 年 [29]。在这些研究中，无症状患者的病程各不相同，但大多数患者（80%）在 10 年内出现症状，5 年和 20 年内出现症状的概率分别为 50% 和 95%[29]。但是，这些研究的患者未接受有效治疗，因此，这些研究中的结论不能完全反映当前 PBC 的临床

特征。它们包括了现在被视为疾病晚期的表现，如黄疸和腹水，却忽略了现在被认为在临床上很重要但对预后影响不大的症状，如疲劳。由于现在对 PBC 认识的提高可以为患者更早提供诊断和治疗，延缓患者的疾病进展。

PBC 患者的症状可对生活质量产生重大的影响，可分为两大类：分期相关和非分期相关。晚期 PBC 患者可与任何病因的终末期肝病的典型特征相关，包括肝性脑病引起的嗜睡和认知障碍 [30, 31]。目前因为有效治疗和肝移植，所以 PBC 患者中这些症状相对少见。瘙痒、疲劳、轻度认知障碍和右上腹疼痛这些非分期相关症状更为常见，是目前许多患者的主要问题 [5, 32]。PBC- 特定生命质量工具（PBC-40）对这些症状进行了量化并进行验证 [33, 34]。这些症状的发生频率和严重程度与疾病的发展阶段无关，一般传统的疾病治疗

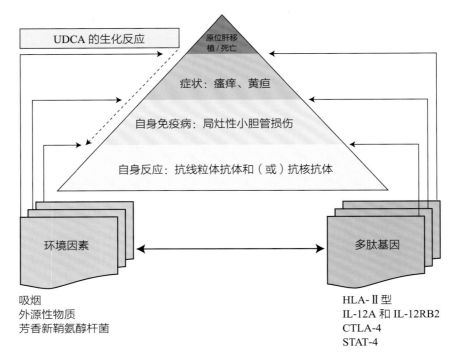

▲ 图 17-3 PBC 从发病前（自身反应）到无症状、有症状和终末期肝病各阶段的示意图

环境因素对具有遗传易感性的宿主起作用，从而引发和（或）导致疾病持续状态。对 UDCA 有生化应答者预后较好

PBC. 原发性胆汁性胆管炎；UDCA. 熊去氧胆酸

方法无法对此缓解，这意味着需要别的干预措施。

有证据表明，胆汁淤积患者体内核苷酸焦磷酸酶/磷酸二酯酶的分泌型糖蛋白 ATX 水平升高。ATX 具有溶血磷脂酶 D（lysoPLD）活性，能够以溶血磷脂酰胆碱（lysophosphatidylcholine，LPC）为底物催化生成溶血磷脂酸（lysophosphatidic acid，LPA），而 LPA 作为瘙痒原可导致出现瘙痒症状[35]。疲劳是常见的不适症状（50% 患者有中度或重度水平疲劳，而仅有 30% 患者有中度或重度瘙痒症状），这可能是多种因素引起的。严重疲劳导致生活质量显著下降，而社会孤立又加剧了这种情况[5]。

2. 疾病进展

PBC（未经 UDCA 治疗）组织学改变的自然史表明，大多数患者在 2 年内病程出现进展。然而，类似的注意事项也应适用于之前提到的与临床特征相关的讨论，也就是说，组织学上变化实际反映进展特征的解释可能发生了改变。

食管静脉曲张破裂出血很少作为 PBC 的一个临床表现出现，而且往往可能发生在肝脏结节形成之前。这种情况与门静脉高压和结节再生性增生有关。静脉曲张更容易发生在那些高血清胆红素和晚期肝脏组织学改变的患者[36, 37]。随着 UDCA 的治疗并有应答，PBC 患者肝门静脉压力梯度趋于稳定甚至改善[38]。一旦静脉曲张发生，83% 的患者生存期为 1 年，59% 的患者生存期为 3 年。初次出血后 1 年生存率为 65%，3 年生存率为 46%。

PBC 有肝细胞癌的风险，尤其男性老年肝硬化患者是高风险人群[39]。建议对已有肝硬化的患者进行肝细胞癌相关监测。

来自英格兰东北部一个大规模队列研究报道表明，平均随访 7.4 年，全因死亡率为 54.1%，而在所有的死亡病例中与肝脏相关的占 41.7%[40]。

当黄疸明显加重时，脂肪泻和随之而来的体重下降可能使病情变得复杂。皮肤黄色瘤有可能进展，有时甚至是急性的，但是也有许多患者在整个病程中都没有黄色瘤。

肝硬化的诊断对于静脉曲张和肝癌的筛查、并发症的预防和治疗具有重要的临床意义。因为 PBC 患者不再进行肝活检监测病情进展，所以很难确定哪些患者可能面临风险，需要筛查。肝脏硬度测量（瞬时弹性成像）是一种评估肝纤维化的无创检查（见第 7 章），可能对监测其他肝脏疾病进展很有用 [41]。用无创血液检测结果建立的对肝硬化的预测模型通过大规模队列研究进行验证 [42]。血小板计数＜140 000 作为一个简单的参数，可以确定哪些患者需要通过内镜检查筛查静脉曲张情况 [43]。

（六）相关疾病

PBC 几乎与所有的自身免疫病相关。干燥综合征（Sjögren 综合征）伴或不伴有 CREST 综合征（钙质沉着、雷诺现象、食管功能障碍、指端硬化和毛细血管扩张）和雷诺病特别常见 [44]。胶原病，特别是类风湿关节炎、皮肌炎、混合结缔组织疾病、系统性红斑狼疮也可见。自身免疫性甲状腺炎约占 20%，Graves 病也有报道。乳糜泻的发病率增加。对于临床上怀疑有乳糜泻的 PBC 患者，应通过组织谷氨酰胺转移酶抗体进行筛选，如果抗体存在，还应通过十二指肠活检确诊。PBC 还与自身免疫性血小板减少症和自身免疫性溶血性贫血有关。

肾脏并发症包括远端肾小管酸中毒和 IgM 相关性膜性肾小球肾炎。无症状菌尿并不罕见。肺部异常包括淋巴细胞间质性肺炎，会导致肺纤维化和肺动脉高压。中度至重度肺动脉高压也与门静脉高压有关，往往提示预后不良。CT 扫描可见有胃肝韧带、肝门淋巴结肿大，甚至心旁和肠系膜淋巴结肿大。

PBC 患者骨质疏松的发生率增加，这与年龄增大和疾病严重程度有关 [45]。其他的影响因素包括吸烟和体力活动减少，这与胆汁淤积明显患者的疲劳和营养状况受损有关。PBC 患者跌倒的风险增加，再加上骨质疏松症，骨折的绝对和相对风险与普通人群相比增加了 2 倍 [46]。PBC 中的骨质疏松和骨折风险应像其他疾病状态一样进行管理。

三、流行病学

该疾病在所有种族中均有发生，但全球的发生率存在差异。每年的发病率估计每百万例中 0.7～49 例。患病率的变化可能与医师对于 PBC 认知的提高、更好的识别和诊断无症状患者有关 [4]。有证据表明，PBC 发病在地理和时间上都有聚集性，但是不能用诊疗活动或家庭成员在一起生活来解释 [47, 48]。这种聚集被认为是导致 PBC 原因中环境因素的证据。

四、病因学和发病机制

（一）病因学

PBC 的确切病因尚不清楚。普遍观点认为这是一种自身免疫过程，即自身反应效应机制直接作用于小胆管 BEC 上表达的自身表位 [49]。这种自身免疫过程被认为是基因易感个体通过暴露于一个或多个环境因素而触发的，这些环境因素引发和（或）延续了疾病过程，而其他自身免疫病也是如此。

1. 遗传因素

有三组证据表明 PBC 病因与基因有关。

(1) 家族聚集，母亲患有 PBC，其女儿患该病的风险增加 35 倍 [50]。据报道，这种病在第二代中发现的时间更早，但这是否反映了疾病的严重程度增加或是由于对该疾病认识的提高而导致的早期诊断尚不清楚。

(2) 来自双胞胎研究的数据，同卵双胞胎报道本病的一致性率为 60% [51]。

(3) 来自高质量全基因组关联研究的数据显示了非常一致的遗传关联模式 [52-55]。这些关联几乎完全与免疫遗传基因有关，为 PBC 的免疫发病机制提供了重要的支持证据（表 17-3）。尤其与 II 类人白细胞抗原和 IL-12A、IL-12RB2 及 IL-12 信号通路的其他基因位点编码蛋白密切相关，这意味着 IL-12 免疫调节信号在 PBC 发病机制中发挥作用。

2. 环境因素

许多地质流行病学研究，包括英格兰东北部的疾病聚集性研究表明，环境因素是 PBC 病因学的辅助因素 [47]。纽约的一项研究进一步发现，有毒废物站点附近 PBC 发病率增加 [48]；英国谢

表 17-3　全基因组关联研究及全基因组水平上的其他相关研究方法（$P<5\times10^{-8}$）中与 PBC 相关的基因位点

染色体	位　点	候选基因	OR 值
1	1p31	IL12RB2	1.52 (1.39～1.67)
	1p36	MMEL1	1.13 (1.04～1.22)
	1q31	DENND1B	1.32 (1.21～1.44)
2	2q32	STAT4	1.50 (1.37～1.64)
	2q12	IL1RL2	1.14 (1.07～1.21)
		IL1RL1	
	2q36	CCL20	0.82 (0.74～0.90)
3	3q25	IL12A	1.38 (1.28～1.50)
	3q13	CD80	1.35 (1.23～1.47)
4	4q24	NFKB1	1.26 (1.18～1.34)
	4p16	DGKQ	1.22 (1.12～1.33)
5	5p13	IL7R	1.30 (1.21～1.40)
	5q21	PAM	0.87 (0.82～0.93)
	5q33	LOC285626	0.87 (0.82～0.93)
6	6p21	MHC	1.60 (1.48～1.73)
	6q23	OLIG3	1.18 (1.09～1.27)
		TNFAIP3	
7	7q32	IRF5	1.58 (1.41～1.6)
	7p14	不清楚	1.25 (1.16～1.36)
11	11q23	CXCR5	1.37 (1.25～1.50)
		DDX6	
14	14q24	RAD51L1	1.29 (1.20～1.39)
12	12p13	TNFRSF1A	1.22 (1.14～1.30)
16	16p13	不清楚	1.31 (1.21～1.43)
	16q24	IRF8	1.26 (1.17～1.36)
17	17q12	ORMDL3	1.32 (1.18～1.48)
	17q21	CRHR1	1.25 (1.16～1.35)
		MAPT	
19	19q13	SPIB	1.38 (1.32～1.44)
	19p12	TYK2	1.91 (1.59～2.28)
22	22q13	MAP3K71P1	1.27 (1.18～1.38)

PBC. 原发性胆汁性胆管炎

引自 UK-PBC patient cohort and related meta-analyses[53-55].

菲尔德的一项研究发现，这种疾病的发病与一处水库水源有关。到目前为止，还没有一项研究通过毒理学研究来确定可能的诱因。

另一种识别潜在环境诱因的方法是使用病例对照模型，将 PBC 患者既往病史中的暴露模式与匹配后的对照组进行比较。虽然研究设计不允许建立任何关联的因果关系，但该方法已将复发性尿路感染和吸烟史确定与 PBC 相关[56]。

环境触发假说的最后一个方法是，探索环境中可能遇到的因素破坏正常免疫，并触发 PBC 相关的抗 PDC 免疫反应调节机制。环境因素，如外源性物质和微生物，可能通过分子（表位）模拟启动和（或）维持自身免疫反应。

外源性物质是可能与自身蛋白质复合的外来化合物，可以诱导天然蛋白质分子结构发生改变引起免疫反应。已有研究表明，一种外源性物质可以取代辅因子硫辛酸，与主要的线粒体自身抗原 PDC-E2 结合[57]（图 17-1）。在食品调味料和化妆品中发现的某些化学物质可以诱发 AMA。对线粒体抗原有反应的 T 细胞克隆也可被来自外源性物质的肽激活[58]。

抗原模拟的另一个来源是感染因子。线粒体自身抗原（2- 含氧脱氢酶复合物的 E2 成分）在进化过程中高度保守。在包括大肠杆菌在内的许多微生物中，AMA 与包括大肠杆菌在内的许多微生物中的同源 E2 发生交叉反应，但此类抗体的滴度低于人类表位。大肠杆菌 2- 酮戊二酸脱氢酶复合物（oxoglutarate dehydrogenase complex, OGDC）-E2 特异性 T 细胞克隆也与人类线粒体等效物发生反应。临床和流行病学研究发现 PBC 与尿路感染有关。另一种诱导 AMA 的感染因子是芳香新鞘氨醇杆菌，这是一种广泛存在的微生物，能代谢外源性物质并激活周围的雌激素[59]。

（二）发病机制

PBC 的发病机制很复杂，可能与免疫、非免疫因素相关，导致胆管损伤、继发性肝细胞损伤，继而导致胆汁淤积性肝纤维化和肝硬化（图 17-4）。强有力的证据表明，自身免疫反应在 BEC 损伤中起关键作用，非免疫 BEC 损伤也起

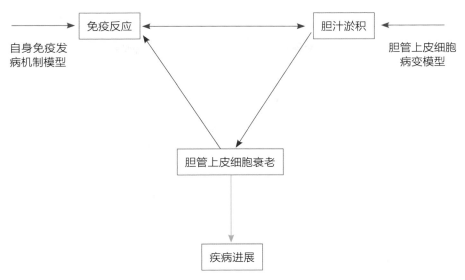

▲ 图 17-4　**PBC 发病机制模型**

有明确的证据表明原发性胆汁性胆管炎（PBC）发病存在自身免疫性因素，并且胆管上皮细胞（BEC）衰老在胆管减少和疾病进展方面发挥着关键作用。新的研究表明，衰老细胞在导致促炎环境方面发挥了作用，进而推动免疫反应。传统的疾病触发模型是自身免疫性损伤，导致胆汁淤积和胆管缺失。最近提出了另一种模型，其中关键的初始事件是对 BEC 的损伤（假定源于毒理学），在损伤细胞内产生新抗原，并触发自身免疫。了解关键致病事件的排序将是未来分层治疗方法的关键

到一定作用，研究认为与疏水性胆汁酸累积细胞毒性作用相关（见第 13 章）。这两个过程之间的相互关系是一个目前重要的研究领域。这些过程对治疗有潜在的重要意义，并可能解释过去仅针对其中一种治疗效果有限这个问题。

1. 自身免疫过程

早期 AMA 即出现阳性。在肝功能异常前可以在血清中检测到 AMA[60]。一种假设是，这些 AMA 的出现标志着遗传易感个体暴露于初始环境因素。已有相关研究证明免疫胆管损伤的效应机制。PBC 的组织学特征是在受损胆管周围有自身反应性 CD4+ 和 CD8+ T 细胞浸润。其中，CD4+ PDC-E2 特异性 T 细胞增加 100 倍，CD8+ T 细胞增加 10 倍[61]。CD4+ T 细胞成熟分化为 Th1、Th2、Th17 或 T 调节细胞（Treg）表型。T 细胞亚群的相对比例可能与自身免疫有关。据报道，PBC 患者肝组织中外周血中 Treg 细胞较少，IL-17+ 淋巴细胞浸润增加[62]。针对胆管上皮自身免疫反应的靶向性可能是由这些细胞表面上线粒体自身抗原的异常表达所致。PBC 胆管上皮细胞凋亡导致凋亡小泡内出现免疫反应性 PDC-E2。这可能导致免疫系统识别线粒体自身抗原。

2. 胆汁淤积的过程

胆汁淤积的胆汁微环境本身具有细胞毒性，疏水性胆汁酸可引起 BEC 的氧化应激和细胞凋亡[63]。因此，PBC 患者胆管因初始免疫损伤后损伤会持续存在。胆管丢失对于评估 PBC 的风险有着至关重要的意义，胆管减少的患者预后较差，并且对治疗的应答降低、瘙痒会加重。新的研究表明，BEC 衰老是胆管缺失过程的关键部分。此外，衰老细胞可能通过释放促炎细胞因子来改变免疫环境，从而在 PBC 发病机制的免疫和胆汁淤积之间提供了另一种机制联系[64]。正常的胆管上皮可以通过碳酸氢盐运输到胆管腔中提供一个"碳酸氢盐伞"免受胆汁毒性环境的侵害（见第 13 章）。但是，有研究表明，这把保护伞在 PBC 患者中可能有缺陷，可能会导致 BEC 损伤易感性反而增加。

五、管理

PBC 患者管理的目标是降低疾病风险（减缓疾病进展至肝硬化的进程，及时对肝硬化并发症进行管理），治疗症状并提高生活质量。目前已

在使用的和新研制的药物治疗并没有减少症状。疾病控制和症状缓解需要分别处理的。在处理 PBC 患者时，不应该单凭症状来评判肝脏疾病活动的控制情况。

（一）治疗旨在提高生存率

1. 药物治疗

欧洲和美国肝病研究协会的实践指南推荐，肝生化指标异常的 PBC 患者一线推荐治疗药物是 UDCA，剂量推荐为每天 13～15mg/kg[65, 66]。UDCA 的作用机制尚不清楚，可能包括保护细胞膜减少疏水性胆汁酸的毒性作用，刺激胆汁中有毒胆汁酸的排泄，以及增加肝细胞和小胆管胆管细胞的阴离子交换（从而支持保护性碳酸氢盐保护伞发挥作用）。在 PBC 早期 Ⅰ～Ⅱ 期开始使用 UDCA 治疗，治疗应答佳，而中期或晚期患者使用 UDCA 治疗应答可能欠佳。UDCA 可长期使用。

不同的患者对 UDCA 的治疗应答是不同的。治疗后生化应答可作为预测 UDCA 治疗预后不良的指标（死亡风险增加或需要肝移植）[25, 67]。随着二线治疗药物的出现并进入临床实践，奥贝胆酸（OCA）作为代表用于 UDCA 应答不佳的患者[68]。OCA 是鹅去氧胆酸的衍生物，目前已被欧洲和美国批准用于对 UDCA 应答不佳或不能耐受的患者。OCA 具有 FXR 激动药作用（包括减少胆汁酸的合成和增加胆汁酸的排泄）。Ⅲ 期临床试验表明，OCA 可有效改善对 UDCA 治疗至少 1 年后应答不佳患者的肝脏生化指标[68]。

尽管自身免疫反应在 PBC 发病机制中发挥了明显作用，但在临床实践中免疫抑制治疗的应答并不理想，只要小部分按照严格的临床标准诊断的 AIH 重叠综合征患者使用后有应答。在经典的 PBC 患者中，类固醇和其他免疫靶向疗法没有肯定的治疗效果，很可能是由胆汁淤积导致的，而这些药物对胆汁淤积没有任何作用。

2. 移植

肝移植仍然是终末期疾病的唯一有效治疗方法[69]，它适用于终末期肝病合并肝性脑病等并发症的患者。在这种情况下，患者病情会迅速恶化，因此尽早考虑肝移植是很重要的。无论是否出现并发症，当胆红素水平＞100μmol/L 都应该积极考虑移植。随着 UDCA 的广泛应用，欧洲和北美对终末期 PBC 考虑肝移植的需求都在下降。

PBC 肝移植后患者的 1 年生存率为 90%，5 年生存率为 80%。移植物存活率较低。17% 肝移植患者术后复发，平均 3.7 年。通过特征性组织学诊断。肝移植后抗线粒体抗体不会丢失。UDCA 可以使用，一些患者有生化应答，但没有证据表明它能改变疾病的进展。使用的免疫抑制类型可能是影响疾病复发的一个因素[69]。

（二）症状性治疗

无论潜在疾病的严重程度和治疗反应如何，症状的改善都是一个重要的治疗目标。影响最大的症状是疲劳和瘙痒。

1. 瘙痒症

PBC 的瘙痒已有相关的治疗方法[66]。一线治疗药物是胆汁酸结合树脂考来烯胺[70]。起始剂量为每天 4g，可根据需要增加至最大剂量每天 16g。它可能会干扰 UDCA 和其他药物的吸收，应在 UDCA 前或后 2～4h 服用。有 20%～30% 的患者服用此药无效，更多的患者因为肠胃功能障碍而感到不适。利福平作为二线治疗药物被推荐，初始剂量为 150mg/d，可以增加到 600mg/d。长期使用会有偶发性肝毒性可能，因此监测肝酶是至关重要的。有证据表明，胆汁淤积性瘙痒部分是由于内源性阿片肽物介导的，因此，阿片肽拮抗药可以进行有效治疗。然而，由于阿片类物质会有戒断反应，因此它们很难用于长期治疗。长期使用阿片肽拮抗药可能诱发慢性疼痛综合征。物理治疗方法，如白蛋白透析、鼻胆引流和光疗，把皮肤中假定的瘙痒源物理去除或分解，对难治性瘙痒的患者进行挽救性治疗。肝移植在极端情况下非常有效。UDCA 不能减少 PBC 瘙痒症状，同时应避免使用抗组胺药，因为它们通常无效，而且会加重疲劳。

2. 疲劳

疲劳是 PBC 面临一个重要问题，目前仍缺乏有效的特异性治疗，应采取系统的治疗方法。首先，应确定并治疗可能加重疲劳的相关诱因和疾病。这些包括相关的自身免疫病（甲状腺疾病、乳糜泻、重叠 AIH）和抑郁症。PBC 患者的疲劳还与白天嗜睡（通常是夜间瘙痒引起睡眠障碍）和自主神经功能障碍有关。处理这些疾病症状可能是有益的。应对策略的关键是强调维持正常社交交往的重要性。疲劳患者肝移植后在功能状态较差，疲劳不是肝移植的适应证。

六、预后

PBC 的诊断对预后具有重要的意义。与普通人群相比，PBC 患者的死亡率增加了 3 倍。通过 UDCA 的规律治疗，可以一定程度地降低死亡率。UDCA 无应答患者采用二线治疗可能会改善高危患者的预后。

终末期 PBC 患者应考虑进行肝移植。确定最佳肝移植时机对预后尤为重要。终末期肝病模型公式可用于预测短期生存率。MELD 评分大于 16 分表明 PBC 患者进行肝移植对生存有利。在疾病后期病情进展恶化可能很快，因此在考虑转诊至肝移植的时机时应牢记这一点。当胆红素超过 50μmol/L（3mg/100ml）时，应加强监测并考虑移植转诊。当胆红素超过 100μmol/L（6mg/100ml）时，患者存活 2 年以上可能性较小，应及时进行转诊。对于等待移植名单中的肝硬化患者，MELD 评分并不优于 Child-Pugh 评分，也无法预测肝移植后的死亡率。

第 18 章　硬化性胆管炎

Sclerosing Cholangitis

Tom Hemming Karlsen　Kirsten Muri Boberg　著
王文俊　译　李　平　校

学习要点

- 原发性硬化性胆管炎患者中有 5%～10% 合并炎症性肠病。
- 诊断 PSC 非常重要，因为发生胆管癌和结直肠癌的风险增加。
- 尚无证据表明哪种药物治疗能阻止 PSC 病情进展，但经常会处方熊去氧胆酸。
- 细菌性胆管炎的抗生素治疗和针对明显胆管狭窄的内镜治疗是重要的治疗干预措施。
- 大多数有症状的 PSC 患者在 15～20 年后需要肝移植。
- 尽管有免疫抑制治疗，部分患者在肝移植后仍出现 PSC 复发和 IBD 病情加重。
- 继发性硬化性胆管炎应根据病因作相应处理。
- 鉴别 IgG_4 相关性胆管炎与 PSC 可能具有挑战性。

概述

硬化性胆管炎这个术语是指肝脏组织学上的胆管炎症和围绕胆管的纤维化，影像学表现为多灶性胆管狭窄和扩张。这种表现被认为是由慢性胆管损伤所致，而损伤可能来自不同病因（表18-1）。

原发性硬化性胆管炎病因不明，多数与炎症性肠病（inflammatory bowel disease，IBD）相关。在北欧和美国，约 2/3 的 PSC 患者合并 IBD（图18-1）。

PSC 是一种进展性疾病，有较高风险发生胆管癌和结直肠癌。由于缺乏有效的药物治疗，

PSC 在许多国家被列为肝移植的重要适应证。移植后疾病复发依旧是一个临床挑战。在做出 PSC 诊断之前，必须排除明确病因的硬化性胆管炎（继发性硬化性胆管炎）。

一、原发性硬化性胆管炎

（一）流行病学

在北欧和美国，PSC 的年发病率为（0.4～2.0）/10 万，流行率约为 1/1 万，均高于全球其他地区 [1, 2]。而在南欧和亚洲，流行率要低 10 倍。儿童年发病率约为 0.2/10 万 [3, 4]。一些研究提示 PSC 的发病率正在上升。当然，对 PSC 的识别也在提

表 18–1　继发性硬化性胆管炎和类似原发性硬化性胆管炎的病因

	继发性硬化性胆管炎
感染性	• 细菌性 / 寄生虫性胆管炎 • 复发性化脓性胆管炎
免疫缺陷相关性（感染）	• 先天性免疫缺陷 • 获得性免疫缺陷（如 HIV） • 联合免疫缺陷 • 血管免疫母细胞性淋巴结病
机械性 / 毒性	• 胆石症 / 胆总管结石 • 手术胆管损伤 • 动脉内化疗 • 药物性硬化性胆管炎
缺血性	• 血管损伤 • 移植肝动脉供血不足 • 阵发性睡眠性血红蛋白尿症
其他胰胆管疾病	• 囊性纤维化 • 重症继发性硬化性胆管炎 • ABCB4 相关性胆管病变 • 慢性胰腺炎
全身炎症性疾病	• IgG₄ 相关性疾病 • 嗜酸性粒细胞增多综合征 • 结节病 • 移植物抗宿主病

胆管造影可能类似原发性硬化性胆管炎
• 朗格汉斯细胞组织细胞增生症 • 系统性肥大细胞增生症 • 先天性肝内胆管扩张症 • 先天性肝纤维化 • 其他类型的胆管板异常 • 霍奇金病 • 腺体增生性胆管炎 • 肿瘤 / 转移性疾病 • 淀粉样变性 • 肝移植排斥

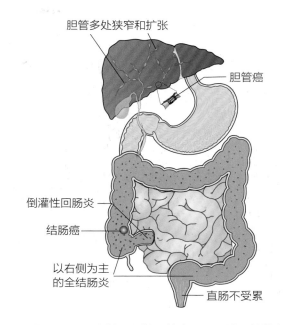

▲ **图 18–1　原发性硬化性胆管炎肝胆和结肠的特点**
一般以右侧结肠受累为主，回肠的炎症较轻（倒灌性回肠炎），而直肠不受累

图中标注：胆管多处狭窄和扩张；胆管癌；倒灌性回肠炎；结肠癌；以右侧为主的全结肠炎；直肠不受累

高，部分原因是因为采用磁共振胆管造影替代内镜逆行胆管造影进行诊断。由于被诊断患者的临床特征并无变化[5]，故发病率上升的报道被认为是真实的。另有报道发现，西方国家其他自身免疫和炎症性疾病的发病率也有类似的增长[6]。

PSC 的标志性特点是与 IBD 关系密切。在北欧和美国，60%～80% 的 PSC 患者同时诊断有 IBD。许多患者（25%）还合并其他自身免疫和炎症性疾病（表 18–2）[7]。在南欧和亚洲，PSC 患者合并 IBD 的比例稍低，为 34%～60%，这或许是因为该地区内其他类型的硬化性胆管炎（如 IgG₄ 相关性硬化性胆管炎）相对较多。在大量 IBD 患者中，硬化性胆管炎的流行率为 7.8%[8]。这些患者中只有 1/3 被临床诊断。剩余亚临床病例的自然病史尚未可知。目前，尚不推荐对无症状的 IBD 患者进行 MRC 筛查。

PSC 患者易罹患消化道恶性肿瘤。胆管癌的风险尤其高，在 PSC 人群队列中终身风险约为 7%，移植中心的数据超过 10%～15%[5, 9]。在 IBD 患者中，合并 PSC 的患者发生结肠癌的概率是非 PSC 患者的 5 倍[10]。

4%～6.5% 的 PSC 患者可发现胆囊息肉，其中一半以上为恶性[11, 12]。PSC 患者发生胰腺癌的风险也会增加，这与胆管下段胆管癌鉴别起来可能比较困难[13]。

已有报道，在 PSC 肝移植患者中，2%～4% 的肝硬化移除肝中可发现肝细胞癌[14]，发生率略低于其他肝病[13]。

表 18–2　原发性硬化性胆管炎患者的自身免疫病情况 [7]

自身免疫病	发生率（%）
炎症性肠病	约 70
1 型糖尿病	10.1
自身免疫性肝炎	7～14
自身免疫性甲状腺疾病	8.4
银屑病	4.2
结节病	4.1
类风湿关节炎	3.4
肾炎	1.7
白癜风	1.7
系统性红斑狼疮	1.7
乳糜泻	1.7
原发性胆汁性胆管炎	极低

（二）发病机制

PSC 病因不明，目前认为可能是多种遗传和环境因素相互作用引发一系列事件，最终导致肝内外胆管 "洋葱皮样" 的纤维化病变（图 18-2）。由于缺乏一个经过验证的致病模型，导致若干不同假说（表 18-3）。根据 UDCA 改善 PSC 患者肝脏生化指标的作用和淤胆性肝损伤在儿童胆汁淤积综合征中的机制，引发了主要致病因素和胆汁酸毒性相关可能的研究。PSC 与 IBD 关系密切，提示肠淋巴细胞激活、细菌免疫原性成分穿过肠黏膜或肠道菌群参与 PSC 的发病等理论。最后，从分子遗传学角度看，PSC 似乎是一种自身免疫病，支持理论是 PSC 与自身免疫病的关联，以及检测到自身抗体和克隆限制性 T 细胞。

PSC 是由胆汁稳态原发失衡引起的吗？胆汁形成是复杂的生理过程 [15]，肝细胞和胆管细胞内的分子缺陷可引起肝脏和胆管损伤。对 *ABCB4*（MDR3）磷脂转运蛋白已进行研究，因为该突变会引起人类疾病（进行性家族性肝内胆汁淤积症

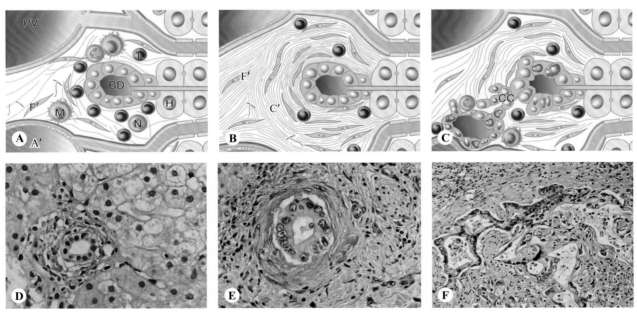

早期 PSC 病变仅有轻微的炎症　　典型 PSC 病变有纤维化和胆管细胞活化　　PSC 病变伴不典型增生和胆管癌

▲ 图 18-2　A 和 D. 早期 PSC：胆管上皮仅有轻微的改变，周围鲜有淋巴细胞；B 和 E. 典型病变：闭塞性、非化脓性胆管炎伴胆管周围纤维化；C 和 F. 不典型增生病变：重度不典型增生和胆管细胞癌
PSC. 原发性硬化性胆管炎；BD. 胆管；L. 淋巴细胞；PV. 门静脉；F′. 成纤维细胞；M. 巨噬细胞；N. 中性粒细胞；A′. 动脉；H. 肝细胞；C′. 胶原；CC. 胆管癌（经 Kari C.Toverud CMI 许可转载）

表 18–3 原发性硬化性胆管炎可能的发病机制（假说之间并不排斥）

发病机制	支持数据
胆汁毒性假说	• $Abcb4^{-/-}$ 小鼠出现硬化性胆管炎 • $ABCB4$ 突变的儿童和成人出现胆汁淤积性肝纤维化 • 囊性纤维化可出现 PSC 样病变 • 熊去氧胆酸治疗改善肝脏生化学指标
自身免疫假说	• 存在自身抗体 • 常伴随其他自身免疫病 • 与人类白细胞抗原具有较强关联 • PSC 患者肝脏中的 T 细胞克隆性扩增
肝 – 肠轴假说	• PSC 患者的淋巴细胞从肠到肝的交叉归巢 • PSC 患者肠道微生态改变 • 大鼠细菌易位引发 PSC 样病变 • 抗生素治疗降低血清碱性磷酸酶水平

PSC. 原发性硬化性胆管炎

3 型）。缺乏该蛋白的小鼠（基因敲除小鼠）会发生类似 PSC 的肝脏病变[16]。胆管细胞分泌富含碳酸氢根（HCO_3^-）的液体，约占每天胆汁产量的 25%[17]。此过程受到氯离子分泌的驱动，而后者由囊性纤维化跨膜转运调节因子（cystic fibrosis transmembrane conductance regulator，CFTR）和氯离子 / 碳酸氢根阴离子交换蛋白（AE2）所介导。碳酸氢根浓集于胆管上皮细胞的顶部，有人提出这种保护（"保护伞"效应）可以对抗胆汁酸的毒性作用[18]。UDCA 和正在临床试验阶段的一种新型胆汁酸 nor-UDCA 的作用可能是增强这种保护作用。

PSC 的胆管损伤是 IBD 引发的吗？早期的发病理论基于 PSC 与 IBD 的紧密关联性。有人提出，肠道中免疫原性物质（如细菌成分）渗漏可能是导致胆管损伤的原因，但未发现 PSC 患者肠道更易渗透的证据[19]。另一个理论认为，肠道和肝脏淋巴细胞归巢的分子机制一样，使最初在肠道激活的 T 细胞募集至肝脏[20]。具有共同克隆来源的 T 细胞出现在肝脏和肠道[21]。然而，尚不清楚这是主要现象，还是这一现象不过是由另一机制导致持续胆管损伤的伴随结果。

提出何种发病机制应考虑到，IBD 可能会在 PSC 出现多年后才变得症状明显。IBD 甚至在 PSC 肝移植术后才出现[22]。似乎一个简单的 IBD 和 PSC 共享的发病模型并不合适。相反，PSC 可能是一种同时累及肠道和胆管的疾病，目前尚不清楚同时累及两个器官的过程（图 18–1）[23]。在这种关系下，肠道菌群可能发挥重要作用[24]。

PSC 是自身免疫病吗？PSC 的遗传背景类似经典的自身免疫病，如 1 型糖尿病和类风湿关节炎[25, 26]。然而，虽然 PSC 和 IBD 在临床上有明显的重叠，但 PSC 的易感基因中大约只有一半与 IBD 有关。相反，在 IBD 的大约 200 个易感基因中仅有 10 个与 PSC 密切相关[25, 26]。PSC 的主要易感基因位于 6 号染色体的 HLA 复合物中。向 T 细胞递呈抗原的 HLA Ⅰ 类和 Ⅱ 类分子都可能涉及。在腹腔疾病和自身免疫病中发现了一样强的 HLA 关联，但在 PSC 患者尚未鉴定出相关抗原（内源性抗原，如自身抗原；或者外源性抗原）。PSC 发病机制是自身免疫理论的一个难点是，PSC 患者显然无法从免疫抑制治疗中获益。

关于 PSC 的发病机制还需解释受累黏膜肿瘤的高风险。PSC 的胆管上皮细胞呈活化表型，包括胆管周围腺体的增生。通过与肝星状细胞和（或）肝门肌成纤维细胞相互作用，这被认为对形成胆管周围纤维化和随后的肝硬化很关键。长期暴露于炎性分子和再生分子（如 IL-6 和 Wnt 信号），以及受到慢性胆汁淤积而积累的胆汁酸的共同致癌作用，可能对胆管细胞的恶变很重要。一些学者将 PSC 中的这种微环境称之为完美的"肿瘤生态系统"[27]，导致 PSC 成为已知慢性炎症性疾病中恶变风险最高的疾病之一。

（三）临床特点

PSC 的中位起病年龄为 30—40 岁，2/3 为男性。PSC 的诊断需结合临床特征、胆汁淤积的生化改变和胆管造影的特征性结果。约 50% 的 PSC 患者在诊断时没有症状，经常是在 IBD 患者随访中发现肝功异常而怀疑该病。有些患者在首次发现生化异常、出现肝病症状或体征后多年才诊断 PSC。多数患者在发现 PSC 之前已被诊断 IBD，但 IBD 的诊断可发生在 PSC 病程的任何阶段。

症状通常包括皮肤瘙痒、右上腹不适、乏力和黄疸，有时出现体重下降。突发的黄疸应考虑潜在胆管癌的可能。少数患者出现胆管炎，表现寒战和发热。起病之初的症状通常不太典型。

黄疸和肝大脾大是 PSC 诊断时最常见的临床表现。

PSC 的特点是临床过程具有可变性（图 18-3）。患者可能在疾病活动期因症状明显而被诊断，然后长时间内无症状。有些患者反复经历病情的恶化和缓解。少数患者出现肝硬化和门静脉高压的症状和体征，表现为腹水和静脉曲张破裂出血。慢性胆汁淤积导致脂肪吸收不良、脂肪泻、脂溶性维生素缺乏、骨质疏松症。

（四）诊断

1. 实验室检查

淤胆型肝功能是诊断 PSC 的典型表现。碱性磷酸酶常显著升高（超过正常上限值的 3 倍），氨基转氨酶水平可正常或轻度升高（2～3 倍 ULN）。通常 ALP 水平在病程中是变化的，可在一段时间内处于正常范围。超过一半患者在确诊时的血清胆红素水平正常；约 50% 患者的血清

IgG 和 IgM 水平会升高。据报道，约 10% 的患者血清 IgG$_4$ 水平升高[28]。PSC 患者血清中可检测到自身抗体[29]，其中核周型抗中性粒细胞胞质抗体（pANCA）、抗核抗体和平滑肌抗体最常见。这些自身抗体与其他肝病重叠，并非 PSC 特异性。抗线粒体抗体是原发性胆汁性胆管炎特异性的抗体，在 PSC 中罕见。

2. 影像学

胆管造影见到特征性发现可做出 PSC 诊断，尤其是多处狭窄和扩张的不规则胆管，又称"串珠样"改变（图 18-4）。绝大多数患者肝内外胆管均受累。约 25% 的患者仅出现肝内胆管受累。极少数（<5%）患者仅有肝外胆管受累。由于 MRC 是无创性检查，没有辐射，无须胆管对比剂，已推荐用于 PSC 的诊断。MRC 诊断的准确性与 ERC 相当[30, 31]。MRC 或许不易发现肝内胆管的轻微病变，但却可以显示梗阻附近的胆管扩张，而这个在 ECR 检查上可能会漏掉，因为对比剂不能充分通过狭窄部位。另外，磁共振成像还可提供胆管壁的厚度、肝实质、胆管外病变的相关信息。当 MRC 上的显像不明确时，可考虑采用 ERC 补充。同样，拟行介入性操作如狭

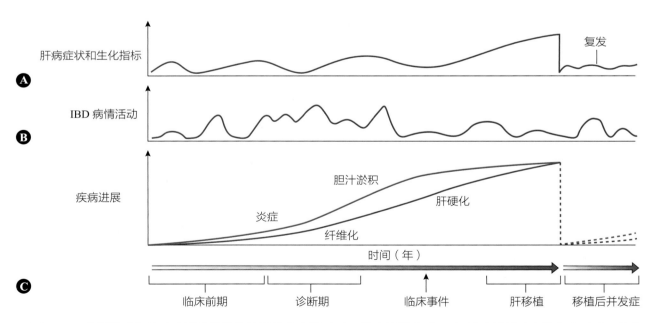

▲ 图 18-3　典型的反复波动式原发性硬化性胆管炎病程（**A**）。炎症性肠病（**IBD**）的病情活动也常变化（**B**），并且与肝脏病情严重程度不相关。绝大多数患者的肝胆病变呈进行性、不可逆的发展趋势（**C**）。临床前期可以持续很长时间

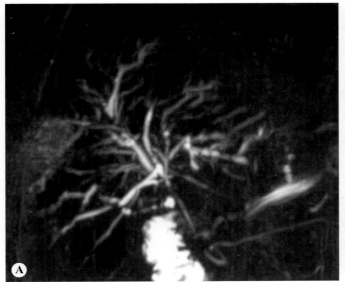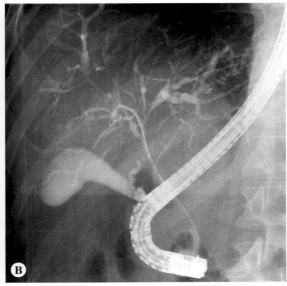

▲ 图 18-4 胆管造影的典型表现为肝内外胆管狭窄和囊状扩张交替

A. 磁共振胆管造影；B. 内镜逆行胆管造影（图片 Dr. Vemund Paulsen 提供）

窄部位扩张和（或）支架置入时，应选择 ERC。ERC 前推荐常规预防性使用抗生素。

3. 组织学

PSC 的肝脏组织学无特异性。最显著的特征是在汇管区可见炎症、胆管周围纤维化、胆管增生，以及后期出现胆管消失。胆管周围的显著纤维化（"洋葱皮"）被认为是 PSC 的标志（图 18-2），但仅在少数肝活检中出现。肝活检已非诊断PSC 所必需，胆管造影成为诊断项目，但在考虑重叠自身免疫性肝炎或其他病因的情况下，可能还需要肝活检。

（五）特殊人群

PSC 的临床表现变化和部分患者的不典型特征引发了一个问题，即 PSC 是不是一个不同疾病表现的"混合袋"。对某些亚组，没有并发 IBD的家族性 PSC、真正的 IgG₄ 相关性硬化性胆管炎，这很可能是正确的。但对于并发 IBD 和其他典型表现的主要 PSC 患者组，特殊类型可能代表正常的疾病变化。

1. 小胆管 PSC

小胆管 PSC 的特征表现与典型（大胆管）PSC 相同，但胆管造影正常。小胆管 PSC 占全部

"经典" PSC 的 6%～16%。似乎有一个良性过程。极少发生胆管癌[32]，但确实有过报道。对于诊断无 IBD 的小胆管 PSC，应积极考虑诊断为继发性硬化性胆管炎（例如，由 $ABCB4$ 基因突变导致的遗传性胆汁淤积）。

2. AIH 和硬化性胆管炎

7%～14% 的 PSC 患者出现 AIH 的特征。这类患者过去被称为"重叠患者"或患有"重叠综合征"。在国际自身免疫性肝炎小组（International Autoimmune Hepatitis Group，IAIHG）发表立场文件中[33]，有人认为"重叠综合征"这一术语应被抛弃。目前的共识建议对两种诊断分开考虑。如果能够诊断 PSC，则主要诊断为 PSC。若同时出现 AIH 特征，则患者是 PSC 合并 AIH特征。PSC 伴有 AIH 特征的诊断有赖于生化学（ALT≥5ULN 且 IgG≥2ULN）和组织学检查（PSC怀疑 AIH 特征是肝活检的主要适应证）为依据。

3. IgG₄ 升高

IgG₄ 相关性胆管炎是一种继发性硬化性胆管炎。因为对糖皮质激素治疗有反应，所以这一条件是确诊或排除诊断的重要依据。然而，血清IgG₄ 轻度升高（不超过 5g/L）（不确定相关性）可发生在 PSC 患者中，不符合 IgG₄ 相关性胆管

炎的诊断标准。这类患者病情更严重[34]，并且目前尚无该类患者最合适的治疗。

（六）预后

PSC 通常是一种进展性疾病，随着时间推移发展为肝硬化，并伴有终末期肝病的并发症。目前尚无有效的药物治疗可以延缓病情进展。肝移植仍然是唯一治疗选择。

PSC 患者的死亡率是普通人群的 4 倍[5]。以肝移植或 PSC 相关死亡作为研究终点，在人群为基础的队列研究中的中位生存时间为 21.3 年，而在同一地区三级转诊中心的患者为 13.2 年。PSC 相关性死亡的最常见原因是胆管癌（32%）、肝衰竭（15%）、肝移植相关并发症（9%）和结直肠癌（8%）[5]。其他研究报道无移植 PSC 患者生存期在 9~18 年，这可能真实反映了转诊中心人群和队列研究人群之间的生存差异。尽管如此，重要的是患者应认识到疾病严重程度的千差万别，而且部分患者（约 40%）可能永远不需要肝移植。

没有一种生化指标或影像学特征能完全反映 PSC 的疾病严重程度和进展阶段。因而提出了许多预测模型，通常使用生化指标（如 ALP 和胆红素）和肝硬化特征（如静脉曲张破裂出血、腹水或脾脏大小）[35]。早期的模型包含组织学分期。由于肝活检的诊断价值较低且组织学上有斑片状改变，现已弃用。现常用梅奥诊所发表的修订后的自然史模型（包括年龄、胆红素、谷草转氨酶、白蛋白和静脉曲张破裂出血）[36]。尽管肝活检并未用于 PSC 的诊断，但可对疾病分期进行一些评估[37]。据报道，胆管造影所示异常程度与预后相关[38, 39]。基于超声或磁共振技术的弹性成像也可提供预后的信息[40, 41]，但由于胆汁淤积的存在，结果可能不太准确[42]。反映 PSC 纤维化的新型血清蛋白标志物有望成为预后指标[43]。

（七）药物治疗

目前为止，还没有哪种治疗被证实可阻止 PSC 的病情进展。但是，有多种治疗选择仍应考虑，包括缓解症状和治疗并发症。

1. UDCA

在 PSC 患者中已广泛使用中低剂量（每天 10~20mg/kg）的 UDCA。这是基于大量临床试验的结果，研究显示 UDCA 对肝功能，尤其对 ALP 是有效的[35]。ALP 被认为是反映 PSC 严重程度的潜在替代指标[44]，并正应用于新药的临床试验中。在 PSC 患者中，目前规模最大的 UDCA（每天 17~23mg/kg）临床试验仍然没有显示出其对临床结局的影响[45]。来自 Cochrane 的综述发现，在 PSC 中使用 UDCA 的证据基础不存在[46]。同样，UCDA 用于"化学预防"结直肠癌的观点主要来自回顾性、部分不一致的数据，并且预防肿瘤不应作为 PSC 患者服用 UDCA 的主要适应证[47]。

美国一项高剂量 UDCA（每天 28~30mg/kg）治疗 PSC 的临床试验提出了相反意见，他们发现治疗组的临床终点事件（包括肝移植和死亡）反而增加了[48]。为此，美国肝脏病学会（American Association for the Study of Liver Disease，AASLD）不建议 PSC 患者使用 UDCA[49]。欧洲肝脏病学会（European Association for the Study of the Liver，EASL）倾向于使用 UDCA，提出低剂量 UDCA（每天 13~15mg/kg）对替代指标的改善，同时也承认尚缺乏对病程有益的高级别证据[50]。随后美国胃肠病学会（American College of Gastroenterology，ACG）修改了立场，不建议使用高剂量 UDCA，但同时承认中低剂量的广泛应用[51]。在一些中心，先给予低剂量的 UDCA（每天 13~15mg/kg）治疗 6 个月，然后根据 ALP 水平的下降程度决定其长期用药[52]。

2. 抗生素

抗生素治疗在细菌性胆管炎的 PSC 中使用是有指针的。严重反复发作者，可能需要长期交替使用抗生素[50]。为预防细菌性胆管炎，推荐 ERC 检查前应用广谱抗生素。抗生素可降低 ALP 水平[53]，即使在随机临床试验中也是如此[54]。有些中心提倡给儿童 PSC 患者使用万古霉素[55]，不过尚缺乏足够数据支持。鉴于肝脏和肠道之间的复杂关系，以及潜在不良反应（菌群失调、抗生素耐药），不常规推荐 PSC 患者长期应用抗生素。

3. 免疫抑制药

尽管没有证据基础，但参考 AIH 的标准治疗指南，建议具有 AIH "重叠"特征的 PSC 患者进行免疫抑制治疗[33, 50]。但其应答效果可能不如单纯 AIH 者。需要重视免疫抑制药的不良反应（尤其是骨质疏松），并密切观察应答情况。对于不伴 AIH 特征的 PSC，免疫抑制药的作用尚不明确。

4. IBD 的治疗

尚无针对 PSC 合并 IBD 的专门指南，应参考常规指南来治疗 IBD[56]。硫唑嘌呤似乎不增加 PSC 患者的胆管癌风险[57]。IBD 的抗 TNF-α 治疗对 PSC 的病情活动没有影响[58]。即便肝移植后，有案例报道治疗 IBD 的维多珠单抗也是安全的[59]，不过 PSC 背景下药物对肝脏不良反应的影响和风险尚未确定[60]。

5. 新药

PSC 的多种新药正在研究当中。参照不同的发病机制，采用不同的方法。正在研究理论上比 UDCA 效果更好的改进型胆汁酸（如奥贝胆酸和 nor-UDCA）。围绕免疫机制的临床试验主要集中在淋巴细胞从肠道到肝脏异常归巢方面（如维多珠单抗和抗 –VAP1）。抗纤维化试验旨在减轻胆管的纤维化（如抗 –LOXL2）。最后，还有一些探索调节肠道菌群的办法也在进行中（如粪便移植、抗生素、益生元和益生菌）。为了有效治疗 PSC，最终有可能将不同作用机制的药物组合起来。

6. 一般治疗

肝硬化本身的治疗在第 7 章至第 11 章中介绍。胆汁淤积性肝病的患者尤其容易缺乏脂溶性维生素。应监测患者维生素 D 的水平，维持血清 25– 羟基维生素 D_3 的水平高于 50～75nmol/L。应监测骨密度，尽早对骨质疏松进行适当的治疗。胆汁淤积性瘙痒使人衰弱，处理办法类似 PBC[61]。但对 PSC 患者应尽早做 MRC 或 ERC 检查以处理内镜下较易解除的胆管狭窄。胆汁淤积性瘙痒的药物治疗比较棘手（见第 13 章），偶尔可能非常有效。首选考来烯胺，二线选择有利福平、纳曲酮、舍曲林[50]。这些药物都存在不良反应和药物耐受性相关问题。

（八）内镜的作用

即使在 MRC 已取代 ERC 作为诊断 PSC 主要手段的时代，内镜依旧是治疗的基石。当出现临床相关或恶化症状时（如黄疸、胆管炎或瘙痒），或淤胆酶谱水平突然升高时，应考虑内镜治疗。正常情况下，ERC 检查前应做一次最新的 MRC。关于有临床意义的狭窄（球囊扩张联合或不联合 1～2 周的短期支架置入、仅短期支架置入）的最佳治疗还未明确，但有数据显示支架置入会导致手术相关并发症增加。一般不建议进行括约肌切开，但对 PSC 有用，这样有利于多次操作治疗。PSC 患者 ERC 检查后的并发症（特别是胆管炎和胰腺炎）风险略高于其他患者，因此，有必要在操作前给予注射抗生素和肛纳非甾体抗炎药。内镜在恶性肿瘤的监测和诊断方面起到重要作用。

（九）不典型增生和癌

由于存在肿瘤的高风险，对 PSC 患者加强筛查具有重要意义。

1. 胆管癌的症状

多达 30%～50% 的胆管癌是在确诊 PSC 后的第 1 年内被诊断出来（或许是因为恶性肿瘤使病情恶化才导致 PSC 被诊断）。在第 1 年内，尤其是出现进行性黄疸、腹痛和体重下降的患者，需更加重视相关胆管恶性肿瘤的可能性[62]。第 1 年以后，胆管癌的年发生率为 0.5%～1.5%，并且肿瘤可发生在没有晚期肝纤维化或肝硬化的基础上。PSC 中的胆管癌最常见（约 60%）位于肝门部，少部分位于肝内或肝外远端胆管。

2. 胆管癌的诊断

恶性胆管病变可能很难与 PSC 所致的良性狭窄相鉴别。恶性病变通常为弥漫性浸润，疾病早期多无明确的肿块。常用的诊断方法包括影像学检查、ERC 刷片细胞学检查和血清肿瘤标志物 CA19-9 检测。胆管镜活检可能会在某些情况下有助诊断，但未广泛开展。MRI（含 MRC）、CT 和超声可对胆管癌作初步疑诊，通常需要多种检测方法联合才能提高诊断的准确性[63, 64]。虽然 ECR 期间胆管刷片细胞学检查的灵敏度有限（约 40%），但特异性极高（90%～100%）[65]。荧光原位杂交（fluorescence in situ hybridization，FISH）和其他基于 DNA 的检测方法可提高检出阳性率[66, 67]，但均未广泛开展。

3. 胆管癌的治疗

PSC 基础上的胆管癌治愈机会极小，中位生存期仅 7 个月左右。手术切除或肝移植是一种治疗选择，但必须是专门优选的患者[68]。姑息性胆管支架置入可缓解胆汁淤积症状，可按照胆管癌的一般指南进行化疗。

4. 胆管癌的筛查

针对 PSC 患者胆管癌和胆囊癌的早期诊断，尚无基于循证医学的筛查策略。推荐每年进行 1 次超声胆囊息肉检查和 CA19-9 检测。MRI/MRC 断层影像使用越来越多[51, 63, 64, 69]。肝硬化患者应按照标准指南进行肝细胞癌的监测。由于 CA19-9 水平升高也见于胆汁淤积性肝病、细菌性胆管炎和其他恶性肿瘤，因此不建议仅依靠 CA19-9 来筛查 PSC 胆管癌。

5. 结直肠癌

已明确诊断有 PSC 的 IBD 患者中，推荐从合并诊断开始，每 1～2 年进行染色内镜下的回肠结肠镜检和靶向活检[70]。对经验丰富的操作者，若患者病情静止且肠道准备充分，则无须进行随机四象限活检（尽管这种活检还在经常使用）[71]。PSC 患者在诊断 IBD 后 10 年结直肠癌发生率接近 15%，20 年可达到 30%[72]。这种风险在 PSC 伴克罗恩病的患者中更高。PSC 患者的结肠癌好发于右半结肠。与无肝病的 IBD 患者相比，合并 PSC 的 IBD 患者的结直肠癌发病年龄更年轻（中位年龄分别为 39 岁和 59 岁）[5]。

（十）肝移植

多年来，PSC 一直是北欧国家肝移植的主要适应证（占 15%～20%），为整个欧洲和美国所有肝移植适应证的 5%～6%[52, 73]。由顽固性瘙痒或反复发作的细菌性胆管炎引起生活质量下降，也是部分患者肝移植的适应证[74]。通常胆管癌是

肝移植的禁忌证。一些医疗中心因为从胆管刷片标本中发现胆管细胞不典型增生（影像学无肿瘤证据），而对这些 PSC 患者进行肝移植，这样可以清除癌前病变或早期的胆管癌，以阻止其进展为侵袭性癌[75]。个别中心对早期肝门部胆管癌先进行广泛的术前治疗以减轻肿瘤负荷，然后考虑肝移植[68]。

PSC 患者肝移植后的 5 年生存率约为 85%。为了尽可能地去除病变的肝外胆管，以前会首选肝管空肠吻合术。这种情况下，移植后 ERC 检查就必须使用小肠镜技术。近些年采用肝管十二指肠吻合术重建胆管系统，移植后 ERC 检查更容易。如果可行，有时还会采用标准的胆管和胆管吻合术。

肝移植 90 天后行胆管造影和（或）组织学检查提示 PSC 特征时，通常诊断为移植后 PSC 复发。但要排除肝移植后继发性硬化性胆管炎（表 18-4）[76]。由于 MRC 的可及性好，现常用于移植后的胆管造影检查。据报道，PSC 复发率为 6%～60%，中位复发时间为 8.5～68 个月[77]。有人认为，肝移植后完整的结肠和 IBD 的存在会增加 PSC 复发的风险[78-80]。这个研究的临床意义尚不清楚，若非有其他原因，否则不应该在肝移植前做结肠切除手术。PSC 复发增加了移植失败和死亡的风险[80]。

移植后使用的某些免疫抑制药对 IBD 有效，

表 18-4　肝移植后原发性硬化性胆管炎复发的诊断标准[76]（在肝移植前确诊 PSC 是前提）

胆管造影标准	肝移植 90 天后的肝内和（或）肝外胆管狭窄、串珠样改变及形态不规则
组织学标准	纤维性胆管炎和（或）纤维闭塞性病变伴或不伴胆管缺失，胆汁性纤维化/肝硬化
排除标准	• 肝动脉血栓形成/狭窄（缺血） • 单纯吻合口狭窄 • 表现为胆管消失性排斥 • 肝移植 90 天内的非吻合口狭窄 • ABO 血型不相容

PSC. 原发性硬化性胆管炎

因此肝移植后的免疫抑制治疗有望降低 IBD 相关疾病的活性。但是，肝移植后的 IBD 病程是变化的。总的来说，约 1/3 患者 IBD 病情改善，1/3 保持不变，还有 1/3 病情恶化。建议在肝移植后继续使用 5- 氨基水杨酸治疗。

PSC-IBD 患者肝移植后的结直肠癌风险高于其他病因肝移植患者[81]。与移植前相比，PSC-IBD 患者肝移植后的这种风险甚至可能更高[82]，所以应每年进行结肠镜检查。

二、继发性硬化性胆管炎

有多种病因可引起类似 PSC 的胆管造影和组织学改变（表 18-1）[83]。这种变化（图 18-2 和图 18-4）很可能代表了各种原因（"胆管硬化"）引起的慢性胆管损伤。诊断 PSC 时应排除这些继发性胆管损伤。另外，有些疾病可能会表现与 PSC 高度相似的影像学特征（表 18-1）。在所有医学领域里，对常见临床综合征（如胆汁淤积症）的不寻常解释应高度关注。

（一）缺血和创伤相关性硬化性胆管炎

与门静脉和肝动脉双重血供的肝实质不同，胆管只有动脉来维持血供。各种原因引起的血供不足（如血栓阻塞、血管炎和循环休克）可导致胆管树缺血性损伤，损伤持久且类似 PSC。许多创伤相关的硬化性胆管炎（暴力或医源性）的机制也可能由局部缺血造成，并非直接的胆管损伤。缺血性胆管损伤是肝移植的常见并发症（最多 10%）。重症继发硬化性胆管炎（sclerosing cholangitis of the critically ill，SCCI）这个特殊病例发生在严重的全身炎症反应综合征（systemic inflammatory response syndrome，SIRS）并伴有胆管缺血性损伤的情况下[84]。这些患者常形成广泛的胆管铸型，并需要 ERC 治疗，病情呈进行性发展，有时需考虑肝移植。

（二）感染性胆管炎

胆总管结石及其相关的严重胆管炎可导致硬化性胆管炎样的改变。在亚洲的农村地区流行一种相关疾病，即复发性化脓性胆管炎（recurrent pyogenic cholangitis，RPC）。RPC 的发病机制尚未完全阐明，但认为与胆管堵塞和色素结石及蛔虫、华支睾吸虫、麝后睾吸虫、猫后睾吸虫或肝片吸虫引起的胆管上皮细胞损伤有关。RPC 患者有胆管癌的风险（约 5%），经常可见脓肿形成[85]。胆管癌也见于慢性蠕虫感染（特别是华支睾吸虫和麝后睾吸虫）。

（三）机会性感染

慢性机会性感染可发生于免疫缺陷综合征患者。严重 HIV 感染相关的胆管病变主要由隐孢子虫、微孢子虫或其他机会性感染病原体引起，随着新型抗逆转录病毒方案的应用，现已罕见。不过，严重 HIV 感染和 $CD4^+$ 细胞计数低的患者仍有风险。据报道，硬化性胆管炎是原发性免疫缺陷病患儿中最常见的肝胆疾病。

（四）药物相关的硬化性胆管炎

经肝动脉给药引起的直接毒性是硬化性胆管炎的少见病因[83]。在药物引起的胆汁淤积性肝损害患者中也有慢性化和胆管影像异常的报道[86]。

三、全身炎症性疾病时的硬化性胆管炎

胆管造影类似硬化性胆管炎的胆管疾病，可见于各种全身炎症性疾病和非炎症性疾病，如 IgG_4 相关性疾病、结节病（可能与真正的 PSC 共存）、组织细胞增生症 X 和淀粉样变性。

伴有胆管炎的 IgG_4 相关性疾病可能与 PSC 和胆管癌（假瘤）相似，由于部分 PSC 患者的血清 IgG_4 也很高，故鉴别困难。IgG_4 相关性胆管炎的诊断标准如下所述，但几乎与自身免疫性胰腺炎（HISORt）的诊断标准一致[87]。

有 2 条或 2 条以上主要表现和对糖皮质激素治疗敏感的患者要考虑 IgG_4 相关性胆管炎。主要表现有：血清 IgG_4 升高，影像学提示胰腺炎，其他器官受累，胆管或乳头活检显示 IgG_4 阳性细胞数 >10 个 / 高倍视野；对糖皮质激素治疗敏感

表现为：胆管狭窄明显改善并可取出支架，肝酶低于 2 倍 ULN，血清 IgG_4 和 CA19-9 明显下降。许多患者需要长期接受免疫抑制治疗，因为停药后存在复发风险[88]。十二指肠乳头活检操作不难[89]，但诊断敏感性一般。必须注意避免损伤十二指肠乳头，否则易导致医源性胰腺炎。以后随着新的诊断策略和技术的应用，诊断 IgG_4 相关性胆管炎将更容易[90, 91]。对于不符合 PSC 典型特点的任何患者，应考虑到 IgG_4 相关性胆管炎的可能。值得注意的是，有时 PSC 患者的血清 IgG_4 水平轻度升高，但达不到 IgG_4 相关性胆管炎的诊断标准。这些患者使用糖皮质激素治疗可能无效。

第 19 章　自身免疫性肝炎和重叠综合征
Autoimmune Hepatitis and Overlap Syndromes

Ashnila Janmohamed　Gideon M. Hirschfield　著

张彦亮　译　宋培新　校

学习要点
- 自身免疫性肝炎是以肝细胞和肝胆管打靶点的免疫介导性肝病，可发生于任何年龄、种族和性别。
- 该疾病的表现各不相同，从无症状到暴发性肝衰竭都可能发生。
- 缺乏特异性的诊断标志物，因此 AIH 的诊断需要通过排除其他肝病和诱发因素来诊断，如药物、病毒等因素。
- 在临床上，AIH 表现为血清谷丙转氨酶升高、高 γ- 球蛋白血症、自身抗体阳性和界面性肝炎。根据血清自身抗体阳性将疾病分为两种类型：抗核抗体和（或）平滑肌抗体（1 型 AIH）和抗肝肾微粒体 -1 和（或）肝细胞质 -1（2 型 AIH）。
- 首选治疗方案是使用糖皮质激素和硫唑嘌呤进行免疫抑制，大多数患者达到缓解，反映自身免疫性肝炎患者的此种治疗方案具有普适性。
- 肝移植适用于出现暴发性肝衰竭或终末期肝病的患者。
- 对免疫抑制缺乏应答反应须及时确认依从性，排除其他 / 附加的病因，如原发性胆汁淤积性胆管炎或原发性硬化性胆管炎，并适时开始二线治疗方案。
- AIH 的二线治疗尚未标准化，这表明新的、更合理的治疗方法需要更多的研究来评估。

概述

自身免疫性肝炎（autoimmune hepatitis，AIH）是一种异质性免疫介导的肝病，在大多数情况下，诊断后的首要治疗方案是采用以糖皮质激素为重点的经典免疫抑制和硫唑嘌呤治疗。缺乏明确的病理生理学和非特异性诊断标志物是导致慢性、罕见、进行性免疫介导肝病的主要原因，目前诊断标准仍未解决。临床上，典型的 AIH 患者的特征是血清谷丙转氨酶活性升高、高丙种球蛋白血症、非器官特异性自身抗体和慢性复发性肝炎，并与肝浆细胞浸润相关。排除药物沉淀剂（处方药，非处方药或草药）和肝病的其他病因，并确认病毒感染阴性必须纳入疾病诊断（图 19-1）。

历史溯源

20 世纪 40 年代，Waldenström 发现了慢性肝炎与高丙种球蛋白血症的相关性。Kunkel 等[1] 描

胆汁淤积特征	评估自身免疫性肝病患者	肝炎特征
ALP/γ-GT 上调的同时 ALT/AST＜5ULN **?PBC ?PSC**	症状（疲劳、瘙痒、腹痛、黄疸、深色尿、胃肠道症状） 用药史（处方 / 非处方） 既往病史（炎症性肠病？其他自身免疫病？） 家族史 吸烟和饮酒史	ALT/AST 上升，同时 ALP 上调，如 ALP： AST (ALT)＜3 ?AIH

自身免疫性肝病一般在常见肝病（酒精、病毒、代谢、药物诱导）排除后进行诊断

免疫学检测

血清免疫球蛋白
- IgG 升高与 AIH 相关
- Ig 升高与 PBC 相关
- IgG$_4$ 升高与自身免疫性胰腺炎 / 硬化性胆管炎相关

自身抗体
- ANA/SMA——非特异性但与 AIH 相关，PBC 和 PSC 也可见
- AMA——PBC 胆汁淤积的特异性指标

肝成像

多普勒超声
- 排除胆管扩张
- 识别提示实质疾病的体征——不均匀 / 粗糙的肝实质、门静脉淋巴结肿大
- 识别提示门静脉高压的任何特征——脾大、静脉曲张
- 确认血管通畅

直接行 MRI（MRCP）
- 如果患者很有可能是硬化性胆管炎，即已知有炎症性肠病

其他注意事项

排除药物性肝损伤
- 例如，呋喃妥因和米诺环素引起肝炎，阿莫西林克拉维酸钾引起胆汁淤积

排除肝豆状核变性
- 可能是困难的，通过铜蓝蛋白的测定来进行筛选

肝活检的效用
- 益处——明确诊断、疾病的阶段分期，消除疑问，评估治疗的价值
- 风险——在非恶性疾病中低风险（死亡率为 0.01%）

▲ 图 19-1　自身免疫性肝病患者的评估

AIH. 自身免疫性肝炎；ALP. 碱性磷酸酶；ALT. 谷丙转氨酶；AST. 谷草转氨酶；ANA. 抗核抗体；AMA. 抗线粒体抗体；MRCP. 磁共振胰胆管造影；PBC. 原发性胆汁性胆管炎；PSC. 原发性硬化性胆管炎；γ-GT. γ– 谷氨酰转移酶；SMA. 抗平滑肌抗体；ULN. 正常值上限

述了一种持续性肝病，主要发生在高丙种球蛋白血症的年轻女性中，并伴有除肝脏的其他症状，包括皮疹、关节痛、发热和闭经。

后续的临床研究报道了该疾病中红斑狼疮细胞和抗核抗体的存在，提示是一种免疫介导的疾病应及时应用可的松治疗，用药后症状显著改善，提示该疾病存在严重的炎症。从 20 世纪 60 年代开始，为患者提供糖皮质激素和硫唑嘌呤的长期免疫抑制治疗被证明是有效的，被认为是标准的治疗方案[2-4]。自身免疫性肝炎一词于 1965 年由 Cowling 和 Mackay 提出，并于 1993 年得到全球认可。

一、疾病概况

（一）临床表现

临床表现从无症状到暴发性肝衰竭都可能发生。虽然大多数患者表现出明显症状（疲劳、关节痛、厌食、黄疸），但部分患者却是偶然被诊断的。

AIH 的患病率、临床表现和治疗效果因种族和地理区域而异，临床医生应注意这一点。与白种人、非本土民族[5] 相比，AIH 在北美土著 / 土著人口中更常见和严重。肝硬化在北美黑人 AIH 患者中比北美白人[6] 更常见。他们发病人群更年轻，与来自巴西和阿根廷的患者相似，预后较差[5]。非洲人、亚洲人和阿拉伯人比北欧人发病的时间更早。此外，与阿拉斯加土著居民一样，他们似乎更容易出现异常的胆汁淤积性实验室指标和急性黄疸。同样，西班牙裔患者在生化和组织学上都往往表现出进展趋势，并有异常高的肝硬化和胆汁淤积特征的发生率。

（二）血清学

AIH 可根据血清学自身抗体分为两型：1 型，以抗核抗体和（或）抗平滑肌抗体阳性为特征；2 型，以抗肝 / 肾微粒体抗体 –1 型（抗 LKM-1）和（或）抗肝细胞溶质抗原 –1 型（抗 LC1）阳性[5]为特征。

（三）流行病学

所有年龄、种族和性别的肝病患者均可发展为 AIH。AIH 少有发生，因为在欧洲其患病率为 16～18/100 000。据报道，在"人口"稳定的地区（其增长率和相对年龄分布都不随时间变化）患病率较高。丹麦进行的一项大型全国人口研究，评估了 1994—2013 年 AIH 的发病率和流行率，结果表明，AIH 的发病率在研究期间显著增加。1994—2012 年，AIH 的发病率几乎翻了一番，2012 年的患病率达到 23.9/100 000[7]。

（四）自然病程

在 Sherlock 的随访研究中，44 名在 1963—1967 年确诊的 AIH 患者被随机分配到对照组和治疗组（泼尼松龙），为病情严重的患者提供了完全的自然病史数据。治疗组的 10 年生存率显著改善，约为 63%（中位生存期 12 年），而对照组为 27.2%（中位生存期 3.3 年）（图 19–2）。

二、疾病的生物决定因素

（一）免疫生物学

维持肝脏免疫耐受有多种方式，包括：①肝内抗原启动；②肝血窦耐受和 T 调节细胞的诱导；③肝星状细胞诱导效应 T 细胞凋亡和骨髓来源的抑制细胞的生成[8]。免疫耐受的损伤由多种事件促发，共同成为导致肝损伤常见的最终途径。既往研究显示先天免疫系统和适应性免疫系统都参与了 AIH。

数据表明 AIH 具有遗传易感性，与 HLA 位点密切相关，全身免疫调节变化显著影响 Treg 功能，以及对靶抗原的免疫限制反应。显微镜评估

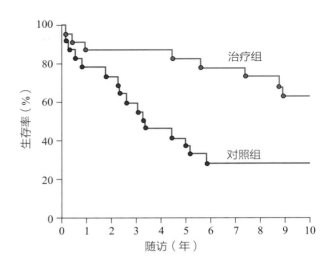

▲ 图 19–2 英国皇家自由医院泼尼松龙治疗慢性自身免疫性肝炎试验的最新结果，治疗组的生存率有所改善
经 BMJ Publishing 许可转载，引自 Kirk et al.1980[36].

肝脏显示自身侵袭性细胞免疫攻击，淋巴细胞、巨噬细胞和浆细胞形成致密的门静脉单核细胞浸润，不同程度累及周围实质（界面性肝炎）。免疫组化研究显示 αβT 细胞占主导地位，大多数是 CD4 辅助性 T 细胞，极少数是 CD8 细胞毒性抑制性 T 细胞。存在的其他细胞包括自然杀伤细胞、单核细胞 / 巨噬细胞、γδT 和 B 细胞。

抗原限制性免疫介导的损伤是通过细胞和抗体介导的针对肝脏特异性靶标的免疫攻击的组合来驱动的。Th1、Th2 和 Th17 细胞相互作用诱发疾病。Th1 细胞增强 HLA Ⅰ类分子表达并诱导 HLA Ⅱ类分子在肝细胞上的表达，Th2 细胞有利于 B 淋巴细胞产生的自身抗体，Th17 细胞在器官特异性自身免疫炎症中起作用（图 19–3）。

大量的能产生 IL-17（促炎因子）的 Th17 细胞可能在自身免疫性肝炎患者的肝脏中浸润。但其在自身免疫性肝炎发生发展中的作用尚不清楚。Th17 细胞产生的 IL-17 已被证明可以诱导肝细胞中的 IL-6（促 / 抗炎细胞因子）表达，进一步刺激 Th17 细胞，导致 Th17 细胞和肝细胞之间的正反馈回路并加剧炎症过程。根据免疫系统的状态和 IL-6 的产生，Th17 细胞和 Treg 之间在发育途径和功能方面都存在互惠关系。

研究表明，自身免疫性肝炎中的 Treg 细胞数

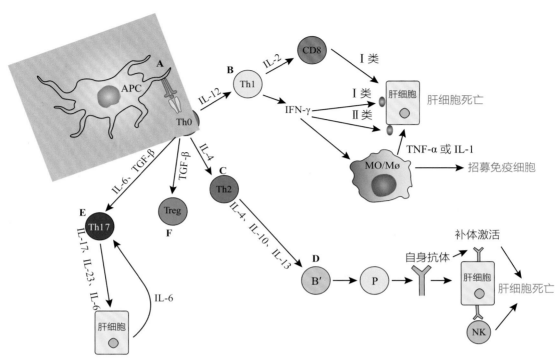

▲ 图 19-3　自身免疫性肝炎的免疫发病机制示意图

A. 在抗原呈递细胞（APC）的 HLA Ⅱ 类分子中，一个自身抗原肽被呈递给一个定型的 T 辅助淋巴细胞（Th0）。Th0 细胞被激活后，依赖于微环境中的细胞因子分化为 Th1、Th2 和 Th17 细胞，引发一系列免疫反应。B. Th1 分泌 IL-2 和 IFN-γ，刺激细胞毒性 T 淋巴细胞（CD8），增强 Ⅰ 类 HLA 的表达，诱导肝细胞上 Ⅱ 类 HLA 的表达，激活单核 / 巨噬细胞（MO/Mø），进而释放 TNF-α 和 IL-1。C. Th2 细胞分泌 IL-4、IL-10 和 IL-13，诱导 B 细胞（B′）在血浆（P）细胞中成熟。D. 浆细胞的扩增导致免疫球蛋白的过量产生，这些免疫球蛋白与肝细胞的正常膜成分结合，诱导补体激活、自然杀伤细胞（NK）的参与和肝细胞死亡。E. Th17 细胞释放 IL-17、IL-23 和 IL-6。IL-17 诱导肝细胞中 IL-6 的表达，进一步刺激 Th17 细胞。根据免疫系统的状态和 IL-6 的产生，人们认为 Th17 细胞和 Treg 细胞之间存在着相互关系。F. Treg 由分泌 TGF-β 的 Th0 细胞分化而来

量减少功能减弱，增殖活性随着对刺激的反应应答而降低。Treg 细胞产生 IL-10（抗炎细胞因子）的能力受损，导致其功能障碍[9]。研究发现 Treg 细胞在与富含促炎细胞因子但缺乏 IL-2 的肝脏微环境接触后，抑制能力受损，并且对细胞凋亡的易感性增加。除了 Treg 疗法之外，补充 IL-2 尚在实验探索阶段，但此种方法有可能恢复自身免疫性肝病的免疫稳态[10]。与上述情况相反的是，一些研究表明，自身免疫性肝炎中外周 Treg 的数量和功能没有差异。一项研究发现，未经治疗的 1 型自身免疫性肝炎肝内 Treg 增多，而免疫抑制导致不成比例的丢失[11]。

B 细胞在自身免疫性肝炎中的作用尚不清楚。它们主要负责生产抗体。虽然自身免疫性肝炎的特征是存在自身抗体，但它们通常不是疾病特异性的，也不与疾病的严重程度或结局相关。B 细胞可以作为抗原呈递细胞，并通过产生细胞因子调节免疫反应。临床前和临床研究审查了自身免疫性肝炎 B 细胞耗竭的影响，但结果相互矛盾，尽管在许多患者中已注意到明确的反应[12, 13]。B 细胞活化因子（B-cell activating factor，BAFF）是一种细胞因子，影响 B 细胞的存活和成熟，并在免疫调节中发挥作用。早期的会议报告显示，自身免疫性肝炎患者的血清 BAFF 浓度显著升高，与转氨酶活性相关，而糖皮质激素治疗可显著降低 BAF 下水平。

（二）遗传学和 AIH

已证实的与自身免疫性肝炎的遗传因素包括 HLA 和 SH2B3 中的常见遗传变异，以及 AIRE

和 GATA2 中非常罕见的编码变异。

（三）HLA 位点和 AIH

荷兰首次针对 1 型自身免疫性肝炎患者的全基因组关联研究证实主要组织相容性复合体区域[14]参与该疾病的发生，并确定 HLA-DRB1*03：01 为原发性易感基因型，HLA-DRB1*04：01 为继发性。在欧洲和北美的高加索人中，HLA-A1-B8、HLA-DRB1*03：01 和 HLA-DRB1*04：01 与 1 型 AIH 相关，而 DRB1*03、DRB1*07 和 DQB1*02：01 与 2 型 AIH 相关。60 岁以上人群更可能具有 HLA-DRB1*04 等位基因，该等位基因与疾病的严重程度相关性较低，而 HLA-A1-B8-DR3 单倍型在 AIH 男性中过度表达，与疾病早期发作和复发密切相关[15]。HLA-DRB1*03 的存在与治疗无反应和更严重的病程有关。

HLA 与 AIH 的关联在全球范围内各不相同，提示 AIH 的疾病临床表现存在差异。例如，在日本和阿根廷，HLA-DRB1*04：05 与 AIH 相关；在巴西，HLA-DRB1*13：01 和 DRB3*01 与疾病相关；在混血墨西哥人中，HLA-DRB1*04：04 占主导地位。

（四）非 HLA 位点和 AIH

GWAS 鉴定了第一个非 HLA 遗传位点是 AIH 危险因子；SH2B3 是一种作为 T 细胞活化、TNF 和 janus 激酶 2 和 3 信号转导的负调控因子，并且在造血过程中起着关键作用。它还与其他自身免疫病相关，如原发性硬化性胆管炎、原发性胆汁性胆管炎、1 型糖尿病和乳糜泻。

其他与 AIH 易感性相关的非 HLA 基因包括自身免疫调节因子 1 型（AIRE1），这是一种调节自身反应性 T 细胞克隆缺失的转录因子。该转录因子的单一编码突变导致严重的多内分泌腺自身免疫综合征 1 型（APS1）。APS1 患者罹患黏膜皮肤念珠菌病和一些器官特异性自身免疫病，包括 AIH。最近，另一种造血转录因子 GATA2 的一个突变被证明与 AIH 相关，进一步强调了肝损伤的相关机制，特别是 Treg 功能障碍[16]。

（五）环境和药物诱发

在可能具有潜在遗传易感性的患者中，环境毒素（如药物和病毒感染）可能以一种抑制机体免疫系统的方式呈现。

药物可诱导免疫介导的肝细胞性肝病和胆汁淤积性肝病。一般来说，肝损伤是由于药物经生物活化为活性代谢物，这些代谢物可能与细胞大分子相互作用，破坏细胞信号转导，导致线粒体功能障碍。

与 AIH 发病机制相关的研究中发现的新证据表明，异烟肼（Isoniazid，INH）诱导的肝损伤是免疫介导的。INH 诱导肝衰竭患者血清中检测到抗 INH 和细胞色素 P_{450} 抗体，而 INH 治疗后肝生化轻度异常，亦有血清 ALT 正常患者检测不到，提示 INH 诱导肝衰竭由免疫介导引发[17]。

已知用于治疗转移性黑色素瘤的检查点抑制药，如细胞毒性 T 淋巴细胞抗原 4（CTLA-4）抗体 Ipilimumab 和程序性细胞死亡蛋白 1（PD-1）抗体 Pembrolizumab 和 Nivolumab，可导致自身免疫样药物诱导的肝损伤，被认为与阻断 T 细胞抑制有关[18]。CTLA-4 和 PD-1 均通过下调 T 细胞活化来强化免疫耐受性。针对这些免疫检查点的抗体可促进肿瘤瓦解和临床相关的自我耐受性降低。

（六）病毒诱发

病毒已被反复证明会触发自身免疫性肝炎，典型的例子是继甲型肝炎之后。病毒和自身蛋白之间的序列相似性可以触发自身免疫，并且在病毒感染期间同时存在炎症细胞因子可能会增加发展成长期存在的自身免疫的风险。

三、疾病表现

（一）一般特征

对于任何转氨酶活性升高的患者，尤其是当患者具有其他自身免疫病的特征时，应考虑自身免疫性肝炎（表 19-1）。2 型 AIH 可能在年轻时（但并非完全）表现为更急性的病程，免疫球蛋白 A

表 19-1　转氨酶活性升高的鉴别诊断

- 药物性肝损伤
- 急性病毒性肝炎
- 慢性病毒性肝炎（主要是乙型和丙型肝炎，考虑免疫抑制的戊型肝炎）
- 脂肪性肝炎（酒精性和非酒精性）
- 自身免疫性肝病包括重叠表现
- 乳糜泻
- 甲状腺功能减退/甲状腺功能亢进
- 血色病
- α_1-抗胰蛋白酶缺乏症
- 肝豆状核变性
- 缺血（包括 Budd-Chiari 综合征）
- 肝浸润（恶性和非恶性）

缺乏症且通常不伴有 IgG 浓度升高，而 2 型 AIH 血清学组的症状、体征、家族史和相关自身免疫病相似（表 19-2）。

约 30% 的患者表现为肝硬化，提示在诊断前可能存在慢性肝炎。病理学家必须注意，不可将严重的急性 AIH（桥接样坏死）的肝塌陷和结构改变误认为肝硬化；同样，当急性期的影像学检查反映肝组织塌陷时，可以提示肝硬化。

（二）疾病的呈现模式

AIH 有不同的表现；大多数患者表现为隐匿性疾病，其中包括 25% 的无症状患者。25%~30% 的患者出现急性 AIH，很少发展为暴发性肝衰竭。一些被诊断为隐源性肝硬化或血清阴性的急性重型肝炎的患者很可能有急性 AIH 的表现。通过对已注册的急性肝衰竭研究中的肝脏组织学检查进行回顾性分析发现，72 例诊断为性质不明的急性肝衰竭的患者中有 42 例（58%）可能患有 AIH[19]。

老年人可能表现出无症状的渐进性疾病，或被其他并发疾病掩盖。对于新发的慢性胆汁淤积性肝炎型功能衰竭的老年男性，应循证包括 AIH 在内的潜在慢性肝病背景下的叠加性戊型肝炎。

（三）症状和表征

患者可出现多种非特异性症状，包括黄疸、疲劳、嗜睡、恶心、厌食、体重减轻、腹痛、瘙

表 19-2　自身免疫性肝炎血清学分类的临床差异

	1 型 AIH	2 型 AIH
相对患病率	＞80%	欧洲占 20%，美国占 4%
相关的自身抗体相关	ANA、SMA	LKM-1、LC1
性别（女性：男性）	4：1	9：1
地域	全球范围内	主要在北欧很常见
发病年龄	所有年龄，中位年龄 40 岁	平均年龄为 10 岁，但可见于成年人，特别是在欧洲
其他常见的相关自身免疫病	17%~48% 的患病率：甲状腺疾病、滑膜炎、溃疡性结肠炎	患病率不清楚：糖尿病、甲状腺疾病、白癜风、恶性贫血、IgA 缺乏症
起病情况	易变，急性发病罕见	可能出现急性发病，经常表现为儿童肝硬化且更为严重
治疗反应	良好的反应	可能更难治疗，复发率更高，不可避免地需要长期免疫抑制
疾病进展	25% 在诊断时有肝硬化，45% 发展为肝硬化	约 80% 发展为肝硬化

AIH. 自身免疫性肝炎；ANA. 抗核抗体；LKM-1. 抗肝肾微粒体 1 型；LC1. 肝细胞质 1 型；SMA. 抗平滑肌抗体

痒、关节痛、关节炎、痤疮和闭经。急性症状通常与病毒性疾病难以区分，而肝脏不适、厌食症和恶心可能有明显表征。临床表现有肝大脾大（此情况下，通常肝脏较小）到慢性肝病的其他特征。晚期患者可表现为门静脉高压的特征，包括腹水、脑病和食管静脉曲张。

（四）自身免疫性相关疾病

AIH 与下述的其他自身免疫病密切相关，比例多达 1/3，包括桥本甲状腺炎、Graves 病、Sjörgen 综合征、自身免疫性溶血、类风湿关节炎、溃疡性结肠炎和特发性血小板减少性紫癜。大约 40% 的患者有自身免疫病的家族史。

四、实验室特征

（一）肝脏生化特征和免疫球蛋白

在 85% 伴有血清转氨酶活性升高的患者中，IgG 浓度通常是上限的 1.2～3.0 倍，范围从极低升高到数千。少数患者，特别是急性患者，可能有正常的 IgG 浓度。根据作者的经验，2 型 AIH 患者的免疫球蛋白通常没有显著的升高。临床上，在患者就诊时观察 IgG 的绝对浓度和衡量个体对治疗的反应也十分必要，因为一些患者的 IgG 浓度虽在正常范围内，但仍随着治疗而下降。

碱性磷酸酶的值也可能升高，如果超过 3 倍，应对胆道系统进一步调查。黄疸、凝血功能障碍和低白蛋白血症可出现在疾病的急性期中有所表现。溶血（通常伴有低血清 ALP 值和 AST∶ALT 比值增加）应及时排除溶血性肝豆状核变性的可能性。

（二）血清学

自身抗体阳性有助于诊断并可进行分类（表19-3）。通常血清自身抗体滴度为 1/（40～80）或以上，但在隔离时发现，它们的阳性预测值较低，因为健康个体中自身抗体的易检出，并且随年龄的增长而增加，远超疾病给医疗系统带来的负担；在儿童中，血清自身抗体低滴度，检测值在 1/20 或 1/20 以上时，与疾病的活跃程度相关。

血清阴性可能发生的疾病如图 19-4。抗体滴度和特异性可能在整个疾病过程中变化；血清阴性的个体可能在疾病后期产生自身抗体，因此建议对血清阴性患者和抗体滴度低的患者重复检测。尽管在儿科血清学缓解可以作为一个治疗终点，但常规重复血清检查是没有必要的[20]。没有 AIH 其他特征时，自身抗体的存在不能诊断 AIH，相反，它们的缺失也不能排除有其他支持特征的 AIH 的诊断。

（三）抗核抗体

在 2/3 的患者中，仅存在抗核抗体（antinuclear antibody，ANA）（约 10%）或同时存在 SMA（约 50%）。典型的 AIH 与均匀、斑点和核仁的 ANA 模式有关。AIH 中的 ANA 是非特异性的。

（四）平滑肌抗体

大约 90% 的 AIH 患者中含有平滑肌抗体（smooth muscle antibody，SMA），包括仅含 SMA（约 1/3）或合并 ANA（约 1/2）。然而，SMA 不具有特异性，因为低滴度的 SMA 在健康个体中很常见，特别是在 60 岁以上的人群和患有病毒、自身免疫或恶性疾病的人群。抗 F 型肌动蛋白抗体对 1 型 AIH 更有特异性；然而，检测方法并不是普遍可行的[21]。ANA 和 SMA 水平在 AIH 发展过程中会出现波动，并可能在皮质类固醇治疗后消失。该指标在诊断时的滴度和病程中的波动都不能预测成年患者的预后。

（五）微粒体抗体

人抗肝肾微粒体抗体（anti liver kidney microsomal，LKM）有四个亚家族。LKM-1 与线粒体酶细胞色素 P_{450} 2D6 亚型（CYP2D6）反应，抑制其体内活性。CYP2D6 可以代谢几种已知的药物，包括抗高血压药物和苯二氮䓬类药物，并且具有遗传多态性。LKM-2 与 CYP450 2C9 反应，可与药物替尼那芬（钛酸）引起肝炎，已于 1982 年从美国市场撤出。LKM-3 与尿苷二磷酸葡萄糖醛基转移酶有亲和力，与慢性 D 型肝炎相关。在伴有自身免疫性多内分泌失调 – 念珠菌病 – 外胚

表 19-3　通常与慢性肝病相关的自身抗体

自身抗体		靶　标	相关报道
核	ANA	核膜与 DNA（通常情况）	1 型 AIH、PBC、NAFLD、慢性乙型 / 丙型肝炎
	组蛋白	核小体	1 型 AIH、PBC
	核周抗中性粒细胞细胞质抗体	中性粒细胞颗粒	1 型 AIH、PSC、PBC
微粒体	LKM-1	线粒体酶 CYP450 2D6	2 型 AIH、丙型肝炎
线粒体	AMA	线粒体内膜的 ATP 酶相关抗原	PBC、AIH
平滑肌	SMA	成纤维细胞肌动蛋白、微管蛋白和中间丝（通常情况）	1 型 AIH、PSC、PBC、慢性乙型 / 丙型肝炎、NAFLD
	肌动蛋白	F- 肌动蛋白（特异性）	1 型 AIH
细胞质	SLA/LP	UGA 抑制因子 tRNA- 相关蛋白质	AIH；可能是复发风险非常高的标志，因此，如果患者的 SLA/LP 呈阳性，则不建议停止治疗
	肝细胞质 1	甲酰氨基转移酶环脱氨酶	2 型 AIH、慢性丙型肝炎

AIH. 自身免疫性肝炎；ANA. 抗核抗体；AMA. 抗线粒体抗体；SMA. 抗平滑肌抗体；LKM-1. 抗肝肾微粒体 1 型；NAFLD. 非酒精性脂肪性肝病；PBC. 原发性胆汁性胆管炎；PSC. 原发性硬化性胆管炎；SLA/LP. 可溶性肝和胰腺抗原

层营养不良的 AIH 患者中，通过免疫荧光检测 LKM-4 可识别 CYP1A2 和 CYP2A6 并与之紧密结合。

抗 LKM-1 在美国似乎很罕见，美国只有 4% 患有 ALH 的成年人可检测到。在欧洲，该病主要发生在儿童；但在法国和德国，20% 的抗 LKM-1 阳性 AIH 患者为成年人。在英国，1%～2% 的 AIH 成人患者是 2 型 AIH。

在儿科，抗 LC1 的存在和滴度已被证明与疾病活动性密切相关，并可能与侵袭性、复发性疾病相关。

在 2 型 AIH 中，抗 LKM-1 和抗 LC1 既可以单独呈阳性，也可以同时呈阳性。与任何自身抗体一样，这两种抗体都不是真正的疾病特异性的抗体，但它们都有很高的敏感性。

可溶性肝和胰腺抗原

最初，可溶性肝和胰腺抗原（soluble liver and pancreas antigen，SLA/LP）阳性的个体被归类为 3 型 AIH；然而，考虑到 50% 的 1 型 AIH 患者中也发现了抗 SLA/LP，3 型 AIH 分类已被停用。

10%～30% 的 1 型 AIH 患者为 SLA/LP 阳性。抗 SLA/LP 是 AIH 的一个较好的标志物，因为正常个体和非肝脏疾病患者总是抗 LP 阴性。它具有较高的诊断价值，对 AIH 的特异性为 99%，在诊断时它的存在可识别更严重的疾病和预后[22]。抗 SLA/LP 抗体已被证明与 DRB1*03：01 密切相关。

除了常规抗体外，抗 SLA/LP 可能与核糖核蛋白 / 干燥综合征 A 抗原（抗 Ro/SSA）的抗体相关，而抗 Ro52 则可能是患者中可检测到的唯一抗体。

（六）线粒体抗体

抗线粒体抗体可能在约 20% 的 AIH 患者均存在。它们的滴度通常较低（≤ 1：40），并可能

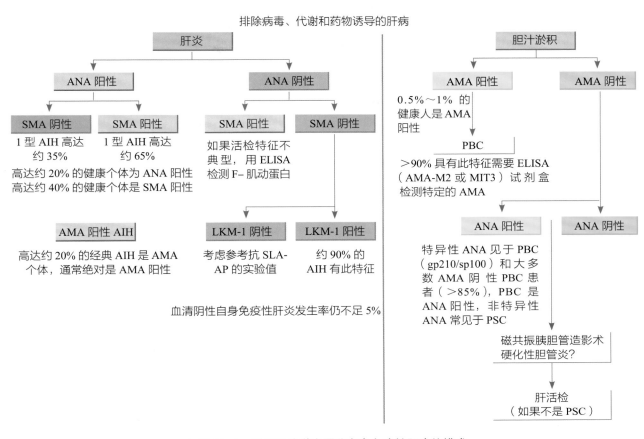

▲ 图 19-4 利用血清学来区分自身免疫性肝病的模式

AIH. 自身免疫性肝炎；ANA. 抗核抗体；AMA. 抗线粒体抗体；ELISA. 酶联免疫吸附试验；LKM-1. 抗肝肾微粒体 1 型；PBC. 原发性胆汁性胆管炎；PSC. 原发性硬化性胆管炎；SLA/LP. 可溶性肝和胰腺抗原；SMA. 抗平滑肌抗体

被采用免疫荧光的间接检测手段误读为假阳性。AMA 的存在不能直接提示有 AIH-PBC 重叠综合征。一项对 AMA 持续阳性的 AIH 患者进行的长期研究显示，这些患者与 AMA 阴性患者具有相同的实验室、组织学、临床特征和治疗结果[23]。

五、影像学

AIH 的影像学检查有助于排除重要的鉴别诊断，如急性 Budd-Chiari 综合征、浸润性疾病和未被怀疑的胆道问题。多普勒超声是首选的初步检查方法。在急性 / 亚急性 AIH 患者中，通常有明显的组织学结构塌陷。从放射学上看，这可能会在无肝硬化的患者中提示假性肝硬化。此外，在亚急性肝衰竭而非真正的慢性肝病中，脾大和腹水亦可发生。

胆道重叠的报道多种多样，儿童期多见，建议对儿童期、青壮年期或治疗无效的 AIH 患者应常规考虑磁共振胆管造影[24]。肝硬化患者可能会有周围继发性胆道改变，存在与硬化性胆管炎类似的结构变形，需要对检测结果进行细致的分析。

肝硬化是肝细胞癌的一个危险因素[25]，尽管肝硬化 AIH 中的 HCC 每年可能发生的频率仅略高于 1%，但活检证实肝硬化或首次出现后影像学结果提示肝硬化者可考虑进行 HCC 监测。

在治疗期间，定期影像学像检查是必要的。脾脏大小的变化和血小板减少症是监测并评估静脉曲张监测十分必要的有用参数。利用瞬态弹性成像来分期和监测疾病是不断发展的，后续会进行讨论。

六、肝活检和组织学特征

在缺少组织学检测结果的情况下，极少 AIH 能够被确诊和治疗。偶尔在无肝活检的情况下可对 AIH 进行推测诊断，例如存在经皮活检禁忌证或无法进行经颈静脉活检。然而，进行肝活检排除其他肝病（特别是病毒包涵体、血管疾病、非酒精性脂肪性肝炎、酒精性肝炎、淋巴瘤或腺癌浸润和肝豆状核变性），炎症活动分级和纤维化程度，是确诊 AIH 公认的检测手段。

腹腔镜活检的数据提示此种疾病并不是同质的。充足大小的肝脏标本（≥2.5cm）对于减少由于样本误差而影响实质和胆管评估是必不可少的。治疗前组织学检测可能有助于预后评估[26]，治疗期间的肝活检可用于治疗停止前组织学活动消退的确认。组织学活动的停止通常滞后于生化反应至少 3～6 个月。当患者接受免疫抑制药治疗时，门静脉浆细胞浸润与停止治疗后的复发有关。然而，组织学活动不活跃的活检的结果不能确保没有复发风险。

（一）组织学特征

虽然 AIH 具有某些特征，但均无可对 AIH 进行诊断的特异性。事实上，部分特征，如淋巴浆细胞界面性肝炎 [单核细胞浸润侵入汇管区周围边界清楚的肝细胞边界（界板）]、小叶性肝炎和小叶中心坏死，也可发生在其他原因所致的慢性肝炎（图 19-5 至图 19-7）。因此，常有报道出现的特征与 AIH 的一致，但不能排除病毒和药物引起的肝损伤。浆细胞增多症的程度可用于鉴别 AIH 和病毒性肝炎。仅有 33% 的 AIH 患者可能出现浆细胞缺失，但其浆细胞的缺失或数量较低并不排除 AIH。细胞穿入现象（通过一个细胞主动渗透到一个更大的细胞）在 AIH 中也很常见，但并非其标志性特征。胆道特征需要尤为注意，因为原发性胆汁性肝硬化患者界面性活动和最初诊断为 AIH 的情况并不少见。最后，可见的巨细胞变化印证 AIH 是侵袭性疾病。

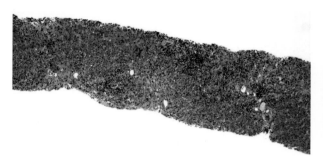

▲ 图 19-5　自身免疫性肝炎的大体组织学特征（HE 染色，50×）

图片由 Dr Oyedele Adeyi, Staff Pathologist, Ass.Professor, Department of Laboratory Medicine & Pathobiology, University of Toronto 提供

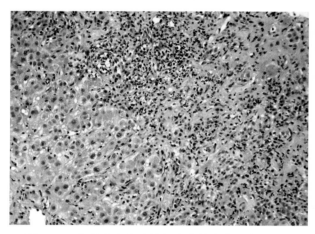

▲ 图 19-6　急性自身免疫性肝炎中的富浆细胞肝炎（HE 染色，100×）

图片由 Dr Oyedele Adeyi, Staff Pathologist, Ass.Professor, Department of Laboratory Medicine & Pathobiology, University of Toronto 提供

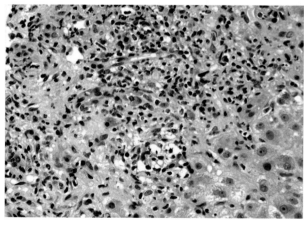

▲ 图 19-7　界面性肝炎，自身免疫性肝炎的特征性病变（HE 染色，200×）

图片由 Dr Oyedele Adeyi, Staff Pathologist, Ass.Professor, Department of Laboratory Medicine & Pathobiology, University of Toronto 提供

（二）简化分级

在一个简化的评分系统中，AIH 的组织学分级为非典型、AIH 兼容型和典型。典型 AIH 表现包括界面性肝炎、汇管区 / 小叶内淋巴 - 浆细胞浸润、肝细胞 "玫瑰花环" 样改变及穿入现象[27]。以上所有特征经组织学检查确证，典型的 AIH 方可确诊。兼容型 AIH 是伴有淋巴细胞浸润的慢性肝炎表现，但缺乏典型 AIH 的特征。当组织学检测结果表现出其他诊断特征，如常与 AIH 共存的脂肪性肝炎，可混淆评估，被认为是非典型性的 AIH。一项研究发现，与界面型肝炎和浆细胞增多症相比，细胞穿入和肝细胞玫瑰花环形成是不依赖与组织学检测结果可预测 AIH 的因素[28]。

典型的 AIH 患者的组织学特征可能不存在或不太明显，相反小叶中心出血和大面积 / 亚大面积肝坏死出现在 86% AIH 患者中。表征 AIH 的中央静脉周围炎及淋巴浆细胞界面性肝炎在50%～90% 急性肝衰竭患者中均有发生。

（三）胆道损伤

门静脉病变通常不影响胆道树，但大约 10% 的活组织检查可能显示胆道破坏（与可检测到的 AMA 无关），另外约 10% 的胆管上皮有淋巴细胞浸润，但无胆管减少[29]。损伤的组织学模式可能与 PBC 难以区分。正如 AMA 的存在并不意味着患者患有 PBC 一样，胆道改变并不等同于 AIH-PBC 重叠综合征的诊断。所有的特征都需要在患者已患的其他疾病前提下进行考虑，包括基础肝病的严重程度（图 19-8 和图 19-9）。

（四）纤维化和坏死性炎症活动

一定程度的纤维化几乎总是伴随着 AIH。随着疾病的进展，门静脉周围纤维化及门静脉 - 门静脉和门静脉 - 中心桥的形成和结节性再生可导致肝硬化。坏死性炎症活动的严重程度是可变的，包括轻度活动性肝炎、桥接性坏死和大量肝坏死（不应被误认为肝硬化）。肝细胞坏死的程度不足以确定预后，因为采样所致的变异在急性肝损伤患者中是常见的。球泡变性、斑点

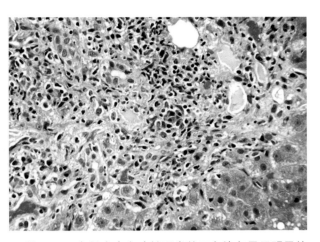

▲ 图 19-8 急性自身免疫性肝炎的三色染色显示明显的界面性肝炎，伴浆细胞浸润和偶然的胆管损伤（200×）
图片由 Dr Oyedele Adeyi, Staff Pathologist, Ass.Professor, Department of Laboratory Medicine & Pathobiology, University of Toronto 提供

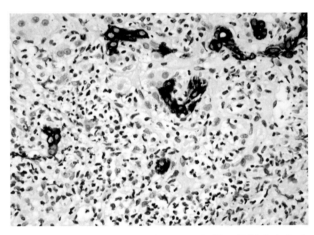

▲ 图 19-9 细胞角蛋白 7 染色显示急性发作性自身免疫性肝炎的胆管损伤
图片由 Dr Oyedele Adeyi, Staff Pathologist, Ass.Professor, Department of Laboratory Medicine & Pathobiology, University of Toronto 提供

状肝细胞坏死和凋亡小体是常见的，但不是特异性的。合胞多核肝细胞巨细胞在一些病例中可见，巨细胞肝炎多见于儿童，是 AIH 的一种变异，但并非总是如此。巨细胞肝炎也见于非典型病毒感染（据报道为副黏病毒感染和人类疱疹病毒 -6 感染），偶尔也见于 PBC 和药物诱导的肝损伤。

（五）纤维化的替代标志物

一项针对 AIH 患者的前瞻性初步研究显示，

通过瞬时弹性成像测定的肝脏硬度与组织纤维化呈正相关。在接受免疫抑制治疗 6 个月的患者中，瞬时弹性成像在诊断纤维化的程度方面被证明是准确的。在出现或复发时，肝脏炎症将影响肝脏硬度，从而影响确定纤维化分期的准确性；因此，弹性成像可应用于肝硬化随访和其并发症风险分层[30]。

七、鉴别诊断

AIH 仍然是一种排除性的诊断，传统上是通过充分的治疗反应来证实的。复发的治疗也可以被视为对诊断的确认。临床医生必须对病毒、药物和代谢性疾病（肝豆状核变性）保持警惕，上述疾病的临床表现与 AIH 相仿。如果假设是从 AIH 开始治疗，这类损伤似乎是皮质类固醇反应。对治疗无效的患者进行重新评估也很重要，尽管在这方面，坚持治疗比替代诊断更重要。

（一）药物损伤

药物诱导的肝损伤无法被充分排除。药物相关的肝损伤与 AIH 在临床、生化、血清学和组织学特征方面具有相似性。然而，有趣的是，一项研究显示，与 AIH 相比，药物相关肝损伤的组织学活性更低；此外，门静脉中性粒细胞和细胞内胆汁淤积在药物相关肝损伤中更为普遍[31]。

在确认 AIH 评估方案之前，很难完全确定是一种药物或草药导致了 AIH，或者该药物引起的疾病是否具有遗传易感性。临床检查时必须注意是否有明显的淋巴结病、皮疹或神经系统改变。外周血嗜酸性粒细胞增多提示可能是药物性损伤，所谓的 DRESS 综合征（伴有嗜酸性粒细胞增多和全身症状的药物皮疹）囊括一半的肝炎病例。

目前还没有完备的潜在肝毒性药物列表（表19-4）。硝基呋喃妥因和米诺环素在全世界 90% 的药物诱发的 AIH 病例中都有涉及[32]。据报道，生物制剂（如抗 TNF 单克隆抗体等）可缓解 AIH，该药物的作用模式可能是改变正常的免疫功能。

表 19-4　与引发自身免疫性肝炎有关的药物

- 米诺环素
- 硝基呋喃妥因
- 他汀类药物
- 抗肿瘤坏死因子药
- 干扰素 -α
- 吲哚美辛
- 雷米普利
- 特比萘芬
- 奥利斯塔特
- 二肼拉嗪
- 甲基多巴
- 氟烷
- 检查点抑制药：伊匹单抗、派姆单抗和尼鲁单抗
- 抗结核药物，尤其是异烟肼

（二）病毒性肝炎

对乙型肝炎和丙型肝炎病毒进行适当的检测是必要的；对于急性 HBV，筛查 HBsAg 和 HBcAb IgM 至关重要。急性 HCV 可与血清学波动相关，重复检测是合理适当的；血清学（抗 HCV）可能是阴性的，特别是暴露后的早期，通常首先检测到 HCV RNA。免疫功能低下的患者抗 HCV 检测呈阴性的时间更长。急性丙型肝炎病毒感染的另一个独特特征是 HCV RNA 水平的波动，HCV RNA 经常呈现出非常低的水平。

在进行病毒筛查时，若临床诊断有疑问，如果患者免疫抑制，应考虑检测是否存在甲型、戊型肝炎、EB 病毒、腺病毒和细小病毒。如果在 AIH 患者的肝脏组织中发现巨细胞改变，应考虑检测副黏病毒或人类疱疹病毒。HIV 亦需排查，特别是在高活性抗逆转录病毒药物的免疫重建可能导致自身免疫病的情况下，此外药物诱发的 AIH 亦有此病毒的报道。

（三）代谢性疾病

临床医生需要密切注意肝豆状核变性和 α_1- 抗胰蛋白酶缺陷性疾病，适当的采用基因检测可以更好地解读肝脏组织学检测结果。

八、诊断困境

（一）自身抗体阴性患者

10%～20% 的 AIH 患者最初的血清常规自身抗体为阴性，自身抗体可能在几周后或免疫抑制治疗期间出现，或重复检测仍为阴性。如果其他抗体可用，如高特异性的抗 SLA/LP 抗体和其他非传统的抗体，包括 pANCA 和抗 LC1，应予以考虑。抗 ANA 或 SMA 的存在与 AIH 诊断时的临床或组织学严重程度无关，但高 γ- 球蛋白血症的程度可能与 AIH 相关（诊断时很少可能不存在）。此外，抗体的存在与否和治疗反应之间不存在相关性。如患者符合其他标准诊断为 AIH，无论抗体状态如何，均应考虑免疫抑制治疗[33]。对治疗的反应状态可确证诊断为自身抗体阴性的 AIH。

（二）病毒性肝炎

20%～40% 的慢性乙型肝炎患者或 HCV 的各种自身抗体持续呈阳性，通常（但不总是）滴度较低（1：20 或 1：40）。尽管已有高效的直接作用于病毒并消除慢性病毒感染的抗病毒药物，但是区分慢性病毒性肝炎和 AIH 十分重要，因为 IFN 治疗可能会加剧自身免疫病，而皮质类固醇可以增强病毒复制。抗 LKM-1 抗体在 HCV 疾病中普遍存在，并且存在较多争论。与 HCV 阴性患者相比，具有抗 LKM-1 抗体的患者对重组 CYP2D6 的血清学反应性较差。以上研究提示 LKM 抗体在这两种疾病中存在差异。尽管存在上述差异，但该病的共识中认为 IFN 治疗对于具有抗 LKM-1 自身抗体和（或）ANA/SMA 的 HCV 患者是安全的，并且自身免疫的血清学特征与 IFN 干预的结果无关[34]。

（三）乳糜泻

谷蛋白肠病可与肝脏疾病并存，或本身可引起肝脏检查异常。由于抗组织转谷氨酰胺酶（TTG）抗体检测方法的不同，可使 PBC 和 AIH 患者呈现 50% 的假阳性率。因此，对于 AILD 患者，必须在抗 TTG 试验呈阳性后进行小肠活检。无谷蛋白饮食治疗并不能直接改善 AILD 患者的预后，但这种治疗对于那些同时存在其他疾病的患者却很重要。

九、依赖于实践的诊断

在缺乏具体的临床和生化结果的情况下，必须通过对患者进行系统和仔细的评估来排除替代诊断。临床评分系统（表 19-5 和表 19-6）可以提供帮助，尽管有时其评判的标准与科学研究有关，而非常规的临床实践，但所有这些都强调肝活检的重要性（除非执行时不安全）。

（一）国际自身免疫性肝炎组

原始 IAIHG 评分系统具有很高的敏感性，在北美、欧洲和日本的 AIH 诊断灵敏度为 97%～100%。总体诊断准确率接近 90%。评分系统的主要目的是允许对明确表征的患者进行研究，而不是生成一个利于临床医生使用的评判方法。1999 年修订的 IAIHG 评分确实提高了 AIH 的诊断准确性，同时排除了胆道疾病，但仍然具有局限性[35]。

（二）2008 年简化评分系统

2008 年发布了一个简化的、可用于临床的评分系统，该系统基于两个患者队列：一个训练集（n=250）和一个验证集（n=109，包括 10 个"重叠患者"）[27]。当应用于队列验证时，这个简化的系统分别具有 88% 的灵敏度和 97% 的特异性（临界值≥6），以及 81% 的敏感性和 99% 的特异性（临界值≥7）。自身抗体检测缺乏标准化，对于临床医生的判断存在局限性，而可与有经验的肝脏病理学家交流可能弥补此项不足。

在评估急性或急性发病的 AIH 患者时，应谨慎使用评分系统，因为诊断可能会被遗漏。诊断面临的挑战是：25%～39% 的患者 IgG 浓度正常，9%～17% 的患者在出现临床表现时自身抗体阴性。

表 19-5　自身免疫性肝炎修订诊断标准

类　别	因　子	得　分
性别	女性	+2
ALP∶AST（或 ALT）比率	>3	-2
	<1.5	+2
球蛋白或 IgG（× 正常值上限）	>2	+3
	1.5～2.0	+2
	1.0～1.5	+1
	<1.0	0
ANAS、SMA 或抗 LKM-1 滴度	>1∶80	+3
	1∶80	+2
	1∶40	+1
	<1∶40	0
AMA	阳性	+4
肝毒性药物	是	-4
	否	+1
含酒精的饮品	<25g/d	+2
	>60g/d	-2
同时患有的其他免疫疾病	任何具有免疫性质的非肝脏疾病	+2
其他自身抗体	抗 SLA/LP、肌动蛋白、LC1、pANCA	+2
组织学特征	界面性肝炎	+3
	浆细胞	+1
	玫瑰花结	+1
	以上均无	-5
	胆管变化	-3
	非典型特征	-3
HLA	DR3 或 DR4	+1
治疗反应	仅缓解	+2
	复发缓解	+3
治疗前评分	明确诊断	>15
	可能诊断	10～15
治疗后评分	明确诊断	>17
	可能诊断	12～17

ALP. 碱性磷酸酶；ALT. 谷丙转氨酶；AST. 谷草转氨酶；ANA. 抗核抗体；AMA. 抗线粒体抗体；pANCA. 核周抗中性粒细胞胞质抗体；SMA. 抗平滑肌抗体；LC1. 抗肝细胞质 1；LKM-1. 抗肝肾微粒体 1 型；SLA/LP. 可溶性肝和胰腺抗原

十、管理策略

自 20 世纪 50 年代以来，糖皮质激素疗法一直在使用，随着时间的推移，人们认识到糖皮质激素可以改善临床症状、回调生化指标（治疗时对血清 AST 水平的一系列监测显示，在干预后数小时内 AST 水平迅速下降）和提高生存率。糖皮质激素治疗后的复发过程证实需要使用糖皮质类固醇保留剂进行长期维持治疗，通常采用硫唑嘌呤或 6- 巯基嘌呤。随机对照研究证实，采用硫唑嘌呤进行持续的糖皮质激素治疗可缓解 90% 以上的 1 型患者的症状，可使其转氨酶、IgG 浓度和非活性组织学均恢复正常[37-39]。

（一）AIH 的临床治疗方案与用药

所谓的"绝对适应证"治疗是指：①血清转氨酶正常或超过上限 10 倍；②转氨酶升高 5 倍以上，IgG 升高 2 倍以上；③具有桥接或多腺泡性坏死的组织学特征。这些标准代表了疾病谱系的严重程度，研究表明未经治疗的患者预后较差，5 年和 10 年生存率分别为 50% 和 10%[4, 36]。考虑到超过 80% 的患者具有 10 年以上生存率且预后良好，应给予此类患者免疫抑制治疗[20]。

超出标准的患者仍可适当地治疗，但需要对临床表现、肝脏生化和组织学进行综合评估，予以个性化的诊疗。对临床表现明显和年轻的患者应考虑治疗，以期预防肝硬化。此外，除非有禁忌证，对于处于疾病活跃期和肝硬化的患者，即使是仅有轻微生化异常的患者，也应合理治疗。肝硬化已被证明与肝脏相关的死亡 / 移植有关，降低了肝病患者的 10 年生存率（有无肝硬化的病患者的生存率分别为 67% 和 97%）。成功治疗的肝硬化和中度纤维化患者的瘢痕消退已有报道。

无症状轻度界面性肝炎患者治疗后的益处尚未得到很好的证实，但已有研究证实未经治疗的轻度界面性肝炎患者的 10 年生存率在 67%～90%。在无症状的亚组患者中，只要他们受到定期临床随访的密切监测，个性化的不治

表 19–6　诊断自身免疫性肝炎（AIH）的简化标准

变　量	阈　值	分　值	阈　值	分　值
ANA 或 SMA	≥1∶40	1	≥1∶80	
肝肾微粒体	—	—	≥1∶40	2
SLA	—	—	阳性	
IgG	>ULN	1	>1.1×ULN	2
组织学	兼容	1	典型	2
无病毒性肝炎	—	—	是	2

所有自身抗体的分数相加（最大值，2 分）。当分数≥6 分时，可能患有 AIH；当分数≥7 分时，表示明确患有 AIH
ANA. 抗核抗体；SMA. 抗平滑肌抗体；SLA. 可溶性肝抗原；ULN. 正常值上限

疗的决定可能是合理的。然而，未经治疗的轻度 AIH 患者病程仍不清楚，无症状患者在随访期间可能出现症状，并可能会进一步发展，因此大多数患者选择布地奈德等进行治疗以减少糖皮质激素治疗的负担。此外，40 岁或 50 岁患者的 10 年生存率并不是治疗的目标，这个目标是存活 30～40 年。虽然自发的 AIH 的可能消退，但炎症活动的消退发生的频率较低，据报道未经治疗的情况下只有 12% 的患者炎症完全消失，而 63% 的接受治疗的患者炎症完全消失[40]。

有肝衰竭症状且不适合药物治疗或正在迅速发展为急性肝衰竭的患者，应选择肝移植而不是皮质类固醇治疗，后者可能只会增加败血症的风险[41]。在严重的急性 AIH 患者可获得移植的情况下，此类患者采用皮质类固醇进行治疗是合理的[42]。黄疸型 AIH 患者在皮质类固醇治疗后 7 天内未能改善预后评分，提示急性肝衰竭的高风险，因此应尽早考虑移植[42]。暴发性 AIH 应与活动性失代偿肝硬化区分开来，后者采用皮质类固醇治疗的效果更好。

硫唑嘌呤的药效作用持续时间长久。一旦硫唑嘌呤干预后临床症状得到缓解，可以减少皮质类固醇的剂量进行序贯治疗。临床研究表明：停用硫唑嘌呤（75mg/d）后，采用泼尼松龙持续治疗，维持剂量可调整至 5～12.5mg/d。停用硫唑嘌呤的患者 3 年内复发的概率为 32%，而继续联合治疗的患者 3 年内复发的概率为 6%[38]。在

另一项研究中，在停用泼尼松龙或继续联合治疗（泼尼松龙）后，患者随机接受高剂量硫唑嘌呤（每天 2mg/kg）治疗。两组间无显著性差异，随访 1 年时，仅使用硫唑嘌呤无患者复发。83% 长期使用硫唑嘌呤的患者其生化和组织学可持续得到缓解[39]。回顾性临床队列研究发现，未能使用硫唑嘌呤（或同等药物）与较差的长期预后相关。

（二）治疗方法

目前已有两种通用的治疗策略：①泼尼松龙单药治疗；②联合治疗，干预开始时或者几周后添加硫唑嘌呤（首选 6- 巯基嘌呤）（表 19-7）。上述两种策略都有效，但大多数临床医生从一开始就使用联合治疗，因为联合治疗可有效降低与皮质类固醇相关不良反应的发生率（联合治疗 10% vs. 单独用药 44%）[37]。有时可能会选择布地奈德而不是泼尼松龙作为一线治疗药物。糖皮质类固醇和硫唑嘌呤都有不良反应（表 19-8），因此药物使用过程中的监测是必不可少的（表 19-9），特别是使用硫唑嘌呤时。

（三）皮质类固醇剂量

严格按照既定的方案进行治疗是不合理的，合理的治疗应依照患者的特征（包括年龄、共病、症状的严重程度）和临床指征（特别是血清 ALT 和 IgG 浓度下降）来进行个性化的治疗。一种方法是从治疗开始或药物疗效反应确认后，每

表 19-7　治疗自身免疫性肝炎常用的初始方案

	单药治疗后使用硫唑嘌呤		联合治疗	
	泼尼松龙（mg）[a]	硫唑嘌呤	泼尼松龙（mg）	硫唑嘌呤（mg）
第 1 周	20～40	—	30	50
第 2 周	20～40	—	20	50
第 3 周	20～40	—	15	50
第 4 周	20～40	如果疗效好且胆红素＜100μmol/L，剂量为 1～2mg/kg	15	50[b]
早期维持至与患者达成一致的终点	在 1 年后逐渐减少剂量至 5～10mg		10	50[b]

a. 很少有专家使用高剂量皮质类固醇作为单药治疗，大多数专家赞成根据个人治疗反应情况减少皮质类固醇的剂量，而不是按固定的方案。布地奈德常被用作非肝硬化患者泼尼松龙的替代疗法，并与硫唑嘌呤一起采用逐渐减少剂量的治疗方案

b. 目前通常采用基于体重的硫唑嘌呤剂量（每天 1～2mg/kg），而不是过往长期的固定剂量

天 20mg 泼尼松龙和 1～2mg/kg 硫唑嘌呤。另一种方案是每天 20mg 的泼尼松龙治疗 2～3 个月后，再以 5～10mg/d 的剂量治疗 1～2 年，以此维持正常的肝脏生化指标和 IgG 浓度。而针对病情较严重的年轻患者（对治疗有较好的耐受性）可使用 30～40mg/d 的高剂量泼尼松龙。此外，为了快速控制疾病，有些人主张更高的皮质类固醇起始剂量（1mg/kg）。布地奈德的起始剂量通常为 9mg/d，后逐步降低剂量。

（四）治疗反应

免疫抑制的反应可通过临床、生化和重复组织学检测来评估。一般来说，生化反应（血清转氨酶和球蛋白下降）会在干预后 1～3 个月内发生。肝活检显示炎症活性的消除是结束临床治疗的标准，但中期评估依赖于血清转氨酶和免疫球蛋白的测量，因为这两项指标可有效反应治疗效果。

如果在正常试验 2 年后停止治疗，大约 80% 的患者会复发，其中 50% 会在 6 个月内复发。一个完整的生化回应是目标，未能达到这个目标应该重新评估（假设符合要求）。研究发现，6 个月时血清 ALT 不完全恢复正常是肝脏相关预后不良的显著独立预测因子（$P<0.01$）[43]。

转氨酶、IgG 浓度和组织学活性正常化后提示临床症状已缓解。2/3 的患者将在 18 个月内进入缓解期，90% 的患者将在 3 年治疗后进入缓解期。异常的组织学特征的缓解较临床和生化指标的缓解滞后 3～6 个月，这亦说明延长维持治疗和使用组织学特征的恢复是治疗结束的终点是合理的（图 19-10）。

轻度或无症状疾病的患者在治疗时有较好疗效反应，尽管患者已确诊患有肝硬化仍有 60%～90% 的人可以成功地获得 10 年的生存期[44-45]；这种差异性可能是由人群和实践报告统计不同所致。

随着病情的缓解，免疫抑制逐渐减弱是合理的；例如，如果 2～3 个月的血清转氨酶水平正常，泼尼松龙的剂量可每 2～4 周减少 2.5～5mg/d。精确治疗策略的拟定需要临床医生依照患者的具体情况和疾病的严重程度选择合适的最初皮质类固醇剂量。糖皮质激素的停用通常要经过至少 12～18 个月的联合治疗才能完成。

（五）疗效的维持

低剂量皮质类固醇单独使用或与硫唑嘌呤联

表 19-8　自身免疫性肝病中常见药物的显著不良反应

药 物	不良反应
皮质类固醇	• 体重增加 / 类库欣综合征 • 糖尿病 • 白内障 • 高血压 / 液体潴留不良 • 伤口愈合不良 • 骨质疏松症 • 肾上腺抑制 • 对疫苗接种的反应受损 • 易受感染
硫唑嘌呤 / 巯嘌呤 *	• 血细胞减少 • 胰腺炎 / 肺炎 • 恶心 / 呕吐 / 流感样综合征 • 肝中毒 • 长期恶性肿瘤的风险
霉酚酸酯 *	• 血细胞减少 • 腹泻 / 肠胃痉挛 • 头痛 • 罕见的结肠炎 • 长期恶性肿瘤的风险
熊去氧胆酸	• 体重增加 • 脱发 • 腹泻 • 肠胃胀气

*. 需要定期进行血液学和生化检查。霉酚酸酯是该表中唯一在妊娠期间绝对禁忌使用的。临床医生在进行免疫抑制治疗时应注意脓毒症的风险，特别是在那些肝硬化患者中，脓毒症的发作可能导致失代偿和死亡

表 19-9　常规治疗方案：治疗前和治疗时糖皮质激素 + 硫唑嘌呤

• 考虑检查大便中是否有卵和寄生虫
• 开始补充钙和维生素 D
• 考虑基线骨密度 ± 双膦酸盐预防
• 定期检查血压并监测治疗情况
• 定期检查血糖和尿糖，并监测治疗情况
• 筛查白内障
• 同意血液监测时间表，检查不良反应
• 讨论依从性策略
• 建议预防感染，如接种疫苗，避免在流行地区被叮咬
• 既往乙型肝炎筛查，并考虑基于 cAb 状态监测 / 干预

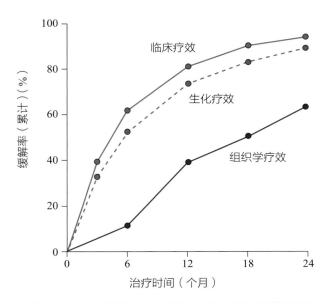

▲ 图 19-10　泼尼松龙治疗慢性自身免疫性重型肝炎的疗效观察

合使用可长期缓解临床不适（每天 1mg/kg）。硫唑嘌呤单药治疗的疗效持续性很好，一旦诱导并持续完全缓解，大多数患者仅使用硫唑嘌呤（每天 1～2mg/kg）仍将保持疗效。有些患者可能需要在硫唑嘌呤中加入低剂量的泼尼松龙。硫唑嘌呤代谢产物监测（6- 硫鸟嘌呤核苷酸浓度）可用于识别免疫抑制不足并维持缓解。TGN 浓度＞ 220pmol/8 × 10^8 红细胞预示药物的临床疗效进入缓解期[46]。代谢物的监测也可用于确认硫唑嘌呤或巯基嘌呤的肝毒性。

非肝硬化患者期望可自然的停止治疗。对于治疗的持续时间，特别是在泼尼松龙被停用后对硫唑嘌呤的使用，目前尚无定论。目前的做法是继续使用硫唑嘌呤至少 3～5 年。建议患者在生化缓解 2 年后再考虑停止治疗。预测复发的主要因素包括在治疗期间未能维持续正常的转氨酶、达到初始生化缓解的时间、初始治疗时高浓度的 IgG 和明显的门静脉浆细胞浸润[26]。治疗因持续到肝脏生化指标恢复正常，并且 IgG 浓度和非活性疾病的组织学指标在正常范围内，此举可将停药后的复发频率从 86% 降低到 60%。一项回顾性研究表明，在达到生化缓解的患者中，48% 的患者组织学炎症活动持续存在[47]，这提示在停止治疗前进行随访并进行常规的肝活检是必需的。

区分患者是否复发的一个主要因素是停止免疫抑制之前的治疗持续时间。在一项小型非随机研究中，在停止治疗前治疗 4 年以上的患者中，有 67% 的患者持续缓解，而在治疗 1~2 年的患者中，只有 10% 的患者持续缓解[48]。此外，人们普遍认为超过 80% 的患者无限期的使用硫唑嘌呤策略（每天 2mg/kg）治疗将在 5 年内保持持续缓解状态[39]。虽然复发后通常对再治疗反应迅速且完全，但如果再次尝试停药，这些患者进一步复发的风险增加，预后更差。然而，事实上如果随访肝活检显示没有炎症活动，一些人会退出治疗。如果复发，则需要采用泼尼松龙诱导缓解，然后以最佳剂量（每天 2mg/kg）无限期地给予硫唑嘌呤（或等效药物）。

如果有潜在的肝硬化，复发可导致肝衰竭，因此在这种情况下大多数建议无限期使用硫唑嘌呤。对于抗 LA/LP、LKM-1/LC1 阳性的患者，由于停止治疗后复发的高风险和相关的预后不良，应始终考虑无限期的治疗。同样，那些患有晚期纤维化或肝硬化的患者也有可能从长期预防疾病复发中获益。

十一、预处理和治疗的注意事项

当开始免疫抑制时，临床医生必须对患者进行依从性评估，并告知其潜在不良反应。表 19-9 和表 19-10 总结了预处理和治疗的注意事项。

十二、治疗面临的挑战和替代药物

总的来说，如果患者依从性良好，很少出现治疗失败的情况。种族、早期发病年龄、高胆红素血症、HLADRB1*03 和终末期肝病表现模型评分＞12 可作为治疗失败的评判标准。

长期使用泼尼松龙的不良反应引起了人们对 90% 的布地奈德首次通过肝脏代谢的关注。临床医生必须意识到肝硬化或门静脉病变患者的情况并非如此。布地奈德与泼尼松龙治疗新发非肝硬化 AIH 的大型随机试验显示，布地奈德在研究期间的生化缓解方面优于泼尼松龙（60% vs.

表 19-10　自身免疫性肝病患者的检测参数
静脉曲张的监测
胃镜检查应基于肝硬化、脾大或血小板减少的存在；胆道重叠的患者可出现窦前性门静脉高压，若血小板＜200×10⁹/L，应考虑筛查
肝细胞癌监测
尽管有自身免疫性肝炎患者发生肝细胞癌的报道，但自身免疫性肝炎似乎并不是肝细胞癌发展的高危因素
疫苗接种
所有患者例行甲、乙型肝炎疫苗接种，定期接种流感和肺炎球菌疫苗，旅行健康诊所在旅行前进行适当的评估
选择性手术
考虑患者佩戴医疗警报手环，并教育患者与手术相关的风险，包括药物毒性、低血容量、输液管理、皮质类固醇替代和镇痛

38.8%），皮质类固醇不良反应明显减少（72% vs. 46.6%），并且在达到完全缓解的主要终点时更有效[49]。相比之下，布地奈德对无反应者的研究却令人失望。临床上，布地奈德可用于治疗与泼尼松龙使用相关的不良反应和依从性差的患者的免疫抑制。在某些情况下，由于糖尿病、骨质疏松症、乳糜泻、先前的不良反应和患者年龄等原因，泼尼松龙可能不适合使用，布地奈德和硫唑嘌呤可以作为一种替代疗法，用于诱导缓解或维持治疗单纯的非肝硬化 AIH 患者。

对治疗"耐药"患者的干预选择没有标准化参照的，且无法基于其临床特征。有些人尝试使用更高剂量的泼尼松龙，但钙调神经磷酸酶抑制药、布地奈德、霉酚酸酯、西罗莫司和单克隆抗体（如利妥昔单抗）和抗 TNF 药物都已被确定为替代治疗方法。

在实践中，环孢素或他克莫司都已被使用，而且每一种都是有效的选择，治疗不耐受是疾病难以控制的驱动因素。鉴于他克莫司的不良反应更小，现在此种药物的使用更普遍。对于硫唑嘌呤不耐受的患者，MMF 的作用更明确，但是否优于硫唑嘌呤尚待研究。在硫唑嘌呤不耐受的患者中，MMF 被证明在诱导生化缓解方面有效，可缓解 43%~88% 的硫唑嘌呤不耐受患者[50]。然而，当该药物被用作对硫唑嘌呤无反应的患者的替代药物时，其疗效要低得多（只有 0%～27% 的患者有响应）[51]。抗 CD20 单克隆抗体利妥昔单抗已被证明是安全的，并可改善治疗过程中有耐受性的 AIH 患者的肝脏生化和 IgG 浓度。此外，也有一些患者对利妥昔单抗有明显的反应。

十三、妊娠和自身免疫性肝炎

对于患有 AIH 的女性来说，妊娠及其对孕产妇和胎儿健康的影响是需要尤为关注的问题。建议在妊娠和产后计划妊娠，并由产科医生和肝病医生共同对妊娠过程进行仔细监测。疾病发作可能发生在妊娠期间（通常是产后 4～12 周），但通常是在妊娠后立即发生[52]。没有任何因素可以预测，因此需要对所有因素进行监测（表 19-11）。AIH 也可能在第 1 次妊娠时发生。从肝脏的角度来看，孕期 AIH 发作的患者更有可能出现失代偿，这与新生儿入院特殊护理的风险增加有关[53]。

此类患者的产科护理必须给予高度关注（超声检查脾动脉假性动脉瘤，在妊娠中期进行内镜检查，产科医生的积极参与能防止长时间分娩）。肝硬化产妇的 AIH 有很高的发生率，10% 的妊娠期产妇可能会发生。妊娠前 MELD 评分＞10 与妊娠期间（和之后）的肝相关并发症有显著关联性，这表明需要对这类患者就医时进行详细的询问[54]。持续使用泼尼松龙和（或）硫唑嘌呤被认为是可以接受和安全的。停止用药会带来疾病复发的风险，并对母亲和胎儿造成不良后果。未接受治疗或妊娠前一年疾病控制不良的患者已被证明与妊娠期间的不良结局有关[53]。补充或重新使用泼尼松龙可能需要，但也可能不可用；大多数医生在分娩后才开始使用硫唑嘌呤。

十四、老年人和自身免疫性肝炎

部分报道表明，AIH 在老年人中可能不会太严重，但现有数据并不足以证明上述情况。经验证明，AIH 常在老年病人群发病，此类人罹患肝硬化疾病的风险较高，并且可能向危重病症转化。应该积极处理这类患者，包括进行活检（如

表 19-11 妊娠和自身免疫性肝炎

- 提供药物的安全性和停止治疗后复发风险的咨询
- 安排产前和产后检查（如连续 6 个月，每月 1 次）
- 如果有肝硬化，妊娠中期需进行静脉曲张监测；如果出现显著静脉曲张，则使用 β 受体阻滞药。根据内镜下的表现进行风险评估，适当情况下内镜下静脉曲张结扎术和重复胃镜检查是可行的
- 确保基线超声检查，包括多普勒检查（包括评估脾动脉动脉瘤）
- 与产科医生密切联系：根据肝脏疾病的严重程度考虑和讨论分娩计划；在需要剖宫产的情况下，考虑骨盆 MRI 以排除异位静脉曲张

果病情合适）以确诊，若治疗反应良好，患者会达到正常的预期寿命。治疗失败在老年人中似乎不太常见，可能是因为与年龄相关的细胞免疫反应随着年龄的增长而减弱对 AIH 的反应，并且增强患者对治疗的反应。必须谨慎控制治疗过程中产生的不良反应，特别是皮质类固醇引起的糖尿病和骨质疏松症。许多人在开始治疗时选择较低的皮质类固醇剂量，专家指南通常建议 65 岁以上使用皮质类固醇的患者从一开始就使用双膦酸盐以预防皮质类固醇的不良反应。

十五、儿童期发病的自身免疫性肝炎

与成人相比，儿童期发作的自身免疫性肝炎更具有侵袭性。AIH 患儿中，50% 的患者将出现肝硬化，需要尽早开始治疗。有肝炎的儿童应考虑肝豆状核变性。通常，AIH 的推荐治疗中，初始时使用泼尼松龙每天 2mg/kg（最高 60mg/d），1～2 个月后随着转氨酶正常化而逐渐降低剂量。维持治疗时，通常 2.5～5mg/d 的泼尼松龙已足以维持正常的肝脏生化。若肝脏生化指标无法及时恢复正常，或有明显的不良反应，则以每天 0.5mg/kg 的剂量添加硫唑嘌呤，在无毒性的情况下，剂量增加到每天 2～2.5mg/kg，直到肝脏生化指标得到控制。

依从性差是青少年患者的主要问题，在复发中起着重要作用。与每天摄入小剂量的糖皮质激

素相比，隔日服用的复发风险更高，但这更有利于疾病的控制，有助于避免与不良反应有关的大剂量皮质类固醇的抢救疗程。通常不会在诊断后的 3 年内或青春期及青春期前尝试停药，当复发更常见时，最可能的原因是没有坚持治疗。与成人的做法不同，一些青少年患者通过测量自身抗体滴度（IgG 浓度）来监测治疗反应，抗体滴度的波动与疾病活动有关。用泼尼松龙和硫唑嘌呤可持续缓解病情，对于许多 Ⅰ 型 AIH 患儿来说，单用硫唑嘌呤也可达到相同目的。但 Ⅱ 型 AIH 可能并非如此，这是一种常见的损伤性较强的肝炎。

初治患者可单用环孢素作为替代疗法诱导病情的缓解。给药 6 个月，然后使用泼尼松龙和硫唑嘌呤，1 个月后停止环孢素。然而，他克莫司是首选的钙调磷酸酶抑制药，临床用药常用于难以控制病情的患者。

对于胆道受累的患儿，通常使用熊去氧胆酸作为 AIH 治疗的补充。然而，目前尚无证据可以证明使用这种补充剂的必要性。

十六、自身免疫性肝炎和肝移植

AIH 的治疗非常有效，因此只有少数患者需要肝移植。移植主要针对终末期患者：MELD 评分 > 16 是可能移植获益的常用临界值。其他适应证包括脑病、腹水、复发性静脉曲张出血和肝细胞癌（少见）。对于少数出现急性或暴发性肝衰竭的患者，应尽早考虑肝移植。

（一）疾病的结局和复发

尽管存在移植后复发的风险，但结果是有利的。肝移植的审查是重要的，以确定移植时的疾病活动。诊断复发性 AIH 的广泛标准包括 AIH 肝移植，滴度显著上升的自身抗体（> 1 ∶ 40），血清转氨酶活性持续升高（正常水平的 2 倍以上），IgG 浓度升高，肝脏组织相容性（门静脉浆细胞浸润，碎屑样坏死和桥接坏死），皮质类固醇依赖，排除其他移植物功能障碍原因（如排斥反应和丙型肝炎感染）。5 年复发率可大于 20%，但临床意义差异较大。尽管免疫抑制的选择似乎不是

一个危险因素，但大多数临床医生在调整免疫抑制方案时考虑到复发性疾病，从一开始就采用长期的双重治疗，即钙调磷酸酶抑制药和硫唑嘌呤或霉酚酸酯。随后的免疫抑制调整一般加用泼尼松龙即可，皮质类固醇的不良反应并非总是可能出现。一些中心选择给所有因 AIH 接受移植的患者长期低剂量泼尼松龙。

（二）新发自身免疫性肝炎（同种免疫性肝炎）

因其他非免疫性适应证而移植的患者出现皮质类固醇反应性 AIH，是该疾病的临床特点，同时其还以生化性肝炎、循环自身抗体、IgG 浓度升高和界面性肝炎的炎性浸润为特征。相比成人，儿童面临的风险更大，特别是因胆道闭锁而移植的儿童。然而，这种情况仍然相对少见，发病率不到 1/20。皮质类固醇对额外的免疫抑制通常有良好的反应，但在某些情况下会发展为肝硬化和肝移植失败。这是一种新发自身免疫现象还是一种排斥反应还不清楚。

十七、重叠综合征

虽然联合标准（生化指标、组织学、免疫学和胆管造影）可以区分大多数的"自身免疫性"肝病，但个别指标缺乏特异性，只提供了内在的重叠范围（表 19-12、图 19-11 和图 19-12）。如果临床上使用重叠标记必须把握精度。

（一）定义

在同一时间或在病程中出现两种自身免疫病的并发特征，通常定义为其中一种免疫疾病的基础重叠综合征。自身免疫性肝炎似乎是重叠综合征的一个共同点，总是涉及这个实质过程的重叠。临床上，当患者的病程偏离预期的主要基础疾病时，应考虑重叠综合征。

（二）自身免疫性肝炎 – 原发性胆汁性胆管炎重叠（AIH-PBC "重叠"）

虽然 AIH 中胆管破坏通常不明显，但约 10%

表 19-12 自身免疫性肝病传统描述的特征总结

	自身免疫性肝炎	原发性胆汁性胆管炎/肝硬化	原发性硬化性胆管炎
人口统计资料	女性居多（4:1），所有年龄均有诊断	女性居多（9:1），通常绝经后诊断	男性居多（7:3），典型为40多岁时诊断，与炎症性肠病有关
症状	通常无症状，或者一些出现急性黄疸和上腹部疼痛，其他报道的症状包括疲劳、痤疮、月经不调	通常无症状，典型的疲劳、瘙痒，偶尔有黄色瘤	通常无症状，患者可表现为胆管炎、瘙痒、腹痛或黄疸
肝脏生化变化	转氨酶升高（ALT/AST）	胆汁淤积占主导（ALP升高，γ-GT升高）	胆汁淤积占主导（ALP升高，γ-GT升高）
典型血清Ig升高	IgG	IgM	非特异性，IgG₄升高可能提示继发性病因
自身抗体	ANA、SMA（Ⅰ型AIH）、LKM-1（Ⅱ型AIH）、LC1（Ⅱ型AIH）、SLA/LP	AMA（在AMA阴性病例中，ANA均为阳性）	无特异性关联，常为ANA/SMA阳性
典型的组织学	界面性肝炎，小叶性肝炎，小叶坏死/塌陷/纤维化	肉芽肿性淋巴细胞，小叶间胆汁破坏，门静脉三联管内伴胆管减少和纤维化	胆管周围向心性纤维化，胆管减少，胆管增生
广泛治疗	泼尼松龙和硫唑嘌呤为一线治疗	UDCA（13～15mg/kg）	除继发性IgG₄相关性硬化性胆管炎（皮质类固醇反应性）外，尚无经证实的治疗方法
一般诊断依据	结合肝脏生化、免疫学和肝活检结果	胆汁淤积性肝试验存在AMA	MRCP/ERCP兼容成像的胆汁淤积
预后	很好地长期生存	UDCA生化反应者有正常的预期寿命	一旦出现症状，约50%的概率需要在15年内进行移植
潜在的离群特征	胆管损伤10%，抗线粒体抗体高达20%	界面性肝炎和转氨酶升高的常见表现	界面性肝炎频发，通常ANA/SMA阳性

ALP. 碱性磷酸酶；ALT. 谷丙转氨酶；AST. 谷草转氨酶；ANA. 抗核抗体；AMA. 抗线粒体抗体；ERCP. 内镜逆行胰胆管造影；γ-GT. γ-谷氨酰转移酶；SMA. 抗平滑肌抗体；LKM-1. 抗肝肾微粒体1；LC1. 抗肝细胞胞质抗原1型抗体；MRCP. 磁共振胰胆管造影；SLA/LP. 可溶性肝和胰腺抗原；UDCA. 熊去氧胆酸

的活检可能显示胆管破坏，另外约10%显示胆管上皮细胞有淋巴细胞浸润而无导管减少。损伤的组织学类型可能与原发性胆汁性胆管炎无法区分。据报道，在患有PBC的情况下，AIH流行率为2.8%～19%。

（三）标准

标记这种重叠的模式中，一种来自法国的标记模式已经普及，此诊断基于患者拥有AIH和PBC诊断的三项标准中的两项。标准包括：①碱性磷酸酶≥2×ULN或γ-谷氨酰转移酶≥5×ULN；②抗线粒体抗体阳性检测（>1/80）；③肝活检标本显示成旺炽性胆管病变。

人体免疫性缺陷综合征的标准包括：① ALT≥5×ULN；② IgG≥2×ULN或抗平滑肌抗体检测呈阳性（>1/80），与血液检测无关；③肝活检显示中度或重度的门静脉或门静脉周围淋巴细胞碎屑样坏死。如果使用此标准[56]，肝活检是必检项目。

其他研究也提出了各种更严格或宽松的案例

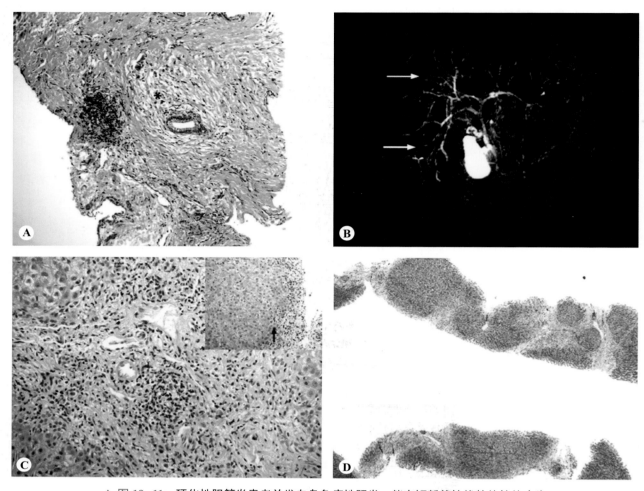

▲ 图 19-11　硬化性胆管炎患者并发自身免疫性肝炎，伴有短暂的抗线粒体抗体产生

A. 初步活检显示汇管区伴胆管周围向心性水肿（＊）（Masson 三色染色）；B. 径向斜厚板磁共振胰胆管造影图像显示周围肝内胆管不规则呈"串珠状"（白箭），提示有硬化性胆管炎；C. 第 2 次活检显示汇管区有中等密度的淋巴浆细胞炎症（HE 染色），插图显示高倍镜下汇管区界面活动和多个嗜酸性小体（箭）；D. 第 2 次活检低倍镜下显示肝硬化伴宽间隔和小结节（Masson 三色染色）（经许可转载，引自 Bhat et al. 2009[55]. ）

定义，但并没有任何依据来适用某一种定义。对于熊去氧胆酸无反应性的 PBC 患者不应被误认为有 AIH 重叠。若存在显著的界面性肝炎，提示可能有重叠，但取决于对 PBC 临床表现性质的理解。例如，50 岁之前的女性更可能出现使用 UDCA 治疗失败的现象。

1. 临床识别特征

最常见和最容易识别的此种疾病的情况，是在疾病初期即同时出现这两种疾病的特征。在一些患者中，AIH 和 PBC 的特征是暂时分离的，通常是 PBC 出现在 AIH 发病的前 6 个月～13 年。随着时间的推移，在生化学、血清学和组织学特征上，明显从一种疾病转变为另一种疾病的患者是罕见的。有报道抗双链 DNA 抗体可能是 AIH-PBC 重叠的潜在血清学标志物，但仅限于推测。必须探求另一种病因，并始终考虑到可能叠加药物引起的肝损伤。

2. 治疗手段

治疗建议依赖于 AIH 或 PBC 的治疗策略，建议始终优先处理主导的疾病进程。一般来说，UDCA（每天 13～15mg/kg）进行治疗是合理的。如果患者在适当的时间内（如 3～6 个月）没有足够的生化反应（转氨酶显著改变）效应，可以加入皮质类固醇和硫唑嘌呤。一些人推测，在 PBC

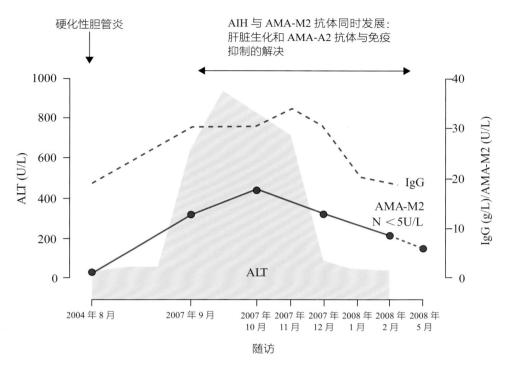

▲ 图 19-12　自身免疫性肝病的重叠特征

同一自身免疫性肝病患者的重叠特征如图 19-11 所示。ALT. 谷丙转氨酶；AMA. 抗线粒体抗体（经 BMJ Publishing 许可转载，引自 Bhat et al. 2009[55].）

中有重叠特征初始使用的患者预后较差，并且有数据支持，PBC 的界面活动程度与预后存在联系[57]。此外，部分研究确定了 AST 作为 PBC 预后的预测因子[58]。另外如果某患者有一个"重叠"，医生必须确定患者是否为有 UDCA 无反应性的 PBC，并且肝活检必须表征显著的（通常是严重的）界面性肝炎。

（四）原发性硬化性胆管炎 - 自身免疫性肝炎重叠综合征

AIH 和原发性硬化性胆管炎的发生可能是相继的，典型的特点是先患有 AIH，在某些病例中原发性硬化性胆管炎（primary sclerosing cholangitis, PSC）可能在几年后才被诊断出来[59]。改良版 AIH 评分的使用导致 8%~10% 的 PSC 患者诊断有重叠综合征，而通过专用的肝磁共振成像和肝组织学检查显示，有多达 12% 的 AIH 成年患者可检测到微小的胆管疾病。

1. 诊断标准

目前还没有明确的诊断标准。根据影像学和肝活检的经典评估，患者应该具有这两种疾病的特征。常规血清学检查不足以诊断 AIH-PSC 重叠。对免疫抑制治疗无反应的 AIH 患者应考虑 PSC，但需注意的是，PSC 典型的放射学特征（即磁共振胰胆道造影可见串珠样狭窄的胆道树）是疾病的晚期表现，但也可能缺失该症状，即使已有 PSC 的组织学证据。鉴于 PSC 和炎症性肠病的强烈共存性，AIH 和溃疡性结肠炎的并发也提高了胆汁淤积性肝血试验患者发生 PSC 的可能性。

2. 治疗手段

对免疫抑制治疗有利的反应是对肝脏炎症的应对。尽管不优先推荐，UDCA 仍然广泛应用于 PSC（因为它对肝脏异常生化有良好的反应），但其对成人和儿童都缺乏生存获益。治疗应个体化，需考虑到肝脏生化、血清学、放射学和组织学。如果有显著的界面性肝炎，则应启动免疫抑制药。也有人建议说，如果发现重叠，即使治疗，生存率也会降低。

（五）自身免疫性硬化性胆管炎

儿科医生称之为硬化性胆管炎，它与类似 I 型 AIH 的多种自身免疫特征相关，包含 ANA 和 SMA 阳性、IgG 浓度升高、儿童界面型肝炎。胆汁淤积的生化标志物可能是正常的，因此依赖胆管造影研究进行区分。不同性别的儿童都受到同等的影响[60]。

一项前瞻性评估发现，半数患有 AIH 的儿童在发病时有胆管改变，诊断为硬化性胆管炎[60]。除 1 例外，所有患者的血清学结果均符合 I 型 AIH 和界面性肝炎，如果没有胆管造影研究，至少有 1/4 的患者被诊断为 I 型 AIH。实质性病变对皮质类固醇有反应，但是一半的自身免疫性硬化性胆管炎（autoimmune sclerosing cholangitis，ASC）患者，同时用 10～15mg/kg 的 UDCA 治疗，在定期复查时行内镜逆行胰胆管造影术时显示有胆管疾病的进展。在经 ERCP 检查中，约有 45% 的 ASC 患儿存在 IBD，而只有 20% 的 AIH 患儿和正常胆管患儿中存在 IBD。大约 90% 的 ASC 患儿血清 IgG 浓度升高，与 AIH 患儿相似。

（六）IgG$_4$ 相关性 AIH

当 IgG$_4$ 在疾病中出现时，单纯 AIH 变异虽然非常少见但亦有报道。

结论

AIH 及其重叠综合征需要精准的诊断测试。采用蛋白质组学、基因组学和表观遗传学分析可能会得到精确诊断。而使用皮质类固醇与硫唑嘌呤可以防止复发，并能有效地促进和维持病情的缓解，使 20 年的预期寿命超过 80%。护理方面需要重点关注以下情况：熟知详细的诊断内容，适当使用免疫抑制治疗，识别患者对治疗产生的不依从性，必要时在诊断审查和咨询专业的临床医生后，及时而谨慎地使用二线治疗。

第20章 肠道传播的病毒性肝炎：甲型肝炎和戊型肝炎

Enterically Transmitted Viral Hepatitis: Hepatitis A and Hepatitis E

Rinjal D. Brahmbhatt　Anna S. F. Lok　著

邱源旺　译　　朱　莉　校

学习要点

- 甲型和戊型肝炎病毒通过粪 – 口途径传播。
- 甲型肝炎和戊型肝炎引起急性感染，呈自限性。在极少数情况下，主要在接受移植和免疫抑制药治疗的患者中，戊型肝炎可能会导致慢性感染。
- 除了感染戊型肝炎的孕妇外，急性肝衰竭极少发生。
- 甲型肝炎疫苗和戊型肝炎疫苗已开发并使用，甲型肝炎疫苗安全且具有高度免疫原性，并且已被批准用于儿童和成人。

一、肠道传播的病毒性肝炎基本特征

第 1 次描述过流行性黄疸的是希波克拉底。西欧最早在公元 751 年教皇 Zacharias 写给美因茨大主教 St Boniface 的信中也有记录。从那以后，关于这类流行病的报道不胜枚举，特别是在战争期间。

肠道传播的病毒性肝炎有甲型肝炎和戊型肝炎两种。通过肠胃外传播的病毒性肝炎有乙型肝炎、丙型肝炎和丁型肝炎（表 20-1）。甲型肝炎是一种自限性、通过粪便传播的疾病。在发展中国家，戊型肝炎也通过由粪便污染的水肠道传播，也属于自限性肝炎。发达国家的病例通常发生在从东南亚、印度次大陆和墨西哥等高流行地区返回的旅行者中。在没有旅行史的发达国家居民中也有散发性戊型肝炎的报道。在这些病例中，病毒毒株与在这些国家的猪身上发现的病毒毒株相似，并且通过摄入未煮熟的猪肉而传播。在接受实体器官移植和免疫抑制药治疗的患者中，戊型肝炎可表现为持续感染。

（一）病理

1. 肝脏的变化

所有病毒性肝炎都有一些共同的组织病理学特征。基本病变是整个肝脏的急性炎症[1]。肝细

表 20-1　5 种病毒性肝炎对比

	甲型肝炎	乙型肝炎	丙型肝炎	丁型肝炎	戊型肝炎
基因类型	RNA	DNA	RNA	RNA	RNA
病毒家族	微小 RNA 病毒科	嗜肝 DNA 病毒科	黄病毒科	Δ 病毒科	肝炎病毒科
潜伏期（天）	15～45	30～180	15～150	30～180	15～60
传播途径	粪 – 口	血液 母婴 破损黏膜 破损皮肤 性接触	血液 母婴 破损黏膜 破损皮肤 性接触	血液 — 破损黏膜 破损皮肤 性接触	粪 – 口
急性发作	取决于年龄	轻度或重度	通常轻度	轻度或重度	通常轻度
急性感染的诊断	HAV IgM 阳性	HBc IgM 和 HBsAg 阳性	HCV RNA 和 HCV 抗体阳性	HDV IgM 合并 HBsAg、HBc IgM 阳性；HDV RNA、HDV IgM 和 HDV IgG 阳性；重叠感染 HBsAg 阳性，HBc IgM 阴性	HEV IgM，粪便中的 HEV RNA 阳性
ALT 峰值（U/L）	800～1000	1000～1500	300～800	1000～1500	800～1000
预防	接种疫苗	接种疫苗	无	接种 HBV 疫苗	接种疫苗 *
慢性化	无	有	有	有	极少，见于免疫功能低下者
抗病毒治疗	无	有，用于重症病例	通常不需要	无	无

*. 大多数国家 / 地区未获得许可

ALT. 谷丙转氨酶；HAV. 甲型肝炎病毒；HBV. 乙型肝炎病毒；HCV. 丙型肝炎病毒；HDV. 丁型肝炎病毒；HEV. 戊型肝炎病毒；HBsAg. 乙肝表面抗原；HBc IgM. 乙肝核心抗体 IgM

胞坏死与白细胞浸润、组织细胞炎症反应和浸润有关。肝血窦可见单核细胞、多形性细胞和嗜酸性粒细胞浸润（图 20-1），伴有局灶性"点状"坏死[2]。常见胆管增生，偶有胆管损伤。

有时，坏死可能是融合性的（亚块状），影响大量相邻的肝细胞，常见位于肝小叶 3 区。

出现大面积坏死时，整个肝小叶受累，肝脏缩小，存活超过 2 周的患者中可见结节再生。切面呈"肉豆蔻"外观，红色出血区域与黄色坏死斑块交替出现。

如果坏死从 3 区延伸到 1 区，网状支架塌陷，留下结缔组织纤维间隔，称为桥接坏死（图20-2）。随后通常是瘢痕形成（坏死后瘢痕形成）（图 20-3）。

2. 其他器官的改变

局部淋巴结肿大。脾大与肝脏炎症坏死性改变引起细胞增殖和门静脉淤血，导致门静脉压力升高。骨髓中度发育不全，但成熟通常正常。

大脑表现为神经节细胞的急性非特异性变性，偶有急性胰腺炎和心肌炎。这些改变很少

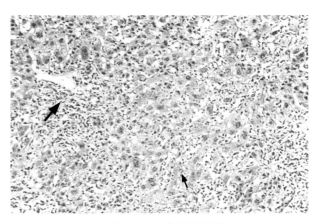

▲ 图 20-1　病毒性肝炎

肿胀细胞（细箭）、核分裂（粗箭）和嗜酸小体（HE 染色，80×）

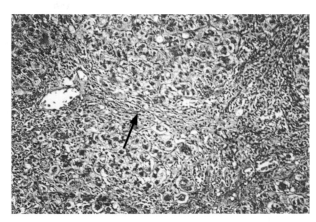

▲ 图 20-2　急性病毒性肝炎

在 1 区和 2 区之间形成纤维间隔（桥样带）（箭）（HE 染色，40×）

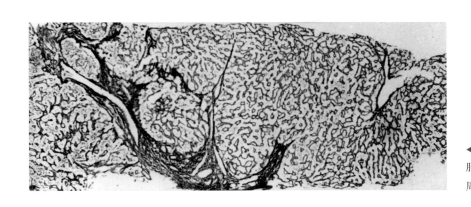

◀ 图 20-3　坏死后纤维化

肝活检标本显示纤维化，累及汇管区及周围（Reticulin，34×）

见，仅在非常严重或暴发性病例中可见。

（二）临床类型

1. 急性肝炎

在临床病史中可以找到重要的诊断线索。应着重询问最近的旅行、注射、文身、牙科治疗、输血、性偏好和食用贝类等情况，同时追问前 2 个月内服用的所有药物。

一般来说，甲型和戊型肝炎的临床过程相似，通常表现为胆汁淤积。乙型肝炎和丙型肝炎可能表现为血清病样综合征。

轻症患者发病可没有临床症状，只有血清 ALT 水平升高。或者，会有胃肠道和流感样症状，但是没有黄疸。除非有明确的流行病学史，否则这些患者很可能不会被确诊。偶有病例出现病情逐渐加重，从黄疸到急性重型肝炎，但很少导致死亡。

成人黄疸常出现在前驱期，持续 3~4 天，甚至长达数周，在此期间患者通常会感到不适，出现消化症状，特别是厌食和恶心，并且在后期可能出现轻度发热，右上腹出现疼痛或饱胀感，对吸烟或饮酒的欲望丧失，精神萎靡。

偶尔发热和头痛表现明显，而且在儿童中，发热、头痛、颈项强直提示脑膜炎，脑脊液中的蛋白质和淋巴细胞可升高。

前驱期后，尿色加深，粪便颜色变淡，这预示着黄疸的加深和症状减轻。瘙痒表明进入胆汁淤积期，可能会持续数天。持续性呕吐和（或）嗜睡或精神错乱可能反映肝功能恶化和肝衰竭，提示需紧急至医院就诊。

70% 的患者肝脏可触及，边缘光滑柔嫩，大约 20% 的患者可以触及脾脏，可能会暂时出现蜘蛛痣。

在 1~4 周的黄疸期后，成年患者进入持续恢复期。在儿童中，恢复尤其迅速，黄疸轻微或不明显。在病情恢复后，疲倦和疲劳可持续数周，通常在发病后 6 个月内临床和生化恢复正常。

神经系统并发症，如格林 - 巴利综合征等，会导致所有类型的病毒性肝炎病情复杂化[3]。

2. 长期胆汁淤积

患者出现黄疸并进行性加深，在 3 周内出现瘙痒。在最初几周后患者自我感觉逐渐好转，除了黄疸和轻微的肝大外没有任何体征，黄疸持续 8～29 周后可完全消退。长期胆汁淤积常见于甲型肝炎[4]（小于 5% 的患者）和戊型肝炎（高达 60% 的病例）[5]。肝活检显示明显的胆汁淤积，这往往会掩盖轻微的肝脏炎症。

出现胆汁淤积必须与阻塞性黄疸鉴别，追问病史排除药物诱导的胆汁淤积性肝损伤，超声和肝活检有助于鉴别。

预后通常良好，临床可完全康复，肝脏恢复正常[6]。

3. 复发

1.8%～15% 的病例出现复发，尤其是甲型肝炎病毒感染。原始病毒再次攻击的病例，通常病情较轻。复发常表现为血清转氨酶和胆红素的升高，可能存在关节炎、血管炎和冷球蛋白血症。可能会出现多次发作，但通常可完全恢复。

4. 急性肝衰竭（急性重型肝炎）（见第 5 章）

这种疾病类型少见，通常在 10 天内急剧起病，甚至在无黄疸的情况下病情急剧恶化。大多数患者在典型的急性发作后出现深度黄疸，有反复呕吐、肝臭、精神错乱和嗜睡等不适症状，短暂的"扑翼样"震颤，迅速昏迷，体温升高，黄疸加深，肝脏缩小。

与普通的病毒性肝炎白细胞减少相比，这类患者可出现白细胞增多。生化变化是急性肝衰竭的表现，高血清胆红素血症和凝血酶原时间延长是预后不良的因素。随着患者临床病情的恶化，转氨酶水平实际上可能会降低，凝血功能严重紊乱，凝血酶原时间和因子 V 是预后的最佳预测指标。病程取决于病因是甲、乙、丙、丁、戊型肝炎，还是非甲 - 戊型肝炎[7]。急性重型肝炎通常与甲型、乙 / 丁型和戊型肝炎病毒感染相关，很

少与丙型肝炎病毒相关。急性重型肝炎也可能由其他原因引起，包括尚未明确的病毒。

当孕妇发生戊型肝炎时，急性重型肝炎并不少见。

急性重型病毒性肝炎的病程存在临床差异[7]。甲型肝炎患者最常出现发热，非甲 - 戊型肝炎患者发生肝性脑病前的病程较长。乙肝患者凝血酶原异常时间最长。从发病到出现肝性脑病前这一段时间，持续时间较长的患者预后不良，这可能与该组中非甲 - 戊型肝炎患者较多有关。与慢性乙型肝炎患者比较，慢性丙型肝炎患者重叠急性甲型肝炎更容易引起急性重型肝炎，即使没有肝硬化。有一项研究发现慢性丙型肝炎重叠急性甲型肝炎患者的急性肝衰竭发生率很高（17 例中的 7 例）；相比之下，10 例慢性乙型肝炎患者和 191 例单纯甲型肝炎患者均无急性肝衰竭发生。但许多后续研究报道，慢性丙型肝炎患者重叠急性甲型肝炎发生急性肝衰竭或死亡的比率要较之前研究低很多[9, 10]。

5. 肝炎后综合征

成人患者在急性肝炎的不同时期均感到不适，通常持续数周，但也可能持续数月[11]。主要表现为焦虑、疲劳、体重无法恢复、厌食、酒精不耐受和右上腹部不适，肝缘可触及且柔软。

治疗包括充分的病情评估。如果急性发作为甲型，则可排除慢性；如果为戊型，常可恢复正常，但在使用免疫抑制药的情况下，病毒可持续存在。

如果在甲型肝炎或戊型肝炎恢复后肝脏检查异常持续存在，则必须寻找其他原因。临床恢复后，非结合胆红素的升高在合并 Gilbert 综合征患者中很常见。持续性转氨酶升高可能是由非酒精或酒精性脂肪变性或脂肪性肝炎、隐匿性慢性乙型肝炎或丙型肝炎引起。

（三）辅助检查

1. 尿液和粪便

黄疸出现前尿液中因含结合胆红素而呈棕色，后期尽管血清结合胆红素水平仍然升高，尿黄颜色可减淡。黄疸后期出现尿胆原阳性。在黄

疸最严重的时候，进入肠道的胆红素很少，尿胆原消失，当尿胆原再次出现时提示黄疸在消退。因为进入肠道的胆红素很少，导致粪胆素原生成减少，故黄疸的发作以粪便颜色变浅为特征，大便颜色恢复意味着黄疸即将消退。

2. 生化变化

血清总胆红素水平波动范围很大，深度黄疸预示着临床病程延长。即使总胆红素水平正常，结合胆红素水平也可在早期升高。

血清碱性磷酸酶水平通常低于正常值上限的 3 倍，显著升高提示存在胆汁淤积，这在甲型肝炎和戊型肝炎中相当普遍。血清白蛋白和球蛋白水平无变化，血清铁和铁蛋白水平升高。

血清转氨酶检测有助于早期诊断无黄疸病例和隐匿性病例，通常在黄疸前后 1～2 天达到峰值水平，即使病情恶化，在随后病程中也会下降，故血清转氨酶水平不能用于预后的判断。血清转氨酶可能会持续升高 3～6 个月后才能完全恢复正常。

3. 血液学变化

黄疸前期以白细胞减少症为特征，随着黄疸的出现，白细胞恢复正常，5%～28% 的患者可见异常淋巴细胞，类似传染性单核细胞增多症。Coombs 试验阳性的急性溶血性贫血是一种少见的并发症[12]，特别是那些葡萄糖 -6- 磷酸脱氢酶缺乏的患者溶血可能加重[13]。

再生障碍性贫血非常罕见，它出现在急性发作后数周或数月，并且特别严重且不可逆转。通常与甲型肝炎、乙型 / 丁型肝炎、丙型肝炎或戊型肝炎感染无关，可能是由迄今未发现的非甲型 – 戊型肝炎病毒引起。

病情严重的患者出现凝血酶原时间延长，并且维生素 K 治疗不能完全纠正。

4. 肝脏穿刺组织活检

在急性期很少应用，可用于诊断同时存在第二种病理性疾病，如脂肪肝、甲型或戊型肝炎治愈后肝功能持续异常 6 个月以上的肝炎。

（四）鉴别诊断

在黄疸前期，肝炎可能与其他急性传染病、外科急腹症和急性胃肠炎相混淆。尿液中的胆汁酸、肝脏轻度肿大和血清转氨酶的升高是最有价值的鉴别点，病毒学标志物也是鉴别必不可少的。

在黄疸阶段，必须与阻塞性黄疸鉴别（见第 13 章）。

急性病毒性肝炎与药物性肝损伤的鉴别在很大程度上取决于用药史和血清病毒学检测。

肝穿刺组织活检在疑难病例鉴别诊断中很有价值，尝试外科诊断方法仅用于无法鉴别的病例。

在黄疸后期，转氨酶持续异常需要与慢性肝炎进行鉴别。

（五）预后

在美国只有 10% 的急性肝衰竭是由病毒引起的，其中甲型肝炎占 1.8%[14]，戊型肝炎占 0.4%[15]。在波士顿医院的 1675 例急性重型肝炎病例调查中，输血后肝炎患者（B 和 C）死亡达 1/8，而 200 例甲型肝炎患者中只有 1 例死亡。由于统计数据中不包含许多非黄疸病例，因此实际总体死亡率无疑要更低。

急性重型肝炎在 15 岁以下的人群中很少见，除患戊型肝炎的孕妇，男性和女性的生存率相同。老年患者和有潜在慢性肝病基础患者的黄疸发生率较高，预后较差。

（六）预防

许多国家强制通报急性病毒性肝炎，可以更早发现并确定传播途径和疾病暴发源，如食物或水污染、性传播或献血者传播。疫苗接种将在稍后讨论。

（七）急性发作的治疗

治疗对病程几乎没有影响。在病程初期对病情难以预测，因此，明智的做法是处理好所有潜在加重病情的打击因素，并建议充分休息，但是没有必要卧床休息。

传统的低脂肪，高糖类饮食已证明适合厌食的患者。除此之外，严格坚持低脂肪饮食不会带来任何好处，补充维生素也不是必需的。

糖皮质激素不会提高病毒性肝炎的治愈速度，甲型和戊型肝炎的病程通常是自限性的，糖皮质激素的任何益处都不足以证明其使用的合理性，除非偶尔发生顽固性胆汁淤积性甲型肝炎。糖皮质激素只是提高了患者和医生的信心，但对治愈过程几乎没有影响。

严重恶心或呕吐的患者如有必要，必须用静脉输液补充水分。如第 5 章所述，出现急性肝细胞衰竭伴凝血障碍或脑病症状的患者需要住院并进行更积极的治疗。

应对患者进行监测直到症状消失、肝功能恢复正常。特别注意黄疸的复发。锻炼以不疲劳为限，3～6 个月内戒酒，饮食可以不受严格限制。

二、甲型肝炎

在发达国家，甲型肝炎占临床肝炎的 20%～25%，在 15 岁以下的儿童中基本无症状。这种感染的致病因子是一种微小、球形正链 RNA 病毒，直径为 27nm[16]，它属于嗜肝病毒属的微小 RNA 病毒科。

衣壳（外层）由 60 个壳粒组成，每个壳粒由相同的四种病毒结构蛋白 VP1、VP2、VP3 和 VP4 组成[17]。衣壳包裹着编码其遗传信息的病毒 RNA 基因组。基因组包含单个开放阅读框（open reading frame，ORF），被翻译成多聚蛋白。它被病毒蛋白酶切割，产生四种 VP 肽和许多非结构肽，这些肽对病毒的复制很重要。

测序研究表明，病毒有三种循环基因型，每种基因型又细分为两个亚型[18]。目前仅鉴定出一种血清型。

有证据表明，在绒猴病毒通过胃肠道进入体内并复制[19]。随后是短暂的病毒血症期，病毒感染并在肝细胞内复制，肝细胞是病毒生成的主要部位（图 20-4）。细胞摄取可能涉及通过 IgA 病毒复合物或 HAVCR1/TIM（T 细胞免疫球蛋白黏蛋白）受体及其 IgA1λ 配体将病毒附着于去唾液酸糖蛋白受体，它对病毒 - 受体相互作用具有协同作用[20]。

病毒可能作为免疫复合物，可见于库普弗细胞内。在细胞质中合成病毒蛋白质和进行 HAV

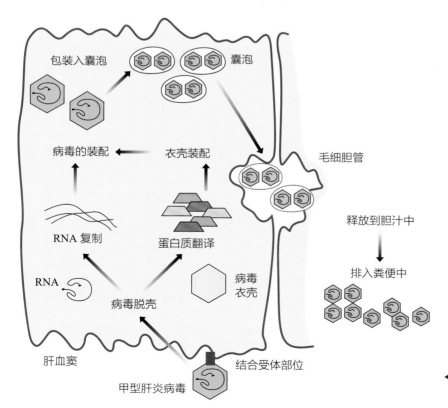

包装入囊泡　囊泡

病毒的装配　衣壳装配

毛细胆管

RNA 复制　蛋白质翻译

释放到胆汁中

排入粪便中

RNA

病毒衣壳

病毒脱壳

肝血窦　结合受体部位

甲型肝炎病毒

◀ 图 20-4　甲型肝炎病毒的复制周期

RNA 复制。成熟的病毒颗粒储存在囊泡里，再释放到胆汁中。

该病毒不直接致细胞病变，而是由 T 细胞介导的免疫反应引起肝细胞损伤。通过动物实验证明，病毒可传播给绒猴和黑猩猩，在体外可培养（图 20-5）。

当粪便病毒转阴时，血清抗体（抗 HAV）出现，在几个月内达到峰值，并且可持续多年阳性（图 20-6）。血清抗 HAV IgM 是急性感染的诊断标志，该抗体仅持续 2～6 个月，极少数以低滴度持续长达 1 年。抗 HAV IgM 转为抗 HAV IgG 阳性，表明对甲型肝炎病毒有免疫力，可长期的保护患者不会再受感染。但是，抗 HAV IgM 假阳性被认为是在急性肝损伤或全身性疾病的情况下产生多克隆 B 细胞活化时产生强烈的免疫应答的结果[21]。

聚合酶链反应显示粪便排泄病毒可持续数月[22]，尚未发现慢性携带者。

（一）流行病学

偶尔发病或流行，潜伏期为 15～50 天。常通过粪 – 口传播，肠外传播极为罕见，但可以通过处于潜伏期的献血者输血传播[23]。据报道，男男性接触者也有传播[24]。

在发展中国家，受影响最严重的是 5—14 岁人群，成人常受儿童传播的影响。传播与过度拥挤和个人卫生条件差有关，随着这些因素的改善，全球范围内的发病率正在下降。20 世纪 90 年代初的年发病率从北欧和日本的 5/100 000 到美国的 9.1/100 000，非洲和南美洲部分地区的 60/100 000[25, 26]。由于幼儿疫苗接种计划的实施，近年来美国和其他地方的发病率急剧下降。在美国，1995 年开始对甲型肝炎感染率持续较高地区的儿童实施疫苗接种，2005 年开始对所有 1 岁以上儿童实施疫苗接种，使甲型肝炎发病率从 1996 年 11.7/100 000 降至 2011 年 0.4/100 000，降幅超过 90% 以上[26, 27]。在以色列、意大利、西班牙和澳大利亚的儿童进行常规疫苗接种，也起到了

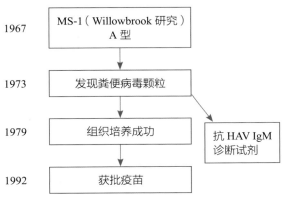

▲ 图 20-5　甲型肝炎（HAV）的发展历程

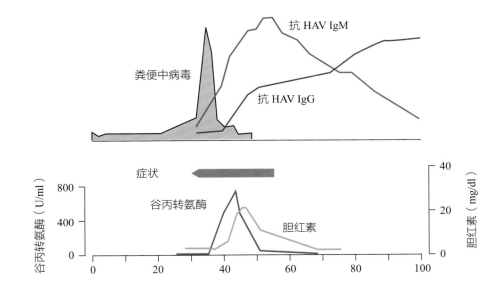

▲ 图 20-6　急性甲型肝炎（HAV）的病程

类似的效果[27]。然而，自 2016 年 7 月以来，在美国的几个州暴发了几次甲型肝炎流行，共计超过 1600 病例[27a]。大多数病例涉及无家可归者和非法毒品使用者的人与人之间的传播，超过 70% 的病例需要住院治疗，死亡病例为 3%～4%。

在发展中国家，90% 的儿童在 10 岁前已经感染过甲型肝炎病毒并具有保护性免疫力，临床患病并不常见。在成人中，以前无暴露史、访问过发达国家流行地区和医院的工作人员都有感染风险。随着各国从不发达国家向发达国家过渡，对病毒具有免疫力的成年人越来越少，临床发病可能会变得更频繁。

据报道，曾在接受溶剂 – 洗涤剂处理的因子Ⅷ浓缩液的血友病患者中暴发了疫情[28]，大多数偶发病例都是通过人与人之间的接触传播，日托中心的儿童和男男同性恋面临传播风险。

已有报道由水和食物传播导致的暴发流行。水果相关的流行归因于操作者的个人卫生条件差，人类污水土壤施肥或使用被污染的水灌溉、冲洗或包装[29]。

因为食用污染水域中的生蚝和牡蛎曾引起甲肝流行，其中 1988 年在中国上海发生的疫情，超过 292 000 人感染[30]。未经处理的污水污染贝类养殖场后可导致贝类组织中的甲型肝炎病毒浓度比周围水域高 100 倍。蒸煮蛤蜊可能因蛤蜊体内温度不够高，而不会杀死病毒。

食品制备过程中的污染导致通过食物传播，包括三明治、橙汁、沙拉和肉类。发达国家最近暴发的疫情可以追溯到与冷冻的树莓、草莓、石榴、新鲜洋葱和西红柿及辣番茄酱有关，本地或进口产品均受到牵连。

（二）临床病程

肝炎表现通常较轻，特别是儿童，通常是亚临床表现或仅有胃肠炎表现。在成人中病情更严重，病程持续时间更长。高龄（≥65 岁）与住院时间的延长有关。合并肝脏疾病也会延长住院时间，甲型肝炎合并任何潜在肝病住院患者的比例可能高达 40%。孕妇可能需要给予特别的关注。急性重型肝炎和死亡罕见（2013 年美国病例比例

<1%，但 2016—2017 年流行期间美国病例比例高达 3%～4%）[27a, 32]。

急性甲型肝炎患者的肝穿刺活检显示汇管区扩张、炎症细胞浸润明显和界板消失，并且出现 IgM 浆细胞，其表现与自身免疫性肝炎类似[33]。已有报道可出现 IgM 类抗肝细胞膜抗体（抗 –LMA）[34]，胆汁淤积明显。甲型肝炎可能在遗传易感的个体中触发慢性自身免疫性肝炎 1 型[35]，但比较罕见，可能与抑制性 T 细胞缺陷有关。有文献报道可见纤维蛋白环样肉芽肿。

胆汁淤积性甲型肝炎可见于成人[4]。黄疸持续 42～110 天，伴有严重瘙痒，预后良好。可以通过短期服用泼尼松龙 30mg 来缩短黄疸时间和缓解瘙痒，大约 3 周把泼尼松龙的量减少至零。

肾病综合征鲜有报道[36]。

3%～20% 的甲型肝炎患者在 30～90 天后出现复发，复发患者在临床和生化表现上与初始发作类似，并且在粪便中可找到 HAV[37]。复发可持续几个月，但最终可恢复[38]。IgM 抗体在此期间可持续存在，但水平较低。极少数患者复发表现为关节炎、血管炎和冷球蛋白血症[39]。

（三）预后

甲肝预后良好，通常可完全恢复。甲型肝炎大流行的死亡率不到 1/1000，发生急性重型肝炎的比率不到 1%。然而，在老年患者中，该疾病具有相当高的发病率、死亡率和治疗费用[25]。非住院成人患者症状持续约 30 天。住院患者症状持续时间较长。虽然急性肝衰竭和死亡的发生率各不相同，但有慢性丙型肝炎基础的急性甲型肝炎患者更容易发生严重并发症[8-10]。来自 1988 年上海急性甲型肝炎暴发和 1983—1988 年美国疾病控制和预防中心报告的甲型肝炎病例数据显示，原有慢性肝病基础的患者感染 HAV 病情更为严重。上海和美国 CDC 的报告分析中，急性甲型肝炎与慢性乙型肝炎病毒重叠感染，死亡风险分别增加 5.6 倍和 29 倍。此外，在美国 CDC 研究中，急性甲型肝炎合并其他类型的慢性肝病患者的死亡风险增加了 23 倍[40]。

第一次世界大战中大流行的病例长期随访中

未发现后遗症[41]。

（四）预防

在黄疸出现前2周，病毒就可以分泌到粪便中，无黄疸的患者可能会在相似的时间内排出病毒。因此，在诊断之前，病毒已发生传播。正因为如此，患者和接触者的隔离对肝炎的传播不会产生显著影响。

HAV可以在环境中存活数周，在常温下，环境表面的HAV1个月后仍可保持传染性。加热至85℃以上1min，暴露于2%戊二醛或次氯酸钠（>5000ppm游离氯）和微波，均可以使其灭活。

1. 免疫血清球蛋白预防

免疫血清球蛋白（immune serum globulin, ISG）预防效果取决于抗体浓度和血浆的来源，ISG在很大程度上被疫苗取代，疫苗可以提供持久的免疫力。对于暴露前预防，首选疫苗。

ISG必须在接触后2周内给予（0.02ml/kg，肌内注射），有效率为80%～90%。ISG可与第一剂疫苗一起使用，但这样接种疫苗产生的HAV抗体滴度可能会降低[42]。

2. 甲型肝炎疫苗

甲型肝炎疫苗源自细胞培养中的HAV病毒颗粒，经甲醛灭活，并以明矾作佐剂。有两种HAV疫苗，贺福立适（HAVRIX, GSK Biologicals）和威康特（VAQTA, Merck）。双福立适（TWINRIX, GSK）是HAV疫苗与乙型肝炎疫苗的组合。疫苗具有良好的安全性和免疫原性[17, 27, 43, 44]，唯一的不良反应是接种手臂部位的轻度疼痛。在成人中单次接种1ml剂量的疫苗后，在6～12个月后进行加强免疫（HAVRIX 1440 EL.U或VAQTA 50U）。单次给药可在1个月内使94%～100%的接种者得到免疫保护。接种HAV疫苗可在2周内诱导机体产生保护性抗体，因此即使对于接种第1剂疫苗后不久的旅行者也不需要使用ISG。接受加强免疫者，则100%产生血清抗体并有持久的保护作用[45]。对来自于HAV高度或中度流行的地区和高感染率（如注射吸毒者）的40岁以上成年人进行血清HAV抗体预防性接种前进行抗HAV检测具有经济成本效益[46]。12月龄（最小年龄）—18岁的儿童均按照免疫计划接种疫苗0.5ml[47]。

一项研究结果证明，在纽约的一个犹太人社区中HAV疫苗具有高度保护作用[44]。在一项对泰国儿童的大型研究中，两种剂量的疫苗接种对HAV的保护作用至少1年[48]。抗体的保护水平持续长达12年，动力学模型表明可能持续至少40年[49]。TWINRIX许可用于18岁及以上的人群，初次免疫接种包括三个剂量，按0个月、1个月和6个月的时间表给药。TWINRIX疫苗产生的HAV和HBV抗体应答与单抗原疫苗按标准时间单独接种时的抗体应答相当[50, 51]。

在HAV暴发时使用HAV疫苗与ISG的预防作用比较，前者在预防HAV感染方面效果稍差[52]。这可能被疫苗接种提供的主动和长期免疫与ISG赋予的临时保护相抵消。

(1) 减毒活HAV疫苗：这是由细胞培养中的HAV制备的，价格低廉，已广泛用于印度、尼泊尔和智利等发展中国家。皮下注射，安全有效[53]。

(2) HAV疫苗的适应证：HAV疫苗适用于前往卫生条件差地区的旅行者。若未接种疫苗，每月每1000游客中有3～6名会患上甲型肝炎。日托中心的儿童和工作人员及其父母和护士，特别是在重症监护病房工作的护士，应接种疫苗（表20-2）。全球控制要求在儿童时期进行早期大规模免疫接种（根据2006年CDC的推荐，常规1岁接种，18岁以内应及时完成接种）[54, 55]。

食品处理人员和污水处理工人是疫苗接种的对象。军队应该接种疫苗，特别是去卫生条件差的地区。根据最近在美国暴发的疫情，对男男同性恋者、无家可归者和非法吸毒者进行免疫接种尤为重要[27a]。

HAV感染可能导致有慢性肝病基础患者发生急性重型肝炎的可能性更高，尤其是HCV患者[8]。HAV疫苗对慢性肝病患者有效，但在肝硬化患者中效果较差，特别是Child-Pugh B级或C级患者[56]。

三、戊型肝炎

戊型肝炎病毒（hepatitis E virus, HEV）属于肝炎病毒科的戊型肝炎病毒家族。病毒核苷酸

表 20-2 CDC 推荐接种甲型肝炎疫苗的人群（2006 年和 2017 年）

- 所有 1 岁儿童
- 到流行地区的旅行者或者工作的人
- 职业暴露
- 男同性恋者
- 无家可归者
- 注射和非注射吸毒者
- 患有凝血因子障碍的患者
- 慢性肝病（特别是丙型肝炎）

CDC. 美国疾病控制与预防中心

序列来自缅甸[57]、墨西哥[58]、巴基斯坦[59] 和中国[60] 的病毒分离株。从世界各地分离的 HEV 毒株的核苷酸序列存在显著差异。该病毒有五种基因型；在人类中发现 HEV-1 和 HEV-2，在人和猪中发现 HEV-3 和 HEV-4，HEV-5 来源于鸟类。哺乳动物基因型又分为 2～10 种亚型[61]。哺乳动物病毒中只有一种公认的血清型（1～4）。

HEV 的直径为 32～34nm，外衣壳由单一蛋白质组成。它缺乏外部脂质包膜。衣壳包裹病毒的 RNA 基因组，其包含三个开放阅读框架。ORF1 编码病毒的非结构蛋白，ORF2 编码衣壳蛋白，ORF3 编码功能未知的蛋白（图 20-7）[62]。

HEV 通过胆汁排泄[63]。

在发展中国家 HEV 可引起散发病例和病毒性肝炎的大流行[63, 64]。曾经认为许多肝炎的大流行是由 HAV 引起，现已被证实是由 HEV 引起的。与 HAV 一样，HEV 也是通过被污染的水经肠道传播。

HEV 可能不直接致肝细胞病变，肝损伤可能是免疫介导的。HEV 感染后机体免疫功能可能减弱，产生保护性抗体的寿命不确定。

（一）临床表现

一般来说，戊型肝炎与甲型肝炎临床表现相似。年轻人发病多见，儿童少见[66]。也是自限性疾病。研究显示潜伏期为 22～46 天[67]。起病急，大多数临床病例都有黄疸，没有肝外表现。慢性病例非常罕见，但在使用免疫抑制患者中可见。

1. 流行病学

感染源主要来自被污染的饮用水，季风季节与流行风险相关。死亡率高达 1%，孕妇死亡率高达 25%。

在印度、亚洲孕妇中暴发性肝衰竭更常见，特别是在妊娠中期和晚期。妊娠期孕产妇和胎儿的严重不良结局与细胞免疫、激素水平下降、妊娠期病毒复制增加有关[68]，在 HEV RNA 阳性的孕妇中检测到病毒载量水平较高[69]。

2. 散发病例

戊肝是流行地区急性病毒性肝炎的常见原因。它表现出中度或重度症状，包括急性肝衰竭，亚急性肝衰竭和长期胆汁淤积性肝炎[70]。合并有潜在慢性肝病或营养不良的患者死亡率高达 75%。急性 HEV 可解释一些最初怀疑由药物诱导或特发性的急性肝损伤病例[71]。HEV 重叠感染是导致肝硬化患者进展至失代偿期和死亡的原因，1 年内死亡率高达 70%[72]。戊型肝炎是流行区慢加急性肝衰竭的常见原因[73]。与流行性 HEV 不同，孕妇的死亡率并未增加[74]。

据报道，在工业化国家未到过流行地区的人中也有散发病例，这些病例感染主要是猪源性的基因 3 型和 4 型 HEV，因此属于人畜共患病[63]。病情比基因 1 型和 2 型 HEV 感染轻，可能是与病毒毒力减退相关。

在日本，有记载通过食用未加工或未煮熟的鹿和野猪肉感染 HEV[75]。与受感染的动物（无论是野生动物还是家养动物）接触也可能是另一种传播途径。最近，中国报道了通过牛奶传播。通过输血、围产期和母乳传播也有报道[76]。

西方国家的血清流行病学研究表明，献血者和一般人群的抗 HEV 流行率高于预期。在美国，在男男性接触者（15.9%）和注射吸毒者（23.0%）中检测到抗 HEV 的比例非常高[68]。在英格兰，有 HEV 病毒血症的献血者导致了 40% 的受血者感染 HEV[77]。

3. 慢性戊型肝炎

慢性戊型肝炎定义为血清或粪便 HEV RNA 持续阳性超过 6 个月。其特征是肝功能检查持续异常，组织学上有慢性病毒性肝炎的证据。在接受实体器官移植者中观察到有慢性戊肝感染，包括肝、肾、肾 - 胰腺移植者和其他免疫抑制使用

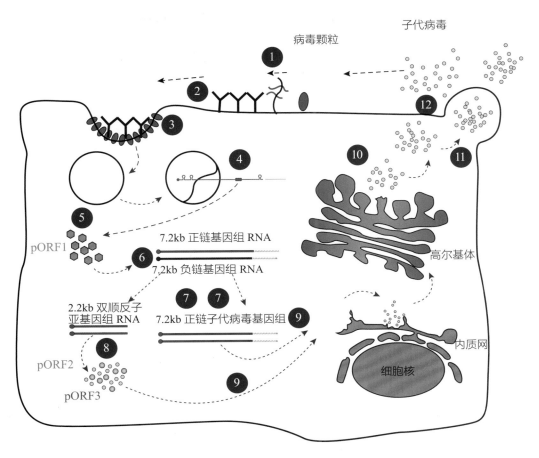

子代病毒

病毒颗粒

pORF1

7.2kb 正链基因组 RNA

7.2kb 负链基因组 RNA

2.2kb 双顺反子
亚基因组 RNA

7.2kb 正链子代病毒基因组

pORF2

pORF3

高尔基体

内质网

细胞核

▲ 图 20-7 戊型肝炎病毒（HEV）结构和生命周期[65]

HEV 病毒颗粒集中在肝细胞表面（步骤 1），结合一个特定但未鉴定的受体（步骤 2），并被内化（步骤 3）。病毒脱壳以释放基因组 RNA（步骤 4），基因组 RNA 在细胞质中翻译成非结构蛋白（步骤 5）。RNA 依赖性 RNA 聚合酶将正链基因组 RNA 复制成负链转录物（步骤 6），后者随后作为模板合成 2.2kb 亚基因组 RNA，以及全长正链转录物的模板（步骤 7）。将正链亚基因组 RNA 翻译成 ORF2 和 ORF3 蛋白（步骤 8）。ORF2 蛋白将基因组 RNA 包装成新的病毒，而 ORF3 蛋白可以优化病毒复制的宿主细胞环境（步骤 9），ORF3 蛋白还与内膜或质膜结合，可能有助于病毒排出（步骤 10）。最近的研究表明，从肝脏排泄到循环中的成熟病毒被 ORF3 蛋白和脂质包裹，随后通过目前未知的过程清除，以恢复新的感染周期（步骤 11 和步骤 12）（经 John Wiley & Sons 许可转载，引自 Khuroo and Khuroo 2016[65]，Fig.4.）

患者[78]。实体器官移植后获得 HEV 感染的患者中约有一半发生慢性感染，其中约 10% 的患者发展为肝硬化[79]。慢性 HEV 感染是由于 HEV 特异性 T 细胞免疫反应受损，并且与淋巴细胞减少、血小板减少、使用他克莫司和年龄较小有关[80]。食用未煮熟的野味和猪肉制品被认为是实体器官移植者中慢性 HEV 感染的高危因素[81]。

（二）诊断检测

使用从克隆的 HEV 制备的重组抗原或合成肽，用酶联免疫吸附试验测定血清 IgM 和 IgG

抗体[82]。这些测试的灵敏度和特异性差异很大，因此血清诊断的可靠性低于其他人类肝炎病毒。血清中 HEV RNA 可通过逆转录聚合酶链式反应 PCR 检测，但是 HEV RNA 主要在症状出现后 2 周内的大便中检出，然而这种检测并不便捷[83, 84]。

抗 HEV IgM 随着症状的出现而出现，并且在大多数情况下 6 个月后消失。抗 HEV IgG 在发病后 10～12 天出现并持续数年。据报道，抗 HEV IgM 的敏感性和特异性分别高达 93% 和＞99%，但不同检测方法结果差异明显[65]。HEV

感染恢复者抗 HEV 持续阳性可超过 14 年，抗体保护作用的持久性尚不清楚[85]。在免疫功能低下的患者中，有条件首选检测 HEV RNA，因为与免疫功能正常的患者相比，抗体检测假阴性率很高。在非免疫功能低下的患者中，病毒血症是一过性的，一般 HEVRNA 在 3 周后检测不出。

肝活检

诊断时很少需要进行肝活检；如果肝活检，表现为胆汁淤积，假性腺体形成，肝细胞气球样变，非常突出的 1 区多形性细胞浸润（图 20-8）。在暴发性病例中可见大块和亚大块的坏死，桥接坏死是亚急性肝炎的突出特征。

（三）预防

预防的措施包括提供干净的水、良好的卫生设施和个人卫生教育，避免街头小贩提供的食物，以及未加工或未煮熟的海鲜、肉类和蔬菜。

鉴于有通过受污染血液制品传播的报道，建议对献血者进行筛查。然而，成本效益研究表明，虽然筛查费用不会高得令人望而却步，但由于输血相关的戊型肝炎极为罕见，而且很少能预防，因此影响可能很小[86]。

对恒河猴的研究表明，一种基于 ORF2 表达的衣壳蛋白重组产物在免疫动物体内诱导产生保护性抗体[87]。衣壳蛋白具有高度的免疫原性，可引起具有保护作用的中和免疫反应。此外，它是细胞介导免疫的靶点[88]。

保留构象中和表位的截短式衣壳蛋白（56kDa）人疫苗在尼泊尔进行了首次试验，在 0 个月、1 个月和 6 个月给予 3 次剂量后抗体应答率为 95.5%，有效率为 87%[89]。疫苗现已在中国上市，研究表明，87% 的疫苗接种产生的抗体可以维持 4.5 年[90]。这种疫苗能否在其他国家上

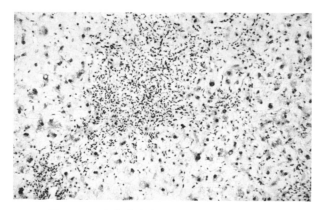

▲ 图 20-8　来自患有急性戊型肝炎孕妇的肝活检
显示胆汁淤积，假性腺体形成，肝细胞气球样变性，以及非常显著的汇管区炎症细胞浸润。患者已经康复（HE 染色，100×）

市取决于其经济可行性，因为发达国家的需求会很低。

（四）慢性 HEV 的治疗

治疗的目标是在停止治疗 12 周后实现持续病毒学应答（sustained virological response，SVR）或根除 HEV RNA。第一步是减少免疫抑制，这可能导致高达 30% 的患者清除病毒。如果 HEV RNA 在免疫抑制降低 12 周后仍然存在，应开始用利巴韦林进行抗病毒治疗。利巴韦林已被证明可以抑制 HEV RNA 的复制，但确切的机制仍不清楚。患者接受利巴韦林单药治疗 12 周已被证明获益，高达 80% 的患者达到持续病毒学应答[91]。应在治疗结束时和 3 个月后检测粪便或血清 HEV RNA，对于持续病毒检测阳性或复发的病例，可能需要延长 3～6 个月的治疗。

致谢

本章是 Peter Karayiannis 教授和 Howard Thomas 教授在上一版中对该章的更新。

第 21 章　乙型肝炎

Hepatitis B

Anna S. F. Lok　著

汪 菁 译　李 平 校

学习要点

- 慢性 HBV 感染者发生肝硬化、肝衰竭和肝细胞癌的风险较高。
- 对高危人群进行筛查是控制 HBV 感染的第一步。
- 乙型肝炎疫苗可安全有效地预防 HBV 感染，并可阻止肝细胞癌的发生。
- HBeAg 持续阳性或血清 HBV DNA 高水平增加了肝硬化、肝病相关死亡和肝细胞癌的风险。
- 目前已批准治疗慢性乙型肝炎的药物有 8 种：2 种 IFN 制剂和 6 种核苷（酸）类药物（拉米夫定、阿德福韦酯、恩替卡韦、替比夫定、替诺福韦酯和替诺福韦艾拉酚胺）。
- 抗病毒治疗只能抑制但不能清除 HBV；在 HBsAg 没有消失的情况下，大多数患者都需要长期治疗。
- 抗病毒治疗可以逆转肝纤维化，能减少但不能消除肝细胞癌的风险。
- 合并 HCV、HDV 或 HIV 感染者的肝脏疾病进展更快，对一种病毒的治疗会影响其他病毒。

概述

1965 年，Blumberg 等在两名多次输血的血友病患者中发现了一种抗体，该抗体可与来自澳大利亚土著居民血清中的一种抗原发生反应 [1]。后来，在其他肝炎患者的血清中也发现了这种抗原。由于这种抗原是在澳大利亚土著居民血清中发现，最初被称为澳大利亚抗原。澳大利亚抗原就是现在为人们所知的乙型肝炎病毒（HBV）的包膜蛋白，现命名为乙肝表面抗原（HBsAg）。1976 年，Blumberg 因发现乙型肝炎的病因而获得诺贝尔生理学或医学奖。

HBV 感染是一个全球性的公共卫生问题。据估计，全世界超过 20 亿人曾感染 HBV，其中 2.5 亿人呈慢性感染状态 [2]。慢性 HBV 感染可进展为肝硬化、肝功能失代偿和肝细胞癌。尽管大多数慢性 HBV 感染者不会出现这些并发症，但每年仍有 15%～40%（约 60 万人）死于并发症。安全有效的疫苗和几种批准的治疗方案使乙型肝炎成为一种可预防、可治疗的疾病。

一、乙型肝炎病毒

乙型肝炎病毒属于嗜肝病毒家族，该家族还

包括：鸭乙型肝炎病毒（DHBV）、地松鼠肝炎病毒（GSHV）和土拨鼠肝炎病毒（WHV）。乙型肝炎病毒颗粒（也称为 Dane 颗粒）直径 42nm，由包膜蛋白（HBsAg）包裹着含病毒 DNA 基因组的核衣壳。

HBV 基因为部分双链环状 DNA，全长 3200 个碱基。HBV DNA 编码四个重叠的开放读码框（图 21-1）[3]。表面（S）基因编码包膜小蛋白，即 HBsAg。前 S1 区、前 S2 区和 S 基因共同编码包膜大、中蛋白。大 S 蛋白的前 S1 区可与人牛磺胆酸钠共转运多肽（NTCP）结合，而 NTCP 是 HBV 进入肝细胞的受体[4]。核心（C）基因编码乙肝核心抗原（HBcAg）。聚合酶（P）基因编码 DNA 聚合酶 / 逆转录酶。X 基因编码 HBx 蛋白，具有有效的转录激活作用，可能对肝癌的发生起一定作用。最近的研究表明 HBx 是 HBV 复制所必需的，可能是抗病毒治疗的一个靶点[5]。HBV 较为特殊，可产生一些不含基因组的 22nm 管状或丝状亚病毒颗粒。Dane 颗粒表面可表达大、中、小三种包膜蛋白，而亚病毒颗粒主要由小 S 蛋白组成。

（一）复制周期

HBV 的复制周期如图 21-2 所示[3]。HBV 通过前 S1 区与 NTCP 结合进入肝细胞，导致受体内吞。病毒包膜脱落，核衣壳进入肝细胞核，不完全正链 HBV DNA 的缺口被封闭，形成完整的双链、共价闭合环状 DNA（cccDNA）。cccDNA 与组蛋白结合，作为亚基因组病毒 RNA 转录的模板。该模板除了编码包膜蛋白外，还编码全长前基因组 RNA（pgRNA）。pgRNA 不仅作为聚合酶蛋白和核心蛋白的转录模板，还可被包裹至未成熟的细胞质核心颗粒。在这些未成熟的核心颗粒中，pgRNA 逆转录合成负链 HBV DNA，随后再以负链为模板复制正链 HBV DNA，但这一过程通常是不完整的，分泌出部分双链 DNA 分子结构的病毒颗粒。

通过新的病毒颗粒对肝细胞的再感染和细胞质内核衣壳的再循环，cccDNA 池维持稳定。目前被批准用于治疗乙型肝炎的核苷（酸）类药

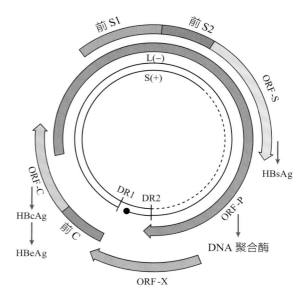

▲ 图 21-1　乙型肝炎病毒基因组由 4 个重叠的开放阅读框（ORF）组成：聚合酶（P）、表面（S）、核心（C）和 X

P 基因编码聚合酶蛋白，具有反转录酶功能。前 S1 基因、前 S2 基因和 S 基因编码大、中、小包膜蛋白。C 基因和前 C 区分别编码核心抗原和 e 抗原

物（NA）对 cccDNA 无直接抑制作用，故停药后复发率很高。近年的研究表明，IFN 可以诱导 cccDNA 降解和表观遗传修饰[6]。这也许可以解释为什么 IFN 治疗后 HBeAg 和 HBsAg 的清除率较 NA 治疗高。

（二）HBV 血清型和基因型

HBV 血清型分类是依据小 S 蛋白上的抗原决定簇。共同抗原决定簇是 "a"。此外，还有两对相互排斥的等位抗原 "y" 和 "d" 以及 "w" 和 "r"。因此，主要存在四种血清型：ayw、ayr、adw 和 adr[7, 8]。

根据不同地理区域中核苷酸序列的分布情况，将 HBV 分为 10 个基因型（A～J）（图 21-3）[9]。HBV 基因型对肝病的活动和进展风险有一定作用，并对 IFN 治疗应答有影响[7]。

（三）HBV 变异株

HBV 基因组通过 pgRNA 逆转录进行复制。逆转录酶缺乏校对能力。因此，在 HBV 基因组复制过程中存在较高的错配率，在慢性感染者体

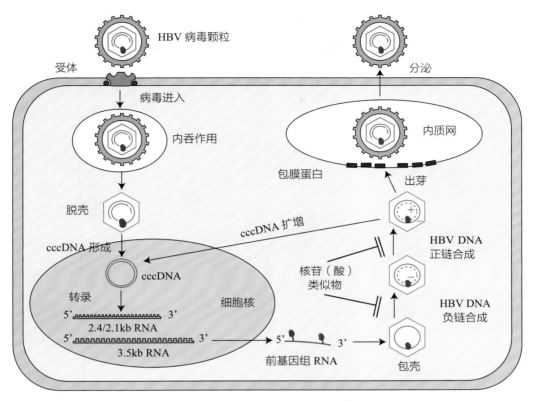

▲ 图 21-2 乙型肝炎病毒复制周期

乙型肝炎病毒（HBV）通过前 S1 区与牛磺酸协同转运蛋白（NTCP）结合进入肝细胞。病毒进入肝细胞后，包膜脱落，核衣壳进入细胞核，并在细胞核内合成互补链。共价闭合环状 HBV DNA（cccDNA）与组蛋白结合，是前基因组 RNA（pgRNA）转录的模板，也是核心蛋白和聚合酶的转录模板。pgRNA 与核心蛋白和聚合酶被包装成核心颗粒。在核心颗粒内，pgRNA 逆转录第一条负链 HBV DNA，然后合成正链 HBV DNA。随后核心颗粒被包裹进包膜蛋白内，并分泌出胞外。核心颗粒也能重新进入细胞核，补充 cccDNA 池

内病毒株以准种的形式存在（不同变异病毒株的混合体）。优势株主要由内源性和外源性两方面因素筛选，内源因素包括宿主免疫应答和变异株的复制适应力，外源因素包括抗病毒（NA）和免疫相关治疗（HBV 疫苗和乙肝免疫球蛋白）[10]。

前核心（preC）和核心（C）启动子区域变异是 HBV 最常见的自然突变。前 C 区位于 C 区上游。前核心蛋白由包含前 C 和 C 区的 RNA 翻译而来，被加工成一种小的可溶性抗原，即乙肝 e 抗原（HBeAg）（图 21-4）。前 C 和 C 区的上游核心启动子区域与 X 基因重叠，调控 pgRNA 和 preC mRNA 的转录，从而影响 HBV 的复制和 HBeAg 的合成。

最常见的前 C 区突变是 HBV 基因组 1896 位点上的点突变（G1896A）[11]。这种突变导致终止密码子提前出现，影响 HBeAg 的合成（图 21-4）。该突变在 HBV 基因型 D 中多见，而在基因型 B、C 和 E 中较少，很少发生在基因型 A、F 和 H。最初认为前 C 区终止密码子突变与急性重型肝炎和慢性重症肝炎有关，但后来发现这种突变也存在于非活动性携带者中。

最常见的核心启动子突变是一个包含 A1762T 和 G1764A 的双突变，可下调 HBeAg 的合成（图 21-4）。该突变存在于所有 HBV 基因型中，以 C 基因型最常见。据报道，核心启动子突变可增加 HCC 发生的风险[12]。

二、免疫反应和肝损伤的机制

一般来说，HBV 不具有细胞毒性，HBV 相关肝损伤主要是由免疫介导的；但持续高水平的病毒复制会增加不良临床结局的风险，这表明病

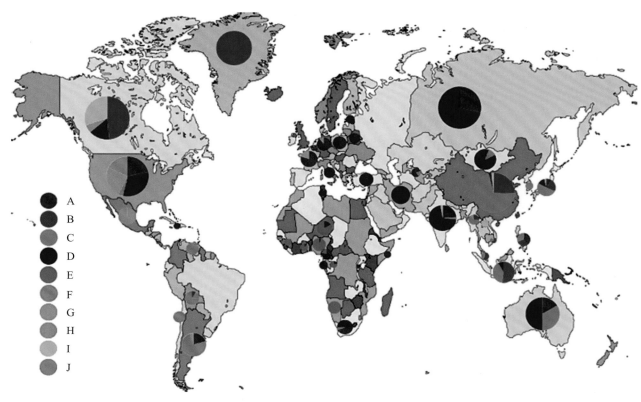

▲ 图 21-3　乙型肝炎病毒基因型的全球分布
经 Elsevier 许可转载，引自 Shi et al.2013[9]，Fig.1.

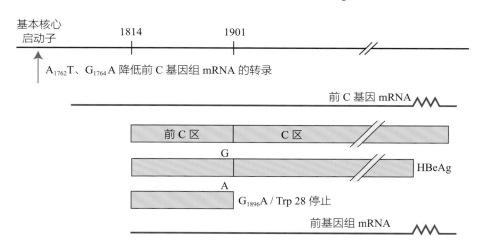

▲ 图 21-4　乙型肝炎病毒（HBV）前 C 区 /C 区基因的转录与翻译

核心启动子调控前 C 基因组 mRNA 和前基因组 RNA（pgRNA）的转录。前 C 基因组 mRNA 翻译成前核心蛋白，加工成乙肝 e 抗原（HBeAg）。pgRNA 逆转录成 HBV DNA，翻译成乙肝核心抗原（HBcAg）。HBcAg 与 HBeAg 重叠。前 C 区最常见的突变是 $G_{1896}A$，它导致色氨酸变为终止密码子，影响 HBeAg 的合成。核心启动子区的突变，尤其是 $A_{1762}T$ 和 $G_{1764}A$，下调了前 C 基因组 mRNA 的转录，减少了 HBeAg 的合成

毒和宿主免疫应答的重要性[13]。尽管 HBsAg 消失通常被认为是"功能性治愈"，但确有少数接受免疫抑制治疗的患者再次出现病毒血症，说明病毒可能无法彻底清除。静止期或非活动期意味着病毒被宿主免疫系统抑制。慢性 HBV 感染的不同阶段代表了宿主免疫反应和 HBV 复制之间平衡的改变。

在急性 HBV 感染时，会出现较强的多克隆

和多种特异性 CD8$^+$ T 细胞反应[14, 15]。在慢性感染者中，T 细胞的反应较弱且功能有限[15]。HBV特异性 T 细胞功能缺陷或耗竭状态，但未被清除。在自发或治疗相关的 HBeAg 或 HBsAg 清除的患者中，可观察到 HBV 特异性 T 细胞反应增强[16, 17]。虽然慢性 HBV 感染者的免疫应答并不能有效清除病毒，但却可介导肝脏损伤[18]。因此，宿主的免疫反应是一把双刃剑。

三、流行病学

HBV 可通过血液、经皮外伤或性接触传播。世界范围内不同地区的慢性 HBV 流行率为 0.1%～20%（表 21-1）[2]。在低流行地区，如美国、西欧、澳大利亚和新西兰等，流行率为 0.1%～2%。在中等流行地区，如地中海国家、东欧、印度和新加坡等，流行率为 3%～5%。而在高流行地区，如南亚、东亚和撒哈拉以南非洲等，这一比例高达 10%～20%。疫苗接种计划的实施使中国等一些国家从高流行地区转变为中等流行地区。在美国，HBV 的累计感染率约为 5%；而在东南亚和非洲部分地区，成年人的累计感染率接近 100%。世界范围内 HBV 流行率正在下降，但在许多发达国家，慢性 HBV 的流行率并没有和急性 HBV 流行率同步下降，这可能与从流行地区移民过来的携带者有关。

在许多高流行地区和一些曾经高流行的中等流行地区（如中国），围产期传播是主要传播模式，但在非洲国家，出生后前 2 年的水平传播是主要传播模式。母婴传播发生在出生时和出生后的密切接触期间，宫内感染并不常见。通常认为在中等流行的地区，儿童早期感染是主要的慢性感染病例。感染可能通过家庭内的密切接触、擦伤、割伤、共用牙刷和剃须刀、使用被污染的针头而发生。在低流行地区，大多数感染是由于成人间无保护的性行为或注射毒品而引起。男同性恋和有多个性伴侣的人更容易感染。发展为慢性感染的风险和感染时的年龄成反比：围产期感染约 90%，幼儿期感染 25%～50%，成年期感染非常低（1%～2%）。

传播方式

HBV 比人类免疫缺陷病毒和丙型肝炎病毒（HCV）更容易传播。主要由于部分慢性 HBV 感染者体内病毒载量较高（接近 12log$_{10}$U/ml，而 HIV 或 HCV 感染者多为 5～7log$_{10}$U/ml），以及 HBV 可在体外存活 7 天之久。目前 HBV 经血液途径传播已比较罕见。在一些国家，献血者不仅筛查乙肝表面抗原（HBsAg），还要筛查乙肝核心抗体（HBcAb）和 HBV DNA。据估计由 HBsAg 和 HBcAb 检测呈阴性的献血者引起输血相关乙型肝炎的发生风险为 1/6.3 万[19]。而核酸检测还能发现少部分可能通过输血传播 HBV 的献血者。在美国，小型集合核酸检测将输血后感染乙型肝炎的风险降低到 1/76.5 万以下[20]。

器官捐赠者需常规接受 HBsAg 筛查。据报

表 21-1　乙型肝炎病毒感染模式

特　征	流行模式		
	高	中	低
携带者比例（%）	≥8	2～7	<2
地理分布	东南亚、太平洋岛屿、撒哈拉以南非洲	中东、地中海盆地、东欧、中亚和南亚、日本、中国、南美	美国、加拿大、西欧、澳大利亚、新西兰
感染的主要年龄	围产期、婴幼儿期	婴幼儿期、围产期*	成人
传播的主要方式	母婴传播、经皮外伤	经皮外伤、性接触、母婴传播	性接触、经皮外伤

*. 目前仍然认为中国是乙型肝炎病毒高流行地区

道，来自 HBsAg 阳性者的非肝器官（如肾脏）和无血管组织（如角膜）的移植也可能导致 HBV 的传播。HBcAb 筛查的作用目前尚不确定，因为这样在低流行地区可能丢失接近 5% 的捐赠者，而在高流行地区可能丢失超过 50% 的捐赠者。在非肝器官（如肾脏）的移植中，HBsAg 阴性而 HBcAb 阳性的捐赠者传播 HBV 的可能性非常低，但在接受肝移植的患者中，这个比例可高达 80%[21-23]。

医疗卫生环境也许为 HBV 的传播提供了机会。通过被污染的手术器械或意外的针刺，HBV 可在患者之间或患者与医护人员之间传播。曾有报道，外科医生通过刺破的手套将 HBV 传播给患者[24]。在许多国家，所有从事侵入性操作的外科医生和其他医务人员都必须出示 HBV 免疫证明，对所有可能与患者接触的工作人员提供疫苗接种。美国疾病控制和预防中心建议，向容易发生暴露的医护人员提供咨询，采取预防传播的措施，对血清 HBV DNA 高水平的患者进行抗病毒治疗，并每 6 个月进行 1 次监测以确保 HBV DNA 水平保持在 1000U/ml 以下[25]。加强感染的控制，包括隔离 HBsAg 阳性患者和强制接种疫苗，已大大降低了血液透析患者中 HBV 感染的发生率。

母婴传播的风险与母亲的 HBeAg 和 HBV DNA 状态有关。即使及时接种了 HBIG 和首剂 HBV 疫苗，并最终完成疫苗的接种，高病毒水平的母亲仍有发生母婴传播的可能。已证实对于妊娠晚期的患者，尤其血清 HBV DNA > 200 000U/ml 的孕妇，给予抗病毒治疗可安全有效地预防 HBV 垂直传播[26, 27]。剖宫产并没有降低围产期 HBV 感染的风险。婴儿在接种过乙型肝炎疫苗后，可接受 HBV 感染者母亲的母乳喂养。通过羊膜穿刺术传播给胎儿的风险很低。

在发达国家，性传播仍然是 HBV 传播的主要方式。有多个性伴侣、有性传播疾病或高危性行为者感染的风险增加。通过一夫一妻制的配偶和固定性伴侣接种疫苗和有多个性伴侣者采用诸如避孕套的安全性行为，可以有效预防性传播。

四、预防

预防 HBV 感染最好是通过教育、实行"普遍预防措施"和接种疫苗来实现。

（一）乙型肝炎免疫球蛋白

HBIG 是一种高免疫力的血清球蛋白，具有高效价乙肝表面抗体（HBsAb）。在暴露前或暴露后数小时内使用可有效预防感染。HBV 疫苗应与 HBIG 一起使用，特别是对存在再次感染风险的人群。HBIG 适用于与急性 HBV 感染者的性接触者、HBV 感染母亲所生的婴儿和 HBsAg 阳性血液暴露人群（如针刺）。HBIG 还用于预防乙肝肝移植患者的 HBV 再感染，但随着具有高耐药屏障的强效 NA 的出现，HBIG 的作用已大大减弱。

（二）HBV 疫苗

1. 疫苗类型

HBV 疫苗有两种类型，包括血浆衍生疫苗和重组疫苗。血浆衍生疫苗是从 HBsAg 携带者血清中浓缩和纯化出仅含有 HBsAg 的 22nm 亚病毒颗粒来制备。由于担心潜在血源传播的可能（尽管没有数据支持），血浆衍生疫苗已在很大程度上被重组疫苗取代。重组疫苗来自酵母或哺乳动物细胞。酵母源性疫苗仅含有小 S 蛋白，而哺乳动物细胞源性疫苗不仅含有小 S 蛋白，还可能含有大 S 蛋白和中 S 蛋白。两种使用最广泛的 HBV 疫苗（Recombivax 和 Engerix-B）均为酵母源性疫苗，并且不含硫柳汞（一种与过敏反应和潜在神经不良反应有关的防腐剂）。

HBV 疫苗也可联合甲型肝炎疫苗（TWINRIX），白喉、破伤风和百日咳联合疫苗（DTP3），伴或不伴 B 型流感嗜血杆菌疫苗（Hib）一起接种。这些联合疫苗具有相近的作用，并有助于将 HBV 疫苗纳入儿童免疫计划。

2. 乙型肝炎疫苗适应范围（表 21-2）

(1) 所有新生儿：为了在全球范围内消除 HBV 感染，所有新生儿不论其母亲 HBsAg 状况如何，均应接种疫苗。截至 2015 年，96% 的

表 21-2 乙型肝炎疫苗接种的适应证

所有新生儿 *
所有出生时未接种疫苗的儿童和青少年
高风险的成人
- 卫生保健工作者
- 男同性恋者
- 有多个性伴侣者
- 注射吸毒者
- 血液透析患者
- 缺乏自理能力的患者
- 公共安全工作人员
- 糖尿病患者
- HBV 携带者的配偶、性伴侣和家庭成员
严重肝病风险的成人
- 慢性乙型肝炎患者
- HIV 感染者

*. 慢性乙型肝炎病毒（HBV）感染母亲的婴儿，出生时还应注射乙型肝炎免疫球蛋白

国家已将乙型肝炎疫苗纳入国家免疫规划，超过 83% 的婴儿接种了 3 针乙型肝炎疫苗，但仅有 39% 的婴儿是在出生时接种的[28]。在较早实施乙肝疫苗普及规划的国家，HBV 感染和 HCC 都已下降。中国台湾地区于 1984 年开始为乙型肝炎母亲所产的新生儿接种疫苗，并于 1986 年开始为所有新生儿接种疫苗。该计划实施 30 年来，30 岁以下人群的慢性 HBV 感染率从 9.8% 下降到 0.5%，HCC 及肝病相关死亡的风险降低了 90%[29, 30]。HBV 疫苗是第一个被证明可以预防肿瘤的疫苗[31]。

（2）HBsAg 阳性母亲的新生儿：这是消除慢性 HBV 感染最重要的一步。这些婴儿应在出生后 12h 内在两个不同部位分别注射 HBIG 和第 1 针疫苗。

3. 疫苗接种前筛选

预防接种前筛查的目的是确定已经接触过 HBV 及不需要接种疫苗的个人。在低流行区不需要进行预防接种前筛查，除非高危人群，但在高流行区或中流行区需要对所有成人进行筛查。可通过 HBcAb 检测来筛查出既往或当前是否感染过，或者联合 HBsAg 和 HBsAb 检测。后一种方法的优点是可区分慢性 HBV 感染者和有免疫力的人。

4. 接种计划

HBV 疫苗通常在第 0 个月、1 个月和 6 个月时分接种 3 次（表 21-3）。HBsAg 阳性母亲的新生儿应在出生后 12h 内接种 HBIG 和第 1 针疫苗。对于血液透析患者，疫苗剂量需要增加。

5. 有效性

乙肝疫苗被证明能有效预防 HBV 感染。90%～95% 疫苗接种者能达到血清 HBsAb 滴度 >10mU/ml。

6. 疫苗接种后检测

除了卫生保健工作者、血液透析患者和有反复接触 HBV 风险的人（如配偶或性伴侣是慢性 HBV 感染者和 HBV 感染母亲的婴儿），没有必要进行常规疫苗接种后检测 HBsAb 血清转换的情况。在完成全部 3 针疫苗接种后 1～2 个月

表 21-3 乙型肝炎病毒疫苗接种的时间和推荐剂量

疫苗商品名	年龄段（岁）	剂量（µg）	体积（ml）	接种次数
Engerix-B	0—19	10	0.5	3
	≥20	20	1.0	3
Recombivax HB	0—19	5	0.5	3
	≥20	10	1.0	3
（可选 2 剂）	11—15	10	1.0	2

对于血液透析患者，每次推荐剂量是 40µg：Engerix-B 40µg/2.0ml（0 个月、1 个月、2 个月和 6 个月），Recombivax HB 40µg/1.0ml（0 个月、1 个月和 6 个月）

应进行检测。慢性乙型肝炎母亲的新生儿应在 9～15 个月时进行检测。对于血液透析患者应每年进行检测。

7. 疫苗无应答者的管理

表 21-4 对疫苗无应答的原因进行了总结。一般建议无应答者再接种 3 针乙型肝炎疫苗；50%～75% 的人会在第 2 次接种时获得应答，并可检测到 HBsAb。对再次接种疫苗仍无应答者，应检测 HBsAg，因为其可能是未发现的慢性 HBV 感染者。对血液透析患者接种双倍剂量疫苗可提高应答率。

表 21-4　HBV 疫苗无应答的原因

宿主因素
• 年龄＞40 岁
• 肥胖
• 吸烟
• 遗传因素，特定的 HLA 类型
其他医学原因
• 糖尿病
• 肝硬化
• 肾衰竭
• 需要免疫抑制治疗
未发现的慢性 HBV 感染
技术因素
• 皮下注射
• 冷冻疫苗

HBV. 乙型肝炎病毒

8. 保护期限

婴儿时期接种过疫苗的青少年，大约 50% 体内保护性抗体（HBsAb）可持续 20 年或更长时间，并且 80% 的青少年对再次疫苗接种有记忆反应[32]。无论儿童或者成人，在对初次接种有反应的人群中，约 50% 在 30 年后仍可检测出 HBsAb，大约 90% 的人对再次接种有记忆反应[33]。因此，尽管 HBsAb 滴度随着时间而降低，即使检测不到 HBsAb，疫苗接种者也可能还受到保护。发生 HBV 感染主要在对疫苗接种没有反应的人群中；因此，对于那些在初次疫苗接种之后有应答的人来说，没有必要进行二次接种；而对于无应答的人，则可能需要再次强化。

9. 安全性

乙型肝炎疫苗是非常安全的，可在妊娠期间使用。最常见的不良反应是注射部位疼痛。其他不良反应包括低热、不舒服、头痛、关节痛和肌痛。有关乙型肝炎疫苗和中枢神经系统脱髓鞘病（包括多发性硬化症和自闭症）相关的担忧尚未得到证实[34]。

10. 疫苗逃逸突变体

表面蛋白突变最常见是在第 145 密码子（G145R）甘氨酸被精氨酸所替代，这种突变体已在一些母婴传播的儿童体内发现，尽管这些儿童接种了疫苗，但还是感染了乙型肝炎[35]。这种突变降低了 HBsAg 与 HBsAb 的结合，可能是为了逃避免疫识别而被筛选。虽然这种突变已在世界上许多地方被发现，但发生率很低，并且没有证据表明乙型肝炎疫苗有效性降低。

五、诊断

乙肝的确诊依赖于临床症状和实验室检测。HBV 血清学标志物和血清 HBV DNA 水平对诊断 HBV 感染及确定感染阶段有重要意义（表 21-5 和表 21-6，图 21-5 和图 21-6）。大多数慢性 HBV 感染者直到肝病晚期才出现症状，因此筛查高危人群对早期诊断具有重要意义。表 21-7 总结了 CDC 关于需要接受乙型肝炎筛查的人群

表 21-5　乙型肝炎病毒（HBV）血清学标志物的诠释

乙肝表面抗原（HBsAg）	HBV 感染：急性或慢性
乙肝 e 抗原（HBeAg）	HBV 复制活跃和高传染性
乙肝 e 抗体（HBeAb）	HBV 低水平复制和低传染性
乙肝核心抗体 [HBcAb（IgM）]	近期 HBV 感染
乙肝核心抗体 [HBcAb（IgG）]	感染恢复期或慢性 HBV 感染
乙肝表面抗体（HBsAb）	对 HBV 感染有免疫力
HBcAb（IgG）+HBsAb	既往感染过 HBV
HBcAb（IgG）+HBsAg	慢性 HBV 感染

表 21-6　乙型肝炎病毒（HBV）感染的诊断

感染状态	HBsAg	HBeAg	HBcAb（IgM）	HBcAb（IgG）	HBsAb	HBeAb	血清 HBV DNA	解　释
急性 HBV 感染	+	+	+	−	−	−	+++	早期
	−	−	+	+/−	−	+/−	+/−	窗口期
	−	−	−	+	+	+	+/−	恢复期
慢性 HBV 感染	+	+	−	+	−	−	+++	HBeAg（+）慢性乙型肝炎或免疫耐受期
	+	−	−	+	−	+	+/−	非活动性携带状态
	+	−	−	+	−	+	++	HBeAg（−）慢性乙型肝炎

HBsAg. 乙肝表面抗原；HBeAg. 乙肝 e 抗原；HBcAg. 乙肝核心抗体；HBsAb. 乙肝表面抗体；HBeAb. 乙肝 e 抗体

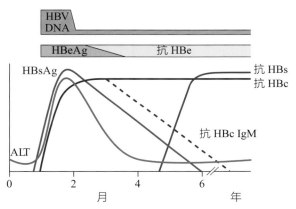

▲ 图 21-5　急性乙型肝炎病毒（HBV）感染的血清学特征
ALT. 谷丙转氨酶；HBeAg. 乙肝 e 抗原；HBsAg. 乙肝表面抗原；HBc. 乙肝核心

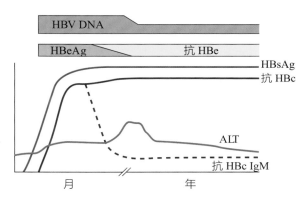

▲ 图 21-6　慢性乙型肝炎病毒（HBV）感染的血清学特征
ALT. 谷丙转氨酶；HBeAg. 乙肝 e 抗原；HBsAg. 乙肝表面抗原；HBc. 乙肝核心

提出的建议 [36, 36a]。

（一）血清学诊断

1. HBsAg 和 HBsAb

HBsAg 是 HBV 感染的血清学标志。在急性暴露于 HBV 后 1～10 周可检测到，一般比出现肝炎症状或谷丙转氨酶升高早 2～6 周。在随后恢复的患者中，HBsAg 通常在 4～6 个月内消失。若 HBsAg 持续阳性超过 6 个月意味着慢性感染。一般随着 HBsAg 的消失会出现 HBsAb，但在一些患者中可能会存在数周到数个月的窗口期，此时既不能检测到 HBsAg，也不能检测到 HBsAb。大多数急性 HBV 感染恢复者，HBsAb 可持续终

身，获得长期免疫。

一些 HBsAg 携带者的 HBsAb 呈现阳性；在大部分这类携带者中，抗体针对的是某一亚基因型抗原决定簇，而不是常见的 "a" 抗原决定簇，因此不能中和循环中的病毒颗粒。这类人群也应与 HBsAg 阳性而 HBsAb 阴性的人群实行同样的管理。

2. HBcAg 和 HBcAb

血液中不能检测到 HBcAg，但可以检测到 HBcAb。HBcAb IgM 是急性 HBV 感染的一个指标，也可能是窗口期的唯一标志物。在恢复期，HBcAb IgM 滴度下降，而 HBcAb IgG 滴度增加。在大多数慢性 HBV 感染者中，HBcAb IgM 维持在低滴度；慢性乙型肝炎病情加重时滴度增加，

表 21-7　推荐乙型肝炎（HBV）筛查的人群

出生在 HBV 高流行地区[a] 或中等流行地区[b] 的人群，包括移民和收养的儿童[c, d]

- 亚洲：所有国家
- 非洲：所有国家
- 南太平洋岛屿：所有国家
- 中东（塞浦路斯和以色列除外）
- 欧洲地中海：马耳他和西班牙
- 北极区域（阿拉斯加、加拿大和格陵兰的土著居民）
- 南美洲：厄瓜多尔，圭亚那，苏里南，委内瑞拉和亚马孙地区的玻利维亚、巴西、哥伦比亚和秘鲁
- 东欧：除匈牙利外的所有国家
- 加勒比：安提瓜和巴布达、多米尼加、格拉纳达、海地、牙买加、圣基茨和尼维斯、圣卢西亚、特克斯和凯科斯
- 中美洲：危地马拉和洪都拉斯

其他推荐筛查的人群

- 在美国出生但未接种过疫苗的婴儿，其父母出生在 HBV 高流行（≥8%）地区
- 与 HBsAg 阳性患者密切接触的家庭成员或性接触者[c]
- 有注射药物或毒品史的人[c]
- 有多个性伴侣或有性病史者[c]
- 男同性恋者[c]
- 监狱里的犯人[c]
- 慢性肝病者[c]
- HCV 或 HIV 感染者[c]
- 肾透析患者
- 所有孕妇
- 需要免疫抑制治疗的人
- 糖尿病患者
- 有 HBV 职业暴露风险的人
- 失去自理能力的残疾人

a. 乙肝表面抗原（HBsAg）阳性率为 ＞8%

b. HBsAg 阳性率为 2%～7%

c. 血清病毒呈阴性需接种乙型肝炎疫苗的人

d. 如果父母 HBsAg 阳性，下一代应进行检测

有时很难与急性乙型肝炎区分。

在 HBV 感染恢复期，HBcAb IgG 可与 HBsAb 同时存在；而在慢性 HBV 感染者中，HBcAb IgG 与 HBsAg 同时存在。HBsAg 和 HBsAb 阴性，HBcAb 阳性可见于以 HBcAb IgM 为主的急性乙型肝炎感染窗口期，急性 HBV 感染恢复多年后 HBsAb 滴度低于检测下限时，或慢性 HBV 感染多年后 HBsAg 滴度低于检测下限时。在流行区域和 HBV 感染高危人群中，单独 HBcAb 阳性通常被认为是 HBV 低水平感染或既往 HBV 感染过。偶尔在血清中可检测到极低水平的 HBV DNA，但在肝脏中可经常检测到 HBV DNA。据

报道，HBV 也可能通过仅 HBcAb 阳性的献血者和器官捐赠者传播，尤其是在血清阴性的患者接受 HBcAb 阳性捐赠者的肝移植中的风险最高[23]。

3. HBeAg 和 HBeAb

HBeAg 是一种可溶性蛋白，由前核心蛋白加工而成。它是 HBV 复制和传染性的标志。从 HBeAg 到 HBeAb 的血清学转换通常与血清 HBV DNA 水平的显著降低及肝脏病情的缓解有关。有些 HBeAb 阳性的患者仍呈现肝炎活动状态和高血清 HBV DNA 水平；这类患者大多发生了前核心或核心启动子的变异，阻碍或降低了 HBeAg 的合成[10]。

4. HBV DNA

血清 HBV DNA 是病毒血症和传染性的标志。目前使用的实时聚合酶链反应检测线性范围广，下限为 10~20U/ml，上限可达 10^8U/ml。使用灵敏的 PCR 检测方法，急性 HBV 感染者可在 HBsAg 出现前 2~3 周检测到 HBV DNA，在 HBsAg 发生血清转换后仍可检测到。慢性 HBV 感染者的 HBV DNA 水平不断波动，因此，多次检测对确定患者的感染阶段、抗病毒时机、监测治疗期间的病毒学应答有重要意义。

（二）肝活组织检查

肝活检的目的是评估肝脏炎症和纤维化的程度。有时肝活检是为了查明肝病的其他原因。对部分未达到治疗标准的慢性 HBV 感染者，肝活检有重要价值。

研究表明，中重度炎症和（或）进展期纤维化可出现在 ALT 正常的患者中 [37-39]，主要见于年龄较大（>40 岁）、血清 HBV DNA 高水平或没有 ALT 持续正常记录的患者。

（三）无创肝纤维化评估

多种无创方法已经被证实可用于评估肝纤维化（见第 7 章），包括实验室检测和测量肝硬度的弹性成像。通常这些检测可以比较准确的判断肝硬化存在与否，但却很难区分肝纤维化的不同阶段。炎症在乙型肝炎患者的病情进展和抗病毒治疗应答中起重要作用，但这些无创方法却不能测量炎症程度。事实上，重度炎症会导致错误的实验室评分，如谷草转氨酶与血小板比值指数（APRI）和肝脏硬度检测值。因此，这些方法用于评估非活动性携带阶段的肝纤维化最为可靠，活动性肝炎患者可能需要不同的参考值 [40]。尽管存在局限性，但无创肝纤维化评估可以确定重度纤维化或肝硬化患者是否需要开始抗病毒治疗和 HCC 的监测 [41-43]。

六、临床表现

在急性期，临床可表现为亚临床肝炎、无黄疸型肝炎、黄疸型肝炎甚至急性重型肝炎，而在慢性期，临床表现为非活动性携带、慢性肝炎、肝硬化、肝功能失代偿和 HCC。围产期或婴幼儿期感染通常轻微或没有症状，但慢性化风险高，而成人时期感染临床症状较明显，但慢性化风险小。对合并丁型肝炎感染的临床表现、预后和治疗的内容将在第 22 章讨论。

（一）急性 HBV 感染

约 70% 的急性 HBV 感染者表现为亚临床或非黄疸型肝炎。潜伏期为 1~4 个月。在前驱期，患者可能出现血清病样症状，随后是疲乏、厌食、恶心、右上腹不适，部分患者还会出现发热、呕吐和黄疸。临床症状和黄疸通常在 1~3 个月后消失，但有些患者在 ALT 水平恢复正常后仍感到持续乏力。

体格检查中最常见的临床表现有轻度肝大、黄疸和低热，很少出现脾大和蜘蛛痣。

实验室检测提示，急性肝细胞损伤时 AST 和 ALT 显著升高，伴或不伴胆红素升高。胆红素的持续升高和凝血酶原时间的延长表明肝损伤程度严重。

急性乙型肝炎患者的 HBsAg 和 HBcAb IgM 检测呈阳性。在疾病早期，HBeAg 和 HBV DNA 也会出现。在病程后期，可出现血清 HBeAg/HBeAb 转换，同时伴随 HBV DNA 的消失，某些患者可出现 HBsAg 阴转（表 21-6 和图 21-5），但 HBcAb IgM 会持续阳性。

（二）慢性乙型肝炎病毒感染

大多数慢性 HBV 感染者没有任何症状，部分患者可能会感到疲劳和右上腹不适。

体格检查一般正常，也有可能出现慢性肝病的特征和轻度肝大。肝硬化患者的肝脏缩小，可触及脾脏，并可能有失代偿的表现（腹水、肝性脑病、黄疸）。

代偿期肝硬化患者的实验室检查可以完全正常，或仅有 AST 和 ALT 轻至中度升高。急性加重期 ALT 水平可超过 1000U/L，并出现肝功能损害的标志（白蛋白减少，胆红素增加，凝血酶原时间延长）。在急性加重期，甲胎蛋白水平也可能增加，可高达 5000ng/ml。与急性乙型肝炎相似，急性加重期还会出现 HBcAb IgM 滴度的上升。

慢性 HBV 感染患者的 HBsAg 和 HBcAb IgG 呈阳性（表 21-6 和图 21-6）。HBeAg 和高水平的 HBV DNA 一般出现在慢性 HBV 感染的早期。

（三）肝外表现

1. 结节性多动脉炎

10%～30% 的结节性多动脉炎（polyarteritis nodosa，PAN）患者 HBsAg 阳性[44]。在过去 10 年中，HBV 相关 PAN 发生率的下降与 HBV 感染率的下降有关。HBV 抗原抗体免疫复合物可引起大、中、小血管的损伤。血管炎可影响心血管、胃肠道、肌肉骨骼、神经系统和皮肤系统。病程是可变的，有些可能是致命的。

2. 肾小球肾炎

HBV 相关性肾小球肾炎较罕见，以儿童患者为主。在儿童中最常见的是膜性肾小球肾炎。此外，膜性、膜增殖性或局限增殖性肾小球肾炎，轻微肾小球病变和 IgA 肾病也有报道[45]。虽然抗病毒治疗与 HBeAg 血清学转换可以缓解肾脏、肝脏疾病，但是肾脏疾病的严重程度与 HBV 复制或肝脏疾病的严重程度无关。

3. 丘疹性肢端皮炎（Gianotti-Crosti 病）

儿童丘疹性肢端皮炎与 HBsAg 阳性密切相关。通常表现为面部、臀部、四肢的对称性无痒感的红色斑丘疹，躯干部较少见。

七、自然史

HBV 感染的自然过程是由病毒、宿主和环境之间的相互作用决定的。

（一）急性 HBV 感染

感染时的年龄和宿主的免疫状况是决定急性 HBV 感染是否进展为慢性的重要因素。急性 HBV 感染恢复期主要表现为 HBsAg 的清除和 HBsAb 的出现。使用灵敏度较高的 PCR 检测方法仍可在肝脏中检测到 HBV DNA，甚至在部分急性 HBV 感染者"恢复"多年后还可以在血清中检测到 HBV DNA[46]。现在认为，这种病毒持续低水平现象是由宿主免疫反应所控制。这也解释了为什么在有些血清学指标已经恢复的 HBV 感染者中，会出现病毒复制的再活动。

（二）慢性 HBV 感染

通常认为慢性 HBV 感染的过程由 4 个阶段组成（图 21-7），但并非所有患者都经历所有阶段[47]。例如，儿童和成人 HBV 感染者的免疫耐受期很短，甚至不出现，还有部分患者不会进展到再活动期。

1. 免疫耐受期

这一阶段的特点是 HBeAg 阳性，血清 HBV DNA 高水平，ALT 持续正常范围。以围产期感染 HBV 的亚洲年轻人多见。由于机体对 HBV 免疫耐受，尽管病毒的复制水平较高，而肝脏本身却无明显病变，而最近的研究发现，这一阶段机体对 HBV 的免疫应答虽然较弱，但与免疫活动期相比无显著差异[48]。

免疫耐受期可持续 10～30 年，在此期间，HBeAg 自发性阴转非常低。大多数处于免疫耐受期的患者肝脏损伤轻微，短期随访预后良好，尤其是在 40 岁前出现自发性 HBeAg/HBeAb 血清学转换的患者。中国台湾的一项研究发现，通过平均 10.5 年的随访，只有 5% 的患者进展为肝硬化，没有人发展为 HCC[49]。40 岁前发生 HBeAg 血清学转换的患者进展为肝硬化的比率较低（低

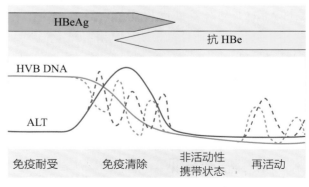

▲ 图 21-7　慢性乙型肝炎病毒（HBV）感染的不同阶段
ALT. 谷丙转氨酶；HBeAg. 乙肝 e 抗原

于 4%)，而 40 岁后发生 HBeAg 血清学转换的患者进展为肝硬化的比率上升到 28%[50]。

2. 免疫清除期（HBeAg 阳性慢性肝炎）

这一阶段的特点是 HBeAg 阳性，血清 HBV DNA 水平较高，ALT 持续或间歇升高，肝活检提示活动性炎症。

由于免疫介导肝细胞损伤而出现 ALT 水平波动，这是免疫清除期的一个特点。大多数患者 ALT 水平波动并无临床症状，但也有些表现为急性肝炎，罕见黄疸和肝衰竭。

HBeAg 血清学转换是免疫清除期的一个重要转归结果。在这个阶段，HBeAg 自发血清学转换率可能高达每年 10%～20%。HBeAg 血清学转换频率较高，但不一定伴随 ALT 水平波动[51, 52]。不是所有的 ALT 波动都会导致 HBeAg 血清学转换。有部分患者，ALT 波动同时出现血清 HBV DNA 的显著降低，但 HBeAg 仍呈阳性。ALT 波动在男性患者中更常见，这也可能是男性发生肝硬化和 HCC 概率较高的原因。

HBeAg 发生血清学转换的有利因素包括女性、年龄较大、ALT 高水平、HBV DNA 较低和非亚洲种族[53]。一些亚洲国家的研究表明，与 C 基因型相比，B 基因型患者更易发生 HBeAg 血清学转换，并且在 HBeAg 血清学转换后更容易获得持续的生化指标和病毒学应答[54]。

3. 非活动性携带期

这一阶段的特点是 HBeAg 阴性，HBeAb 阳性，持续正常的 ALT，血清 HBV DNA 低或检测不到。

此期的患者预后良好，尤其是免疫清除期肝损伤较小的患者。意大利一项研究发现，HBsAg 阳性献血者和未感染的正常对照组相比，随访 30 年后的死亡率没有差异[55]。中国台湾的另一项研究也发现，在平均随访 13.4 年之后，ALT 水平持续正常的 HBeAg 阴性患者未发生肝脏相关的死亡[56]。然而，在数月、数年甚至几十年后，有些患者会出现 HBeAg 阳转，部分患者还会进展为 HBeAg 阴性的慢性肝炎。非活动性携带者极少发生 HCC。考虑到慢性 HBV 感染的过程存在波动，除非在 12 个月内随机检测 3～4 次 HBV DNA 和

ALT 均提示为非活动状态，否则患者不应被归类为非活动性携带者。低 HBsAg 水平可将非活性携带者与 HBeAg 阴性的慢性肝炎患者区分开来，低 HBV DNA 水平的 HBeAg 阴性患者发生 HCC 的风险较低[57, 58]。

4. 再活动期（HBeAg 阴性慢性肝炎）

这一阶段的特点是 HBeAg 阴性，HBeAb 阳性，HBV DNA 高水平，ALT 间歇或持续升高，以及肝脏出现持续坏死性炎症。大多数患者在经历非活动性携带期一段时间后进入该期，但也有一些患者从 HBeAg 阳性的慢性肝炎直接进展到 HBeAg 阴性的慢性肝炎。该阶段是慢性 HBV 感染过程的后期，一般患者年龄较大，肝脏病变更严重。

大部分患者存在前核心区和核心启动子区域的突变，导致 HBeAg 的合成受阻。

5. HBsAg 自发清除

少数慢性 HBV 感染患者可能会出现 HBsAg 自发清除，甚至还会产生 HBsAb。据估计，HBsAg 的年清除率为 1%，但 HBsAg 的清除与时间不呈线性关系，在早期较罕见，随着时间的增加而升高[59]。

HBsAg 的清除通常伴随血清 HBV DNA 低于检测下限、ALT 的正常和肝组织学的改善[60]。然而，也有一些患者体内仍能检测到低水平的 HBV DNA，尤其在肝组织中。HBsAg 的清除提示患者的预后较好；但仍存在 HCC 风险，尤其是当 HBsAg 的清除发生在 50 岁以后或在形成肝硬化后[61-64]。

6. 隐匿性 HBV 感染

隐匿性 HBV 感染的定义是血清 HBsAg 阴性，但 HBV DNA 阳性[65]。大部分患者可以在肝脏组织检测到 HBV DNA，但血清 HBV DNA 无法检测到或滴度较低。大部分患者 HBcAb 阳性，表明他们以前感染过 HBV。对于丙型肝炎来说，合并隐匿性 HBV 感染的患者出现 HCC 的风险明显升高，这表明既往 HBV 感染或持续低水平 HBV 感染可能促使 HCC 的发生。

（三）临床结局

慢性 HBV 感染临床结局包括肝硬化、肝衰

竭和 HCC（图 21-8），是在宿主、病毒和环境因素共同作用下出现（表 21-8）。虽然 HBV 不是一种细胞毒性病毒，但血清 HBV DNA 的持续高水平、HBeAg 的血清学转换延迟和 HBV 再活化都可增加肝硬化、HCC 及肝病相关死亡的风险[13, 50, 66, 67]。HBV 基因型也与临床结局相关。来自亚洲的研究发现，与 B 基因型相比，C 基因型更容易发展为肝硬化，并且发生 HCC 的风险更高[68]。C 基因型的疾病进展更快，可能与 HBeAg 的血清学转换较晚，以及核心启动子的突变有关。核心启动子区域的 *A1762T* 和 *G1764A* 双突变不仅会增加肝炎活动，还增加了 HCC 的发生风险[12]。同时感染 HIV、HCV 或 HDV 也会增加肝硬化和 HCC 的风险。

除了病毒、宿主和环境因素，肝硬化是预测 HCC 最重要的因素（表 21-8）。目前已经研究了几种预测模型来评估 HCC 的风险（表 21-9）[43, 69-73]；但尚未得到广泛验证，并且预测长期 NA 治疗患者发生 HCC 风险的准确性尚不明确。

八、治疗

目前已有 8 种药物被批准用于乙型肝炎的治疗。这些药物虽然可以有效抑制病毒复制，但却

表 21-8　肝硬化或肝癌风险增加的相关因素

病毒因素
• 乙肝 e 抗原持续阳性
• HBV DNA 持续高水平
• HBV 基因型 C>B
• 核心启动子突变 *
• HCV、HDV、HIV 共感染

宿主因素
• 男性
• 年龄较大
• 病情复发加重
• ALT 水平持续升高
• 肝硬化 *
• 糖尿病 *
• HCC 家族史 *

环境因素
• 酗酒
• 吸烟 *
• 黄曲霉素 *

*. 增加肝细胞癌（HCC）风险
ALT. 谷丙转氨酶；HBV. 乙型肝炎病毒；HCV. 丙型肝炎病毒；HDV. 丁型肝炎病毒；HIV. 人类免疫缺陷病毒

不能清除 HBV；因此大多数患者需要长期治疗，甚至是终身治疗来维持临床疗效。

（一）治疗的目标

乙型肝炎治疗目的是持久抑制 HBV 复制并缓解肝脏疾病。最终目标是阻止肝硬化、肝衰竭和 HCC 的发生。评价治疗应答的指标包括血清 HBV DNA 降低，HBeAg 的阴转伴或不伴 HBeAb 出现，HBsAg 的阴转伴或不伴 HBsAb 出现，血清 ALT 水平正常，肝脏组织学改善（炎症减轻 ± 纤维化程度降低），或者由无创检查发现肝纤维化逆转。

（二）获批治疗的安全性和有效性

目前已批准的治疗包括普通 IFN、聚乙二醇 IFN（PegIFN）和 6 种 NA 药物：拉米夫定、阿德福韦酯、恩替卡韦、替比夫定、替诺福韦酯和替诺福韦艾拉酚胺。表 21-10 总结了 HBeAg 阳性和阴性患者对这些治疗的应答率。

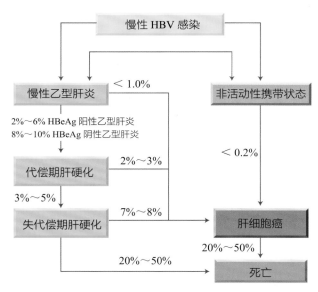

▲ 图 21-8　慢性乙型肝炎病毒（HBV）感染的结局
HBeAg. 乙肝 e 抗原

表 21-9 肝细胞癌的预测模型

预测模型	模型中的变量参数
REACH-B	年龄、性别、HBV DNA、ALT、HBeAg
REACH-B II	年龄、性别、HBV DNA、ALT、HBeAg、HBV 基因型、HBsAg 水平、HCC 家族史
CUHK	年龄、HBV DNA、肝硬化、白蛋白、胆红素
LSM-HCC	年龄、白蛋白、HBV DNA、肝脏硬度测量
GAG-HCC	年龄、性别、HBV DNA、核心启动子突变、肝硬化
PAGE-B	年龄、性别、血小板

ALT. 谷丙转氨酶；HBeAg. 乙肝 e 抗原；HBsAg. 乙肝表面抗原；HBV. 乙型肝炎病毒；HCC. 肝细胞癌

1. IFN

IFN 同时具有抗病毒和免疫激活的作用，是第一个被批准用于治疗乙型肝炎的药物。最近研究表明，IFN 还可能抑制 pgRNA 的包装，加速 cccDNA 的降解，可对 cccDNA 进行表观遗传修饰[6]。由于 PegIFN 使用方便、疗效更好而已经取代了普通 IFN。

(1) HBeAg 阳性患者：使用 PegIFN 治疗 1 年，在停药 24 周后，约 30% 患者出现 HBeAg 血清学转换[74, 75]。在治疗期间，联合拉米夫定可使血清 HBV DNA 明显下降，但对 HBeAg 血清学转换和停药后病毒持续应答没有影响。一项对使用 PegIFN 治疗的患者（包括部分联用拉米夫定）平均随访了 3.5 年的研究发现，37% 的患者出现了 HBeAg 阴转，11% 出现了 HBsAg 阴转[76]。与其他基因型患者相比，A 基因型患者 HBsAg 阴转率较高（28% vs. 3%，P＜0.001）。在初始应答者中，81% 的患者可获得持久的 HBeAg 阴转，30% 可获得 HBsAg 阴转。

(2) HBeAg 阴性患者：经过 1 年 PegIFN 治疗，15% 的患者在治疗结束 24 周后血清 HBV DNA 仍低于检测下限且 ALT 水平正常[77]。在治疗期间，联合拉米夫定同样也会使血清 HBV DNA 明显下降，但病毒学持续应答率无明显变化。相对于拉米夫定单药治疗组，PegIFN（包括部分联用拉米夫定）治疗组停药 3 年后，HBV DNA ＜2000U/ml 的比例分别是 22.6% 和 9.4%，ALT 正常率分别是 31.3% 和 18.9%，HBsAg 阴转率分别是 8.7% 和 0%[78]。

(3) 应答预测：预测 IFN 诱导 HBeAg 血清学转换的最主要因素是治疗前 ALT 水平的升高[79]。其他预测因素还包括高组织学活性指数和血清 HBV DNA 低水平。A 基因型、B 基因型比 C 基因型、D 基因型具有更高的 HBeAg 血清学转换率，并且 A 基因型的 HBsAg 清除率也较高[80]。在 HBeAg 阴性患者中，目前还没有公认的基线预测持续应答指标。如果 PegIFN 治疗 12 周后 HBsAg 滴度没有明显下降，无论 HBeAg 阳性或阴性，都可能意味着治疗应答不佳[81-83]。

(4) 不良反应：IFN 最常见的不良反应是注射后出现"流感样"症状。其他常见的不良反应包括疲劳、厌食、体重减轻、轻度脱发、情绪不稳定（包括焦虑、易怒和抑郁）、骨髓抑制、自身免疫病的发生或加重。

IFN 禁用于肝硬化失代偿期患者，因为有引起败血症、肝功能恶化和肝衰竭的风险[84]。对于 HBV 相关的急性肝衰竭、慢性乙型肝炎严重恶化、代偿期肝硬化和门静脉高压症的患者，以及在接受免疫抑制治疗或肿瘤化疗的同时需要抗病毒预防的患者，均应避免使用 IFN。IFN 也不适用于妊娠或备孕的女性。

2. 核苷类似物

目前已批准上市的 6 种 NA 药物可分为三类：L- 核苷类，如拉米夫定和替比夫定；无环核苷膦酸盐，如阿德福韦酯、替诺福韦酯和替诺福韦艾拉酚胺；脱氧鸟苷类似物，如恩替卡韦。替诺福韦艾拉酚胺在血浆中比替诺福韦酯更稳定，并能更有效地将活性代谢产物释放到肝细胞，从而使用较低剂量就能获得相近抗病毒效果，减少了全身暴露，并降低了对肾脏和骨骼的毒性。NA 主要通过抑制从 pgRNA 到 HBV DNA 的逆转录过程而发挥抗病毒作用，对 cccDNA 无直接抑制作用；因此，停药后病毒复发很常见。NA 对 HBsAg 水平的影响很小，有数学模型预测，

表 21-10 各种抗病毒药物对 HBeAg 阳性和 HBeAg 阴性慢性乙型肝炎的治疗应答率

		拉米夫定	阿德福韦酯	恩替卡韦	替比夫定	替诺福韦酯	替诺福韦艾拉酚胺	PegIFN[a]	PegIFN+拉米夫定[a]
		应答率（%）							
乙肝 e 抗原（HBeAg）阳性患者									
在 48 周或 52 周	组织学改善	49~62	53~68	72	65	74	na	38	41
	HBV DNA 低于检测下限	40~44	21	67	60	67~76	64	25	69
	HBeAg 血清学转换	16~21	12	21	22	12~21	10	27	24
	HBsAg 转阴	<1	0	2	0	<1~3	1	3	3
在延长治疗随访期间[b]	HBV DNA 低于检测下限	na	39 (5)	94 (5)	76 (4)	97 (5)	na	13[c] (4.5)	26[c] (4.5)
	HBeAg 血清学转换	47 (3)	48 (5)	41 (5)	53 (4)	40 (5)	na	37[c] (4.5)	36[c] (4.5)
	HBsAg 转阴	0~3 (2~3)	2 (5)	5 (2)	2 (4)	10 (5)	na	8[c] (4.5)	15[c] (4.5)
HBeAg 阴性患者									
在 48 周或 52 周	组织学改善	60~66	64~69	70	67	72	na	48	38
	HBV DNA 低于检测下限	60~73	51	90	88	93	94	63	87
	HBsAg 转阴	<1	na	<1	<1	0	0	4	3
在延长治疗随访期间[b]	HBV DNA 低于检测下限	6 (4)	67 (5)	na	86 (4)	99 (5)	na	18[c] (4)	13[c] (4)
	HBsAg 转阴	<1 (4)	5 (5)	na	<1 (4)	0 (5)	na	8[c] (4)	8[c] (4)

将组织学改善定义为坏死性炎症评分下降≥2分，纤维化评分未恶化

na. 不适用

a. 停药 24 周后进行肝活检

b. 在核苷类似物治疗期间和聚乙二醇干扰素（PegIFN）治疗后随访期间的时间点（以年为单位）

c. 停药后的评估

HBsAg 清除的中位时间要超过 50 年，这表明如果为了实现 HBsAg 清除这个目标，大多数患者需要终生治疗。

表 21-10 比较了目前批准用于 HBV 治疗的 NA 药物的应答率。恩替卡韦、替比夫定和替诺福韦酯具有更强的抗病毒活性，恩替卡韦和替诺福韦酯的耐药率较低。

(1) HBeAg 阳性患者：NA 治疗 1 年后，患者可获得较高（21%～76%）的血清 HBV DNA 阴转率和组织学改善（49%～74%），但只有 12%～22% 的患者实现 HBeAg 血清学转换，仅 0%～3% 的患者获得 HBsAg 的阴转[85-91]。除非 HBeAg 阴转，一般患者在停药后会出现病毒反弹。在发生 HBeAg 血清学转换后再延长治疗 12 个月，可巩固疗效并降低 HBeAg 逆转的可能。持续 NA 治疗 5 年 HBeAg 血清学转换率为 40%～50%[92-95]。

(2) HBeAg 阴性患者：NA 治疗 1 年后，也有较高的血清 HBV DNA 阴转率（51%～97%）和组织学改善（60%～72%），但 HBsAg 的清除率低于 1%[89, 90, 96-98]。停药后病毒复制会出现反弹。若使用替诺福韦酯治疗 5 年，血清病毒学应答率可达到 99%，但 HBsAg 的清除率仍然很低（<1%）[95]。

(3) 失代偿期肝硬化患者：早期研究表明，拉米夫定对失代偿期肝硬化患者是安全的，并且尽早给药有利于稳定病情、逆转肝衰竭，从而使部分患者避免肝移植[99, 100]。然而，临床效果往往落后于病毒学和生化学应答，在前 6 个月死亡率较高。存活超过 6 个月的患者生存率也会有所提高，但随着治疗时间延长，继发病毒学耐药突变很常见，甚至部分病例会出现严重肝炎发作、肝衰竭和死亡。最近的研究证实了恩替卡韦和替诺福韦酯对失代偿期肝硬化患者的安全性，并且有助于改善病情，使 Child-Pugh 分级或终末期肝病模型评分下降[101, 102]。

(4) 抗病毒药物的耐药：早期抗病毒药物的耐药是限制 NA 长期使用的主要因素，但恩替卡韦和替诺福韦酯具有很高的耐药屏障[103]。

抗病毒耐药的首要表现是血清病毒学的突破，其定义为血清 HBV DNA 水平较最低点增加 1 个 log 以上，或是血清 HBV DNA 转阴后再次复阳。与野生病毒株相比，大多数耐药突变株的复制能力较弱，所以起初耐药时血清 HBV DNA 水平往往较低，但在继续治疗过程中，突变株不断复制代偿性弥补病毒库，导致血清 HBV DNA 水平升高。病毒学的突破常伴随生化指标的突破（ALT 正常患者出现 ALT 升高），在某些情况下会出现肝炎活动或肝功能失代偿。一种药物的耐药突变可能会降低机体对另一种药物的反应，序贯治疗可能会导致多重耐药突变[104]。病毒学突破也并不总是抗病毒耐药所致；因此，除非患者已出现失代偿肝病或正处于严重的肝炎活动，否则在实施挽救治疗之前，应详细了解抗病毒药物使用依从性情况，并确认病毒学突破。

拉米夫定或替比夫定相关耐药突变最主要是甲硫氨酸被缬氨酸或异亮氨酸替代（M204V/I）。阿德福韦酯相关耐药突变包括丙氨酸被苏氨酸或缬氨酸替代（rtA181T/V）和天冬酰胺被苏氨酸替代（rtN236T）。恩替卡韦的耐药似乎需要通过双层机制，首先发生 M204V/I 突变，然后在 rtT184、rtS202 或 rtM250 位点发生氨基酸替代。替诺福韦酯的有关耐药突变尚未得到充分阐述。有报道苏氨酸替代丙氨酸突变（rtA194T）可能与替诺福韦的耐药有关，但这一发现尚未得到证实。体外研究显示，替诺福韦酯对阿德福韦酯单位点耐药 HBV 突变株的敏感性没有变化，当同时存在 rtA18T 和 N236T 突变时敏感性明显下降。多数临床研究还发现，替诺福韦酯能有效抑制阿德福韦酯耐药的 HBV，而联合恩曲他滨对治疗并无更多获益[105, 106]。

NA 的基因型耐药发生率从第 1 年的 0%～25% 上升到第 5 年的 0%～70%[103]。NA 初治患者使用恩替卡韦治疗 5 年的耐药发生率为 1%，替诺福韦酯治疗 8 年的耐药发生率为 0%[107, 108]。在拉米夫定治疗失败的患者中，使用恩替卡韦治疗 5 年后的耐药发生率为 50%[107]，但使用替诺福韦治疗相同时间却未观察到耐药发生[109]。

(5) 应答的预测：治疗前高水平的 ALT 是 HBeAg 阳性患者应答的最强预测因素[79, 110]。HBV

基因型和种族 / 民族对 NA 的应答无明显差异。

（6）不良反应：NA 的耐受性良好。尽管 NA 可引起乳酸酸中毒，但有完整证据的病例极为罕见。据报道，曾有晚期肝硬化患者在使用恩替卡韦治疗过程中出现严重的乳酸酸中毒[111]，但在失代偿期肝硬化患者的临床研究中并没有观察到有症状的乳酸酸中毒[101, 102]。阿德福韦酯和替诺福韦酯可引起 Fanconi 综合征、肾功能不全和骨密度下降[112-114]。两项最新研究表明，与替诺福韦酯相比，替诺福韦艾拉酚胺治疗 48 周对肾小球滤过率和骨密度的影响较小[91, 98]。替比夫定与肌病和周围神经病变有关，尤其是与 PegIFN 联合使用时[115]。

3. 联合治疗

目前已评估多种联合治疗方案；但迄今为止，没有一种联合治疗在诱导持续应答方面优于单药治疗。

（1）PegIFN 和恩替卡韦：有几项研究观察了接受恩替卡韦治疗的 HBeAg 阳性患者，探讨联合或序贯 PegIFN 治疗的效果[116-118]。但大多数结论均显示，HBeAg 血清学转换并无改善。

（2）PegIFN 和替诺福韦：一项包括 HBeAg 阳性和阴性患者的临床研究显示，相对于单独使用替诺福韦酯或 PegIFN，联合治疗组 48 周的 HBsAg 的清除率更高[119]。治疗 72 周后，联合治疗组有 9.1% 出现 HBsAg 阴转，而对照组为 0%～2.8%；然而，该研究主要观察的是 HBV A 基因型的患者。

（3）恩替卡韦和替诺福韦：一项研究将初治患者（70% HBeAg 阳性）随机分成两组，单独恩替卡韦治疗组和恩替卡韦联合替诺福韦酯组，在治疗 96 周后，尽管联合治疗组对高病毒载量患者的病毒抑制作用更快，但两组的病毒学应答率相似[120]。

4. 治疗的长期收益

一些临床试验通过比较基线和治疗 1 年 2 次肝活检的结果显示，肝脏坏死炎症有所减轻，但纤维化无改善；但经过连续 3～5 年 NA 治疗，在持续病毒学应答的患者中可以观察到纤维化的减轻和肝硬化的逆转[121, 122]。一项研究纳入了 348 名接受替诺福韦酯治疗的患者，比较基线和治疗 240 周 2 次肝活检的结果，其中 87% 的患者炎症减轻，51% 的患者纤维化程度降低。重要的是，基线时确诊为肝硬化的患者中 74% 出现了肝硬化逆转[95]。

一项具有里程碑意义的随机对照试验显示，对于明显纤维化、肝硬化及高病毒载量（> 140 000U/ml）的患者，拉米夫定可减缓疾病进程、减少 HCC 发生风险[123]。长期随访研究和 Meta 分析显示，IFN 和 NA 治疗可降低 HCC、肝硬化并发症和死亡的发生率[124-128]。值得注意的是，即使 HBsAg 已转阴，仍不能消除 HCC 的发生，有必要继续监测，尤其是基线时已肝硬化的患者[129]。

（三）治疗的适应证（表 21–11）

在决定是否开始治疗之前，应该先充分了解肝脏疾病的活动情况、发展阶段，评估肝硬化和 HCC 的风险及治疗相关的风险（不良反应、耐药性和成本）[130-133]。对危及生命的肝病患者和有肝硬化、肝癌高风险的患者应立即开始治疗，而病情较轻且肝硬化、肝癌风险较低的患者可以推迟治疗。推迟治疗的患者需密切监测，一旦发现病情较前活跃，应尽快开始治疗。一般来说，成人和儿童的治疗适应证是相同的。因为老年人感染 HBV 的时间较长，出现晚期肝病概率更大，所以老年人开始治疗的标准往往偏低。

1. 什么时候需要立即治疗

急性肝衰竭和失代偿期肝硬化患者应立即开始抗病毒治疗，治疗利大于弊。虽然临床改善可能需要几个月才能出现，但治疗有助于病情的稳定及肝脏病情的改善[99]。抗病毒治疗不仅可以缓解肝衰竭，还能降低肝移植患者 HBV 复发的风险。

慢性乙型肝炎严重恶化的患者，如 ALT 升高伴胆红素和（或）凝血酶原时间增加，应立即开始抗病毒治疗，因为他们有进展为肝衰竭的风险，抗病毒治疗可降低死亡率[134, 135]。

进展期肝纤维化或代偿期肝硬化且伴随血清 HBV DNA 高水平的患者应立即开始抗病毒治疗，有研究证实，抗病毒治疗可阻止疾病进展和

表 21-11　HBV 治疗的适应证

需要立即治疗
- 急性肝衰竭
- 失代偿肝硬化且 HBV DNA 阳性，不论 HBeAg 状态或 ALT 水平
- 代偿性肝硬化且 HBV DNA>2000U/ml，不论 HBeAg 状态或 ALT 水平
- 慢性乙型肝炎严重恶化
- HBsAg 阳性需要接受免疫抑制治疗，无论 HBV DNA 或 ALT 水平

推荐治疗
- 代偿期肝硬化，HBV DNA 可检测到，但<2000U/ml
- HBeAg 阳性的慢性肝炎，ALT 持续>2×ULN 且 HBV DNA>2 万 U/ml
- HBeAg 阴性的慢性肝炎，ALT 持续>2×ULN 且 HBV DNA>2000U/ml
- 妊娠女性，HBV DNA>20 万 U/ml

个体化治疗
- HBeAg 阳性，ALT 1~2×ULN，HBV DNA>2 万 U/ml
- HBeAg 阴性，ALT 1~2×ULN 和（或）HBV DNA 2000~2 万 U/ml

可推迟治疗的患者
- 处于免疫耐受期或非活动性携带状态的年轻患者

ALT. 谷丙转氨酶；HBeAg. 乙肝 e 抗原；HBsAg. 乙肝表面抗原；HBV. 乙型肝炎；ULN. 正常值上限

HCC[123, 131]。

即将接受肿瘤化疗或免疫抑制治疗的 HBsAg 阳性患者，应接受预防性抗病毒治疗，以避免 HBV 复制的再活动。HBV 复制再活动可仅表现为血清 HBV DNA 的升高，也可能出现无临床症状的 ALT 升高，或出现有明显临床症状的肝炎、肝衰竭甚至死亡[136]。预防性抗病毒治疗可以防止 HBV 复制的再活动，避免 HBV 相关肝炎以及 HBV 相关死亡[137]。有 HBV 既往感染血清学依据（HBsAg 阴性，HBcAb 阳性伴或不伴有 HBsAb）的患者，也有发生 HBV 复制再活动和 HBsAg 复阳的可能，但发生率较低。如果这些患者面临高风险的治疗措施，如血液系统恶性肿瘤化疗、骨髓移植前的预处理、含有利妥昔单抗或高剂量类固醇激素的治疗方案，则建议这些患者

预防性抗病毒治疗[138]。

2. 什么时候推荐治疗

建议代偿期肝硬化且血清 HBV DNA 水平较低但仍可检测到的患者进行抗病毒治疗，因为即使 HBV DNA 水平较低（<2000U/ml），也会增加 HCC 的风险[131]。

没有肝硬化的患者，但血清 HBV DNA 水平持续升高且存在肝脏炎症活动，无论 HBeAg 阳性或阴性，均建议抗病毒治疗[131]。如果 HBeAg 阳性患者年龄超过 40 岁或有 HCC 家族史，即使未达到免疫活动期慢性肝炎的诊断标准，也建议进行治疗。HBV DNA 或 ALT 水平处于波动或正常水平的患者可通过无创检查或肝活检对肝脏炎症、纤维化程度进行评估，以确定是否需要治疗。

无论 HBeAg 和 ALT 的状况如何，HBV DNA 高水平的孕妇都应在妊娠中晚期开始抗病毒治疗，以进一步降低母婴传播的风险[27]。近期报道一项随机对照研究结果显示，HBV DNA>200 000U/ml 的孕妇在妊娠第 30~32 周开始使用替诺福韦酯，新生婴儿感染率为 0%，而按原方案的对照组感染率为 7%[26]。

3. 什么时候可推迟治疗

除了孕妇，处于免疫耐受期的年轻 HBeAg 阳性患者可以推迟治疗。随访 10 年的研究表明，这些患者大多数肝活检没有纤维化或纤维化轻微，一般预后良好。这些患者即使治疗，发生 HBeAg 血清学转换的可能性也很低，但也有未经治疗的患者出现自发性 HBeAg 血清学转换。一项使用替诺福韦酯（有些患者联合恩曲他滨）治疗的临床试验显示，126 名患者中只有 3 人在治疗 192 周后出现 HBeAg 阴转，没有人出现 HBsAg 阴转，停药后多数患者发生病毒学反弹[139]。

非活动性携带者也不需要治疗，如果病情持续稳定，其远期预后良好[56]。

（四）初始治疗选择

选择 NA 类药物或是 IFN 治疗取决于患者的情况和偏好。表 21-12 总结了 IFN 和 NA 治疗的优缺点。IFN 最大的优点是疗程确定。另外，

表 21-12　IFN 和核苷（酸）类药物治疗的优缺点

	IFN	核苷（酸）类药物
给药途径	皮下注射	口服
治疗周期	有限，约 12 个月	不定，数年
抗病毒活性	温和，但有免疫调节作用	有效：ETV/TDF/TAF/TBV＞LAM＞ADV
耐药发生	未确定	确定：LAM＞TBV＞ADV＞ETV/TDF/TAF
不良反应	频繁，可能较严重	可以忽略不计，ADV/TDF 肾毒性，TBV 肌病

ADV. 阿德福韦酯；ETV. 恩替卡韦；IFN. 干扰素；LAM. 拉米夫定；TAF. 替诺福韦艾拉酚胺；TBV. 替比夫定；TDF. 替诺福韦酯

IFN 有相对较高的 HBsAg 清除率，尤其是 A 基因型的感染者。IFN 介导的 HBeAg 血清学转换似乎比 NA 介导的更持久。IFN 的主要缺点是需要皮下注射给药和不良反应。NA 口服给药，耐受良好，但停药后病毒学反弹很常见，因此需要长期治疗。推荐初始使用 NA 或 PegIFN 单药治疗。初始联合治疗未显示出更多的优势。

NA 而不是 IFN，可用于急性肝衰竭、慢性乙型肝炎严重恶化、肝硬化失代偿、预防性抗病毒治疗以防止 HBV 再激活或母婴 HBV 传播、有 IFN 禁忌证或不愿使用 IFN 的患者。在已批准使用的 NA 中，恩替卡韦和替诺福韦酯在抗病毒活性和耐药性方面最佳。替诺福韦艾拉酚胺具有较低的肾毒性和骨毒性，较替诺福韦酯更好。替诺福韦酯安全性高，是孕妇和备孕患者的首选药物。

（五）推荐使用剂量

无论 HBeAg 阳性或阴性患者，推荐 PegIFN 的疗程均为 48 周。PegIFN-α2a 的推荐剂量是每周 180μg，剂量不足（每周 90μg）或缩短疗程（24 周）可能导致 HBeAg 阳性患者的应答率降低[83]。一项小规模试验表明，延长 PegIFN 治疗至 96 周后，HBeAg 阴性患者的持续应答率可能升高[140]。临床研究中还尝试过不同剂量的 PegIFN-α2b。如果治疗 12 周后没有应答（HBsAg 水平没有下降），建议停止 IFN，因为持续应答的可能性很小。

在达到理想终点前，NA 不能随意停药[131-133]。

对于失代偿期肝硬化患者，建议终身治疗，因为停药后可导致病情恶化甚至死亡。对于代偿期肝硬化患者，一般也建议终身治疗，对于部分 HBsAg 已阴转的患者可考虑停药，但仍应密切监测，一旦病情复发，需立即重新开始治疗。

无肝硬化的 HBeAg 阳性患者，应长期治疗直到实现 HBeAg 血清学转换（HBeAg 阴性、HBeAb 阳性、血清 HBV DNA 检测不出），并至少再巩固 12 个月的治疗。

无肝硬化的 HBeAg 阴性患者，治疗终点尚未明确，指南推荐长期治疗，或实现 HBsAg 阴转，但阴转很少发生。

在代偿期肝病患者中，核苷酸初治患者使用恩替卡韦的推荐剂量是 0.5mg/d 口服，而失代偿期肝硬化患者应将剂量提高到 1.0mg。替诺福韦酯的推荐剂量为 300mg/d 口服，替诺福韦艾拉酚胺推荐剂量为 25mg/d 口服。当肌酐清除率＜50ml/min 时，则应适当减少恩替卡韦和替诺福韦酯的剂量。而对于肌酐清除率＞15ml/min 的患者，不需要调整替诺福韦艾拉酚胺的剂量。

（六）对治疗失败患者的处理

治疗失败患者的处理需要从治疗失败的类型、目前治疗方案、既往用药史和治疗前患者特点来评估。

1. 初始应答不佳

如果在使用 PegIFN 治疗 12 周后，HBsAg 水平下降很小或没有下降，那么持续病毒学应答的可能性非常低，因而可停止 PegIFN 治疗，改用 NA 治疗。血清 HBV DNA 初始下降并不能预示持续病毒学应答。恩替卡韦和替诺福韦酯具有较强的抗病毒作用，目前尚未有初始治疗无应答的报道。

2. NA 初治应答后的病毒学突破

病毒学突破可能是抗病毒耐药或药物依从性差所致。对于病毒学突破的患者，需考虑药物依从性问题，并在 1~3 个月后重新检测血清 HBV DNA 来确认病毒学突破。失代偿期肝病或严重肝炎发作的患者应立即开始挽救治疗，其他患者在确认病毒学突破后立即开始。替诺福韦酯是首选的药物，因为它对拉米夫定、阿德福韦酯、替比夫定和恩替卡韦耐药的 HBV 突变株均有效。临床研究表明，使用替诺福韦酯单药治疗即可，联合另一种 NA 治疗并无优势[114]。

（七）HBV 和 HCV 合并感染（见第 23 章）

HBV 和 HCV 合并感染在两种肝炎病毒流行区和注射吸毒者中较常见。与单纯急性 HBV 感染相比，急性 HBV 合并 HCV 感染时血清 HBsAg 的持续时间较短，ALT 峰值水平较低[141]。然而，无论急性 HCV 合并急性 HBV 感染，或是急性 HCV 合并慢性 HBV 感染，都会增加严重肝病和暴发性肝衰竭的风险[142]。与单独感染者相比，HBV/HCV 合并感染者发生肝硬化和 HCC 的风险更高[143, 144]。

PegIFN 对 HBV 和 HCV 均有抗病毒活性。临床试验表明，HBV/HCV 合并感染者对 PegIFN 和利巴韦林联合治疗的持续病毒学应答率与 HCV 单纯感染者相似[145]。值得注意的是，中国台湾一项研究发现，在 138 名获得 SVR 的 HBV/HCV 合并感染者的 5 年随访中，HBsAg 的累计清除率为 30%，远远高于接受 PegIFN 或 NA 单药治疗的 HBV 单纯感染者的结果[146]。此外，在治疗前血清 HBV DNA 呈阳性的患者中，约 53% 最终随访结果为阴性。治疗前血清 HBV DNA 阴性的患者中，62% 可在治疗中或治疗后检测出 HBV DNA，但只有 18% 的患者呈持续阳性。这些 HBV DNA 复阳的患者并未出现肝炎症状。这

些发现表明，在同时感染两种病毒的患者中，以 IFN 为基础的 HCV 治疗对 HBV 也有很好的效果。

直接抗病毒药物（direct-acting antiviral, DAA）对 HCV 具有更强的抗病毒活性，但对 HBV 无效。已有报道在 HBV/HCV 合并感染者中，如果未进行抗 HBV 治疗，在 DAA 治疗期间或治疗后发生 HBV 再活动，甚至出现肝衰竭和死亡[147-149]。这种并发症的发生率尚不清楚，但考虑到潜在的严重后果，建议在开始 HCV DAA 治疗前筛查 HBsAg 和 HBcAb。对于有 HBV 治疗适应证的 HBsAg 阳性患者，建议同时进行抗 HBV 治疗；对于其他 HBsAg 阳性患者，建议在 DAA 治疗期间和治疗结束后 6 个月内密切监测 HBV DNA 和 ALT[150]。在 HBsAg 阴性 /HBcAb 阳性患者中也有 HBV 再活动的报道。这个风险要低得多，在治疗期间和治疗结束后 3 个月监测 ALT 即可。

（八）HBV 和 HDV 共感染

具体见第 22 章。

（九）HBV 和 HIV 共感染

由于传播途径相同，HBV 和 HIV 的合并感染也很常见。世界范围内，HIV 患者中有 5%~15% 同时合并 HBV 感染，但流行率存在差异，在 HBV 流行区域较高[151]。合并 HIV 感染增加了 HBV 从急性感染进展为慢性感染的风险。慢性 HBV/HIV 合并感染者的 HBV DNA 水平较高，自发 HBeAg 血清学转换率较低，并且肝硬化和肝病相关的死亡的风险增加。

所有 HIV 感染者都应进行 HBV 筛查。血清病毒学呈阴性者应接种乙型肝炎疫苗。这些患者对 HBV 疫苗反应减弱，尤其是 CD4+ 细胞计数低于 200/μl 时。建议使用双倍剂量的 HBV 疫苗，对 CD4+ 细胞计数低的患者应首先接受抗逆转录病毒治疗[152]。HBcAb 阳性的患者也不少见，乙肝疫苗可以从 1 剂开始尝试，以确定是否可激活记忆性免疫应答。大多数 HBcAb 阳性且合并 HIV 感染的患者存在隐匿性 HBV 感染，如果免

疫功能受到抑制，HBV 复制可能会再次激活。

总之，建议所有 HBV/HIV 合并感染的患者都进行治疗，抗病毒方案应包含两种具有抗 HBV 活性的药物：替诺福韦联合拉米夫定或恩曲他滨[151]。由于免疫重建，在治疗最初的几周内会出现肝炎活动。对于少数已接受抗 HBV 但非 HIV 治疗的患者，建议使用覆盖两种病毒的药物。在极少数情况下，也可以尝试 PegIFN，但不应将具有抗 HIV 活性的 HBV NA（如拉米夫定、恩替卡韦和替诺福韦酯）作为单一治疗方案。当调整抗 HIV 治疗方案并停用抗 HBV 药物时，也可能导致肝炎活动。当然，ALT 水平升高也可能是由抗 HIV 药物的肝毒性或 HIV 相关的机会感染所致。HBV 治疗需长期进行，并监测病毒学应答和不良反应。替诺福韦艾拉酚胺已获批治疗 HIV 感染，与恩曲他滨联合或不联合其他抗 HIV 药物，由于替诺福韦艾拉酚胺安全性较高，比替诺福韦酯更受欢迎。

第 22 章　丁型肝炎

Hepatitis D

Patrizia Farci　Grazia Anna Niro　著

童学成 **译**　张 卡 **校**

学习要点

- HDV 是一种有缺陷的 RNA 病毒，需要 HBV 的辅助来进行病毒粒子的组装和传播。因此，HDV 只能感染携带 HBV 的个体。HDV 的传播途径与 HBV 相同。
- HDV 的传播可通过与 HBV 同时感染或慢性 HBsAg 携带者的重叠感染而发生。在同时感染中，急性丁型肝炎通常是自限性的，因为 HDV 不能在短暂的 HBV 感染中存活，而在重叠感染中，潜在的 HBV 感染支持 HDV 的持续复制。
- HDV 可引起急性肝炎，可能是暴发性病程，也可能迅速进展为慢性病毒性肝炎，致 70%~80% 的病例出现肝硬化。肝硬化可能稳定多年，但大多数患者死于肝功能失代偿或肝细胞癌，除非接受肝移植。
- 疫苗接种和卫生改善所致 HBV 感染的控制已使发达国家 HDV 发病率急剧下降。然而，新的感染问题正在出现，特别是在发展中国家和欧洲来自流行地区的移民正导致 HDV 死灰复燃。
- 慢性丁型肝炎治疗并不理想。IFN-α 是唯一被证实有益的药物。聚乙二醇 IFN 应用于所有肝功能代偿良好的患者，而对于晚期肝硬化患者则禁用，肝移植是唯一有效的治疗选择。

一、病原史

丁型肝炎病毒（HDV）是最有趣和最不寻常的人类病原体之一，其发现源于 1977 年意大利学者 Rizzetto 及其同事一次偶然观察[1]。在检查慢性乙型肝炎患者肝活检组织时，他们通过免疫荧光法发现了一种新的核抗原，将其命名为 δ 抗原，其抗体为 δ 抗体。最初被认为是一种尚未识别的乙型肝炎抗原，后来被认为这是一种新型人类病原体，表述为 δ 因子[2]。1983 年，δ 因子正式命名为丁型肝炎病毒，其所致的肝炎，称为丁型病毒性肝炎。HDV 与 HBV 的关联源于 HDV 是一种包含乙肝表面抗原（HBsAg）作为其包膜蛋白的杂交病毒。因此，HDV 的感染需建立在 HBV 感染的个体中。HDV 感染在世界范围内都有发现，并且与 HBsAg 阳性受试者中最严重的急性疾病有关，包括暴发型肝炎和慢性肝病。

二、丁型肝炎病毒（表 22-1）

HDV 是一种有缺陷的 RNA 病毒，需要 HBV 的辅助功能才能进行病毒粒子的组装、释放和传染[3]。HDV 的传染机制与任何已知动物类病毒不同，但却与植物类病毒相似。由于其独特性，HDV 被单独分类为 δ 病毒属[4]。

HDV 是最小的动物病毒，直径 35～37nm，是唯一拥有环状 RNA 基因组的病毒，该基因组包含约 1700 个核苷酸的单股负链 RNA（图 22-1）[5]。HDV 基因组编码单一结构蛋白，即丁型肝炎抗原（HDAg）。病毒颗粒内有一个核衣壳，是由 RNA 基因组与 HDAg 形成的核糖核蛋白复合物[3]。HDAg 以两种形式存在：短型（HDAg-S，含 195 个氨基酸），长型（HDAg-L，含 214 个氨基酸）。HDAg-S 是 HDV 复制所必需的，而 HDAg-L 抑制病毒复制，但是病毒组装所必需的[3]。HDAg-L 在 C 末端含有一个异戊二烯化基序，在 HDV 组装中起重要作用[6]。病毒颗粒被 HBsAg 包裹，依赖 HBV 提供唯一辅助功能。HBsAg 水平和天然 HBsAg 变异影响 HDV 的组装和分泌[7]。

HDV 复制具有其独特生物学特性。与其他 RNA 病毒不同，HDV 缺少自己的 RNA 聚合酶，因此，其复制需利用宿主细胞 RNA 聚合酶

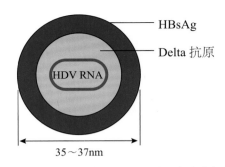

▲ 图 22-1 丁型肝炎病毒是由乙型肝炎病毒提供的乙肝表面抗原（HBsAg）包被的一种小缺陷 RNA 病毒

Ⅱ，它通常复制双联 DNA 模板。HDV 具有将 RNA 聚合酶 Ⅱ 重定向以转录 HDV RNA 基因组的独特能力[8]。HDV 唯一固有的酶活性是由称为核酶（RNA 酶）的 RNA 分子介导的，核酶能切割环状 RNA 基因组，产生线性分子[3]。丁型肝炎病毒的核酶是人类发现的唯一催化性 RNA 基序。

HDV 基因型

与所有 RNA 病毒相同，HDV 具有高度遗传异质性的特点。已经确定了 8 种不同地理分布的基因型（图 22-2）。基因 1 型在世界范围内被检测到，而基因 2 型、基因 3 型、基因 4 型呈地理区域分布。基因 2 型和基因 4 型（以前称为 Ⅱa 和 Ⅱb）主要分布于远东地区，基因型 3 仅限于南美洲北部地区。随后，在西非和中非发现了 4 个新的基因型（5、6、7 和 8）[9, 10]。HDV 混合感染和 HDV 基因组重组的证据为 HDV 进化提供了一种新机制[10]。

三、流行病学

（一）传染

HDV 只感染携带 HBV 的个体，乙肝表面抗体（HBsAb）阳性者对 HBV 感染具有免疫力，同时也不受 HDV 影响。HDV 和 HBV 可同时感染（同时感染），或 HDV 感染慢性 HBsAg 携带者（重叠感染）。HDV 的传播途径与 HBV 相似，主要通过输血或使用血制品，也可通过密切接触感染等方式传播。在发达国家，对血液及其制品

表 22-1 丁型肝炎病毒的特征

分　类	δ 病毒属
缺陷	需要乙型肝炎病毒的辅助
病毒粒子	直径 35～37nm，被乙肝表面抗原包被
基因组	1.7kb 环状单股负链 RNA 病毒
开放读码框	1 个，编码丁肝抗原
基因型	8 种
致病性	高，急性和慢性肝炎
分布	全球广泛分布，1500 万乙肝表面抗原携带者合并感染丁型肝炎病毒

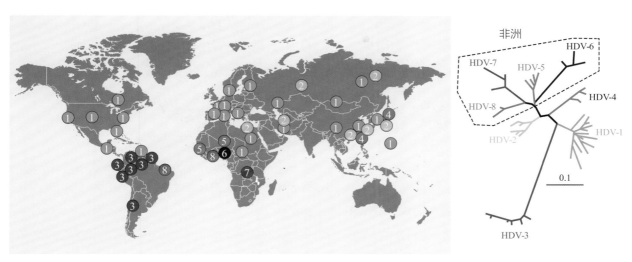

▲ 图 22-2 8 种丁型肝炎病毒（HDV）基因型的全球分布
经许可转载，引自 Taylor et al. 2013[3].

进行 HBsAg 的普遍筛查，基本消除了输血途径感染丁型肝炎[11]。HDV 易感于医务工作者、输血接受者和血友病患者，也具有家庭聚集性，包括成人与儿童。HDV 也可能经过性传播，特别是在多个性伴侣者，但在男同性恋者中很少见。垂直传播很少见。

（二）地理分布

HDV 感染呈全球分布，具有相当大的地理差异（图 22-3）。据估计，全球有 1500 万乙型肝炎病毒携带者感染了 HDV[11]。20 世纪 80 年代的血清流行病学研究表明，地中海地区、中东、中亚、北亚、东非、亚马孙盆地和太平洋某些地区的 HDV 感染率很高，而在北美和北欧、南非和东亚则较低（图 22-3）[3]。南欧的高发病率是混合流行病学模式的结果，其特征是一般人群中的地方性感染和注射吸毒者中的暴发流行，而在工业化国家，HDV 感染主要局限于注射吸毒者，尽管它可以影响所有 HBV 感染的群体[3]。HDV 感染在中东仍然流行，最近有研究表明 HDV 在蒙古、巴基斯坦和伊朗高度流行[12]。许多发展中国家尚无可用的数据[11]。

亚马孙流域、巴西（拉布雷亚热）、厄瓜多尔、哥伦比亚（圣玛尔塔肝炎）、委内瑞拉和赤道非洲都有报告 HDV 感染的流行，包括急性重

型肝炎的发生[13]。在这些地区，贫困儿童感染率较高，死亡率也很高。

（三）流行病学变化

在过去 30 年中，HDV 感染率与 HBV 感染一起显著下降，特别是在意大利，HBV 携带者中 HDV 感染率从 1987 年的 25% 下降到 1997 年的 8%[11]。同样，在意大利，急性丁型肝炎发生率从每年每百万人口 3.1 人下降至 0.2 人。这很可能与乙肝疫苗普遍接种、卫生改善和抗获得性免疫缺陷综合征活动有关，由此突出了滥交和共用注射器和针头的危险性[11]。然而，在之前流行地区感染率下降的同时，在世界其他地区，出现了新的 HDV 感染疫源地，如俄罗斯东南部、冲绳、印度北部、越南、中国台湾、加蓬和阿尔巴尼亚。注射吸毒者共用污染注射器和针头、性传播是重要的 HDV 感染重要来源。虽然有 HBV 疫苗接种的保护，但来自 HDV 流行地区的移民对欧洲 HDV 的复燃构成新的威胁[11, 12]。在工业化国家，HDV 仍然是注射吸毒者的主要医疗问题[11, 14]。

四、发病机制

肝脏是 HDV 可以复制的唯一器官。HDV 对

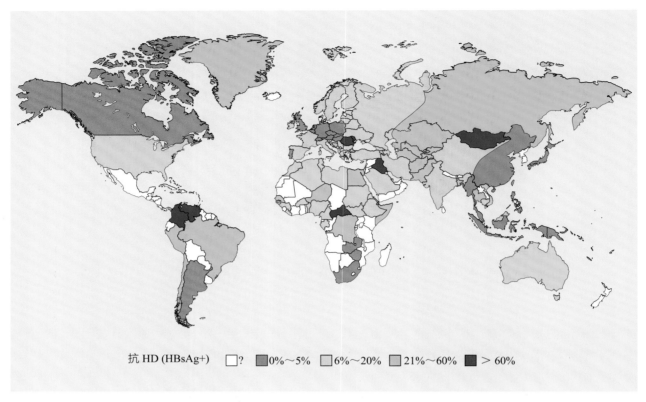

抗 HD (HBsAg+)　☐ ?　☐ 0%～5%　☐ 6%～20%　☐ 21%～60%　■ > 60%

▲ 图 22-3　通过急、慢性肝炎中乙肝表面抗原（HBeAg）携带者中的抗 HD 测定丁型肝炎感染的全球流行情况
经许可转载，引自 Taylor et al. 2013[3].

肝细胞没有直接的损伤，有证据表明肝细胞损伤是由免疫介导的[3]。HDV 复制的峰值发生先于组织病理学变化的峰值。已有报道 HDV 特异的适应性免疫应答，尽管其质量和数量似乎不足以控制大多数患者感染[15]。

　　HDV 引起肝纤维化快速发展机制尚不清楚。有人提出，长型 HDAg 可能通过调节 TGF-β 的信号激活而诱导肝纤维化，从而在发病机制中发挥重要作用[16]。这一调节机制主要依靠长 HDAg 的异戊烯基化。

　　尽管有报道指出 HDV 基因型影响疾病严重程度，但 HDV 基因型在丁型肝炎发病机制中的作用仍有待阐明。基因型 1 是目前世界上最流行的一种，具有广泛的致病性。在中国台湾，基因 1 型患者比基因 2 型缓解率低，临床结局更差[17]。基因 2 型和 4 型多与较轻的急性和慢性丁型肝炎有关[18]。基因 3 型与南美急性重型肝炎有关[19]，它与 HBV 基因 F 型相关，而 HDV 其他基因型与 HBV 基因型的关联较少[10]。HBV 基因型也在慢性丁型肝炎发病过程中起重要作用。例如，在中国台湾，与基因型 B 相比，HBV 基因型 C 与慢性 HDV 感染的不良结果相关[17]。然而，在未感染 HDV 的患者中，C 基因型的预后也比 B 基因型差。这需要深入研究 HDV 基因型之间的生物学差异、HBV 基因型共同感染的贡献、宿主免疫反应的变异性。

五、感染方式和临床

（一）急性丁型肝炎

1. 同时感染（图 22-4）

　　与 HBV 同时感染的丁型肝炎临床可表现为轻至重型，甚至急性重型肝炎[20]。在大多数情况下，急性丁型肝炎是自限性的，因为 HDV 病毒血症并不能比短暂的 HBsAg 血症更持久。临床表现通常与急性乙型肝炎难以区分，其是能完全康复，只有 2% 的病例进展为慢性[21]。因此，长期预后良好。

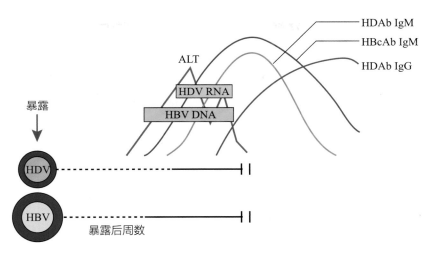

▲ 图 22-4　同时感染乙型肝炎病毒（HBV）和丁型肝炎病毒（HDV）导致急性乙型肝炎，谷丙转氨酶升高，乙肝核心抗体（HBcAb）IgM 出现。HDV 感染伴随谷丙转氨酶（ALT）第二个峰值和血清 δ 抗体（HDAb）IgM 的出现。HBV 的清除与 HDV 的清除有关

2. 重叠感染（图 22-5）

在重叠感染中，预先存在的 HBV 感染为 HDV 的完全表达提供了理想的条件，这可导致严重急性肝炎，并可能发展为急性重型肝炎。急性发作通常以黄疸为特征。它可表现为既往存在的慢性乙型肝炎恶化，迅速导致肝衰竭，或者是无症状的 HBsAg 携带者出现肝炎发作。如果之前 HBsAg 状态未知，则可能被误诊为急性乙型肝炎[22]。因此，任何 HBsAg 阳性患者发生急性或急性重型肝炎均应考虑 HDV 感染，后者在丁型肝炎比其他类型病毒性肝炎中更常见[23]。由于 HBsAg 携带状态使 HDV 持续复制，因此超过 90% 的重叠感染获得的急性丁型肝炎会转为慢性丁型肝炎。

（二）慢性丁型肝炎

慢性丁肝的临床表现差异大。其可无任何症状而体检时偶然发现，或者可能出现症状。最常见的是感觉乏力，但是也可能出现不适、厌食、右上腹不适和尿色深，尤其是疾病重症期或晚期。有些患者可能出现肝硬化及并发症，如黄疸、肝性脑病、腹水或门静脉高压症。虽然没有特异性的临床特征，但与慢乙肝不同的是，半数慢性丁肝患者有急性肝炎既往发作史，即 HDV 重叠感染的时间。许多患者表现出脾大。该病在各个年龄段都很严重，包括儿童[24]。通常，慢性丁肝患者血清转氨酶水平持续升高，随着病情进展到肝硬化晚期，转氨酶水平趋于逐渐下降。大多数患者乙肝 e 抗体（HBeAb）呈阳性，并且血清 HBV DNA 呈低水平或检测不到。HBsAg 携带有活动性肝炎且 HBV DNA 低水平或检测不到时，均应考虑慢性丁型肝炎可能。

慢性丁肝的实验室检测异常与在慢性乙肝中发现的异常相似，只是前者的 γ 球蛋白水平更高。慢性丁型肝炎患者可产生多种自身抗体。约 5% 的抗肝肾微粒体（LKM-3）抗体阳性[20]。

（三）肝组织学

丁型肝炎与其他类型的病毒性肝炎没有明显的组织学区别，只是丁型肝炎往往更严重。典型的急性或慢性病毒性肝炎形态学改变包括肝细胞坏死和炎症。在急性丁型肝炎中，病理性改变常以显著的炎性细胞（主要是淋巴细胞和巨噬细胞）小叶内浸润为主，并伴有退行性的胞质嗜酸性细胞，导致肝实质和汇管区形成嗜酸小体[25]。在大多数重症患者中，包括急性重型肝炎，表现为大部分但不是所有肝细胞的融合性坏死（亚大块性坏死）或几乎全部肝细胞的融合性坏死（大块性坏死）。在慢性丁型肝炎中，汇管区周围坏死（界面性肝炎）的程度通常比其他类型的慢性病毒性

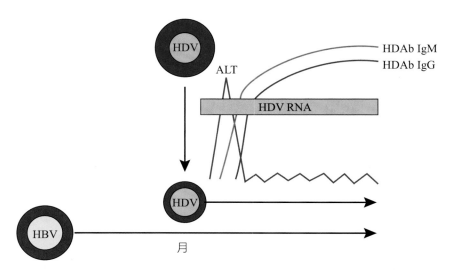

▲ 图 22-5　慢性乙肝表面抗原携带者的丁型肝炎病毒（HDV）重叠感染导致急性肝炎发作，出现血清 δ 抗体（HDAb）IgM，继而出现 HDAb IgG

预先存在的乙型肝炎病毒（HBV）感染为 HDV 复制提供持续支持，这导致超过 90% 的急性肝炎进展为慢性肝炎

肝炎更为明显（图 22-6），常伴有活动性小结节和大结节性肝硬化。

在亚马孙盆地暴发性丁型肝炎流行区中观察到一种特殊的组织学特征是肝细胞的微泡脂肪变性，导致桑葚胚细胞的形成（图 22-7）[26]。在意大利和非洲其他地方的重症丁型肝炎中也观察到类似的改变 [3]。

最近，非侵袭性纤维化标志物被用来评估慢性丁型肝炎的肝纤维化分期。然而，慢性丁型肝炎患者血清纤维化标志物的诊断准确性低于慢性乙型或丙型肝炎患者。肝活检仍然是评估肝脏损伤的主要手段，同时需要开发新的无创标志物来监测慢性丁型肝炎肝纤维化的进展 [27]。

（四）肝脏中的 HDAg 检测

利用免疫荧光或免疫过氧化物酶，可以在肝细胞的细胞核中显示 HDAg（图 22-8）。HDAg的存在从急性肝炎到慢性肝炎逐渐增加，但随着病情进展到肝硬化晚期后而逐渐减少，从而导致晚期疾病患者假阴性结果的出现。

（五）病程和预后

慢性 HDV 感染的病程差异很大。慢性丁型肝炎是所有年龄段中最不常见但最严重、进展最

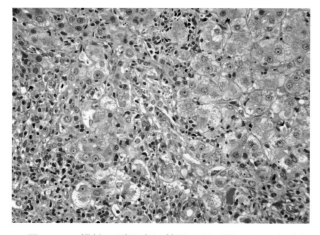

▲ 图 22-6　慢性丁型肝炎汇管区周围（界面）及小叶炎症活动明显

在水肿和坏死的肝细胞周围可见库普弗细胞和淋巴细胞聚集（HE 染色，200×）（图片由 Dr Sugantha Govindarajan 提供）

快的病毒性肝炎。在 5～10 年内，肝硬化发生率为 70%～80%[28]，比 HDV 阴性 HBV 感染的患者早 10 年以上 [29]。HDV 感染者发生肝硬化的风险大约是单纯 HBV 患者的 3 倍。一旦形成，HDV肝硬化可能稳定多年，除非接受肝移植，否则有很大一部分患者死于肝硬化并发症和肝细胞癌。原发性 HDV 感染和肝功能失代偿之间的平均间隔约为 20 年 [30]，尽管已报道有更快的进展形式 [28]。由于难以招募大量长期定期随访的慢性丁

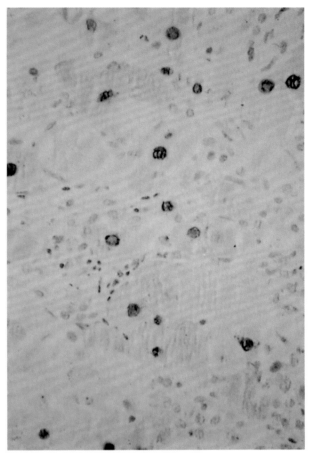

▲ 图 22-7　巴西北部 3 岁女童患暴发性丁型肝炎（Labrea 肝炎），在出现症状 3 天后死亡

尸检肝脏样本显示具有中央核（桑葚胚，类植物细胞）的大肝细胞出现微泡脂肪改变（免疫过氧化物酶染色，500×）

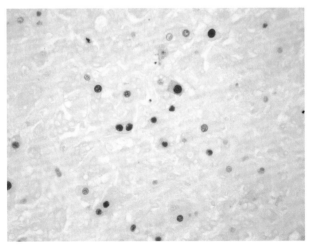

▲ 图 22-8　免疫过氧化物酶染色显示肝细胞细胞核内的肝炎 δ 抗原（HE 染色，200×）

图片由 Dr Sugantha Govindarajan 提供

型肝炎患者，因此最终这些并发症患者的比例尚未明确。大多数并发症发生率的数据是从回顾性研究中推断出来的，但它们提供了慢性丁型肝炎自然史的总体情况。据估计，HDV 肝硬化失代偿患者的年发病率在 2.6%～3.6%，HCC 年发病率在 2.6%～2.8%[29, 31]。两项分别在意大利和西班牙[33] 进行的纵向研究，证实肝脏失代偿是 HDV 肝硬化中最常见的死亡原因。在另一项对 200 名西欧 HBV 代偿期肝硬化患者（其中 39 人同时感染 HDV）的纵向分析中，在 6.6 年的中位随访期间，HCC 调整后相对风险是 HBV 肝硬化患者的 3 倍，失代偿和死亡率是 HBV 肝硬化患者的 2 倍[29]。在瑞典一项以慢性 HBV 单感染患者为参考人群的研究证实了 HDV 感染患者的 HCC 风险增加[34]；美国退伍军人的一项大型研究也证实了这一点，其中 HDV 感染与 HCC 发生独立相关[14]。

在少数病例中，如希腊大天使社区和美属萨摩亚群岛等流行地区报道，HDV 感染的特点是以非进展性良性病程[11]。在 HDV 阳性的人群中，HBsAg 的自发清除率高于 HDV 阴性的 HBV 携带者[32]。然而，如果 HBsAg 清除发生在 HDV 疾病进展晚期，则仍有可能发生肝功能失代偿、HCC 或死亡等不良临床结局。

由于发达国家 HDV 感染的发病率显著下降，在欧洲，临床上主要是老年患者，他们在 20 世纪 70—80 年代 HDV 流行期间感染丁型肝炎且存活下来。这些患者已感染多年，并已发展至晚期肝硬化，少数患者表现为非进展性轻度疾病[11]。然而，由于 HDV 流行地区的移民，导致 HDV 感染的复活，HDV 感染病例数再次上升。在希腊，超过 50% 的 HDV 感染病例是移民[35]。

HDV 可与其他肝炎病毒相互作用。在大多数三重感染患者的研究中，HDV 对 HBV 和 HCV 均有抑制作用[36, 37]，但中国台湾的研究表明 HCV 对 HDV 和 HBV 具有抑制作用[38]。三重感染患者的血清 HBV DNA 水平显著低于 HBV 和 HDV 同时感染的患者[39]。与 HIV 同时感染似乎并没有改变慢性 HDV 疾病病程[40]，由于这些患者的免疫抑制导致 HDV 抗体反应较隐匿或缺失，仅有部分患者血清 HDAg 可检测[41]。

（六）HDV 与致癌作用

虽然 HCC 在 HDV 感染患者中比例很高，但 HDV 诱导肝癌发生的分子机制仍不清楚。目前尚不清楚 HCC 是由基础肝硬化、HDV 的直接致癌作用或 HBV 和 HDV 的累积致癌作用引起的[42]。由于 HDV 对 HBV 的重要依赖性，HDV 在促进 HCC 方面的具体作用难以阐明。然而，已经提出了几种致癌途径。大丁型肝炎抗原可通过激活转导信号、转录因子 3（STAT3）和 NF-κB 促进氧化应激，或通过表观遗传机制，如肿瘤抑制基因的 DNA 甲基化和簇连蛋白启动子的组蛋白 H3 乙酰化，增加细胞存活率[42]。

六、诊断

（一）急性丁型肝炎

1. 同时感染（图 22-4、表 22-2 和表 22-3）

同时存在原发性 HBV 和 HDV 感染的血清学标志物可诊断为同时感染。最具特异性的是在高滴度 HBcAb IgM 的情况下发现血清 HDAb IgM。后者在 HDAb IgM 之前出现急性肝炎发作。HDAb IgM 在临床发病 1~2 周内出现，5~6 周消失，但也可持续 12 周[43]。当血清 HDAb IgM 消失时，可检测出血清 HDAb IgG。HDAb IgG 可能仅在恢复期出现，在恢复后数月至数年内消失[43]。血清 HD Ag 可在 HDAb IgM 出现之前被短暂检测到，尤其是在病情最严重的情况下。HDAb IgM 的缺失证实了急性 HDV 感染的消退，而持久性则预示着转为慢性。原发性 HBV 感染的血清学特征包括 HBsAg 和 HBcAb IgM 的检测。在恢复期可检测到 HBsAb 和 HBcAb IgG。

2. 重叠感染（图 22-5、表 22-2 和表 22-3）

HDV 的重叠感染几乎总是导致 HDV 的持续感染。低滴度 HBcAb IgM 的缺失或存在可区分重叠感染和同时感染[22]。除 HBsAg 外，通过检测 HBcAb IgG 和 HBeAb，可指明 HBV 预先存在状态。HBsAg 携带者的 HDV 重叠感染的特点是早期存在 HD 抗原血症和 HDV RNA，随着病程进展到慢性阶段，HDAb IgM 和 IgG 水平升高。HBV 复制标志物的抑制发生在急性期。

（二）慢性丁型肝炎

慢性丁型肝炎的诊断主要通过血清中高滴度的 HDAb IgG 和 IgM。HDAb IgM 在原发性感染中为五聚体（19S），在慢性感染中为单聚体（7S）[43]。HDAb IgM 是 HDV 诱导肝损伤的一种标志物。HDAb IgM 的检测可提供诊断和预后信息。其持久性可预测慢性 HDV 的发生，而其减少和消失则可预测慢性 HDV 疾病即将得到解决，无论是自发的或是由 IFN 治疗诱导所致[44]。在慢性丁型肝炎中，HDAb IgG 和 IgM 持续存在，同时血清中的 HDV RNA 和肝脏中的 HDAg 也是如此。由于高滴度循环免疫复合物中的抗原螯合，在急性

表 22-2 丁型肝炎：血清学和病毒学标志物的意义

标志物	意 义
抗 HDAg IgM	• 丁型肝炎病毒（HDV）急性或慢性感染
抗 HDAg IgG	• 急性感染（合并感染时滴度低，重叠感染时滴度越来越高） • 慢性感染（高滴度，HDAb IgM 阳性） • 既往 HDV 感染（低滴度，HDAb IgM 阴性）
HDV RNA	• 病毒复制活跃 • 急性（短暂）和慢性感染（持续）
HDAg	• 现症感染 • 急性感染（短暂几天），因与 HDAb 形成免疫复合物，所以在慢性感染中检测不到（可在 HIV 合并感染的患者中检测到）

表 22-3 急性和慢性丁型肝炎的诊断

		急性肝炎		慢性肝炎
		同时感染	重叠感染	
HDV（血清）	HDAb IgM	+	+	+（高滴度）
	HDAb IgG	+	+	+（高滴度）
	HDAg	+（早期，短暂）	+（早期，短暂）	-*
	HDV RNA	+（早期，短暂）	+	+
HDV（肝脏）	HDAg	+	+	+
	HDV RNA	+	+	+
HBV（血清）	HBsAg	+（短暂）	+	+
	HBcAb IgM	+	-	-

*. 由于与 HDAb 形成免疫复合物，在慢性感染中检测不到

和慢性阶段血清中 HDAg 的检测是不切实际的。

（三）HDV RNA 的检测

在抗体血清学转换之前，利用血清中逆转录酶聚合酶链反应检测 HDV RNA 是早期诊断 HDV 感染最可靠、敏感的方法[43]。最近，用于定量 HDV RNA 的实时 RT-PCR 检测方法已经得到了发展[43, 45]。这些检测方法对于研究急性和慢性丁型肝炎的分子生物学，以及监测抗病毒治疗的有效性非常重要。然而，主要的问题是缺乏标准化和商业化的 PCR 检测[46]。

七、治疗

抗病毒治疗的目的是根除 HDV 和 HBV，预防慢性丁型肝炎、肝硬化和 HCC 的长期后遗症。然而，这些目标很少能实现，慢性丁型肝炎的治疗仍不令人满意[47]。HDV 缺乏特异性病毒聚合酶及其高致病性，使其成为治疗的难点。已经在慢性丁型肝炎中尝试使用几种抗病毒药物[48]，但只有标准或聚乙二醇 IFN-α 已被证明是有效的，即使应答率很少超过 25%。这有限的应答率促使人们寻找直接针对 HDV 生命周期的新型治疗药物，如异戊基烯化抑制药和 HBV 受体拮抗药，

均在评估中[49, 50]。

（一）急性丁型肝炎

目前急性丁肝尚无有效的抗病毒治疗方法[48]。患者应密切监测肝功能的临床及生化指标，以尽早诊断是否进展为暴发性肝衰竭。暴发性肝衰竭患者唯一的治疗方法是肝移植，应及时转移到具备肝移植条件的专科医院。

（二）慢性丁型肝炎

1. IFN-α

IFN-α 是唯一获批治疗慢性丁型肝炎病毒感染的药物，最初在 20 世纪 80 年代中期使用。其疗效与剂量和疗程有关[51]。总体而言，每周 3 次给予高剂量标准 IFN 治疗，1 年疗程后，以敏感 PCR 检测为终点，只有 10%～20% 获得 HDV 持续清除（图 22-9），10% 的患者可获得 HBsAg 清除[48, 52]。同时感染 HIV[53] 或 HCV[54] 的患者治疗应答较差。在慢性丁型肝炎的患儿中，结果也令人失望[55, 56]。

关于 IFN 对丁型肝炎自然史的长期研究还很有限。一项前瞻性对照试验显示，36 名患者接受治疗 1 年后，随访 20 年结果提示接受高剂量 IFN 治疗的患者长期临床结果和生存率均有显著改

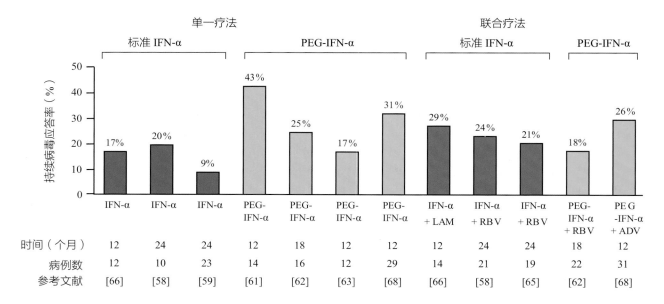

▲ 图 22-9　使用 PCR 检测血清中 HDV RNA 的持续病毒学应答率，其敏感度为每毫升 10～1000 个基因组拷贝。慢性丁型肝炎患者单独应用标准 IFN-α 或聚乙二醇 IFN-α 或者联合拉米夫定或利巴韦林治疗

ADV. 阿德福韦酯；IFN-α. 标准 IFN-α；PEG-IFN-α. 聚乙二醇 IFN-α；LAM. 拉米夫定；RBV. 利巴韦林（经 John Wiley & Sons 许可转载，改编自 Farci 2006[47].）

善[57]。一些最初为活动性肝硬化患者发生了晚期肝纤维化的逆转[57]。

已探索提高标准 IFN 疗效的策略，包括延长治疗时间[58, 59]，甚至持续治疗长达 12 年[60]，但大多数患者仍未清除 HDV，复发率仍然很高。而且这些替代方案的患者耐受性很差。

2. 聚乙二醇 IFN

聚乙二醇 IFN 每周给药 1 次，其安全性和有效性最初是在三项小型研究中进行评估（图 22-9）[61-63]。治疗结束 6 个月后，经敏感 PCR 检测，聚乙二醇 IFN 1 年疗程后持续病毒学应答率为 17%～43%[60-62]。进入试验时期疾病的持续时间和肝脏组织学的差异可能导致不同的应答率。慢性肝炎患者对聚乙二醇 IFN 的反应优于肝硬化患者，这与标准 IFN-α 一致[48]。最近对 12 例患者进行了长期高剂量聚乙二醇 IFN 的疗效评估，尽管进行了长期治疗，但只有 25% 的患者能够实现 HDV RNA 和 HBsAg 后期的清除[64]。

3. 与标准或聚乙二醇 IFN 联合治疗

一些小样本试验研究标准 IFN-α 联合利巴韦林[65]或拉米夫定[66, 67]的疗效（图 22-9）。这些研究表明，与 IFN 单药治疗慢性丁型肝炎相比，

无明显优势。在迄今为止进行的最大规模的随机试验中也获得了类似的结果，其中聚乙二醇 IFN 单药治疗、阿德福韦联合治疗及阿德福韦单药治疗的疗效进行对比[68]。治疗结束 6 个月后，两个聚乙二醇 IFN 治疗组中 28% 的患者获得 HDV RNA 清除。但是，在接受阿德福韦单药治疗的患者中未观察到。然而，对超过 75% 的患者经过平均 4.5 年的中位随访，半数以上的患者（58%）发生晚期 HDV RNA 复发[69]。测序分析显示，病毒血症的再次出现是由原始 HDV 毒株引起的，这就提出了在 HBsAg 阳性的患者中 HDV 是否能被明确清除的问题。然而，在观察期间，晚期和短暂性 HDV 复发与临床并发症的发展无关，这表明即使是对聚乙二醇 IFN 的短暂病毒学应答也可能对慢性丁型肝炎有益[35, 69]。

4. IFN 的不良反应

IFN 耐受性通常很差。不良反应很常见，尤其在高剂量和长期的治疗过程中。最常见的不良反应包括疲劳、厌食、贫血、血小板减少和精神症状[48, 62, 64]。为了及早发现和管理不良反应，必须进行持续监测。如果应用 IFN 超过 1 年，则可能需要根据个体耐受性来调整用药剂量。

5. 核苷（酸）类似物和其他药剂

尽管 HDV 与 HBV 存在结构上的联系，但 HBV 复制的有效特异性抑制药，如核苷（酸）类似物，对 HDV 复制没有影响或作用有限[47, 48]。这可能是因为这些抑制药对 HBsAg 的表达没有影响。

6. 抗病毒治疗监测

应用标准或聚乙二醇 IFN 治疗的慢性丁型肝炎患者，应每月监测全血细胞计数和血清 ALT 水平。应在基线、治疗 3 个月、6 个月、9 个月和 12 个月后及治疗后每 6~12 个月进行 HBV RNA 定量检测。目前主要问题是，缺乏用于 HDV 病毒血症的定性和定量评估的标准化商业测定。血清 HBsAg 水平的定量有助于识别长期应答者[70]。

7. 治疗反应的预测因子

没有可以预测持续的病毒学应答的基线生化或病毒学参数。无肝硬化的患者最有可能出现应答，这表明慢性丁型肝炎早期诊断和治疗的重要性。治疗后 6 个月内血清 HDV RNA 的 PCR 检测阴性是持续病毒学应答的最佳预测因子[61, 63]，尽管少数患者可能出现晚期复发[61]。对 HDV RNA 动力学的研究也可能有助于通过识别迟应答者来调整治疗持续时间，这些迟应答者可能受益于较长的治疗时间。聚乙二醇 IFN 治疗 24 周检测 HDV RNA 可以预测长期应答，因为 HDV RNA 水平下降小于 1log，并且 HBsAg 水平没有下降，可以识别无应答[71]。多项研究指出，HBsAg 清除是治疗 HBV-HDV 同时感染的最终目标，同时也指出治疗基线和过程中监测 HBsAg 水平的重要意义[72]。早期 HBsAg 下降可区分应答者和无应答者，强调了 HBsAg 检测作为早期应答的生物标志物的重要性，尽管这需要在前瞻性研究中进一步验证。

8. 目前建议

聚乙二醇 IFN 治疗获得的满意结果表明该药是治疗慢性丁型肝炎的首选药物[47]。聚乙二醇 IFN 应该用于所有未接受过 IFN 治疗的患者，以及之前对标准 IFN 治疗无应答者。在患者被判为无应答者之前，治疗时间应持续至少 6 个月。慢性丁型肝炎的治疗效果优于 HDV 肝硬化，这突

出了一旦确诊就开始治疗的重要性。开发一种用于检测和定量 HDV 病毒血症的高灵敏、标准化 PCR 检测方法对于评估早期反应、决定何时停止治疗、确定病毒学反应延迟患者可能受益于较长疗程至关重要。在基线和治疗期间也建议定量检测 HBsAg 和 HBV DNA。持续的临床监测对于早期管理 IFN 治疗相关不良反应是至关重要的。

晚期或失代偿性肝病患者禁用标准或聚乙二醇化 IFN 治疗，肝移植是唯一有效的治疗选择[48]。在肝移植前后的使用拉米夫定、阿德福韦、恩替卡韦和替诺福韦，无论是否使用乙肝免疫球蛋白，实际上已经消除了移植肝再感染 HDV 的风险[3, 73]（见第 38 章）。

（三）展望

治疗慢性丁型肝炎需要新疗法，因为即使使用聚乙二醇 IFN，其总体病毒学应答率仍然很低，并且大多数患者在停止治疗后会复发。对 IFN 应答不佳的机制尚不清楚，尽管体外数据表明 HDV 可能通过阻断 Tyk2 激活而损害 IFN-α 刺激的 JAK-STAT 信号通路[74]。

最近对 HDV 分子生物学的深入研究推进了新型抗病毒药物的开发，这些药物能够干扰这种独特病毒的生命周期。最有希望的一类新型抗病毒药物，即戊烯基化抑制药，它能阻断 HDV 组装中的重要步骤。体外研究表明，抑制 HDAg-L 的异戊烯化是唯一一种介导与 HBsAg 结合以进行病毒组装的 HDAg 形式，可以剂量依赖的方式阻止病毒颗粒形成[75]。利用支持 HDV 复制的新型 HBV 转基因小鼠模型，发现异戊烯化抑制药可诱导 HDV 清除[49]。临床试验表明，异戊烯化抑制药洛纳法尼用药 28 天后可引起 HDV RNA 的降低[76]。病毒血症在第一阶段迅速下降至 1.54log，并在第二阶段出现平台期，与 HBsAg 水平不变相关[76]。还需要进一步的研究来证实洛纳法尼的疗效，并解决与剂量相关的不良反应问题，包括恶心、腹泻、腹胀、体重减轻、厌食症和呕吐。另一种有前景的方法是通过抑制 HBV 受体牛磺胆酸钠协同转运多肽来靶向 HDV 附着和细胞进入[77]。Myrcludex B 单一疗法或聚乙二

醇 IFN-α2a 联合治疗实验中期结果显示，两组患者 24 周时 HDV RNA 均显著下降，而 HBsAg 水平不变[50]，这就提出了这种方法是否会导致 HDV 清除的问题。其他的分子方法包括反义寡核苷酸、核糖酶或小干扰 RNA[3, 48]。

八、预防

接种乙型肝炎疫苗可使受者对 HBV 感染产生免疫，从而预防 HDV 感染。应鼓励 HDV 易感者接种乙肝疫苗，如卫生保健工作者、血液透析患者、性活跃的男同性恋者、注射吸毒者、乙型肝炎病毒携带者的家庭和性接触者、来自 HDV 高流行地区的移民和难民等。预防全球 HDV 感染的最有效措施是为新生儿普遍接种 HBV 疫苗。必须对乙型肝炎病毒携带者进行关于通过注射吸毒感染 HDV 风险的教育。还应向与 HDV 感染者生活在一起的 HBsAg 携带者提供咨询，以避免通过性传播或家庭传播导致 HDV 重叠感染的风险。

第 23 章　丙型肝炎

Hepatitis C

Geoffrey Dusheiko　著

李 平 译　张 卡 校

学习要点

- 丙型肝炎是一种可以治愈的疾病。
- 目前丙型肝炎的标准治疗是使用直接抗病毒药物组合，大多数患者的持续病毒学应答率 ≥ 95%。
- 最近出现的泛基因型药物将治疗时间缩短至 8~12 周，进一步简化了丙型肝炎的治疗。
- 目前治疗方案仍可能出现抗病毒药物耐药性，但非常罕见。
- 下一代直接抗病毒药物的挽救方案是更有希望的。
- 建议对所有丙型肝炎患者进行治疗，丙型肝炎的治愈可降低肝脏相关死亡率和总体死亡率。
- 对于丙型肝炎肝硬化患者，病毒治愈后仍存在发生肝细胞癌的风险。

概述

非甲非乙型肝炎以前被认为是输血或注射吸毒（injection drug us，IDU）后发生的肝炎。对含有相对高滴度假定成分的血浆进行重组 DNA 技术分析，使丙型肝炎病毒（HCV）基因的分子克隆成为可能[1]。源于诊断非甲非乙型肝炎患者的抗体用于鉴定编码 HCV 非结构蛋白内的免疫显性表位的 cDNA 克隆。随后大量的研究表明，HCV 是引起全球非肠道传播的非甲非乙型肝炎的元凶。

自从 1989 年 HCV 被发现以来，我们对丙型肝炎的认识取得了很大的进展。治疗措施也有显著改善，因此超过 95% 的慢性丙型肝炎患者可以在不使用 IFN 或利巴韦林（RBV）的情况下治愈。

一、流行病学

丙型肝炎是全球传染病死亡的前十大病因之一，也是肝脏相关疾病死亡的主要原因，每年有超过 670 000 人死于丙型肝炎[2, 3]。HIV 或乙型肝炎病毒合并感染增加了疾病负担。尽管许多国家还没有丙型肝炎发病率的具体数据，但可以相信世界上 2%~3% 的人口持续感染 HCV。全球 7000 万至 1.3 亿人慢性感染，这些人存在发展为肝硬化和肝细胞癌的风险[4]。全球大约有 350 万 1—15 岁儿童患有慢性丙型肝炎。母婴传播是儿童 HCV 感染的主要原因，其他原因有院内传播（输血或不安全注射）和青少年注射吸毒。

HCV 感染的高危人群总结于表 23-1。据估计，80% 的慢性丙型肝炎患者位于 28 个国家。流行率较高的人口大国，包括中国、巴基斯坦、印度、埃及、美国、尼日利亚、巴西、刚果民主共和国和乌克兰。HCV 流行率和基因型分布存在地域差异，为 0.6%~22%。据报道，非洲（埃及）和亚洲流行率最高，西方工业化国家的流行率稍低。但日本（2.3%）和意大利（2.2%）的流行率相对较高（图 23-1）。不同人群的流行率也存在很大差异，例如部分国家的注射吸毒者中可高达 50%，而在英国的献血者中却低于 0.04%[4, 5]。在引入献血者筛查之前，丙型肝炎占了输血后非甲非乙型肝炎的大部分。

工业化国家的丙型肝炎流行率正在下降，但是最近海洛因和处方阿片类药物的滥用导致一些国家（如美国）的这种趋势发生逆转。然而，需要指出的是，当前的疾病负担主要是由于过去的感染，这部分人群感染后，经过 20~40 年的时间发展到肝硬化或肝癌。丙型肝炎仍然是欧洲和北美进行肝移植的主要适应证。全球 45% 的 HCC 死亡人数归因于 HCV 感染。

HCV 的传播途径主要有三种：血液传播（通常为静脉吸毒或输血）、体液传播（通常是性传播，特别是男同性恋者）和垂直传播。围产期性传播和吸入性吸毒也可导致 HCV 传播。在大多数国家，通过静脉吸毒进行血液传播是最常见的感染途径。目前估计 80% 的急性 HCV 感染都是由 IDU 途径感染；2/3 的 IDU 者感染了丙型肝炎，全球总计约 1000 万人，其中 300 万人在欧洲。来自非洲国家（包括肯尼亚和坦桑尼亚）的报道表明，IDU 可能是该地区丙型肝炎的主要传播方式。共用针头的吸毒者是一个重要的风险群体。HIV 阳性者的急性 HCV 感染与单一急性 HCV 感染在流行病学、自然史、免疫学和病毒学等方面均不同，并成为 HIV 感染者日益重要的问题。相对于一般的 HCV 传播方式，HIV 阳性的 HCV 患者大多都承认有高危性行为相关的黏膜传播或使用毒品相关的血液传播。既往在意大利等国家，

表 23-1　HCV 感染的高危人群

发达国家和发展中国家，个人感染 HCV 的危险因素
• 注射吸毒者（包括既往吸毒者）
• 医疗卫生工作者发生针刺伤（0%~10%）
• 血液透析患者，尤其在发生院感暴发后
• 性工作者
• 1992 年之前的输血或输注凝血因子者
• HIV 阳性男同性恋
• HCV 阳性母亲生育的婴儿，尤其是高载量的 HCV RNA 和 HIV RNA 共感染

发展中国家，其他 HCV 感染途径
• 输入未经筛查的血制品
• 不安全注射（包括医疗途径）或其他血液暴露
• 使用污染了血液的设备进行包皮环切或其他手术
• 既往的外伤
• 中医针刺针灸
• 文身和打耳洞
• 注射吸毒

HCV. 丙型肝炎病毒；HIV. 人类免疫缺陷病毒

家族内传播和性传播是感染的主要原因。据报道，丙型肝炎的医院内感染是在感染控制措施不当后，主要通过不安全的注射、血液透析、侵入性治疗及最近通过注射阿片类药物止痛等。输血的安全性有所提高，但并非所有国家都对血液进行 HCV 检测。对血液制品进行有效筛查 HCV 抗体（HCVAb）和 HCV RNA（核酸检测）的国家，输血感染 HCV 的风险几乎为零。单 HCV 感染和合并 HIV 感染的母亲发生母婴传播的风险分别为 6% 和 13%，这也反映了合并 HIV 感染母亲体内 HCV RNA 载量更高。

二、病毒学

HCV 是一种小型单股正链包膜 RNA 病毒[6]。其病毒生命周期是在肝细胞的细胞质中完成。HCV 的基因组类似于黄病毒科、瘟病毒和黄病毒的基因组。RNA 基因组包含约 9400 个核苷酸的正链 RNA，包括一个长的开放阅读框，编码 3010~3033 个氨基酸的蛋白，在翻译期间或之后被剪切为功能不同的多肽。RNA 基因组被翻译成

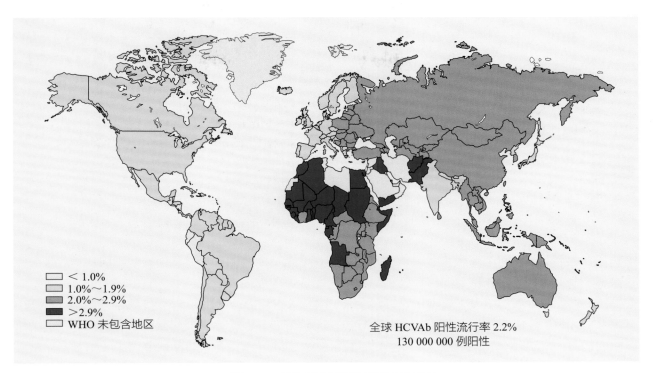

▲ 图 23-1　不同地区丙型肝炎流行率估计

引自 Perz J et al., unpublished data.Centers for Disease Control, 2002.

结构蛋白和非结构蛋白。HCV 已被确认为黄病毒科肝炎病毒属家族的第三种病毒。基因组的 5'端编码核衣壳和包膜结构蛋白，非结构区位于该区域的下游（图 23-2）。位于 5' 非翻译区的内部核糖体结合位点介导了翻译过程。非糖基化的衣壳蛋白与基因组 RNA 组装成核衣壳。在病毒包膜中发现了两种糖蛋白产物 E1（gp35）和 E2（gp70）。E1 和 E2 结构域中存在高度可变区，这些区域是重要的抗原位点，其变异性可能在持续感染和免疫发病机制中起重要作用。

HCV 通过易错配的 RNA 依赖性 RNA 聚合酶进行复制。快速的复制率，加上缺乏校对功能的 HCV RNA 依赖的 RNA 聚合酶低保真度，使 HCV 感染者产生大量具有密切相关但又不同的核苷酸序列，称为"准种"。诱导针对包膜蛋白的中和抗体可增强分化。

E2 基因的羧基末端切割可产生一个小蛋白 p7。HCV 基因组非结构区域的其余部分分为 NS2 至 NS5 区域（图 23-2）。HCV 在 NS2-NS3 连接处编码一种蛋白酶，并切割该位点。经过蛋白酶的切割，非结构蛋白仍然与细胞膜（膜状网）结合，形成一个复制复合物。NS3 具有 2 个功能结构域，一种是作用于多聚蛋白非结构区域剩余部分剪切过程的蛋白酶，另一种是作用于 RNA 复制过程的解旋酶。

以 NS4a 作为辅因子的 HCV 蛋白酶是特异性蛋白酶抑制药抗病毒药物的主要靶标。HCV NS5 可以切割为 NS5a 和 NS5b。NS5b 是一种病毒 RNA 依赖的 RNA 聚合酶；NS5a 可能参与基因组的复制，也是抗病毒治疗的重要靶点[7]。microRNA122（miR122）是肝脏中最丰富的 microRNA，通过与 HCV 基因组的 5'-UTR 中的两个靶区域的直接作用来刺激 HCV 的翻译。

HCV 包含 6 种主要基因型。在小型哺乳动物中寻找同源病毒，结果发现了几种感染野生啮齿动物的新型肝炎病毒（HCV 样病毒），但还没有证据表明会传播给人类。已经在鹿、鼠中发现了啮齿动物肝炎病毒（RHV）的完整基因组序列[8]。

由于缺乏合适 HCV 感染的细胞培养系统，以前对 HCV 的深入研究受到很大的阻碍。随着亚基因组 HCV 复制子系统的发展，这一障碍被克服；这些基因组与 HCV 基因组的非结构区域

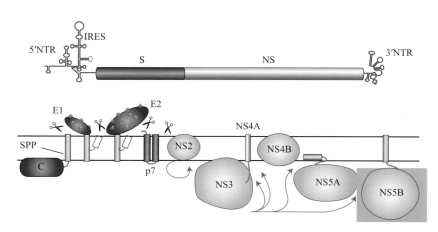

◀ 图 23-2　丙型肝炎病毒基因组结构和多蛋白加工。S 和 NS 所对应区域分别编码结构蛋白和非结构蛋白

引自 Penin F, Dubuisson J, Rey FA et al. Hepatology 2004; 39: 5-19.

偶联，一起转染到 Huh7 细胞（源自人类 HCC）后顺利复制 [9, 10]。最近，从 HCV 2a 基因型急性重型肝炎患者中分离的 JFH-1 病毒株，将其全长 HCV RNA 转染到 Huh-7 细胞中可以产生具有传染性的病毒 [11]。细胞培养系统已取得进展，可以在体外感染原代肝细胞和干细胞衍生的肝细胞样细胞，增加了对 HCV 生物学和发病机制的认识 [12]。

已经提出 HCV 的候选受体，包括四跨膜蛋白 CD81、低密度脂蛋白受体、清道夫受体 BI（SR-BI）和肝素。现已证明封闭蛋白 -1（一种紧密连接组分）是一种重要的辅助受体 [13]。

三、病理和发病机制

只有 15%～40% 急性 HCV 感染者可在 4 个月内清除 HCV RNA，从而获得痊愈。大多数的 HCV 感染者发展为慢性感染。

HCV 通过多种策略逃避宿主固有免疫和适应性免疫反应。病毒复制过程中产生的双链 RNA 可通过信号通路诱导 IFN-α 的产生，这是宿主的第一道防线。IFN 通过与细胞表面上的 IFN-α 和 IFN-β 受体结合而发挥抗病毒作用。IFN 与其受体结合启动了 JAK-STAT 信号级联反应，并诱导 IFN 刺激基因的表达。由此产生的固有抗病毒反应是对病毒感染的早期反应。HCV 可能会抑制 IFN-α 的抗病毒作用，并且已进化出一种干扰 1 型 IFN 诱导和信号转导的机制。例如，HCV 蛋白 E2 和 NS3 能够抑制 IFN 诱导的双链 RNA 激活蛋白激酶的功能，从而使病毒破坏适应性免疫应答的进程 [14]。

NS3-4A 可阻断病毒传感，并阻碍 1 型 IFN 信号转导。受感染肝细胞内固有抗病毒反应的维 A 酸诱导基因 I 和 IFN 调节因子 3 信号通路被破坏，从而允许病毒入侵，并逃避感染细胞内的固有免疫防御 [15]。慢性丙型肝炎感染与肝细胞中的脂质积累有关。脂质代谢与 HCV 复制和增殖之间存在密切关系。病毒包膜需要脂蛋白成分，这是感染的先决条件。HCV 利用脂质代谢来完成病毒生命周期。部分慢性丙型肝炎患者合并糖尿病和脂肪变性 [16]。

现已鉴定出能够识别包膜可变区域或非结构蛋白中表位的 HCV 特异性 HLA I 类限制性细胞毒性 T 淋巴细胞（CTL）。在 HCV 感染者中发现 CD4[+] 增殖性 T 淋巴细胞可对重组病毒抗原产生反应。CD4[+] T 细胞对 HCV 核心的反应与伴有轻微肝炎的病毒血症携带者的良性感染过程可能相关。自限性 HCV 感染者表现出更强的病毒特异性 CD4[+] IFN-γ 细胞反应性。HCV 特异性 CD8[+] CTL 被认为在清除 HCV 中起关键作用，因为在急性 HCV 感染痊愈患者中，潜伏期的 HCV 特异性 CTL 反应比进展为慢性感染者的反应更强。

病毒突变影响 T 细胞的识别，免疫逃逸的突变有利于病毒的持久感染。细胞表面抑制受体在识别 HCV 中的作用、HCV 感染的中和抗体的开发需要进一步研究。有假说认为，HCV 感染的肝细胞下调了自然杀伤细胞的细胞毒活性。由于不同基因型 HCV 在氨基酸水平上存在高达 20% 的差异，给 HCV 预防性疫苗的研发带来很大障碍。

即使是慢性感染状态，宿主体内仍可以检测到微量的 HCV 特异性 CTL，这意味着病毒可以在这些 CTL 存在的情况下持续存在，并且可能对抗病毒细胞因子产生抗性。可能存在 T 细胞的耗竭。由于缺乏病毒聚合酶的校正机制，HCV 经常发生突变，如果 CTL 在早期感染时不能快速清除病毒，则 CTL 的反应会选择出逃逸 T 细胞的突变体。之后，HCV 特异性 CTL 反应越弱，选择压力也越小 [17]。抗体反应可能会中和病毒蛋白，但会选择出逃避 B 细胞反应的突变体。丙型肝炎治愈的个体可能再次受到感染。

慢性丙型肝炎感染过程中的纤维化是由肝星状细胞被细胞因子和炎症信号分子激活，从而产生细胞外基质蛋白并沉积。纤维化起始于门静脉周围，并逐渐延伸至肝小叶和中央静脉。进展为肝硬化的高危因素包括高龄 HCV 感染、男性、大量饮酒、HBV 或 HIV 共感染。脂肪变性可加速肝纤维化进展。

在 HCV 基因组复制和病毒核酸的整合过程中没有 DNA 中间体，病毒导致肝癌的发生可能归因于肝硬化和肝细胞的再生。HCV 感染很少引起急性肝衰竭。

四、丙型肝炎的实验室诊断

（一）HCVAb

丙型肝炎感染的诊断主要通过酶联免疫吸附法、化学发光法或快速诊断测试来检测 HCV 抗体。HCVAb 是过去或现在感染的指标，在感染痊愈后可随着时间的推移而下降或消失。抗体阳性不能确认个体是否具有活动性感染。

第三代免疫方法测定主要针对 HCV 核衣壳（C22）和基因组其他非结构域的抗原。大多数急性 HCV 感染者在就诊时 HCVAb 往往检测不到，只有当血清谷丙转氨酶水平达到峰值时，HCVAb 才呈现阳性。HCV IgM 抗体阳性率较低，不是急性感染的可靠检测指标。急性丙型肝炎的诊断可能需要结合高危人群中 HCVAb 血清转换的情况。

大部分发达国家和许多中低等收入国家已对献血者进行常规 HCV 检测，这大大降低了 HCV 传播的风险。任何不明原因的血清转氨酶升高或存在丙型肝炎的危险因素，都应该进行 HCVAb 的检测。HCVAb 的干血斑点检测、HCV RNA 和 HCV 核心抗原的新型检测方法有利于 HCV 的快速检测和筛查 [18, 19]。

（二）HCV 确认检测

在低风险人群（包括献血者）中需要补充检测来确认 HCVAb 检测的特异性。HCV RNA 阳性是 HCV 持续感染的诊断依据，通常在治疗前需要对 HCV RNA 的基线定量测定。血清 HCV RNA 的精确定量检测方法已成熟，对抗病毒治疗前和治疗期间病毒载量的评估是非常有价值的。

聚合酶链反应技术为血液或其他组织中 HCV RNA 的检测提供了一种敏感且特异的检测方法。目前，实时 PCR 技术检测血浆 HCV RNA 的下限可达到 5～15U/ml。在输血感染者 1～2 周内可检测出 HCV RNA。慢性丙型肝炎患者中 HCV RNA 通常可持续阳性数十年，在未经治疗的患者中反复检测 HCV RNA 没有意义，因为 HCV RNA 与疾病的活动或进展并无直接相关性。生物医学的发展为我们提供了更及时敏感 RNA 检测，并且这些方法已通过评估和验证 [20]。

尽管 HCV RNA 检测为确诊 HCV 或检测病毒载量提供了很大的临床帮助，但在某些情况下抗原检测也非常有效，尤其是在无法进行 PCR 检测的情况下。新的 HCV 核心抗原检测试剂正在开发中 [18, 21]。HCV 核心抗原检测灵敏度低于 HCV RNA 定量检测（检测下限为 500～3000HCV RNA U/ml）。因此，核心抗原检测对于监测患者的治疗和确认再感染是有效的，但对于 HCV 筛查（没有同时进行 HCVAb 检测情况下）或确认持续病毒学应答是不敏感的。

（三）基因分型

根据 HCV 分离株基因组序列的同源程度可进行基因型和亚型的分类 [22-24]。通过限制性片段长度多态性分析、特异性引物 PCR 反应或特异性探针杂交，可以区分 6 种主要基因型和约 100 种亚型。HCV 基因型的检测是病毒测序。不同亚型的地理区域定位也已经明确。欧洲和美国主要是 1b 和 1a 型感染，欧洲南部和亚洲主要是 1b 型感染。主要基因型的年龄分布及特殊基因型的相关风险因素存在显著差异。在欧洲，3a 和 1a 型患者多见于有 IDU 史的年轻人，而 1b 型多见于 50 岁以上人群中。在埃及、中东国家和非洲地区最常见的是 4 型感染。基因 5 型主要见于南非，但在法国、西班牙、叙利亚和比利时也有发现。6 型在东南亚、亚裔美国人和亚裔澳大利亚人中比较普遍。IFN 治疗或初始直接抗病毒药物联合治疗的效果会受 HCV 基因型的影响，但现在具有泛基因型活性的 DAA 组合药物已经上市。基因型 3 型是肝脏脂肪变和纤维化进展的独立危险因素，其发生 HCC 的风险也较高[25]。

五、急性丙型肝炎

只有观察到从 HCVAb 阴性到 HCVAb 阳性的血清学转换时，才能确诊急性丙型肝炎的诊断；尚无血清学标记可以区分是否为近期感染。HCV 感染急性病程在临床上是轻微的，通常难以被发现，所以急性丙型肝炎的诊断相对较少。丙型肝炎的平均潜伏期（定义从暴露到症状出现的时间）一般为 2～12 周（平均 7 周）。对于接触大量病毒（如输注凝血因子Ⅷ浓缩物），潜伏期会更短。在发达国家，急性丙型肝炎的发病率在男同性恋者、IDU 和阿片类药物成瘾的年轻人中正在上升。急性丙型肝炎的诊断主要通过检测 HCVAb 和 HCV RNA。HCV RNA 在暴露后 2 周内可变为阳性，而大多数患者的 HCVAb 在暴露后 8～10 周才转为阳性。急性期无特异性症状，可能会出现疲乏、嗜睡、厌食、右上腹不适。约 25% 的病例可能出现黄疸，这部分患者更容易出现病毒清除。女性和黄疸型肝炎与病毒清除率较高有关。HIV 合并感染者与 HCV 病毒持续感染有关。急性 HCV 急性重型肝炎较为少见，仅为一些个案报道。约 25% 的患者血清胆红素轻度升高。血清 ALT 升高峰值低于急性甲型肝炎或急性

乙型肝炎。在早期临床阶段，血清 ALT 水平可表现为正常、接近正常或波动；HCV RNA 在急性期可表现为间歇性阴性，这给判断疾病是否痊愈带来困难。

急性丙型肝炎的主要并发症是慢性化。急性丙型肝炎感染后的自发痊愈与 19 号染色体上 IFN-λ3 基因（以前称为 IL-28B）附近的单核苷酸多态性，即 rs12979860 有关。在欧洲和非洲人群中，rs12979860 位点的 CC 基因型可明显提高 HCV 感染的治愈率[26]。

（一）病理

大部分资料完善的急性丙型肝炎患者无须进行肝活检。各种类型急性病毒性肝炎的病理学特征是一致的，包括肝实质细胞的坏死和门静脉区周围组织的炎症[27]。肝脏的网状结构通常保存完好，但在某些情况下会出现大块和亚大块肝细胞坏死。

（二）处理

急性丙型肝炎的早期诊断非常重要，但由于疾病表现较轻；75% 的患者不出现黄疸，缺乏特异性症状，常难以诊断。急性散发性丙型肝炎的治疗包括常规支持治疗和特异性的抗病毒治疗。由于早期的自行痊愈难以判断，即使 HCV RNA 阴性，还需要复查来区分是短暂的病毒清除与持续性病毒清除。与慢性 HCV 感染相比，单一急性 HCV 感染对 IFN 治疗的反应更佳，甚至 IFN 单一疗法也可产生非常高的 SVR 率（＞90%）。

一般来说，如果血清转氨酶升高就应给予治疗，以及首次确诊后 2～4 个月仍检测到 HCV RNA 者应给予治疗，以尽量减少慢性化的风险。然而，无症状患者更应立即给予治疗，因为他们似乎比那些急性症状患者具有更高慢性化风险，具有传染性，并且可能失去随访。最近关于 DAA 治疗的研究表明，基因 1 型、基因 4 型、基因 5 型和基因 6 型的单一 HCV 感染可以用短疗程（6～8 周）的索非布韦和雷迪帕韦治疗[28]。HIV 合并感染者的急性 HCV 感染可以使用类似方案，但 EASL 还是建议治疗时间为 12 周。无

论是从确诊病例，还是评估风险患者存在的问题角度来看，需要加强对 HCV 的监测。

六、慢性丙型肝炎

（一）诊断

慢性丙型肝炎的诊断基于 HCVAb 和 HCV RNA 的检测。HCV 核心抗原是 HCV 复制的替代标志物，在无法 PCR 检测的国家中，可用于代替 HCV RNA（尽管不太敏感），以诊断 HCVAb 阳性人群的慢性感染。

（二）自然史

慢性丙型肝炎的发病通常隐匿的，难以引起患者注意。慢性丙型肝炎的诊断以血清 HCV RNA 阳性持续 6 个月或更长时间为依据。自限性的慢性感染比较罕见，可能与 HCV RNA 的延迟清除有关。

流行病学的高风险因素，如献血筛查前的输血史、IDU 或与感染者的性行为，均可成为血清 ALT 升高人群可能的病因。随着时间推移，血清 ALT 水平发生波动，甚至间歇性或持续正常；峰值很少超过正常值上限的 5 倍。

慢性丙型肝炎通常进展缓慢；10%～20% 的患者在 20 年内发展为肝硬化，即使肝硬化仍可以生存很长时间（图 23-3）[29, 30]。快速进展的肝硬化也时有发生。疾病进展速度的差异使得对疾病最终结果的预测变得困难。宿主、病毒和环境因素影响肝硬化的发展速度。一项针对 2313 名未经治疗患者的研究报道称，感染年龄增加与疾病进展独立相关；20 岁以前感染者中仅 2% 会在 20 年内发生肝硬化，相比之下，31—40 岁感染的比例为 6%，41—50 岁感染的比例为 37%，50 岁以后感染的比例达 63%[31]。没有证据表明 HCV

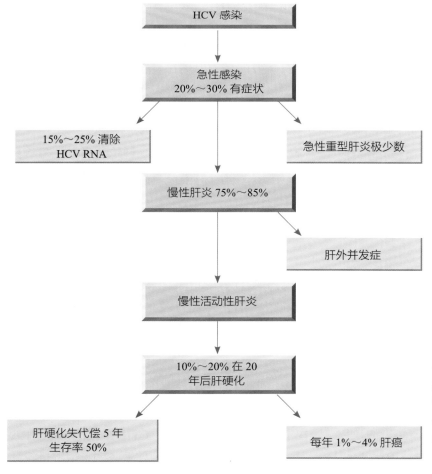

◀ 图 23-3 丙型肝炎病毒（HCV）感染自然史
引自 Chen SL，Morgan TR. The natural history of hepatitis C virus (HCV) infection. Int J Med Sci 2006; 3: 47-52.

RNA 病毒载量会影响慢性 HCV 感染的自然病程。儿童很少进展为肝硬化，儿童时期的终末期肝病也很少见 [32, 33]。

老年患者更容易出现肝硬化和 HCC。HCC 基本都发生在肝硬化的基础上，通常是在晚期肝硬化的情况下。AST 水平大于 ALT、血清白蛋白低、凝血酶原时间延长和血小板计数低提示肝硬化可能。有时可检测到低水平的自身抗体，例如部分慢性丙型肝炎患者可检测到肝肾微粒体 –1 抗体阳性。

慢性丙型肝炎患者中的 HCVAb 阳性会持续数十年。尽管大多数 HCVAb 阳性且转氨酶升高的患者往往可检测到 HCV RNA 阳性，但是并非总是如此。一部分 HCV RNA 阳性者血清转氨酶不一定升高，25%～50% 的 HCV RNA 阳性者可持续维持血清 ALT 在检测值以下。但相对健康个体而言，转氨酶水平是偏高的。可能存在轻微的炎症和纤维化，低水平或正常水平 ALT 患者的纤维化进展相对缓慢。那些所谓 "ALT 正常范围" 的患者，在接受抗病毒治疗后，在病毒学应答者中观察到 ALT 水平进一步下降 [34]。

（三）肝外表现

HCV 感染可引起全身性疾病，并可能伴有各种肝外并发症，包括自身免疫性肝病、冷球蛋白血症、血管炎、扁平苔藓、迟发型皮肤卟啉症、局灶性淋巴细胞性唾液腺炎和膜性肾小球肾炎。非霍奇金淋巴瘤与丙型肝炎感染也有关联 [35-37]。B 淋巴细胞增殖引起的混合冷球蛋白血症可引起系统性血管炎和多器官损害。

丙型肝炎患者的胰岛素抵抗和 2 型糖尿病的发病率增加。分子研究表明，HCV 核心蛋白可直接抑制胰岛素信号通路，增加活性氧的产生。丙型肝炎还与肝脏脂肪变有关。可能存在直接影响代谢效应的基因型，例如基因 3 型患者更容易发生脂肪肝 [38]。病毒的复制与脂质代谢有关。伴有代谢综合征的丙型肝炎患者预后更差。脂肪变性、炎症进程、胰岛素抵抗和对 IFN 的反应受损之间的相互作用均可能导致肝纤维化的风险增加。

（四）病理

慢性 HCV 感染具有一定的病理学特征，但并非特异性表现 [39]。一般来说，慢性丙型肝炎患者的汇管区炎症较轻，表现为淋巴细胞聚集或淋巴小结；门静脉周围伴有轻度碎屑样坏死。肝实质细胞表现为脂肪变性、凋亡及轻度小叶炎症，疾病晚期可出现汇管区纤维化和门静脉 – 中央静脉纤维化。尽管大部分淋巴滤泡与胆管相关，但未观察到胆管减少。铁调素是机体铁稳态的中枢调节物。已证实血清铁调素水平和炎症坏死及纤维化均呈正相关 [40]。其他研究发现，慢性丙型肝炎患者的铁调素水平较低，提示 HCV 可能抑制这种激素，导致肝脏铁沉积 [41]。

（五）处理

1. 肝病的评估

在过去 10 年中，丙型肝炎的治疗有了很大的进展。大部分慢性丙型肝炎患者可以治愈。应对所有患者进行 HCV RNA 定量测定，以确认有无病毒血症。如果检测结果呈阳性，则进一步检测血清转氨酶、胆红素、碱性磷酸酶、凝血酶原时间以评估肝功能，检测血小板计数以评估是否存在门静脉高压。HCV 基因型也应确定。所有患者还有必要进行 HBV 和 HIV 感染检测。由于自身免疫性肝炎的治疗方法不同，并且 IFN 可诱发或加剧自身免疫性肝炎，因此建议通过测抗平滑肌抗体和抗肝肾微粒体抗体的滴度来排除诊断，特别是采用基于 IFN 的治疗方案时。医生应为慢性丙型肝炎患者接种甲型肝炎和乙型肝炎疫苗。

2. 肝活检和肝纤维化评估

肝脏组织活检有助于评估炎症和纤维化程度。早期的指南建议对纤维化晚期的慢性丙型肝炎患者进行抗病毒治疗。鉴于 DAA 治疗的高治愈率，最近的指南建议所有丙型肝炎患者都适合治疗；肝活检可以提供信息，但不是强制性的。可以使用几种无创方法来评估疾病的程度。最常用的血液检查是：AST 与血小板比值指数：APRI=AST（U/L）/ 正常值上限 ×100/ 血小板计数（10^9/L）；还有基于 4 种标志物的纤维化评估：FIB-4=[年龄（岁）×AST（U/L）]/{ 血小板计数（10^9/L）×[ALT（U/L）]½}。这个方法还可以通过 http://www.hepatitisc.uw.edu/page/clinical-calculators/fib-4 找到在线计算器。增强型肝纤维化评估（ELF™，Siemens）和 Fibrotest（Biopredictive）是使用通过生化检测和细胞外基质成分来计算肝纤维化程度。这些指标已被用于诊断晚期纤维化和肝硬化，但不能区分纤维化的程度；若部分患者检测结果处于"灰色区域"，则需要进行额外的检测来确定疾病的阶段。

肝纤维化也可以通过弹性成像来评估，弹性成像技术测量肝脏内剪切波的传播速度。可通过磁共振、超声和振动控制的瞬时弹性成像（vibration-controlled transient elastography，VCTE）来评估肝脏弹性成像。弹性成像测量肝硬度而不是纤维化。一些因素，如炎症和肝脏淤血可增加组织硬度。信号穿透的路径受肥胖和腹水的影响。正常肝脏硬度在 4～6kPa 范围内，而 12～14kPa 的结果可以判定肝硬化。肝脏硬度和肝静脉压力梯度密切相关[40]。声辐射力脉冲弹性成像（acoustic radiation force impulse，ARFI）技术通过给组织施加局部辐射压力，并诱导、跟踪剪切波（横波）的传播，以量化组织的硬度。当声脉冲在路径中组织移动时，产生剪切波；剪切波速度的增加与组织硬度增加密切相关。

无创方法可预测肝硬化，诊断准确度达 85%～90%。这些指标可以避免一些不必要的肝活检。《肝纤维化无创标志物的诊断特征和临床应用》最近已完成编制[42]。一般来说，建议进行两项检测，即血液检查和弹性成像检测。如果结果一致，则不需要进行肝活检。无创检查对于合并有出血性疾病（如血友病）的丙型肝炎患者尤为适用。这些标志物可以让临床医生做出合理的决策。当纤维化指数较低时，可允许在开始治疗前"观察等待"一段时间，而诊断肝硬化的患者需要立即治疗，并监测食管静脉曲张情况和 HCC。APRI 和 FIB-4 的检测成本低，可正确预测 80%～90% 患者的肝硬化。弹性成像由于价格昂贵、需要资金投入和训练有素的操作员，难以广泛使用。瞬时弹性成像在排除肝硬化方面比诊断肝硬化更灵敏。

临床上有明显肝硬化特征的患者不需要肝活检，但需要评估门静脉高压，包括行上消化道内镜检查明确静脉曲张情况及超声监测 HCC。

3. 综合管理

对于轻度组织学改变、不会进展为肝硬化的患者，建议进行细致的临床观察以代替抗病毒治疗；但如果条件允许，所有患者都适用新型治疗方案进行治疗。因为无法准确预测慢性 HCV 感染过程，而治疗可以改善肝外并发症、缓解症状、防止 HCV 进一步传播。虽然摄入酒精的安全限度尚未确定，但有证据显示，酒精和丙型肝炎会协同加重肝脏损伤。同时存在 HBV 感染、HIV 感染、肥胖、肝脂肪变性、糖尿病、男性和高龄感染等因素会增加纤维化的进展速度。建议丙型肝炎患者尽量减少酒精摄入，不要捐献血液、组织和器官。那些没有免疫力保护的患者应该接种甲型肝炎和乙型肝炎疫苗。固定性伴侣的人群性传播风险很低。向所有患者应告知预防传播的相关措施。

4. 治疗指征

无论纤维化程度如何，所有 HCV 患者均为潜在治疗对象。无 IFN 的 DAA 方案可适用于所有患者，包括那些失代偿肝硬化、精神疾病、伴有自身免疫病、终末期肾病、HIV 合并感染、肝移植术后 HCV 复发患者等，从而克服既往 IFN 治疗的局限性。在许多国家，DAA 的高价限制了其在晚期肝病患者中的使用。治疗对轻度肝纤维化有益，并且研究已表明轻度纤维化患者治疗的性价比很高。在无法获得或者承担不起 DAA 的国家，仍在使用基于 IFN-RBV 的治疗方案。然而，随着价格竞争，DAA 疗法很快会代替 IFN 方案。治疗的目的是治疗结束获得 SRV，而 SVR 的定义为治疗结束后持续 12 周 HCV RNA 阴性。SVR 与减轻肝脏炎症、纤维化及肝脏相关死亡率和总体的死亡率相关[43]。病毒复发很大程度上与治疗的依从性和疾病阶段有关，但如果按照指南方案来治疗，复发风险非常低（1%～5%）。大于 12 岁或体重超过 35kg 的青少年可使用索非布韦和雷迪帕韦方案治疗。

5. IFN-α 和利巴韦林治疗

（1）作用机制：IFN 通过种特异性的表面靶细胞受体发挥作用。IFN-α 的细胞活性是由其诱导基因产物介导。IFN 可干扰病毒生命周期中的多个阶段。

RBV 是一种鸟嘌呤核苷类似物。单用该药对 HCV 仅表现温和的作用，但联合 IFN 后，可提高 IFN-α 的活性。RBV 在细胞内经磷酸化为单磷酸核苷酸、双磷酸核苷酸及三磷酸核苷酸后发挥作用。具体作用机制包括：干扰细胞内核苷酸三磷酸池，干扰病毒 mRNA 5' 帽子结构的形成（通过竞争性抑制核苷酸转移膜、甲基转移酶的加帽酶），直接抑制病毒 mRNA 多聚酶复合物，以及增强巨噬细胞活性来抑制病毒复制。RBV 可诱导 HCV 的基因变异而影响 HCV 复制。在临床上，RBV 的主要作用是降低 IFN 方案和部分 DAA 方案治疗后的复发率。

（2）聚乙二醇 IFN：以前，最常用的丙型肝炎治疗方法是聚乙二醇 IFN-α（PEG-IFN-α），每周 1 次皮下注射，同时口服 RBV 每天 2 次。聚乙二醇化改变了 IFN-α 的药代动力学和药效学。PEG-IFN-α2b 的给药方案是按每周 1.5μg/kg 皮下注射。基因 1～6 型患者均适用，并根据患者的体重给予 RBV。对于体重 <65kg、65～85kg 和 >85kg 的患者，RBV 的剂量分别为 800mg/d、1000mg/d 和 1200mg/d。PEG-IFN-α2a 的使用剂量固定为每周 180μg。基因 1 型，体重 <75kg 患者使用 RBV 的剂量为 1000mg/d，而体重 >75kg 的患者 RBV 使用剂量为 1200mg/d。对于基因 2 型和 3 型的患者，使用 RBV 剂量为 800mg/d。

基因 1 型或 4 型的患者治疗 12 个月，而基因 2 型或 3 型的患者治疗 6 个月即可。在基因 1 型的患者中，那些基线病毒载量低（<600 000U/ml），并且能获得快速病毒应答（1 个月时 HCV RNA 阴性），他们标准治疗的 SVR 率和短程治疗（6 个月）的 SVR 率相近[44]。

与 CT 或 TT 基因型相比，IFN-λ3 的 CC 基因型与患者的 SVR 率升高 2～3 倍相关。IFN-λ4 基因中的 SNP 是 HCV 感染者 IFN 治疗效果的预测因子[45]。对于 DAA 方案，IFN-λ3 或 IFN-λ4 的 SNP 与疗效的关联不明显。矛盾的是，有利的 IFN-λ3 基因型与炎症反应增加有关。

（3）IFN 和利巴韦林治疗的不良反应：IFN 治疗早期的不良反应主要包括流感样症状、寒战、发热、乏力、肌肉酸痛和头痛。这些症状可使用对乙酰氨基酚（扑热息痛）而缓解。而头痛、食欲不振、体重下降、嗜睡、精神症状（易激惹、焦虑、抑郁）、脱发、血小板减少和白细胞减少也是常见的不良反应。在 IFN 和 RBV 治疗期间，20%～40% 的丙型肝炎患者可能会遇到或加重抑郁症。出现自杀意念时需要适当的紧急处理。

少见或严重的不良反应包括癫痫发作、急性精神病、细菌感染、自身免疫反应和甲状腺疾病。甲亢和甲状腺炎相对常见，发生率高达 5%，特别是那些治疗前存在抗甲状腺抗体阳性的患者。此外，还可发生蛋白尿、心肌病、皮疹和产生 IFN 抗体。IFN-α 所致间质性肺炎和结节病也有报道。还可能会发生神经视网膜炎，尤其在糖尿病的患者中。偶有因骨髓抑制导致骨髓再生障碍的报道。IFN 还可诱导或激活特发性血小板减少症。

RBV 的主要不良反应是溶血性贫血、肌痛、高尿酸血症、胃肠不适、消化不良、咳嗽和皮疹。一些患者还出现易怒症状。

应适当检测患者的这些不良反应，每 4 周应检查白细胞、血红蛋白和血小板，以及 AST、ALT、白蛋白和胆红素。有必要每隔 1～3 个月监测尿酸和甲状腺功能。应告知患者 RBV 有致畸性风险，治疗期间和治疗后 6 个月内需要避孕（患者和性伴侣）。研究表明，遗传变异所导致的肌苷三磷酸酶缺乏（一种临床上不重要的疾病），可以预防接受 RBV 治疗的丙型肝炎患者避免溶血性贫血发生[46]。接受 PEG-IFN 和 RBV 治疗的许多患者可能会出现少中等严重程度的抑郁症状。在治疗前 4～8 周内发生率很高，并且在治疗前 6 个月内明显上升。不良反应经常需要减少剂量，并可导致 14%～20% 的患者停止治疗。剂量减少或提前停止治疗会降低 SVR 率。

由于 IFN-α 的局限疗效和不良反应，高疗效的 DAA 正在迅速减少其在全球范围内的使用。

多种不含 IFN 的 DAA 方案已被证明在 IFN 无应答或复发患者中显示出相当理想的疗效。

6. 丙型肝炎直接抗病毒药物

已经有多种新的 DAA 批准用于治疗丙型肝炎（表 23-2）。这些药物可分为 NS3 蛋白酶抑制药、NS5A 抑制药和 NS5B 聚合酶（核苷和非核苷抑制药）。无 IFN 的 DAA 方案是由 2～3 种 DAA 与 RBV 的组合。最近批准的方案结果显示，在治疗 8~24 周后，大多数患者的 SVR 率 ≥95%，并且大多数患者的治疗仅需要 12 周。

所有接受 DAA 治疗的患者都应考虑药物 - 药物相互作用的可能性。这需要在开始 DAA 治疗前和治疗期间开始使用其他药物前搞清楚药物史。每个 DAA 的说明书上会有药物 - 药物相互作用的重要信息。还可通过网络资源 www.hep-druginteractions.org 了解，其中的建议会定期更新。患者需要对坚持治疗的重要性和非处方药潜在的影响进行教育。包括美国肝病研究协会（American Association for the Study of Liver Disease，AASLD）的丙型肝炎的检测、管理和治疗指南（http://www.hcvguidelines.org）和欧洲肝病研究协会的 2016 年关于治疗丙型肝炎的 EASL 建议（表 23-4 至表 23-9，相关注释），这些国家相关指南都建议所有丙型肝炎患者应考虑接受治疗。为了实现消除 HCV 这一目标，需要国家层面进行筛查和检测；鉴于推广治疗的成本较高，还需要降低药物价格、折扣和经费预算，使更多人得到治疗。在低收入国家经常会使用批

表 23-2 目前获批的直接抗病毒药物

药　品	规　格	使用剂量
索非布韦	包含 400mg 的片剂	每次 1 片，每天 1 次
索非布韦 - 雷迪帕韦	包含 400mg 索非布韦和 90mg 雷迪帕韦的片剂	每次 1 片，每天 1 次
索非布韦 - 维帕他韦	包含 400mg 索非布韦和 100mg 维帕他韦的片剂	每次 1 片，每天 1 次
帕利瑞韦 - 奥比他韦 - 利托那韦	包含 75mg 帕利瑞韦、12.5mg 奥比他韦和 50mg 利托那韦的片剂	每次 2 片，每天 1 次
达塞布韦	包含 250mg 达塞布韦的片剂	每次 1 片，每天 2 次
帕利瑞韦 - 奥比他韦 - 利托那韦 - 达塞布韦	包含 75mg 帕利瑞韦、12.5mg 奥比他韦、50mg 利托那韦和 250mg 达塞布韦的片剂	每次 3 片，每天 1 次
格拉瑞韦 - 艾尔巴韦	包含 100mg 格拉瑞韦和 50mg 艾尔巴韦的片剂	每次 1 片，每天 1 次
达卡他韦	60mg 或 30mg 达卡他韦的片剂	每次 1 片，每天 1 次
西美瑞韦	包含西美瑞韦 150mg 的胶囊	每次 1 粒，每天 1 次
利巴韦林	包含利巴韦林 200mg 的胶囊	如果体重<75kg，早晨服用 2 粒，傍晚服用 3 粒；如果体重≥75kg，早晨服用 3 粒，傍晚服用 3 粒
格卡瑞韦 - 哌仑他韦	包含 100mg 格卡瑞韦和 40mg 哌仑他韦的片剂	每次 3 片，每天 1 次
索非布韦 - 维帕他韦 - 伏西瑞韦	包含 400mg 索非布韦、100mg 维帕他韦和 100mg 伏西瑞韦的片剂	每次 1 片，每天 1 次

准仿制的 DAA，但患者经常需要自己承担治疗费用[47]。

(1) NS5B 聚合酶抑制药：HCV 的 RNA 依赖性 RNA 聚合酶（NS5B）是参与 HCV 复制的关键酶，成为抗病毒治疗的最有吸引力的靶点。NS5B 酶与其他病毒和细胞蛋白形成复制酶复合物。目前已开发了两种类型 HCV 聚合酶抑制药，即核苷和非核苷。HCV 核苷类似物可充当链终止剂而阻止新生 RNA 链的延伸，进而阻断 HCV 复制。非核苷类药物与催化位点外的聚合酶相结合，通过变构作用干扰其功能。

HCV 聚合酶与 HIV 逆转录酶均为右手型结构，由手指、拇指和掌形结构区域组成。至少有 5 个不同的位点（命名为 A、B、C、D 和 E）可作为非核苷类抑制药的靶点。单个药物结合位点的耐药突变不会导致其他药物的交叉耐药。由于非核苷类抑制药是变构阻滞药，因此可观察到不同的耐药模式。多聚合酶抑制药在不同基因型中均适用，核苷类抑制药具有较高的耐药屏障。然而，在已知的非核苷结合位点的 1a 和 1b 亚型聚合酶抑制药分析表明，其抑制可能不同。

(2) 索非布韦（Sofosbuvir）：索非布韦是一种核苷 NS5B 聚合酶抑制药。使用剂量为 400mg/d。由于这种药通过肾脏代谢，不推荐用于肾小球滤过率（eGFR）<30ml/(min·1.73m²) 或终末期肾病的患者。然而，索非布韦在肝功能损害患者中药物暴露没有显著改变，并已证实对 Child-Pugh C 级肝硬化患者是安全的。

最常见的不良事件是疲劳和头痛。索非布韦通过 P- 糖蛋白转运穿过肠道。那些强效 P- 糖蛋白诱导剂药物会降低索非布韦的血药浓度，从而降低治疗效果。索非布韦不应与 P- 糖蛋白的诱导剂一起使用，如利福平、卡马西平、苯妥英钠和圣约翰草。在使用抗逆转录病毒药物的研究中，包括恩曲他滨、替诺福韦、利匹韦林、依非韦伦、达芦那韦 - 利托那韦和雷特格韦，还没有发现显著的药物 - 药物相互作用。

由于存在危及生命的心律失常风险，患者在接受含索非布韦方案治疗时，不应使用抗心律失常药物胺碘酮。胺碘酮的半衰期很长，在停药数月后还可能发生相互作用。

(3) 索非布韦和雷迪帕韦（Ledipasvir）：索非布韦和雷迪帕韦代表着 NS5B 聚合酶抑制药和 NS5A 抑制药的药物组合。每天服用 1 片含有 400mg 索非布韦和 90mg 的雷迪帕韦，或者联合 RBV。雷迪帕韦主要以原型从胆汁中排泄。雷迪帕韦的血浆暴露在晚期肝病和肝功能良好的患者中相似。在 eGFR<30ml/(min·1.73m²) 的患者中，尚未评估索非布韦 - 雷迪帕韦组合的安全性。索非布韦 - 雷迪帕韦已被批准用于治疗基因 1 型、基因 4 型、基因 5 型和基因 6 型的 HCV 患者，包括那些失代偿期肝硬化患者。

这种药物组合最常见不良反应是疲劳和头痛，单个药物确定相互作用也适合该组合用药[48]。强效的 P- 糖蛋白诱导剂会减少索非布韦和雷迪帕韦的血药浓度。胺碘酮与索非布韦 - 雷迪帕韦共同给药也是禁忌的。由于雷迪帕韦抑制有机阴离子转运肽（OATP），不推荐使用瑞舒伐他汀，并且不能排除与其他他汀类药物的相互作用。随着 pH 的增加，雷迪帕韦的溶解度下降；因此，制酸剂（如 H_2 受体拮抗药和质子泵抑制药）可以降低雷迪帕韦的浓度[49]。索非布韦加雷迪帕韦可以与所有抗逆转录病毒药物一起服用。

(4) 索非布韦和维帕他韦（Velpatasvir）：索非布韦和维帕他韦是 NS5B 和第二代 NS5A 抑制药的固定药物组合。每天服用 1 片含有 400mg 索非布韦和 100mg 维帕他韦的片剂。维帕他韦在体外被 CYP2B6、CYP2C8 和 CYP3A4 代谢。维帕他韦主要通过胆汁排泄；由 P- 糖蛋白（P-gp）和乳腺癌耐药蛋白（BCRP）转运，少部分由 OATP1B1 转运。维帕他韦暴露对失代偿期肝硬化或严重肾功能患者没有任何临床事件。该组合被批准用于治疗所有 HCV 基因型。

头痛、疲劳和恶心是临床试验中最常见的不良反应。强效的 P-gp 或 CYP 诱导剂（如利福平、利福布汀、卡马西平、苯巴比妥、苯妥英钠、圣约翰草）是禁忌的。

(5) 索 非 布 韦、维 帕 他 韦 和 伏 西 瑞 韦（Voxilaprevir）（https://www.medicines.org.uk/emc/medicine/33858）：伏西瑞韦是一种蛋白酶抑

制药，在基因1~6型中具有低纳摩尔活性，推荐用于所有基因型患者。Child-Pugh A级肝硬化患者无须调整剂量。对于中至重度肝功能损害（Child-Pugh B级或C级）患者，不推荐使用该组合药。中效的P-gp和CYP诱导剂药物，如奥卡西平、利福喷汀、莫达非尼和依非韦伦，可降低索非布韦、维帕他韦和（或）伏西瑞韦的血浆浓度。不建议同时用药。强OATP1B抑制药药物（如环孢素）可以显著增加伏西瑞韦的药物浓度，也不建议同时使用。当使用含有替诺福韦、利托那韦或科比司他的抗HIV方案时，伏西瑞韦会增加替诺福韦的暴露。

维帕他韦和伏西瑞韦是药物转运蛋白P-gp、BCRP、OATP1B1和OATP1B3的抑制药。与这些转运蛋白的底物药物共同使用时，伏西瑞韦可能增加这些药物的暴露。这些转运蛋白敏感底物的化合物也是禁忌的。达比加群酯（P-gp底物）和瑞舒伐他汀（OATP1B和BCRP底物）也禁止使用。

索非布韦、维帕他韦和伏西瑞韦是药物转运蛋白P-gp和BCRP的底物，而维帕他韦和伏西瑞韦还是药物转运蛋白OATP1B1和OATP1B3的底物。P-gp强诱导剂药物或CYP2B6、CYP2C8和CYP3A4的强诱导物（如利福平、利福布汀、圣约翰草、卡马西平、苯巴比妥和苯妥英钠）可降低索非布韦、维帕他韦和（或）伏西瑞韦的血浆药物浓度。中度P-gp和CYP诱导剂（如奥卡西平、利福喷汀、莫达非尼或依法韦仑）可降低索非布韦、维帕他韦和（或）伏西瑞韦血浆药物浓度。

临床试验中报道的最常见的不良反应是头痛、疲劳、腹泻和恶心。通过比较索非布韦、维帕他韦和伏西瑞韦与索非布韦加维帕他韦或安慰剂的对比发现，恶心和腹泻的发生率明显增加[50]。

（6）利托那韦（Ritonavir）增效的帕利瑞韦（Paritaprevir）、奥比他韦（Ombitasvir）和达塞布韦（Dasabuvir）（简称PrOD）：PrOD组合中的一个片剂含有75mg帕利瑞韦、12.5mg奥比他韦和50mg利托那韦，另一个片剂含有250mg达塞布韦。每天服用2片含有帕利瑞韦、奥比他韦和利托那韦的复合片剂。每天分2次服用1片含有250mg达塞布韦的片剂。帕利瑞韦－奥比他韦－利托那韦－达塞布韦组合适用于基因1型感染者。帕利瑞韦－奥比他韦－利托那韦组合推荐用于基因4型的感染。帕利瑞韦是一种NS3–4A蛋白酶抑制药。该药物主要由肝CYP3A4酶代谢，与低剂量的利托那韦（CYP3A抑制药）联合使用，可以提高血药浓度，从而实现每天1次给药。奥比他韦是一种NS5A抑制药，以固定剂量的片剂与帕利瑞韦－利托那韦一起给药。达塞布韦是一种非核苷类NS5B聚合酶抑制药。帕利瑞韦、奥比他韦和达塞布韦主要经肠道排泄。

在Child-Pugh C级肝硬化患者中，帕利瑞韦暴露增加9.5倍，奥比他韦暴露减少54%，达塞布韦暴露增加3.3倍。Child-Pugh A级肝硬化患者无须调整剂量，但Child-Pugh B级肝硬化患者不推荐联合用药，Child-Pugh C级肝硬化患者禁用该组合。严重肾功能不全患者无须调整剂量。最常见不良反应是疲劳和恶心。

帕利瑞韦由CYP3A4代谢，达塞布韦主要由CYP2C8代谢，奥比他韦被水解。转运蛋白对这些化合物的代谢很重要。因此，加入利托那韦后，有可能发生许多药物－药物相互作用，特别是抗HIV的抗逆转录病毒药物。

（7）格拉瑞韦（Grazoprevir）和艾尔巴韦（Elbasvir）：格拉瑞韦（一种蛋白酶抑制药）和艾尔巴韦（一种NS5A抑制药）组合成一个固定剂量的片剂。每天服用1次含有100mg格拉瑞韦和50mg艾尔巴韦的片剂，同时服用或不服用RBV。该组合适用于治疗基因1型或4型。格拉瑞韦和艾尔巴韦部分经CYP3A4代谢，主要由胆汁和肠道清除。格拉瑞韦由P-gp和OATP1B1运输，艾尔巴韦是P-gp的底物。

在肝硬化患者中，艾尔巴韦暴露量减少，而格拉瑞韦的暴露量却增加，特别是在Child-Pugh B级和C级肝硬化中患者。因此，该组合在Child-Pugh B级或C级肝硬化患者中是禁用的。然而，严重肾功能不全、血液透析或腹膜透析患者无须调整剂量。临床试验中最常见的不良反应是疲劳和头痛。有报道，罕见（0.8%）出现ALT

水平升高，尤其是在女性、亚洲和老年患者中更常见。由于艾尔巴韦和格拉瑞韦是 CYP3A 和 P-gp 的底物，这些蛋白质的诱导剂可导致 DAA 的血浆暴露显著降低，因此它们是禁忌的。也不推荐使用可提高血药浓度的 CYP3A 强抑制药。OATP1B1 抑制药可显著增加格拉瑞韦血浆浓度。制酸剂对格拉瑞韦和艾尔巴韦的吸收没有影响。需要谨慎同时使用经 CYP3A 和 P-gp 代谢的药物。

(8) 达卡他韦（Daclatasvir）：达卡他韦是一种 NS5A 抑制药。通常使用剂量是每天 60mg。索非布韦和达卡他韦的组合对基因 1～6 型患者都有效。大约 90% 的达卡他韦通过肠道被清除。肝损伤对达卡他韦的药物浓度没有产生显著影响。晚期肝病或肾衰竭患者不需要调整达卡他韦剂量。达卡他韦最常报道的不良反应是疲劳、头痛和恶心。

达卡他韦是 CYP3A4 的底物，是 P-gp 的底物和抑制药，也是 OATP1B1 和 BCRP 的抑制药。使用明显诱导 CYP3A4 和 P-gp 药物可降低达卡他韦暴露，这类药物和达卡他韦联用是禁止的。当与增加或减少达卡他韦暴露的药物一起使用时，达卡他韦的剂量应减少至每天 30mg 或增加至每天 90mg。

(9) 西美瑞韦（Simeprevir）：西美瑞韦是一种蛋白酶抑制药，与血浆蛋白高度结合，尤其是白蛋白。通常使用剂量是每天服用 1 粒含有 150mg 西美瑞韦的胶囊，需与其他药物一起组合。西美瑞韦通过肝脏 CYP3A 氧化代谢系统而代谢，大部分在胆汁中清除。Child-Pugh B 级或 C 级肝硬化患者的西美瑞韦暴露会增加，因此这些患者不宜适用。在中度肾功能损害患者中，不需要调整西美瑞韦的剂量，eGFR＜30ml/min 或血液透析患者的安全性尚未评估。在 PEG-IFN+RBV+ 西美瑞韦的临床试验中发现的不良反应有皮疹（包括光敏性）、瘙痒和恶心。西美瑞韦是肝脏转运蛋白 OATP1B1 和 MRP2 的抑制药。约 10% 患者在治疗中可出现轻度、短暂的胆红素升高。参与西美瑞韦代谢的关键酶是 CYP3A4。因此，不建议将西美瑞韦与 CYP3A4 的中度、强效诱导剂或抑制药共同给药。某些使用免疫抑制药的患者需要注意（表 23-3），使用环孢素的患者不建议使用。

(10) 哌仑他韦（Pibrentasvir）和格卡瑞韦（Glecaprevir）：格卡瑞韦（以前称为 ABT-493）是一种泛基因型 NS3-4A 蛋白酶抑制药。哌仑他韦（以前称为 ABT-530）是一种泛基因型 NS5A 抑制药。将这两种化合物组合，每天给药 1 次，3 片 100mg/40mg 的丸剂，总剂量为 300mg/120mg。

表 23-3　常用免疫抑制药的药物 - 药物相互作用

	索非布韦 雷迪帕韦	索非布韦 维帕他韦	西美瑞韦	利托那韦（增效） 奥比他韦 达塞布韦	达卡他韦	格拉瑞韦 / 艾尔巴韦	索非布韦 - 维帕他韦 - 伏西瑞韦
他克莫司	NCS	NCS	潜在，DA	潜在，DA	NCS	潜在，DA	需要监测浓度
环孢素	NCS	NCS	不宜一起使用	潜在，DA	NCS	不宜一起使用	不宜一起使用
西罗莫司	NCS	NCS	潜在，DA	潜在，DA	NCS	潜在，DA	潜在，DA
吗替麦考酚酯	NCS	NCS	NCS	潜在，DA	NCS	NCS	NCS
硫唑嘌呤	NCS	NCS	NCS	NCS	NCS	NCS	NCS
依维莫司	潜在，DA	潜在，DA	潜在，DA	不宜一起使用	潜在，DA	潜在，DA	NCS

NCS. 没有临床意义；DA. 剂量调整
引自 http://www.hep-druginteractions.org/.

药物主要通过胆汁排泄。通过肾脏排泄量很小（＜1%）。哌仑他韦在复制子细胞系中对基因 1～6 型具有低皮摩尔活性（EC_{50}）。同样，格卡瑞韦对包括基因 3 型在内的所有基因型都显示低纳摩尔 EC_{50}。

采用耐药复制子集落选择法测定主要 HCV 基因型中格卡瑞韦的体外耐药谱。环孢素单药可显著增加两种 DAA 的暴露，但不受他克莫司的影响。这些药物不会影响环孢素的暴露，但会增加对他克莫司的暴露。Child-Pugh A 级肝硬化患者无须调整剂量。如预期的那样，在 Child-Pugh B 级和 C 级患者中的暴露量较高，因此不建议 Child-Pugh C 级肝硬化患者采用该方案。对于轻度、中度、严重肾功能不全或终末期肾病患者，无须调整剂量。

7. 基因 1～6 型 HCV 患者的治疗

目前关于基因 1 型[51-71]和其他基因型[72-81] DAA 药物治疗的循证医学建议总结于表 23-4 至表 23-9。基于对临床试验结果的广泛评估和真实世界的研究分析，可以有多种治疗选择。由于 HCV 治疗方案的快速发展，国家和地区指南可通过互联网资源定期更新。AASLD-IDSA 指南（www.hcvguidelines.org）和 EASL 建议中的差异相对较小，这些差异不在本章叙述范围之内。临床试验的结果很大程度上在真实世界中得到证实[82]。在 IFN 时代有许多难以治疗的患者群体，如非洲裔美国人、HIV 合并感染和代偿期肝硬化患者，他们对 DAA 治疗的效果却很好。HIV 合并感染的患者可以获得和 HCV 单一感染相同的 SVR 率，但这部分人群需要注意药物间相互作用[83, 84]。对于某些方案，接受过 IFN 治疗的肝硬化患者可能会受益于添加 RBV[85, 86]，同时可以抵消高水平基线 NS5A 耐药相关的影响[87]。第二代治疗方案对 RBV 的需求减少，改善了患者的报告结果[59, 88-98]。对于失代偿（Child-Pugh B 级或 C 级）肝硬化患者，不建议使用那些含蛋白酶抑制药的方案，并且 Child-Pugh C 级肝硬化患者的 SVR 率可能较低。有几种 DAA 方案，包括格拉瑞韦和艾尔巴韦方案（适用基因 1 型或基因 4 型）或格卡瑞韦和哌仑他韦方案（适用于所有基因

型），用于终末期肾病患者是安全的[99]。索非布韦主要由肾脏排泄，不建议用于严重肾功能不全的患者。现在在治疗结束 12 周后判断 HCV 治愈或应答。HCV RNA 或 HCV 核心抗原水平可用于评估治疗反应或失败，并可以简化一般监测。预计 SVR_{12} 率达到 95% 或更高。最近一项综合分析验证了基于索非布韦方案和基于蛋白酶方案的有效性[100]。

据报道，下一代抗病毒药物，特别是索非布韦和维帕他韦、索非布韦 + 维帕他韦 + 伏西瑞韦，以及格卡瑞韦和哌仑他韦方案，在第 2 期和 3 期临床研究中取得了令人鼓舞的疗效。最近的研究数据总结在表 23-10 中。这新的 DAA 组合被证实在先前 DAA 治疗失败的患者中，可获得 95% 或更高的 SVR 率[50, 59, 64, 78, 88-91, 101-110]。然而，格拉瑞韦、乌普立布韦和卢扎司韦的组合方案将不会进一步开发[111]。

8. 失代偿期肝硬化（见第 38 章）

PEG-IFN 在失代偿期肝硬化患者中是禁用的。相比之下，可以使用基于 DAA 的方案，尽管 SVR 率往往较低，特别是在 Child-Pugh C 级肝硬化患者，第一代 DAA 治疗 12 周和 24 周的 SVR 率分别为 74%～82%[95, 112-120]。在失代偿期肝硬化患者中基于蛋白酶抑制药的方案是禁忌的，如包括伏西瑞韦、格卡瑞韦、西美瑞韦或格拉瑞韦的方案。失代偿期肝硬化患者不良反应发生率较高。肝硬化、对 RBV 有不耐受、肝功能和门静脉高压的临床改善可能延迟，甚至没有疗效。由于 SVR 后仍然有发生 HCC 风险，需要肝硬化患者在治疗期间和治疗后继续密切观察[121]。

肝移植是这类患者的一个治疗选择。移植的时间受多种因素影响，但较高 MELD 评分提示为优先肝移植，移植后进行 DAA 治疗。然而，在移植前实现 SVR 可能会有潜在的益处，即肝功能的任何显著改善可使病情稳定或退出肝移植排队。按照 EASL 建议，那些等待肝移植、无 HCC 且 MELD 评分＜18 的失代偿期肝硬化患者可以在肝移植前进行治疗，并且宜尽快开始。然而，这样有可能延迟、推迟甚至从等待肝移植的列表中退出。成功的治疗可防止移植后 HCV 复发和

表 23-4 HCV 各基因型的无 IFN 组合治疗方案选择 *

组合方案	SOF+RBV	LDV-SOF±RBV	SOF-VEL±RBV	PrOD±RBV	OBV-PTV-RTV±RBV	GZR-EBR±RBV	SOF+DCV±RBV	SOF+SMV±RBV	SOF-VEL-VOX	GLE+PIB
GT1	不推荐	推荐	推荐	推荐	不推荐	推荐	推荐	次选	推荐	推荐
GT2	次选	不推荐	推荐	不推荐	不推荐	不推荐	推荐	不推荐	推荐	推荐
GT3	次选	不推荐	推荐	不推荐	不推荐	不推荐	推荐	不推荐	推荐	推荐
GT4	不推荐	推荐	推荐	不推荐	推荐	推荐	推荐	不推荐	推荐	推荐
GT5	不推荐	推荐	推荐	不推荐	不推荐	不推荐	推荐	推荐	推荐	推荐
GT6	不推荐	推荐	推荐	不推荐	不推荐	不推荐	推荐	不推荐	推荐	推荐

SOF. 索非布韦; LDV. 雷迪帕韦; VEL. 维帕他韦; PrOD. 帕利瑞韦 / 利托那韦 / 奥比他韦、达塞布韦; GZR. 格拉瑞韦; EBR. 艾尔巴韦; GLE. 格卡瑞韦; PIB. 哌仑他韦; DCV. 达卡他韦; SMV. 西美瑞韦; RBV. 利巴韦林; VOX. 伏西瑞韦; HCV. 丙型肝炎; IFN. 干扰素

*. 某些治疗方案的批准和使用可能因国家而异

引自 European Association for the Study of the Liver.EASL recommendations on treatment of hepatitis C 2016.Journal of Hepatology 2017; 66(1): 153-194.

SOF-VEL-VOX: https://www.medicines.org.uk/emc/medicine/33858. www.hcvguidelines.org.

表 23-5　IFN 未治或经治基因 1 型伴或不伴肝硬化患者当前可选治疗方案 [a]

基因 1 型		SOF-LDV	SOF-VEL	PrOD	GZR-EBR	SOF-DCV	GLE-PIB	SOF-VEL-VOX
非肝硬化患者								
	TN 或 TE		12 周	12 周 +RBV				
1a	TN	8~12 周			12 周，如果 HCV RNA<800 000U/ml 或 16 周 +RBV[c]	12 周	8 周	8 周
	TE	12 周 +RBV[b]		8~12 周	12 周	12 周 +RBV 或 24 周	8 周	12 周
1b	TN	8~12 周	12 周		12 周	12 周	8 周	8 周
	TE	12 周		12 周	12 周	12 周	8 周	12 周
代偿期肝硬化患者								
	TN 或 TE		12 周	24 周 +RBV				
1a	TN	12 周			12 周，如果 HCV RNA<800 000（5.9log）U/ml 或 16 周 +RBV，如果 HCV RNA >800 000（5.9log）U/ml[c]	12 周	12 周	12 周
	TE	12 周 +RBV 或 24 周 [b]		8~12 周		12 周 +RBV 或 24 周	12 周	12 周
1b	TN	12 周	12 周		12 周	12 周	12 周	12 周
	TE	12 周		12 周			12 周	12 周

a. 某些治疗方案的批准疗程在不同国家有所区别

b. 如果可以进行 RAS 检测，仅在 RAS 患者中添加利巴韦林，因为这些患者在基线时存在 NS5A 抑制药的高水平耐药

c. 如果可以进行 RAS 检测，对那些 RAS 导致艾尔巴韦耐药的患者，延长治疗至 16 周并增加利巴韦林

TN. 干扰素（IFN）未治；TE. IFN 经治；SOF. 索非布韦；LDV. 雷迪帕韦；VEL. 维帕他韦；PrOD. 帕利瑞那韦 / 利托那韦 / 奥比他韦，达塞布韦；GZR. 格拉瑞韦；EBR. 艾尔巴韦；DCV. 达卡他韦；GLE. 格卡瑞韦；PIB. 哌仑他韦；VOX. 伏西瑞韦；RBV. 利巴韦林

引自 European Association for the Study of the Liver.EASL recommendations on treatment of hepatitis C 2016. *Journal of Hepatology* 2017; 66(1):153-194, and Gilead Sciences, Electronic Medicines Compendium (eMC), https://www.medicines.org.uk/emc/medicine/33858.

表 23-6　IFN 未治或经治基因 2 型伴或不伴肝硬化患者当前可选治疗方案[*]

基因 2 型	TN 或 TE	SOF-RBV	SOF-VEL	GLE-PIB	SOF-VEL-VOX
		非肝硬化患者			
2	TN	12 周	12 周	8 周	8 周
	TE			8 周	12 周
		代偿期肝硬化患者			
2	TN		12 周	12 周	12 周
	TE			12 周	12 周

*. 某些治疗方案的批准疗程在不同国家有所区别

TN. 干扰素（IFN）未治；TE. IFN 经治；SOF. 索非布韦；VEL. 维帕他韦；RBV. 利巴韦林；GLE. 格卡瑞韦；PIB. 哌仑他韦；VOX. 伏西瑞韦

引自 European Association for the Study of the Liver.EASL recommendations on treatment of hepatitis C 2016. *Journal of Hepatology* 2017; 66(1): 153-194, and Gilead Sciences，Electronic Medicines Compendium (eMC), https://www.medicines.org.uk/emc/medicine/33858.

表 23-7　IFN 未治或经治基因 3 型伴或不伴肝硬化患者当前可选治疗方案[a]

基因 3 型	TN 或 TE	SOF-VEL	SOF-DCV	GLE-PIB	SOF-VEL-VOX
		非肝硬化患者			
3	TN	12 周	12 周	8 周	8 周
	TE	12 周 ±RBV[b]	12 周 ±RBV	16 周	12 周
		代偿期肝硬化患者			
3	TN	12 周 ±RBV[b]	12 周 +RBV 或 24 周	12 周	12 周（可考虑 8 周）
	TE			16 周	12 周

a. 某些治疗方案的批准在不同国家有所区别

b. 如果没有进行 NS5A 耐药性检测，没有肝硬化的经治患者和代偿期肝硬化未治或经治患者必须使用索非布韦 – 维帕他韦治疗 12 周，每天同时服用 RBV（1000mg，患者＜75kg 或 1200mg，患者≥75kg）；如果进行 NS5A 耐药性检测且基线时检测到 NS5A RAS Y93H，经治无肝硬化患者和未治或经治肝硬化患者，应使用索非布韦 – 维帕他韦治疗 12 周，每天同时服用 RBV（1000mg，患者＜75kg 或 1200mg，患者≥75kg）

TN. 干扰素（IFN）未治；TE. IFN 经治；SOF. 索非布韦；VEL. 维帕他韦；DCV. 达卡他韦；GLE. 格卡瑞韦；PIB. 哌仑他韦；RBV. 利巴韦林；VOX. 伏西瑞韦

引自 European Association for the Study of the Liver.EASL recommendations on treatment of hepatitis C 2016. *Journal of Hepatology* 2017; 66(1): 153-194, and Gilead Sciences, Electronic Medicines Compendium (eMC), https://www.medicines.org.uk/emc/medicine/33858.

终身免疫抑制治疗的需要。由于疗效不断提高，治疗的时机还需要继续评估。最佳治疗方案也同样需要。Child-Pugh B 级和 C 级肝硬化患者禁用蛋白酶抑制药。RBV 可以从每天 600mg 的剂量开始，随后根据耐受性调整剂量；如果禁忌，选择无 RBV 的 24 周 DAA 治疗方案。

表 23-8　IFN 未治或经治基因 4 型伴或不伴肝硬化患者当前可选治疗方案 [a]

基因 4 型	TN 或 TE	SOF-LDV	SOF-VEL	OBV-PTV-RTV	GZR-EBR	SOF-DCV	GLE-PIB	SOF-VEL-VOX
				非肝硬化患者				
4	TN	12 周	12 周	12 周 +RBV	12 周	12 周	8 周	8 周
	TE	12 周 +RBV			16 周 +RBV，如果 HCV RNA＞800 000U/ml[c]	12 周 +RBV 或 24 周	8 周	12 周
				肝硬化患者				
4	TN	12 周	12 周	12 周 +RBV	12 周	12 周	12 周	12 周
	TE	12 周 +RBV 或 24 周 [b]			16 周 +RBV，如果 HCV RNA＞800 000U/ml[c]	12 周 +RBV 或 24 周 [d]	12 周	12 周

a. 某些治疗方案的批准在不同国家有所区别

b. 对 RBV 禁忌

c. 与基因 1 型类比

d. 基于其他组合的数据

TN. 干扰素（IFN）未治；TE. IFN 经治；SOF. 索非布韦；LDV. 雷迪帕韦；VEL. 维帕他韦；OBV-PTV-RTV. 奥比他韦 – 帕利瑞韦 – 利托那韦；GZR. 格拉瑞韦；EBR. 艾尔巴韦；DCV. 达卡他韦；GLE. 格卡瑞韦；PIB. 哌仑他韦；VOX. 伏西瑞韦；RBV. 利巴韦林

引自 European Association for the Study of the Liver.EASL recommendations on treatment of hepatitis C 2016. *Journal of Hepatology* 2017; 66(1): 153-194, and Gilead Sciences, Electronic Medicines Compendium (eMC), https://www.medicines.org.uk/emc/medicine/33858.

表 23-9　IFN 未治或经治基因 5 型或 6 型伴或不伴肝硬化患者当前可选治疗方案 [a]

基因型	TN 或 TE	SOF-LDV	SOF-VEL	SOF-DCV	GLE-PIB	SOF-VEL-VOX
非肝硬化患者						
5 或 6	TN	12 周	12 周	12 周	8 周	8 周
	TE	12 周 +RBV		12 周 +RBV，或 24 周 [c]	8 周	12 周
肝硬化患者						
5 或 6	TN	12 周	12 周	12 周	12 周	12 周
	TE	12 周 +RBV 或 24 周 [b]		12 周 +RBV，或 24 周 [c]	12 周	12 周

a. 某些治疗方案的批准在不同国家有所区别

b. 对 RBV 禁忌

c. 基于其他组合的数据

TN. 干扰素（IFN）未治；TE. IFN 经治；SOF. 索非布韦；LDV. 雷迪帕韦；VEL. 维帕他韦；DCV. 达卡他韦；GLE. 格卡瑞韦；PIB. 哌仑他韦；VOX. 伏西瑞韦；RBV. 利巴韦林

引自 European Association for the Study of the Liver. EASL recommendations on treatment of hepatitis C 2016. *Journal of Hepatology* 2017; 66(1):153-194, and Gilead Sciences, Electronic Medicines Compendium (eMC), https://www.medicines.org.uk/emc/medicine/33858.

9. 肝移植术后 HCV 的治疗（见第 38 章）

肝移植后肝纤维化进展更快，1/3 患者会在 5 年内发展为肝硬化。纤维淤胆型肝炎预后不佳。几项临床试验和真实世界分析的结果很有希望。与 PrOD 方案一样，索非布韦 + 雷迪帕韦、维帕他韦或达卡他韦已经开始使用。在开始治疗前和治疗结束时，必须考虑药物间相互作用和免疫抑制药药物剂量的调整。如果治疗耐受性好，移植后尽早甚至围术期就开始 DAA 治疗[122]。移植后患者治疗的 SVR 率与非移植患者相似。大量数据表明，现有适用于肝病或肾病患者的 DAA 方案对移植后丙型肝炎同样有效[118, 122-142]。

10. 注射毒品者

这一群体中的广泛治疗对于降低特定地区丙型肝炎的流行率至关重要。注射毒品者（persons who inject drugs，PWID）的 HCV 治疗不应受限制，而是应结合个体具体情况来考虑，并且如果可能的话，应在多学科团队的指导下进行，精神科联络员和成瘾专家的护理很重要。关于 PWID 的抗 HCV 治疗方案与普通人相同。他们通常不需要调整美沙酮和丁丙诺啡的剂量。HCV 再感染是一种不确定的风险，作为广泛的综合减少危害计划的一部分，应该为 PWID（包括在监狱中的）提供清洁的注射器和阿片类替代疗法的机会[143-146]。临床试验的结果显示该组患者治疗有效[147, 148]。许多模型研究揭示了治疗 PWID 的影响，以及扩大治疗范围的必要性，否则这些影响就不会发生[149, 150]。

11. 合并 HIV 感染

HIV 和 HCV 合并感染者出现肝纤维化进展和肝功能失代偿的风险较高，包括那些接受有效抗逆转录病毒治疗的患者，这一现象表明需要对该组患者进行治疗。SVR 率在单一 HCV 感染者和 HIV+HCV 合并感染者之间没有差异[52, 151-157]。因此，目前的治疗指南不再单独推荐针对共同感染的治疗策略。但在开始治疗前，在 HIV-HCV 合并感染患者中选择 DAA 药物时需要考虑潜在的药物 - 药物间相互作用[52, 154]。

12. HCC 患者

HCC 需要适当的治疗，但大多数 HCV 相关性 HCC 患者存在肝硬化。通常首先治疗 HCC。有肝移植适应证的患者应在肝移植之前或之后接受抗病毒治疗。临床 Meta 分析表明，IFN 诱导的 SVR 可降低 HCC 的风险[158]。尽管如此，即使患

表 23-10 近期第二代直接抗病毒药物治疗的临床试验汇总

试验	治疗组合	类型	数量	基因型	TN/TE	疗程（周）	包括肝硬化	SVR（%）	评论	参考文献
POLARIS1	SOF VEL VOX/空白	NS5B NS5A PI	414	1~6	NS5A 除外	12	是	91~100	其他基因型没有空白对照	[59]
POLARIS2	SOF VEL VOX	NS5B NS5A PI	451	1~6	TN/TE（IFN）	8	18%	95	非劣效研究失败，1a 患者治疗 8 周	[89]
	SOF VEL	NS5B NS5A	431	1~6	TN/TE（IFN）	12	19%	98		
POLARIS3	SOF VEL VOX	NS5B NS5A PI	220	3	TN/TE（IFN）	8	是	96	RAS 对 SVR 没有影响	[101]
POLARIS4	SOF VEL VOX vs. SOF VEL	NS5B NS5A PI	314	1~3	TE 没有 NS5A 抑制药	12	是	96		[197]
SURVEYOR1	GLE PIB ± RBV	PI NS5A	174	1, 4~6	TN TE	8 或 12	是 CC	83~100	发现剂量	[88, 91]
SURVEYOR2	GLE PIB ± RBV	PI NS5A	694	2~6	TN TE	8、12 或 16	N C G 3 CC		基因 3 型包括 CC	[88, 91]
SURVEYOR2，第 4 部分	GLE PIB	PI NS5A	203	2~6	TN/TE（IFN）	8	否	97		
SURVEYOR2，第 3 部分	GLE PIB	PI NS5A	131	3	TN/TE	12 或 16	是 CC	91~95	基因 3 型 TN 或经治 CC	[64]
ENDURANCE1	GLE PIB	PI NS5A	351	1	包括 TN/TE/HIV	12	否	99~100		
	GLE PIB	PI NS5A	352	1	包括 TN/TE/HIV	8	否	99~100		[106]
ENDURANCE2	GLE PIB	PI NS5A	302	2	TN/TE（SOF，PR）	12	否	99~100		[103]
ENDURANCE3	GLE PIB vs. SOF DCV	PI NS5A vs. NS5B+NS5A	505	3	TN	8~12	否	95~99	GLE PIB 8 周疗效不比 GP 12 周方案差，基线 RAS 原因	[106]
ENDURANCE4	GLE PIB	PI NS5A	121	4~6	TN/TE（SOF，PR）	12	否	99		[78]

（续表）

试 验	治疗组合	类 型	数 量	基因型	TN/TE	疗程（周）	包括肝硬化	SVR（%）	评 论	参考文献
EXPEDITION1	GLE PIB	PI NS5A	146	1、2、4、6	TN TE	12	是 CC			[90]
EXPEDITION2	GLE PIB	PI NS5A	160	1~6 HIV	TN TE	8 或 12	是 CC	98~99	HIV 同时感染	[208]
EXPEDITION4	GLE PIB	PI NS5A	104	1~6	TN TE	12	是 CC	98~100	肾功能不全	[99]
MAGELLAN1	GLE PIB ± RBV	PI NS5A	141	1、4~6	DAA 除外	12 或 16	是 CC	86~95	DAA 经治，SVR 受 NS3A 和 NS5A RAS 影响（MAGELLAN1，第 2 部分）	[109, 196]
MAGELLAN2	GLE PIB	PI NS5A	90	1~6	TN TE	12	否	98~99	肝移植、肾移植后	[209]
MAGELLAN3	GLE PIB SOF RBV	PI NS5A	40	1~6	包括 DAA	12 或 16	是 CC		包括 PrOD 失败，2016 年 11 月开始	NCT02939989
CREST 1、2 B 部分	MK-3682 GZR MK-8408（Ruzasvir）± RBV	NS5B PI NS5A	664	1~3	G1、G2 TN G3 TN 或 TE	8、12 或 16，非肝硬化在 8 周治疗组	是	96~98	非肝硬化 8 周组 G2/3；因 L31M 致短程 G2 组疗效 86%，因 Y93H 致 G3 组疗效 50%~71%	[111]
C ISLE	GZR EBR SOF	NS5B PI NS5A	100	3	TN TE	8、12 或 16	是 CC	91~100		[107]

TN. 初治；TE. 经治；GZR. 格拉瑞韦；EBR. 艾尔巴韦；GLE. 格卡瑞韦；PIB. 哌仑他韦；SOF. 索非布韦；VEL. 维帕他韦；VOX. 伏西瑞韦；RBV. 利巴韦林；PI. 蛋白酶抑制药；PrOD. 帕利瑞韦 / 利托那韦 / 奥比他韦、达塞布韦；CC. 代偿期肝硬化；RAS. 耐药相关位点

者取得持续病毒学应答，HCV 肝硬化患者中仍存在持续的 HCC 风险。大量数据研究表明，DAA 诱导的持续病毒学应答与新发肝细胞癌的风险降低有关。也有人提出，DAA 治疗后出现 HCC 复发的风险高于 IFN 治疗[159]。其他研究尚未证实这个观察结果[160, 161]。然而，由于存在选择偏倚，科学的评价需要统计调整独立危险因素，才可能评估 DAA 和 IFN 在不同治疗组中的肿瘤复发率。在获得进一步数据之前，通常建议对晚期纤维化 HCC 患者进行抗 HCV 治疗[162, 163a-c]。

在成功进行抗病毒治疗后，应密切监测并跟踪所有肝硬化患者。DAA 治疗可改善晚期和治疗后 HCC 患者的预期生存期。

13. 肾功能不全患者的治疗

HCV 感染是肾脏疾病的独立风险因素，而肾功能损害是慢性丙型肝炎患者的常见并发症[164-167]。肾脏疾病患者中丙型肝炎患病率很高，为 7%～44%。需要考虑不同类型的肾功能不全患者，包括 4 期或 5 期慢性肾病患者、血液透析患者、肾移植后患者、肾功能不全肝硬化患者（慢性肾病、肝肾综合征、急性肾损伤、慢加急性肝衰竭伴器官损伤）、肝移植后钙调神经磷酸酶相关的肾功能损害患者，或重要的原发性混合性冷球蛋白血症肾损害。相对于 DAA 治疗，慢性肾病的丙型肝炎使用 IFN 和 RBV 治疗具有更大的毒性且疗效差。对于肌酐清除率＞30ml/min 的患者，DAA 通常不需要调整剂量。西米瑞韦、达卡他韦、PrOD 和格卡瑞韦＋哌仑他韦等方案在轻度、中度或重度肾功能不全的患者中不需要调整药物剂量。由于存在严重贫血的风险，通常需要调整 RBV 的剂量，并且首选不联用 RBV 的 DAA 组合。现已证实，给予终末期肾病患者或透析患者的适当治疗是安全的[99, 168-171]。

在接受任何含有索非布韦组合治疗的患者中，如果 eGFR＜30ml/(min·1.73m²)，可因严重的肾功能损害而导致更多索非布韦暴露，产生潜在的毒性代谢物。不推荐使用索非布韦治疗严重肾功能不全的患者。有临床试验正在研究适当的剂量和安全性。已有几个研究小组报道在肾衰竭患者中安全有效地使用含索非布韦的疗法，但在这些情况下最佳索非布韦剂量仍有待确定，必须仔细权衡对索非布韦的需求与风险之间的关系；此外，还可使用泛基因型替代方案[118, 172-178]。表 23-11 给出了现行指南的总结。

大量患者在肾移植后已经成功接受 DAA 治疗，从而改善了护理方案，并提高了使用 HCV 阳性肾脏供体的前景[124, 179-186]。

14. 合并 HBV 感染

HBV 合并感染者 DAA 治疗的 SVR 率相近，但有 DAA 治疗期间 HBV 再激活的报道[187-189]。HBV 再激活的发生率和危险因素尚不清楚。鉴于已有肝衰竭和死亡的报道，AASLD-IDSA 指南建议，所有开始基于 DAA 治疗患者应进行 HBsAg 和 HBcAb 检测。如果 HBsAg 阳性，应检测 HBV DNA，符合 HBV 治疗指征的患者应同时接受 HBV 核苷 / 核苷酸类似物预防性治疗。如果患者没有 HBV 治疗指征，建议在 DAA 治疗期间和之后的 12 周内监测 HBsAg 阳性患者的 HBV DNA 水平，以及监测 HBcAb 阳性但 HBsAg 阴性患者的 ALT 水平。

15. 肝外并发症的治疗

混合性冷球蛋白血症的治疗应包括抗病毒治疗和（或）免疫抑制治疗。最近的研究表明，无 IFN 治疗方案的 SVR 可以改善混合性冷球蛋白血症的临床表现[190, 191]。一些轻度器官受累的患者，使用 DAA 治疗即可；但严重器官受累的患者可能需要接受免疫抑制治疗。最常用的是抗 CD20 单克隆抗体，即利妥昔单抗。

表 23-11　AASLD 指南关于肾功能损害患者的推荐

对于 CKD 1 期、2 期或 3 期（GFR≥30ml/min）的患者，使用时无须调整剂量
1. 固定剂量组合：①索非布韦 / 雷迪帕韦；②索非布韦 / 维帕他韦；③索非布韦 / 维帕他韦 / 伏西瑞韦；④艾尔巴韦 / 格拉瑞韦；⑤格卡瑞韦 / 哌仑他韦
2. 索非布韦 400mg，达卡他韦 60mg，或西米瑞韦 对于 CKD 4 期或 5 期的患者，推荐的方案包括艾尔巴韦 / 格拉瑞韦或格卡瑞韦 / 哌仑他韦的固定剂量组合

AASLD. 美国肝脏病学会；CKD. 慢性肾脏病
引自 www.hcvguidelines.org.

丙型肝炎和 B 细胞非霍奇金淋巴瘤之间存在明显关联。弥漫性大 B 细胞淋巴瘤是最常见的。该病采用 R-CHOP 标准治疗方案；尽管利妥昔单抗可能增强 HCV 复制，但含有利妥昔单抗治疗方案的结果似乎得到增强。已有病例报道，使用无干扰素方案取得 SVR 后，低级别淋巴瘤可得到缓解 [192, 193]。鉴于 DAA 治疗持续时间短，可以在侵袭性较低的淋巴瘤患者中尝试化疗前 DAA 治疗。HCV 治愈可以预防化疗引起 HCV 再激活的风险，尽管再激活风险很低。

在合并慢性肾病的 HCV 感染者中已经有一系列组织病理学损伤报道，最常见的是在 Ⅱ 型混合性冷球蛋白血症的情况下出现 Ⅰ 型膜增生性肾小球肾炎。也可发生局灶性节段性肾小球硬化、血管炎受累和间质性肾炎。治疗 HCV 相关肾病的方法包括抗病毒治疗、利妥昔单抗、血浆置换、皮质类固醇和环磷酰胺。使用无 IFN 的 DAA 方案观察到快速有效的应答可能改善预后的结果，但未经证实。

16. 无 IFN 方案失败后的耐药和再治疗

由于 HCV 以病毒混合群的形式存在，并且 HCV RNA 在复制期间存在高错误率，所以耐药相关位点（RAS）在治疗前便已存在。大多数耐药病毒较野生病毒适应性差，受限于总体测序（直接序列分析）的灵敏度而无法检测到。NS3 和 NS5A 区域中的 RAS 可能在 DAA 治疗之前就存在，通常从那些治疗后未能达到 SVR 的患者中筛选出。在 NS3 区域出现 RAS 的 HCV 病毒株通常适应力较低，这些突变株通常在停止治疗的几个月内恢复为野生型病毒株。

相比而言，NS5A 区域出现的 RAS 不影响病毒的复制能力，这些在基线时出现的 RAS 可降低 SVR 率，尤其是在肝硬化、基因 1a 亚型或基因 3 型患者中 [82, 165]。

索非布韦具有较高的耐药屏障，很少出现临床上重要的 RAS [194]。通常不需要对 DAA 初治患者进行基线 RAS 检测，除了那些特定基因型或亚型的患者（如 1a 亚型或 3 型）或选择治疗方案（如艾尔巴韦和格拉瑞韦用于 1a 亚型），因为此时 RAS 的结果会影响治疗时间和是否加用

RBV。虽然基线检测使治疗复杂化，但可以确定检测更适合的群体 [195]。

（1）再治疗的原则：尽管 DAA 明显提高了 SVR 率，但还是有治疗失败的情况，特别是初始治疗使用 PEG-IFN-α+RBV+ 蛋白酶抑制药（特拉匹韦、博克匹韦或西美瑞韦）的患者。这些患者对无 IFN 的 DAA 联合治疗反应良好，包括索非布韦和 NS5A 抑制药的组合 [56, 86, 96]。基因 1 型或基因 4 型使用索非布韦 ±RBV 或 PEG-IFN+RBV 治疗失败的患者，可以用索非布韦 + 雷迪帕韦或达卡他韦或维帕他韦治疗方案，或者用 PrOD 方案。基因 2 型或 3 型索非布韦 +RBV 治疗失败的患者可以使用索非布韦 + 达卡他韦或维帕他韦进行复治。

格卡瑞韦 + 哌仑他韦或索非布韦 + 维拉帕韦 + 伏西瑞韦等几种新的 DAA 联合方案已显示对先前无 IFN 的 DAA 方案治疗无效的患者产生高 SVR 率（表 23-10）。

MAGELLAN 研究表明，尽管可能出现新的 RAS，但格卡瑞韦（一种 NS3-4A 抑制药）和哌仑他韦（一种 NS5A 抑制药）对 NS3A 和 NS5A RAS 目前已报道的耐药位点具有活性 [108, 109]。如果 NS3A 和 NS5A 同时出现耐药位点，则抑制病毒的活性降低 [196]。

在 POLARIS1 的研究中，使用索非布韦 + 维帕他韦 + 伏西瑞韦（一种蛋白酶抑制药）作为 NS5A 抑制药经治的基因 1～6 型的挽救方案，治疗 12 周总体 SVR 率为 96%，其中在非肝硬化患者中为 99%，在肝硬化患者中为 93%[59]。

在 POLARIS4 的研究中，给予 DAA 经治的基因 1～6 型患者分别使用索非布韦 + 维帕他韦 + 伏西瑞韦或索非布韦 + 维帕他韦治疗 12 周，两组总体 SVR 率分别为 97% 和 90%[197]。但是，肝硬化和基因 1a 亚型或 3 型患者对两种药物组合治疗方案的 SVR 率较低 [50, 89]。

MK-3682（一种核苷 NS5B 抑制药）+ 格拉瑞韦 + 卢扎司韦（一种泛基因型 NS5A 抑制药）± RBV 的新治疗组合在 DAA 经治患者中也取得了较高的 SVR 率 [63, 102, 111, 198]。然而这种组合方案可能不会进一步发展。

虽然新的挽救治疗结果很有希望，但是检测

RAS 以指导选择挽救治疗方案的实验室还需要进一步的持续分析。

（2）SVR 的影响：SVR 通常伴随血清转氨酶的正常和组织学炎症坏死的减少，以及随着时间推移出现肝纤维化逆转。晚期（Child-Pugh B 级或 C 级）肝硬化患者出现失代偿或 HCC 的风险降低，但不代表风险消除。即使取得 SVR 后，仍需要继续监测肝硬化患者发生 HCC 的风险。高龄、男性、严重肝硬化、血小板和白蛋白下降、糖尿病是发生 HCC 的高风险因素。

已经明确 SVR 对健康相关的生活质量、工作效率、缺勤率的影响，治愈更有意义 [70, 199-201]。另外，还观察到肝脏相关或非肝脏相关死亡率的下降，以及肝外并发症的减少 [43, 202, 203]。

（六）预防和消除

目前还没有用于预防 HCV 感染的疫苗，病毒异质性的存在给疫苗的开发带来很大困难。直到最近，针对丙型肝炎的疫苗似乎还很遥远。随着我们对天然免疫的深入了解，丙型肝炎疫苗的前景有所改善。早期 CD_4 和 CD_8 T 细胞的应答可能比较重要。不过这方面研究仍存在很多困难和问题，HCV 不总是能刺激产生强烈的免疫反应，并且到现在还很难解决在细胞培养物中培养 HCV。几种新的实验方法似乎很有希望。这些包括基于蛋白质或基于 DNA 的方法，利用佐剂多肽来引发针对包膜糖蛋白或编码包膜核心和（或）非结构蛋白的血浆 DNA 的中和抗体。尚不确定我们是否可以通过接种疫苗来预防初始感染，预防疾病慢性化是一个更加实际的目标。目前已完成一项关于包膜 E1-E2 疫苗安全性和有效性的 1 期临床试验。如果丙型肝炎疫苗能够上市并价格合理，那将是公共卫生领域的一项重大进步。

除了治疗之外，还需要一些措施来控制丙型肝炎（表 23-12）。降低危害和处理危险行为的综合措施可以有效预防 PWID 人群中丙型肝炎的流行，可即使在高收入国家，获得阿片类替代物和使用清洁针头机会也不足。在许多国家，PWID 会受到处罚或采取惩罚措施，并被歧视阻止获得治疗。政策制定者需要说服关于治疗后的经济和

表 23-12　控制丙型肝炎

- 安全输血
- 安全注射
- 宣教
- 阻止静脉注射毒品
- 清洁针头制度
- 治疗是控制疾病和预防传播的一部分
- 应解决其他并发症或可控制的因素，特别是酒精、肥胖、乙型肝炎病毒和人类免疫缺陷病毒合并感染
- 筛查未确诊的个体
- 提高联动护理的效应
- 未来接种疫苗

社会效益。这些不足之处经常体现政策决定。治疗和再治疗需要社会参与，积极诊断和筛查未确诊的病例。

世界卫生组织更新了其对慢性丙型肝炎感染者的筛查、护理和治疗的指南。第 69 届世界卫生大会最近通过了关于 WHO 全球卫生部门病毒性肝炎战略，其口号是"到 2030 年消除肝炎感染带来的公共卫生威胁"[204-207]。目标包括减少新发感染和肝病相关死亡。为了减少新发感染，需要一系列举措，如推进减少危害计划和治疗高风险人群，包括 PWID、男同性恋者和因犯（预防治疗）。在低收入国家，避免重复使用针头和血液传播非常重要。由于 DAA 获取方便，可以口服给药、耐受性好，并且 SVR 率高，减少肝病相关死亡是可行的。在世界许多地区，很多人还不知道自己感染 HCV，需要在治疗前进行诊断，这就强调筛查找到未确诊患者的重要性和护理联系计划的重要性。预算问题也需要解决。在许多国家，还需要统计关于急性丙型肝炎的发病率、慢性 HCV 感染的流行率、与丙型肝炎发病和死亡有关的医疗费用等信息。为了实现 WHO 关于在 2030 年之前最大限度地减少丙型肝炎的发病率，需要进一步加强对 HCV 患者的诊断、治疗、治愈和减少危害措施 [210]。尽管个人的成本仍然很高，但通过市场竞争、合适的价格、技术转让、仿制药生产等一系列措施，已很大程度提高了中低收入国家获得药品的可及性。

第 24 章　药物性肝损伤

Drug Induced Liver Injury

Frank W. DiPaola　Robert J. Fontana　著

杨乃彬　译　　黄小平　校

学习要点

- 前瞻性研究表明，5%~10% 的特异型药物性肝损伤进展为肝衰竭，多达 15%~20% 的患者在长期随访期间可能发展为持续性肝损伤。
- 抗生素、草药和膳食补充剂是西方成人肝脏毒性的主要原因。
- 儿童和成人特异型药物性肝损伤的临床表现和组织学特征差异很大，而且在暴露于同一药物的不同患者中可能有所不同。
- 因果关系评估要求排除更多常见的肝损伤原因，并涉及由于缺乏客观、验证性实验室检测而使用数字评分系统或专家意见。
- 环境因素和宿主免疫反应及药物代谢的变化可能在特异型药物诱导肝损伤的分子机制中起作用。

概述

美国国家电子伤害监测系统的一项评估估计，每年有超过 70 万人因各种药物不良反应（adverse drug reactions，ADR）在美国急诊室接受治疗，占所有意外伤害急诊病例的 2.5%[1]。此外，据报道常规药物的不良反应占所有住院人数的 3%~8%[2-4]，并导致许多死亡 [5, 6]。虽然 ADR能影响全身各系统，但肝脏尤其脆弱，因为大多数药物都是在这里进行部分或完全的代谢和消除。

药物性肝损伤通常分为两类：内源性肝损伤（由于药物的作用靶点、药理活性而产生的剂量依赖性和可预测的肝损伤）和特异性肝损伤（仅根据药理学原理难以预料或难以预测的肝损伤）[7]。内源性 DILI 最常见的原因是对乙酰氨基酚（扑热息痛），它以一种剂量依赖的方式并通过一种阐述明确的机制引起肝损伤。不同的是，多种处方药和草药及膳食补充剂（herbal and dietary supplement，HDS）产品可导致特异性DILI，以一种偶尔发生的、通常不依赖于剂量或时间的方式影响个别患者。特异性 DILI 的病理生理机制尚不清楚，但被认为涉及复杂的免疫、代谢和（或）遗传机制 [8-12]。本章的目的是对特异性 DILI 患者的病因、危险因素和预后进行综述回顾。

一、流行病学

由于特异性 DILI 在很大程度上是一种需要高度怀疑的、排除性的临床诊断，DILI 的确切发病率尚不清楚，但很可能被低估。两项基于人群的、前瞻性的登记研究提供了关于西方世界 DILI 患者发病率的最佳信息。第一项研究是在法国北部的 81 000 名居民中进行的。其中，所有潜在的肝毒性病例均提交给一个为期 3 年（1998—2001年）的中心研究小组。估计 DILI 每年发病率为每 10 万人中 13.9 例。最近在冰岛进行的一项研究在 2 年间（2010—2012 年）对 20 万居民中所有可疑的 DILI 事件进行了审查，结果报道了非常相似的数据[14]。在冰岛的这项研究中，特异性 DILI 每年发病率为每 10 万人中 19.1 例。

在法国的研究中，DILI 患者的平均年龄为51 岁，DILI 发病率在年龄或性别上没有显著差异。抗菌药物是最常见的诱发因素，其次是精神药物、降脂剂和非甾体抗炎药。同样，在冰岛的研究中，DILI 患者平均年龄为 55 岁，DILI 风险与性别无关。然而，DILI 风险与患者年龄之间有很强的相关性，从 10—25 岁人群中每 10 万人中有 9 人患有 DILI，到 70 岁以上人群中每 10 万人中有高达 41 人患有 DILI。他们也发现，抗菌药物是最常见的诱发因素，其次是免疫抑制药、非甾体抗炎药和抗肿瘤药。美国、西班牙和日本也进行了多中心 DILI 登记研究[12, 14-17]（表 24-1）。在所有研究中均发现抗菌药物是最常见的诱因，部分原因可能是抗菌药物在普通人群中被广泛使用。

二、并发症

特异性 DILI 尽管发病率低，但可导致严重的并发症。DILI 登记研究报道中死亡或肝移植比率为 4%～11%（表 24-1）。同样，DILI 事件后慢性肝病的发病率为 7%～17%。

特异性 DILI 是导致正在研究的药物未能进入市场及已批准上市的药物被撤回或限制使用的一种常见的原因（表 24-2）[18]。DILI 也是急性肝衰竭的主要原因。美国急性肝衰竭研究组（Acute Liver Failure Study Group，ALFSG）的数据显示，ALF 的病因中对乙酰氨基酚和特异性 DILI 分别占比近 50% 和 10%[19]。与对乙酰氨基酚诱导的 ALF（超过 60% 的病例可自发恢复）相比，异质性 DILI 诱发的 ALF 更具惰性，更常与严重黄疸相关，并且自发恢复的比率更低（24%）。至于儿童，在婴幼儿中 DILI 是引起 ALF 相对少见的病因，但在较大的儿童和青少年中更为常见，占 6—10 岁儿童的 6%，约占＞10岁儿童的 35%[20, 21]。无论患者年龄如何，DILI 都需与 ALF 进行鉴别诊断。

来自多中心药物性肝损伤网络（Drug-Induced Liver Injury Network，DILIN）前瞻性研究的最新数据显示，与 HDS 产品有关的病例比例出现惊人的增加[15]。具体而言，病例百分比从 2004 年的 7% 上升到 2012 年的 20% 以上[22]。有趣的是，ALFSG 最近报道，253 例（16%）DILI ALF 病例中有 41 例是由于 HDS 产品引起的，而且随着使用 HDS 产品的增加，DILI ALF 病例数量也在增加[23]。那些中位数年龄为 41 岁的年轻患者预后尤其差，肝移植率仅为 17%。

三、肝毒性的分类

直接肝毒素通常引起剂量依赖性肝损伤和肝细胞带性坏死，这种效应在实验动物中很容易复制。例如，四氯化碳和对乙酰氨基酚会导致肝小叶中央坏死，黄磷会导致肝中带损伤，烯丙醇会导致门静脉周围损伤（图 24-1）[24-26]。

"特异性"这个词来源于一个希腊单词，意思是"自己的混合物"[27]。该术语适用于在少数因宿主代谢、吸收或药物处理的改变而表现出独特易感性的个体中引起损伤的药物。与直接肝毒素不同，特异型肝毒性并不表现为单一类型或模式的肝损伤。一般来说，特异型肝损伤是弥漫性的，包括坏死、胆汁淤积和（或）脂肪变性，累

表 24-1 药物性肝炎患者的前瞻性注册研究

		研究 [参考文献]			
	DILIN 美国[15]	西班牙[16]	日本[17]	冰岛[14]	法国[13]
研究设计	多中心，2004—2013	多中心，1994—2007	多中心，1997—2006	基于人群，2010—2012	基于人群，1997—2001
病例数	899	650	1676	96	34
因果关系方法	专家意见	CIOMS/RUCAM	RUCAM	RUCAM	CIOMS
平均年龄（岁）	49	54	55	55	55
女性（%）	59	49	57	56	65
种族 白种人（%）	79	100	100（亚洲）	100	100
种族 黑种人（%）	12				
种族 其他（%）	10				
发病时肝损伤 肝细胞型（%）	54	55	59	42	53
发病时肝损伤 混合/胆汁淤积型（%）	23/23	21/25	20/21	26/32	26/21
黄疸（%）	70	69	28	27	29
住院率（%）	54	54	NA	23	12
死亡/肝移植（%）	10	4（仅 ALF/OLT）	4	11	6
慢性肝损伤（%）*	17	9	8.4	7	NA
可能的药物	• 45% 抗生素 • 16% HDS • 10% CV 药物 • 9% CNS 药物 • 5% 抗肿瘤药 • 4% NSAID	• 33% 抗生素 • 15% CNS 药物 • 14% MSK 药物 • 10% CV 药物 • 8% GI 药物	• 14% 抗生素 • 17% HDS • 10% CNS 药物 • 10% 抗炎药物 • 7.5% CV/Resp 药物 • 6% GI 药物	• 37% 抗生素 • 10% 免疫抑制药 • 7% CNS 药物 • 6% NSAID • 5% 抗肿瘤药	• 25% 抗生素 • 23% CNS 药物 • 12.5% 减肥药 • 10% NSAID

*. 确定和定义的时间可变

CIOMS. 国际医学科学组织理事会；RUCAM. Roussel-Uclaf 因果关系评价方法；NA. 无法使用；ALF. 急性肝衰竭；OLT. 原位肝移植；CV. 心血管系统；CNS. 中枢神经系统；GI. 胃肠道；HDS. 草药和膳食补充剂；MSK. 肌肉骨骼系统；NSAID. 非甾体消炎药；Resp. 呼吸系统

表 24-2　FDA 最近针对处方药和选择性草药和膳食补充剂产品肝毒性的监管行动

撤　回	未批准	警　告
• 丙烯酰胺	• 异丁芬酸	• 对乙酰氨基酚
• 替尼酸	• 哌克昔林	• 来氟米特
• 苯噁洛芬	• 地来洛尔	• 奈法唑酮
• 匹莫林	• 他索沙坦	• 奈韦拉平
• 溴芬酸	• 非阿尿苷	• 吡嗪酰胺 / 利福平
• 曲伐沙星	• 罗美昔布	• 特比萘芬
• 曲格列酮	• 希美加群	• 丙戊酸
	• 阿氯芬酸	• 扎鲁司特
		• 沙奎那韦 / 利福平
		• IFN-1α
		• 英夫利昔
		• 双氯芬酸
		• 泰利霉素
		• 酮康唑
		• 乐酯 *
		• 阿托西汀

*. 膳食补充剂
FDA. 美国食品药品管理局；IFN. 干扰素

及整个小叶并伴有由淋巴细胞、浆细胞和嗜酸性粒细胞组成的各种炎性细胞浸润。特异型药物性肝损伤在少数患者中可表现为超敏或免疫过敏，也可表现为自身免疫性肝病。前者的特点是肝损伤的潜伏期一般较短，并且发病时伴有发热、皮疹、淋巴结病和关节痛，同时伴有嗜酸性粒细胞增多和淋巴细胞增多[28]。

四、药物代谢与药代动力学

口服药物在肝脏中的清除取决于药物代谢酶、内在清除率、肝脏血流和血浆蛋白结合的程度（图 24-2）。根据这些不同的药代动力学因素，药物的药理作用各不相同[29]。

五、肝脏药物代谢

（一）第一阶段

主要的药物代谢系统位于肝细胞的微粒体部分，即光滑内质网。药物的氧化或羟基化通常由

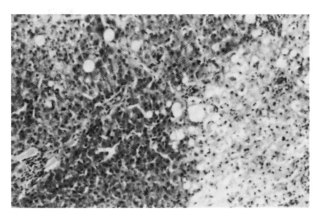

▲ 图 24-1　意外四氯化碳中毒
右侧部分显示肝细胞坏死，呈水样变和脂肪性变。左侧部分存活的细胞显示偶有脂肪改变。门静脉区域无影响

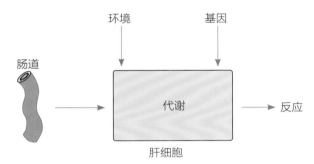

▲ 图 24-2　肝脏对药物的反应取决于吸收、环境因素和基因之间的相互作用

细胞色素 P$_{450}$ 介导，提高了药物的溶解度。其他药物代谢反应（如乙醇脱氢酶将乙醇转化为乙醛的过程）位于在胞质内。根据 40% 的同源性 CYP 酶划分成基因家族，用阿拉伯数字 1~10 表示；亚族用大写字母表示，特定的亚型按顺序编号。目前，有三个 CYP 基因家族（CYP1、CYP2 和 CYP3）在药物代谢中起主要作用（图 24-3）[30]。CYP 代谢途径的诱导物包括巴比妥酸盐、酒精、麻醉药、低血糖和抗惊厥药、灰黄霉素和利福平。

（二）第二阶段

将药物或其代谢物与一个内源性小分子偶联，可进一步增强药物的溶解度并可从体内消除。相关的酶（如葡萄糖醛酸化酶、硫转移酶、乙酰转移酶）通常不局限于肝脏，而是以高浓度存在于肝脏。

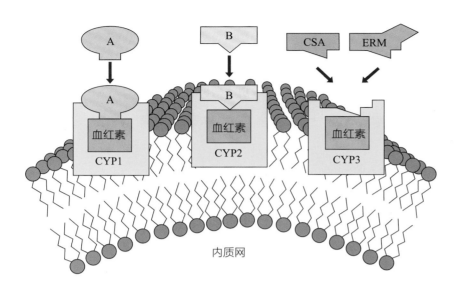

◀ 图 24-3　参与药物代谢的细胞色素 P₄₅₀ 是 3 个基因家族的成员，即 **CYP1、CYP2 和 CYP3**

单个 CYP 具有不同的催化性能。环孢素（CSA）和红霉素（ERM）与 CYP3 家族同工酶结合并代谢

（三）第三阶段

药物的主动转运特征性地发生在肝细胞的微管极。药物转运依赖于能量，可以达到饱和。多种因素决定代谢药物是否会随胆汁、尿液或两者一起排出。高极性的母体药物或代谢物，以及分子量超过 200Da 的药物通常被排泄在胆汁中。相比之下，尿路对排泄小分子更重要。在人体中，耐多药蛋白（multidrug-resistant protein，MDR）参与阳离子药物进入胆汁的转运。此外，多药耐药相关蛋白（multidrug resistance-associated proteins，MRP）参与药物在肝脏的转运。胆盐排泄蛋白（bile salt excretory protein，BSEP）和 MDR3 是参与药物排泄的另外两种重要的管道运输蛋白，其调节和功能涉及一个复杂的系统（见第 13 章）。

（四）细胞色素 P₄₅₀ 系统

每个 CYP 蛋白都由一个独特的基因编码，该基因在个体间的表达是可变的，这在一定程度上解释了健康人之间药物代谢之间的差异高达 4 倍或以上。每个 CYP 亚型都有一个独特的"底物"结合位点，能够结合某些药物，但不是所有药物。CYP 蛋白表达和翻译的个体间差异可能决定药物的特异反应。例如，抗心律失常药物异喹胍的代谢不良是由于 CYP2D6 表达异常[31]，这可通过对 CYP2D6 部分突变基因进行 PCR 扩增而证实。CYP2E1 参与产生对乙酰氨基酚的亲电代谢物。CYP3A 参与环孢素和许多其他药物（包括红霉素、他汀类药物和克他康唑）的代谢。CYP2C 多态性影响美芬妥因、地西泮等药物的代谢。

酶诱导和药物相互作用

P₄₅₀ 酶的诱导可以促进毒性代谢物的产生。乙醇诱导 CYP2E1 并可能通过增加 N- 乙酰 - 对苯醌亚胺（NAPQ1）的生成而增加对乙酰氨基酚的毒性。同样，异烟肼也可诱导 CYP2E1 的产生，使用异烟肼治疗的患者对乙酰氨基酚的肝毒性也可能增加[32]。环孢素、他克莫司（FK506）、红霉素和酮康唑通过 CYP3A4 竞争性结合和代谢，因此他克莫司（FK506）、红霉素和酮康唑给药后血清环孢素水平升高（图 24-3）。

六、分子机制

DILI 的临床表现是肝细胞凋亡或坏死[33]介导的肝细胞死亡的结果。凋亡涉及细胞收缩和分裂为保持细胞膜完整的离散体（图 24-4）。这些凋亡的小体被吞噬作用迅速清除，残留少量底物引起宿主免疫应答。相反，坏死包括线粒体功能的严重丧失和 ATP 的消耗，导致细胞肿胀和溶解，进而促进局部炎症反应。

凋亡的分解过程是由细胞内蛋白酶（半胱氨

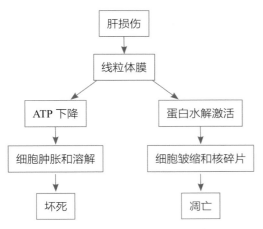

▲ 图 24-4 肝细胞死亡的机制

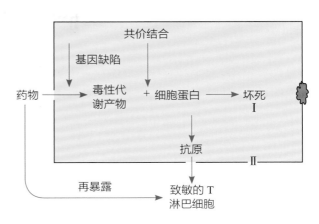

▲ 图 24-5 肝毒性、直接代谢物和免疫超敏反应机制

酸依赖的天冬氨酸特异性蛋白酶）完成的，以酶原的形式存在于肝细胞内。蛋白酶级联反应被启动子激活，被细胞内的其他蛋白质或事件终止或延续。增加的线粒体通透性可能来自于肝细胞的外在激活，这种激活发生在细胞表面（如外在途径）或细胞内部（内在途径）。主要的肝细胞死亡受体是 TNF-1 和 Fas[34]。药物及其代谢物可能通过库普弗细胞或先天免疫系统的自然杀伤细胞诱导 TNF 的产生或辅助肝细胞对 TNF 的作用致敏。

药物或其代谢物也可作为半抗原和共价结合肝蛋白（如 CYP 酶）。然后，巨噬细胞可以在其细胞表面呈现这些肽并结合到主要 MHC Ⅱ 类分子。由 CD4 和 CD8 T 细胞组成的适应性免疫系统通过 Fas 配体介导细胞凋亡（图 24-5）。然而，单靠半抗原化可能不足以触发免疫反应，可能还需要伴随的"危险"信号，如轻微肝损伤的背景或伴随的感染或炎症状态[35]。肝内和全身危险信号与临床有重要关联，包括晚期 HIV 感染患者 DILI 和其他药物不良反应风险增加[36]。

非炎症性或温和性药物引起的胆汁淤积，如口服避孕药或环孢霉素，可能是由于抑制胆盐出口泵（bile salt export pump，BSEP）[37]。然而，临床上大多数明显的胆汁淤积反应与胆管损伤和不同程度的炎症有关。有一种假说认为，毒性药物的代谢物会发生微管排泄，而暴露在外的胆管细胞则会受到免疫介导反应的损伤[38]。BSEP 和 MDR3 表达的个体间差异可能与药物引起的

胆汁淤积有关[39]。

七、非遗传危险因素

（一）年龄

关于年龄是否影响 DILI 的总体风险，目前有相互矛盾的证据。与法国的登记数据相反，冰岛报道表明，随着年龄的增加，DILI 的总体风险增加[14]。尽管如此，年龄因素显然会以药物特异性的方式影响 DILI 的风险。例如，婴儿和儿童似乎更容易发生丙戊酸盐引起的肝损伤，并有阿司匹林引起的雷氏综合征的风险。相反，老年人更容易受到其他药物引起的伤害，如阿莫西林克拉维酸盐和呋喃妥英[40]。年龄越大，异烟肼引起的肝损伤的风险也越大。美国一家结核病诊所的研究报道称，>50 岁的患者中，每 1000 名患者中有 20.8 人发生异烟肼性肝损伤；而 25—34 岁的患者中，每 1000 名患者中有 4.4 人发生异烟肼性肝损伤[41]。年龄也可能影响 DILI 发病时肝损伤的生化模式。来自美国的药物诱导肝损伤网络的数据表明，与年轻患者相比，老年患者更容易出现胆汁淤积型肝损伤[42]。

（二）性别

没有明确的证据表明性别影响 DILI 的总体风险。在法国登记研究中，DILI 的男性发病率为 10.4/10 万，而女性为 17.1/10 万；在冰岛登记研究中，男性和女性的发病率分别为 16.7/10 万

和 21.5/10 万[13, 14]。两项研究的差异均无统计学意义。然而，患者的性别可能会影响特定药物相关 DILI 的风险。例如，女性似乎更容易受到氟烷、氟氯西林、呋喃妥因、氯丙嗪和红霉素的继发伤害，而男性似乎更容易受到硫唑嘌呤的继发伤害[42]。

（三）每天剂量

最近的研究表明，药物的每天剂量是 DILI 的危险因素。一项回顾了美国药物数据库和瑞典药物不良反应咨询委员会报道的严重 DILI 病例的研究表明，在美国 DILI 的严重并发症（肝衰竭、肝移植、死亡）在较高的每天药物剂量下更有可能发生。同样，在使用的药物剂量为＞50mg/d 的瑞典人中 DILI 事件发生率更高[43]。西班牙 DILI 登记处发现＞50mg/d 剂量给药的病例占所有 DILI 病例的 77%[16]，证实了每天药物总剂量的影响。

（四）饮酒

有报道表明，酒精性肝病患者的异烟肼肝毒性增加[44]。此外，酒精是否会增加对乙酰氨基酚的肝毒性也备受关注[45-47]。似乎，慢性饮酒可能通过诱导肝 CYP2E1 或通过减少谷胱甘肽和其他必需营养素的存储而增加对乙酰氨基酚肝毒性的风险[30]。甚至有报道称，饮酒可能会增加服用低剂量对乙酰氨基酚的肝毒性风险[47]。挑战这一观点的是来自 ALFSG 的数据，在对乙酰氨基酚的肝毒性患者中，无论药物过量是有意的还是无意的[48]，饮酒频率都相似。来自 DILIN 研究的数据发现，更高的酒精消耗量与更好的结局相关[15]。

（五）其他的危险因素

其他一些非遗传的宿主因素似乎以一种特异性的方式增加 DILI 风险。例如，肥胖（甲氨蝶呤、氟烷），HIV 感染（磺胺甲基异恶唑），HIV 合并乙型肝炎病毒、丙型肝炎病毒感染（高活性抗逆转录病毒药物），都可以增加 DILI 的风险[42]。然而，目前还不清楚服用多个药物是否能增加无意的药物间相互作用导致 DILI 的风险或对宿主代谢的其他影响。最后，慢性肝病的存在并不会增加 DILI 的易感性，但与更低的肝脏恢复率相关[15]。

八、诊断

（一）药物性肝损伤发病时的实验室指标

通常，DILI 的第一个指标是在急性肝细胞损伤患者中检测到血清谷丙转氨酶和（或）谷草转氨酶水平升高，以及在胆汁淤滞损伤患者中检测到血清碱性磷酸酶水平升高。肝细胞 DILI 的酶学模式与急性病毒性肝炎相似，包括 ALT 升高通常超过 AST 升高。碱性磷酸酶在肝细胞型 DILI 患者中一般只有轻微升高，而在胆汁淤积型 DILI 患者中则有中度至明显升高。胆红素升高在胆汁淤积型 DILI 中比在肝细胞型 DILI 中更常见。

一个不确定的问题是，什么样水平的 ALT 或碱性磷酸酶升高，应该引起可能违规药物的召回。在肝细胞损伤中，ALT 水平的升高并不一定决定当前肝病的严重程度，也不一定能预测预后[49]。一种更强有力的肝脏疾病严重程度指标是肝细胞型 DILI 患者合并高胆红素血症 [总胆红素≥2.5mg/dl（42μmol/L）]，这种组合与 10% 或更高的肝脏相关的死亡率相关[50, 51]。美国 FDA 将此称为"海氏规则"，以肝毒性研究的先驱 Hyman J.Zimmerman 博士的名字命名[52, 53]。胆红素升高在胆汁淤积肝损伤中比在肝细胞损伤中更常见，但不一定有相同的意义。这种表现被称为肝内胆汁淤积，必须与肝外梗阻性黄疸通过影像学（如超声）和（或）其他方法（如磁共振胰胆管造影）进行鉴别（见第 13 章）。采用 R 值方程定义临床模式[54, 55]。

$$R = \frac{ALT \div ALT\ 正常值上限}{ALP \div ALP\ 正常值上限}$$

R 值≥5 表示肝细胞损伤，≤2 表示胆汁淤积，2~5 为混合型损伤。

（二）其他的实验室检测

其他重要的检测包括凝血酶原时间（或国际标准化比值）、全血细胞计数和分类、自身抗体检测。INR 有助于定义疾病的严重程度，外周血嗜酸性粒细胞有助于将损伤确定为免疫过敏介导，识别抗核抗体和抗平滑肌抗体水平的升高有助于将损伤归类为自身免疫性损伤。发现抗线粒体抗体有助于区分原发性胆汁性胆管炎和药物引起的胆汁淤积性肝病，尽管短暂的 AMA 阳性在少数肝毒性中，特别是发展为急性重型肝炎时，也能见到。建议通过对甲型、乙型、丙型和戊型肝炎的血清学和分子检测排除病毒性肝炎，同时排除活动性巨细胞病毒和 EB 病毒（表 24-3）。

（三）肝脏组织学

诊断 DILI 不需要肝活检，但活检有助于证

实临床怀疑并有助于排除其他病因 [56]。一项研究对 249 例接受肝活检的持续性 DILI 患者进行综述，更好地确定了与 DILI[57] 相关的组织学特征。在分析中，83% 的病例可分类为六种主要的组织学类型（急性肝炎、慢性肝炎、急性胆汁淤积、慢性胆汁淤积、带状坏死和胆汁淤积型肝炎）之一。坏死、纤维化和小泡性脂肪变性的组织学表现与较差的临床预后相关，而肉芽肿和嗜酸性浸润的患者预后较好。

一些组织学发现能够高度提示 DILI 是由某个特定的因素导致的（表 24-4）。例如，很多报道指出微囊泡肝脂肪变性在二达诺辛，丙戊酸和四环素导致的 DILI 患者中被发现。同样，大泡性和小泡性脂肪变性是他莫昔芬所致肝损伤的特征，而奥沙利铂可导致结节性肝纤维化。当在停药后监测肝脏生化和自身抗体后仍考虑偶发性或药物诱导的自身免疫性肝炎时，常常需要进行肝

表 24-3 可疑药物性肝损伤患者的诊断方法

既往史	• 过去 12 个月内使用的所有药物和草药 • 所有药物的开始和停止日期 • 肝毒性史及引起肝毒性的药物 • 起病时的症状（发热、皮疹、疲劳、腹痛） • 正在使用药物治疗的疾病 • 其他疾病，特别是心血管疾病 • 急性低血压发作 • 饮酒
体格检查	• 黄疸、皮疹、瘙痒的临床证据 • 肝脾大小 • 慢性肝病的皮肤特征
常规生化	全血细胞计数和分类、血小板、总蛋白、白蛋白 / 球蛋白、凝血酶原时间 /INR、肌酐
肝脏生化	谷丙转氨酶、谷草转氨酶、碱性磷酸酶、总胆红素、直接胆红素、γ- 谷氨酰转移酶
血清学	甲肝抗体 IgM，乙肝表面抗原，乙肝核心抗体 IgM，丙肝抗体，丙型肝炎病毒 RNA，戊肝抗体，PCR 测定 EB 病毒 DNA、巨细胞病毒 DNA、单纯疱疹病毒 DNA
自身抗体	抗核抗体、抗平滑肌抗体、抗线粒体抗体、免疫球蛋白定量水平
特殊检测	血清铁、铁蛋白、碳酸钙、α_1- 抗胰蛋白酶
影像学	超声、CT、MRI（ERCP）
肝活检	在选定的案例中与其他真实的 DILI 案例进行比较

ERCP. 内镜逆行胰胆管造影；INR. 国际标准化比值；DILI. 药物性肝损伤

表 24-4　药物性肝损伤的病理表现

损伤类型		代表性的责任药物
急性肝病	急性肝细胞损伤	很多药物如异尼齐德、利法明、玛蒂尔多帕、特利希罗米辛、基托康唑、迪洛芬纳克
	重型肝炎/肝坏死	对乙酰氨基酚（扑热息痛）、异烟肼
	单纯性胆汁淤积	合成代谢类固醇/雄激素类固醇、环孢素
	胆汁淤积性肝炎	氯丙嗪、红霉素、阿莫西林克拉维酸、克拉霉素
慢性肝病	慢性肝炎	甲氨蝶呤、赖诺普利、曲唑酮、氟尿嘧啶
	自身免疫性肝炎	呋喃妥因、米诺环素、甲基多巴、奥昔芬
	大泡脂肪变性	皮质类固醇、甲氨蝶呤、天冬酰胺酶、酒精、氟烷
	小泡脂肪变性	丙戊酸、四环素、可卡因、胺碘酮
	脂肪性肝炎	胺碘酮、灰黄霉素、马来酸过己烯
	肝硬化	甲氨蝶呤、胺碘酮
	肉芽肿性肝炎	别嘌醇、罗格列酮、磺胺、苯丁酮、奎尼丁
	原发性胆汁胆管炎	氯丙嗪、红霉素、阿莫西林克拉维酸、氟哌啶醇
	紫癜肝	合成代谢类固醇、口服避孕药
	门静脉血栓形成	口服避孕药
	肝窦梗阻综合征	吡咯里西啶类生物碱、阿霉素、氟尿嘧啶、肿瘤治疗
	结节形成	合成代谢类类固醇和避孕类固醇
	腺瘤	合成代谢类类固醇和避孕类固醇
	肝细胞癌	钍对比剂、合成代谢类类固醇和避孕类固醇
	胆管癌	钍对比剂
	血管肉瘤	氯乙烯、无机砷

活检。对可疑 DILI 患者进行肝活检的最佳时间尚未确定。在 DILIN 前瞻性研究中，99 名 DILI 发病 6 个月时存在持续性肝脏生化异常的患者中，有 17 人接受了肝活检（中位时间为 387 天）以评估疾病的严重程度[59]。在该研究中，9 名受试者患有慢性胆汁淤积症，3 名患有脂肪性肝炎，3 名患有慢性肝炎。有趣的是，有 12 名患者在随访期间进行了一系列肝活检，其中 8 人在停药后仍表现出纤维化进展。

（四）评估因果关系

肝毒性不能明确诊断有几个原因。首先，肝毒性几乎可以模拟所有类型的肝脏疾病，因此在缺乏生物标志物或其他特异性检测的情况下，DILI 目前仍为排除性诊断[33]。因此，在评估潜在的肝毒性时，必须排除 DILI 之外的其他肝损伤原因。其次，获得所有与损伤相关的连续的临床和生化数据是定义肝损伤的特征和模式的关键，有助于诊断。再次，由于经常使用多种药物，对于到底是哪种药物造成的损伤，药物间的协同作用可能导致不确定性的增加。最后，查找既往信息来支持某一药物的潜在肝毒性，对于忙碌的医生是一项挑战。

主要采用两种方法来评估药物性肝损伤的因果关系：数值评分系统和专家意见的依从[46]。1989年，国际专家在国际医学科学家组织理事会（Council for International Organizations of Medical Scientists，CIOMS）会议上提出了一种客观的因果关系评估方法[54, 55]。其结果是开发了一个结构化的数值评分系统来分级药物性肝损伤的可能性。会议得到了罗素优克福制药公司的支持，因此这个工具被称为罗素优克福因果评估方法（Roussel-Uclaf Causality Assessment Method，RUCAM）。目前，肝脏毒性领域的专家、监管机构和制药公司经常使用该工具来评估DILI的疑似病例。然而，完成RUCAM可能会很困难，并且可能不会包含所有相关方面，对RUCAM的一些修改随后被提出了[60]。

RUCAM为肝脏损伤的临床、生化、血清学和放射学特征提供了依据[54, 55]。本系统包括的七个条目如下：①从服药到起病时间（1~2分）；②肝病病程（0~2分）；③危险因素（0~2分）；④伴随药物的潜在肝毒性（-3~0分）；⑤排除肝损伤的非药物性因素（-3~2分）；⑥关于所涉药物肝毒性的既往信息（0~2分）；⑦对再给药（即再处理）的反应（-2~3分）。

每一条目被给予一个正数或负数的分值，总范围为-9~+14。根据肝损伤的类型（肝细胞性损伤、胆汁淤积性损伤或混合性损伤），评分内容有所不同。

因为RUCAM是一个客观的数字评分系统，所以不同评分者之间的评分应该差异很小。然而，这七个条目中的一些内容并没有明确的定义，因此即使是专业评分者也可能对其进行评估也会不同[61]。此外，"专家意见"方法与RUCAM之间因果关系评估的比较显示了一个相对较差的相关性，RUCAM的评估结果更倾向于得出较低等级的可能性[61]。因此，需要进一步努力来开发出一种改良版的类RUCAM评分体系。

目前的另一种方法是对肝损伤是否与药物或草药产品的使用有关进行仔细的临床判断。这种因果关系评估方法是高度主观的，其准确性取决于评估者的专业知识和排除鉴别因素的强度。然而，它被普遍认为是"金标准"的诊断方法；当由多组有经验的临床医生进行评估时，评估被认为是"专家意见"。

（五）裁决过程

评估疑似肝毒性病例的第一步是排除其他更常见的肝病病因。对于肝细胞损伤，需要排除的情况包括急性病毒性肝炎、预先存在的自身免疫性肝炎、酒精性肝病、非酒精性脂肪肝和肝缺血性疾病[40, 62]。病毒检测必须包括对甲型肝炎（HAV IgM抗体）、乙型肝炎（HBsAg或HBc IgM抗体）、丙型肝炎（HCV抗体和HCV RNA）的检测，理想情况下还应包括对戊型肝炎、EB病毒和巨细胞病毒感染的检测（表24-3）。测量血清球蛋白水平和检测自身抗体有助于排除自身免疫性肝炎，并且使用超声和横断面成像筛查脂肪肝和胰胆疾病，可能出现梗阻性黄疸。最后，完整的评估需要排除遗传性血色病，Wilson病和α_1-抗胰蛋白酶缺乏症。

对于急性肝损伤，除了服用药物而没有其他方法解释的情况下，下一步是考虑哪种药物可能导致肝损伤并回顾肝损伤的背景情况及其特点。必须详细地获取过去12个月内服用的所有药物（如处方、草药、减肥药物），包括确切的开始和停止日期。同样重要的是，以前是否有肝毒性发作；如果有，牵涉什么药物。

LiverTox网站 https://livertox.nih.gov 是一个有用的在线资源，可以回顾以前关于DILI的报道，这些DILI被归因于许多药物和草药及膳食补充剂产品[63]。特定的肝损伤特征有助于指向特定的药物，因为大多数导致肝损伤的药物都有一个特征"标志"。所需要的重要信息包括建立开始使用药物到肝病发作之间的时间间隔（潜伏期），明确肝损伤的临床模式（肝细胞性、胆汁淤积性、混合性），并记录停药后肝损伤恢复的时间。同样重要的一点是，确定造成当前肝伤害的药物在过去是否被使用过，代表着再次使用此药。

一旦一种特定的药物或 HDS 产品被确定为可能导致肝损伤，下一步就是对其因果关系的可能性和肝损伤的严重程度进行分级。为此，各种各样的分级系统被设计出来。美国 DILIN 研究小组开发了升级版分级系统，既可用于评估肝损伤因果关系的可能性，也可评估肝损伤严重程度，如表 24-5 和表 24-6[64] 所示。最后一步是在停用肝损药物后，随访肝损伤的进程。随访肝损患者临床症状和生化异常的结果很重要。这提供了重要的停药信息，以及关于肝损伤是否发展为慢性肝病或是否随着时间推移建立了其他诊断[65]。

表 24-5　药物性肝损伤网络分级系统评估因果关系

因果关系	量化可能性分数（%）	描　述
1. 明确	＞95	西药或草药典型的肝损伤；因果关系"毫无疑问"
2. 高度可能	75～95	证据清楚且令人信服，但并不确定
3. 很可能	50～74	证据优势支持存在因果关系
4. 可能	25～49	证据优势不支持存在因果关系，但不能排除可能性
5. 不可能	0～24	不太可能存在因果关系，更可能是其他原因

改编自 Fontana et al.2009[64].

九、内科治疗

疑似 DILI 患者的首要处理方法是立即停止用药。在大多数情况下（但不是所有情况下），肝损伤都会消退。当停用药物后自身免疫性损伤仍然存在时，通常使用皮质类固醇治疗，直到血生化改善[66, 67]。然而，两项随机对照试验未能证明皮质类固醇治疗非对乙酰氨基酚诱导的 ALF 的有效性[68, 69]。糖皮质激素也常用于有药物反应伴嗜

表 24-6　药物性肝损伤网络分级系统评估肝病严重程度

分　数	级　别	定　义
1	轻度	ALT 和（或）碱性磷酸酶水平升高，但总胆红素＜2.5mg/dl 和 INR＜1.5
2	中度	ALT 和（或）碱性磷酸酶水平升高，血清总胆红素≥2.5mg/d 或 INR≥1.5
3	中重度	ALT、碱性磷酸酶、胆红素和（或）INR 升高，患者因药物性肝损伤住院或住院时间延长
4	重度	ALT、碱性磷酸酶和总胆红素升高，并伴有下列至少一种情况：①肝衰竭（INR≥1.5、腹水或脑病）；②肝损伤引起的其他器官衰竭
5	极重度	药物性肝损伤导致死亡或肝移植

ALT. 谷丙转氨酶；INR. 国际标准化比值
改编自 Fontana et al. 2009[64].

酸性粒细胞浸润及全身症状综合征（drug reaction with eosinophillia and systemic symptom，DRESS）的患者，这些患者有明显的皮肤受累症状。一般认为，类固醇治疗可加速 DRESS 综合征相关肝损伤的恢复；然而，类固醇的疗效仍不清楚，因为报道的类固醇使用剂量和使用时间差异很大[70, 71]。

十、药物遗传的危险因素

与其他复杂疾病一样，不同的基因和环境因素可能影响 DILI 的易感性和预后[72]。涉及的基因可能在几种不同的途径中编码蛋白质，包括药物代谢酶、药物转运体、获得性和先天性免疫反应、细胞修复和再生。传统的研究包括候选基因方法，从可能感兴趣的基因中任意选择多态性。例如，在一些研究中（但并非所有研究）发现，N-乙酰转移酶 -2（NAT-2）的慢乙酰化基因型与异烟肼性肝损伤的风险增加相关[73-75]。

含有多达 200 万个单核苷酸多态性探针（通常存在于 0.5%～5% 的人群中）的商业平台，也被提议用于 DILI 的遗传关联研究[76]。由于没有

特定的先验假设，这种广泛的基因分型总是偶然地识别出大量的关联，因此这些研究的显著性阈值通常设置在 $P=10^{-7}\sim10^{-8}$。因此，现在通常需要在第二个独立队列中复制一个重要的关联[77]。例如，HLA-B*5701 单倍型被发现可使氟氯西林肝毒性的易感性增加 80 倍，这一发现在第二组欧洲患者中也得到了证实[78]。然而，由于几乎 5% 的白种人有这种单倍型，在这种基因型的患者中，发生药物性肝损伤的绝对风险仍然很低（1/500）。尽管如此，了解 HLA 基因型有助于氟氯西林肝毒性的诊断。

其他全基因组关联研究发现了与 Lumiracoxcib、Ximelagatran 和 Lapatanib 肝毒性相关的 HLA 等位基因（表 24-7）[79-82]。这些研究大多是在患者和对照组中进行的，他们都服用了可疑的药物。最近，DILIN 研究组和其他研究组一直在收集连续的 DILI 异型患者的 DNA，用于合并药物遗传学研究。假设 DILI 易感性可能在多种药物间共享，一项 GWA 研究对 783 名白种人进行了研究，他们从 200 多名受牵连的患者那里经历了 DILI[83, 84]。不幸的是，没有发现全基因组范围内的显著相关性，而且根据临床表型（如损伤模式、潜伏期、严重程度、药物类别和患者年龄）对病例进行进一步分层也未发现任何显著相关性。在合并的 DILIN 病例中缺乏 GWA 的发现，这支持了这样一种观点，即 DILI 特异风险的遗传决定因素可能在很大程度上是药物特异性的，或者是由于未在 GWA 芯片上评估的更罕见的遗传变异[85]。

DNA 甲基化、拷贝数变异和表观遗传学在大多数急性肝损伤中的作用尚不清楚，但也值得进一步研究。

十一、特异性 DILI 的潜在免疫机制

HLA 区各单核苷酸多态性与 DILI 易感性的强而一致的联系提示宿主免疫应答在 DILI 发病中起着关键作用。人类白细胞抗原是一种高度多态的蛋白质，其能通过向 T 细胞提供病原体源性多肽来启动免疫。HLA 基因的多态性主要反映在抗原结合间隙上，这使得 T 细胞能够获得自身来源和病原体来源的多种多肽抗原[86]。越来越多的其他基于免疫的 ADR，包括皮肤反应和特异性 DILI，也与各种 HLA 等位基因相关[87]。在大多数情况下，受牵连的药物不直接与 HLA 分子的抗原结合间隙结合。因此，ADR 也可能需要其他宿主基因或细胞内途径来发展。此外，由于许多具有特定 HLA 单倍型的易感个体在药物暴露后不会出现 DILI 或其他 ADR，因此需要评估细胞内其他可能发生适应的"生物激活"和"解毒"途径的作用。此外，由于 HLA 多态性在人种上受到限制，因此在一个患者群体中 DILI 易感性遗传关联的缺乏将不排除在另一个群体中存在阳性关联[88, 89]。

十二、特定药物所致肝损伤

在这里，我们主要介绍继发于常用药物肝损

表 24-7 药物性肝损伤易感性的全基因组关联研究

药物 / 文献	病例数	对 照	基 因	次等位基因频率（%）	比值比
氟氯西林[78]	51	282 人群对照	HLA-B*5701	6	80
希美加群（凝血酶抑制药）[80]	74	130 治疗对照	DRB1*07 DQA1*02	8.5	4.4 4.4
罗美昔布（COX-2 抑制药）[81]	41	176 治疗对照	DRB1*1501 DQB1*0602	15	5.0
拉帕替尼（激酶抑制药）[82]	37	286 治疗对照	DQA1*02	21	9.0
阿莫西林克拉维酸（抗生素）[84]	201	532 人群对照	DRB1*1501 HLA-A*0201	16 4	2.8 2.3

伤的特点。LiverTox 是一个具有检索功能的、全面和持续更新的处方药物和 HDS 产品肝毒性的数据库，可在 https：//livertox.nih.gov 获得 [63]。

（一）非甾体抗炎药

每天有超过 1% 的美国人使用非甾体抗炎药 [90]。肝毒性一直是将非甾体抗炎药从市场上移除的主要原因 [91]。丹麦的一项调查发现，1978—1987 年非甾体抗炎药占 DILI 所有病例的 9% [92]。这与最近的前瞻性 DILI 研究报道的频率的结论 4%～10% 非常相似。

最近一项对 2004—2014 年登记在 DILIN 登记处的非甾体抗炎药病例的回顾研究显示，专家意见认为其中 30 例肝损伤肯定、极有可能或可能是由非甾体抗炎药使用引起的。所涉及的非甾体抗炎药有双氯芬酸、塞来昔布、美洛昔康、依托拉酸、奥沙普嗪、布洛芬、舒林达和伐地昔布。平均发病年龄为 52 岁，女性占 80%。潜伏期为 6～247 天。双氯芬酸是最常见的非甾体抗炎药，所有病例均表现为肝细胞损伤模式，有些具有免疫过敏（发热、皮疹、面部水肿、嗜酸性粒细胞增多）或自身免疫性特征，50% 的病例表现为凝血障碍。没有非甾体抗炎药诱导的肝损伤发展为慢性肝病，双氯芬酸诱导的肝损伤患者仅有 1 例死于与 Stevens-Johnson 综合征相关的败血症 [93]。

1. 舒林酸

此类药物常伴有肝毒性 [94-96]。截止 1993 年，向 FDA 报告的 91 例病例中，有 43% 表现为胆汁淤积性肝损伤，25% 表现为肝细胞性肝损伤，22% 表现为混合性肝损伤 [97]。大约 3/4 的受影响的人是女性，大多数是高龄。部分病例表现为包括 Stevens-Johnson 综合征在内的超敏反应。大约 5% 的人死于肝病。

2. 双氯芬酸

这种常用的非甾体抗炎药既可导致轻微的、非严重的血清转氨酶升高，也引起几百例严重的肝毒性甚至致死的病例 [98, 99]。一篇综述认为，双氯芬酸是全球范围内最主要的肝毒性药物之一，估计发病率为每 10 万使用者 6.3 例 [95, 96, 100]。

这种损伤一般发生在开始治疗后 3～6 个月，可表现为肝细胞或胆汁淤积性肝或自身免疫性肝炎 [101, 102]。停药在大多数情况下可完全恢复。双氯芬酸代谢通过 CYP2C9 介导，但肝毒性的风险与该基因的多态性无关 [103-105]。

（二）抗菌药物

抗菌药物通常用于各种感染性疾病人群中，也是 DILI 患者中最常涉及的药物（表 24-1）。

1. 阿莫西林克拉维酸钾

该药是报道的最常导致 DILI 的抗生素，尽管其整体肝毒性发病率预计低于 1/10 万患者年药物暴露 [106, 107]。常见的损伤症状包括疲劳、恶心和腹痛，通常在使用抗生素后 1～4 周出现。大多数患者表现为黄疸和胆汁淤积型肝损伤。然而，年轻人和儿童最初可能出现肝细胞性肝损伤。这种损伤通常不伴有发热、皮疹和嗜酸性粒细胞增多症，通常会随着停药而消失，但也有少数人会发展为低脂血症。

2. 头孢菌素类

头孢菌素与青霉素具有密切的结构同源性，急性过敏反应的交叉反应也有报道。尽管它们被广泛使用，但头孢菌素相关的肝毒性非常罕见。典型的临床表现为胆汁淤积或肉芽肿性肝炎，潜伏期 1～4 周，肝损伤突然发作 [108]。在大多数情况下，恢复很快，没有肝损伤残留 [109]。头孢曲松主要在胆汁中分泌，由于药物钙盐的沉淀，常与胆泥和假结石有关 [110]。

3. 磺胺类药物

磺胺类药物引起的肝脏损伤范围广泛 [111-113]。临床表现常以发热、皮疹、嗜酸性粒细胞增多和（或）非典型淋巴细胞增多为特征 [71]。复方新诺明合剂（甲基嘧啶–磺胺甲恶唑）可引起典型的胆汁淤积型或混合型肝损伤，这种损伤可延长，有时可发展为 ALF。

（三）大环内酯类药物

大环内酯类抗生素，如阿奇霉素，少数情况下即使仅使用 3～5 天，也能引起临床显著的肝损伤，并在 DILI 发作时出现胆汁淤积或肝细胞损伤。这可能部分是由于半衰期延长，在肝脏中达到高浓度[114, 115]引起。最近的18例阿奇霉素肝损伤患者中，72%为女性，大多数在停药后2周内被检测到，55%出现肝细胞损伤。在随访期间，22%的患者出现持续性肝损伤，11%的患者死亡或接受肝移植[115]。克拉霉素也可引起胆汁淤积性肝损伤，特别是老年人[116]。

1. 红霉素

众所周知，这种常用药物可引起症状性淤胆型肝炎，平均每年每10万患者中发生4例[117]。依托红霉素比琥乙红霉素更容易引起这一综合征，但进展性或致命性肝损伤比较少见[118, 119]。导管减少症和胆管消失综合征均有报道[120]。

2. 泰利霉素

这种半合成的大环内酯衍生物（即酮内酯）在2004年被批准用于呼吸道感染。临床试验表明，2%的治疗患者血清ALT升高，2006年报道了3例使用了泰利霉素的严重急性肝毒性病例[121]。在每个病例中，2～7天内出现肝脏化学反应和黄疸，2名患者死亡或接受了移植。2009年的42例病例分析证实了快速出现发热、腹痛和黄疸，并在一些病例中出现腹水，随后这些症状得到了缓解[122]。在2007年，对这种药物的使用实施了限制。

3. 呋喃妥英

硝基呋喃妥因可引起急性、自限性肝细胞反应、混合、胆汁淤积，甚至肉芽肿反应[123]。急性肝毒性大多发生在治疗后6周内，通常伴有发热、皮疹或嗜酸性粒细胞增多。此外，长期使用呋喃妥因治疗反复感染可导致慢性肝炎，其血清学和组织学特征类似于自身免疫性肝炎[124]。后一种表型的患者大多在停药后有所改善，但有些患者为了长期生存需要使用糖皮质激素甚至肝移植。

（四）喹诺酮类

氟喹诺酮类药物，如环丙沙星和左氧氟沙星，一般耐受良好，很少与肝毒性相关。然而，它们虽然很少与肝毒性相关，而一旦发生肝毒性则起病迅速甚至可能致命[125]。一份来自DILIN

的报道显示了12例氟喹诺酮类药物引起的肝毒性[126]。7名患者表现有免疫过敏症状，3名患者死亡或接受肝移植。

（五）四环素类

静脉注射四环素可导致严重的肝损伤，其特征是小泡性脂肪变性，很少或没有肝坏死。在临床上，线粒体毒性被怀疑与低血糖、肾衰竭、酸中毒和胰高剂量静脉给药有关[127]。然而，自从放弃以来，这种情况现在已经很少见了。

米诺环素

米诺环素是四环素的半合成衍生物，常用于治疗面部痤疮，是DILI的常见病因。它可以导致发病后几周内肝酶的急性升高，也可以导致开始用药后的几个月到几年就会出现类似于自身免疫性肝炎的慢性肝炎。急性期患者常出现免疫过敏症状，包括发热、皮疹和嗜酸性粒细胞增多。亚急性表型可表现为急性发作性黄疸或隐匿性的疲劳、关节痛和黄疸[128-130]。这些患者几乎都有自身抗体和升高的免疫球蛋白。肝活检与自身免疫性肝炎的组织病理学相似。米诺环素引起的肝毒性一般在停药后就会消失，但有些患者可能需要使用皮质类固醇或其他免疫调节药来长期控制病情[131]。米诺环素是一项纳入DILIN登记的儿科病例综述中最常涉及的病原体[132]。相比之下，多西环素很少与严重的肝损伤相关[130]。

（六）抗结核药物

治疗结核病的药物可导致多达20%的患者（尤其是老年人）出现显著的肝脏生化异常[133]。可能的危险因素包括潜在的病毒性肝炎、HIV感染和酒精中毒，这也会使因果关系评估复杂化[134-136]。多药物治疗的使用对识别特定的致敏剂提出了挑战。

1. 异烟肼

大约10%或更多的接受治疗的人出现血清酶升高，这种情况持续存在而没有毒性，作为代谢适应的结果甚至在继续使用药物后出现下降。然而，在1%的受试者中，异烟肼会导致严重的肝损伤或黄疸。异烟肼单药治疗儿童和青年潜伏性结核的严重肝毒性发生率可能低于 1/1000 或更低 [137]。急性肝细胞性肝损伤多伴有局灶性坏死和肝小叶及门静脉炎症 [138]。一般来说，停止治疗可以治愈肝炎，但有些可能发展为进行性肝衰竭。最近的一系列研究表明，在对潜伏性结核病进行异烟肼治疗期间，常发现重型肝炎患者出现停药后症状不消失 [139]。

2. 利福平

单独使用利福平很少引起肝毒性，但高胆红素血症可继发于药物引起的溶血。当利福平与异烟肼合用时，严重肝毒性的风险显著增加，可能是由于诱导参与异烟肼代谢的 CYP 酶 [140, 141]。

3. 吡嗪酰胺

该药物引起剂量依赖性肝毒性。然而，由于它通常与异烟肼和利福平合用，很难确定因果关系和评估发病率。尽管如此，接受含有吡嗪酰胺的方案的受试者可能有更高的肝毒性和更严重的肝损伤风险 [142]。

（七）治疗炎症性肠病的药物

许多用于治疗炎症性肠病的药物中已经被报道了肝毒性。5- 氨基水杨酸盐（5-ASA）类药物引起的肝损伤非常罕见，估计发病率为每百万处方 3.2 例。柳氮磺胺吡啶（柳氮磺胺吡啶与 5- 氨基水杨酸盐的偶氮键相结合）是一个更常见引起肝损伤的原因，与其他磺胺类药物相关的肝毒性有相似的表现，如磺胺甲基异噁唑（常表现为发热、皮疹、嗜酸性粒细胞），并能引起严重肝损伤包括急性肝衰竭 [143]。

1. 免疫调节药

硫唑嘌呤是巯基嘌呤的前药，能抑制 T 细胞的活性，是治疗溃疡性结肠炎和克罗恩病的常用免疫调节药。使用硫唑嘌呤可能会导致轻度转氨酶升高，这可能反映了直接的毒性作用，因为转氨酶通常在停药或降低剂量后恢复正常。然而，临床明显的肝损伤发生在大约 1/1000 的治疗患者中。这种类型的损伤是急性发作，通常在开始用药或增加剂量后 2～12 个月出现疲劳和黄疸，其特征是血清 ALT 轻度升高。这种损伤通常会随着停药而消失，但可以导致慢性肝

损伤 [144]。长期使用硫唑嘌呤也与静脉阻塞疾病有关 [145]。

甲氨蝶呤抑制二氢叶酸还原酶，并通过这种机制干扰 DNA 合成、修复和细胞复制。它被广泛用于治疗自身免疫病，包括炎症性肠病。甲氨蝶呤常与肝损伤有关 [146, 147]。转氨酶升高在使用中很常见，而低 – 中等剂量的转氨酶升高通常是温和的和自我限制的，但转氨酶升高也可能更严重，特别是甲氨蝶呤高剂量时。长期使用甲氨蝶呤与慢性肝损伤和纤维化有关，纤维化的风险取决于累积剂量。因此，审慎的剂量方案可以显著降低纤维化风险，从而限制药物的累积暴露。

2. 抗 TNF 抑制药

TNF 抑制药（如英夫利昔单抗）可引起肝损伤。最近对美国 DILIN 登记处的一项综述确定了 6 名患者的专家因果关系评分为很有可能性、极有可能性或确定性 [148]。5 例患者为女性（83%），中位发病时间为 16 周。肝损伤类型以肝细胞损伤为主，中位 ALT 为 914U/L。一半的患者出现了黄疸。5 名患者接受了类固醇治疗，所有患者最终都康复了。作者还对文献进行了系统性综述，发现另有 28 例 DILI 继发于 TNF-α 抑制药。28 例中有 26 例被判定为次发于英夫利昔单抗。大约 2/3 的队列分析（US DILIN 病例和文献）表现出自身免疫性特征，如自身抗体阳性和（或）肝活检组织学类似于自身免疫性肝炎。停止使用此药物后，患者恢复健康。一部分患者除了停用药物外，还接受了类固醇治疗。

（八）化疗药物

在接受化疗的患者中，由于经常使用多种肝毒性药物、肝转移、肝内潜在的机会性感染和其他伴随的疾病，对 DILI 的诊断具有一定挑战。也就是说，化疗可以引起肝损伤，其严重程度从转氨酶轻度升高到慢性肝损伤再到急性肝衰竭均可发生。

数据提示，某些潜在的肝脏疾病可能增加化疗药物相关的肝脏损伤风险。具体来说，HBsAg

阳性患者中乙型肝炎病毒的活化有相当大的风险[149]。这可能导致暴发性肝衰竭或死亡，应在开始化疗前为这些患者提供抗病毒预防。

烷基化剂（如异环磷酰胺、环磷酰胺和白消安）很少与肝损伤有关。环磷酰胺和异环磷酰胺常与转氨酶的轻度、短暂升高有关。如前所述，硫唑嘌呤和6-巯基嘌呤等抗代谢物与肝损伤和慢性肝损伤风险相关。氟尿嘧啶是一种抗代谢物药物，通过输注肝动脉治疗转移到肝脏的结肠癌。它通常与转氨酶升高有关，可导致胆道狭窄和肝纤维化。长春新碱等长春碱类药物的耐受性一般较好[150]。拓扑异构酶抑制药，如依托泊苷和拓扑替康常与其他潜在的肝脏毒性药物一起使用；与这些药物相关的肝损伤的真实发生率和性质很难辨别。伊立替康与脂肪变性的发展有关。铂衍生物除了与结节性再生增生和静脉阻塞疾病相关外，还与脂肪变性有关[151]。

蛋白酶抑制药

人们对靶向药物治疗对传统化疗方案无效的高风险或复发性癌症的兴趣越来越大。酪氨酸激酶抑制药是一类经常与肝损伤相关的药物。这些药物干扰蛋白激酶的磷酸化，这是一种重要的细胞内信号和细胞功能调节机制，包括生存和增殖。这类药物在成人中的临床前试验显示肝毒性是常见的，轻度转氨酶升高25%～35%，严重升高约2%[152]。最近对12项研究的Meta分析表明，与安慰剂相比，与酪氨酸激酶抑制药相关的高水平ALT（OR=5.22）和胆红素（OR=1.76）升高的风险更高[153]。包括肝衰竭和死亡在内的严重事件很少见，但已有报道。与各种酪氨酸激酶抑制药相关的肝损伤机制尚不清楚。

（九）心血管药物

1. 血管紧张素转换酶抑制药

血管紧张素转换酶抑制药很少引起真正的肝毒性[154]。卡托普利最常被报道引起肝损伤，但所有ACEI均可导致肝细胞或胆汁淤积性肝损伤，并伴有发热、肌痛和皮疹等症状[155]。血管紧张素Ⅱ受体拮抗药也用于治疗高血压，但很少引起胆汁淤积性肝炎[156, 157]。

2. α-甲基多巴

近年来，这种降压药的使用减少了，因为它有许多不良反应，包括肝毒性[158]。肝损伤通常在开始治疗的几个月内出现，但也有报道称在连续治疗多年后出现肝毒性。这类患者经常出现可检测到的自身抗体或Coombs试验阳性的溶血性贫血[159]。肝活检可能表现为自身免疫性肝炎或特征性的中央静脉周围炎，而其他可能有严重的坏死。大多数患者通过停药得到改善，尽管有些患者可能需要类固醇甚至肝移植[160]。

3. 胺碘酮

这种常用的抗心律失常药物导致15%～25%的治疗患者轻度无症状氨基转移酶升高[161]。虽然明显的肝损伤不常见，但可能是进展性的，有时甚至是致命的。急性肝炎或胆汁淤积性损伤即使在停药后也可能发生。也有一些发展为肝脂肪变性、纤维化和Mallory小体的慢性损伤模式，类似于酒精性肝病[162]。这些患者中的大多数都接受了较高的日剂量，并在肝溶酶体中发生了磷脂病，可能是由于延长了药物的半衰期和亲脂性（图24-6）[163]。停药后肝损伤消退缓慢。

4. β受体阻滞药

拉贝洛尔是选择性α受体和β受体阻滞药，急性肝炎是它不常见的、未被认识的不良反应，在一些患者中还可能严重[164]。其他选择性和非选择性受体阻滞药的肝毒性非常少见[165]。

5. 钙通道阻滞药

硝苯地平、维拉帕米和地尔硫䓬的耐受性一般较好，但具有免疫过敏特征的快速发作性的肝损伤病例已有报道[166-168]。

6. 肼屈嗪

肼屈嗪是一种血管扩张药，它的肝损伤包括肝炎、肝内胆汁淤积、小叶中央坏死和肉芽肿性肝炎[169, 170]。血清转氨酶水平显著升高，碱性磷酸酶水平升高和黄疸可在开始治疗后6个月内出现。一些患者抗细胞色素P_{450}抗体增加。虽然大多数患者在停药后病情有所改善，但仍有致命的肝毒性报道[171]。

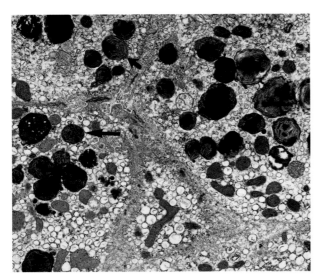

▲ 图 24-6　胺碘酮的肝毒性

肝电子显微镜显示溶酶体板层体含有髓磷脂（箭）

（十）中枢神经系统药物

1. 抗惊厥药

这些药物的频繁联合使用使得因果关系评估特别具有挑战性。卡马西平通过微粒体酶诱导分别在 60%、15% 和 22% 的患者中引起血清 γ-谷氨酰转移酶、碱性磷酸酶和 AST 水平轻度升高[172]。每 10 万患者中有 16 例发生临床上明显的肝损伤，常伴有超敏反应，较少伴有骨髓毒性[173]。有时会出现类似胆管炎的右上腹痛，许多活检显示为肉芽肿性肝炎（图 24-7）[174]。肝脏疾病的发病时间为 1～16 周，与剂量和血清水平无明显关系。大多数患者通过药物停药来改善病情，再次用药会出现类似的反应[175]。

苯妥英是一个芳香族的抗惊厥药物，通常引起 γ-GTP 和碱性磷酸酶水平的增加而无症状，临床上显著的肝损伤并不常见[176]。肝损伤常伴有苯妥英过敏反应。高达 60% 的患者可能患有脾大或淋巴结病，可模拟传染性单核细胞增多症[177]。与卡马西平肝炎不同，苯妥英钠引起的肝损伤主要发生于成人，有时可能是致命的[178]。

丙戊酸是一种抗惊厥药，越来越多地用于双相情感障碍和偏头痛患者。肝毒性的临床表现可能包括婴幼儿高氨血症和乳酸性酸中毒，以及严重的肝坏死和小泡性脂肪变性[179]。大多数肝损

伤发生在服药后 6 个月内，开始出现嗜睡、恶心和呕吐等症状[180]。回顾性研究表明，2 岁以下的患者、接受多种抗惊厥药物治疗的患者、有潜在发育障碍和先天性代谢缺陷的儿童可能面临更高的风险。后者的观察表明，左旋肉碱治疗可能通过潜在地抑制线粒体 β 氧化明显改善病情。

拉莫三嗪是一种广谱抗惊厥药，3%～10% 的患者出现过敏性皮疹，其中许多患者有轻度肝脏生化异常[181]。此外，有些可能发展成急性肝衰竭[182]。

2. 抗抑郁药物

许多精神药物是亲脂的，需要肝脏代谢。因此，它们中的许多可以引起肝毒性也就不足为奇了。三环类抗抑郁药可引起胆汁淤滞性肝损伤，甚至可引起长期的胆汁淤滞（如阿米替林或阿米普拉明）或更少见的肝细胞损伤[183, 184]。血清素再摄取抑制药是 CYP 同工酶的抑制药，可能导致药物相互作用。此外，氟西汀与肝炎有关[185]。帕罗西汀也与急性和慢性肝炎有关，而舍曲林和文拉法辛引起的肝损伤也有报道[186-188]。度洛西汀是一种选择性血清素和去甲肾上腺素再摄取抑制药，可引起严重急性肝毒性，表现为血清转氨酶升高，或者黄疸[189]。

单胺氧化酶抑制药苯三嗪和曲昔普明可引起肝毒性[190]。苯三嗪的作用机制多种多样，在多例患者中引起了次暴发性肝衰竭，引起了严重预警[191, 192]。曲唑酮的肝毒性似乎较低，但已有黄疸和慢性肝炎病例报道[193]。最后，安非他酮与

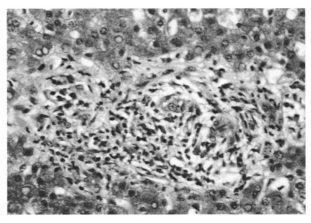

▲ 图 24-7　卡马西平肉芽肿性肝炎

肝炎和自身免疫性肝炎有关[194, 195]。

（十一）降血脂药

1. 贝特类

给动物服用这些药物与肝大、过氧化物酶体增殖和肿瘤有关[196]。在人类中有轻度转氨酶升高的报道，但与未处理的对照组相比，连续肝脏穿刺活检未能显示亚细胞细胞器和过氧化物酶体的显著变化[197, 198]。然而，与非诺贝特相关的肝炎病例已有报道[199]。

2. 烟酸

众所周知，烟酸可引起剂量依赖性肝毒性，特别是当日剂量超过 3g 时。有报道称烟酸缓释制剂具有严重的肝毒性和急性肝衰竭[200, 201]。

3. 他汀类

HMG-CoA 还原酶抑制药或他汀类药物是全世界最常见的处方药之一，仅在美国每年就有超过 1.4 亿张处方。接受他汀类药物治疗的患者中，有 3% 会出现轻度的血清 AST 或 ALT 升高（＜正常的 3 倍上限），但这些升高大多无症状，即使继续治疗也能缓解[202, 203]。因此，FDA撤销了在开始使用他汀类药物后监测肝脏生化反应的建议，但它确实建议医生和患者监测剂量依赖性肌痛的症状，这种症状在接受治疗的患者中占 10%～15%。尽管他汀类药物被广泛使用，但很少与临床上明显的 DILI 相关。2009 年对文献的系统回顾仅发现 40 例轻微的他汀类药物肝毒性[204]。在 8 年的 1188 例 DILI 患者中，只有 22例 DILIN 患者使用了他汀类药物，其中最常见的是阿托伐他汀、辛伐他汀和瑞舒伐他汀，与这些药物的使用总频率相关[205]。患者的中位年龄为60 岁，其中 68% 为女性，从药物开始到 DILI 发作的中位潜伏期为 155 天，范围为 34 天至 10 年。患者中有 9 例表现为胆汁淤积性肝炎和 6 例有自身免疫表型并可检测到自身抗体，后者更容易发展成慢性肝损伤。患者中有 9 名需要住院治疗，4 人发展为 ALF，1 人死亡。目前还不清楚他汀类药物在 DILI 敏感性方面是否存在交叉反应。这些数据表明，来自他汀类药物的 DILI 并不常见，但在患者中可能表现出不同的生化特征、差异性很大的潜伏期和某些患者表现为自身免疫性的特征。

（十二）草药和膳食补充剂产品

近 50% 的西方患者服用非处方的草药或膳食补充剂，以获得大量预期但未经证实的健康益处。虽然膳食补充剂被认为是安全的，因为它们包含了植物和天然成分，但目前 FDA 没有要求制造商建立膳食补充剂的有效性或安全性。此外，FDA 和其他监管机构只有在某一特定产品被证明存在掺假或损害的情况下，才可以对制造商采取行动。然而，最近一系列来自不同产品（包括绿茶提取物和 OxyElite Pro）的严重、危及生命的肝毒性的病例，强调了市场上一些 HDS产品存在严重 ADR 的可能性[206, 207]。在 DILIN研究纳入的 709 例真实肝毒性病例中，130 例（15.5%）归因于各种 HDS 产品[22]。在这个队列中，有 45 人肝损伤是由于健身产品，如合成代谢类固醇，而 85 人是由于多种产品用于增强能量、减肥和其他吹捧的好处。有趣的是，因合成代谢类固醇所致的肝损伤患者均为男性，平均年龄 31 岁。损伤开始时胆红素中位数为 9.8，其中 71% 需要住院治疗。随访期间，所有患者均痊愈，但黄疸消退的中位时间为 91 天。相比之下，非健身组的中位年龄为 47 岁，其中 65% 为女性，68% 住院。在报道中，78% 的患者有急性肝细胞性肝损伤，在随访期间 13% 的患者需要肝移植，4% 的患者死于肝衰竭。因此，HDS 产品肝毒性患者的临床表现和预后明显存在很大差异（表 24-8）。

在服用 HDS 产品的患者中，诊断 DILI 尤其具有挑战性，因为许多产品含有多种成分，患者常常一次服用一种以上的产品（表 24-9）。此外，在大多数 HDS 肝毒性病例中，导致肝损伤的具体成分是未知的。许多人怀疑，17- 烷基 -替代类固醇可能是导致轻微胆汁淤积的原因，但缺乏确证证据[208]。2013 年中后期发生的能量增强 / 减重产品 OxyElite Pro 引发的肝毒性与 60 多例以前健康的个体发生急性肝细胞性肝损伤有关[209]。美国 CDC 进行的一项详细的流行病学

表 24-8　近期草药和膳食补充剂产品引起肝毒性的报道的临床特征

分　组		健身保健品（n=45）	非健身保健品（n=85）	OxyElite Pro（n=7）
中位年龄（岁）		31	47	36
男性（%）		0	65	86
住院（%）		71	68	86
实验室检查表现	肝细胞性（%）	42	71	100
	混合性 / 胆汁淤积性（%）	30/28	17/13	0/0
死亡或肝移植		0	17	43

改编自 Navarro et al. 2014[22] and Heidemann et al. 2016[207].

表 24-9　被报道可引起肝损伤的草药产品

（续表）

草药产品	肝损伤类型
欧苍术	弥漫性肝坏死
黑升麻	血清转氨酶升高、肝衰竭
樟脑	血清转氨酶升高、Reye 综合征
鼠李	桥接坏死、胆管增生
沙巴拉	胆汁淤积、3 区坏死
减肥中药 Chaso/Onshido	血清转氨酶升高、肝衰竭
白屈菜	胆汁淤积
石蚕	3 区坏死、肝硬化
黑斑羚	肝坏死
金不换	门静脉纤维化、脂肪变性
卡瓦	血清转氨酶升高、肝衰竭

草药产品	肝损伤类型
麻黄	血清转氨酶升高、肝坏死
槲寄生（黄芩、缬草）	血清转氨酶升高、急性肝炎
薄荷油	急性肝炎、肝衰竭
生物碱（紫草、布什茶）	肝窦阻塞综合征
小柴胡（大柴胡、TJ-9）	桥接坏死、脂肪变性
康宝莱	急性肝炎、肝衰竭
燃脂丸	急性肝炎、肝衰竭
OxyElite Pro	急性肝炎、肝衰竭

研究表明，含有一种名为 Aegeline 新成分的 OxyElite Pro 超高温配方具有明显的时间相关性。然而，对产品成分的分析未能发现任何意外的儿茶素或肝毒性成分的存在。

第 25 章　酒精与肝脏

Alcohol and the Liver

Stephen Stewart　Ewan Forrest　著

盛云建 译　张 卡 校

学习要点

- 酒精是西方世界肝硬化最常见病因。
- 80% 的酗酒者未进展为晚期肝病，原因未解。发生肝脏疾病包括脂肪肝、酒精性肝炎、肝硬化和肝细胞肝癌。
- 戒酒是酒精性肝病最主要和最基本的治疗措施。糖皮质激素可用于治疗重症酒精性肝炎患者，但获益微弱。在过去的 30 年里，由于对酒精性肝炎患者败血症、出血和肝肾综合征支持治疗及管理的提升，使患者致死率明显下降。
- 至少戒酒 3 个月仍然有失代偿期肝病表现的患者，病情进一步改善可能性小，应考虑进行肝移植的评估。然而仅在特例情况下，戒酒不到 6 个月的肝移植患者会出现在大多数肝移植单位移植名单里。
- 针对有不良预后的酒精性肝炎患者进行选择性的早期肝移植，在提高其生存和长期戒酒方面显示出了希望，但这种方法目前存在争议。
- 所有酒精引起肝脏疾病患者需要保持长期的戒酒。

概述

1793 年，Matthew Baillie 就意识到了酒精与肝硬化的关联。近数十年，英国的肝硬化死亡率急剧上升，全英国酒精消费量与肝硬化死亡率密切相关[1]，在 65 岁以下人群中，酒精相关性肝病是第四常见致死病因。在美国，酒精性肝病是 25% 的肝硬化患者常见病因，而高达 50% 的住院肝硬化患者因酒精性肝病所致[2]。

酒精性引起肝损伤的发病机制仍然未完全阐明，与肝损伤的相关性是毫无疑问的，至少部分原因与乙醇代谢有关。然而，仍无法解释有些人长期饮酒但无明显的肝损伤。同样无法解释的是，有些人因饮酒而进展为肝病，而有的人发展为胰腺炎或神经损伤。深入了解这些发病机制有助于实现更好的治疗策略和预防措施。

本章首先关注乙醇代谢和肝损伤发生的机制，其次是酒精诱导的常见肝损伤临床表现和相关检查，最后对酒精依赖和包括移植在内的酒精性肝病当前最佳治疗方法进行介绍。

一、酒精代谢

（一）吸收与分布

酒精在胃肠道以简单弥散的方式被吸收，20min 后在血液内达到酒精浓度峰值。大部分酒精在十二指肠和空肠上段吸收。餐后酒精吸收减少并有延迟，吸收程度与饮入酒精浓度是成比例增加（图 25-1）。

酒精分布依赖于血液流量，富含血管器官（如大脑）可迅速达到与血浆酒精水平。酒精较难溶于脂类中，这可解释在消耗同等量乙醇的情况下，女性比男性拥有更高的血浆酒精浓度。

酒精不能被储存，大部分必须在肝脏被氧化。健康个体每天的乙醇代谢量不超过 180g。酒精可诱导代谢酶的产生，因此酗酒者在肝脏正常情况下可代谢更多的乙醇。

（二）酒精到乙醛

在细胞质中，80%～85% 的乙醇氧化是通过乙醇脱氢酶分解代谢为乙醛（图 25-2）。由此产生的 NADH 与 NAD 比值的增高，乙醛氧化进一步增加，是酒精摄入后发生代谢失衡的部分原因，被认为在酒精诱导的脂肪肝初始发病机制中起主要作用。

大部分剩下的乙醇是通过微粒体乙醇氧化系统（microsomal ethanol-oxidizing system，MEOS）途径代谢，该途径主要涉及特定的酒精特异诱导形式的细胞色素 P450，又称为细胞色素 P450 2E1（Cytochrome P450 2E1，CYP2E1）[3]。CYP2E1 的诱导作用可解释酗酒者对其他药物引起肝毒性敏感性的增加，药物可通过该酶系统转化为毒性代谢物。这种现象的一个重要例子就是酒精依赖者在接受治疗剂量的对乙酰氨基酚（扑热息痛）时，因为对对乙酰氨基酚的毒性易感性增加而出现了严重的肝损伤[4]。

（三）乙醛到乙酸

大部分由乙醇氧化形成的乙醛在肝脏中通过乙醛脱氢酶（aldehyde dehydrogenases，ALDH）进一步氧化成乙酸。乙酸可被氧化成二氧化碳和

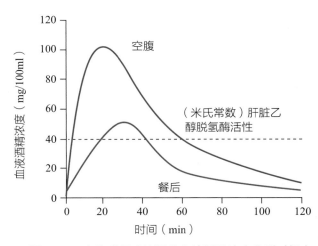

▲ 图 25-1　空腹或餐后饮酒的血液酒精浓度典型时间变化过程

水，或通过柠檬酸循环转化为包括脂肪酸在内的其他化合物。50% 东方人中存在无活性形式的 ALDH（ALDH2*2）。乙醛的累积可能与携带纯合子的 ALDH 人群饮酒时出现的潮红有关。

二、发病机制

给予酒精的啮齿类动物仅发展为脂肪肝。它们无法达到人类的酒精消耗量，人类可能消耗酒精中 50% 的总卡路里。然而，这个摄入水平可以在狒狒中实现，狒狒在大量饮酒 2～5 年后会发展为肝硬化。与相关营养变化相关的间接影响不同，酒精的直接肝毒性作用证据来自人类志愿者的研究，他们在连续 8～10 天每天饮用 300～600ml（10～20 盎司）86% 美国标准酒精后（按体积计酒精含量为 43%），肝活检发现肝组织脂肪变化和电子显微镜检异常[5]。

下面描述了酒精可能引起肝损伤的一些途径。不幸的是，迄今为止，对所涉及机制进展的理解尚未显著改善酒精性肝病的治疗效果。

（一）脂肪变性的发病机制

肝脏内甘油三酯的积累是饮酒的早期反应并且是可逆的。酒精增加外周脂肪分解，肝脏氧化还原电位的改变增加了脂肪酸的合成。甘

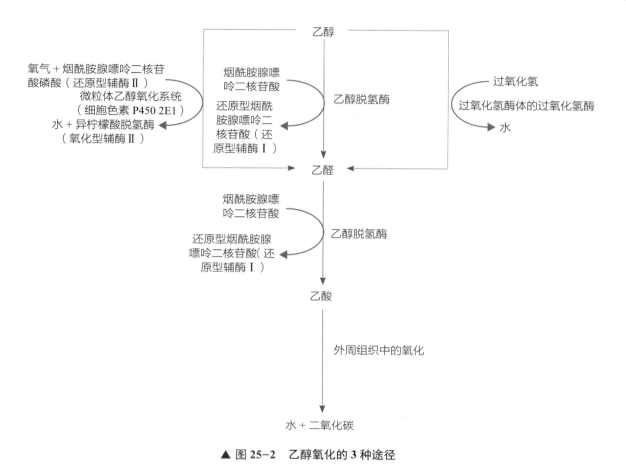

▲ 图 25-2　乙醇氧化的 3 种途径

油和游离脂肪酸底物供应的增加提高了酯化速率，导致甘油三酯（triacylglycerol，TAG）积累。这是一种由酒精诱导的对具有控制 TAG 从肝脏输出及微粒体甘油三酯转运蛋白（microsomal triglyceride transfer protein，MTP）功能酶的抑制导致的混合效应[6]（图 25-3）。

（二）氧化应激与脂质过氧化

在酒精相关性肝病中，促氧化剂的产生超过了内源性抗氧化系统，导致脂质过氧化。这些促氧化剂可直接来自乙醇代谢或来自活化的吞噬细胞。酗酒者因内源性细胞抗氧化剂，尤其是线粒体抗氧化剂的消耗，加剧了肝脏损伤。

（三）乙醛

由 ADH 和 MEOS 系统产生的乙醛可解释急性酒精性肝炎的许多特征（表 25-1）。乙醛具极强的反应性和毒性，它可与磷脂、氨基酸残基和巯基结合，导致表面抗原的改变和蛋白质解聚，从而改变其折叠形态。当异常折叠或未折叠的蛋白质在内质网中积聚时，这会导致称为"内质网应激"的现象[7]。内质网应激进一步诱导脂质合成，抗氧化剂消耗，最终导致凋亡发生。

（四）内毒素与细胞因子

内毒素、库普弗细胞活化与细胞因子、趋化因子的释放之间存在复杂的关系。内毒素会在酗酒者血液中表达增加[8]，这与肠道菌群增加，肠道通透性增加和网状内皮系统清除内毒素减少有关（图 25-4）。内毒素导致库普弗细胞释放细胞因子和活性氧。在酒精性肝炎中，TNF-α 和 IL-8 的增加尤其明显[9, 10]。

某些细胞因子的生物学效应类似于 ALD 的临床和组织学表现。TNF-α 可诱导脂肪变性、活性氧的产生和肝细胞凋亡。IL-8 参与中性粒细胞的募集和激活。

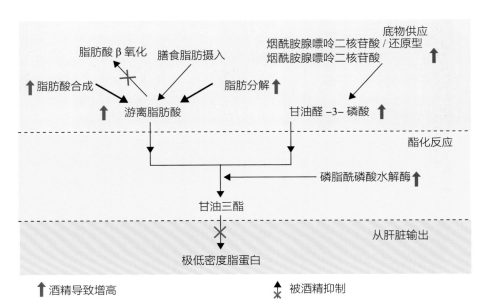

◀ 图 25-3　乙醇代谢导致脂肪肝的多种机制

乙醇通过增加底物供应，增加脂肪酯化成甘油三酯，以及减少肝脏中极低密度脂蛋白的输出来引起脂肪肝

↑ 酒精导致增高　　　　　↕ 被酒精抑制

表 25-1　乙醛可能的肝毒性作用

通过改变氧化还原电位诱导脂肪变性
增加对 TNF-α 介导的肝细胞坏死的致敏作用
结合宿主蛋白
- 影响折叠和诱导内质网应激
- 影响功能（如微管）
- 形成新抗原

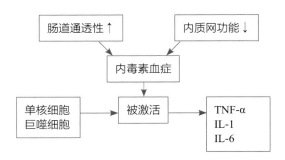

▲ 图 25-4　酒精、内毒素血症和细胞因子生成

（五）免疫性肝损伤

由乙醇代谢物和宿主蛋白形成的蛋白质复合物可作为新抗原，在 ALD 中激活 B 细胞体液反应和细胞毒性 T 淋巴细胞反应。抗体可以抵抗乙醛蛋白加合物衍生的表位[11] 和羟乙基 -CYP2E1 复合物[12]。抗体也还可见针对天然 CYP2E1 的抗体，表明自身免疫机制可能在酒精相关的肝脏疾病中起作用[13]。免疫机制的真正重要性尚不清楚，因为它们可能是一种附带现象，可能是针对其他机制损伤的肝细胞释放的蛋白质所产生的免疫反应。

（六）酒精与纤维化

库普弗细胞和肝细胞可以促进 ALD 中星状细胞的增殖和活化。库普弗细胞通过产生 TGF-β、TNF-α 和 ROS 诱导胶原合成。肝细胞通过 ROS 的生成或细胞凋亡诱导纤维化。当凋亡的肝细胞被吞噬时会产生 TGF-β，这反过来可以激活星状细胞[14]。

（七）酒精与癌症

酒精摄入与肝细胞癌和几种肝外癌症有关。这些肝外癌症包括口咽、喉、食管、结肠和乳腺的肿瘤。这些癌症发生机制可能与脂质过氧化、DNA 诱变、DNA 甲基化减少和免疫抑制有关。

三、易感性

（一）环境因素

1. 酒精剂量

一项男性酒精依赖肝硬化的大型队列研究显示，患者的平均酒精摄入量达 160g/d，持续 8 年。每天摄入 30g 的乙醇有发生 ALD 的风险[15]，对于大多数人，每天大于 80g 酒精的摄入发生 ALD 的风险显著增加。饮酒的持续时间也很重要。在一项研究中，平均每天摄入 160g 乙醇少于 5 年的患者没有发现肝硬化和酒精性肝炎，而摄入高浓度酒精平均 21 年的人群中有 50% 发展为肝硬化[16]。肝损伤似乎与饮酒类型无关。但也有些证据表明，饮酒可能与低肝硬化的风险相关[17]。当肝脏有机会恢复时，持续的每天酒精摄入比间歇性摄入更加危险；因此，建议个人每周应至少 2 天无饮酒。

ALD 和酒精依赖不一定同时存在。那些与酒精相关的肝损伤患者通常无酒精依赖性。大多数酒精依赖患者的肝功能正常[18]。

2. 饮食

肝硬化死亡率与高猪肉（亚油酸含量高）、不饱和脂肪含量高[19] 和低碳水化合物的饮食结构有关[20]。肥胖及其相关的高血糖会增加重度饮酒者 ALD 各阶段的发生率[21, 22]。

（二）遗传因素

1. 性别

由于社会耻辱感下降和酒精可及性的增加，危险饮酒的女性数量正在增加。现在，女性中酒精滥用和酒精相关危害与男性中一样普遍。从历史上看，女性被怀疑为酗酒的可能性较小，往往于疾病后期才被发现，更易出现肝损伤，并且在治疗后更容易复发[23]。这可能与酒精分布容积减少有关，或者至少在动物模型中发现的雌激素会增加肠道对内毒素的通透性[24]。即便女性戒酒后，也更有可能从酒精性肝炎发展为肝硬化[25]。

2. 非性别相关的遗传因素

饮酒模式至少部分是遗传的，但在大型队列研究中没有发现特定的遗传变异与易感性的相关性。对酒精性肝病的易感性也具有遗传因素。酒精相关性肝硬化的共患率方面，同卵双胞胎比异卵双胞胎高 3 倍[26]。酒精相关的肝损伤是一种多基因疾病，所以基因多态性对其发病也起着相应的作用。这些基因很可能是具有控制脂肪堆积、氧化应激、内毒素介导的促炎细胞因子释放和免疫损伤功能的基因[27]。

已证实，含有 patatin 样磷脂酶结构域 3（PNPLA3）的变体 rs738409 与发生酒精相关性肝硬化和肝细胞癌的风险相关[28]。此外，在 PNPLA3 中具有这种变异的过量酒精个体似乎更容易患上严重的酒精性肝炎[29]。即使他们戒酒后，这种变异个体的长期生存率也会降低[29]。有趣的是，这种多态性也与患非酒精性脂肪性肝病的风险有关。尽管动物模型表明多态性致病机制是通过脂质积累，但这种多态性导致更严重或晚期疾病的机制尚未阐明。

四、组织学特征

（一）脂肪肝

脂肪（脂肪变性）主要积聚在 3 区和 2 区，但在受影响较严重的人群脂肪变化是弥漫性的。通常脂肪呈大泡状（大液滴）形式，也可以是微泡（小液滴）形式。

在摄入过量酒精的几天内，肝细胞中会出现大的脂肪滴。微泡脂肪可能反映了线粒体损伤的存在和因此导致的脂肪酸氧化抑制。有报道在酒精相关脂肪肝患者中存在肝线粒体 DNA 缺失。脂肪变化可以根据含有脂肪的肝细胞的比例进行量化。

（二）酒精性肝炎

急性酒精性肝炎的完整组织学图片是相对罕见的，典型特征包括以下部分或全部。

气球样变：肝细胞肿胀，细胞质呈颗粒状，通常分散成细丝。细胞核小且染色深，气球样变是由水分的滞留和肝细胞中微管排泄蛋白质失败所致。

嗜酸小体：这些代表肝细胞的凋亡。

Mallory-Denk 小体：在 HE 染色的肝组织切片上表现为紫红色的胞质内包涵体。在 Masson 三色或嫌色氨酸苯胺蓝染色时，它们可能更为明显。它们主要是由中间细丝组成的成团细胞器组成，可能对肝细胞进行靶向破坏。含有 Mallory 小体的细胞周围环绕着多形体（图 25-5 和图 25-6）。

巨型线粒体：通过 Masson 三色染色，在光学显微镜下可观察到胞质内形成球状包涵体的巨型线粒体。

纤维化：胶原蛋白通常在 3 区发生大量沉积。纤维化发生在窦周并包裹正常或气球样变的肝细胞。细胞周围纤维化就像格子或鸡丝（肝周细胞），被称为"蠕动性胶原病"（图 25-7）[30]。通过电子显微镜显示 Diss 间隙的胶原蛋白化（图 25-8），这与肝窦状隙内层孔隙减少相关 [31]。这些变化干扰了血浆与肝细胞膜之间的物质交换，从而导致门静脉高压症的发生。末端静脉和亚小叶静脉的相关病变包括淋巴细胞性静脉炎、逐渐发生闭塞和最终静脉完全闭塞 [32]。

汇管区：汇管区变化不明显，仅在晚期病例中可见轻度慢性炎症。如果存在 1 区纤维化，也认为是由既往胰腺炎所致（图 25-9）[33]。

胆汁淤积：胆小管胆汁淤积是所有类型酒精相关性肝病的特征，它与生存率下降密切相关。

这些组织学模式形成了从轻微肝炎到可能不可逆的晚期肝病的病理图片，其中坏死更广泛，纤维化更突出。酒精相关性肝炎是肝硬化的前兆，并且在大多数情况下叠加已确定的肝硬化上。

酒精性肝炎组织学评分（alcoholic hepatitis histology score，AHHS）已被提议用于帮助酒精

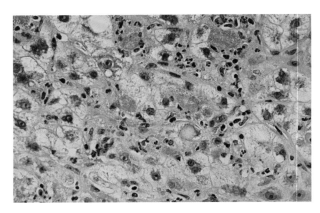

▲ 图 25-5　急性酒精性肝炎的气球样变、**Mallory-Denk 小体和卫星现象**（中性粒细胞多形性浸润肝细胞）（**HE 染色，120×**）

图片由 A.D.Burt 提供

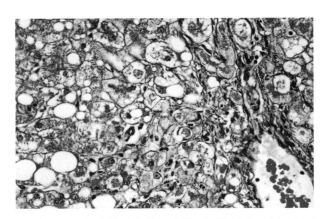

▲ 图 25-7　具有脂肪变化的晚期 **3 区胶原病**，右下方可见增厚的肝静脉（嫌色氨酸苯胺蓝染色，**100×**）

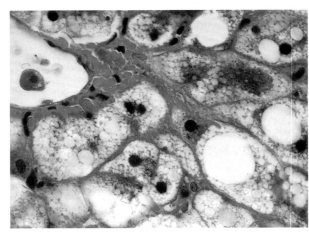

▲ 图 25-6　**急性酒精性肝炎**

肝细胞气球样变，含有微泡性、大泡性的脂肪和紫红色 Mallory 小体的酒精透明液（嫌色氨酸苯胺蓝染色，100×）

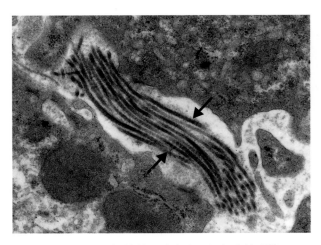

▲ 图 25-8　**酒精性肝病患者肝组织电镜照片**

注意在 Disse 间隙（箭）的胶原纤维沉积，这可能会干扰血液与肝细胞之间的氧气和代谢物交换

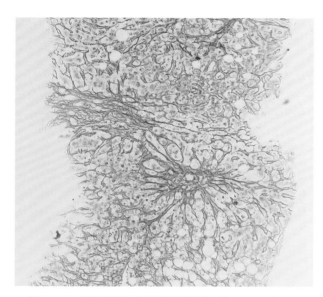

▲ 图 25-9　酒精性肝病门静脉纤维化（**Gordon** 和 **Sweet** 网状蛋白）

图片由 A.D.Burt 提供

性肝炎患者。

诊断和分类见表 25-2。尽管组织学特征的标准化是有用的，但 AHHS 在 ALD 患者结局预测中未优越于任何目前使用的基于临床和实验室的评分方法[34]。

（三）肝硬化

典型酒精相关性肝硬化的病理表现是微结节性的（图 25-10）。无法识别正常的带状结构，并且难以发现 3 区微静脉。由于酒精对肝再生的抑制作用，结节的形成通常是缓慢的。酒精性肝硬化患者肝脏脂肪含量可变，可能与急性酒精性肝炎共存。随着持续的坏死和纤维化的发生，肝硬化可能从微结节发展到大结节，该过程通常伴随着脂肪变性的减少。当疾病达到终末期这个阶段时，酒精病因可能难以在组织学认。

肝硬化可伴随细胞周围纤维化而没有明显的坏死和炎症表现。

五、临床表现

（一）病史、查体和早期识别

早期识别取决于高度怀疑指数。如果怀疑

表 25-2　酒精性肝炎组织学评分（评分 > 5 时预后不佳）

组织学		评　分
肝纤维化分期	无纤维化或无门静脉纤维化	0
	广泛纤维化	0
	桥接纤维化或肝硬化	+3
胆汁淤积	无	0
	肝细胞性	0
	胆小管或胆管性	+1
	胆小管或胆管并肝细胞性	+2
多形核白细胞浸润	无或轻度	+2
	重度	0
巨型线粒体	无	+2
	有	0

引自 Altamirano et al. 2014[34].

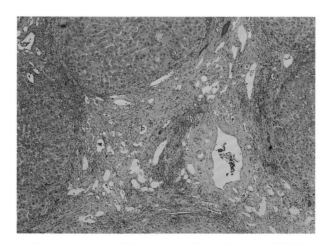

▲ 图 25-10　终末期酒精性肝硬化，伴随实质区域消失的小结节肝硬化（**HE** 染色，**120×**）

图片由 A.D.Burt 提供

有酒精滥用，理想情况下应该使用乙醇（酒精）使用障碍筛查量表（alcohol use disorders identification test，AUDIT）（表 25-3）。在临床实践中，AUDIT 的简化版本被证明是有助于快速筛选测试（FAST，AUDIT-C）。患者可能出现

表 25-3　酒精使用障碍筛查量表

请勾出适合你的答案	
1. 你饮酒的频率如何？ • 从不 • 每月 1 次或少于 1 次 • 每月 2～4 次 • 每周 2～3 次 • 每周至少 4 次	7. 在过去 1 年中，你在饮酒后感到内疚或后悔吗？ • 没有 • 每月少于 1 次 • 每月 1 次 • 每周 1 次 • 每天或几乎每天 1 次
2. 你饮酒时一般喝多少杯？（饮用酒中含酒精 10g 称为"一杯"） • 1～2 杯 • 3～4 杯 • 5～6 杯 • 7～9 杯 • 10 杯或以上	8. 在过去的 1 年中，你因为饮酒问题导致不能回忆起前一晚的事情吗？ • 没有 • 每月少于 1 次 • 每月 1 次 • 每周 1 次 • 每天或几乎每天 1 次
3. 每次喝酒 6 杯以上的情况有多少？ • 没有 • 每月少于 1 次 • 每月 1 次 • 每周 1 次 • 每天或几乎每天 1 次	9. 你个人或其他人因为你的饮酒问题而受到伤害吗？ • 没有 • 是的，但不是在最近 1 年中 • 是的，就在最近 1 年中
4. 过去 1 年中，你发现自己一旦饮酒就很难停下来吗？ • 没有 • 每月少于 1 次 • 每月 1 次 • 每周 1 次 • 每天或几乎每天 1 次	10. 你有较好的朋友、医生，或者其他健康工作者对你的饮酒问题表示担心，建议你戒酒吗？ • 没有 • 是的，但不是在最近 1 年中 • 是的，就在最近 1 年中
5. 过去 1 年中，你因为饮酒导致不能从事日常工作吗？ • 没有 • 每月少于 1 次 • 每月 1 次 • 每周 1 次 • 每天或几乎每天 1 次	**评分说明** 每个问题的得分范围为 0～4，每个问题答案的第一项（例如从不）得分 0，第二项（如少于每月）得分 1，第三项（如每月）得分 2，第四项（如每周）得分 3，最后一项（如每天或几乎每天）得分 4。对于问题 9 和问题 10，只有三个回答，得分分别为 0 分、2 分和 4 分 得分为 8 分或以上与有害饮酒或危险饮酒有关；女性为 13 分或以上，男性为 15 分或以上表明可能酒精依赖
6. 在一次大量饮酒后，你需要在第二天早上喝一些酒才能正常生活吗？这种情况在过去 1 年中有多少次？ • 没有 • 每月少于 1 次 • 每月 1 次 • 每周 1 次 • 每天或几乎每天 1 次	

AUDIT-C：使用完整问卷的前三个问题。得分为 5 分或更高表明饮酒风险较高

FAST：使用完整问卷的第 3、5、8 和 10 四个问题。如果对问题 3 的答复是否定的，则不需要进一步答题。得分为 3 或更高表明饮酒风险较高

经 John Wiley & Sons 许可转载，引自 Saunders JB et al. Development of the alcohol use disorders identification test（AUDIT）: WHO collaborative project on early detection of persons with harmful alcohol consumption Ⅱ. *Addiction* 1993; 88: 791-803.

非特异性消化道症状，如厌食、恶心、腹泻、右上腹隐痛，以及压痛或发热。患者可能因为酒精依赖对自身的广泛影响医疗建议，如社交障碍、工作表现不佳、事故、暴力行为、酒瘾发作、颤抖或抑郁等。当在进行常规体检或其他疾病常规检查中发现肝脏肿大、血清转氨酶或γ-谷氨酰转移酶水平增高，或者大红细胞症的时候，可以考虑诊断ALD。即使有肝脏肿大，血管蜘蛛痣及其他可能有帮助的慢性肝病体征表现，也不能作为ALD的诊断依据。临床特征不能反映肝脏组织学改变，并且肝功能的生化检查可能是正常的。

（二）实验室检查

1. 生化检测

血清转氨酶水平很少超过300U/L。谷草转氨酶水平通常高于谷丙转氨酶，AST：ALT比例通常超过2：1。血清γ-GT检测广泛用于危险饮酒者的筛查试验。尽管肝细胞损伤和胆汁淤积可能致血清γ-GT升高，但这种水平增高还是主要来自酶的诱导。由于具有酶诱导效应的药物和其他疾病，如非酒精性脂肪肝等其他因素，可导致有许多假阳性检测结果。

不受肝脏疾病严重程度影响，血清碳水化合物缺乏（脱唾液酸化）的转铁蛋白水平可能是过量饮酒的有用标志物，但这种检测通常无法获得[35]。血清碱性磷酸酶在ALD患者可能显著增高（大于正常值的4倍），尤其是在那些患有严重胆汁淤积和酒精相关性肝炎的患者中。血清IgA值也可能非常高。临床上可以检测血液和尿液中的酒精水平来驳斥否认有饮酒的ALD患者。在酗酒者中可发现尿酸、乳酸、甘油三酯升高，以及葡萄糖和镁的减少等异常。低磷血症与肾小管损害有关，与肝功能损害无关[36]。低磷血症也可能是再喂养综合征（复食症候群）的结果。因为血清三碘甲状腺原氨酸（triiodothyronine，T_3）水平与肝病的严重程度成反比，低血清T_3水平可能反映了甲状腺素向T_3的肝转化率降低。

即使是敏感的生化方法也可能无法发现酒精相关的肝脏损害，如果有怀疑，必要时需进行肝活检或瞬时弹性成像检查。

2. 血液学变化

推测大红细胞症是由于酒精对骨髓的直接影响所致。叶酸和维生素B_{12}的缺乏可能导致营养不良。平均细胞体积升高和血清γ-GT水平增高的组合可识别90%的酒精依赖患者。

（三）影像学

超声检查可能无法检测到轻度脂肪性肝炎或早期纤维化，甚至可能漏诊肝硬化。如果肝脏萎缩并伴有边缘不规则，或者门静脉高压伴有腹水和脾大，超声检查可以发现这些晚期肝病。

计算机断层扫描和磁共振成像扫描在诊断脂肪肝，发现不规则肝脏表面、脾大、门静脉侧支循环、腹水和胰腺炎等方面非常有用。

瞬时弹性成像的肝硬度值测量越来越多地用于ALD的分期，并且已在英国被推荐为风险患者的筛查试验[37]。然而，肝硬度值可因持续的饮酒和酒精性脂肪性肝炎的存在而增高，因此肝脏瞬时弹性成像检查可出现假阳性的结果。

（四）肝活检

在排除肝损伤的其他原因后，酒精相关性肝损伤的诊断通常可以从临床病史和血液检查中得出（表25-4）。肝脏疾病的准确分期可能需要进行肝活检病理学检查。从预后的角度来看这很重要，与酒精性肝炎或静脉周围纤维化相比，脂肪性改变进展为肝硬化的可能性小[38]。肝硬化的诊断，无论是通过肝活检、无创评估，还是临床标准，都不能忽略对肝细胞癌和静脉曲张的监测。

表25-4 肝活检与酒精相关性肝病

诊断
- 很少需要排除其他病因
- 可能需要区分酒精相关性肝炎和失代偿期肝硬化

预后/分期
- 在不确定是否有脂肪变性、脂肪性肝炎或肝硬化时需采用
- 诊断和排除肝硬化的金标准

六、临床症状

（一）脂肪肝

仅有脂肪肝的患者通常无症状，体检或超声检查时发现肿大、光滑的肝脏时即可做出诊断。肝功能检测可能正常，或转氨酶和碱性磷酸酶轻度升高。如果脂肪肝严重到需入院治疗，患者通常已长期大量饮酒并可能有厌食表现。症状可能包括恶心和呕吐，伴有脐周、上腹或右上腹疼痛。临床上，很难将脂肪肝患者与轻度酒精性肝炎患者或代偿良好肝硬化患者区分开来。

（二）急性酒精性肝炎

酒精性肝炎可表现为不同程度的症状。轻度的酒精性肝炎病例在临床上很难和脂肪变性相区别。可能无症状，仅有酗酒史和血清酶检查异常和（或）巨细胞增多症。部分主诉可能为乏力和厌食。

急性酒精性肝炎可呈现更为多样的临床症候群。患者通常饮酒特别多且不进食。呕吐、腹泻、并发感染或长期厌食可能导致严重的肝功能失代偿。服用适量或者超治疗剂量的对乙酰氨基酚可能会导致这类患者中出现严重的肝炎（图 25-11）。在这种情况下，转氨酶水平非常高，与单纯的酒精性肝炎不同[4]。

患者在排除其他肝损伤或败血症的病因下，黄疸出现时间少于 8 周，就诊前 60 天内有饮酒过量史的患者，可诊断为酒精性肝炎可能性。尽管类固醇或己酮可可碱治疗酒精性肝炎（steroids or pentoxifylline for alcoholic hepatitis，STOPAH）试验采用胆红素的阈值为 80μmol/L，我们仍建议黄疸阈值大于 50μmol/L（3mg/dl）[39]。AST 应大于 50U/L，AST：ALT 比值大于 1.5[40]。

酒精性肝炎可能与发热和厌食有关。患者可能因肝大而按压时感到疼痛，并且可能会听到动脉性肝血管杂音。血管蜘蛛痣很常见，还可能出现肝衰竭相关的临床表现，如腹水、肝性脑病和出血倾向等。血压通常较低，伴有高动力循环。营养不良患者可能存在维生素缺乏。胃肠道出血通常来自胃或十二指肠病变，不一定与门静脉高压有关。

（三）肝硬化

肝硬化可在没有急性酒精肝炎的情况下出现，临床表现类似任何终末期肝病。酗酒史作为主要的病因采集（患者可能否认），判断肝大和酗酒的肝外特征。脾大是反应门静脉高压进展的

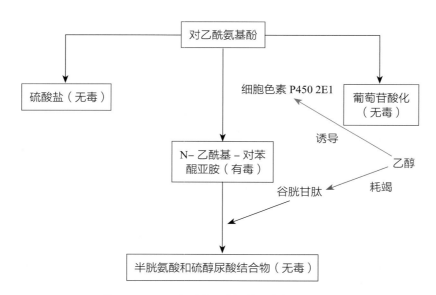

▲ 图 25-11　乙醇和对乙酰氨基酚之间的相互作用

当对乙酰氨基酚被酶细胞色素 P450 2E1（CYP2E1）代谢为有毒的中间体 N- 乙酰基 - 对苯醌亚胺（NAPQI）时，发生肝损伤。这通常仅在超治疗剂量使用时发生。乙醇可通过以下两种机制增强对乙酰氨基酚在治疗剂量时的毒性而发生肝损伤：①诱导 CYP2E1（绿箭）；②耗竭细胞质和线粒体谷胱甘肽（红箭），导致对氧化应激介导的肝细胞凋亡和坏死的易感性增加

晚期体征。

（四）肝外临床表现

双侧腮腺肿大是常见的，与其他营养不良所致的腮腺肿大相似。螺内酯治疗后可能出现男性乳房发育症。男性的睾丸萎缩和性功能下降。由于酒精引起的骨质疏松症，可能会出现肌肉萎缩，跌倒后骨折。手掌筋膜的 Dupuytren 挛缩与酒精有关，与肝硬化无关[41]。

记忆力减退和注意力不集中、失眠、易怒、幻觉、抽搐（"朗姆酒发作"）和震颤等可能是酒精依赖的表现。在急性期表现中存在韦尼克脑病的风险，必须与早期肝性脑病相鉴别。

在由酒精引起的晚期肝病中，肝肾综合征似乎特别常见。心律失常、高血压、心肌病和冠状动脉疾病都与饮酒有关。口咽癌、食管癌、结肠癌和乳腺癌在酗酒者中更常见。

七、预后

在 ALD 中，肝脏组织学是良好的预后指标。3 区纤维化、静脉周围硬化和酒精相关性肝炎都是不利的组织学特征，因为它们表明有进展为肝硬化的风险[42]。组织学胆汁淤积表现是酒精相关性肝炎的不良预后指标。一项研究结果表明 50% 的肝炎患者在 10～13 年后发展为肝硬化[38]。

然而，肝活检组织病理中的"纯"脂肪肝也会产生严重后果。一项对 86 名患者随访 10.5 年的研究中，9 名患者发生了肝硬化，另外 7 名患者发生了肝纤维化。脂肪变性、巨大线粒体和持续危险饮酒的混合模式预示着发展为这些严重后果[43]。虽然在长期来看，巨大线粒体似乎增加了进展为纤维化的风险，但它们也与急性酒精性肝炎背景下更好的短期预后相关（表 25-2）。

具有独立不良预后意义的临床和实验室指标包括肝性脑病、低血清白蛋白、凝血酶原时间延长、低血红蛋白和大量食管静脉曲张[44]。患者具有肝性脑病、持续性黄疸和氮质血症的更容易出现肝肾综合征。

急性酒精性肝炎患者通常在住院的最初几天病情恶化，15%～20% 最严重的病例在入院后 28 天内死亡。那些凝血酶原时间明显延长，并对维生素 K 无反应且血清胆红素水平高的患者预后特别差[45]。目前已经提出了针对酒精性肝炎的各种预后评分（图 25-12）。

凝血酶原时间和胆红素可用于确定判别函数（discriminant function，DF）以估计酒精相关性肝炎的预后。该评分也可用于治疗决策的制订，而且已用于临床试验患者的识别[46, 47]。近年来，酒精性肝炎患者的生存率由于常规管理措施的改善而提高。DF 失去了确定最差预后的特异性。DF 取决于凝血酶原时间的绝对值，不同实验室检测结果存在差异，因此需要其他预后评分。

最近用于 ALD 预后的评分方法包括格拉斯哥酒精性肝炎评分（Glasgow Alcoholic Hepatitis Score，GAHS）、终末期肝病模型，以及用年龄、胆红素、国际标准化比值和肌酐组成的 ABIC（Age，Bilirubin，INR and Creatinine，ABIC）评分。GAHS 使用 INR、胆红素、白细胞计数、尿素和年龄来确定与生存密切相关的评分，其可能是比判别函数更好的生存预测方法[48]。MELD 评分在确定预后结果方面也是有效的，尽管确定特别差的结果或干预需要的阈值尚不清楚，但在已发表的研究中，显示分数在 18～25 变化。ABIC 评分将患者分为低风险、中风险和高风险类别[49]。DF、GAHS、MELD 和 ABIC 评分有时被描述为"静态"评分，因为它们是在单个时间点获得的变量，以上评分可用于识别患者及进行相应治疗。

酒精相关性肝硬化的前景远远好于其他病因所致的肝硬化。这取决于患者戒酒的能力，而这又与家庭支持、财政资源和社会经济状况有关。患有肝硬化的女性存活时间短于男性（图 25-13）。多中心退伍军人医院的研究显示，酒精相关性肝炎和肝硬化患者的生存预测因素包括年龄、饮酒量、AST：ALT 比率、疾病的组织学和临床严重程度[50]。那些合并营养不良的患者更容易发生死亡[51]。

	计算
静态评分 判别函数（DF）	DF=4.6（患者凝血酶原时间 – 对照凝血酶原时间）+ 血清胆红素（μmol/L）/17.1 DF≥3.2：预后差
终末期肝病模型 评分（MELD）	MELD=.8×$\log_e$（胆红素，mg/dl）+11.2×$\log_e$（国际标准化比值）+9.6×$\log_e$ （肌酐，mg/dl） 预后不佳的阈值不明确：18～25

格拉斯哥酒精性肝炎评分（GAHS）

评分	1	2	3
年龄（岁）	<50	≥50	—
白细胞计数（10^9/L）	<15	≥15	—
尿素（mmol/L）	<5	≥5	—
凝血酶原时间或国际标准化比值	<1.5	1.5～2.0	>2.0
胆红素（μmol/L）	<125	125～250	>250

GAHS≥9：预后不良

年龄、胆红素、国际标准化 比值和肌酐（ABIC）评分	ABIC=（年龄 ×0.1）+（胆红素 ×0.08）+ （肌酐 ×0.3）+（国际标准化比值 ×0.8） 低风险＜6.71；中风险 6.71～9；高风险＞9

动态评分
Lille 评分

R=3.19–（0.101× 年龄）+（0.147× 第 0 天白蛋白水平，单位为 g/L）+（0.0165×
第 0 天和第 7 天之间胆红素水平的变化，单位为 μmol）–（0.206× 肾功能不全）–
（0.0065× 第 0 天胆红素水平，单位为 μmol/L）–（0.0096× 国际标准化比值）

（肾功能不全 = 肌酐＞115μmol/L）

Lille 评分 =exp (–R)/[1+exp (–R)]

Lille≥0.45：预后不良（表示对糖皮质激素治疗无反应）

▲ 图 25–12　酒精性肝炎的预后评分
在治疗前计算"静态"评分作为预后的指标。在糖皮质激素启动后"动态"计算 7 天评分并显示对该治疗的反应（在线提供分数计算器）

八、治疗

（一）饮酒的危害和酒精依赖

最重要的措施是确保彻底和立刻戒酒，如出现戒断综合征应该接受医学治疗。对于晚期酒精相关性肝病患者，戒酒的管理可能具有挑战性。在此种情况下，建议使用短效苯二氮䓬类药物（如劳拉西泮）进行症状触发治疗。

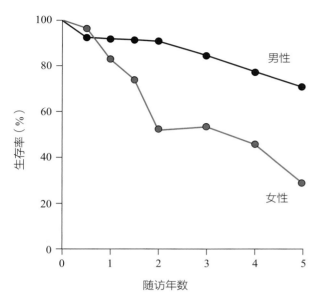

▲ 图 25-13　患有酒精性肝硬化的男性和女性生存率

表 25-5　酒精依赖的治疗方法

非药物治疗
• 简短的干预
• 认知疗法
• 动机增强疗法
• 心理治疗
药物治疗
• 阿坎酸
• 纳曲酮
• 双硫仑
• 巴氯芬

表 25-6　酒精相关性肝炎治疗方法

• 戒酒
• 糖皮质激素
• 营养支持

有严重身体疾病的患者比出现心理问题的患者更容易戒酒。在肝病门诊长期随访的男性中，严重的内科疾病与戒酒决心密切相关[52]。

长期的医疗护理是不可缺少的。对 1975—1990 年在英国皇家自由医院接受 ALD 治疗的患者随访结果显示，无论治疗如何，50% 保持戒酒，25% 饮酒但未酗酒，25% 持续酗酒。

一些心理和药物治疗可用于帮助戒酒和预防复发（表 25-5）。受酒精影响程度较轻的人可以从医生、护士或专职医疗人员那里接受"简短的干预咨询"，该方法可使 38% 的治疗获益，但通常是暂时的[53]。更严重的酒精依赖患者可能受益于精神科转诊。一些患者可能从药物治疗中受益，以帮助实现戒酒和预防复发，例如双硫仑、阿坎酸和纳曲酮是有效的，但这些药物在严重肝病中有禁忌证或尚无研究资料[54]。巴氯芬已用于治疗失代偿期肝硬化患者的酒精依赖[55]。

（二）急性酒精相关性肝炎（表 25-6）

糖皮质激素是抑制肝脏炎症反应最有效的治疗方法。最初的研究包括所有严重疾病的患者，其研究结果相互矛盾。对五个最大样本量研究的 Meta 分析显示，DF≥32 分的患者接受糖皮质激素治疗具有显著的生存获益[56]。STOPAH 试验研究表明，对于 DF＞32 分的患者，泼尼松龙 40mg/d 治疗 28 天，可提高患者 28 天生存率；然而，这种获益在 90 天后就会消失[39]。但接受糖皮质激素治疗的患者感染将会增加。对患有更严重疾病（高 GAHS 或 MELD 评分）的患者接受糖皮质激素治疗进行限制，可能会明确那些更有可能获得持续益处的患者[57]。

在接受糖皮质激素治疗 7 天后，胆红素水平未能下降的患者确定为皮质激素无反应者。该类患者可以使用里尔评分来定义（图 25-12），这类患者的预后特别差[58]。

糖皮质激素治疗后感染的发生率在皮质激素治疗无反应的患者中比在反应者中更常见[59]。因此，有可能某些皮质激素"无反应"可能不代表药理学上的不足，而可能是由亚临床败血症的恶化所致。活动性败血症和出血是糖皮质激素应用的禁忌证，在控制这些并发症后，如果患者临床表现与酒精性肝炎相符，可考虑使用糖皮质激素。

目前，有证据表明糖皮质激素可以降低短期死亡率，1 周后血清胆红素改善的患者（通过里尔评分量化）可能会从持续治疗中得到长期获益。

己酮可可碱在一项研究中显示可使严重酒精性肝病的生存率提高 40%[60]，然而 STOPAH 研究无法在任何时间点确定己酮可可碱的任何益处[39]。STOPAH 研究结果与以下研究一致：与单独使用泼尼松龙相比，单独或与泼尼松龙联合使用己酮可可碱未取得治疗效果[61, 62]；或者对糖皮质激素没有改善的患者予以己酮可可碱挽救治疗也未取得治疗效果[63]。因此，即使在酒精性肝炎患者使用糖皮质激素有禁忌证的情况下，也几乎没有证据表明继续使用己酮可可碱治疗酒精性肝炎可以获益。

N- 乙酰半胱氨酸可能是糖皮质激素有用的辅助治疗方法。一项研究表明与单用糖皮质激素相比，N- 乙酰半胱氨酸联合糖皮质激素治疗可降低感染率及 1 个月死亡率，然而这种获益并没有持续到 6 个月[64]。然而，联合抗氧化剂（包括 N- 乙酰半胱氨酸）的临床试验结果令人失望，没有证据表明其与糖皮质激素联合或与糖皮质激素相比具有更大的生存获益[65, 66]。

蛋白质和营养不良必须纠正。营养补充可有助于提高严重酒精相关性肝炎患者的中长期生存率。肠内营养不良（每天<21.5kcal/kg）与不良预后相关，然而由于鼻饲喂养的耐受性差，难以实施肠内营养支持。相对于那些严重厌食和（或）不耐受鼻饲的患者而言，足够的营养摄入能力可能是其更好的结局标志，而不是由于营养本身的治疗[67]。

分子吸附剂循环系统（molecular adsorbents recycling system，MARS）的初步研究已显示出对酒精性肝炎的治疗前景，但更严格的研究尚未显示出益处。抗 TNF 治疗（英夫利昔单抗和依那西普）方案研究显示治疗组中感染更频繁，生存率降低[68]。

（三）肝硬化

虽然随着时间推移，肝损伤停止后可能会有一些胶原蛋白重塑，但肝硬化基本上是不可逆转的，后续主要针对肝硬化并发症治疗。这些并发症主要包括门静脉高压、肝性脑病和腹水。该类患者药物代谢受损，必须特别注意其他治疗药物的应用，尤其是镇静药。

（四）肝移植

ALD 现在占美国和英国所有肝移植适应证的 25%～40%。尽管最初担心并发症，但移植物存活率和患者生存率与其他肝病移植适应证相似，移植后 5 年生存率得到改善，患有最严重疾病的 ALD 患者也可以最大获益[69]。尽管如此，由于存在复发的风险，ALD 患者接受肝移植仍存在争议。10%～20% 的移植者会在前 5 年内过量饮酒，尽管这很少会在移植后 10 年内导致严重的肝脏疾病[70]。

移植后复发很难预测。应被密切监测及早发现复发并治疗那些重新酗酒的患者。这对维持公众对器官捐赠的支持至关重要。

大多数移植单位期望患者在肝移植前戒酒 6 个月，并且在一些（但不是全部）研究中已经发现其是移植后复发的预测指标。在某些情况下，如果生存不可能超过这个范围，所需的戒酒时间可缩短至 3 个月。保持该戒酒时间的主要原因之一是许多患者在此期间病情会康复，再不需要肝移植治疗。如果戒酒 3 个月仍未见病情恢复，则以后不太可能发生好转[71]。

一直提倡肝移植用于糖皮质激素无反应的酒精性肝炎患者。然而，该方案是否有效或合适使用有限的资源还有待观察。

结论

与英国几乎所有其他疾病相比，酒精性肝病的全国死亡率由于发病率增加而增加，而这又是因为饮酒量增加。酒精相关肝损伤的新疗法尚未实现，而事实上，过去一些选择用于 ALD 治疗的方法已经被剔除或其疗效已降低。然而由于更好的支持治疗，急性严重酒精性肝炎的死亡率在过去 30 年中有所改善。肝移植仍然是治疗终末期肝病的一种有效方法。控制 ALD 死亡率的最有效措施在于减少酒精消耗。如果采用控制酒精价格、供应和促销的公共卫生措施，将对 ALD 所带来的危害产生巨大影响。

第 26 章 铁过载状态
Iron Overload States

Paul Adams Heinz Zoller **著**

李 平 译 黄小平 校

学习要点

- 铁过载的原因主要有遗传（特别是 *HFE* 相关基因）、血液病和肝脏疾病。
- 铁调素是一种循环多肽，在铁稳态中具有核心作用。
- HFE 相关血色病是一种常见的遗传病，可以通过转铁蛋白饱和度、血清铁蛋白水平和基因检测来诊断。
- 并非所有 C282Y 纯合子都会出现生化学铁过载。
- 并非所有 C282Y 纯合子都会随着时间的推移出现全身铁过载。
- 放血疗法能有效防止肝损伤，并且多数 HFE 相关血色病患者耐受良好。

铁过载的原因大致可以分为三种：一种有明确的遗传机制，一种与其他病理状态有关，还有一小部分患者介于两者中间，是遗传因素与后天获得因素相互作用的结果（表 26-1 和表 26-2）。过去曾经有大量经典的遗传性血色病（以前称为特发性或原发性）的病例，现在已证实其病因是 *HFE* 基因变异。这些患者的资料为我们提供了很多关于肠道吸收铁、典型病例确认、家族筛查、识别不典型患者的知识。相比 HFE 相关遗传性血色病，遗传性非 HFE 相关铁过载更少见。

由肝脏疾病或血液病导致的铁过载比较常见，现在可以通过检测 *HFE* 基因是否突变来区别这些疾病与遗传性血色病。

一、正常铁代谢

（一）吸收

每天正常饮食的含铁量为 10～20mg（90% 为游离铁，10% 与血红素结合），其中只有 1～1.5mg 被机体吸收。吸收量与体内铁储存量有关，当机体需求量增加时，吸收量也增加。肠道吸收铁的位置是十二指肠和小肠上段。吸收方式为主动吸收，能够逆梯度转运铁。

关于铁的吸收机制尚未完全阐明，从以下研究中已有很多发现：① *HFE* 基因[1]；②二价金属离子转运蛋白 –1（DMT-1）；③调控转运和存储蛋白表达的细胞内机制，特别是铁调节蛋白；④基底膜外侧铁转运蛋白（IREG-1，又称膜铁转

表 26-1　遗传性铁过载原因

	条件（类型）	相关基因	遗传	发病年龄	表型（异质性）	Tf 变化	机　制
遗传性血色病	HFE 相关血色病（HC）（1 型）	HFE	常染色体隐性遗传	成人	没有肝纤维化/肝硬化、关节病、糖尿病、性腺功能减退	↑	相对铁调素缺乏
	非 HFE 相关血色病（3 型）	TfR2	常染色体隐性遗传	青年	和上述 1 型类似	↑	相对铁调素缺乏
		BMP6	显性遗传	成人	轻度/中度肝硬化	N/↑	调控铁调素合成途径中的信号缺陷（低铁调素）
	青少年血色病（2 型）	HAMP、HJV	常染色体隐性遗传	青少年/青年	严重的心肌病、垂体功能低下、性腺功能减退、关节病、肝纤维化、糖尿病	↑	严重的铁调素缺乏症
遗传性肝和（或）脾铁	膜铁转运蛋白病（4 型）	SLC40A1（膜铁转运蛋白）	常染色体显性遗传	成人	肝/脾坏死、纤维化少见	↓或↑	膜铁转运蛋白功能缺失（4A）或铁调素抵抗（4B）
	铜蓝蛋白缺乏症	铜蓝蛋白	常染色体隐性遗传	成人	视网膜病变、糖尿病	↓	肝细胞铁输出缺陷（缺乏铜蓝蛋白亚铁氧化酶）、低铁调素

Tf. 转铁蛋白

表 26-2 血液、肝脏和其他原因所致的肝脏铁过载

	条 件	相关基因	遗 传	发病年龄	表型（异质性）	Tf变化	机 制
贫血（不输血）	见注释	已知的突变	常染色体隐性遗传	儿童/青年	贫血、肝硬化和纤维化、心力衰竭、垂体功能低下、性腺功能减退	↑	贫血引发骨髓相关信号（如ERFE），其主动抑制铁调素合成，导致膳食铁吸收的增加
获得性（医源性）肝铁过载	重型珠蛋白生成障碍性贫血症	多因素	常染色体隐性遗传	儿童/青年	贫血、肝硬化和纤维化、心力衰竭、垂体功能低下、性腺功能减退	↑	输血铁过载
	肠道外铁过载（透析患者）	n/a	n/a	各个年龄	肝脾铁沉着不伴有肝硬化	N/↑	肠外铁过载
慢性肝病铁过载	酒精性肝病、丙型肝炎、晚期慢性肝病、迟发型皮肤卟啉症	多基因	一般 n/a	成人	各种肝病表现，病史或检测阳性	N/↑	铁调素合成减少，肝细胞功能损害

铁负荷性贫血包括转铁蛋白血症、先天性红细胞生成性贫血、铁过载的低色素性小细胞性贫血、铁粒细胞性贫血、中间型珠蛋白生成障碍性贫血和溶血性贫血

N. 正常；n/a. 不适用；Tf. 转铁蛋白；ERFE. 铁代谢调节蛋白（Erythroferrone）

运蛋白）；⑤铁调素，即一种在铁调节中起关键作用的多肽[2]。

在肠腔内，三价铁被还原酶或维生素 C 还原成亚铁，随后亚铁被 DMT-1 运送到小肠绒毛黏膜上皮细胞。DMT-1 的表达受细胞内铁含量的调节，而该调节又通过 IRP-1 与 DMT-1 上的铁调节单元（IRE）之间的相互作用实现。因此，肠黏膜上皮细胞内铁的浓度对调控铁从小肠吸收的量是非常重要的。另外，缺氧诱导因子（HIF）也起着重要作用[3]。

肠细胞基底外侧膜上的膜铁转运蛋白负责将铁从细胞内转运出去。一旦穿过细胞膜，铁就会从亚铁氧化成三价铁，这样可以和转铁蛋白结合并携带转运。亚铁氧化酶和铜蓝蛋白也参与到这种氧化过程。因而，膜铁转运蛋白和铜蓝蛋白功能障碍，均会导致其参与铁转运作用的细胞中铁的沉累。

肠道吸收膳食血红素中铁与 DMT-1 无关。

叶酸转运蛋白（HCP1）与血红素铁的吸收有关，但该途径的分子机制仍不确定。

铁吸收的调节似乎依赖于 HIF 和铁调素的变化，铁调素可导致膜铁转运蛋白在细胞内降解和功能丧失。

（二）调节

铁吸收的调节对于机体维持铁的平衡至关重要，因为人类缺乏铁排出的调节模式。血色病患者的铁过载主要由于饮食中铁的吸收超过了不受调控铁的丢失。这一概念解释了女性血色病发病率较低和老年发病的原因，因为月经失血和妊娠为铁的排出提供了一个自然且不受调控的过程，部分或全部平衡了铁吸收的增加。

铁稳态除了通过调节铁的吸收外，还通过脾巨噬细胞和库普弗细胞来调控铁释放。因为，衰老的红细胞会在这两个细胞中代谢，其中的铁可为红细胞生成和细胞代谢重复利用。

十二指肠和小肠上段的上皮细胞和巨噬细胞释放的铁由膜铁转运蛋白（IREG-1）介导。IREG-1 的活性受肝脏合成的多肽类激素（铁调素）调控。铁调素与 IREG-1 结合并诱导其降解[2]。因此，铁调素的水平与铁吸收呈负相关：铁调素低，吸收增加；铁调素高，吸收减少。实际上，铁的吸收对铁调素的水平非常敏感。铁调素在血色病的发病机制中处于核心地位，就像胰岛素在糖尿病的发病机制中的作用一样[4]。

HFE 相关血色病和青少年血色病的一致特征是他们存在与循环铁水平不适当的低铁调素浓度（表 26-1）。这会导致在正常的铁水平下，机体仍然从肠道吸收更多的铁，使巨噬细胞释放更多的铁。在这两个作用机制下，都会提高转铁蛋白的饱和度。因此，调控铁调素的合成是了解血色病发病机制的关键[5]。

目前已知铁调素合成最有效的调控蛋白是骨形态发生蛋白[6]，BMP 主要通过 TGF-β 信号转导起作用。BMP 与特定 BMP Ⅱ 型受体二聚体的配体结合，诱导与 BMP Ⅰ 型受体二聚体的异源四聚体化，并通过 Smad1/5/8 途径激活经典 BMP 信号转导。

BMP 信号转导和铁调素的转录由细胞表面共同受体所调控。这些共同受体中包括 HFE 和铁调素调节蛋白。此外，铁调素的合成还受到铁浓度、缺氧、贫血和炎症因子（尤其是 IL-6）所调控（图 26-1）。

最新的数据表明，铁调素转录也可以由其他 BMP 控制。BMP6 是由肝细胞合成的旁分泌信号分子，与细胞表面的 BMP 受体结合后激活经典 BMP 信号转导网络，负责调控细胞铁负载水平。BMP2 似乎由内皮细胞合成，负责调控转铁蛋白饱和度，并且与细胞表面的铁调素调节蛋白（HJV）结合，当受体配体复合物内吞进入细胞后，激活不同的信号网络[7]。这两种与 BMP 相关的信号转导网络都可能在维持肝脏和机体铁平衡方面发挥关键作用[8]。除了铁调素基因突变外，BMP6 和 HJV 的缺陷也和人类血色病相关，因为这两个基因是 BMP 信号通路的重要组成部分，调控铁调素转录。

关于血色病基因 HFE 和 TfR2 分别于 1996 年和 2000 年发现，尽管此后进行多项研究，但 HFE 和 TfR2 影响铁平衡的具体机制仍不清楚。有研究表明，HFE 蛋白与转铁蛋白受体（TfR）相互作用，但又有研究提出 HFE 与 TfR2（肝脏中表达的 TfR 同源物）相互作用存在冲突。有研究提出建立具有 HFE 和 BMP 信号转导整合功能的模型。在该模型中，HFE 可以通过二铁转铁蛋白从其低亲和力复合物中用 TfR 或 TfR2 置换。增加转铁蛋白浓度，复合物中可释放更多的 HFE 和 TfR(或 TfR2)，并使 HFE 充当 BMP 辅助受体，增加铁调素对转铁蛋白饱和度增加的反应[9]。因此，HFE 对于铁的调节很关键。在 HFE 相关血色病中，特征性变异 C282Y，破坏了它与 β2- 微球蛋白的结合（由于二硫键的缺失）（图 26-2），并且由此导致 HFE 进入细胞表面参与铁的调控。

铁调素缺乏可引起铁过载。这样也可以解释慢性晚期肝病、丙型肝炎和酒精性肝病患者由于肝细胞功能下降或由病毒、毒素因素导致的铁调素产生活性下调、铁调素缺乏，最终导致铁过载（表 26-2）。

同样，轻度和中度的红细胞生成障碍，如中间型珠蛋白生成障碍性贫血或轻度血液溶血性贫血（如丙酮酸激酶缺乏症），由于铁调素缺乏，导致铁的吸收增加，最终导致肝细胞铁过载。在这些情况下，骨髓来源的蛋白质 ERFE（又称

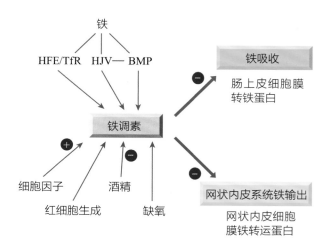

▲ 图 26-1　铁调素在铁代谢中的作用
TfR. 转铁蛋白受体；HJV. 铁调素调节蛋白；BMP. 骨形态发生蛋白

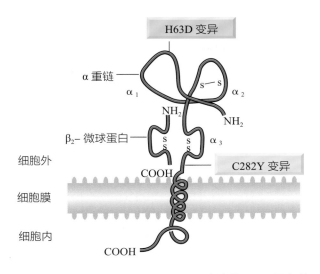

▲ 图 26-2 基于 MHC 分子同源性建议的 HFE 蛋白的假想模型

细胞外成分有 3 个 α 结构域，包括一个与 β₂- 微球蛋白结合区，一个跨膜区和一个短的胞质尾。C282Y 变异通过酪氨酸替代半胱氨酸破坏 α₃ 结构域二硫键。H63D 变异位于 α₁ 结构域（经 Nature Publishing 许可转载，引自 Feder et al[1].）

FAM 123B）可抑制铁调素的产生[10]。

铁调素缺乏导致铁过载，具有典型的表现。在铁过载的早期阶段，转铁蛋白饱和度增加，铁主要储存于肝细胞，磁共振成像扫描可见肝脏铁过载，而在脾脏没有。

然而，这种表现的一个例外是罕见病铜蓝蛋白缺乏症（表 26-1）。在这疾病中，铁调素水平低，有肝细胞铁过载表现，但转铁蛋白饱和度也非常低。由于缺乏血浆铜蓝蛋白的亚铁氧化酶作用，机体从肝细胞中释放铁的功能会受到影响[11]。目前为止，没有铁调素缺乏的唯一遗传性铁过载疾病是 A 型膜铁转运蛋白病（功能丧失）。在这个病患者中，铁过载与转铁蛋白饱和度低有关，导致铁主要储存脾脏，肝脏和骨髓的巨噬细胞。由于缺陷在于膜铁转运蛋白，因此铁调素的水平是正常或升高[5, 12]。

自从 HFE 发现以来，人们已经了解了很多关于铁代谢的机制，但更多发现有待通过细胞研究、人类铁超负荷和动物模型等途径来完成。

（三）铁循环

在血浆中，铁与转铁蛋白结合。转铁蛋白是一种主要在肝脏合成的糖蛋白，它可以结合 2 个三价铁分子，并负责维持血清"总铁结合力"在 250～370μg/dl。这相当于转铁蛋白饱和度在 15%～45%。铁进入网织红细胞和肝细胞依赖于细胞表面的转铁蛋白受体（TfR），TfR 优先结合携带铁的转铁蛋白。受体 - 铁 - 转铁蛋白复合物通过内吞进入细胞并完成铁的释放。这个过程具有可饱和性。当细胞内铁浓度达到一定程度时，TfR 的表达就会下调。

在显性血色病患者中，当血清转铁蛋白完全饱和时，循环中的铁也会以"非转铁蛋白结合"的形式与低分子螯合剂结合。这种形式的铁容易以非浓度依赖的形式，进入肝细胞、心肌细胞、肾脏细胞和胰腺细胞。

（四）铁储存

人体的铁主要储存在肝脏中。在细胞内，铁被储存在铁蛋白，即蛋白质（分为 H 和 L 亚单位）和铁的复合物。高浓度的铁可刺激去铁铁蛋白的合成。每个铁蛋白分子可以储存多达 4500 个铁原子。被降解的铁蛋白分子聚在一起可形成含铁血黄素，用亚铁氰化物可染成蓝色颗粒。脂褐素是一种黄褐色的物质，其蓄积与铁过载有关，但其中并不含铁。

细胞中的铁以铁蛋白或含铁血黄素的形式被运输和使用。正常机体含铁量约为 4g，其中 3g 存在于血红蛋白、肌红蛋白、过氧化氢酶和其他呼吸道酶中。机体储存铁有 0.5g，其中，0.3g 储存在肝脏，但普通的铁染色并不能显色。肝脏是小肠吸收铁储存的主要部位。当肝脏储存铁饱和时，铁会沉积在其他实质细胞，包括胰腺的腺泡细胞和垂体前叶细胞。网状内皮细胞系统在铁存储中的作用有限，除非因输血或肠外铁剂治疗时所导致的铁聚集在脾脏中。

二、铁过载和肝损伤

大部分患者的纤维化和肝细胞损伤与肝细胞内铁含量有关。由于铁主要沉积在汇管区，所以该部位的肝细胞损伤和纤维化程度最重。

当铁沉积量较少时，以铁蛋白形式储存。随着铁沉积量增加，更多铁以含铁血黄色形式储存。

通过放血和螯合剂驱铁治疗后，患者临床表现和生化检测结果会改善，还可以减轻或阻止肝纤维化的发生[13, 14]。

铁过载损伤肝脏的机制如下。铁过载通过增加 $TGF-\beta_1$ 的表达，促使患者氧化应激增加。氧化应激增加后，可引起细胞器的膜脂质过氧化，导致溶酶体、线粒体、微粒体的功能减退。继而，线粒体细胞色素 C 氧化酶活性下降，溶酶体膜脆性增加，并释放水解酶到细胞质。

在遗传性血色病患者中，肝星状细胞被活化，驱铁治疗后可逆转。肝星状细胞活化似乎与邻近细胞释放细胞因子和其他物质更有关，而不是氧化应激所致[15]。

在铜蓝蛋白缺乏症患者中，肝脏铁浓度可能很高，却没有肝纤维化，这可能是与铁的分子状态或储存形式有关。

三、遗传性血色病

1865 年，Trousseau 描述了一种表现为皮肤色素沉着、肝硬化和糖尿病的临床综合征，现在认为这就是遗传性血色病的晚期特征。血色病这个名字最初是由 von Recklinghausen 于 1889 年命名，1975 年，Marcel Simon 发现这是一种常染色体隐性遗传的代谢紊乱。

（一）分子遗传学

Sheldon 在其著作中描述了特发性血色病是一种先天性的代谢疾病[16]。血色病与 HLA 血清型有关，这一发现使人们认识到这种疾病为常染色体隐性遗传，并定位该基因位于 6 号染色体。

1996 年，运用定位克隆的方法成功鉴定了大约 6MB 碱基序列的 HFE 基因，它位于 6 号染色体 HLA-A 基因的末端[1]（图 26-2）。85% 的血色病患者染色体存在 HFE 基因的单个变异（C282Y，亦称为 Cys282Tyr），而一般人群中只有 3% 的变异率[17]。超过 90% 北欧血色病患者中，这种变异为纯合子。而南欧人中，C282Y 纯合子频率则比较低（65%）。在遗传性血色病患者中，该基因变异发生率高提示患者来自同一家族或群落（很可能是凯尔特人种），而在这个人群中最早出现了这种变异[18]。HFE 基因的另一种变异为 H63D（也称 His63Asp）在普通人中较为常见。

研究发现在北欧人群中 C282Y 纯合子发生频率为 1/227[19]。然而，这个比例和临床血色病的发生率并不一致。虽然在易感个体中出现生化指标的外显率（铁蛋白和转铁蛋白升高）为 50%～80%，但疾病的外显率（即症状，如肝纤维化 / 肝硬化）还是比较低的。研究表明，只有约 28% 的男性 C282Y 纯合子和 1% 的女性纯合子可能会出现血色病相关症状[20]。

H63D 突变对铁超负荷的作用尚不清楚，即使有影响，其外显率也很低。目前研究焦点主要集中在复合杂合子（C282Y/H63D）和 H63D 纯合子。据估计，约 1.5% 的此类患者会表现显著的铁过载[19]。

（二）杂合子

在北欧人群中，C282Y 杂合子的频率约为 10%。虽然杂合子患者的血清铁、转铁蛋白平均水平高于正常人，但出现明显铁过载还是非常罕见。由于这些患者可有轻度的细胞内铁升高，有人提出 C282Y 杂合子是否会增加其他疾病造成的损伤。但目前研究发现，丙型肝炎或酒精所导致的肝纤维化或肝硬化并没有因 C282Y 杂合子而加重病情[21]。

（三）病理学

在疾病早期，肝脏仅表现为汇管区纤维化，铁沉积在汇管区周围肝细胞内，少部分沉积在库普弗细胞中。纤维间隔围绕小叶，形成不规则结节（冬青叶外观），最终发展为大结节性肝硬化，尚有部分正常结构保留（图 26-3）。脂肪变少见，肝细胞糖原含量正常。

没有铁沉积的肝硬化，发生 HCC 的风险更大[22]。

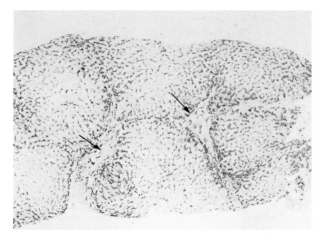

▲ 图 26-3 遗传性血色病的肝脏

可见肝硬化，肝细胞内充满蓝染铁颗粒，纤维组织也可见铁沉积，箭示汇管区（普鲁士蓝染色，13×）

只有严重铁过载时，才会出现肝脏以外器官的铁沉积。

胰腺可表现为纤维化、实质细胞变性，铁主要沉积于腺泡细胞、巨噬细胞、胰岛和纤维组织内。

心肌细胞可能受累较重，鞘内心肌纤维被大量铁色素取代，但纤维变性较少见。

脾脏、骨髓和十二指肠上皮一般不出现铁过载表现，脑和神经组织也无铁沉积。

皮肤组织由于表皮萎缩，会导致皮肤变薄，毛囊和皮脂腺萎缩。基底层黑色素含量增加为主要特征。表皮无铁沉积，但在深层，尤其是基底层可见铁沉积。

内分泌腺，包括肾上腺皮质、垂体前叶和甲状腺有不同程度铁沉积和纤维化。

睾丸缩小变软，发生上皮萎缩，但无铁沉积。可见间质纤维化，毛细血管壁铁沉积。

（四）与酒精的关系

在酒精性肝病的实验中，增加饮食中的铁，可引起肝硬化。血色病患者如果过量饮酒，会加重肝病进展[23]。酒精性肝病（及其他终末期肝病）患者的肝脏有铁沉积，可能是由于长期饮酒增加小肠铁吸收。体外细胞研究和体内模型均提示，乙醇能降低铁调素的表达[24]，这正是铁吸收增加的原因。

（五）临床表现

经典血色病患者表现为中年男性，淡漠嗜睡，皮肤色素沉着，肝大，性欲减退，体毛脱落，关节痛，常伴有糖尿病。这些表现仅占 C282Y 纯合子的很少部分，无症状的患者更为常见。

对于该病的诊断依赖于医生的高度敏感性，对于任何无症状的肝大，并且肝功能正常的人应高度怀疑血色病的可能[25]。考虑到 C282Y 纯合子在普通人群中出现的频率较高，这种疾病需要引起更多关注。目前，这种病从出现临床症状到最终诊断需要 5～8 年[25]。

血色病男性的发病率比女性高 10 倍[26]。女性由于月经和妊娠丢失铁而降低发病风险。女性血色病患者通常（但不是全部）存在停经、月经量少、做过子宫切除手术或者绝经多年等原因。

20 岁之前很少有诊断为血色病的，发病高峰在 40—60 岁。

皮肤可见石板灰色素沉积，多见于腋窝、腹股沟、生殖器、陈旧瘢痕和暴露部位，亦可见于口腔。由于基底层黑色素增加，可透过萎缩变薄的表皮得以显现，皮肤表现为光泽、变薄、干燥。

1. 肝脏改变

血色病患者肝脏可增大且变硬。大约 56% 患者会出现腹痛，常表现为钝性疼痛，伴有肝脏触痛[26]。

肝衰竭和腹水较为少见。脾脏可触及，但很少增大。食管胃底静脉曲张所致上消化道出血较为少见。

15%～30% 的肝硬化患者会出现原发性肝癌[27]。原发性肝癌可能是血色病的一种临床表现，尤其是在老年人中。如果患者病情突然恶化、肝脏迅速变大、出现腹水、腹痛等表现，应考虑原发性肝癌的可能。此时，血清甲胎蛋白可出现升高。

2. 内分泌改变

大约 70% 的遗传性血色病患者出现肝硬化时会出现糖尿病，而非肝硬化遗传性血病患者出现糖尿病的比例为 17%[28]。部分患者可合并肾脏病变、神经系统疾病、周围血管病和增生性视网膜病变等。这类糖尿病患者治疗可能很容易，也可能对大剂量胰岛素产生抵抗。这可能与有糖尿病家族史、肝硬化导致糖耐量下降、铁沉积直接损害胰腺有关。在人口筛查研究中发现，无症状 C282Y 纯合子患糖尿的比例与对照人群没有差异[19, 29]。

大约 35% 患者出现性欲下降，15% 女性患者出现闭经[28]。性腺功能低下可能是由下丘脑、垂体、性腺功能障碍或三者共同作用所致。

大约 2/3 患者会出现不同程度的垂体功能减退，这与铁沉积在垂体前叶有关。分泌促性腺激素的细胞选择性受损。促性腺激素缺乏导致睾丸功能障碍，主要表现为阳痿、性欲减退、睾丸萎缩、皮肤萎缩、象征第二性征的阴毛消失。患者血浆睾酮水平低于正常，加用促性腺激素后，睾酮水平可上升，提示睾丸具有正常的应答能力。

血色病患者可有骨质疏松，尤其是性腺功能低下时[30]。

出现甲状腺功能和肾上腺皮质功能均减退的全垂体功能减退较为少见。内分泌异常在铁调素调节蛋白病（青少年血色病）中较为常见。

3. 心脏改变

35% 的血色病患者心电图可有异常改变[28]。超声心动图也有异常表现，与铁过载的程度有关，静脉放血治疗后能得以改善[31]。年轻血色病患者可出现心力衰竭，但并不常见。表现为进行性右心衰竭，甚至发生猝死。"铁沉积的心脏"较为脆弱，常出现心律失常。

心脏并发症出现可能与铁沉积在心肌和传导系统有关。这些表现经常是青少年血色病的主诉。

4. 关节病

约 2/3 患者表现为从掌指关节开始的一种特异性关节病（图 26-4）[32]。腕关节、髋关节和脚踝亦可受累。这可能是血色病的一个临床体征。X 线检查可见增生性骨关节病。半月板和关节软骨可出现软骨钙质沉积（图 26-5）。这些改变与急性结晶性（焦磷酸钙）滑膜炎有关。髋关节和膝关节置换在血色病患者中也多见。

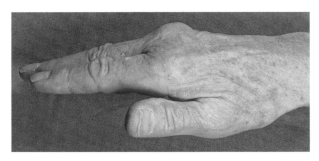

▲ 图 26-4　手第一掌指关节和第二掌指关节典型的关节病变

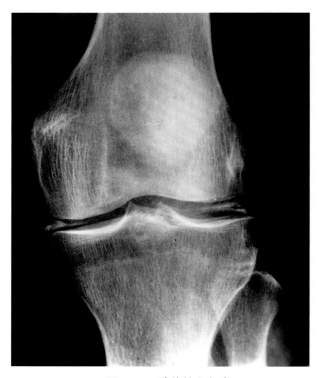

▲ 图 26-5　遗传性血色病

膝关节 X 线显示在关节软骨、半月板有软骨钙质沉积（引自 M. Barry.）

关节痛是临床长期困扰血色病患者的常见问题，因为常用的抗炎止痛药效果一般。在诊断血色病时，有 45% 的患者会发生关节痛，进行驱铁治疗后，30% 患者能好转，但仍有 20% 患者症状会恶化[28]。

（六）特殊检查

1. 转铁蛋白饱和度

HFE 相关血色病患者的血清铁增加，转铁蛋白浓度 / 总铁结合力下降，转铁蛋白饱和度较高。

在那些血清铁蛋白升高的患者中，转铁蛋白饱和度可能高达 100%。如果血清铁蛋白升高而转铁蛋白饱和度正常，需要考虑其他高铁血症的原因，如炎症、伴有脂肪肝的代谢综合征、酒精过量，以及少数非 HFE 遗传铁超载，尤其是膜铁转运蛋白病。

2. 血清铁蛋白

血清铁蛋白是细胞铁的主要储存蛋白。正常人血清铁蛋白中含铁极少，铁蛋白功能尚不清楚。血清铁蛋白浓度和机体铁储备含量成正比，可以通过血清铁蛋白水平来评估机体内铁的储存情况[33]。但在非肝硬化阶段，或者有肝脏炎症、转氨酶升高时，该指标用于早期诊断并不可靠。血清铁蛋白水平正常不能排除铁过载疾病。血清铁蛋白还可以用来随访治疗效果。

严重肝细胞坏死时，铁蛋白会从肝细胞中释放，造成血清铁蛋白水平升高。铁蛋白水平升高还常见于炎症，如肝炎、酒精过量、脂肪肝和某些肿瘤。

3. 肝穿活组织检查

随着 HFE 基因变异分析方法的应用，肝活检的指征有所变化。过去，肝组织学检查和铁定量检测对于疾病的诊断非常重要，可提示疾病的严重程度和铁沉积的情况。测定肝内铁含量对于计算肝铁指数（肝铁浓度 / 患者年龄）很重要，而肝铁指数对于遗传性血色病具有诊断价值。目前，由于 HFE 变异检测可以确诊大部分病例，肝活检主要适用于评估 C282Y 纯合子是否有严重纤维化或肝硬化（图 26-3），并以此来决定随访的方案。危险因素分析显示，没有肝大、谷丙转氨酶正常和血清铁蛋白低于 1000μg/L 的患者是不可能出现肝硬化[34]。目前的建议是，如果没有符合以上条件者，没有必要进行肝活检；如果符合以上条件的任一条，则推荐进行肝活检。因为，这时大约有 50% 患者出现严重肝纤维化或肝硬化[34, 35]。肝脏弹性扫描是一种有效的肝硬化无创检查手段[36]。

肝组织切片一般用普鲁士蓝染色，根据实质细胞染色阳性的百分比（0%～100%）计算可视评分。尽管同一患者的不同标本间浓度不一致，

化学测量铁也应该进行。如果没有新鲜标本，也可以使用蜡块组织进行铁测定。

如果变异分析不能提示是否为 C282Y 纯合子，那么建议进行肝活检，这样可以显示是否有铁过载及了解铁沉积的情况，以此提示病因。

驱铁治疗期间的随访不需要进行肝活检，血清铁的指标检测即可满足随访需要。驱铁治疗后，肝活检可以提示肝纤维化是否减轻[13, 14]。

4. 影像学检查

铁具有天然顺磁性。在铁过载状态下，MR检查显示 T_2 延迟时间明显缩短。在部分复合杂合子（C282Y/H63D）患者中，运用某些序列（T_2^*）还可以无创检测肝脏中铁的含量[37, 38]。虽然磁共振还可以通过磁共振弹性成像来判断肝纤维化程度，但对于铁过载严重的患者，MRE 在技术上是不可行的[39]。

（七）鉴别诊断

由于 HFE 基因 C282Y 变异检测技术的应用，使得经典的遗传血色病和其他原因引起的铁过载鉴别变得简单。需要鉴别的疾病主要有与铁过载有关的慢性肝病、血液疾病（与过量输血无关）、罕见的遗传性非 HFE 相关的铁过载，这些疾病主要包括青少年血色病和膜铁转运蛋白病。铜蓝蛋白缺乏症尤其少见。非洲铁过载和新生儿血色病一般发生于特定人群。

除了遗传性血色病所致肝硬化外，其他原因（如丙型肝炎、酒精性肝病）引起的肝硬化时血清铁、转铁蛋白饱和度和血清铁蛋白有时也会升高。糖尿病合并肝硬化的患者在临床并不少见，其临床表现可能与血色病相混淆。肝硬化患者主要症状为乏力、脱发、皮肤色素增加。肝衰竭在血色病中很罕见。终末期肝病和青少年血色病铁过载程度可达到 HFE 相关的血色病铁过载程度，而这两个病均与 HFE 基因变异无关，可通过有无家族史和临床特征与血色病相鉴别。

医院和诊所经常能发现单纯高铁蛋白血症患者，而他们的转铁蛋白饱和度处于正常。约 90%这类患者没有铁过载。对于这些患者，临床医生应警惕那些可能引起铁蛋白升高的因素，包括炎

症、长期饮酒、细胞损伤、癌症或代谢异常（如肥胖），以及其他一些少见的铁或铁蛋白相关疾病线索，如家族史、肝脏、肾脏、血液病、青少年白内障病史。大约 30% 左右的脂肪肝患者会出现高铁蛋白血症。

如果发现高铁蛋白血症，那么其他相关检查也建议进行，包括血液常规、炎症指标、肝功能和酶的检查。这些指标有助于诊断。肝脏超声检查可能会出现脂肪变性。是否进行更具体的铁相关检测，将取决于临床情况和铁蛋白的一致性结果（如禁食之后的结果变化）。临床观察试验是一种选择[40, 41]。为了排除铁过载，常规 MRI 可以根据铁蛋白水平来检测脾和（或）肝铁情况（如膜铁转运蛋白疾病、血液病等）。定量肝脏 MRI 也是有用的[37, 38]。在某些患者中，肝活检可能存在争议，例如某些检测没有铁过载提示，但是患者肝脏酶指标是异常的，如果活检只是为了确认是不是含铁或者沉积在哪个细胞，这种情况下是否活检需要考虑和斟酌。

（八）预后

预后取决于铁过载的程度和持续时间。早期诊断和治疗是改善预后的关键。在肝硬化和糖尿病发生之前开始治疗，如静脉放血治疗，可以达到正常人的寿命[28, 42]。这点对于患者申请人生保险是很重要的[43]。

肝衰竭和食管胃底静脉曲张出血是罕见的晚期表现。

酗酒的肝硬化患者戒酒后预后比较好。酗酒的血色病患者比戒酒的患者病情更重。

血色病肝硬化患者发生肝细胞癌的风险可明显增加，这种风险即使在驱铁治疗后也不能降低。和其他肝硬化患者一样，尽管没有强大的临床循证依据，还是建议每隔 6 个月进行一次超声和甲胎蛋白筛查。非肝硬化血色病患者很少（约 15%）发展为肝细胞癌，和其他原因所致的肝细胞癌发生比例接近。

（九）治疗

放血治疗可以去除铁，每天可以从组织中动

员高达 130mg 储存铁。血液再生非常迅速，产生血红蛋白的量可以增加至正常的 6～7 倍。放血 500ml 仅可以去除 250mg 铁，而组织中含铁量为血液中的 200 倍，所以必须大量放血。要达到正常铁水平，需要根据治疗前铁储存量的情况来计算去铁量多少（可能在 2～45g）。肝硬化患者的铁动员率比那些没有肝硬化人更高[44]。每周放血 500ml，对依从性好的患者可以每周放血 2 次，持续放血直至血清铁、转铁蛋白饱和度、铁蛋白降到或接近正常水平。转铁蛋白饱和度可能会持续升高，直到机体近乎缺铁。其他治疗终点为出现贫血和平均红细胞体积下降。

早期的研究结果显示，在晚期患者中，放血治疗和对照组的 5 年生存率分别为 66% 和 18%[45]。放血治疗后，患者健康状况好转、体重增加、色素沉着和肝大脾大也改善。一些患者的糖尿病也能得到控制[28, 46]。关节病一般改善不明显。确诊时年龄低于 40 岁的男性患者，性腺功能减退可能会改善。而心脏功能的改善与否，取决于放血治疗前心脏损伤的严重程度。

肝脏纤维化在放血治疗后能够好转，但一般认为肝硬化是不可逆转的。美国肝病研究学会和欧洲肝脏研究学会已经制订起始和监测治疗的相关指南[47, 48]。一项关于比较红细胞分离术驱铁与血浆置换驱铁的随机试验已完成[49]。

驱铁治疗后，每 3～6 个月还应放血 500ml 以防止铁重新蓄积。然而，多数患者并不会出现快速的铁再蓄积[50]，维持治疗方案需要根据患者治疗后铁蛋白的水平来决定。一项研究对患者持续存在的症状进行分析，他们提出有必要对转铁蛋白饱和度也作为这类患者监测的指标[51]。

由于维持低铁饮食比较困难，大多数患者维持了正常饮食，定期放血治疗。

性腺萎缩者可以肌内注射睾酮替代治疗，人绒毛膜促性腺激素注射会增加睾丸体积和精子数量。

糖尿病应积极控制饮食，如果口服降糖药效果不佳，必要时使用胰岛素。

（十）移植

遗传性血色病患者肝移植 25 个月的生存率为

53%，低于其他肝移植术后的生存率（81%）[52, 53]。生存率低可能和心脏并发症、脓毒症有关。因此，预后的关键还是早期诊断和治疗。

大约有 1/3 的非遗传性血色病肝移植的患者有肝内铁沉积表现，其中 10% 的患者肝内铁沉积达到遗传性血色病患者的肝内铁沉积程度，而这些患者几乎没有 HFE 基因变异。肝内铁过载的患者移植后生存率明显降低[54]，而 C282Y 杂合子作为肝移植的供体是安全的。

曾有报道，血色病患者的肝移植给正常受体后没有出现铁沉积的证据。也有 C282Y 纯合子作为供体提供小肠和肝移植的报道[55]。

（十一）血色病亲属中的早期筛查

有必要在血色病患者的家族中进行筛查，因为他们有 1/4 的机会遗传易感或受到影响。筛选方法主要有 2 种：铁超载的生化检测和基因突变检测。理想情况下，两种检测方法都进行，因为结果可以互补。如果生化检测（转铁蛋白饱和度、血清铁蛋白）提示有铁过载，应进行基因检测以确定该患者是 C282Y 纯合子或杂合子。如果是杂合子，还需进行 H63D 检测，以确定其是否为 C282Y/H63D 复合杂合子。

如果患者转铁蛋白饱和度及铁蛋白水平很高，并且是白种人，那么该患者很可能是 C282Y 纯合子。

有人担心基因检测可能会导致保险或就业歧视，但这种情况很少有报道，并在血色病和铁过载筛查（HEIRS）研究中还没有发生[43]。

对于没有铁过载的 C282Y 纯合子，目前还不能对其发生铁过载（表现型外显）和发病（疾病外显）的风险给出建议。已有多项研究随访报道，其中一项随访了大批未发病的"健康"患者，25 年后对他们进行血色病的相关基因检测。这项研究结果提示，并非所有 C282Y 纯合子都会有铁蛋白升高，许多患者的铁蛋白非但不升反而下降。这些研究对未经治疗的血色病的自然史提供了一个新的认识[56-58]（表 26-3）。

遗传性血色病患者的子女也应该进行筛查，因为在北欧人的配偶中有 1/10 的概率是 C282Y 变异的携带者。这样的话，孩子受影响的概率为

表 26-3 血色病和铁过载调查（HEIRS）研究的建议[60]

- 不推荐开展像 HEIRS 研究一样的人群筛查
- 基因检测易被接受，由此产生的歧视风险较小
- 血清铁蛋白水平升高较为常见，尤其在亚洲人；若非 C282Y 纯合子，铁蛋白升高不能代表体内铁储存量>4g
- 转铁蛋白饱和度具有很高的生物变异度，这将限制其在筛查中的运用
- 通过人口筛查确定的 C282Y 纯合子个体，出现临床症状的并不常见
- 机体铁储存量轻度增加 2~3g 多见于非 HFE-C282Y 纯合子，但铁过载（定义为铁储存>4g）在 C282Y 纯合子中较为常见
- 在高加索人群中需要重点筛查，关于先进行表型分析还是基因分型尚存在一些争议

1/20。对子女的筛查可以进行，但是对于还没有自主能力的婴儿进行筛查是不实际的。替代的方法是对配偶进行基因变异分析，包括 C282Y 和 H63D[59]。根据配偶结果，以判断子女是否需要进行基因分析和进一步的筛查。

由于有可能存在尚未发现的遗传性血色病，通常推荐血色病患者的父母也进行相关筛查。

四、其他铁沉积病

具体见表 26-1 和表 26-2。

（一）非 HFE 相关遗传性铁过载

并非所有血色病患者都有 HFE 基因的变异。这些非 HFE 相关遗传铁过载情况较为少见，但在临床工作中仍需要注意。

1. 青少年血色病

患者通常在 20—40 岁发病，表现铁过载、心脏和内分泌系统病变。心脏病变可危及生命。该病男女发病比例相等，与 6 号染色体无关。这些患者大多存在铁调素调节蛋白基因或铁调素基因变异[61]。治疗主要是放血治疗，严重心脏病患者也可以用去铁胺等螯合剂进行治疗。

2. 膜铁转运蛋白病

常染色体显性遗传病。部分患者表现为铁蛋

白升高，但转铁蛋白饱和度是正常的，铁沉积在网状内皮细胞，并对放血治疗效果差。其他患者临床表现更接近于 HFE 相关血色病[5, 12]。临床表现差异与基因突变引起蛋白质功能缺失或增加有关。

3. 铜蓝蛋白缺乏症

这是一种与铜蓝蛋白基因变异有关的罕见临床综合征，主要表现过量铁沉积在脑、肝脏、胰腺。该病表现为血清铁蛋白上升，但存在贫血、血清铁和转铁蛋白饱和度降低。肝脏铜的浓度正常，但铁的浓度明显上升。患者还表现锥体外系紊乱、小脑共济失调和糖尿病[62]。因患者通常不易耐受放血治疗，可使用铁螯合剂进行治疗。

4. 其他

这些铁过载主要和 TfR2 基因[63]、BMP64 基因变异有关[64]。后者变异可引起肝脏铁过载，为常染色体显性遗传疾病。曾在铁过载的患者中发现转铁蛋白缺乏。该类患者虽然在组织中铁过载，但在血液中却严重铁缺乏。先天性白内障综合征表现高铁蛋白，但铁水平正常，被证实是由于 FTL 基因变异[65]。

（二）代谢综合征

铁过载可能与糖尿病、肥胖、高脂血症和高血压有关。临床表现为血清铁蛋白升高、转铁蛋白饱和度正常或升高。该病无家族聚集性。尽管一些患者存在 HFE 基因变异，但这与临床表现无明确关系。放血治疗对这些患者没有明显效果[66]。

（三）红细胞生成性铁沉积

红细胞生成率过高时可出现铁沉积。骨髓增生使肠黏膜摄取过量的铁。最近有研究发现，ERFE（又称 FAM123B）可以抑制铁调素，促进红细胞的生成[10]。即使机体在铁储存过量的情况下，这种铁过度吸收仍能维持不变。铁首先沉积在网状内皮系统的巨噬细胞中，随后会沉积到肝脏、胰腺和其他器官的实质细胞内。

由此可见，铁沉积可出现于慢性溶血状态，特别是 β 珠蛋白生成障碍性贫血、镰状细胞病、先天性球形红细胞增多症、遗传性红细胞生成障碍性贫血、Diamond-Blackfan 贫血和骨髓增生异常综合征等。铁过载可发生于无严重贫血和无须输血的轻型铁幼粒红细胞性贫血。在血液病患者中，铁过载的程度似乎与基础疾病关系更密切，而不是 HFE 基因变异。

输血可加重铁沉积，因为输血进入体内的铁无法排出。输血超过 100U 时，临床可出现铁沉积的表现。错误使用铁剂治疗也可加重铁沉积。

铁沉积的常见临床表现为皮肤色素沉着和肝脏肿大等。儿童可表现为生长缓慢，第二性征发育不良。肝衰竭和明显的门静脉高压少见。可出现空腹血糖升高，但临床糖尿病很少见。

虽然心脏中铁的沉积量较少，但心肌损害是决定预后的主要因素，特别是儿童。MRI 扫描在评估心脏铁沉积情况方面很有价值。当儿童体内铁达到 20g 时（相当于输血 100U），会出现临床症状，当体内铁达到 60g 时，会死于心力衰竭。

治疗是比较困难的，脾切除可以减少输血需求。营养平衡状态下低铁饮食实际上很难做到。持续腹壁皮下注射去铁胺（2～4g/12h）是非常有效的措施。口服铁螯合剂（如地拉罗司和去铁酮）目前已用于这类患者[67]。

（四）新生儿血色病 / 妊娠同种异体免疫性肝病（见第 31 章）

这是一种非常罕见的、致命性疾病，主要表现为肝衰竭（从子宫内开始），同时伴有肝和肝外实质器官铁过载为特征，一般不累及网状内皮系统。在大多数情况下，该病似乎是与胎儿 - 母体免疫相关的疾病，可在孕期注射大剂量的免疫球蛋白预防[68]。如能成功进行肝移植，也可以治愈该病。

研究发现，新生儿血色病患儿肝组织中表达的铁调素只有正常新生儿的 20% 以下[69]。这一发现提示患儿铁超载是由于肝脏受到免疫损伤，导致铁调素合成减少有关。

（五）非洲铁过载（Bantu 铁沉积）

这个病主要见于南非黑人，其饮食包括在铁

锅内酸性环境下发酵的粥。酸性食物和营养不良均促进铁的吸收。在非洲撒哈拉的乡村，在钢桶内酿造传统啤酒，也会引起摄入过量铁。在一项调查中，有5%的人肝内铁过载，超过180μg/g[70]。该疾病不伴有 HFE 变异，虽然研究数据中没有明确给出遗传关系[72]，但结果显示遗传和环境因素共同影响铁过载的程度[71]。

（六）慢性皮肤卟啉症（见第32章）

铁增加是引起临床表现的触发因素之一，与 HFE 基因 C282Y 和 H63D 变异纯合子和杂合子发生概率高有关。但并不是所有患者都出现基因变异[73]。铁过载的患者给予放血治疗，可去除引发光过敏发作的刺激因素。

第27章　肝豆状核变性
Wilson Disease

Eve A. Roberts　Karl Heinz Weiss　著

林子钰　译　　郑玉宝　校

学习要点

- 肝豆状核变性是一种铜代谢异常的遗传性疾病，主要影响肝脏，但也会影响大脑、眼睛和肾脏。
- 肝豆状核变性是常染色体隐性遗传病，患者为两个 ATP7B 等位基因均发生致病突变，携带者则只有一个等位基因突变。
- 肝豆状核变性可表现为肝脏疾病（肝病型）或神经精神疾病（神经型）。
- 所有肝豆状核变性患者无论是否有症状都需要终身治疗，携带者不需要治疗。
- 初始治疗的主要方法是使用螯合剂（D-青霉胺或曲恩汀），锌盐适合维持治疗，肝移植则用于急性肝衰竭或治疗失败时。

肝豆状核变性是一种常染色体遗传的、因编码细胞内铜转运的 P 型 ATP 酶基因 *ATP7B* 突变引起的铜代谢紊乱疾病，主要累及肝脏和神经系统，由于血清铜蓝蛋白的合成和胆汁铜的排泄显著减少，导致铜在患者肝脏中积聚。

Kinnier Wilson[1] 最先定义了这种疾病，认为这是一种进展性神经系统疾病和肝硬化的遗传性疾病。沉积在组织中的铜会引起肝脏和神经系统病变，角膜周围的棕绿色色素环（K-F 环），以及肾脏和其他器官的病变。组织损伤会导致肝硬化和双侧大脑基底节变性。

正常人一般每天膳食摄入铜为 2～5mg，其中大部分随胆汁排出以维持整体铜代谢平衡。由于饮食摄取铜的量难以控制，因此铜的排泄至关重要。在肝豆状核变性患者中，每天铜的胆汁排泄率下降 80%～90%，从而使肝脏中的铜超载。过量的铜进入血液并作用于其他组织。

尽管组织中的铜超载，但患者的血清铜水平大多很低。正常情况下，血清中的铜多与铜蓝蛋白结合；在肝豆状核变性患者中，肝细胞高尔基体中的铜与铜蓝蛋白前体结合障碍。因此血清铜水平低；此外，铜蓝蛋白前体比含铜的全铜蓝蛋白转换更迅速，从而使血清铜蓝蛋白水平更低。患者尿液中的铜排泄量增加，反映了血清中非铜蓝蛋白结合铜的浓度增加，这一部分铜与白蛋白或某些氨基酸（如组氨酸等）松散结合，但这些不是"游离"铜，当患者血清铜水平正常或升高时，这意味着非铜蓝蛋白结合铜的血清浓度非常高。

肝豆状核变性在世界范围内均有发生，其流行率为 1/3 万，疾病基因携带率约为 1/90[2]。某些人群的患病率明显较高。正在进行的遗传学研究揭示，携带者的比例可能比人们想象的要高[3]。

一、分子遗传学：发病机制

肝豆状核变性中的异常基因 *ATP7B* 位于 13 号染色体的长臂上。它是一个含有 21 个外显子的大基因，其编码区分布在 80kb 的基因组 DNA 上。*ATP7B* 基因主要在肝脏中表达[4]。其基因产物是一种铜转运 P 型 ATP 酶，即"Wilson ATP 酶"，该酶的蛋白质氨基末端附近有六个铜结合位点。*ATP7B* 基因[5-7] 和 Wilson ATP 酶[8-10] 都已被广泛研究。

Wilson ATP 酶具有多种功能。在正常肝细胞中，Wilson ATP 酶主要位于高尔基体的转运系统，它将铜转运到该系统并与前铜蓝蛋白结合，产生具有酶活性的全铜蓝蛋白（图 27-1）。当细胞内铜浓度增加时，Wilson ATP 酶重新分布到靠近毛细胆管膜的囊泡室[11, 12]。这是一个动态的过程。Wilson ATP 酶的突变可能会影响其在肝细胞中的部分或全部复杂功能。某些突变可能导致无法合成任何 Wilson ATP 酶蛋白，而有些突变可能产生错误折叠或仅有部分活性的 ATP 酶。这或许可以解释血清全铜蓝蛋白产生和胆汁排泄铜之间的分离，一些肝豆状核变性患者可具有正常或接近正常的血清铜蓝蛋白水平。

在肝豆状核变性中已发现有 500 多种不同的 ATP7B 基因突变（http://www.wilsondisease.med.ualberta.ca/database.asp）。大部分是跨膜区和 ATP 酶区域的点突变或无义突变。理想情况下，*ATP7B* 基因上的突变如果会导致疾病，必须被证明突变会导致蛋白质功能障碍。大量突变使得基因分析

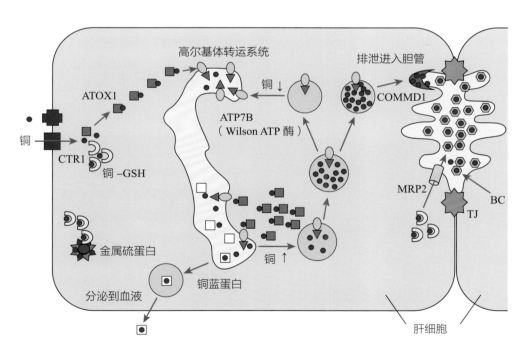

▲ 图 27-1 **Wilson ATP 酶（ATP7B）在肝细胞铜处理中的作用**

图中所示为 2 个毗邻的肝细胞，右侧 2 个细胞紧密连接（TJ）形成毛细胆管（BC）膜。从图左侧开始，铜（小红点）被 CTR1（紫色方块）吸收穿过肝血窦质膜，由 ATOX1（蓝色方块）摄取并传送到高尔基转运系统中的 Wilson ATP 酶（带箭头的黄色椭圆形）。Wilson ATP 酶引导铜产生铜蓝蛋白或排泄到胆汁中。铜的胆汁排泄也可能涉及 COMMD1。当细胞内铜浓度较低或正常时，Wilson ATP 酶在高尔基体中参与全铜蓝蛋白（含铜的白色方块）的产生，然后将全铜蓝蛋白分泌到血液中；当细胞内铜浓度升高时，Wilson ATP 酶会加速铜分泌到胆汁。谷胱甘肽（GSH）（蓝色半圆）介导其他细胞内转移，包括与金属硫蛋白结合和通过 MRP2 蛋白进行胆汁排泄（改编自 Roberts EA, Sarkar B. Am J Clin Nutr 2008; 88: 851S-854S.）

作为一种常规诊断检测有些不切实际，除了在东欧、撒丁岛、冰岛和加那利群岛等地区，因为这些地区的突变主要以一个或两个突变为主导。

ATP7B 的特定基因型和肝豆状核变性的临床类型之间并不存在单纯的相关性。欧洲人群中最常见突变类型是 *H1069G* 纯合子突变，可能与青年期神经系统的发病有关，但这种统计学上显著关联可能不具有生物学意义[13]。更为普遍的是，导致无法产生完整 Wilson ATP 酶的基因改变，常与较早发生严重疾病（通常是肝脏疾病）有关[14-16]。携带相同突变的家族内的表型不同，可能是由于 *ATP7B* 的遗传修饰、参与肝细胞处理铜的其他蛋白质的变异、代偿性细胞保护机制或影响铜利用的环境因素相关。有研究指出，野生型 ApoE ε 3/3 多态性患者中，症状发作明显延迟[17]；进一步的研究表明，ApoE ε 4 多态性与 ApoE ε 3/3 相比，临床症状的发病时间更早[18]；女性有发展更严重疾病的风险。

目前存在几种肝豆状核变性的动物模型。在小鼠模型中，小鼠 *Atp7b* 基因的自发点突变引起类似人类肝豆状核变性的表现[19]；*Atp7b* 基因敲除小鼠会引起更严重的肝脏疾病[20]。Long-Evans Cinnamon（LEC）大鼠的 *ATP7B* 基因具有较大的缺失。这种基因改变的纯合子大鼠在出生后的几个月内就出现明显的肝铜蓄积，血清铜蓝蛋白下降，并且发展为严重的急性肝炎。存活的大鼠则进展为慢性肝炎和肝细胞癌[21]，D- 青霉胺可以预防这些变化[22]。

因为铜具有氧化还原活性，在细胞中会引起氧化损伤[23]。肝豆状核变性患者肝脏中铜的毒性可导致肝细胞线粒体的结构[24]和功能改变，特别影响氧化磷酸化（OX-PHOS）链中的复合体 IV[19]。在缺乏 Wilson ATP 酶的大鼠中，也发现了类似的变化[25]。维生素 E 可以通过实验限制线粒体的氧化损伤[26]。

二、病理

（一）肝脏

肝脏表现出一系列组织病理学改变，从单纯脂肪变性到大结节性肝硬化。肝豆状核变性导致的急性肝衰竭发生的亚大块肝细胞坏死，通常叠加在肝硬化基础上。

肝细胞气球样变，可表现多细胞核、糖原聚集和糖原化核（图 27-2）。肝细胞脂肪变也很常见；在一些患者肝脏中，可观察到类似急性酒精性肝炎的 Mallory-Denk 小体的特殊改变。另外，组织学改变与慢性肝炎相一致，有时类似于自身免疫性肝炎的组织学特征（图 27-3）。肝脏组织学并不具有诊断意义，但在年轻肝硬化患者，这样的发现提示肝豆状核变性的可能。

红氨酸或罗丹宁铜染色可以显示铜，但不完全可靠。因为在疾病早期，铜主要在细胞质中，而这些染色手段无法检测到。因此肝活检组织铜染色阴性并不能排除肝豆状核变性。

在肝硬化中，可见部分结节铜染色阳性而部分结节阴性。铜染色阳性通常在门静脉周围，与不典型的脂褐素沉积有关。这种情况需要与胆汁淤积导致的铜沉积区别开来。

（二）电子显微镜

线粒体呈现数量增加、体积变大、形态异常。它们可能含有"黑暗小体"。最明显的变化是线粒体嵴尖端的囊性扩张，即使在无症状的患者中，线粒体也可出现异常。

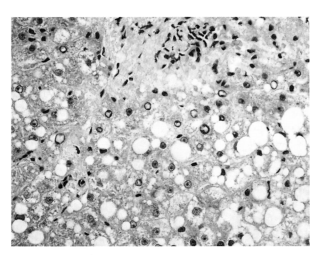

▲ 图 27-2 肝豆状核变性

毗邻纤维组织带的肝细胞中可见明显的核空泡改变（核糖原变）和脂肪变（HE 染色，65×）

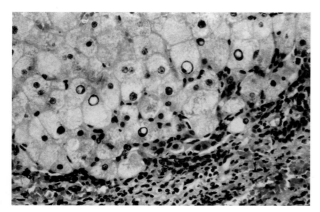

▲ 图 27-3 自身免疫性肝炎样肝豆状核变性

在这个病例中，存在界面性肝炎和淋巴细胞浸润，如自身免疫性肝炎。注意由小液滴大脂肪变性引起的肝细胞肿胀，由糖原沉积引起核空泡（HE 染色，350×）

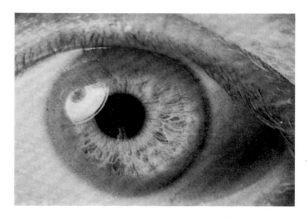

▲ 图 27-4 Kayser-Fleischer 环

角膜边缘可见明显褐色沉积物。在大多数患者中，这种沉积并不明显，需要裂隙灯检查才能发现

（三）其他器官

K-F 环（图 27-4）是出现在虹膜周围的棕绿色角膜环。这是由于含铜色素沉积在角膜后弹性层（Descemet 膜）中。上极首先受到影响。发现K-F 环，必须在专业裂隙灯下检查。K-F 环通常存在于神经系统受累的患者中，但在 40%～60%的肝脏受累的患者中可能不存在。

少数白内障患者晶状体囊后层可能出现灰褐色的"向日葵"样改变，类似于含铜异物所致的改变。

由于近曲小管内有铜沉积，肾脏呈脂肪样变和水肿。

三、临床表现

临床表现呈现高度多样性。因年龄而异（图27-5）。大多数儿童表现为肝脏疾病（肝病型）。随着年龄增长，神经症状逐渐成为主要表现（神经型）。20 岁后起病的患者通常有神经症状[27, 28]。临床可见两型重叠。大多数患者在 5—40 岁时出现症状或被诊断。然而许多报道表明，有些患者在儿童早期或 50—60 岁及以上被诊断[15, 29, 30]。

来自大加那利亚岛[31]的一系列患者充分说明了肝豆状核变性诊断的挑战是临床表现的多样性。他们的家族史揭示，肝豆状核变性急性肝衰

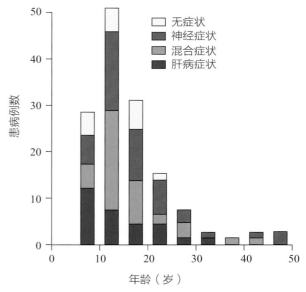

▲ 图 27-5 142 例英国和中国肝豆状核变性患者按年龄排列的起病症状类型[27]

竭的患病率非常高。在 19 名具有完整基因诊断的患者中，平均诊断年龄是 16 岁（年龄范围：7—26 岁），10 人是男性。在家族筛查中发现 L708P基因的 12 种纯合子突变中，有 6 例出现神经系统疾病，3 例出现肝脏疾病，3 例无症状。在 2例神经系统症状的患者中未发现 K-F 环。18 例患者血清铜蓝蛋白<0.10g/L，1 例患者接近正常值，为 0.190g/L。在报道的 18 例患者中，有 7 例基础24h 尿铜排泄量未超过常规诊断临界值 100μg/d（1.6μmol/d），但 18 例患者均大于初步诊断临界值 40μg/d（>0.6μmol/d）。9 例患者中有 8 例肝

实质铜含量升高（平均为 716μg/g 干重，范围 336～2018μg/g 干重），但第 9 例患者仅为 30μg/g 干重（正常值＜50μg/g 干重）。

（一）肝病型

1. 急性肝衰竭

典型的临床特征是进行性黄疸、腹水和肝肾衰竭，并伴有肝昏迷，肝昏迷通常发生在儿童或年轻人中。女性比男性更常见。肝细胞坏死主要是由于大量无法控制的细胞凋亡，这主要与铜蓄积有关[32, 33]。几乎所有患者都已经出现肝硬化。肝细胞坏死突然释放的大量铜可破坏红细胞，导致急性 Coombs 试验阴性的血管内溶血。相似的溶血表现在铜中毒的绵羊和意外铜中毒的患者中均有报道。

K-F 环也许并不出现。尿铜和血清铜水平非常高。然而，血清铜蓝蛋白可正常或者升高，因为它也是一种急性期反应物，在肝病的急性期升高。暴发性病毒性肝炎的血清转氨酶水平通常很低，而碱性磷酸酶可能会非常低[34]。Korman 指数采用传统的美国单位。碱性磷酸酶与总胆红素比值低于 4 分提示肝豆状核变性可能，当联合谷草转氨酶 / 谷丙转氨酶比值＞2.2 时，更有诊断价值[35]。

2. 肝脂肪变性

在儿童或成人中，肝豆状核变性所致的肝脏脂肪变性可以通过肝脏超声或者肝活检发现[36, 37]。这些发现可能高度提示非酒精性脂肪性肝病改变。从单纯脂肪变性到脂肪性肝炎，组织学表现各不相同。与胰岛素功能紊乱相关更常见的疾病区分是比较困难的。胰岛素抵抗与肝豆状核变性无关，而脂肪肝的发生机制仍不确定。在非酒精性脂肪性肝病中，肝铜通常偏低[38]。在具有非酒精性脂肪性肝病风险的个体中识别肝豆状核变性仍是个尚待解决的诊断挑战。

3. 自身免疫性肝炎样

肝豆状核变性可能在 10—30 岁时出现急性或慢性肝炎，伴出现黄疸、血清转氨酶升高和高丙种球蛋白血症（图 27-6）[39]。最近的临床观察发现，可检测到非特异性自身抗体[40]。常见类

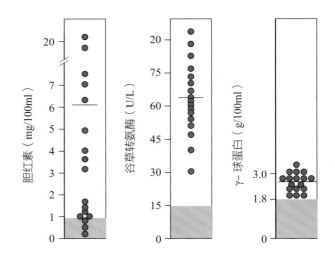

▲ 图 27-6 17 例肝豆状核变性患者的生化检查（表现为肝炎，具有自身免疫性肝炎的临床或组织学特征）

水平线表示平均值，正常范围是阴影部分（血清胆红素 0.2～0.8mg/dl，谷草转氨酶 4～15U/L，γ- 球蛋白 0.7～1.8g/dl）[39]

型是 1 型（抗平滑肌抗体阳性），但也可能发生 2 型（抗肝 / 肾微粒体抗体阳性）。很少有肝豆状核变性和自身免疫性肝炎同时发生。任何表现自身免疫性肝炎的患者都需要排除肝豆状核变性。此外，约 20% 的肝豆状核变性患者血清抗核抗体滴度升高，而不伴有自身免疫性肝病[41]。

4. 肝硬化

肝豆状核变性患者可进展为肝硬化，多为代偿期，并且发展隐匿。临床特征包括血管蜘蛛痣、脾大、腹水和门静脉高压。即使没有神经系统体征，也可出现严重肝病。目前治疗对已经出现肝硬化失代偿表现的肝豆状核变性患者仍有良好效果。肝活检检测肝铜含量对诊断有一定帮助。

所有患有慢性肝病的儿童或年轻人都应该进行肝豆状核变性筛查。那些在学校或工作中表现落后、言语含糊、笔迹变化、早期腹水或短暂溶血的人均需要进一步明确检查。任何有肝硬化家族史的患者也需要筛查。

5. 肝细胞癌

相比其他类型慢性肝病，肝豆状核变性很少发生肝细胞癌[42-44]，但也有个别报道在儿童时期就发生肝细胞癌的情况。铜诱导表达的肝脏金属硫蛋白具有防止肿瘤发生的作用[45]。可发生胆管

癌，通常是肝内胆管癌。因此，尽管这些癌症相对罕见，但肝结节需要进行适当的评估，如超声造影和磁共振成像。

（二）神经型

根据主要的发病特征可分为不同亚型，发病率从高到低依次为：帕金森病、假性硬化病、肌张力障碍（运动障碍）和舞蹈病[46, 47]。神经系统可表现为急性和快速进展。早期的变化包括手腕屈伸样震颤、扮鬼脸、书写困难、言语不清和流涎。四肢表现出波动性僵硬。尽管有精神障碍的患者通常表现为抑郁或人格的缓慢恶化，但智力大多正常。大约 15% 的患者仅表现精神障碍[48]。

通常来说，神经系统的变化缓慢。成人早期发病的主要症状为震颤，症状明显时可表现为扑翼样震颤和随意运动亢进。一般没有感觉障碍和锥体束症状。表情茫然。严重肌张力障碍患者的预后比其他类型更差[49]。神经型患者中，20% 肝穿活检表现轻微变化或脂肪变性。

脑电图显示广泛的非特异性变化，这种改变也可以在无症状的亲属中出现。癫痫样脑电图很少见。少数患者表现自主神经失调。

（三）肾脏改变

氨基酸尿、糖尿、磷尿和尿酸尿反映了肾小管改变。这可能与铜在近端肾小管中沉积有关。血清尿酸可能低于正常水平。

肾小管酸中毒的发生可能与结石的形成有关。

（四）其他系统改变

可间断发生溶血；这可能是由于伴随的病毒感染所致，大多数情况下可自行消退。偶尔可伴有短暂的肝功能失代偿（图 27-7）[50]。胆结石与溶血有关。由于体内铜的增加，指甲上的月牙很少呈现淡紫色。骨骼改变包括骨质疏松、过早的骨关节炎、关节下囊肿和关节骨裂[51]。症状表现为关节痛和肌肉无力。这种骨性表现在印度尤为常见。甲状旁腺功能减退是比较罕见的并发症。有报道出现心脏病，特别是心律失常的情况。女性出现生育能力下降或反复自然流产的情况。在

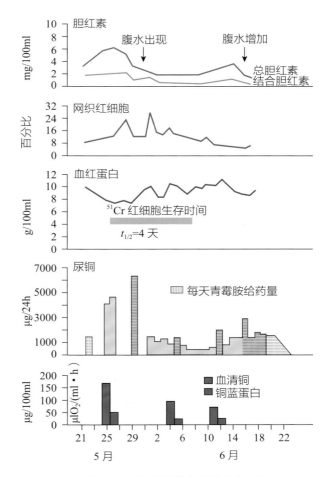

▲ 图 27-7　肝豆状核变性的溶血危象

以血清（主要是非结合型）胆红素升高为特征，随后出现网织红细胞增多。血红蛋白下降，红细胞生存时间缩短。即使没有接受青霉胺治疗，尿铜水平也是很高的，血清铜含量高于肝豆状核变性的常见水平，出现腹水。该患者第 2 次溶血发生于 6 月，其特点是血清胆红素轻度升高和血红蛋白下降[50]

一些女性中，这些产科病史可能是肝豆状核变性的首发症状。

四、实验室检查

与铜代谢相关的检测可以给我们提供信息（图 27-8）。血清铜蓝蛋白和铜的水平通常较低[52-54]。目前常规的自动免疫学方法不能测定具有酶活性的血清铜蓝蛋白。铜蓝蛋白水平低于 0.14g/L 具有诊断意义[55]。血清铜蓝蛋白水平低的其他原因包括遗传性无铜蓝蛋白血症[56]，晚期肝病所致合成功能障碍和严重营养不良。血清铜

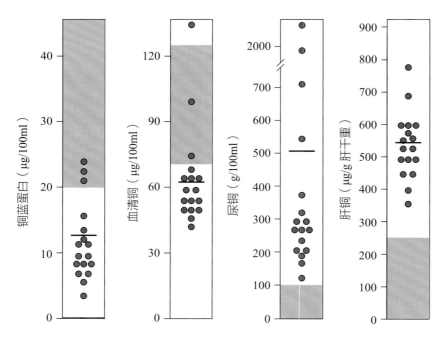

▲ 图 27-8 17 例肝豆状核变性患者的肝铜研究，主要为肝病型。水平线表示平均值。阴影部分分别代表血清铜蓝蛋白、血清铜的正常范围，以及尿铜（＞100g/24h）和肝铜浓度（＞250g/g 肝干重）的正常水平，但并不能代表所有肝豆状核变性患者的情况。值得注意的是，有 3 例患者的血清铜蓝蛋白水平正常 [39]

蓝蛋白水平升高的原因可能有炎症、胆道梗阻、雌激素给药、口服避孕药或妊娠。

几乎所有患者基础 24h 尿铜排泄都是增加的（＞0.6μmol/24h）。出于诊断目的，24h 尿铜排泄修正后的阈值为＞1.6mol/24h。这项检查非常重要，需要在方法学上关注一些细节。可以使用塑料瓶收集尿液。收集简便性也很重要。同时测定 24h 尿肌酐可以证实尿液收集的完整性。最好分别收集测定 3 次。这一检查在 4 岁及 4 岁以下的儿童中不可靠 [57]。

现在口服放射铜检查其与血清铜蓝蛋白结合力已不再适用于诊断。

（一）肝活检

组织学改变可能是非特异性的。尽管肝硬化组织内铜的浓度变化很大，但还是应该测量肝铜含量 [58]。可以从石蜡块中提取活检组织进行铜含量的测量 [59]。正常应小于 50μg/g 干重，而铜含量＞250μg/g 干重是肝豆状核变性的典型表现。有观察结果显示，较低的肝铜浓度（超过 75μg/g 干重）也可诊断肝豆状核变性 [38]。在肝组织学相对正常的患者中，肝铜浓度也升高。长期胆汁淤积和印度儿童肝硬化患者肝铜浓度也升高，但在 NAFLD 患者中却没有 [38]。

（二）影像学

在神经系统出现症状前，头颅 CT 扫描可发现异常，包括脑室扩大。MRI 更为敏感，常为首选 [60, 61]。第三脑室扩张、丘脑、壳核和苍白球的局灶性病变，可能分别与临床上的慢动症 / 僵硬症、共济失调 / 震颤、运动障碍 / 构音障碍等临床亚型有关 [62]。

五、遗传策略

单倍型分析（分析围绕 ATP7B 的微卫星标记的等位基因）是一种检测肝豆状核变性异常基因的重要策略。当在现症状患者中无法识别突变时，还应检测肝豆状核变性患者兄弟姐妹（如纯合突变、杂合子或正常），通过这些来推断疾病 [63]。最近发展起来的高通量技术可以对整个 ATP7B 基因进行测序，因此适用于直接遗传诊断。该技术可识别患者具有单致病基因的纯合突变或具有两种不同致病基因的杂合突变，从而做到完全诊断。由于 80% 的受累个体是复合杂合子，因此遗传诊断并不简单。

这些分子技术价格昂贵且未广泛使用，结果还需要经验丰富的遗传学家进行专门解释。

六、鉴别诊断

在肝脏或者神经系统病变的患者中，出现极低水平的铜蓝蛋白（＜0.05g/L）和 K-F 环就可诊断肝豆状核变性。然而，许多肝病型患者缺乏这些典型特征 [53, 54]。必须强调的是，在临床上遇到疑诊肝豆状核变性的患者，需要根据临床表现、肝病表现或神经系统病变等特征进行诊断。患者应进行 24h 基础尿铜检测。在儿童和成人患者中，使用青霉胺后尿铜排泄增加对疾病活动期诊断有意义，但在无症状的患者中意义不大 [64, 65]。基因诊断是金标准。已知的当地人群中常见突变的基因分型具有诊断价值。肝活检与估算肝铜含量仍然是临床诊断的基础，尽管取样误差或样本过小可能会产生误差。此外，当存在严重的胆汁淤积症时，由于胆汁（铜）排泄功能的损害，会导致肝脏铜含量明显升高。

有学者设计了一种基于临床和实验室特征的诊断评分系统 [66]。已在儿童患者中得到初步验证 [67]；然而，这个年龄段的诊断很大程度上还是取决于基因诊断。

无症状个体的检测

所有肝豆状核变性患者的一级亲属都必须进行体格检查、肝脏生化检查、血清铜和铜蓝蛋白及 24h 尿铜的检测。尽管有时候灵敏度不高，但裂隙灯检查 K-F 环还是必要的。无症状患者可能表现为完全正常，也可出现肝大、脾大或蜘蛛痣等慢性肝病特征，血清转氨酶值可略有升高。可能会有 K-F 环。血清铜蓝蛋白通常低于 0.20g/L，但也不是绝对的。24h 尿铜排泄量升高＞0.6mol/24h。肝活检肝铜含量检测可以诊断。

如果已知相关个体的突变位点，基因诊断是其兄弟姐妹最有效的检测方法。检查其父母或后代的成本效益比较低。肝脏和神经系统功能检查需在一级亲属被确诊的情况下进行。即使没有任何症状的患者也必须给予治疗，而杂合子（只携带一个突变）则不需要治疗。

七、治疗（表 27-1）

最好能做到早期诊断、终身治疗。对于有症状的肝病患者，给予螯合剂治疗。对于有神经系统症状的患者，治疗方案较为复杂。螯合剂或锌可能有效。对于这部分患者口服螯合剂，尤其是 D- 青霉胺，可能会引起神经系统症状的恶化。锌剂可能作为初始治疗 [68]，新的治疗方式可能更有效地解决这个问题。

初期治疗目的在于改善或稳定临床症状，一线治疗药物是 D- 青霉胺和曲恩汀。D- 青霉胺自 60 多年前 Walshe 描述治疗有效以来，一直是肝豆状核变性治疗的主要方法。尽管已证实有效，但它可产生严重的不良反应。对不能耐受 D- 青霉胺的患者，曲恩汀也是理想的一线药物，相比

表 27-1　肝豆状核变性的治疗

治疗方案		适应证	不良反应
肝移植		• 急性肝衰竭 • 初始治疗失败 • 依从性差导致肝硬化失代偿	见第 37 章
螯合剂	D- 青霉胺	初始治疗 / 维持治疗	++
	曲恩汀	初始治疗 / 维持治疗	+/ ±
	四硫钼酸盐	（研究中）	
锌剂（醋酸盐、葡萄糖酸盐、硫酸盐）		维持治疗 / 前症状期治疗（？）*	±

*. 有待商榷，参考正文

D- 青霉胺来说，它的不良反应更少。锌剂作为初始治疗的作用有限，主要用于神经系统受累和前驱症状患者。

初始治疗成功后，维持治疗的选择包括减少螯合剂的剂量，或用锌剂代替。肝移植适用于急性肝衰竭，尤其是合并典型急性血管内溶血的病例，以及对综合内科治疗无效的严重肝病。

所有患者治疗面临一个重要问题，就是绝对依从性用药，患者即使自我感觉良好也要求终身服用药物治疗，然而这在实际操作中存在困难。

D- 青霉胺螯合铜会增加尿铜排泄，每天排泄量达 15～45μmol。成人的 D- 青霉胺治疗初始剂量为每天 1～1.5g，分 3～4 次于餐前 1h 口服。儿童的用药方案则按每天 20mg/kg，分 2 次口服。许多患者如果从小剂量开始逐渐增加药量，可以更好地耐受 D- 青霉胺，从每天 250mg 开始，每 4～7 天增加 250mg，直到达到完整的每天剂量[69]。症状改善比较缓慢，以该剂量持续治疗至少 6 个月以后才能看到疗效。在神经型患者中，大约 22% 的患者在症状改善之前会出现 D- 青霉胺所致的神经状态的恶化[49]。病情好转的指标之一是 K-F 环的消失。其他还有语言变清晰，震颤和僵硬症状减轻。书写能力和患者报告部分的统一肝豆状核变性评定量表（Unified Wilson Disease Rating Scale，UWDRS）[70] 也是良好的病情评估测试。肝功能改善。虽然临床随访中肝活检不是必要的，但肝活检可观察到一些患者逆转为非活动性肝硬化。甚至在某些情况下，肝硬化可能会逆转。若患者病情未能改善，意味着患者在开始治疗前就存在不可逆组织损失，或者患者的治疗依从性差。除非患者发生明确的肝衰竭，否则在治疗的 1～2 年不应轻易宣布治疗失败。

D- 青霉胺的初始治疗成功与否通常以肝脏合成功能改善来判断。可能会出现铜尿症。血清非铜蓝蛋白结合铜水平恢复正常，但尚未被验证为临床诊断标准[71]。肝脏铜水平是否恢复正常是有争议的，但需要多年治疗才能恢复正常。如果在初始治疗期后出现症状改善，则成人应将 D- 青霉胺的剂量减少至 750～1000mg/d。必须密切随访以确保病情的持续改善或稳定，并监控其依从性。通过检测 24h 尿铜排泄可以明确是否存在过度驱铜治疗。先前病情控制良好的患者出现快速进展性肝功能恶化可能是患者没有遵从治疗[72, 73]。长期接受 D- 青霉胺治疗的患者，只要还在服药，就需要定期监测骨髓造血（全血细胞计数）和肾功能（尿液分析、血清肌酐）。

大约 30% 的肝豆状核变性患者对 D- 青霉胺发生不良反应[74, 75]。超敏反应可能在治疗的前几周内发生，常见的有发热、皮疹、白细胞减少、血小板减少、淋巴结肿大和蛋白尿；停止服用 D- 青霉胺后这些不良反应通常会消失。可以通过缓慢增加 D- 青霉胺的剂量、加用泼尼松或泼尼松龙来重新开始治疗，然而目前最常见的做法是更换成曲恩汀。D- 青霉胺也可能引起蛋白尿和系统性红斑狼疮样综合征，还可以导致再生障碍性贫血。随着 D- 青霉胺的长期使用，可能出现的皮肤变化包括匍行穿孔性弹性组织变性和皮肤松弛症（早衰皱纹）。由于后者与剂量有关，因此不推荐剂量超过 1g/d 的长期治疗。如果使用 D- 青霉胺期间有任何严重或不可逆的不良反应，应停止使用；但是，必须使用替代治疗，曲恩汀是常见的替代品。

在 D- 青霉胺治疗的前 2 个月内，至少每周进行 1 次白细胞和血小板计数，接下来 6 个月，每月 1 次，半年后每年至少进行 1 次。也应同时进行尿液分析以除外尿蛋白。理论上可能会出现临床维生素 B_6 缺乏症，但非常罕见，但常规应给予补充每天 25mg 维生素 B_6。

曲恩汀是一种铜螯合剂，最初用于治疗对 D- 青霉胺不耐受的患者[72, 76]。它与 D- 青霉胺的化学结构完全不同，这也许就是曲恩汀可以用来替代不耐受 D- 青霉胺患者治疗的原因。尽管曲恩汀与铜的结合能力比 D- 青霉胺弱，但它仍具有临床疗效。成人的常规剂量为每天 1000～1200mg，根据剂型不同，分 2 次使用，最高日总剂量可达 1500～1800mg。它是令人满意的治疗肝豆状核变性的一线药物[77-79]。曲恩汀几乎没有不良反应，尽管可能发生一些药物固有的反应，但尚未有过敏反应的报道。全血细胞减少症罕见报道。曾有报道肝豆状核变性患者用药后出现神经系统症状恶化，但很少见。曲恩汀应储存在冰箱中以防止分解，空腹服用（同 D- 青霉胺），最好在进食前 1h 服用，以避免影响疗效。

锌剂通过诱导肠道金属硫蛋白抑制胃肠道对铜的吸收[80]。成人的剂量是每天 3 次，1 次 50mg 锌剂，空腹口服，具体哪种化物盐都可以。醋酸盐和葡萄糖酸的胃吸收比硫酸盐更容易。大多数长期经验来自无症状患者或有神经系统表现的患者。其治疗神经型肝豆状核变性的重要优点是很少发生神经系统症状恶化[81]，尽管有数据支持，但其作为有症状患者的初始治疗的疗效仍存在争议[36, 82, 83]。治疗期间发生肝功能失代偿罕见报道。锌剂越来越多地用于用螯合剂初始治疗后稳定患者的维持治疗[80]，新的经验表明，肝脏恶化可能在长期锌剂治疗期间发生[84, 85]。除了恶心或胃刺激外，锌剂似乎几乎没有不良反应[86]。与其他治疗一样，锌剂疗法的依从性至关重要，每天给药 3 次可能会很困难。

四硫钼酸盐（tetrathiomolybdate，TM）是一种处于研究中的药物，其对铜的排泄非常有效。在肠道中可以阻止铜的吸收。吸收的药物在血液中与铜和白蛋白形成复合体，从而减轻铜对组织的损伤。在神经型患者的初始治疗中，四硫钼酸铵很少引起像 D- 青霉胺应用发生的神经症状恶化现象[87]；一项对照研究显示，在神经型患者中四硫钼酸盐加锌治疗优于曲恩汀加锌治疗[88]。双胆碱四硫钼酸盐（WTX101）是目前正在进行临床研究的一种四硫钼酸盐类似物[89]。该盐似乎比铵盐更稳定。

根据专家建议，联合治疗（螯合剂加锌）只应使用于失代偿性肝病或严重神经型的患者。螯合剂（成人剂量通常为曲恩汀 500mg）和锌剂（成人剂量为锌元素 50mg）交替给药，通常间隔 5～6h。因此，螯合剂常在上午 6 点服用，12h 后（第一剂次和第三剂次）再次给药，并且在中午和午夜（当天的第二剂次和第四剂次）给予锌剂。该方案需要患者和（或）患者家属的高度配合。如果治疗有效，患者可在 2～3 个月后转为单药治疗（螯合剂或锌剂）。肝病型患者如果联合治疗失败通常需要进行肝移植。因此，在实施该治疗方案开始时，就应对患者进行肝移植评估。虽然已经有令人鼓舞的初步结果，但这一治疗方法仍处于研究阶段[90, 91]。

物理治疗对于改善患者的步态、写作和运动通常是有效的。

低铜饮食作为单一治疗是没有价值的，但在治疗开始时就应避免含铜食物（肝、贝类、坚果、巧克力和蘑菇），通常酒精饮料也需避免。患有肝豆状核变性的素食者需要营养师的指导。

患有肝豆状核变性的女性妊娠是安全的，但驱铜治疗需贯穿整个孕期，通常使用常规剂量的药物治疗。长时间中断治疗会带来肝功能不全甚至死亡的风险。妊娠期女性一般可很好耐受 D- 青霉胺[92]、曲恩汀[92] 或锌[93] 的持续治疗。很难具体量化药物对胎儿的潜在风险，然而 D- 青霉胺被认为有致畸风险[94]。病情控制良好的患者在妊娠的前 2 个月使用每天剂量为 750～1000mg 的 D- 青霉胺或曲恩汀，在最后 3 个月减少到 500mg/d[92]。

肝移植适用于肝豆状核变性急性肝衰竭患者（通常是致命的）、经过 2～3 个月的理想治疗后无法改善的肝硬化伴肝功能失代偿的患者或不恰当停药发生肝衰竭的患者。肝移植的 5 年生存率为 79%～87%[95-98]，肝移植能纠正肝脏代谢缺陷[99]。肝移植后虽然有些神经系统症状有所改善[100]，但情况并非总是如此。肝移植治疗神经型肝豆状核变性仍然存在很大争议[101]。

患有肝豆状核变性急性肝衰竭的患者几乎都需要进行肝移植，移植前肾衰竭和溶血性贫血可通过血浆置换、白蛋白透析或类似的干预治疗来纠正[102]。

八、预后

未经治疗的肝豆状核变性是一种进展性致命性的疾病。最大的死亡危险是那些未诊断且未治疗的患者。这种不幸的结果可能出现在仅有精神症状的患者中，这类患者需追问阳性家族史或个人黄疸史。

肝移植可以挽救肝豆状核变性所致急性肝衰

竭患者的生命。很难将失代偿肝病患者中药物治疗有效人群区分出来。为此设计了预后评分以帮助确定是否需要肝移植，而最初的 Nazer 评分已过时[103]。在儿童患者中，一项由总血清胆红素、AST、白蛋白、国际标准化比值和总白细胞计数组成的评分系统似乎对判断是否急需肝移植具有良好的预测价值[90]，当然也有应用例外报道[104]。旨在判断肝豆状核变性急性肝衰竭的诊断评分系统也可以影响临床管理决策。基于简单肝脏生化检测的 Korman 指数适用于成人和儿童[35]，类似的法国预后评分适用于儿童[105]。

预测神经型肝豆状核变性患者的预后比较困难。急性患者中基底节的囊性改变似乎是不可逆的。慢性患者若没有被耽搁诊断，更易于治疗[27]。最终的预后还取决于患者对连续 6 个月的螯合剂治疗的反应。肌张力障碍提示患者预后不良，对螯合剂治疗几乎无效。

除此以外，患者死亡主要是由慢性肝衰竭、静脉曲张出血或因神经功能障碍而卧床不起并发感染所致。

患者如果能在疾病早期明确诊断，并很好地坚持治疗，通常能够获得较好预后且可享有正常寿命。

九、非肝豆状核变性铜相关性肝硬化

具体见第 31 章。

第28章 非酒精性脂肪性肝病
Non-Alcoholic Fatty Liver Disease

Timothy Hardy　Christopher P. Day　著

查翔远 译　陆忠华 校

学习要点

- 非酒精性脂肪性肝病与肥胖、胰岛素抵抗及脂代谢紊乱密切相关，包括非酒精性脂肪肝和较不常见的非酒精性脂肪性肝炎，可进展为肝纤维化、肝硬化和肝细胞癌。

- NAFLD 和 NASH 的患病率受 PNPLA3 和 TM6SF2 等遗传因素的显著影响，表观遗传因素的作用已开始被阐明。

- NASH 患者死于心血管疾病、肝外恶性肿瘤及肝硬化的风险增加，肝硬化可能会并发肝细胞癌。

- 肝脏甘油三酯的过度积累（脂肪变性）是由脂肪组织中不受控制的脂肪分解所致的非酯化脂肪酸的释放增加、糖类所产生的新生脂肪增加、饮食衍生的游离脂肪酸增加共同作用的结果。

- 进入肝脏的游离脂肪酸增多促进了肝细胞脂毒性，增加了内质网应激和由 β- 氧化和 ω- 脂肪酸氧化过程中产生的自由基的氧化应激。

- 脂肪变性是一种明显的组织学表观现象，其反映了将具有潜在脂毒性的 FFA 分解为无活性的细胞内 TAG 进而储存这一代谢变化。最终，这些损伤与内毒素 -Toll 样受体 4 诱导的库普弗细胞释放细胞因子和免疫介导的肝细胞损伤的叠加效应相结合，诱导细胞损伤并激活细胞凋亡。当这些过程持续时，产生胶原的星状细胞被激活，肝祖细胞过度生长，肝纤维化发生。

- 经由调整饮食和运动锻炼减重仍然是 NAFLD 最佳治疗方案的基础。

- 对于那些不能改变生活方式或经活检证实的 NASH 患者，肝靶向药物治疗多半能有助于降低疾病进展的风险；维生素 E 和吡格列酮可应用于特定的患者；有前景的治疗药物（如奥贝胆酸和 Elafibrinor）目前正进入 3 期试验。

概述

非酒精性脂肪性肝病是西方国家最常见的肝功能异常的原因，疾病谱包括肝脂肪变性（肝细胞内甘油三酯浸润＞5%）、肝脂肪浸润伴炎症、肝细胞气球样变（非酒精性脂肪性肝炎）、肝纤维化及终末期肝硬化，并且无过量饮酒史（通常界限为男性饮酒折合乙醇量＜30g/d，女性＜20g/d）[1]。NAFLD 与包括肥胖、胰岛素抵抗或 2 型糖尿病（T2DM）、脂代谢紊乱在内的临床特征之间的强相关性提示 NAFLD 是代谢综合征的肝脏表现[2]。与普通人群相比，NAFLD 患者死亡率增加，罹患心血管疾病（HR=1.55，95%CI 1.11～2.15，$P<0.01$）、肝细胞癌（HR=6.55，95%CI 2.14～20.03，$P=0.001$）和肝硬化（HR=3.2，95%CI 1.05～9.81，$P=0.041$）的风险增高[3]。据美国成人肝移植数据库，截至 2013 年的过去 9 年间，等待肝移植的成人数量增长了近 2 倍；与因 HCV 感染及酒精相关性肝病而肝移植患者相比，NAFLD 患者接受肝移植可能性更小，并且其 90 天生存率更低[4]。

一、进一步的定义、术语和诊断

在排除其他疾病，如病毒性肝炎、自身免疫性肝炎、肝豆状核变性、血色病及 α_1- 抗胰蛋白酶缺乏症的情况下，可通过影像学检查建立 NAFLD 的诊断。寻找并排除其他原因，如药物性肝损伤（他莫昔芬、胺碘酮）；脂肪变性和脂肪性肝炎可共存于上述及其他疾病。

超声是疑似患者诊断 NAFLD 时应用最广泛的一线检测手段（图 28-1），并且能提供肝脏脂肪浸润的定性评估。然而，当患者肝细胞脂肪变性＜33% 时，超声检查可能会有失偏颇。实际上，超声检查结果正常并不能排除轻度肝脂肪变。更灵敏的无创评估手段（但资源密集且价格昂贵），如计算机断层扫描、质子磁共振波谱分析（^{1}H-NMR）及磁共振成像，可以对肝脏甘油三酯含量进行定量评价，但尚未应用于日常临床实践[5]。

建立 NAFLD 诊断时另一必备的关键特征是

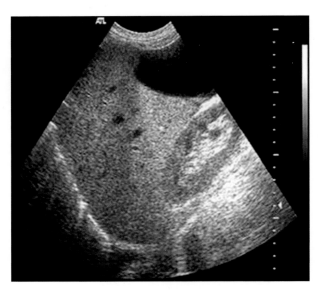

▲ 图 28-1　脂肪变性肝脏的超声影像
肝实质的"亮度"（白色阴影）是脂肪肝的特征（图片由 Dr Stuart McPherson 提供）

排除酒精暴露。关于是完全禁酒还是饮酒控制在某一阈值水平以下，这一点仍然存在争议，相关研究没有一致意见。一般来说，女性摄入乙醇量＜20g/d、男性摄入乙醇量＜30g/d 时，进展为酒精性肝损伤的风险低。尽管这给日常饮酒不适度的人留下了灰色地带，但仍低于酒精诱发肝病的临界范围。对这些患者而言，代谢因素对肝脂肪变的影响似乎比酒精更大[6]。

二、肝活检、NAFLD 分类及 NASH 和肝纤维化的无创标志物

肝活检仍然是 NAFLD 的确诊手段，关键的组织学参数包括肝脂肪变性（通常为大泡/小泡混合）、气球样变性、炎症和纤维化，从轻度窦周纤维化到桥接纤维化和肝硬化[7]。肝组织学检查揭示两种不同情况下的不同预后。NASH 的诊断需肝细胞脂肪变、气球样变和小叶内炎症并存，并且预后不良，而非酒精性脂肪肝无气球样变，无或仅有轻度小叶内炎症，通常是一种温和的病理变化（表 28-1 和图 28-2）。

表 28-1　NAFLD 疾病谱

病　理	其他疾病 b
NAFL a：脂肪变性 ± 轻微的小叶炎症	脂肪营养不良
	原发性线粒体疾病
	Weber Christian 病
	肝豆状核变性
	减重手术
	空肠回肠旁路术（不再使用）
	营养不良相关疾病
	全肠外营养
	Kwashiorkor 病
	乳糜泻
	药物
	胺碘酮
	甲氨蝶呤
	核苷类似物（HAART，化疗药物）
	他莫昔芬
	AFLD
	药物性脂肪肝
	丙型肝炎病毒相关脂肪肝（基因 3 型）
NASH ± 纤维化或肝硬化	
肝细胞癌	

a. 原发性 NAFLD：与代谢危险因素相关
b. 继发性 NAFLD：可与原发性 NAFLD 并发
NAFLD. 非酒精性脂肪性肝病；NAFL. 非酒精性脂肪肝；NASH. 非酒精性脂肪性肝炎；AFLD. 酒精性脂肪肝；HAART. 高效抗逆转录病毒治疗

NAFLD 的组织学特征已被纳入一个名为 NAFLD 活动度积分（NAFLD Activity Score，NAS）和纤维化分期系统内 [8]。NAS 评分来源于脂肪变性、小叶内炎症、肝细胞气球样变性的各个单项积分，并对疾病活动进行量化。最近，脂肪肝进展抑制（Fatty Liver Inhibition of Progression，FLIP）联盟设计了一个简化的评分

和算法，旨在降低病理观察者之间的误差（图 28-3）[9]。SAF 积分 [包括脂肪变性（S）、活动度（A）和纤维化（F）的评估] 将脂肪变性从活动度中分离出来。因此，得出了脂肪变性（S=0～3）、融合了小叶内炎症和气球样变性的活动度（A=0～4）和纤维化（F=0～4）评分，并被证实 SAF 能更准确地识别 NASH，并提高不同病理医生之间的一致性 [9, 10]。

肝活检是准确鉴别 NAFL 和 NASH 的唯一手段，但也存在局限性，包括成本和风险。更重要的是，取样误差是被公认的，准确的纤维化分期则需要更长的肝组织样本 [11]。通过细胞死亡和凋亡产生的细胞角蛋白 18 片段（M30 片段）在诊断 NASH 时的准确性不太高，敏感性和特异性分别为 58%（51%～65%）和 68%（59%～76%）[12]。目前，尚无有效的无创检查来诊断 NASH。

出现纤维化是 NAFLD 最重要的预后因素，其增加了与肝脏相关事件及死亡率（图 28-4）[3, 13]。几种结合常规临床和生化指标的简化评分系统已经在不同种群中得到验证。NAFLD 纤维化评分包含 6 种常规应用参数并可靠地排除了晚期纤维化（阴性预测值 93%）[14]。其他已验证的评分系统包括 FIB-4 评分和增强肝纤维化（enhanced liver fibrosis，ELF）试验。这些评分系统均能预测总体死亡率和肝脏相关死亡率 [15]。因高 NPV，无创检查可用于排除晚期纤维化，但通常需要进一步检查来确认晚期纤维化的阳性结果。最后，近期一些研究通过瞬时弹性成像或声辐射力脉冲（acoustic radiation force impulse，ARFI）进行肝硬度测定（liver stiffness measurement，LSM）来评估晚期纤维化 [16, 17]，两者均有助于排除晚期纤维化，但假阳性率高。LSM 读数在高体重指数患者中不太可靠，而应用 XL 探头可以改善 LSM 读数，尽管失效率仍为 35%[16]。磁共振弹性成像是目前无创检查中评估纤维化最精确的方法，但对于常规应用来说太过昂贵。

三、临床特征

在肝功能异常的情况下，同时存在代谢危险

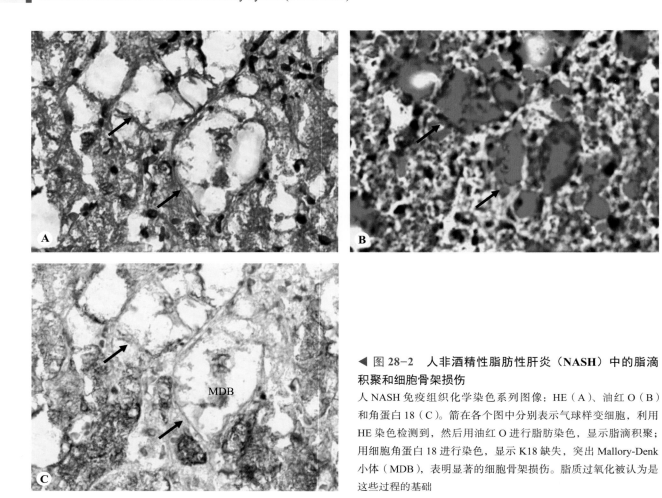

◀ 图 28-2　人非酒精性脂肪性肝炎（NASH）中的脂滴积聚和细胞骨架损伤

人 NASH 免疫组织化学染色系列图像：HE（A）、油红 O（B）和角蛋白 18（C）。箭在各个图中分别表示气球样变细胞，利用 HE 染色检测到，然后用油红 O 进行脂肪染色，显示脂滴积聚；用细胞角蛋白 18 进行染色，显示 K18 缺失，突出 Mallory-Denk 小体（MDB），表明显著的细胞骨架损伤。脂质过氧化被认为是这些过程的基础

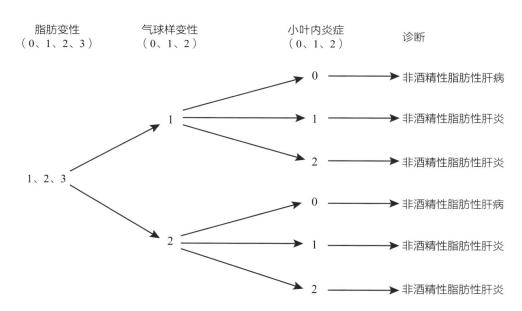

▲ 图 28-3　一种改良的诊断性脂肪肝抑制进展联合算法，使用 SAF（脂肪变性－活动度－纤维化）评分，活动度＜2 即排除非酒精性脂肪性肝炎

引自 Hardy et al. 2016[1], Fig.1；改编自 Bedossa et al., Hepatology 2014; 60(2):565-575；经许可转载，引自 Annual Review of Pathology, Volume 11©2016 by Annual Reviews, http：//www.annualreviews.org.

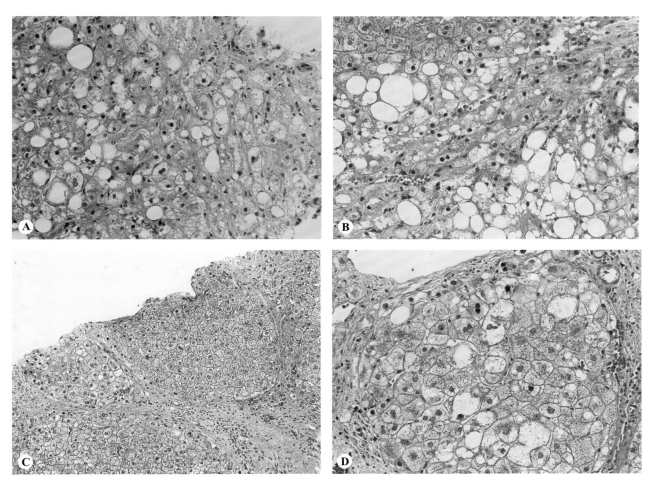

▲ 图 28-4　A 和 B. 非酒精性脂肪性肝炎（NASH）进展为肝硬化，为 2004 年一名患有肥胖和 2 型糖尿病的 36 岁女性活检结果图片，该女性以轻度但持续性的肝酶异常就诊。患者母亲以前死于隐源性肝硬化。C 和 D. 为同一患者在 2009 年的活检图片。值得注意的是，大泡性脂肪变性全面减少（C），但在某些肝硬化结节中，轻度脂肪变性和气球样变持续存在（D）。5 年间，这名患者从 NASH 发展为"隐源性肝硬化"。明显家族史也是这种疾病的特征

图片由 Prof.Stephen Caldwell 教授提供

因素（表 28-2），如高血压、血脂异常、2 型糖尿病及肥胖，使 NAFLD 的可能性增加。有时，最初对于转氨酶异常的怀疑可能是由于应用降压药或降糖药或降血脂药而导致药物性肝损伤，但实际上患者却患有 NASH。NAFLD 最常见的表现是常规临床检查发现转氨酶轻度异常。然而，随着纤维化的进展，这些转氨酶水平有下降的趋势，同时，脂肪变性减少。因此，除了如血小板减少之外的实验室检查，仔细体检，寻找肝硬化的体征包括明显的肝脏和皮肤特征（如肝掌和蜘蛛痣）也很重要。由于 NASH 在临床早期往往没有症状，所以"偶然"发现肝硬化并不罕见，例

如在胆囊切除手术过程中。患者也可能出现门静脉高压的并发症，偶尔也会出现急性失代偿，但之前并未发现的疾病[18]。有时能见到胃窦静脉曲张所致的消化道出血。其他体征包括黑棘皮病（腋窝和后颈部色素沉着及皮肤增厚），这在儿童患者更常见，通常与严重的胰岛素抵抗有关。背部脂肪垫突出（水牛背）常见，与更严重的组织学疾病有关[19]，还应寻找脂肪营养不良的证据。

　　NASH 患者的平均年龄是 40—50 岁，而 NASH 相关肝硬化患者的平均年龄是 50—60 岁。然而，新出现的肥胖流行已导致越来越多的儿童罹患此病，有时表现为晚期纤维化[20]。约 20%

表 28-2　全美胆固醇教育计划：成人治疗计划 Ⅲ 指南——代谢综合征组成部分

危险因素		定义水平
腹型肥胖	男	腰围＞102cm（＞40 英寸）
	女	腰围＞88cm（＞35 英寸）
甘油三酯		≥150mg/dl
高密度胆固醇	男	＜40mg/dl
	女	＜50mg/dl
血压		≥130/85mmHg
空腹血糖		≥110mg/dl

达到任意 3 个参数的定义水平都满足代谢综合征的临床应用定义

的患者有不明原因的肝脏疾病家族史。其他常见相关疾病包括多囊卵巢综合征、睡眠呼吸暂停、小肠细菌过度生长[21]。最后一种疾病可以至少部分解释这些患者经常出现的模糊不清的腹部症状。

最后，最近的研究均清晰表明，NAFLD 患者是心血管疾病高危人群的亚群[22, 23]；最近欧洲临床实践指南建议，通过详细的危险因素评估筛查所有 NAFLD 患者的心血管系统[24]。

四、实验室检查

血清谷草转氨酶和谷丙转氨酶升高通常低于 2 倍正常值。转氨酶的模式可能有助于 NASH 的分期，例如 AST∶ALT＞1 提示进展为更严重的纤维化[25]。然而，对于接受噻唑烷二酮类、他汀类药物治疗的患者，这种模式似乎并不可靠。血清 IgA 浓度经常升高，可能反映更严重的疾病状态[26]。高尿酸血症常见，被认为是由于 ATP 代谢异常导致 ADP 积累和嘌呤的过度分解处理。在 25%～30% 的 NASH 患者可检测到抗核抗体。它们发展的机制尚不清楚。甲状腺疾病也与 NAFLD 有关。

其他实验室检查异常包括异常的脂蛋白谱和胰岛素抵抗或糖尿病标志物。虽然通常发现高甘油三酯血症，但血脂异常的模式并不一致。胰岛素抵抗可通过 QUICKI 试验（定量胰岛素敏感性检测指数）或 HOMA 试验（稳态模型评估）来测量，两者均源于应用空腹胰岛素和血糖水平数学模型的高胰岛素 - 正葡萄糖钳夹试验。改良的 QUICKI 试验也可应用于脂肪组织胰岛素抵抗的测定。

五、流行病学

对 NAFLD 患病率的估计因所使用的诊断标准和诊断试验敏感性、研究人群（如种族、性别、共患病）而有所不同[27]。应用肝脏生化学的研究报道的 NAFLD 患病率较基于影像学或组织学的研究低（3%～12%）[28]。英国一项基于社区的研究显示，通过超声诊断的 NAFLD 是无症状性肝生化异常最常见的原因，占比 26.4%[29]。

最近一份系统综述报道称，通过综合成像研究得出全球 NAFLD 患病率为 25.2%（95%CI 22.1～28.6），其中以南美和中东地区报道的患病率最高[30]。正如预期，代谢共病在 NAFLD 患者中更为普遍：肥胖、2 型糖尿病及代谢综合征的患病率分别达 51%、23% 和 41%[30]。最后，对欧洲和美国明显健康的活体供肝者的组织学研究报道 NAFLD 患病率分别为 12%～18%[31, 32] 和 27%～38%[33, 34]。

由于诊断需要肝活检，NASH 的患病率更难以确定。2015 年一篇系统综述估测全球 NASH 患病率在 1.5%～6.45%；同样，肥胖、2 型糖尿病和代谢综合征在 NASH 患者中高度流行，分别达 82%、47% 和 71%。加拿大早期的一项尸检研究估计，NASH 的患病率为 6%[35]。来自健康活肝捐赠者的数据估计，NASH 的患病率为 6%～15%[31, 33]。一项进行良好的美国门诊研究报道称 NASH 的患病率为 12.2%，而在超声符合脂肪肝的患者中，NASH 患病率达 30%[36]。最后，据报道，肝脏生化指标正常的超重 / 肥胖糖尿病患者中，NASH 的患病率高达 56%[37]。

儿童 NAFLD 数据有案可稽。美国一项针对 742 例儿童的尸检研究报道称其患病率达 9.6%[38]

男童比女童更常见（两者比例为 2∶1）。与强遗传成分相一致的是，在受累儿童的成年亲属中NAFLD 患病率高[39]。

等[36]。基于对肝脏表达的跨膜磷脂酶 PNPLA3 多态性的研究，已经确定了这种种族变异可能的遗传基础[40]。

六、NAFLD 的种族差异

肥胖、糖尿病、高脂血症和 NAFLD 之间的关系受种族因素影响。尽管非裔美国人肥胖和糖尿病患病率相对较高，但其肝脂肪变明显较低。相比之下，西班牙裔美国人患病率较高，主要是北欧裔和亚裔美国人的肝脂肪变性患病率中

七、NASH 的发病机制

NASH 的肝细胞损伤机制涉及几个基本生化和免疫过程的共同作用（图 28-5），而不是严格遵循连续二次打击假说[1]。实际上，一项严谨的研究显示，在脂肪性肝病的饮食模型中抑制甘油三酯的形成会加重肝损伤和纤维化[41]。当这种

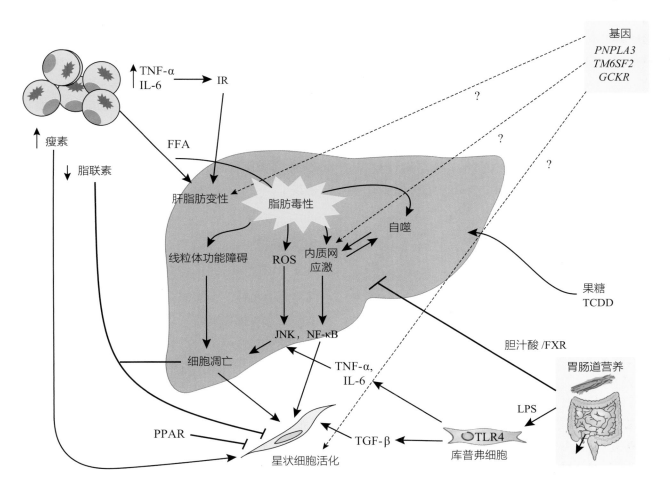

▲ 图 28-5　综合非酒精性脂肪性肝炎发病机制，并整合脂肪毒性、饮食、肥胖、胰岛素抵抗、内质网应激、自噬、凋亡、最终肝星状细胞活化和纤维化的示意图
微生物群和遗传学（淡蓝色区域）是这些过程的修饰因子。FFA. 游离脂肪酸；FXR. 法尼酯 X 受体；GCKR. 葡萄糖激酶调节因子；IL-6. 白细胞介素 –6；JNK. c-Jun 氨基末端激酶；LPS. 脂多糖；NF-κB. 核因子 κB；PNPLA3. 含 patatin 样磷脂酶域蛋白 3；PPAR. 过氧化物酶体增殖激活受体；ROS. 活性氧；TCDD. 2，3，7，8– 四氯二苯并二噁英；TGF-β. 转化生长因子 –β；TLR4. Toll 样受体 4；TM6SF2. 跨膜 6 超家族成员 2；TNF-α. 肿瘤坏死因子 –α（引自 Hardy et al. 2016[1]；经许可转载，引自 Annual Review of Pathology，Volume 11©2016 by Annual Reviews, http：//www.annualreviews.org.）

适应机制被破坏时，游离脂肪酸（肝脂毒性）会对肝细胞造成损伤，导致活性氧自由基产生、内质网应激和细胞功能障碍。此外，脂肪组织释放的炎症因子（脂肪因子）和由内毒素 Toll 样受体 4 诱导的库普弗细胞释放的细胞因子进一步加剧了这种炎症环境[1]。最终，细胞损伤触发了免疫介导的肝损伤和既有坏死又有凋亡的细胞死亡通路的混合体，当这些因素持续存在，星状细胞活化、纤维化和疾病进展随之发生[1]。

（一）脂肪变性的机制

脂肪变性是指 NAFL 和 NASH 肝脏中脂质的积累，这是由代谢综合征的总体热量摄入和全身热量利用特征之间的不平衡所致。肝脂肪来自几种可能的机制，包括新脂肪酸合成，尤其是从糖类前体（脂肪从头合成），摄取循环中由脂肪组织分解产生的游离脂肪酸（非酯化脂肪酸），摄取膳食来源的乳糜微粒，以及极低密度脂蛋白衍生的低密度脂蛋白残粒。肝脏脂肪可通过氧化作用或脂蛋白（尤其是 VLDL）分泌进行处理。NAFLD 似乎特别由 NEFA 摄取、脂肪从头合成和脂质输出改变所驱动。

（二）脂质合成的调控

在肝细胞内，脂质储存主要受两种主要转录因子调控：甾醇调节因子结合蛋白（SREBP）和糖类应答元件结合蛋白（CREBP），前者受胰岛素和膳食脂肪酸调节，后者受环境葡萄糖水平调节[42]。SREBP 和 CREBP 调控负责脂肪酸合成酶的核转录，并随后将其酯化为甘油三酯，在胞质脂滴内以甘油三酯形式储存或以 VLDL 形式输出。

（三）人类的脂肪变性

应用放射性同位素标记前体的研究显示，人类 NAFLD 中 59% 的甘油三酯合成来自于脂肪来源的 NEFA 的摄取，而脂肪从头合成（由 SREBP 和 CREBP 驱动）约占 26%，膳食来源占 15%[43]。NEFA 高负荷似乎主要来源于内脏脂肪，并代表胰岛素不能抑制脂肪储存中的脂肪分解。从实验结果来看，NEFA 并入甘油三酯及其对脂肪变性的作用似乎取决于酰基辅酶 A：二酰基甘油酰基转移酶 1（Dgat1）的活性[44]。

（四）NAFLD 中的脂质组成

NAFLD 中同时存在大泡性脂肪滴和小泡性脂肪滴，尽管较小的脂肪滴在没有特定脂肪染色（如油红 O）的常规光镜或电子显微镜下的锇固定标本中往往不太明显。对人 NAFLD 肝组织的脂质组学分析显示，NASH 与 NAFL 之间存在显著差异[45]。从正常人到 NAFL 再到 NASH 受试者，可观察到甘油三酯：二酰甘油、游离胆固醇：磷脂酰胆碱的比值呈逐步升高趋势。多不饱和脂肪酸，如二十碳五烯酸和二十二碳六烯酸，在 NASH 中相对低，导致 n-6：n-3 比值升高，表明花生四烯酸等促炎性 n-6 脂肪酸相对过剩。与不伴脂肪肝者相比，肥胖脂肪肝者中检测到外周白色脂肪组织中神经酰胺含量升高，这是鞘脂代谢的潜在毒性中间体[46]。由此可见，从 NAFL 到 NASH 的过程涉及特定类型的脂肪酸的累积。

（五）NASH 中的脂质过氧化和线粒体功能障碍

人类的大量证据表明，脂载肝细胞的细胞损伤（脂肪毒性）由有氧代谢控制受损导致氧化应激和脂质过氧化引起[47]。线粒体和过氧化物酶体脂肪酸氧化有助于游离自由基形成，主要以超氧阴离子的形式存在。一旦形成，它们就通过超氧化物歧化酶代谢为过氧化氢。在二价铁离子存在下，过氧化氢通过芬顿反应或哈伯 - 韦斯反应产生羟自由基。除非被谷胱甘肽解毒，否则羟基自由基会通过直接结合的方式破坏其他细胞成分，包括膜脂肪酸、蛋白质和 DNA[48]。这种对脂肪酸的作用会产生脂质过氧化反应这是一种由自由基攻击不饱和脂肪酸而引起的分支链式反应，从而产生另一种自由基和脂质过氧化氢。后者在铁催化的反应中降解形成第二种脂质自由基，从而放大该过程[48]。ATP 含量降低证实肝脏中脂类的积累与能量缺乏状态有关[49]。用 ^{31}P 磁共振波谱分析显示人 NAFLD 静脉注射果糖后肝脏 ATP 合成不足[49]。线粒体似乎既是促氧化自由基的靶点，又是其来源，其作用是 NASH 与 NAFL 的关键区别特征[50]。线粒体形态变化在人类 NASH 中很明显，包括肿胀和线粒体内晶体。其晶体结构似乎是嵴磷脂双层膜的相变（图 28-6）[51]。

线粒体膜的极端去极化导致线粒体电子传递链功能受损，部分原因是解偶联蛋白的过表达和电子传递链的组分功能障碍[52]。人类 NASH 所有主要复合物（Ⅰ～Ⅴ）中的电子传递链活性降低到正常的 40%～70%[52]。虽然氧化磷酸化损伤明显，但尚不确定整体净脂肪酸氧化是否减少或增加，一些研究已经证明，线粒体 β 氧化的惊人净增加[53]。关于线粒体通透性改变从而导致线粒体细胞色素 c 释放和凋亡信号表达，存在更明确的共识，将在后面讨论[54]。

（六）内质网应激

FFA 的累积和内质网相关 ApoB100（基于内质网的 VLDL 合成的必要脂蛋白）的功能受损有助于内质网应激，伴内质网内错误折叠蛋白积累[55]。内质网应激伴随 FFA 的累积和细胞死亡，通过激活 NF-κB 和 NK 诱导促炎细胞因子，如 IL-8[56]。重要的是，这种信号通路似乎在人类疾病中很活跃；在人类研究中，与内质网应激相关的 JNK 激活程度区分了 NASH 与 NAFL[57]。

（七）NASH 患者肝细胞损伤和细胞死亡

FFA 改变溶酶体通透性，导致组织蛋白酶（溶酶体蛋白酶）的释放，这与线粒体通透性的改变有关[58]。在细胞培养模型中，这有助于线粒体细胞色素 C 的释放，从而激活半胱氨酸蛋白酶，进而激活凋亡通路，这些变化在人类 NASH 中显而易见[59]。坏死是另一种形式的程序性细胞死亡，也可能在 NASH 中发挥作用。坏死与受体诱导的细胞凋亡有共同的上游介质，但导致半胱氨酸蛋白酶独立的细胞器和细胞肿胀。最近的一项研究表明，NASH 肝脏中表达高水平的受体，即相互作用蛋白（RIP）-3，该蛋白与 RIP-1 一起形成被称为坏死体的复合物，这是坏死信号的关键传感器[60]。

对积聚的和可能有毒性作用的脂肪滴的处理涉及溶酶体介导的自噬过程（图 28-7）[61]。抑制 MCD 培养基（缺乏甲硫氨酸和胆碱的培养基）中培养的肝细胞的自噬会导致甘油三酯水平升高[62]。自噬可通过线粒体吞噬清除功能失调的线粒体以防止细胞死亡[63]。最后，体外数据表明，某些 FFA（如棕榈酸）抑制自噬，而其他 FF（A 如油酸）则促进自噬[61]。

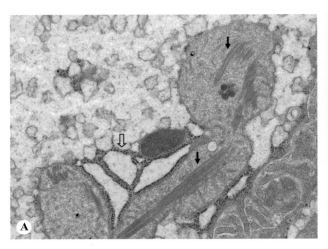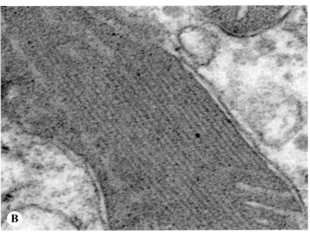

▲ 图 28-6　人非酒精性脂肪性肝炎（NASH）中的线粒体晶体

A. 人 NASH 的透射电镜显示线粒体增大，内含线粒体内晶体（实心箭）和扩张的内质网（空心箭）；B. 包含线粒体内晶体的线粒体近距离观察（图片由 Prof.Stephen Caldwell 提供）

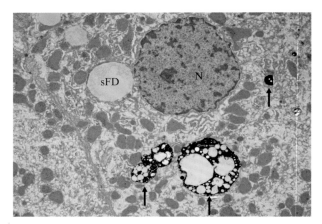

▲ 图 28-7　人非酒精性脂肪性肝炎含有小脂肪滴（sFD）的自噬体（箭）

N. 细胞核（图片由 Prof.Stephen Caldwell 提供）

（八）纤维化与疾病进展

最终，这些信号通路的活化导致炎症浸润累积和肝星状细胞（胶原蛋白产生细胞的主要来源）激活，其特征是由富含维生素 A 的静止细胞过渡到增殖型肌成纤维细胞[64]。星状细胞的激活至少部分是通过 LPS 和游离胆固醇激活 TLR4 介导的[65, 66]。纤维化的进展依赖于肝细胞衰老的异常修复过程[67]和肝祖细胞活性增加导致门静脉系统的导管反应[7]。重要的进展包括刺猬信号通路在 NASH 纤维化进展中的作用。音猬因子（Shh）是一种由气球样变的肝细胞释放的遇险信号，调节表达 Shh 受体（patched-1）细胞的增殖和分化[68]。肝星状细胞具有 Hh 反应性，Hh 配体和反应细胞增加，并与人纤维化阶段相关[68]。

（九）脂肪组织在 NAFLD 发病机制中的作用：脂肪因子

异位脂肪（如位于肥胖症的大网膜）被认为功能失调，分泌炎症因子，如 TNF-α、IL-6、MCP-1、抵抗素和纤溶酶原激活物抑制物 1，所有这些细胞因子都削弱了脂肪细胞的胰岛素敏感性。相反，异位脂肪分泌抑制胰岛素抵抗和脂肪变性的脂肪因子较少；脂联素通过 AMP 活化蛋白激酶（AMPK）和过氧化物酶体增殖激活受体（PPARα）通路调节脂质代谢和减少炎症反应[69]，也是由于丝裂原活化蛋白激酶介导的脂

肪酸氧化改善和肝脏糖异生降低而导致的胰岛素增敏作用[70]。据报道，NAFLD 患者脂联素水平较低[71]。最后，瘦素是一种据称在肝脂肪变性和纤维化中发挥作用的脂肪细胞因子；尽管瘦素水平较高，但患者仍有脂肪肝，这表明患者对瘦素介导的细胞因子信号转导抑制因子 3（一种抑制瘦素信号的分子）的过度表达出现耐受，导致 AMPK 激活减少[72]。

（十）NAFLD/NASH 的修饰因子

尽管控制疾病进展的基本机制相同，但疾病进展仍存在个体间差异。这可能归因于患者的遗传背景和肠道微生物群的作用，此两者都可以调节临床表型。

（十一）遗传学

来自双胞胎研究、家族聚集性、不同种族易感性的证据，结合预后的明显差异性，表明 NAFLD 具有遗传性[39, 73]。NAFLD 的复杂特征是环境暴露与易感多基因背景相互作用的结果，包含多种独立的调节因素。在大型机制研究的独立队列中，经严格验证有效的基因仅包括含 patatin 样磷脂酶域蛋白 3（PNPLA3）、葡萄糖激酶调节因子（GCKR）和最近发现的跨膜 6 超家族成员 2（TM6SF2）（图 28-8）[74]。这些基因不仅与肝内甘油三酯含量变化有关，也与肝纤维化的发生有关[74]。新出现的证据表明，表观遗传学，即除序列改变以外的基因表达修饰因子的研究，可能在疾病进展中发挥进一步的修饰作用。最近的一篇论文显示，晚期纤维化 NASH 患者在纤维化修饰基因启动子处的 DNA 甲基化水平较低，相应的转录增加，表明其在 NAFLD 疾病进展中起调节作用[75]。非编码 RNA 也参与了 NASH 的发病机制；研究最多的是肝脏中含量最丰富的 microRNA，即 miR-122[76]。此外，还对 NAFLD 血浆中的 microRNA 谱进行了研究，在双胞胎研究中能区分不一致的 NAFLD[76]。

（十二）微生物群

越来越多的证据表明，微生态可调节 NAFLD

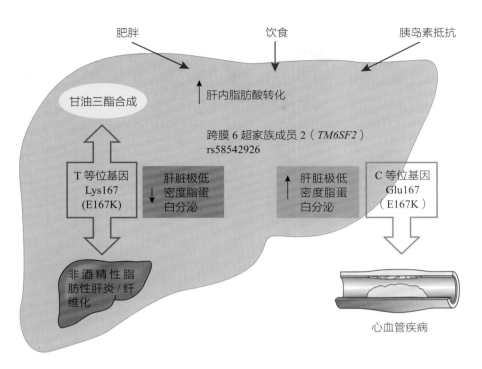

▲ 图 28-8　*TM6SF2* 作为终末器官功能的主调控器

肥胖、饮食和胰岛素抵抗导致肝脏脂肪酸内流增加。*TM6SF2* T 等位基因导致极低密度脂蛋白（VLDL）分泌减少。脂肪酸在肝脏中累积，导致肝脂肪变性和非酒精性脂肪性肝炎进展。*TM6SF2* C 等位基因导致肝脏 VLDL 分泌和输出增加，最终导致动脉粥样硬化（引自 Hardy et al. 2016[1]；经许可转载，引自 Annual Review of Pathology，Volume 11©2016 by Annual Reviews，http://www.annualreviews.org.）

的进展。NAFLD 患者肠道通透性显著增加，以及紧密连接的改变，使微生物产物进入门静脉循环并引起炎症；一项通过 ^{51}Cr-EDTA 检测对 35 例经活检证实的 NASH 患者的研究显示，与对照组相比，NASH 肠道通透性增加[21]。缺乏 NLRP3 和 NLRP6 炎性小体成分的小鼠肠道中严格厌氧的普雷沃菌属和未培养细菌属 TM 过度增加，而乳酸菌减少。重要的是，当暴露在 MCD 饮食中时，这些小鼠对肝损伤的敏感性增加。抗生素治疗既降低了炎症小体缺陷小鼠 NASH 的严重程度，也消除了野生型小鼠的传播表型效应[77]。因此，菌群失调可引起结肠炎症和细菌易位，影响从肝脂肪变到 NASH 的进展。最后，对 57 例经活检证实的 NAFLD 患者进行肠道菌群失调与 NAFLD 严重程度之间的关系的研究，发现拟杆菌属与 NASH、瘤胃球菌与 >F$_2$ 纤维化独立相关，这表明有关肠道微生物群的信息可以纳入 NAFLD 进展的标准预测因子中[78]。

存在于革兰阴性菌外壁的内毒素（脂多糖）在固有免疫应答中起着关键作用，可激活位于肝组织巨噬细胞（即库普弗细胞）上被称为 Toll 样受体的模式识别受体[79]。一旦激活，TLR 与共同受体协同作用，最终激活促炎细胞因子，如 JNK 和 NF-κB[79]。在通过注射低剂量 LPS 造成的代谢性内毒素血症小鼠中观察到一种脂肪肝表型[80]。其他 TLR 也与 NASH 有关，如 TLR9 和最近研究的 TLR2[81, 82]。LPS、饱和脂肪酸和 HMGB1 刺激库普弗细胞和造血干细胞上的 TLR 产生 CCL2，募集 CCL2$^+$Ly6C$^+$ 单核细胞进入肝脏[83]。用 CCL2 或 CCR2 抑制药抑制这种趋化可以改善 NASH 和纤维化[84]。

八、NAFLD 的自然病史（图 28-9）

关于 NAFLD 进展的高质量、前瞻性研究数据有限，特别是在初级保健中。现有的数据仅限

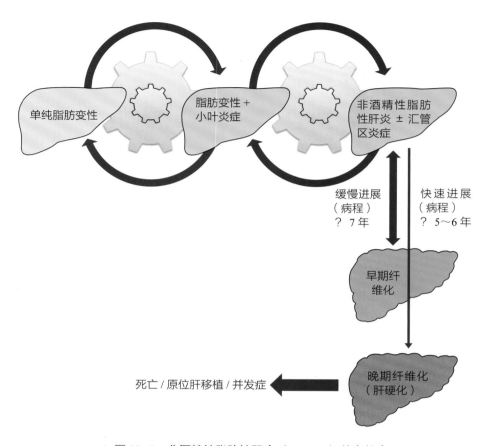

▲ 图 28-9　非酒精性脂肪性肝病（NAFLD）的自然史

由于抗炎机制失效，小叶炎症 / 非酒精性脂肪性肝炎（NASH）的持续时间随着年龄的增长而增加，易感者会经历脂肪变性、轻度小叶炎症和全面性非酒精性脂肪性肝炎。炎症 /NASH 可引起易感者发生肝纤维化，最终导致肝硬化、肝癌或死亡（引自 Hardy et al. 2016[1]；经许可转载，引自 Annual Review of Pathology，Volume 11©2016 byAnnual Reviews，http://www.annualreviews.org.）

于三级医疗中心，这自然不能反映一般人群。然而，一项 Meta 分析表明，NAFLD 会增加全因死亡率[28]。没有其他肝损伤特征的脂肪变性患者可能遵循一般良性的病程，死亡率与年龄和性别相匹配的对照组相似[85]。在另一项队列研究中，在平均 13.7 年的随访期内，NASH 与肝脏相关死亡（2.8% vs. 0.2%）和心血管疾病死亡风险增加超过 10 倍相关[86]。

（一）纤维化是决定预后的关键组织学因素

最近几项纵向研究表明，纤维化的存在是 NASH 总体和肝特异性死亡率的关键组织学决定因素（表 28-3）。最大的研究，包括 619 例组织学随访患者，中位随访时间 12.6 年（范围 0.3～35.1 年），表明纤维化分期是与死亡和肝移植相关的唯一特征[13]。不论是否存在脂肪性肝炎或 NAFLD 活动评分情况，纤维化 1 期风险高 1.82 倍，纤维化 2 期风险高 1.91 倍，纤维化 3 期风险高 1.90 倍，而纤维化 4 期风险高 6.35 倍[13]。纤维化分期与发生肝相关并发症（如食管静脉曲张、腹水或肝性脑病）风险升高相关[13]。最后，肝纤维化患者无肝移植的生存期较短，这与 NAS 评分或 NASH 无关[13]。另一项规模较小的研究在 229 名平均随访 26.4 年的患者中证实了这些观察结果，表明纤维化 3 期或 4 期，而非 NAS，预示着较高死亡率[3]。两项研究都表明心血管疾病是主要死亡原因，其次是恶性肿瘤和肝脏相关疾病[3, 87]。旨在评估肝纤维化程度，预测肝相关事件，死亡和移植的无创评分系统支持这两项研究

表 28-3　非酒精性脂肪性肝炎的纤维化分期

1 期：中央静脉周围或肝血窦纤维化（3 区）
2 期：肝血窦（3 区）和门静脉周围纤维化（1 区）
3 期：3 区和 1 区间桥接纤维化
4 期：肝硬化 　• NASH 伴肝硬化 　• 具有 NASH 特征的肝硬化 　• 非特异性（隐源性）肝硬化

NASH. 非酒精性脂肪性肝炎

的结论[15]。

（二）配对活检研究

考虑到三级医疗中心的潜在选择偏倚，配对活检研究提供了关于 NAFLD 自然史的最佳数据。最近一项对 11 项研究的 Meta 分析，共包括 411 名患者和 2145.5 人年随访期，发现 33.6% 出现纤维化进展，43.1% 病情稳定，22.3% 有某种程度纤维化消退[88]。纤维化进展一期的时间，在单纯脂肪变性平均为 14.3 年（95%CI 9.1～50.0），而在 NASH 患者平均为 7.1 年（95%CI 4.8～14.3）[88]。在两个组织学亚组（17% 的脂肪变性和 18% 的 NASH 患者）中快速纤维化进展者（0～3/4 期）比例相同[88]。坏死性炎症的严重程度和进行性纤维化的风险之间无相关性。重要的是，脂肪变性患者的纤维化程度往往低于 NASH 患者（脂肪变性，90%$F_{0～1}$，10%F_2，相对于 NASH，61%F_1，21%F_2，18%$F_{3～4}$）。这项研究显示，与脂肪变性患者相比，NASH 患者肝相关死亡率更高，这可能归因于 NASH 患者的纤维化程度普遍较高。这些发现得到英国最近一项单中心研究的支持[89]。在该研究中，值得注意的是，所有伴纤维化进展的脂肪变性患者都有 NASH，并且 80% 的患者在随访活检时发展为 T2DM[89]。

综上所述，NAFLD 的纤维化进展缓慢。然而，有一小部分患者的特点是纤维化进展迅速，在 2～6 年内按 3～4 个阶段进行，NASH 的存在（或不存在）对指数活检几乎没有影响。NASH 患者较高的纤维化阶段，从根本上反映了较长的总病程、NASH 和星状细胞活化（图 28-9）。

九、NAFLD 与肝细胞癌

NAFLD 患者中 HCC 患病率估计为 0.5%，但在 NASH 患者，这一比例上升到 2.8%[90]。一项针对 NASH 肝硬化患者的前瞻性研究显示，NAFLD 中 HCC 的年发生率为 2.6%（而慢性丙型肝炎为 4%）[91]。最近一项系统综述显示，在 5.6～21 年随访期，NASH 中 HCC 的患病率为 0%～3%[92]。在 NAFLD 肝硬化中，HCC 的累积发生率增加，范围在 2.4%（中位随访时间为 7.2 年）和 12.8%（中位随访时间为 3.2 年）之间[92]。

来自英格兰东北部地区的数据显示，与 NASH 相关的 HCC 病例数增加了 10 倍以上，占所有肝细胞癌病例的 34.8%。令人担忧的是，NAFLD 中 22.8% 的 HCC 病例为非肝硬化患者[93]。这一点特别有趣，因为肥胖是原发性肝癌和多种肝外癌症（包括乳腺癌和结肠癌）一个公认的独立危险因素[94]。

十、非酒精性脂肪肝的治疗

令人震惊和担忧的是，至今还没有药物被批准用于治疗 NAFLD。主要治疗手段仍然是通过改变饮食和生活方式来促进减重，药物治疗对于无法达到或无法维持这种目标的患者是必要的。一些新兴的治疗方法正在进入 3 期试验，目前正在对 NAFLD 进展中调节障碍的各个方面进行治疗试验。

（一）运动、减少热量和减肥

调整生活方式仍然被推荐作为 NASH 管理的初始治疗，在一些小型临床研究中显示了疗效。尽管奥利司他等药物可能有助于减肥[95]，但它们在减肥之外的益处尚不清楚。因此，减肥首先通过改变饮食和生活方式来实现。最近一项随机对照试验对 261 例 NASH 患者进行配对活检，发现在那些经历了 52 周生活方式改变的患者中，72 例（25%）实现了脂肪性肝炎的消退，138 例（47%）NAFLD 活动度评分降低，56 例（19%）纤维化消退[96]。体重减轻程度与所有 NASH 组织学参数独立相关，例如体重减轻≥10% 的患者，有 90%NASH 消退，有 45% 纤维化消退[96]。该试验没有回答在体重减轻 12 个月后是否维持组织学改善，在这方面的进一步研究是重要的。最后，先前一项进行良好的研究表明，在 48 周的强化生活方式改变方案中，体重减轻＞7% 后，组织学也有类似的改善[97]。

（二）饮食结构

饮食结构的某些变化相对较易实现。例如，消除含糖饮料中的高果糖玉米糖浆可能是有益的，因为这种等热量的甜味剂容易使甘油三酯在动物和人类的肝脏中积累[98, 99]。NASH 患者的饮食史提示 ω-3 脂肪酸缺乏，而人类脂肪组数据显示 NASH 肝样本中的 n-6：n-3 比值较高，这提示补充 ω-3 脂肪酸可能有益[45]，尽管一项大型试验在 NAFLD 患者中测试了两种剂量的乙基二十碳五烯酸，并没有显示任何组织学疗效[100]。

（三）药物干预

迫切需要设计恰当、有稳健终点的随机对照试验；目前，肝活检仍然是 2 期和 3 期临床试验中评估疾病分期的推荐方法[101]。目前，NASH 组织学病变恢复被接受为一个替代终点，尤其在临床试验中[24]。NAFLD 的诊断、纤维化分期及治疗反应仍然缺乏无创生物标志物，但目前正在开发新标志物，将有助于推动未来的临床试验。最近欧洲肝脏研究协会指南建议，对 NASH 和（或）纤维化患者应考虑进行药物治疗，以阻止或逆转疾病进展，预防终末期肝病的发生。对于纤维化进展风险增加的早期 NASH 患者（年龄＞50 岁、糖尿病、代谢综合征、ALT 增高）或坏死性炎症活动度高的活动性 NASH 患者，也应考虑进行药物治疗[24, 102]。

（四）具有潜在疗效的药物

1. 维生素 E

维生素 E 含 8 个生育酚，其中 α- 生育酚活性最强。它存在于细胞膜的磷脂双分子层中，可防止自由基对细胞成分的非酶性氧化。在临床前模型中，维生素 E 可以减轻肝脏炎症和脂质过氧化反应[103]。有报道称，在对维生素 E 有组织学反应的 NASH 患者中有刺猬信号通路下调[104]。维生素 E 对 NASH 疗效的最佳证据来自吡格列酮与维生素 E 与安慰剂治疗非糖尿病性 NASH 的试验（PIVENS 试验，迄今为止最大的测试维生素 E 的 RCT）[105]。在该试验中，247 例非糖尿病、非肝硬化、活检证实的 NASH 患者服用吡格列酮（30mg/d）、维生素 E（800U/d）或安慰剂 96 周。达到主要结果需要肝细胞气球样变分数改善 1 分及以上，纤维化积分不增加，非酒精性脂肪肝活动度评分下降到 3 分或更少，或者活动度积分减少至少 2 分，小叶炎症或脂肪变性的分数下降至少 1 分[105]。与安慰剂组相比，维生素 E 组血清 ALT 和 AST 水平下降（$P<0.001$），肝脂肪变性（维生素 E，$P=0.005$）和小叶炎症（维生素 E，$P=0.02$）均有降低[105]，但重要的是，纤维化评分没有改善（维生素 E，$P=0.24$）。最后，关于长期应用维生素 E 的安全风险及其与死亡率增加、前列腺癌和出血性脑卒中的关系的讨论仍在持续[106]。尽管如此，维生素 E 仍然可以用于非糖尿病、非肝硬化患者，但是在提出更确切的建议之前，尚需进行更多的研究。

2. 噻唑烷二酮类

噻唑烷二酮类药物可改善胰岛素抵抗，促进外周脂肪酸摄取，提高脂联素水平，并具有抗炎作用[107]。它们还激活主脂肪细胞分化调节因子，即过氧化物酶体增殖物激活受体（PPARγ），使前脂肪细胞转化为胰岛素敏感、脂肪储存的脂肪细胞[108, 109]。罗格列酮和吡格列酮都具有 PPARγ 受体激动药效应，而吡格列酮还具有 PPARα 受体激动药效应。在前述 PIVENS 试验中，与安慰剂相比，吡格列酮未能达到具有统计学意义的效果[105]。然而，它确实显著改善了 NAS 评分的每个单独组成部分（脂肪变性、小叶内炎症、气球样变）。TZD 介导的效应似乎在停止治疗后消失；停药 3 个月时，谷丙转氨酶、稳态模型评估、脂联素和脂肪变性恢复到基线水平。在 9 名停止用药的患者中，有 7 人在治疗后 48 周的活检中发现 NASH 复发[110]。对罗格列酮的安全性（心血管疾病安全）和与 TZD 应用相关的体重增加的顾虑限制了这些药物广泛应用于临床实践。

（五）没有疗效或疗效不明显的药物

许多药物在小规模试验中显示出良好的临床前数据和早期疗效，但没有批准用于治疗 NASH，其原因要么是因为随机对照试验无效，要么因为没有进行严格测试。这类药物包括他汀类药物（尽管在 NAFLD 中使用非常安全）、二甲双胍、熊去氧胆酸、五氧嘧啶、血管紧张素受体阻滞药和多不饱和脂肪酸。

（六）新兴的治疗方法

治疗 NASH 的新疗法详见表 28-4。

1. 奥贝胆酸

奥贝胆酸（OCA）是一种非常有效的半合成胆汁酸，具有选择性激动核受体 FXR 的作用。其作用包括抑制肝脏脂肪从头合成、肝糖异生和糖原分解、改善胰岛素敏感性。临床前研究表明其具有抗炎作用（部分通过抑制 NF-κB）[111]，在甲硫氨酸 - 胆碱缺乏的 NASH 模型中具有抗肝脏炎

症和纤维化作用[112]。一项针对 23 例合并 NAFLD 的糖尿病患者的小规模试验探讨了它在人体中的疗效。患者每天服用 25mg 或 50mg 奥贝胆酸或安慰剂，为期 6 周。与安慰剂组相比，接受奥贝胆酸治疗的患者体重减轻，胰岛素敏感性提高，血清 ALT 水平下降，肝纤维化改善情况更常见[113]。

最近一项 72 周的试验（法尼酯 X 受体配体奥贝胆酸治疗 NASH）将 273 名非肝硬化 NASH 患者随机分为 25mg OCA 组或安慰剂组，该试验报道了组织学定义终点显著降低的证据，包括脂肪变性程度、炎症 / 气球变性程度和纤维化阶段[114]。与安慰剂组相比，OCA 组获得主要研究结果的受试者数量明显更多（45% vs. 21%，RR=1.9，95%CI 1.3~2.8，P=0.000 2）[114]。OCA 组中 NASH 的恢复率高于安慰剂组（22% vs. 13%），但是这种差异无统计学意义（P=0.08）。这些改变伴有轻微的体重减轻和临床生化指标的改善，也与肝损伤减轻相符。然而，OCA 治疗也观察到总胆固醇升高和高密度脂蛋白：低密度脂蛋白比值的不利变化[114]。尽管如此，该药仍然是首个发现的在肝脏组织学中具有强而有益作用

表 28-4 治疗非酒精性脂肪性肝炎的新疗法

制 剂	作用机制	试验阶段	对 NAFLD 组织学的影响
奥贝胆酸	FXR 配体	3	是
Elafibranor	PPAR-α 和 PPAR-δ 激动药	3	是（事后分析）
BMS-986036	FGF-21 类似物	2	是，只在动物模型中
Exenatide 和 Liraglutide	GLP-1 激动药	2	是
半胱胺	谷胱甘肽前体	2	生化
Cenicriviroc	CCR2/CCR5 拮抗药	2b	正在进行中
Aramchol	SCD 抑制药	2b	正在进行中
Emricasan	半胱天冬酶抑制药	2b	正在进行中
GS-4997	ASK1 抑制药	2	正在进行中
Simtuzumab	LOXL2 拮抗药	2	正在进行中
GR-MD-02	泌乳素 3 抑制药	2	正在进行中

FXR. 法尼酯 X 受体；PPAR. 过氧化物酶体增殖激活受体；FGF-21. 成纤维细胞生长因子受体；GLP-1. 胰高血糖素样肽；CCR. C-C 趋化因子受体；SCD. 硬脂酰辅酶 A 去饱和酶；ASK1. 凋亡信号调节激酶 1；LOXL2. 赖氨酰氧化酶样；NAFLD. 非酒精性脂肪性肝病

的药物之一，目前正处于 3 期试验阶段。

2. Elafibranor（GFT-505）

Elafibranor 是 PPARα 和 PPARδ 双重受体激动药，可提高胰岛素敏感性，并已被证明可减少饮食诱导的动物 NASH 中的脂肪变性、炎症和促炎基因的表达。有趣的是，GFT-505 也显示出了独立于代谢变化的抗纤维化特性[115]。人类研究表明，GFT-505 可改善肥胖、胰岛素抵抗患者的肝功能、血脂异常和胰岛素敏感性[116, 117]。最近的一项 II 期多中心随机临床试验（一项多中心、随机、双盲、安慰剂对照研究，评估每天 1 次 GFT505 对非酒精性脂肪性肝炎患者的疗效和安全性）[118]评估了 Elafibranor（每天 80mg 或 120mg）或安慰剂治疗 1 年对活检证实的 NASH 的有效性。该研究纳入 276 例活检证实的非肝硬化 NASH 患者。该研究的主要终点是 NASH 的组织学恢复，而没有纤维化恶化。80mg/d 组和 120mg/d 组达到这一目标的比例分别为 23% 和 21%，而对照组患者达到该目标的比例为 17%。两组间差异无统计学意义[118]。然而，对基线 NAS 较高（＞4）的患者进行事后分析显示，每天 120mg Elafibranor 的疗效优于安慰剂（20% vs. 11%，P=0.018）[118]。与 OCA 一样，目前 Elafibranor 正进入 3 期试验。

（七）减肥手术

各种形式的减肥手术可以改善包括 NASH 在内的代谢综合征的指标[119]。外科手术通常用于重度肥胖（BMI＞40kg/m²）或合并疾病（如睡眠呼吸暂停伴 BMI＞35kg/m²）。晚期（3～4 期）NASH 门静脉高压症，随着年龄的增长，增加了手术风险，因此手术治疗需要对风险 - 收益平衡进行个体评估。

（八）肝移植

肝移植治疗 NASH 相关肝病的结果是复杂的。一些早期研究已经报道尤其是与肥胖和糖尿病等有关并存病发病率增加[120]。尽管如此，最近的研究表明，NASH 相关性肝硬化患者接受肝移植存活 1 年（87.6%）、3 年（82.2%）和 5 年（76.7%）的比例高，与移植的其他适应证相当[121]。这一点在 2014 年的一篇系统综述中得到证实[122]。有关 NASH 肝硬化接受肝移植治疗后出现 NAFLD 和 NASH 复发的记录翔实，但尚无移植后肝硬化复发的报道[123]。

十一、其他类型的 NAFLD

NAFLD 可见于许多涉及其他机制的疾病过程，尽管可能会与代谢综合征重叠[124]。例如，肝脂肪变是全肠外营养最常见和潜在的严重不良反应之一[125]。在此情况下，脂质输注的量和成分与肝脏疾病的进展有关[125]。另外，在夸希奥科病（kwashiorkor）的蛋白质营养不良中，可观察到由于脂蛋白合成受损导致严重脂肪肝[126]。

众所周知，药物也可诱发脂肪肝。甲氨蝶呤所致的肝毒性与 NASH 有许多共同的组织学特征，可能代表了潜在的 NASH 样过程的恶化[127]。获得性脂肪营养不良伴胰岛素抵抗和潜在的进行性脂肪性肝炎也可在药物治疗（特别是司他夫定和地达诺辛）中出现[128]。线粒体毒性似乎在这种疾病中发挥了重要作用[129]。工业物质也与一种毒素相关的脂肪性肝炎有关，这种肝炎可能是进行性的，据报道，在某些病例中与胰岛素抵抗无关[130]。

脂肪变性也可见于多种遗传性代谢性疾病，包括肝豆状核变性（通常以脂肪性肝炎为特征）和儿童疾病（见第 32 章），如糖原贮积症、半乳糖血症、酪氨酸血症、低 β 脂蛋白血症、阿比他脂蛋白血症和脂质贮存性疾病（如溶酶体酸脂肪酶缺乏症，即一种常染色体隐性遗传病）。这种酶参与分解胆固醇酯和甘油三酯，活性酶缺乏可导致肝脏脂肪堆积和其他部位的异位脂肪。2015 年，重组 LAL（Sebelipaseα）被批准用于治疗。其他脂质储存障碍包括尼曼 - 匹克病、泰 - 萨克斯病和戈谢病，它们显示了胆固醇酯、鞘脂、磷脂、鞘磷脂、神经节苷脂或葡萄糖脑苷过度浸润肝脏脂肪（见第 32 章）。脂肪的分布（主要分布在网状内皮细胞中）和婴儿期的典型表现（尽管不完全如此）将脂质储存障碍与 NAFLD/NASH 区分开来。

第 29 章　慢性肝病和营养
Nutrition and Chronic Liver Disease

Manuela Merli 著

杨　晶 译　李　平 校

学习要点

- 营养不良在慢性肝病中很普遍。营养过剩和肥胖主要见于 NAFLD 肝硬化患者。肌肉减少症（肌肉量丢失）是慢性肝病患者营养不良的主要表现。
- 饮食摄入量减少、能量代谢改变是营养不良的原因之一。最近的研究对肝硬化肌肉萎缩的分子机制有了一定的认识。
- 营养问题在肝脏疾病中经常被忽视，并且缺乏一个理想的诊断工具。一些综合评分表可能能够解决这一问题。肌肉减少症可通过 CT 扫描测量第三腰椎平面的肌肉面积来诊断。
- 营养不良和肌肉减少症是肝硬化患者预后不良和较低生存率的指标。
- 营养不良的治疗包括识别营养不良，患者教育，饮食评价，以及分多餐摄入能量 30～40kcal/(kg·d) 和蛋白质 1.2～1.5g/(kg·d) 以缩短饥饿时间。必要时增加营养补充剂（多种维生素、微量元素、支链氨基酸、亮氨酸）。

概述

肝脏在能量代谢中起着中心作用，参与蛋白质、糖类和脂肪的代谢，因此，慢性肝病患者常会伴有营养不良。

根据世界卫生组织的定义，营养不良指的是"一个人能量和（或）营养素的摄入量的缺乏、过量或者失衡"。因此，营养不良主要包括两大类情况：营养不足和营养过剩。在本章中我们将用营养不良这个词来表示营养不足，对于营养过剩，则是用超重或者肥胖表示。

营养不良常见于肝硬化患者，其发病机制是多方面的，原因并不局限于营养摄入的减少，也包括营养吸收不良和营养代谢的改变。代谢改变与慢性炎症并存会进一步加速分解代谢，这在其他慢性病中同样如此。

营养不良不仅是肝功能不全的表现，其本身也影响肝硬化的自然进程，影响患者的结局和生存。近来，进展期肝脏疾病营养方面关注的焦点在骨骼肌的丧失（即肌肉减少症）上，这表明肌肉萎缩可能是影响预后的主要不良因素。

在过去的几十年里，有报道提示肝硬化患者

也存在超重和肥胖，特别是由于非酒精性脂肪肝导致肝硬化发病率的上升。这类患者尽管体内脂肪过多，但仍可能存在肌肉萎缩带来的负面影响。

营养不良的影响很大，但是在肝硬化患者中较难诊断，并且可能会难以识别。

由于其发病机制复杂，肝硬化合并营养不良和肌肉减少缺乏确切的分子机制，治疗主要是通过增加能量摄入，减少蛋白质分解，改善蛋白质合成。然而，蛋白质能量的营养不良逆转缓慢，并且强烈受到肝硬化并发症（肝性脑病、腹水、败血症）的影响，许多对照研究中这类患者都给予了营养支持，但是营养不良状态或预后并没有明显改善。

未来需要在进一步了解本病的发病机制，探寻新的治疗方法。

一、流行病学和一般特征

肝硬化患者营养不良的发生率在 60%～90%[1, 2]。这种差异是由营养评估工具和患者选择的不同引起。一般来说，肝损害越严重，营养越差。这在一项意大利的大型前瞻性研究中得到了证实，该研究纳入 1402 名肝硬化患者，30% 的人出现营养不良，Child C 级患者中营养不良的发生率较高（50%），Child A 级患者中营养不良的发生率较低（20%）[1]。肌肉丢失在男性中更严重，而女性更多的是脂肪减少。因此，肌肉萎缩在女性肝硬化患者中不是一个敏感的参数。此外，酒精与非酒精性肝硬化对营养不良的程度并没有太大的影响。然而，酗酒的患者伴严重营养不良的风险更高。

营养不良可能影响不同的身体组成（脂肪量或体细胞质量），并可能引起微量营养素消耗，骨质减少和骨质疏松症。最近研究的焦点主要在肌肉质量的消耗上[3, 4]。肌肉组织是人体中蛋白质储备的主要部分，它在肢体活动和身体活动方面起着至关重要的作用，参与心脏功能和呼吸功能，代表了分解代谢条件下可动员的最大氨基酸储备。肌肉减少也称为肌肉减少症，其特征是肌肉质量的减少，肌力和体能表现下降。肌肉减少症是老龄化过程中发生的一种现象[5]，50 岁以后骨骼肌每年减少约 1%。继发性肌肉减少症也证实发生在慢性疾病中，如慢性肾病、慢性阻塞性肺疾病，心力衰竭或肿瘤疾病。在进展性肝病中，疾病特异性代谢改变影响肌肉生长和促进肌肉萎缩。这些现象在肝硬化的实验模型中和几个基于患者肌肉组织活检的高质量研究中有报道[6]。

肝硬化患者肌肉减少症的患病率为 40%～70%，取决于评估方法[3, 4, 7-9]。在不同的方法中，CT 被认为是金标准，尽管肌肉量的正常范围有待于确定。肌肉减少症导致虚弱和活动能力下降，进一步导致肌肉萎缩。肌肉减少症与肝硬化较高的并发症和死亡率有关。

肥胖症的流行和快速增加的非酒精性肝硬化患者人数使得肝硬化患者中营养过剩的发病率上升。这是最近发现的现象，目前在这一领域的研究较少[10]。

二、营养不良的原因

导致肝硬化患者营养不良的原因较多（图 29-1）。大多数肝硬化患者日常饮食摄入不充分 / 营养不均衡，有时是由不必要的自我饮食限制或医生对营养的不够重视，甚至忽视。晚期肝病患者味觉障碍（味觉异常改变）、早饱腹胀或消化不良引起食欲下降。由于饮食习惯的改变或诊断和（或）治疗之前的禁食，住院往往也是造成饥饿的一个原因。这种情况下，饮食摄入的关注通常会被忽视。在出现腹水的情况下，限盐使得食物难以下咽，大量腹水使得胃的顺应性下降，进食后早饱。酒精是一种能够提供热量的物质，但酒精产生的热量进入无效循环，额外消耗能量，并且饮酒可引起厌食症。除了饮食摄入外，营养吸收也很重要，它经常受到多种因素的影响，如门静脉高压症、细菌过度生长或酒精性肝硬化中的胰腺炎。

由于能量处理方式的改变，饥饿对肝硬化患者特别有害。强烈推荐增加餐次，包括深夜小食以缩短夜间饥饿时间，进而减少分解代谢[11]。糖

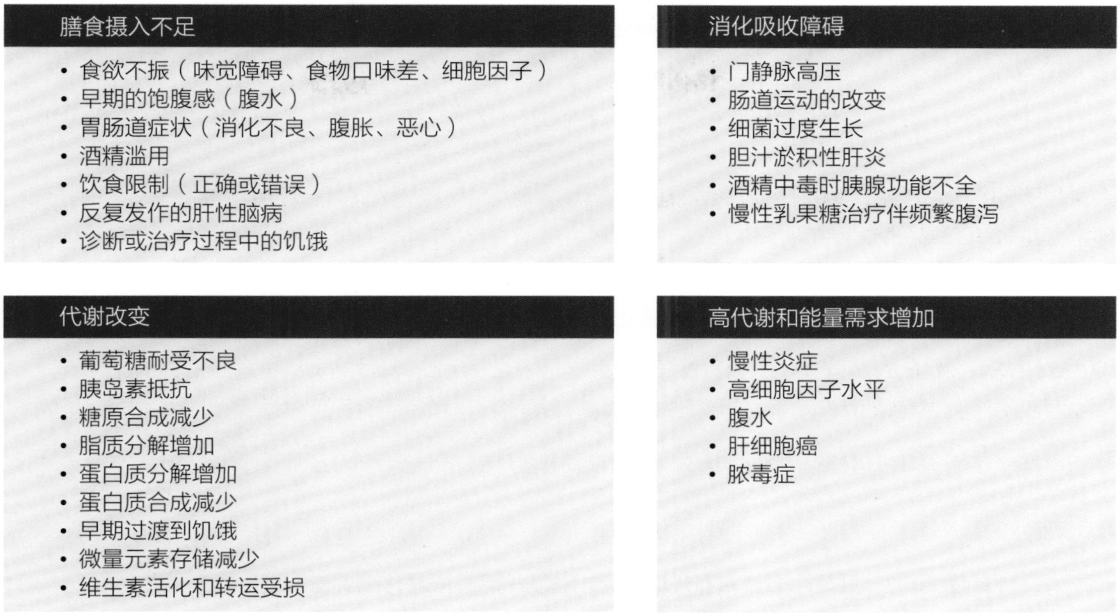

膳食摄入不足
• 食欲不振（味觉障碍、食物口味差、细胞因子） • 早期的饱腹感（腹水） • 胃肠道症状（消化不良、腹胀、恶心） • 酒精滥用 • 饮食限制（正确或错误） • 反复发作的肝性脑病 • 诊断或治疗过程中的饥饿

消化吸收障碍
• 门静脉高压 • 肠道运动的改变 • 细菌过度生长 • 胆汁淤积性肝炎 • 酒精中毒时胰腺功能不全 • 慢性乳果糖治疗伴频繁腹泻

代谢改变
• 葡萄糖耐受不良 • 胰岛素抵抗 • 糖原合成减少 • 脂质分解增加 • 蛋白质分解增加 • 蛋白质合成减少 • 早期过渡到饥饿 • 微量元素存储减少 • 维生素活化和转运受损

高代谢和能量需求增加
• 慢性炎症 • 高细胞因子水平 • 腹水 • 肝细胞癌 • 脓毒症

▲ 图 29-1　肝硬化患者营养不良的原因

揭示了肝硬化患者营养不良的 4 种主要机制。在肝硬化失代偿患者中这些机制共存，并产生协同作用进一步加重营养不良

耐量异常和胰岛素抵抗在肝硬化中几乎是普遍的，即使没有明显的糖尿病。这主要是由于在纤维化的肝脏或肌肉中，糖原中葡萄糖存储功能受损，而葡萄糖氧化功能是正常的。肝脏为了产生足够的葡萄糖，糖异生激活，肌肉中的氨基酸和脂肪甘油三酯都从组织中激活动员，这些代谢变化在健康人长时间禁食之后也会发生，但这种变化在肝硬化患者中要早得多[12]。

在肝硬化患者中，禁食仅 12h 后就会出现脂质转换增加、利用脂质作为能量增加[13]，同时反映能量利用度的呼吸商会下降[14]。蛋白质的分解增加、氨基酸被动员作为肌肉能量来源（支链氨基酸）或到达肝脏用于葡萄糖的生成（丙氨酸）（图 29-2）。所有这些过程导致储存的脂肪和肌肉组织逐渐消耗，进而导致营养不良。

自从认识到肝硬化中肌肉减少症对预后的重要影响，有研究探索了这种疾病下肌肉萎缩的分子机制。在人体上已经证明了肌生成抑制素的增加和肌肉自噬的增强[15]。在动物模型中证实肌卫星细胞更新的减少。高血氨可增强肌生成抑制素[6, 16]。与此同时，氨通过与谷氨酸结合在肌肉中合成谷氨酰胺[17]（见第 10 章）。这些发现很有

意义，因为它们可以为未来刺激肌肉蛋白质合成和（或）减少蛋白质分解的治疗方法提供靶点。

肝硬化时，微量营养素代谢也受到影响。肝功能不全导致维生素的贮藏降低，维生素活化和载体转运改变。微量元素，如铁、镁、铜和锌也可能受到影响。血清铜在胆汁淤积症时略有增加，但锌和镁通常会减少。不幸的是，血液中这些金属的测定可能不准确，检测结果会误导微量营养素补充的必要性。血清铁浓度下降可继发于急性或急性慢性丢失，但铁蛋白有时由于慢性炎症而增加。

三、营养不良的后果

营养状况是原始 Child-Turcotte 评分中五个参数之一，在 1964 年用作肝硬化患者手术的预后指标[18]。后来，由于其中的营养评估太主观，难以量化，因此在 1973 年被 Child-Pugh 预后评分系统中的 INR 取代[19]。

在过去的 10 年中，多项研究再次表明，肝硬化营养消耗会导致预后不良，死亡率增加（表29-1）。营养不良对低生存率的影响已在多项研

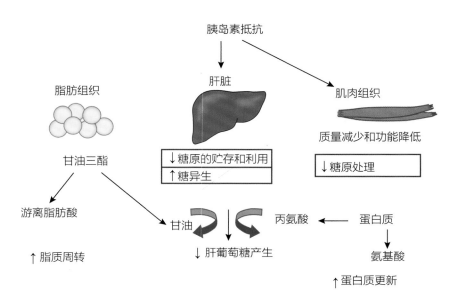

▲ 图 29-2　肝硬化患者存在代谢改变，该图总结了肝硬化患者能量代谢的主要变化

由于肝纤维化和胰岛素抵抗，摄入的葡萄糖不能以肝糖原的形式有效地贮存和利用。葡萄糖利用的减少加速了"禁食代谢"这一转变。在禁食期间，脂质和蛋白质通过糖异生作用转化为葡萄糖，部分满足机体对葡萄糖的需求。脂肪滴中储存的甘油三酯分解成甘油（用于葡萄糖异生）和游离脂肪酸（作为替代能源）。蛋白质也可从肌肉组织动员，丙氨酸能够在肝脏中转化为葡萄糖

表 29-1　晚期肝病时营养不良、肌肉减少症和营养过剩

营养不良和（或）肌肉减少
- 肝性脑病高发（显性和隐性）
- 细菌感染率升高
- 肝硬化并发症增加
- （门诊和住院肝硬化患者）生存率降低
- 肝移植等待人群的生存率降低
- 更高的手术风险
- 肝移植术后所需资源更多（在重症监护病房和医院里住院时间较长）
- 移植术后生存率降低（有争议）
- 肝癌治疗期间并发症发生率较高
- 肝癌患者生存率较低

营养过剩
- 体重指数＞40kg/m² 者的移植生存率下降
- 肌肉减少症肥胖患者的生存率降低
- 肥胖伴肝硬化患者的失代偿率较高

究中得到证实，这些研究采用了不同的营养不良诊断方法，包括主观营养评估（subjective global nutritional assessment，SGA）、人体测量学、营养指数、双能 X 线吸收测定法、CT 和 MR[3, 20, 21]。最佳和最简单的营养参数作为预后指标仍然是一个具有争议的问题。此外，其中绝大多数研究是在失代偿肝硬化患者中进行的，代偿期肝硬化患者中营养不良对预后的影响报道很少，纳入预后研究的患者中仅有 10%～25% 患者属于 Child A 级[3, 20, 21]。

营养不良也与肝硬化患者并发症发生率较高有关，常见的有肝性脑病、细菌感染等[22-24]。肝硬化患者手术风险较高，肝硬化合并营养不良者的手术风险更高[25]。营养不良也会增加肝癌患者治疗的并发症，并降低他们的生存率[26]。

这些预后研究中存在的一个问题是营养不良和晚期肝病之间有很强的相关性，这常妨碍了营养不良的独立危险因素。

总的来说，营养状况恶化似乎损害了患者抵抗并发症的能力。此外，并发症经常引起能量消耗增加和能量摄入减少，导致患者营养不良进一步加重，从而形成恶性循环。遗憾的是，营养在肝硬化危重患者管理中的重要性往往被忽视，直到最近一次关于营养问题的研讨会上才变得重视起来[27]。

营养在患者是否合适进行肝移植的评估中起着重要作用。虽然很多人认为营养不良不是肝移

植禁忌证，但研究表明，营养不良和肌肉萎缩的存在会影响这些患者的预后，与营养正常患者相比，这部分患者在等待期的死亡率增加，因住院时间和 ICU 住院时间延长而产生的干预费用增高，感染率增高，插管时间延长 [28, 29]。而肌肉萎缩是否也会影响肝移植术后患者的生存仍存在争议 [4, 29, 30]。

超重（25kg/m² ＜ BMI ＜ 30kg/m²）已被发现是肝硬化患者的保护因素 [20]，肥胖（BMI ＞ 30kg/m²）及其相关的代谢综合征和心血管风险的增加都被认为是预后不良的指标。最近的一项研究发现，肥胖可能会增加肝硬化失代偿率 [31]。此外，肌肉减少性肥胖（肌肉质量的损失与脂肪组织的增加同时存在）已被证明与肌肉减少症同样具有不良预后作用 [32]。BMI ＞ 35kg/m² 的病态肥胖会降低肝移植患者的预期寿命 [33]。实际上，BMI ＞ 40kg/m² 是肝移植患者的相对禁忌证 [34]。

四、诊断和评估

在失代偿肝硬化的恶病质患者中，营养不良很容易被发现，而在肝硬化的早期阶段营养不良难以被识别。但是早期重视营养状况很有必要：①可以使患者意识到自身营养状况的重要性，讨论如何排除可能的障碍，预防营养不良的发生；②尽早诊断，因为当营养不良风险或营养不良程度比较轻时进行营养干预的效果更好；③无论是否开展营养治疗，都需要监控营养状况的改变；④获取有关预后和移植候选资格等额外信息。

遗憾的是，还没有公认的评价肝硬化患者营养状况的金标准，因为在这类患者中使用标准的营养参数存在很多缺陷（表 29-2）。普遍存在的情况，如由于水潴留、局部水肿和腹水等，体重（包括体重的公式，如体重指数 BMI）可能会在肝硬化患者中存在误导。一些研究仅在非腹水的患者中使用 BMI，另一些研究推荐使用各种公式换算的身体干重，然而，这仍然可能不够准确。第二种情况，在肝硬化患者中不宜使用血浆蛋白浓度作为营养指标，因为低蛋白血症可能是肝功能不全所致的蛋白质合成减少，而并非营养不良。

需要根据医疗服务者遇到患者时的情况（例如是在门诊，还是住院）量身制订营养方案，这将决定可用的时间和工具。如前所述，体重在腹水和（或）水肿患者中是没有意义的。如果患者已经开始利尿治疗，由于水的排除，体重减轻了，评估最近真实的体重变化可能也很困难。在没有腹水的患者中，体重、BMI 和体重下降的百分比可以暂时用于评估，但必须考虑可能存在的混杂因素。此外，这些参数只给出了一个粗略的评估，没有提供身体组成的信息。简单的评估脂肪和肌肉量可以在床边或门诊用人体测量法测量（臂中肌围和三头肌皮褶）。ESPEN 营养指南中提出，人体测量在肝脏疾病中是可靠的 [35]，所需要的只是一根卷尺和一个皮褶卡尺，再加上足够的知识和掌握正确的测量方法（https://www.youtube.com/watch?v=x-YrCiyd9Mk）。对于性别和年龄匹配人群，有正常值范围。然而，测量可能会受到周围水肿的影响，尽管体液潴留很少影响上肢。

如前所述，在一个大型多中心研究 [17] 中，MAMC 已经被证明与生存率相关。这个参数对于男性来说更加敏感，因为在疾病中肌肉质量和睾丸激素水平大幅下降后，肌肉萎缩的速度会更明显。

更完整、更复杂的评估方法是 DEXA，该法可以测量脂肪、非脂肪组织和骨量。DEXA 测量的结果与人体测量法具有良好的相关性，而且测得的脂肪量和骨矿物质含量非常准确 [36]（图 29-3）。然而，非脂肪组织质量可能会受到含水量的影响。

生物阻抗分析用于肝硬化患者的评价是有争议的。一些研究表明，相位角的测量可以很好地估计体细胞质量 [37]，但是当患者有腹水或晚期肝病，不确定性增加，而这些人往往存在营养不良，需要进行营养支持。

最近的研究焦点将肌肉萎缩作为肝硬化患者并发症和死亡的一个预测指标，具体是采用 CT 或 MR 扫描第 3 腰椎平面的肌肉面积这一策略。在这个层面，多块肌肉易被识别出来，尤其是腰

表 29-2　肝硬化患者的营养评估

参　数	准确度	培　训	优　点	缺　点
体重 体重指数（BMI）	低	不需要	简单，便宜	不可靠，由于水潴留、水肿、腹水；可以用来评估肥胖
内脏蛋白（白蛋白、转铁蛋白、视黄醇结合蛋白）	低	不需要	无	受到肝功能的影响大于营养状况
人体测量学来评估肌肉和脂肪	中等	简单培训	简单，快速，床旁评估，低成本	严重的水潴留可能会影响测量
双能 X 线吸收仪	中等	由放射科医生完成	告知关于身体的组成，区域分析的可能	测量身体脂肪、无脂肪质量和骨矿物质密度；低剂量辐射；受到水化的影响
生物电阻抗分析	中等	需要培训	床旁用，不算太昂贵	患者腹水和水肿时不可靠，肝硬化患者常用相位角的测量
CT 或 MRI	高	由放射科医生完成	通常 CT 扫描可用，不受肌肉和水潴留的影响	高成本和 X 线暴露
握力	中等	简单培训	简单，快速，床旁评估，低成本	患者可能无法完成或不合作
6 分钟步行测试	中等	简单培训	便宜的功能评价	患者可能无法完成或不合作，需要专用空间
膳食调查	中等	由营养师评估较好	不昂贵	需要时间、患者配合和信赖
主观全面营养评估*	中等	需要一些经验	不昂贵	文献报道较多，但不是肝病特异的。很难对许多不同的参数进行分类
英国皇家自由医院 SGA*	中等	需要一些经验	不昂贵 / 肝脏特异，快速	包括许多假设和纠正，例如 BMI 不准确，饮食摄取量可能随时间而变化。在少量的研究中得到证实

*. 组件见表 29-3
CT. 计算机断层扫描；MRI. 磁共振成像；BMI. 体重指数

大肌（图 29-4）。这些肌肉的优点是不受到体力活动方式的影响，测量也不受水潴留的影响，可作为具有代表性的上肢肌肉。此外，最近有研究表明，用 CT 上评估的肌肉质量还可以评估脂肪浸润（肌内脂肪浸润）[32]，增加评价肌肉组织效率。

虽然对多个肌肉区域的评估存在困难，但近来的研究发现，L$_3$ 腰肌的区域大小与全身肌肉的区域显著相关。这一发现如果得到证实，可能会进一步简化肌肉萎缩的测量[9]。

使用 CT 的主要问题是成本和辐射暴露。然而，许多肝硬化患者由于其他原因都会接受腹部 CT 检查，如肝癌的筛查和分期诊断或肝移植前筛选。这意味着这项检查在患病期间是经常使用的，仅需要在已经获得的图像中额外测量肌肉质量。MRI 可以提供类似的检查，避免辐射暴露[38]。

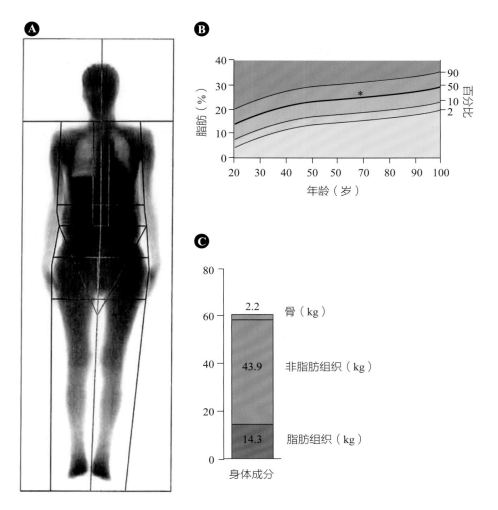

▲ 图 29-3　**A. 67 岁男性代偿性肝硬化患者双能 X 线吸收仪图像，体重为 65kg，体重指数为 21kg/m²；B. 身体脂肪百分比为 21%（*），略低于同龄人第 50 百分位数；C. 身体成分分析中脂肪组织（红色）为 14.3kg，低于正常水平**

然而，因为健康的人很少接受 CT 扫描或者 MRI 检查，因此对于不同年龄、性别和种族的个体肌肉区域正常值的获得存在局限性。目前已有许多研究利用的参考范围来自癌症患者，而最近有一些流行病学研究是在亚洲健康人群中进行[9]。

　　CT 扫描可以确定一定程度的肌肉萎缩，这是诊断肌肉减少症的必要条件。30%～70% 的肝病患者存在肌肉减少症，甚至可能遇到肥胖的肝病患者被定义为肌肉衰减性肥胖。肌肉减少症被证明是不良预后的强有力预测指标，尤其对终末期肝病患者，但也可能与那些处于初始阶段的患者相关。

　　对肌肉功能的评估在患者营养评价中也有很大的帮助。握力的测定是一种低成本、简便易行的快速评估方法，甚至在门诊也可以进行。握力的测定是使用握力器对非惯用手和惯用手进行测定（https://www.youtube.com/watch?v=frcNPiLnWRo）。一般测量数次取平均值。握力测定已被用于肝硬化患者，并被认为是患者病情较轻时营养不良的早期指标，甚至早于肌肉萎缩发生[35]。然而，这一测量方法在晚期肝病患者中的敏感性和特异性仍然存在争议，患者可能无法使用这个简单的工具。使用这个工具，各年龄和性别的正常值可以获得。

　　其他功能测试也可用于评估患者的一般表现，如步行 6 分钟或者"起立行走"测试。但这些检查并不像握力测试，它们要求肌肉功能不受限制，这些测试不能在重病患者中进行，并且需

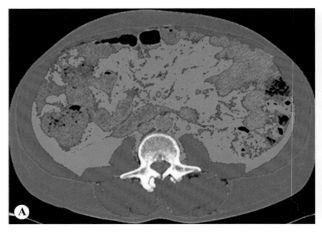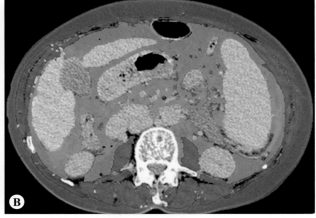

▲ 图 29-4　计算机断层扫描评估肌少症。腰椎节段 L_3 部位扫描图像。蓝色为肌肉区域，绿色为内脏脂肪，红色为皮下脂肪组织。结果需要校正身高和根据已验证的截止值进行评估

A. 非肌少症患者；B. 肌少症患者

要认知合作，可能会受肝性脑病的影响。可用于比较人群的该指标正常参考范围不一定可用。

饮食评估用于评估营养风险和营养不良是否存在也非常有用。一个完整的膳食摄入量的评估最好由注册营养师来完成。这需要一定的时间，并且经常需要护理员的参与。评估需要包括以下信息：全面评估食物摄取量是否改变，是否下降到一定程度，如果是，持续时间有多久。要调查两餐之间禁食的时间长短，以及是否使用零食或营养补充剂。另外，由于钠的过量限制和不适当的咨询导致的饮食适口性方面的问题也值得探讨。这些筛查即使是初步的，也有重要意义，它可以提醒患者注意自我饮食的必要，避免不易识别的增加营养风险的行为[39]。

肝硬化患者最常见的全球综合营养评价是主观营养评估（表 29-2 和表 29-3）。该法估计体重的丢失、食物的摄入量、脂肪和肌肉的储备，以及干扰营养的临床症状，如腹泻、呕吐和代谢应激水平等。然而，SGA 不是肝病特异性的。例如体重，即包含在 SGA 中的一个参数，可能会误导，也可能会低估肌肉减少症的存在。此外，SGA 操作的过程中需要一些经验。总之，它对肝硬化的临床预测能力是有争议的[40]。

另一项应用较广、更具肝脏特异性的营养评估工具是英国皇家自由医院主观全面营养评估（RFH-SGA）（表 29-2 和表 29-3）[41]。一项研究发现 RHF-SGA 与生存相关[42]，然而，在它被广泛应用之前还需要进一步的验证。

超重肥胖肝硬化的营养评价通常很容易进行。脂肪含量比较明显，BMI 可以计算出来。但是要注意肌肉的评估，这可能最终导致肌肉减少性肥胖的诊断。MRI 或 CT 扫描在这些情况下很有帮助。

五、治疗和管理

基于肝硬化患者的营养需求和代谢特点的改变，患者最佳营养支持方法的指南和共识已初步达成（表 29-4）。自 1997 年第一个欧洲肠外和肠内营养指南开始，就一直强调摄取足够的食物[43]。每天摄取热量 35～40kcal/kg，摄入蛋白质 1.2～1.5g/kg。每天 4～7 顿饭的饮食模式，晚间增加零食减少空腹时间[44]。

在超重或肥胖的代偿性肝硬化患者中，需要适当限制热量（推荐 20～25kcal/kg），因为肥胖是临床失代偿性肝硬化各种病因中的一个独立危险因素[28]。研究也证实，通过生活方式的改变（饮食和运动）使体重较之前下降 10% 后，可降低肥胖代偿性肝硬化患者的门静脉压力[45]。在热量限制期间，应增加蛋白质摄入量（至少 1.2g/kg）来减少蛋白质的消耗。这对于失代偿肝硬化患者尤为重要，因为他们的减肥策略应该是减少饮食

表 29-3　主观营养评估和英国皇家自由医院主观全面营养评估（RFH-SGA）中包含的参数

主观营养评估	RFH-SGA
• 体重改变 • 脂肪流失和肌肉消耗 • 饮食中热量摄入量的变化 • 胃肠道症状（恶心、呕吐、腹泻） • 日常功能 • 疾病严重程度 • 水肿 • 腹水	• 体重指数 • 肌肉消耗 • 热量的摄入量

中的糖类和脂肪含量，同时维持蛋白的摄入。

当需要治疗腹水时，需要适度低钠饮食（2g 或 88mmol/d），过度限制钠盐会使饮食适口性下降。要注意多种维生素的补充，如果缺乏（铁、维生素 D、锌），应当予以纠正。

肝硬化患者营养治疗的主要目标是恢复能量摄入和能量消耗之间的平衡；然而，这一点往往较难实现。能量消耗可以由公式得到，对住院患者可以用间接测热法获得。如果患者不能通过饮食达到所需热量，采用高热量和高蛋白质的食物进行膳食补充很有必要。

慢性炎症和各种并发症，如细菌感染、肝性脑病或静脉曲张出血，在住院患者中经常遇到，营养在这一阶段会进一步损失，营养护理被忽视，此前的营养改善迅速消失。当口服饮食不足时，加强肠内或肠外营养管理，可改善部分患者的预后[46, 47]。食管静脉曲张导致的出血和内镜检查治疗后，往往需要饮食限制，因此充分补液和最低能量限度的肠外营养补充是推荐的。

一系列的研究检验了营养治疗是否可以改善营养参数和提高预后生存。虽然一些营养参数得到了改善，但由于研究的高度异质性，对生存结果的影响是有争议的，即使在 Meta 分析中也是如此[48-50]。这些研究并不否认营养方法的重要性，但表明我们还是需要为这些患者寻找有效的策略。

当前的研究正在探索营养对肌肉减少症的影响。足够的膳食蛋白质（每天至少 1.3～1.5g/kg）和适量等距运动被认为能够改善肌肉质量[51]。然

表 29-4　肝硬化患者标准营养方案

第一步
• 使用复合方法（SGA 和 RFH-SGA）考虑腹水和水潴留
• 评估脂肪沉积（人体测量学）
• 评估肌肉萎缩（CT 或 MR 评估第 3 腰椎水平腰肌面积）（如果有）、人体测量学、握力
• 探索饮食习惯和最近的饮食变化
• 考虑疾病的严重程度
• 考虑炎症水平

第二步
• 关于营养重要性的教育
• 关于热量和蛋白质需求的教育
• 建议多点用餐，并在晚上吃点零食
• 限制腹水患者钠的摄入量
• 微量营养素的补充，以纠正不足
• 当营养改变被证实时，咨询注册营养师

出现以下情况时进一步建议
• 营养不良和肌肉减少症的证据
  - 鼓励增加口服摄入量
  - 如果有需要，可口服补充推荐的热量和蛋白质摄入量
  - 口服补充 BCAA
• 如果无法口服进食超过 48h
  - 考虑肠内营养，如果不可行，考虑肠外营养（肝昏迷期间、急性慢性肝病、手术后）

如果肝性脑病（见第 10 章）
• 采用肝性脑病治疗（乳果糖、利福昔明等）
• 保持正常的蛋白质摄入量
• 考虑补充 BCAA

SGA. 主观营养评估；RFH-SGA. 英国皇家自由医院主观全面营养评估；BCAA. 支链氨基酸

而，短期的结果并不令人满意，改善肌肉蛋白质合成的方法是可能基于目前对肌肉丢失的分子机制认识。从长期来看，口服支链氨基酸已证明可以改善部分结局（年住院次数、失代偿率等）[52, 53]，甚至生存率[54]。但成本较高一定程度限制了它的使用。在 ESPEN 指南中，BCAA 作为膳食补充剂，用于蛋白质不耐受/达不到足够量的患者。此外，还有一个不错的选择是，为这些患者提供富含亮氨酸的氨基酸，因为这种方法已被证明可以在肝硬化患者中降低肌肉蛋白质分解代谢，改善蛋白合成，并且成本较低[55]。

第 30 章　妊娠和肝脏
Pregnancy and the Liver

Rachel H. Westbrook　Catherine Williamson　著
谢　莹　译　周学士　校

> 学习要点
> - 妊娠期肝功能异常应分为三大类，即妊娠期特有的肝病、妊娠合并既往肝病、妊娠期并发肝病。
> - 妊娠期肝内胆汁淤积患者，胆汁酸超过 40μmol/L 与妊娠不良预后密切相关，这些风险包含早产、新生儿窘迫及死产率的升高。
> - 妊娠期急性脂肪肝，以溶血、肝酶升高和血小板减少为特点的 HELLP 综合征患者血清乳酸 > 2.8mg/dl，任何分级的肝性脑病提示预后不良，应该考虑肝移植。
> - 肝硬化孕妇死亡的主要原因是静脉曲张出血 [1, 2]。妊娠前使用 MELD 和 UKELD 评分系统评估肝病严重程度，即可预测孕妇的结局。
> - 妊娠期间，自身免疫性肝炎和肝移植后应继续进行免疫抑制治疗，霉酚酸酯除外。

概述

多达 3% 的孕妇受妊娠期肝病影响，是妊娠期肝功能不全最常见的原因。病情严重时，母亲和婴儿的发病率和死亡率都很高。为尽早干预，快速与非妊娠相关的肝功能不全鉴别是至关重要的。妊娠期间非妊娠相关的肝病可反复发病，已有肝病的女性亦可妊娠（表 30-1）。随着医疗护理相关研究的进展，母婴预后已得到改善，但仍不令人满意。在评估肝功能异常的妊娠期女性时，应将其分为三类：①妊娠期特有的肝脏疾病；②妊娠前既往有肝脏疾病；③妊娠期间同时

发生的肝病。在本章中，我们将对妊娠期特有的肝脏疾病及其发病机制、最新治疗进展及预后进行综述。前面章节已讨论过既往存在肝脏疾病的女性患者妊娠的风险，也已详细介绍过妊娠期特有的新发肝脏疾病。

一、妊娠期生理学

正常妊娠过程中人体存在许多生理和激素水平的变化，部分人可出现类似晚期慢性肝病的症状。在妊娠中期及晚期，伴随母体循环血容量的扩大，出现心输出量的增加、外周血管阻力降低和雌激素高水平状态，这些现象在肝硬化患者中

表 30-1　妊娠期肝病的分类

妊娠期特有的肝脏疾病
- 妊娠剧吐
- 妊娠肝内胆汁淤积症
- 高血压相关肝病
  - 先兆子痫／子痫
  - HELLP 综合征
  - 肝梗死／肝破裂
- 妊娠急性脂肪肝

非妊娠相关的肝病
- 妊娠前既往有肝脏疾病
  - 肝硬化及门静脉高压
  - 慢性病毒性肝炎（乙型、丙型）
  - 自身免疫性肝炎
  - 慢性胆汁淤积症
  - 肝移植后
- **与妊娠期同时发生的肝病**
  - 自身免疫性肝炎
  - 急性病毒感染（甲型、乙型、丙型、戊型及单纯疱疹病毒）
  - 血管性疾病（Budd-Chiari 综合征）
  - 药物引起的肝中毒

很常见，临床体征包括肝掌、蜘蛛痣，这些在妊娠期间属于生理性的，而非病理性[3]。妊娠期间子宫扩张，血流向上流入胸腔，肝脏的血流量减少。此外，胆囊收缩减少导致胆结石发生的风险增加。超声检查可发现无临床症状的胆汁淤积，该现象通常在分娩后缓解。

妊娠期间，生化和血液学检查不应参考正常人群的标准[4]。血清碱性磷酸酶在妊娠后期时可上升，这是由于 ALP 可由胎盘和胎儿骨骼发育所产生；γ- 谷氨酰转移酶水平正常可排除胆源性疾病[4]。

由于甲胎蛋白是由胎儿肝脏产生的，妊娠期间甲胎蛋白水平可升高。伴随纤维蛋白原、凝血因子 Ⅱ、Ⅷ、Ⅸ 和 Ⅻ 产生增多，妊娠女性处于血液高凝状态。一旦出现血清转氨酶、胆红素水平升高或凝血酶原时间延长，应认为是病理性的，需进一步评估。由于血液稀释，其他检验结果基本保持不变或略有下降[4]。

妊娠期间一般较少行肝活检，但是肝穿不会造成额外的风险。妊娠期肝脏组织学基本正常，电子显微镜下偶可见内质网结构有所增加[5]。

二、妊娠期特有的肝脏疾病

妊娠期特有的肝脏疾病包括妊娠剧吐（hyperemesis gravidarum，HG）、妊娠急性脂肪肝（acute fatty liver of pregnancy，AFLP）、先兆子痫伴肝脏受累，包含溶血、肝酶升高、血小板降低的（elevated liver enzymes，low platelet，HELLP）综合征、肝破裂／梗死、妊娠肝内胆汁淤积症。各种疾病病理学的主要特征见表 30-2，并且将在之后章节讨论。所有疑似存在妊娠相关肝功能不全的患者在确认既往慢性肝病基础的同时都应进行新发的病毒、自身免疫、血管和胆道等全面性检查。

（一）妊娠剧吐

妊娠剧吐临床特征是顽固性恶心、呕吐、脱水、酮症、体重减轻（＞5%），约 2% 的孕妇可发生。它是妊娠期恶心呕吐中最严重的阶段，病因仍不明确，可能与遗传、激素、文化和心理因素相关[6-8]。妊娠剧吐通常发生在妊娠 9 周之前。生化学检查异常包含脱水引起的肾功能不全，呕吐和摄入减少引起的电解质紊乱，包括低钾血症、低钠血症和低镁血症。50% 因妊娠剧吐住院的患者可出现谷丙转氨酶（ALT）异常，并且往往发生在最严重的病例中[9]。妊娠剧吐患者可出现一过性甲状腺功能亢进，尽管非常罕见，但这通常是疾病严重的标志，甲状腺功能异常可随着基础疾病的成功治疗而缓解。此外可能发生维生素 B_1 缺乏，未经治疗可能导致严重的神经损伤。

妊娠剧吐的治疗包括止吐药、维生素 B_1、静脉补液、纠正电解质紊乱、预防血栓形成。当合并罕见并发症，如食管破裂、韦尼克脑病、脑桥中央髓鞘溶解和自发性纵隔气肿时，需要引起重视。妊娠剧吐仍然造成每年大约 1 名产妇死亡。一线止吐药包括多巴胺拮抗药（甲氧氯普胺）、吩噻嗪（氯丙嗪、丙氯拉嗪）、抗胆碱药[双环维林（英国不提供）] 或抗组胺 H_1 受体拮抗药（异

表 30-2 妊娠期特有肝脏疾病的特征和实验室指标

疾病	妊娠周数	症状	实验室指标			鉴别诊断
			转氨酶	胆红素	其他相关异常	
妊娠剧吐	<12 周	恶心、呕吐	50% 存在异常 2~5 倍正常值上限	正常	甲状腺素↑ TSH↓ Na↓ K↓ Mg↓	• 甲状腺功能亢进 • 消化性溃疡 • 酮症酸中毒 • 病毒性肝炎
妊娠肝内胆汁淤积	通常在妊娠晚期，最早可在第 7 周	瘙痒	1.5~8 倍正常值上限	正常	血清胆汁酸↑ PT↑	• 胆石症 • 病毒性肝炎 • 原发性胆汁性肝硬化
先兆子痫伴肝功能损害	>20 周	上腹痛、头痛、恶心、呕吐	2~5 倍正常值上限	正常	PLT↓ 蛋白尿 高血压	• HELLP 综合征 • 病毒性肝炎 • 胆石症
HELLP 综合征	>20 周	上腹痛、头痛、恶心、呕吐	2~30 倍正常值上限	1.5~10 倍正常值上限	高血压 蛋白尿 Cr↑ LDH↑ PLT↓	• AFLP • TTP/HUS • ITP • 外科急腹症 • 败血症 • 肝脏出血
妊娠急性脂肪肝（AFLP）	>30 周	上腹痛、恶心、呕吐、黄疸、精神错乱	3~15 倍正常值上限	4~15 倍正常值上限，90% 为结合胆红素	葡萄糖↓ 乳酸↑ 血氨↑ PT↑ PLT↓ WCC↑ Cr↑	• HELLP 综合征 • 急性肝衰竭（病毒性、自身免疫性、药物性） • 肝脏出血 • TTP/HUS
肝梗死／肝破裂	>20 周	腹痛、发热、休克	显著升高，无上限	升高，无上限	葡萄糖↓ 乳酸↑ 血氨↑ PT↑ Cr↑	• HELLP 综合征 • AFLP • 急性肝衰竭（病毒性、缺血性、药物性、自身免疫性）

TSH. 促甲状腺激素；Na. 钠；k. 钾；Mg. 镁；PT. 凝血酶原时间；PLT. 血小板；Cr. 肌酐；LDH. 乳酸脱氢酶；TTP/HUS. 血栓性血小板减少性紫癜和溶血性尿毒症；ITP. 免疫相关性血小板减少性紫癜；WCC. 白细胞计数

丙嗪、赛克力嗪）[10-12]。对上述药物治疗无效的病例，可尝试使用昂丹司琼或糖皮质激素[12-14]。妊娠呕吐是完全可逆的病症，ALT 异常随着脱水的纠正及症状的缓解得以恢复正常。

（二）妊娠肝内胆汁淤积症

妊娠肝内胆汁淤积症是最常见的妊娠特有的肝脏疾病，全球发病率高达 4%，英国为 0.7%，非洲国家很少有报道[15]。ICP 一般发生在妊娠晚期，但也有报道在妊娠第 7 周发生。ICP 是可逆性的胆汁淤积，以强烈的皮肤瘙痒为主要症状，伴随血清 ALT 及胆汁酸水平升高，分娩 6 周后症状和体征可自行缓解[16]。ICP 在再次妊娠中复发率很高。瘙痒症状可出现在全身各部位，但在手掌和脚掌最明显。皮疹常有抓痕（图 30-1）。

与妊娠剧吐类似，ICP 发病机制相当复杂，与遗传、内分泌和环境多重因素相关。随着妊娠期雌激素升高和黄体酮代谢产物的增多，可能导致有遗传倾向的女性患病[17, 18]。目前已报道肝细胞转运蛋白 ABCB11（胆盐输出泵）、ABCB4（磷脂酰胆碱转移酶）、ABCC2（结合有机阴离子转运蛋白）、ATP8B1（FIC1）及其调节因子存在基因异常。大约 15% 病例存在 FXR 突变[19-22]。

生化学改变包括血清胆汁酸、转氨酶（1.5～8 倍）的升高。胆红素升高并不常见，因而需行进一步检查加以鉴别[4]。ICP 的主要风险是针对胎儿。对 ICP 患者围产期结局进行前瞻性队列研究发现，若血清胆汁酸超过 40μmol/L，早产、新生儿窘迫及死产率等不良妊娠结局风险可显著增高[23-25]。相反，母亲胆汁酸水平低于 40μmol/L，不良结局报道很少。

ICP 的治疗重点在于减轻孕妇的皮肤瘙痒，减少胎儿并发症发生。一线治疗方案为熊去氧胆酸 10～15mg/kg，它可缓解皮肤瘙痒、降低血清胆汁酸和转氨酶水平、胎儿早产率[24]。对于 UDCA 无应答的患者（如胆汁酸水平下降小于 40μmol/L），联合利福平（一种强效 PXR 激动药）治疗已被证实能进一步降低血清胆汁酸浓度[26]。鉴于妊娠晚期使用利福平安全性良好，对

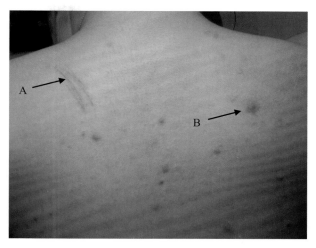

▲ 图 30-1 妊娠肝内胆汁淤积症患者皮肤变化

妊娠女性背部出现严重胆汁淤积相关的瘙痒，无其他皮肤病。A. 划痕；B. 因长时间划痕和抓痕引起的皮肤损伤

UDCA 无应答患者将利福平作为二线治疗药物是合理的。针对凝血酶原时间延长（继发于胆汁淤积及脂溶性维生素吸收障碍）的女性应给予维生素 K（IV）治疗，从而降低围产期孕妇及新生儿出血的风险。患有严重疾病或脂肪泻的女性也可口服维生素 K_1 替代治疗。含有 1%～2% 薄荷醇和镇静抗组胺药的水性乳膏可以缓解患者瘙痒症状。

ICP 女性患者再次妊娠时复发率高，服用口服避孕药时瘙痒或胆汁淤积的风险相应增加。此外，最新发现患者发生胆结石、肝脏恶性肿瘤及免疫介导的心血管疾病的风险均有所增加[27, 28]。据报道，ICP 患者 HCV 感染率很高[29]。为确保及时发现肝功能异常情况，妊娠结束后仍需要定期复查肝功能。若产后 3 个月仍持续出现症状或生化学指标的异常，应进一步检查明确诊断。

（三）先兆子痫 / 子痫 /HELLP 综合征

先兆子痫是妊娠期胎盘异常和胎盘功能不全的多系统表现，通常以妊娠 20 周后出现高血压（>140/90mmHg）、蛋白尿（>300mg/d）为特征，表现为肾、肝脏、神经系统或血液系统功能不全[30]。3%～5% 的女性在妊娠第 20 周至产后 2 周可出现先兆子痫，常见于初产、多胎、极高龄或极低龄女性[31]。临床表现为非特异性的腹痛、

头痛、视觉障碍、恶心和呕吐，有上述症状时需要进一步检查明确。外周水肿和反射亢进也是常见的临床表现。一旦血压未控制或妊娠未终止，患者有发生进行性肾功能不全、脑出血、肝梗死、血肿或破裂的风险，从而导致围产期发病率和死亡率显著增加[31]。

HELLP 综合征是先兆子痫的一种严重表现，使 20% 病例复杂化。高达 85% 患者出现高血压、蛋白尿[32]。然而，先兆子痫可累及多系统，部分 HELLP 综合征患者可无高血压和蛋白尿。既往有先兆子痫或 HELLP 病史、高龄产妇、多产、肥胖、慢性高血压、糖尿病及葡萄胎都是 HELLP 综合征发生的危险因素。本病出现在妊娠第 28～36 周，但 30% 的病例可发生在产后 1 周。诊断主要依据是临床特征[33]。临床表现多种多样，包括右上腹或上腹疼痛（约 65%）、恶心和呕吐（35%）、头痛（30%），较少合并出血及黄疸。许多患者缺乏临床表现。先兆子痫肝脏受累时，生化指标通常显示转氨酶为正常值上限的 2～5 倍，胆红素基本正常。HELLP 综合征时，转氨酶可显著升高（2～30 倍正常值上限），同时伴随胆红素（1.5～10 倍正常值上限）升高[4]。先兆子痫、子痫和 HELLP 综合征的病因尚未完全明确，可

能与免疫、遗传、滋养层植入异常及血管机制等多重因素相关[34]。据推测，滋养层细胞不能充分植入子宫内膜，导致胎盘灌注受限，随着妊娠的发展进一步恶化[35]。由未充分灌注的胎盘组织中释放出的一氧化氮、前列腺素和内皮素引起凝血级联反应不适当的激活，导致微循环交联纤维蛋白沉积，微血管病性溶血性贫血，随后出现消耗性血小板减少。伴随着肝血窦中微血管血栓的形成，肝脏缺血导致转氨酶升高，纤维蛋白原降解产物增多，纤维蛋白原降低，凝血酶原时间继发性延长，并发弥散性血管内凝血。肝血窦阻塞及缺血共同导致包膜下血肿，肝实质出血，最终导致肝破裂。

患有先兆子痫、子痫和 HELLP 综合征的孕妇都应行腹部影像检查，对于伴随腹痛、肩部痛或低血压的患者，必须评估是否存在肝出血、破裂及梗死等致命性并发症的可能[36]。血小板减少导致出血风险增大，因此不考虑肝活检明确诊断（图 30-2）。

尽早终止妊娠是临床紧急处理先兆子痫和 HELLP 综合征的唯一方法。血压升高可选用硝苯地平、拉贝洛尔、甲基多巴或肼屈嗪降压治疗[37, 38]。若妊娠不足 34 周，应给予硫酸镁防止

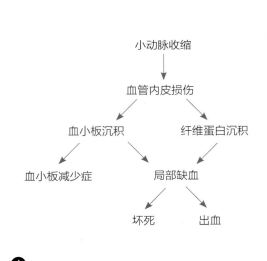

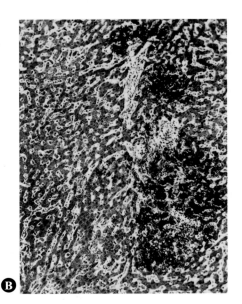

▲ 图 30-2　子痫时肝脏变化

A. 发病机制：缺血后的肝细胞坏死及出血与血管内皮细胞损伤有关；B. 肝脏组织学，汇管区肝细胞局灶性坏死，病变包含纤维蛋白（Mallory 磷钨酸苏木素染色，80×）

孕妇癫痫发作，糖皮质激素促进胎肺成熟[39]。此外，还需要纠正凝血障碍。先兆子痫/HELLP的症状多数在患者产后48h内消失。尽管患者产后症状恶化的风险很小，仍需密切监测。

病情严重的孕产妇结局很难预测。据报道，围产期死亡率在7%～20%[40, 41]。胎龄及出生时体重和HELLP综合征严重程度相比，对新生儿预后影响更大。发生过先兆子痫和子痫的患者往后发生心脑血管疾病的风险是正常人群的2倍[42]，但病理生理机制尚不明确。

（四）妊娠急性脂肪肝

AFLP是一种罕见且严重的妊娠并发症，发病率为1/20 000次分娩[43]。这是一种产科急症，如果没有早期识别和处理，可导致母体和胎儿死亡。AFLP被认为是种线粒体细胞病，发病机制是继发于胎儿遗传性线粒体内脂肪酸β-氧化酶缺陷，导致胎儿及母体循环中未代谢的长链脂肪酸积聚[44, 45]。脂肪酸最终积聚在母体肝脏，以母体肝脏疾病为主要表现。由于线粒体三功能蛋白酶α亚基的一个或两个等位基因发生突变，导致长链3-羟基酰基辅酶A脱氢酶（LCHAD）缺乏，AFLP母亲所生的新生儿中大约20%存在β-氧化方面缺陷[45]。此外，患有LCHAD缺乏症的新生儿母亲有高达79%的可能出现AFLP或HELLP综合征[44]。

AFLP通常发生在妊娠第30～38周，早期可无症状。因此，若早于30周出现症状应进一步明确[43]。AFLP最常见于分娩前，但约有20%的病例在产后出现。临床表现与先兆子痫及HELLP综合征一样，为非特异性，包括恶心和（或）呕吐、腹痛、不适感和厌食，严重病例出现黄疸及肝性脑病[46]。约50%的病例存在先兆子痫。实验室检查见高胆红素血症、血清转氨酶升高（高达500U/L）、急性肾功能不全、白细胞高于正常妊娠水平、血小板减少[4]。AFLP中凝血障碍的原因可能是肝脏合成功能受损和（或）合并DIC存在（可高达10%）。肝脏合成功能衰竭还表现为低血糖、乳酸酸中毒、血氨升高及肝性脑病。这类患者应紧急转送至肝移植中

心[41]。超声或CT可用于排除其他诊断（如肝血肿等），影像学常常显示脂肪浸润，适用于与产后影像学相比较的回顾性研究。然而，超声或CT检查结果正常并不能排除该诊断。

AFLP的确诊主要依据肝脏组织病理，特征性表现为油红O染色下肝细胞内的微泡型脂肪浸润（图30-3）。因临床一般尽早安全终止妊娠，因此很少行肝活检。无混杂因素的情况下，使用Swansea标准诊断AFLP（表30-3）[46]。

严重情况的处理包括早期发现、孕妇复苏、不论胎龄胎儿的快速分娩。孕妇的复苏包括纠正低血糖和低血容量。使用血制品纠正凝血功能障碍，以减少分娩期间及分娩后出血并发症的发生。脓毒血症很常见，应该积极治疗[41]。非随机临床试验提示，分娩后血浆置换能改善孕产妇的临床结局降低死亡率[47, 48]。因此，孕妇死亡率从20世纪70年代的92%降低到2008年的不到10%。肝移植病例报道较少，然而，HELLP综合征行中肝移植的适应证至今仍不明确，而且大多数病例在内科治疗可完全康复[41]。当AFLP和HELLP患者出现血清乳酸>2.8mg/dl、任何分级的肝性脑病，均提示预后不良，应作为肝移植的高危因素[41]。疾病的轻重取决于胎龄，一旦孕妇的临床或生化指标恶化（难以控制的呕吐、黄疸加重及凝血障碍），孕妇及胎儿均需在医院密切观察。

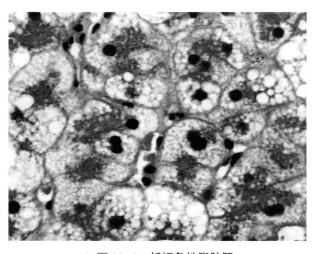

▲ 图30-3　妊娠急性脂肪肝
肝细胞呈泡沫状，核中央致密（HE染色，20×）

表 30-3　Swansea 标准用于诊断妊娠急性脂肪肝

无其他确定病因情况下，出现以下 6 项或更多特征

- 呕吐
- 腹痛
- 多尿 / 烦渴
- 脑病
- 胆红素升高（＞14μmol/L）
- 低血糖（＜4mmol/L）
- 白细胞增多（＞11×10^6/L）
- 尿酸升高（＞340μmol/L）
- 血氨升高（＞42U/L）
- 超声下可见腹水或"亮肝"
- 转氨酶升高（＞42U/L）
- 肾损害（肌酐＞150μmol/L）
- 凝血异常（PT＞14s 或 APTT＞34s）
- 肝活检提示微囊泡脂肪变

PT. 凝血酶原时间；APTT. 活化部分促凝血酶原激酶时间

表 30-4　肝硬化孕妇不良结局

		报道发生率	参考文献
母体	失代偿	10%～63%	Rasheed 等，Westbrook 等，Shabeen 等
	静脉曲张出血	5%～74%	Rasheed 等
	脑病	2%～20%	Rasheed 等
	腹水	3%～7%	Rasheed 等，Westbrook 等
	黄疸	17%	Rasheed 等
	死亡	1.6%～7.8%	Rasheed 等，Westbrook 等，Shabeen 等
胎儿	流产	19%	Westbrook 等
	死胎 /IUD	4.7%～6%	Rasheed 等，Westbrook 等
	IUGR	22%	Rasheed 等
	早产	26%～64%	Rasheed 等，Westbrook 等
	SCBU	30%	Westbrook 等

IUD. 子宫内死亡；IUGR. 胎儿宫内发育迟缓；SCBU. 需入住婴儿重症监护病房

（五）肝破裂、梗死和血肿

肝出血和破裂可使先兆子痫、子痫、HELLP 综合征、AFLP 病情复杂化，死亡率可达 50%[49]。临床表现可出现腹痛、发热，严重情况下可出现低血容量性休克及心功能衰竭。实验室检查可见转氨酶高达数千、白细胞升高、贫血。影像学选择 CT 或 MRI[50]。包裹性血肿治疗包括积极补充凝血因子，预防性使用抗生素，必要时输血治疗。如出现血流动力学不稳定，需急诊行肝动脉栓塞或手术干预。外科干预包括肝脏止血填塞、肝动脉结扎或切除[36, 50]。一般肝脏功能可以恢复，若肝脏存在广泛梗死，患者可能会因多器官衰竭或肝破裂而死亡。

三、肝脏基础疾病与妊娠

（一）肝硬化及门静脉高压症

患肝硬化的女性由于其代谢、内分泌、营养及性功能障碍等因素，生育能力下降，妊娠较为罕见[51, 52]。卵泡刺激素及促黄体生成素释放减少与雌激素代谢紊乱共同导致无排卵、闭经和不孕[51, 53]。然而，患有肝硬化的女性也可发生妊娠，但母亲和胎儿不良风险显著增加（表 30-4）[2]。

对于胎儿来说，自然流产、宫内生长迟缓、早产、新生儿支持需求、围产期死亡等发生率均增加[1, 2, 54-56]。对于母亲来说，发生肝功能恶化和肝脏失代偿引起的腹水、静脉曲张出血、肝性脑病的发生增加[1, 2, 54-56]。综合 21 世纪前 3 个病例系列报道，孕妇死亡率为 10%，肝功能失代偿发生率为 50%，活产率为 65%。

因此，以往多建议肝硬化女性采取避孕[55-57]。但近期大样本病例报道，孕妇死亡率低至 1.6%，肝功能失代偿率为 10%[1, 2, 54]。死亡的主要原因仍然是静脉曲张出血[1, 2]。此外，通过 MELD 和 UKELD 评分系统可评估母体肝病的严重程度，从而在受孕前预测结局[2]。一项研究表明，肝硬化女性妊娠后肝功能失代偿发生率为 10%，孕前

MELD 评分≥10 对预测肝功能失代偿的敏感性和特异性为 83%。相反，孕前 MELD 评分≤ 6 的患者均未出现肝硬化并发症[2]。

静脉曲张破裂出血是肝硬化患者妊娠期间肝功能失代偿及孕产妇死亡的主要原因[1, 2]。据研究报道，妊娠期静脉曲张破裂出血发生率和死亡率存在很大差异，可能反映了世界各地针对妊娠期门静脉高压及静脉破裂曲张出血治疗方法的差别。非肝硬化门静脉高压症引起的出血患者预后较好，死亡率在 2%～6%[58]。

目前，妊娠期门静脉高压症的最佳治疗方法仍不明确。在妊娠中期需要行静脉曲张评估，静脉曲张出血的初级预防、分娩方式的选择、妊娠期间静脉曲张出血的处理意见等均是基于非妊娠队列研究成果的专家共识。若高风险静脉曲张患者有妊娠意愿，可以选择预防性行内镜下套扎治疗（尽管疗效尚未证实），肝硬化孕妇应在妊娠中期进行内镜检查，有助于医生判断是否需内镜下套扎，以及选择合适的分娩方式。在妊娠期间使用 β 受体阻滞药通常被认为是安全的。尽管普萘洛尔与胎儿心动过缓、生长迟缓和新生儿低血糖有关，但在临床实践中很少见到。因此，β 受体阻滞药应在接受孕前评估后使用。静脉曲张的患者尽量避免在分娩过程中过度紧张，同时建议缩短第二产程，必要时可使用产钳或吸引术辅助分娩。另外，静脉曲张不是剖宫产的指征。

妊娠期急性静脉曲张破裂出血的治疗方法与非妊娠期患者相同，包括容量复苏，预防性抗生素的使用，安全及时的内镜治疗。注意慎用加压素或其合成类似物，因为它们的血管收缩作用可导致子宫缺血。如内镜治疗失败，可急诊行门体分流介入手术[55, 59, 60]。

（二）（慢性）乙型肝炎病毒感染与妊娠

所有孕妇在妊娠早期都应行 HBsAg 检测，目前可采取有效的阻断措施减少新生儿 HBV 传播。妊娠本身不会对慢性乙型肝炎患者肝脏的长期预后有重大影响[61]。妊娠及产后期间血清谷丙转氨酶出现波动，通常是自限性，不良预后很

罕见[62-65]。

HBsAg 阳性母亲分娩的新生儿患慢乙肝和慢性肝病的风险很高。强烈建议所有母亲为 HBsAg 阳性的婴儿出生后 24h 内均应接种乙肝疫苗，随后隔月接种 2 次或 3 次。仅该项干预措施可使新生儿阻断乙型肝炎病毒感染成功率高达 95%。然而，HBsAg 阳性的母亲婴儿出生时疫苗接种并不普遍。若母体处于高复制水平（HBV DNA＞10^7U/ml），单纯接种疫苗阻断传播成功率低[66, 67]，应在母体妊娠晚期予以核苷类似物治疗，新生儿除接种乙肝疫苗外，还应注射 HBIG[68, 69]。对于缺乏持续治疗适应证的母亲，可在产后（1～3 个月）停用核苷类似物[70]。研究发现拉米夫定、替诺福韦和替比夫定有较好的安全性[71]。分娩的方式与传播风险的增加无相关性，在无肝硬化情况下，应根据产科指征来选择。

（三）慢性丙型肝炎病毒感染与妊娠

关于妊娠期筛查丙型肝炎病毒感染的益处尚无明确共识。针对慢性丙型肝炎（无肝硬化）的患者，妊娠未增加母亲的不良风险，也不影响患者的长期预后。然而，血清学阳性的女性更容易患上 ICP。丙型肝炎病毒母婴传播的发生率为 3%～5%。合并 HIV 感染会增加新生儿传播的风险[76]。一项 Meta 分析表明，母亲 HCV 感染与早产的风险显著相关[77]。不同分娩方式不增加垂直传播的风险，并且 HCV 感染的女性无须禁止母乳喂养。

（四）自身免疫性肝炎与妊娠

与患其他自身免疫疾病类似，自身免疫性肝炎患者妊娠活产率在 71%～86%，较一般人群低[78-83]。患者最常见的并发症是在妊娠期间（发病率为 7%～21%），或更常见于产后（发病率为 11%～81%）自身免疫病暴发[79-82]。妊娠前至少 12 个月疾病未获得缓解且未接受免疫抑制疗法的女性患者，其孕期自身免疫病的暴发更为常见[79]。大多数患者可通过加强免疫抑制治疗来控制病情，极少数情况下可发生肝功能失代偿、需要肝移植、出现患者和（或）胎儿的死亡[78, 81]。自身

免疫性肝炎患者应在整个妊娠及产后期间密切监测疾病的活动，并相应加强免疫抑制。尽管产后疾病发病率高，但目前无产后预防性的免疫抑制治疗的依据。

目前认为，在妊娠期间继续免疫抑制治疗能改善母亲和胎儿的预后。对于自身免疫性肝炎及各种其他慢性疾病，硫唑嘌呤治疗有很好的安全性，可用于妊娠和哺乳期 [84, 85]。过去 20 年来，妊娠期间使用硫唑嘌呤并不增加胎儿的风险。据报道，使用硫唑嘌呤母亲所分娩的婴儿，可出现淋巴细胞减少、低丙种球蛋白血症和胸腺发育不良等现象，然而这些现象在出生后都是可逆的，对婴儿没有长期影响 [86]。

（五）胆汁淤积型肝病与妊娠

原发性硬化性胆管炎患者妊娠的报道很少见 [87-89]。妊娠期间，患者皮肤瘙痒及胆汁淤积相关的生化指标均可能出现异常。据报道，约 50% 患 PSC 的孕妇皮肤瘙痒加剧。在妊娠及产后期间，30% 患者肝功能出现恶化（大于基线的 2 倍）。PSC 孕妇的胆汁淤积加重，可能与雌激素和孕酮硫酸盐浓度升高破坏胆汁酸平衡相关，ICP 遗传易感的女性容易发生 [18]。患者可考虑使用 UDCA 治疗。妊娠并未被证实能改变 PSC 的自然史。目前最大一次研究（瑞典 229 例）发现，患有 PSC 的孕妇早产和剖宫产的风险增加。该研究的病例数量太少，不足以评估大多数不良结果，如死产、新生儿死亡或先天性畸形。合并炎症性肠病时不影响妊娠结局 [89]。

关于原发性胆汁性胆管炎患者妊娠的资料也很少。一些病例报道表明，PBC 女性围产期发生胎儿宫内死亡等不良结局风险增加，然而由于研究例数太少而无法证实 [90-93]。无肝硬化的母亲预后相对较好。值得注意的是，最近许多病例报道了接受 UDCA 治疗的 PBC 患者在妊娠期间瘙痒可能会重新出现或加重。有趣的是，抗线粒体抗体滴度在妊娠期出现下降，这也反映出妊娠期特有的免疫耐受性 [92]。产后患者胆汁淤积相关指标可出现恶化，但随着随访时间的延长这些指标基本能恢复孕前水平 [92, 94]。

四、肝移植与妊娠

目前大多数肝移植术后患者能长期存活，育龄期患者常常有妊娠的需求 [95]。据报道，妊娠最早发生在移植后 1 个月；然而根据母亲移植前的健康状况，生育功能可能需要 12 个月才能恢复 [95]。已有几个队列病例报道提示肝移植术后妊娠大多结局良好 [96-103]。

一般而言，妊娠活产率超过 70%。母体可能会出现的严重并发症包括急性细胞排斥反应、先兆子痫（14%~23%）、感染（27%）和糖尿病（5%）[96-99, 104]。急性细胞排斥反应使妊娠期（10%~17%）、产后（3%~12%）患者病情复杂化 [97-100, 105]，大多数病例可通过在基线时静脉注射甲泼尼龙等免疫抑制治疗来控制 [97-99]。急性细胞排斥反应常发生在肝移植后第 1 年，因此建议妊娠推迟至移植后 1 年 [96, 103]。现在普遍认为，推迟 1 年受孕有助于建立稳定的免疫抑制状态，就患者本身而言，亦能降低机会性感染的风险 [106]。最近两篇报道强调，通过活检证实的妊娠相关排斥反应与复发性排斥移植物失功存在潜在相关性 [96, 103]。尽管这些发现未经前瞻性研究证实，但妊娠期急性细胞排斥反应可以识别那些由于移植物耐受性差已处于移植物丢失高风险状态的患者，这些患者可在基线时通过加强免疫抑制治疗而受益。

对于胎儿来说，鉴于先兆子痫的高发病率，早产（30%）和出生低体重的风险增加，但部分可能是医源性的。

因停药造成的排斥和移植物失功的风险远远超过免疫抑制药物对胎儿的风险，因此整个妊娠期间应持续治疗 [107]。然而，霉酚酸酯可造成胎儿外耳及其他面部畸形，如唇腭裂等；男女患者均应在妊娠前 6 个月停用这类药物，并改用其他免疫抑制药物替代治疗。

五、与妊娠同时发生的肝病

（一）急性病毒感染与妊娠

妊娠期黄疸最常见的原因是急性病毒性肝炎 [108]。妊娠期甲型肝炎病毒感染的临床过程与非妊娠人群相似。对症支持治疗后多数可自愈，进展至急性肝衰竭较为罕见[109]。胎儿宫内感染与胎粪性腹膜炎、新生儿胆汁淤积、早产相关[110-112]。因此，甲型肝炎病毒感染高危女性应在孕前接种疫苗。

妊娠期急性戊型肝炎病毒感染（基因1型和基因2型）可使产妇死亡率增加50%。这也可能解释了欧洲历史上孕妇黄疸和死亡暴发的原因[109, 113-115]。孕妇感染HEV导致产科并发症（如产前出血、胎儿宫内死亡、早产和死产等）风险增加，影响胎儿预后[116]。动物模型中已证明HEV可在胎盘中复制，从而进行垂直传播，这可能与新生儿的不良预后相关[117]。HEV感染以支持治疗为主。由于致畸性，孕期禁止使用利巴韦林[118-120]。已有报道1例因HEV感染致急性肝衰竭后行肝移植的病例[121]。

妊娠增加了单纯疱疹病毒性肝炎（1型和2型）患者的严重程度。临床表现为血清转氨酶的急剧升高，凝血酶原时间异常，常无黄疸，50%的患者可出现明显的皮肤黏膜损害[122, 123]。一旦怀疑存在单纯疱疹病毒感染，应立即接受阿昔洛韦治疗[124]。组织学具有特征性表现，CT可显示多个小于1cm缺血性梗死区[122]（图30-4）。

（二）妊娠与血栓形成

妊娠是一种生理性的高凝状态，伴随着凝血因子（Ⅰ、Ⅱ、Ⅴ、Ⅶ、Ⅹ和Ⅻ）和纤维蛋白原水平的增加，同时蛋白C浓度降低。孕妇对静脉血栓形成易感性增加，对肝脏而言，Budd-Chiari综合征、肝脏微血栓可在妊娠期间发生或复发，妊娠也可使血栓蔓延导致急性加重[125-128]。妊娠期存在潜在的高凝倾向，因此促凝相关研究势在必行[127, 129]。既往报道妊娠期间出现BCS，与母亲的不良预后相关，常因肝衰竭或门静脉高压引起死亡[126, 130-133]。

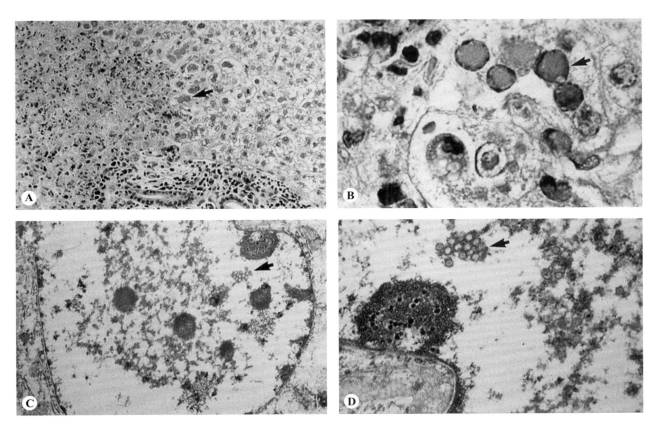

▲ 图30-4　妊娠晚期单纯疱疹病毒性肝炎

A和B. 光学显微镜。A显示中度门静脉炎症伴有门静脉周围坏死。A和B（高倍）均显示核内典型的Cowdry A包涵体（箭）。C和D. 电子显微镜下显示受感染肝细胞的细胞核中106nm病毒颗粒的聚集物（箭）。活检发现单纯疱疹病毒（图片由Dr Caroline Riley提供）

随着 BCS 治疗的进步，孕妇 BCS 的 5 年生存率从 50% 提高到 90%[128, 129]。既往患有 BCS 的年轻女性一旦病情改善，可能会表达妊娠的意愿。在最近一个研究报道了既往被诊断为 BCS 并接受过治疗的 16 名女性患者，共计 24 次妊娠，2 名患者妊娠期间再次出现症状性血栓，共有 7 例胎儿死亡。

结论

妊娠期特有的肝脏疾病是妊娠期间肝功能不全的最常见原因，一般无法预测，与围产期发病率和死亡率密切相关；终止妊娠能阻止疾病的发展，每一个病例都需要多学科小组讨论，对分娩的利弊进行评估。既往存在肝病的女性患者妊娠通常预后良好；孕前咨询及提供个性化的多学科看护，对于最大限度提升母亲和胎儿的预后结局至关重要。

第31章 新生儿、婴儿及儿童的肝脏
The Liver in the Neonate, in Infancy, and Childhood

Susan M. Siew　Deirdre A. Kelly　著
成　芳　译　李　平　校

学习要点
- 患有肝脏疾病的儿童，2/3 在新生儿期发病。出现严重或持续性黄疸的婴儿应进行检查，以排除溶血、败血症或潜在的肝病。持续超过 14 天或 21 天的新生儿黄疸，即使是母乳喂养，仍需进一步检查。
- 胆道闭锁是新生儿肝病最常见的病因，也是 5 岁以下儿童肝移植的主要指征。出生后 8 周内实施姑息性手术能显著提高患儿自体肝脏的存活。
- 急性肝衰竭是一种罕见但致命的疾病，如未及时肝移植，死亡率高达 70%。其最常见的病因为病毒性肝炎或遗传代谢性肝病。转诊到专科单位进行支持治疗，并考虑肝移植是非常必要的。
- 新生儿期出现慢性肝衰竭的最常见的病因是肝外胆道闭锁或遗传代谢性肝病，以及年龄稍大一些儿童期的自身免疫性肝炎和囊性纤维化。营养支持及对肝脏并发症的治疗能有效改善短期转归。
- 肝移植治疗急性或慢性肝衰竭后，超过 80% 患儿能达到长期良好生活质量。

一、儿童肝脏疾病的调查

儿童肝脏疾病的系统诊断需依据准确的病史、全面的体格检查和包括血生化学、血液学、影像学、组织病理学及微生物学在内的多种实验室检查。认识到肝功能障碍对机体其他系统的影响是必要的[1]。

（一）生化检查

肝功能生化检查能够反映肝脏功能障碍的严重程度，但不能提供疾病的诊断信息。在肝脏疾病中，结合胆红素往往升高。因此新生儿期将血清胆红素分为非结合胆红素和结合胆红素是非常重要的，以此区分生理性黄疸、母乳性黄疸或者肝脏疾病。在正常新生儿中，结合胆红素应<20μmol/L，并且少于总胆红素的 20%[2]。非结合胆红素的显著升高（足月儿>300μmol/L）可能与核黄疸发生有关。

转氨酶是一种存在于肝脏、心肌、骨骼肌中的细胞内酶。这些酶反映非特异性的肝功能损

481

伤，并且在肝硬化代偿期可能是正常的。在肌萎缩症中也可出现谷草转氨酶和（或）谷丙转氨酶升高，如果没有其他肝功能损伤的表现，应注意排除。

血清碱性磷酸酶在婴儿和儿童中的正常水平较成人高。在肝病患儿中，ALP 显著升高提示有胆管上皮损伤、恶性细胞浸润、肝硬化或维生素 D 缺乏引起的骨质减少。

血清 γ- 谷氨酰转移酶水平有助于诊断胆管损伤、家族性肝内胆汁淤积症。

血清胆固醇异常升高多见于长时间的胆汁淤积，尤其是 Alagille 综合征。

血清白蛋白、凝血时间可作为成人肝损的指标。低白蛋白血症提示慢性肝脏疾病，而凝血异常可见于多种急慢性肝功能损伤。排除其他原因（如垂体功能减退及高胰岛素血症）引起的空腹血糖降低，提示肝功能不良或代谢性疾病，也反映急性肝衰竭预后。

（二）胆汁酸代谢

胆汁酸代谢形成于妊娠后 3 个月和新生儿期。3 月龄以内婴儿的胆汁酸结合和排泄功能不成熟，导致胆汁流量和胆汁池减小。肠道胆汁酸重吸收也减少。血清胆汁酸将会增加。原始的胎儿胆汁酸合成途径可能是一种非典型的胆汁淤积型胆汁酸排泄[3]。新生儿的胆汁酸主要是甘氨胆酸盐。1～3 个月后则主要是甘氨鹅脱氧胆酸。这种"生理性胆汁淤积"现象在早产儿中更加明显。其他影响因素包括感染和长期肠外营养。

（三）影像学

腹部超声可提供肝脾大小和回声情况，胆囊大小及是否存在胆结石等信息；还可鉴别肝肿瘤、血管瘤、脓肿或囊肿，并能协助穿刺活检或抽吸定位。胆囊超声需要禁食 4～6h。新生儿禁食后胆囊小或缺如，提示严重的肝内胆汁淤积或胆道闭锁。

放射性同位素扫描有助于区分新生儿肝炎（斑片状摄取但排泄良好）和胆道闭锁（排泄不佳或无排泄）。即使胆红素升高，肝脏仍能摄取锝三甲基溴亚氨二乙酸（TEBIDA）。

用苯巴比妥（5mg/kg）预处理 3～5 天，可以提高肝脏摄取同位素的能力。

（四）肝脏大小

婴儿和儿童肝脏界限可通过叩诊确定肝脏上界，叩诊或触诊获得肝脏下界（表 31-1）[4]。

（五）血液循环和肝坏死

在胎儿期，肝右叶主要接受肝门静脉供血，肝左叶主要接受高含氧的胎盘血，导致了代谢酶表达和造血的不均匀[5]。这种左右叶的差异随着成人肝脏血液循环模式建立而消失。胎儿出生时，胎盘血供丢失，肝左叶萎缩。

肝右叶坏死可见于分娩时死亡的过期产儿（胎龄超过 42 周），这与出生时胎盘血流减少和缺氧有关。

弥漫性中央坏死多见于先天性心脏病，可能原因是肝脏血流量减少。生后第 1 周的胆汁淤积与先天性心脏病和"休克"有关。

铜在胎儿肝脏中存储增多，左叶比右叶多。

肝脏局部坏死可能是由于腹前壁缺陷导致的腹疝。

二、新生儿黄疸

约 2/3 的肝病患儿会出现新生儿期持续性黄

表 31-1 基于四项 470 名受试者研究的婴儿和儿童肝脏界限平均值

年　龄	上下径（cm）
出生	5.6～5.9
2 月龄	5
1 岁	6
2 岁	6.5
3 岁	7
4 岁	7.5
5 岁	8
12 岁	9

疸。虽然新生儿生理性黄疸非常普遍，但严重、持续不退的黄疸应检查排除溶血、脓毒血症或潜在的肝脏疾病。如黄疸持续超过 14 天或 21 天，即使是母乳喂养儿，也应注意进行检查。

三、新生儿非结合性高胆红素血症（表 31-2 和表 31-3）

新生儿非结合性胆红素增高的常见原因为生理性和母乳性黄疸，但需要排除溶血、脓毒血症及一些全身性疾病。

表 31-2　新生儿黄疸相关检查

- 血清总胆红素和结合胆红素
- 血型
- Rh 血型
- Coombs 试验
- 血细胞比容
- 血细胞形态涂片
- 血培养
- 血糖
- 凝血试验
- 尿培养

表 31-3　新生儿非结合胆红素升高与发病时间的相关性

生后 2 天内
- 溶血性疾病

3～7 天
- 生理性 ± 早产
- 低氧血症
- 酸中毒

1～8 周
- 先天性溶血性疾病
- 母乳性黄疸
- 垂体功能减退
- Crigler-Najjar 综合征
- 甲状腺功能减退
- 围产期并发症：出血、脓毒血症
- 上消化道梗阻

（一）生理性黄疸

正常新生儿的黄疸在出生后 2～5 天达高峰，

2 周内消退。这是一个自限性的过程，但在早产儿和低出生体重儿中显得更为明显，往往持续 2 周。此时尿液中同时含有尿胆原和胆红素，大便颜色较正常浅。导致生理性黄疸持续不退的原因包括肝脏结合和转运胆红素功能差，肠道重吸收胆红素增加，特别是早产儿白蛋白结合胆红素减少，以及存在抑制肝功能的疾病，如缺氧、低血糖。药物（如水溶性维生素 K 等）可加重黄疸。

在发生循环衰竭、窒息、脓毒血症的情况下，血清胆红素水平可能降低。胆红素可作为生理性抗氧化剂保护围产期缺血 - 再灌注组织损伤[6]。

足月儿如果血清总胆红素第 1 天超过 85μmol/L（5mg/dl），第 2 天超过 170μmol/L（10mg/dl），或者任何时间超过 205～220μmol/L（12～13mg/dl），则不考虑生理性黄疸。

新生儿期过高的非结合胆红素血症可能会导致核黄疸。

治疗

(1) 光疗：非结合性高胆红素血症可通过将婴儿暴露于蓝绿光（450～490nm 波长）来预防和控制。光疗可通过光化学作用将胆红素Ⅸα 转换成可以在胆汁和尿液中排泄的水溶性异构体。在足月儿中，光疗的适应证为生后 48h 内血清总胆红素≥290μmol/L（17mg/dl）的患儿。当总胆红素下降＞35μmol（2mg）或降至 220μmol（13mg）以下，终止光疗。对于早产儿和低出生体重儿，因他们对胆红素的神经毒性更为敏感，光疗的指征可放宽[7]。

(2) 换血疗法：这对于早产儿及溶血患儿是有必要的。临床指征为光疗后血清总胆红素超过 340μmol/L（20mg/dl），或总胆红素每小时升高超过 17μmol/L（1mg/dl）[8]。

（二）母乳性黄疸

与母乳性黄疸相关的严重非结合性高胆红素血症（＞205μmol/L）也常见，健康新生儿发生率为 0.5%～2%。母乳性黄疸发生于生后第 4 天（早发型），或出生 1 周后（晚发型），通常在 2

周左右达高峰，持续 1～2 个月。目前，母乳性黄疸的病因尚不明确。男孩和 Gilbert 综合征患儿可能更多见[9]。临床诊断标准为全母乳喂养儿出现血清非结合胆红素明显升高，结合胆红素、血红蛋白、网织红细胞计数均正常，排除母婴血型不合，除黄疸外其他查体正常。

（三）新生儿溶血病

母婴血型不合通常涉及 Rh 血型，很少涉及 ABO 或其他血液抗原。随着抗 D 免疫球蛋白的预防性使用，患病率正在逐步下降。

典型病例中，第一胎是不受影响的，除非 Rh 阴性母亲产前输过注 Rh 阳性血液而致敏。婴儿通常在生后 2 天内出现黄疸，血清非结合胆红素增高。最初几天非常关键，严重高胆红素血症可能导致核黄疸。

诊断可通过筛查产前母亲血液中特异性抗体，并通过新生儿 Coombs 实验阳性及母婴的血型确诊。

足月儿中发生智力和身体损伤的风险较低，除非血清胆红素水平超过 340μmol/L（20mg/dl）。

核黄疸

这种严重并发症发生于严重非结合胆红素升高患儿，尤其是早产儿、溶血病或 Gilbert 综合征中。光疗、换血及苯巴比妥可改善预后。每天经皮胆红素监测对治疗非常重要。

核黄疸的发病和游离胆红素透过血脑屏障密切相关。血清胆红素 - 白蛋白结合减少也和发病有关，因此，输注白蛋白已用于治疗。

胆红素导致神经元损伤的机制目前尚不清楚。缺氧、代谢性酸中毒、脓毒血症会加重核黄疸[10]。即使胆红素水平下降，有机阴离子可以和胆红素竞争白蛋白上的结合位点，增加核黄疸发生风险。这些阴离子包括水杨酸盐、磺胺类、游离脂肪酸和正铁血红素。

（四）先天性溶血病

这些疾病可导致新生儿生后 2 天内的非结合性高胆红素血症。它们包括红细胞酶缺乏（葡萄糖 –6– 磷酸脱氢酶和丙酮酸激酶）、遗传性球形红细胞增多症、固缩红细胞增多症等。

葡萄糖 –6– 磷酸脱氢酶缺乏症是一种 X 连锁遗传性疾病，男婴通常在生后 2～3 天出现黄疸。水杨酸盐或磺胺类药物通过母乳可促使溶血发生。这种疾病在地中海地区、东南亚和撒哈拉以南的非洲更为多见[11]。

（五）Crigler-Najjar 综合征 I 型、II 型（见第 13 章）

Crigler-Najjar 综合征 I 型、II 型为常染色体隐性遗传疾病，是由于尿苷二磷酸葡萄糖醛酸转移酶（UDPGT）缺乏导致的非结合性高胆红素血症。Crigler-Najjar 综合征 I 型为 UDPGT 完全缺乏，II 型仅为部分缺乏。他们往往在出生后几天内发病。

I 型患儿采用光疗或换血治疗，维持足够低的胆红素水平（<300μmol/L），以防止核黄疸。光疗时间可能需要 15h/d[12]。胆红素快速升高的并发感染应通过血浆置换或换血治疗来处理。

肝移植，包括辅助性肝移植是一个长期选择，能避免损伤神经可改善生活质量。这是唯一有效预防核黄疸的治疗方法。肝细胞移植的成功率有限[13]。

II 型患儿使用苯巴比妥 5～10mg/(kg·d) 治疗可改善肤色，由于较少发生核黄疸，治疗并非必需。

（六）围产期并发症

出血可增加胆红素负荷从而加剧黄疸，尤其是早产儿。贫血可抑制肝细胞功能。头颅血肿较为常见。应注意凝血时间检查，并给予补充维生素 K。

脓毒血症常在出生后数日导致非结合胆红素升高。注意检查血培养、尿培养，必要时还行脑脊液培养，适时使用抗生素。

（七）上消化道梗阻

约 10% 的先天性幽门梗阻患儿会因为非结合胆红素升高而引起黄疸，可能的机制与 Gilbert 综合征患者禁食后黄疸增高类似。

四、新生儿肝脏疾病（结合性高胆红素血症）

生后第2周的结合性高胆红素血症是肝脏疾病的特异性和敏感性标志[14]，可能的病因有新生儿肝炎综合征、肝内胆汁淤积或胆道闭锁。

新生儿肝脏对不同刺激的反应相似。巨细胞增殖是一种常见的现象，它可反映肝脏再生能力的增强（图31-1A）。这通常与髓外造血相关。大部分新生儿肝病中都可见巨细胞，包括病毒感染及代谢性疾病。家族性胆汁淤积综合征可能与巨细胞性肝炎有关，而胆道梗阻通常与胆管增生或胆管阻塞有关，伴或不伴有巨细胞反应（图31-1B）。在这些情况下，结合胆红素通常超过总胆红素的20%。

区分这些疾病是否是自限性的，对治疗反应如何，是否需要早期手术（如胆道闭锁）十分重要。

（一）临床特征和诊断（表31-4）[15]

结合型胆红素升高可在出生后任何时间出现。如在出生后24h内出现，必须排除脓毒血症。大多数新生儿肝脏疾病都有类似的表现，临床病史应包括：①妊娠期情况（药物、酒精、吸烟、疾病、妊娠期肝内胆汁淤积症、肝炎和其他危险因素，如药物滥用）；②出生体重和胎龄；③维生素K使用情况；④家族史及血缘情况。

现病史包括：①黄疸表现；②大小便颜色；③用药史，尤其是肠外营养史；④出血情况；⑤淤点、淤斑；⑥喂养史和体重增长；⑦腹泻和呕吐。

临床特征包括：①黄疸、尿色深、大便色淡、喂养困难、发育不良；②相比胎龄发育差的婴儿，尤其见于Alagille综合征、代谢性肝病和宫内感染；③18-三体、21-三体、Alagille综合

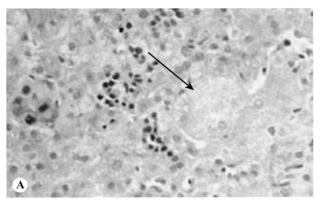

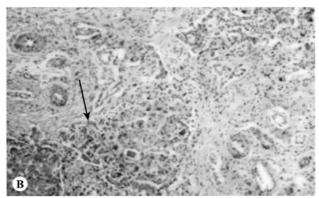

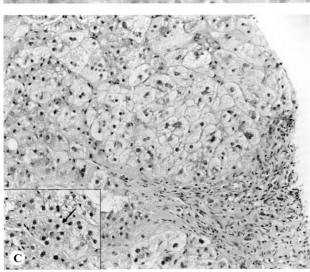

◀ 图31-1 新生儿肝病：组织学表现

A.巨细胞（箭）是一种常见的反应，提示再生，见于绝大多数新生儿肝病，如病毒感染和代谢性疾病，通常还有髓外造血；B.胆道闭锁患儿的肝活检中可见胆道梗阻、胆管增生（箭）和纤维化；C.肠外营养导致的胆汁淤积，表现为胆道梗阻、汇管区纤维扩张、肝细胞周围胆汁淤积（左下角，箭）和巨细胞反应

表 31-4　新生儿结合性高胆红素血症

感染
- 病毒（巨细胞病毒、风疹病毒、柯萨奇病毒、单纯疱疹病毒）
- 梅毒
- 弓形虫
- 细菌（大肠杆菌）

代谢性疾病
- 半乳糖血症
- α_1- 抗胰蛋白酶缺乏
- I 型酪氨酸血症
- 囊性纤维化
- 遗传性果糖不耐受
- 全肠外营养
- 尼曼 - 匹克病
- 进行性家族性肝内胆汁淤积症 1 型、2 型、3 型、4 型
- 新生儿硬化性胆管炎
- Alagille 综合征

内分泌疾病
- 垂体功能减退
- 甲状腺功能减退

胆道闭锁

胆总管囊肿

其他
- 胆汁淤积综合征（成红细胞增多症伴胆汁淤积）
- 血管疾病
  - 休克
  - 先天性心脏病

征、Zellweger 综合征、某些先天性感染的畸形特征；④代谢性肝病、垂体功能减退、严重肝病的低血糖；⑤垂体功能减退还可表现有性腺功能减退（男性）和视神经发育不良；⑥肝大伴或不伴脾大；⑦除了代谢性肝病外，腹水罕见；⑧维生素 K 缺乏症（多见于母乳喂养）或血小板减少引起的出血。

（二）检查

(1) 新生儿肝病的典型生化表现：①血清结合胆红素超过 20μmol/L（1.2mg/dl）；②血清转氨酶 2～4 倍以上升高，显著升高提示感染；③血清 ALP 正常或仅轻度升高，明显升高可见于胆道梗阻或佝偻病；④血清 γ-GT 通常升高，正常或低 γ-GT 提示进行性家族性肝内胆汁淤积症的某些亚型；⑤血清白蛋白大多正常，除严重的产前疾病；⑥血清胆固醇水平通常伴随严重的胆汁淤积而升高（如 Alagille 综合征或胆道闭锁）；⑦凝血酶原和部分凝血活酶时间通常正常，除非维生素 K 缺乏（新生儿出血症）或严重肝脏疾病。

(2) 血清 TORCH 检查：孕母和新生儿都应进行单纯疱疹病毒、风疹病毒、弓形虫、巨细胞病毒、腺病毒、柯萨奇病毒和梅毒螺旋体的血清学检查。通常也检测乙肝表面抗原（HBsAg）、乙肝核心抗体 IgM（HBcAg IgM）、甲肝抗体 IgM（HAV IgM）、丙肝抗体（HCV 抗体）和 HCV RNA，但这些病毒很少引起新生儿肝病。

(3) 尿液检查：可进行革兰阴性菌和巨细胞病毒的尿培养，还需注意是否有氨基酸尿。如果是半乳糖血症，需检测尿中的还原性物质。

(4) 代谢检查：包括尿还原物质、红细胞半乳糖 -1- 磷酸尿苷转移酶、尿液和血浆氨基酸、有机酸等检查。

(5) 内分泌检查：包括甲状腺功能测定和 9：00 的皮质醇水平测定。

(6) 胆盐测定：原发性胆盐缺乏症可通过快原子轰击质谱法检测尿胆盐。

(7) 其他检查：包括检测脂肪酸氧化障碍中的肉毒碱和酰基肉毒碱，血清 α_1- 抗胰蛋白酶水平及 α_1- 抗胰蛋白酶缺乏症表型分析。

(8) 腹部超声检查：空腹 4h 后检查胆囊大小可辅助诊断严重肝内胆汁淤积及胆道闭锁。腹部超声还可诊断胆总管囊肿。

(9) 放射性核素扫描：测定药物的肝脏摄取和胆汁排泄时间，如果有严重的胆汁淤积性肝病，可延迟 4～6h 以上，而胆道闭锁可延迟超过 24h。

(10) 肝活检：新生儿、婴儿和儿童对肝脏针吸活检耐受性良好。该检查有助于判断肝细胞损害的严重程度、纤维化的范围，是浸润性疾病或贮积病的证据，还可鉴别肝内胆汁淤积和肝外梗阻。肝外胆管梗阻通常可以见到门静脉周围的胆管增生与纤维化（图 31-1B），肝门区胆管相对缺乏则支持肝内胆汁淤积的诊断。α_1- 抗胰蛋白

酶缺乏症患儿 2 月龄后活检可发现 PAS 染色阳性球。如果怀疑有代谢性疾病，需要电子显微镜检查。

(11) 经皮和内镜胆管造影术：当 TeBIDA 提示胆道闭锁但肝活检结果不能明确时，经皮肝穿刺胆管造影是有价值的。进行内镜胆道造影时注意使用尺寸合适的器具。

(12) 基因检查：对于区分具有临床表现和组织病理学特征相似的新生儿肝脏疾病，基因检查是非常必要的。随着 DNA 测序技术的改进，目前新生儿肝脏疾病的基因检测更加快速、准确和经济有效。使用全外显子组测序方法，遗传性胆汁淤积症基因检测组可以同时分析多个基因，快速诊断肝内胆汁淤积的类型和 Alagille 综合征等。

五、新生儿肝炎

可能的病因有：①宫内感染；②内分泌疾病，如甲状腺功能减退；③遗传性疾病，如染色体异常。

（一）宫内感染

新生儿免疫力低下，易被病毒感染且迁延不愈。可能引起慢性肝炎及肝硬化。同样，年龄较大的免疫缺陷儿童，如无丙种球蛋白血症或接受免疫抑制治疗者，亦有此种疾病风险。

1. 弓形虫、风疹病毒、巨细胞病毒、单纯疱疹病毒感染

这些病原引起的先天性感染有相似的临床特征：肝大、脾大、黄疸、肺炎、淤点、淤斑、早产、宫内发育迟缓，单纯疱疹病毒感染还可能引起急性肝衰竭。

2. 巨细胞病毒

这是宫内感染最常见的原因。通常通过胎盘从无症状母亲那里感染，也可通过母乳或血液制品传播。很多先天感染是无症状的。

该病可突然暴发，表现为严重黄疸、皮肤紫癜，肝大脾大，出现脉络膜视网膜炎、白内障和肺部缺陷。幸存者可有长时间持续性黄疸、肝

大、胆道梗阻。尽管有约 30% 患儿可进展肝硬化需要肝移植，但总体预后尚可。

在胆管上皮细胞内可以观察到核内病毒包涵体，但在肝细胞内罕见。通过原位 PCR 技术对尿液或组织检测可诊断。

3. 单纯疱疹病毒

因出生时接触母体生殖器疱疹而感染，所引起的暴发性病毒血症可累及肝脏。黄疸由肝坏死引起，几乎无炎症反应性。可能检测不到巨细胞，但可观察到包涵体。

静脉注射阿昔洛韦治疗是必要的[17]。如果出现多器官衰竭，肝移植是禁忌。即使经过积极治疗，死亡率仍可达到 30%[18]。

4. 先天性风疹综合征

如果妊娠期前 3 个月感染风疹病毒，可导致胎儿畸形。先天性风疹综合征可以持续到新生儿期和之后。可累及肝脏、大脑、肺、心脏和其他器官。生后 2 天内可出现黄疸、肝大脾大、胆汁淤积和血清转氨酶轻度升高。

肝组织细胞病理检查可见巨细胞性肝炎，肿胀的库普弗细胞和胆小管中可见胆汁，局灶性肝细胞坏死和门静脉纤维化。髓外造血相对增多。可在尸检或肝活检时检测到病毒。这种肝炎可以完全缓解。

宫内细小病毒 -19 感染可以引起严重的新生儿巨细胞性肝炎、暴发性肝衰竭或再生障碍性贫血[19]。

5. 先天性弓形虫病

先天性弓形虫病较为罕见，是妊娠晚期从母亲处获得的感染。新生儿肝炎往往伴有中枢神经系统改变，如脑钙化、脑积水、小头畸形、脉络膜视网膜炎。肝脏检查可见门静脉周围单核细胞浸润，髓外造血功能增强，铁染色增多，组织细胞含有弓形虫。可通过检查弓形虫抗体 IgM 进行诊断，治疗通常使用乙胺嘧啶和磺胺嘧啶。

6. 先天性梅毒

近年来，先天性梅毒感染再次增多[20]。它可引起多系统损害，如宫内生长迟缓、发育不良、严重贫血、血小板减少、肾病综合征、骨膜炎、鼻分泌物（"鼻音"）、皮疹、弥漫性淋巴结

肿大和肝大，可出现严重黄疸。多达 30% 的婴儿出现中枢神经系统受累。诊断通过血清学检测，包括性病研究实验室（Venereal Disease Research Laboratory，VDRL）试验和特异性抗螺旋体抗体的确诊试验。治疗一般用青霉素。

7. 水痘

如果母亲在分娩后 14 天内感染水痘，新生儿可能会出现水痘。以黄疸、广泛的皮肤和多系统受累为特征，尤其是肺炎。在严重或致命的病例中，可累及肝实质[21]。治疗可选用阿昔洛韦和水痘 – 带状疱疹病毒免疫球蛋白。

8. 人免疫缺陷病毒感染

先天性人免疫缺陷病毒感染临床上可表现为肝炎伴黄疸，典型病例在约 6 月龄时出现临床表现[22]。年龄较大儿童和成人有相似表现，如获得性免疫缺陷综合征相关淋巴瘤和卡波西肉瘤。肝组织病理学检查可见较多巨细胞转化，肉芽肿少见[23]。弥漫性淋巴细胞浸润与淋巴间质性肺炎有关。

9. 甲型、乙型和丙型肝炎

新生儿感染这些病毒不会引起黄疸或新生儿肝炎，除非出现急性肝衰竭或严重肝炎。

10. 肝外细菌感染

新生儿期，网状内皮系统发育不成熟，补体处于低水平，白细胞吞噬细菌的能力较弱。结合型胆红素升高可能与败血症、局限性肝外感染（如尿路感染）等有关[24]。血清转氨酶可有轻度升高，但肝大、脾大并不常见。黄疸也可能发生在链球菌、葡萄球菌和革兰阴性细菌感染所致败血症。

（二）内分泌疾病

1. 甲状腺功能减退

甲状腺功能减退通常与非结合型胆红素升高或新生儿肝炎综合征有关，每个患儿都应该排除该疾病。该病女孩比男孩多见，常见轻度贫血，患儿行动迟缓。确诊依据为血清甲状腺激素、三碘甲状腺原氨酸水平下降，促甲状腺激素水平升高，并通过观察指标评估治疗。引起黄疸的机制尚不清楚。

2. 垂体功能减退

30%～70% 的垂体 – 肾上腺功能不全患者与新生儿肝炎综合征相关[25]。与垂体功能减退相关的临床特征包括结合性高胆红素血症、低血糖症、视隔发育不良、视神经发育不良[26]。男孩也可能有面部中线畸形、眼球震颤和小生殖器。

诊断可依据血清促甲状腺素、游离甲状腺激素的水平减低、晨间低皮质醇水平。治疗可通过激素替代治疗，补充甲状腺激素和氢化可的松。

（三）染色体疾病

1. 18 三体

18 三体与生长迟缓、骨骼发育异常和复杂先心病有关，也有报道巨细胞性肝炎。

2. 21 三体

21 三体与新生儿胆汁淤积及肝外胆道闭锁有关。其相关肝炎可能自愈。

（四）特发性新生儿肝炎

在排除已知原因后考虑此诊断。随着分子生物学和遗传学的发展，该诊断病例数逐渐减少。

（五）早产儿新生儿肝炎

由于早产儿生存率的提高，新生儿肝炎已成为新生儿转诊的常见病因。大多数与胆汁淤积的危险因素有关，包括肠外营养和脓毒症。将其与胆汁淤积的其他病因（包括胆道闭锁）进行区分非常重要，需要注意的是，胆道闭锁在这个年龄段表现可能不典型。粪便颜色检查和空腹超声检查胆囊大小是排除胆道闭锁的有效手段。在持续性结合型胆红素升高和（或）肝生化检查明显异常的情况下，需要进行肝活检。该病预后良好。

（六）持续肠外营养

肠外营养相关肝病的病因是复杂的，与早产、低出生体重和复发性脓毒症有关[27]。它与肠内喂养困难、胆汁酸的肠肝循环受损有关，从而导致胆汁形成减少、胆汁淤积、胆道淤泥。患儿血清结合型胆红素逐渐增加，同时转氨酶、ALP 和 γ-GT 升高。肝活检显示肝外胆道梗阻、胆小管内可见胆汁，而这种表现是非特异性的（图31-1C）。持续肠外营养可并发胆道淤泥和胆结石。如果能停止肠外营养，这种疾病是可逆的。然而，患有肠衰竭的婴儿可能需要进行肝肠联合移植[27]。

六、新生儿遗传性疾病

（一）α_1-抗胰蛋白酶缺乏症

α_1-抗胰蛋白酶在肝脏的粗面内质网中合成。它构成了80%～90%的血清 α_1-球蛋白，可抑制胰蛋白酶和其他蛋白酶。其缺乏可造成一些酶，尤其是中性粒细胞弹性蛋白酶失去平衡，从而导致肺泡损伤和肺气肿[28]。

编码 α_1-抗胰蛋白酶合成的基因 SERPINA1 位于14号染色体上。该位点上有大约75对不同的等位基因，可以通过酸碱度下的等电聚焦或聚合酶链反应来区分。M是常见的正常等位基因，Z和S是最常见的异常等位基因，使机体面临患病风险。父母双方各遗传给子代一个基因，不同组合可导致正常、中、低或零水平的血清 α_1-抗胰蛋白酶。蛋白酶抑制物（Pi）MM提供正常循环的 α_1-抗胰蛋白酶水平（20～53μmol/L）。而PiZZ表型导致 α_1-抗胰蛋白酶低水平（2.5～7μmol/L），无效表型PiNull产生的水平为0，这两种表型都具有很高的肺气肿风险。PiSS和PiMZ表型的 α_1-抗胰蛋白酶水平为正常的50%～60%，不增加肺部疾病的风险。PiSZ表型的 α_1-抗胰蛋白酶水平为8～19μmol/L，风险略有增加[29]。

SERPINA1 基因突变通过一系列机制导致血循环中 α_1-抗胰蛋白酶缺乏。而肝脏疾病则出现在由于突变导致肝细胞内的异常 α_1-抗胰蛋白酶蓄积过多。经典的表型是PiZZ，突变型 M_{malton} 和 M_{duarte} 也有相同变化。

1. 肝病的发生机制[28]

只有PiZZ表型明确与肝病相关。发病并非由于循环中的 α_1-抗胰蛋白酶缺乏，因为其他表型导致的血清 α_1-抗胰蛋白酶低水平并没有发生肝损害。分子结构研究表明，ZZ突变导致细胞

内蓄积异常蛋白聚合物（图31-2）[28]。这种ZZ聚合物在内质网中的蓄积被认为是肝脏损伤的原因，但其机制尚不清楚。

ZZ蛋白的聚合是自发出现，或是在温度升高等微小变化后发生。然而，α_1-抗胰蛋白酶的基因突变并不是其蓄积的唯一原因。患者肝细胞的自噬、内质网相关的降解途径也明显减少[30]。影响相关通路的遗传或环境修饰因子可解释患者对肝病的易感性，因为只有一小部分 PiZZ 突变个体会发展为肝病[31]。这些修饰因子可为干预治疗提供靶点，例如在动物模型中证实了自噬增强剂对肝病的疗效，目前临床试验正在进行中[28]。

2. 临床表现

α_1-抗胰蛋白酶缺乏是新生儿持续性黄疸最

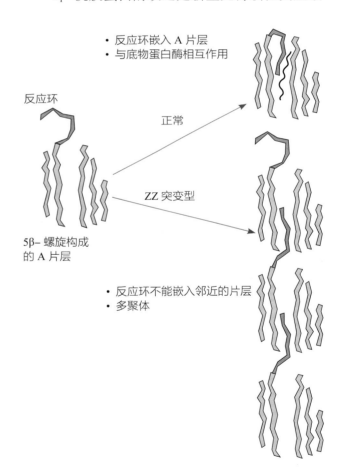

▲ 图31-2 ZZ α_1-抗胰蛋白酶的聚合机制

正常情况下，反应环在蛋白质A片层的β螺旋之间摆动，与弹性蛋白酶和其他酶相互作用。在ZZ突变蛋白中，反应环无法正常作用，保持在外部，然后可以嵌入相邻ZZ蛋白的A片层中。聚合阻止了大多数蛋白质从细胞输出

常见的先天性代谢性疾病。世界范围的发病率为 1/7000 活产儿。患儿可出现宫内生长迟缓、发育异常、胆汁淤积、肝大，以及维生素 K 相关的凝血障碍，后者更易出现在母乳喂养或出生时未预防使用维生素 K 的婴儿中。

3. 检查

以转氨酶、碱性磷酸酶和 γ-GT 均升高为表现的混合性肝细胞损伤 / 胆汁淤积，空腹超声可见胆囊缩小，肝胆放射性同位素扫描显示排泄延迟或不排泄，提示可能存在严重的肝内胆汁淤积。α_1- 抗胰蛋白酶水平降低（<14μmol/L 或 0.9g/L）可确诊。肝组织病理检查提示巨细胞性肝炎，特征性的 PAS 染色阳性，肝细胞内可见抗淀粉酶颗粒的 α_1- 抗胰蛋白酶，这些在 6～8 周龄时明显。

4. 治疗

包括营养支持、补充脂溶性维生素和针对瘙痒和胆汁淤积的治疗。患者和父母禁止吸烟，PiZZ 表型个体还应避免被动吸烟。

父母为杂合子，每个后代有 25% 的遗传可能。产前诊断可通过绒毛膜采样行特异性寡核苷酸杂交 M 和 Z 等位基因检测或限制性内切酶片段多态性方法[32]。

5. 预后

预后不一。部分患儿长期预后尚可，约 50% 的肝病可以治愈，25% 发展为慢性肝病[33]，剩下的需要在 1 岁内进行肝移植。预后不良的因素包括持续性黄疸，AST 增高和组织学伴有严重胆管增生、纤维化和肝硬化[34]。

少数 α_1- 抗胰蛋白酶缺乏的患儿没有新生儿黄疸表现，但在婴儿期或幼儿期出现肝大，通常会发展为肝硬化，预后不良。

6. 后期生活关联

50 岁 PiZZ 表型个体的肝病发病率约为 15%，男性多见。通常肝功能的变化是轻微的，但患者可能会出现门静脉高压或腹水等并发症。肝硬化可合并肝细胞癌。

（二）囊性纤维化

约 1/3 的囊性纤维化患儿可出现肝功能或肝组织病理检查异常。该病的肝病表现多样，临床以黄疸、肝大、生长发育迟缓和胎粪性肠梗阻多见。有些婴儿还表现为巨细胞性肝炎。胆汁浓缩阻塞胆总管可引起肝外胆道梗阻[35]，此时可行胆总管切开术。囊性纤维化患儿出现新生儿肝炎并不代表会发展为肝硬化。

（三）Alagille 综合征（动脉 - 肝脏发育不良综合征）[36]

这是一种常染色体显性遗传的疾病，在全世界活产儿中的发病率为 1/100 000。这种多系统疾病主要与肝脏、面部、肾脏、眼部和骨骼的异常有关。大多数病例与 20 号染色体短臂上的 JAG1 突变有关。JAG1 编码 Notch1 的配体，而 Notch1 是一种对胚胎发育很重要的跨膜受体[37]。不到 1% 的患儿为 1 号染色体的 Notch2 基因发生突变[38]。这些突变大多是散发的。

患儿表现为持续性胆汁淤积、严重瘙痒、肝大和生长发育迟缓。面部特征性改变在婴儿期很难识别，而在儿童期较为明显，呈三角形面容，前额隆起、眼窝深陷、马鞍状鼻梁及尖下巴（图 31-3）。心脏畸形包括周围性肺动脉狭窄、肺动脉和主动脉瓣狭窄、法洛四联症[39]。肝大脾大较为少见，除非有罕见的进行性纤维化。

骨骼异常包括"蝴蝶"椎骨和第五指弯曲。眼部异常包括颅内高压继发的视盘异常和水肿，而 90% 的患者通过裂隙灯检查可发现角膜后胚胎环（前房异常）[40, 41]。肾脏疾病表现为轻度肾小管酸中毒至严重肾小球肾炎。生长发育迟缓常并发于胃食管道反流、严重的脂肪吸收不良或胰腺功能不全，较难治疗；还可由于高胆固醇血症引起黄素瘤。

生化检查显示严重的胆汁淤积：结合胆红素 >100μmol/L（6mg/dl），碱性磷酸酶 >600U/L，γ-GT>200U/L，转氨酶升高，血浆胆固醇 >6mmol/L，甘油三酯正常（0.4～2mmol/L）。

包括白蛋白和凝血在内的肝脏合成功能通常是正常的。肝脏组织病理学检查结果通常是非特异性的。在新生儿期，小叶间胆管减少往往很难确定，尤其是同时存在胆汁淤积或巨细胞肝炎的情况下。其组织病理学检查不同于肝外胆道闭胞癌和血管异常[44]。

七、遗传性胆汁淤积综合征

这些疾病与 ATP 结合盒转运蛋白超家族的成员缺陷（表 31-5）（见第 13 章）相关，与胆汁的分泌及其成分等功能有关。因此，由这些缺陷引起的疾病谱是多样的。通常为家族性常染色体隐性遗传，但也可散发。

（一）进行性家族性肝内胆汁淤积症 1 型

进行性家族性肝内胆汁淤积 1 型以前被称为拜勒病，是以宾夕法尼亚州一个受影响的亚米希族人的名字命名。目前在世界上许多地方有报道，包括荷兰、瑞典和阿拉伯地区。该病为常染色体隐性遗传，临床表现为胆汁淤积，最终可发展为胆汁性肝硬化。肝外表现包括感音性聋、胰腺炎和慢性腹泻[45]。典型的实验室检查改变为血清 γ-GT 降低，碱性磷酸酶和一级胆汁酸升高。胆汁酸减少。

该基因缺陷定位为 FIC1 基因，编码 P 型 ATP 酶（ATP8B1），参与膜小叶间的氨基磷脂转运[46]。患者存在毛细管胆膜处胆汁酸转运障碍。

肝移植在生后 10 年内通常不可避免，但移植后腹泻和移植物脂肪变性是个难题。

（二）进行性家族性肝内胆汁淤积症 2 型

这种胆汁淤积症是由于 2q24 染色体的 ABCB11 发生突变，其编码胆汁酸盐输出泵[47]。主要缺陷为小管胆汁酸转运障碍。

患者出现胆汁淤积、巨细胞性肝炎、脂肪吸收不良和瘙痒症。血清 γ-GT 正常，组织学检查未见胆管增生。该病有不同进展，可发展为肝硬化甚至需要肝移植。

（三）良性复发性肝内胆汁淤积症

这表现为反复发作的黄疸和瘙痒，尤其是在服用复方口服避孕药女孩中[48]。血清 γ-GT 并不

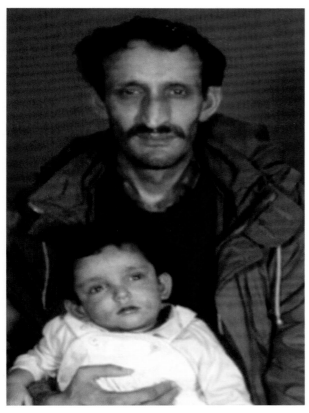

▲ 图 31-3　在 Alagille 综合征中，面部特征在婴儿期很难识别，但在儿童期或成人期可表现突出（如图中父亲）这些特征表现为前额隆起、眼窝深陷、眼间距宽、马鞍状鼻梁及尖下巴，患者脸部呈现出三角形

锁，后者可出现门静脉纤维化和胆管增生。

　　治疗和预后

强化营养支持是必要的，可能需要补充胰酶。瘙痒症比较难治，同时也是肝移植的适应证，尽管最近的经验表明，分子吸附再循环系统（molecular reabsorbent recirculating system, MARS）可使病情获得 6～12 个月的缓解[42]。

预后取决于肝脏、心脏或肾脏疾病的严重程度。约 50% 的患儿到青春期肝功能可恢复正常，而其他患儿则需要在儿童期进行肝移植[36]。预测严重肝病及肝移植的因素包括 1—2 岁患儿的黄疸、早期进展的纤维化和黄素瘤病[43]。肝移植的适应证包括肝硬化和门静脉高压、顽固性瘙痒和严重的失代偿性生长障碍。对于严重的肺动脉狭窄，可能需要进行移植前心脏手术或球囊扩张。成年后的长期问题包括肾衰竭、心力衰竭、肝细

表 31-5　遗传性胆汁淤积综合征

类　型	临床特点	γ-GT	染色体	遗传缺陷
PFIC 1 型	进行性	正常	18q21～q22	P 型 ATP 酶
PFIC 2 型	进行性	正常	2q24	BSEP
BRIC	复发性黄疸、瘙痒	正常	18q21～q22，2q24	P 型 ATP 酶，BSEP
PFIC 3 型	低磷脂、胆管增生	升高	7q21	MDR3
PFIC 4 型	进行性	正常	9q13～q21	TJP2
ARC	肾功能不全、胆汁淤积	降低	15q26，14q24	Snare 相关运输缺陷
Dubin-Johnson	结合胆红素升高	正常	10q23～q24	cMOAT（MRP2）

PFIC. 进行性家族性肝内胆汁淤积症；BSEP. 胆盐输出泵；BRIC. 良性复发性肝内胆汁淤积症；γ-GT. γ- 谷氨酰转移酶；MDR3. 多药耐药基因 3；MRP2. 多药耐药蛋白 2；TJP2. 紧密结合蛋白 2；ARC. 关节挛缩、肾功能不全和胆汁淤积综合征；cMOAT. 小管多特异性有机阴离子转运蛋白

升高。基因缺陷已被定位到 *FIC1* 和 *ABCB11*，分别与 PFIC1 型和 PFIC2 型的缺陷基因相同。

（四）进行性家族性肝内胆汁淤积症 3 型

表现为血清 γ-GT 升高和胆管增生。7q21 染色体的（表 31-5）多重耐药基因（*MDR3* 或 *ABCB4*）发生突变，导致磷脂从毛细胆管细胞膜双分子层的内层转运到外层，后者朝向毛细胆管内腔[49]。胆道磷脂含量较低。胆汁酸转运与胆汁分泌不受影响，但在缺乏磷脂的情况下，胆汁酸对胆管细胞和肝细胞具有毒性。

（五）进行性家族性肝内胆汁淤积症 4 型

这是最近报道的与 PFIC1 型特征类似的严重的进行性胆汁淤积症。据报道，有肝外表现[50]。紧密连接蛋白 2 基因（*TJP2*）发生突变[51]，导致相邻肝细胞和胆管细胞之间的紧密连接中断，这对维持小管和胆管细胞膜完整性、保护相邻结构免受有毒胆汁的影响非常重要[50]。

（六）治疗和预后

所有的慢性胆汁淤积性肝病都需要常规干预。使用熊去氧胆酸 20mg/(kg·d) 可能有帮助。

PFIC1 型和 2 型还可考虑局部胆管引流手术[52]。虽然该疾病过程明显不同，但肝损伤通常呈进展性，许多患儿在儿童时期即需要肝移植。在 PFIC2 型和 4 型患者中，有出生 5 年内早期发生肝细胞癌的报道[53, 54]。

（七）胆汁酸合成异常

初级胆汁酸合成缺陷可导致胆汁流量减少、运输异常和胆汁淤积。

胆汁酸合成缺陷是一种罕见的遗传性疾病，具有明显的特征，与其他胆汁淤积性疾病不同：血清 γ-GT 正常或降低，血清胆汁酸正常或轻微升高，不伴有瘙痒。目前已鉴定出的遗传缺陷包括 3β- 羟基 -c27- 类固醇脱氢酶缺乏症、Δ4-3- 氧甾体 -5β- 还原酶缺乏症、羟甾醇 7α- 羟化酶缺乏症、α- 甲基酰基 - 辅酶 A 外消旋酶缺乏症、ABCD3（支链脂肪酸的过氧化物酶体转运体）和 C27- 胆汁酸突变[55-58]。

脑腱黄瘤病是另一种原发性胆汁酸合成缺陷，由甾醇 27- 羟化酶缺陷引起。它是一种神经系统疾病，表现黄素瘤和低血浆胆固醇，无胆汁淤积[59]。

粪甾烷酸血症是由粪甾烷酸转化为酚酸缺陷导致。它引起进行性胆汁淤积，患儿通常 2 岁左右死亡。

Zellweger 脑肝肾综合征是一种致命的常染色体隐性胆汁淤积症，与过氧化物酶体生物生成缺陷和 β- 氧化破坏有关。

有毒的中间产物通过与肝胆汁酸转运相互作用引起胆汁淤积。外源性胆汁酸替代治疗可致胆汁酸依赖性分泌和毒性胆盐减少。鹅去氧胆酸和胆酸治疗[60, 61] 可有效降低转氨酶和血清胆红素水平。

（八）Dubin-Johnson 综合征（见第13章）

其特征是结合胆红素升高，但不是胆汁淤积。由小胆管多特异性有机阴离子转运蛋白（cMOAT）突变引起[62]。

（九）胆汁淤积综合征的对症治疗

治疗的主要方法是强化营养，补充足够的脂溶性维生素。营养支持是通过增加平均估计能量的 120%～150%，包括 30%～50% 中链甘油三酯和高糖类补充剂。对于严重营养不良的婴儿，可能需要整夜或连续的鼻饲喂养。

脂溶性维生素通过口服维生素 A5000～15 000U/d、维生素 D（α- 钙化醇）50ng/(kg·d)、维生素 K2.5～5mg/d 和维生素 E50～200mg/d 来替代。

瘙痒的治疗方案包括熊去氧胆酸 20～30mg/(kg·d)、利福平 3mg/kg、用苹果泥或番茄汁调味的考来烯胺、μ 阿片类拮抗药（纳曲酮）[63]。

（十）胆汁淤积性黄疸的其他原因

1. 新生儿红斑狼疮综合征
这表现为新生儿胆汁淤积和肝炎[64]，可伴有皮肤红斑狼疮和先天性心脏传导阻滞。

2. 关节挛缩、肾功能不全和胆汁淤积综合征
这种罕见的常染色体隐性遗传病，通常表现为胆汁淤积、胆道发育不良、肾功能不全和低 γ-GT。预后极差，患儿在 12 个月内死于肝肾衰竭。基因缺陷已被定位为 VPS33B 和 VIPAR 基因，这些基因编码一种参与 SNARE 依赖性细胞内囊泡运输、膜融合和肝肾细胞极性的调节蛋白[65, 66]。除肝肾功能不全外，还报道有严重的血小板功能障碍。血小板 α 颗粒显著减少，血小板形态异常，这些可导致出血，但血小板数量基本正常[67]。由于存在致命性出血的高风险，脏器活检是禁忌的。这是第一种涉及 SNARE 介导的和膜融合相关的疾病，可能有利于进一步了解胆道疾病的病理生理学[68]。

3. 新生儿硬化性胆管炎
这种胆管疾病在婴儿早期出现，伴胆汁淤积性黄疸、白陶土样大便和肝大脾大。病因尚不明确，但突变基因被认为是 CLDN1 及 DCDC2，前者导致 NISCH 综合征，可出现婴儿黄疸和牙齿异常[69]，后者编码胆管细胞纤毛蛋白[70]。也有 Kabuki 综合征的报道[71]。

实验室检查可见结合胆红素升高伴 γ-GT 升高。内镜或经皮胆道造影显示，所有患者肝内中型和大型胆管、80% 肝外胆管呈串珠状不规则形态。肝组织病理检查可见门静脉纤维化伴胆管增生，可发展为胆汁性肝硬化。无手术治疗的指征，但需要营养支持治疗。大多数患儿都需要肝移植。

八、结构异常：胆道闭锁和胆总管囊肿

新生儿肝外或结构性胆道梗阻最常见的原因是胆道闭锁或胆总管囊肿。

（一）胆道闭锁

肝外胆道闭锁是一种病因不明的疾病，尚未证实有遗传基础[72]。该病非常罕见，发病率为 1/15 000 活产儿[73]。它影响肝内和肝外胆管，并进行性破坏，导致胆汁淤积、纤维化和肝硬化。根据胆道损伤的程度进行分类：① I 型胆道闭锁累及胆总管，伴有近端胆管囊肿；② II 型影响肝总管；③ III 型最常见，影响整个肝外胆道系统。

似乎存在 2 种临床类型。综合征或胚胎型占病例的 10%～20%，并伴有其他先天性异常，包括多脾症、内脏异位、心脏异常（如房间隔、室间隔缺损）和下腔静脉缺失（胆道闭锁脾脏畸形综合征）[74]。围产期形式占病例的 80%～90%。

1. 发育因素

胆道可能无法从原始前肠芽发育而来（见第 1 章）。胆囊可能缺如，或仅存在直接与十二指肠相连的胆囊作为胆道系统。更常见的缺陷是固体胆道芽的空泡化失败。这通常是局部的，很少蔓延到整个胆道系统。

2. 发病机制

潜在的发病机制尚不确切，可能是遗传和环境相互作用等多因素造成的。迄今为止的研究主要集中在形态发生缺陷、免疫失调、病毒感染（如呼肠孤病毒或巨细胞病毒）、毒素暴露[75]。

3. 病理

胆管可能缺如或被纤维束代替。肝外胆道系统包括胆囊中不含胆汁。

4. 临床特征

女性发病率比男性高，所有种族都可能受到影响。患儿可足月，出生体重正常，表现为出生后第 2 天出现的持续性黄疸。其他特征包括白陶土样大便、尿色深、生长发育迟缓和肝大。脾大是一个晚期特征，提示有明显的肝纤维化和早期肝硬化。偶尔，患儿可有维生素 K 缺乏导致凝血功能障碍出血，尤其是围产期未补充维生素 K 的母乳喂养儿。约 5% 的患儿可在产前超声发现异常。在妊娠 22 周后，可在闭塞的胆道系统中检测到囊肿。

结合胆红素超过＞100μmol/L（5mg/dl），ALP＞600U/L，γ-GT＞100U/L，可提示诊断该病。ALT 和 AST 一般在 100～200U/L。空腹超声显示胆囊缺如或收缩。^{99m}Tc-TEBIDA 胆道闪烁扫描显示，给药 24h 后未见同位素排泄至肠道显影。肝组织病理学显示纤维化、胆汁淤积和胆管增生，伴有数量不等巨细胞增生。

确诊通常依据剖腹手术和（或）联合胆道造影来确定闭锁的胆道系统。通常进行姑息性手术治疗，即 Kasai 肝门肠吻合术。如晚期（超过 100 天）出现肝硬化的患儿首选肝移植手术。如不治疗，多数儿童在 2 年内死于肝衰竭。

5. 手术治疗

Kasai 肝门肠吻合术包括切除闭锁的胆道，暴露与肝内胆管系统存在交通的胆管，然后从肝门处进行胆管空肠 Roux 环吻合[76]。胆道血流恢复被认为是手术成功的关键，取决于手术年龄、术者经验和纤维化程度[77]。如术后 6 个月内胆红素恢复到正常，可判断手术成功。英国最近一项报道中，手术成功比例达到了 55%[78]。

手术年龄：大量研究从黄疸消除、自体肝脏存活率等方面评估，尽早进行胆管空肠吻合术。虽然手术年龄是一个重要的因素，但可能被肝脏损伤程度抵消。尽管最初研究建议出身后 40 天内进行手术，但在生存率上没有显著差异[79]。来自日本[80]的数据表明，30 天内手术患儿生存率具有明显优势，30～90 天时的手术患儿无显著差异，而 90 天后进行手术的患儿生存率显著降低。

外科技能：最重要的研究变量是医院和外科医生的治疗经验。欧洲和英国的研究表明，短期和长期治疗效果均与医院和外科医生的手术经验密切相关[77, 81, 82]。因此，英国卫生部要求对所有疑似胆道闭锁的患儿进行集中手术，这被证明可以改善预后[83]。

组织病理学：虽然有研究认为，手术时组织病理的异常程度[84]或肝外胆道残余形态影响预后，但未达成共识[85]。

6. 治疗

术后管理的目的是采用多学科的方法预防并发症、提供营养和家庭支持。这包括使用抗生素预防胆管炎，疗程至少 12 个月，先静脉注射，随后序贯使用低剂量口服（如阿莫西林 125mg/d，头孢氨苄 125mg/d，甲氧苄啶 120mg/d），每 8 周或每 12 周轮换 1 次。使用熊去氧胆酸 30mg/(kg·d) 可有效利胆。营养支持对于预防营养不良、克服脂肪吸收不良和防止过度分解代谢后遗症至关重要。另外，需要补充脂溶性维生素。

皮质类固醇激素在改善胆汁引流中的作用有争议。许多小样本回顾研究表明，其对胆汁引流和肝脏存活有效[76]，但一项涉及 153 名患儿的单中心前瞻性随机对照研究报道，70 天内行胆管空肠吻合术患儿在使用皮质类固醇激素后，虽然在 6 个月时黄疸显著清除，但 4 年后患者生存率或自体肝存活率并无有效改善[86]。

7. 预后

短期并发症包括胆漏、腹水恶化和逆行性胆管炎。长期并发症包括脂肪吸收不良、营养不良和脂溶性维生素缺乏。

尽管已进行胆汁引流，但随着疾病的进展，所有患儿都会出现门静脉纤维化、肝硬化和门静脉高压，特别是有复发性胆管炎的患儿。但是，约 80% 胆管空肠吻合手术成功的患儿可通过自身肝脏存活 10 年以上，并获得良好的生活质量[76, 87]。胆道闭锁是儿童肝移植最常见的指征。目前，2 岁以下需要肝移植的患儿中，71% 患有胆道闭锁。其移植后 15 年的生存率超过 80%[88]。

（二）胆总管囊肿（见第 16 章）

胆总管囊肿是一种先天性胆道畸形，可通过产前超声诊断[89]。

临床特征与诊断

胆总管囊肿表现为黄疸、腹部肿块和腹痛，大便白陶土样，这在新生儿期是一种异常表现。女性更常见（女：男比例为 5：1）。肝脏超声检查可发现胆总管囊肿，确诊需要磁共振胰胆管造影或内镜胆道造影。肝功能结果与胆道梗阻状况一致，肝活检可见大胆管梗阻和纤维化，而手术后可逆转。

手术治疗包括切除所有受影响的胆管，通过肝总管空肠吻合重新建立胆道引流。由于潜在的恶化可能，禁止将囊肿直接引流至邻近的十二指肠或空肠。手术效果良好，偶发胆管炎，而残留的胆道系统在成年后有 2.5% 发生恶性肿瘤风险[90]。

（三）自发性胆管穿孔

这是一种罕见的并发症，穿孔通常发生在囊肿和肝总管的交界处，可能是由于先天性虚弱、胆汁分泌不足或胆结石。患儿可能在 2～24 周时出现腹胀、腹水、黄疸和白陶土样便。胆汁性腹膜炎，伴有鞘膜积液、疝气及腹腔内胆汁渗出。

腹部超声可确诊，可见腹腔积液及肝内胆管扩张。肝功能检查提示结合胆红素血升高，并且 ALP 和 γ-GT 升高。如果胆道漏口较大，肝功能检查可正常。胆管造影显示胆囊管梗阻、肝胆管漏。肝同位素扫描显示腹膜内同位素排泄。治疗包括腹腔引流、穿孔修补，总体预后良好。

（四）胆汁淤积综合征与胆石症

胆汁浓缩引起的胆道梗阻可能继发于全肠外营养、长期溶血和脱水，在早产儿和接受大手术的患儿更为常见。临床表现为白陶土样大便、尿色深和肝功能异常。通过超声可诊断，表现为肝内外胆管扩张、胆管内泥沙样沉积。经皮肝穿胆道造影可显示胆道解剖结构，并进行治疗性胆道灌洗，但可能会需要剖腹探查及胆道减压。熊去氧胆酸 20mg/(kg·d) 和胆囊收缩素可用于手术及放射干预前的准备。

因溶血或全肠外营养引起的胆结石的患儿可并发胆囊炎，而无结石性胆囊炎可能是全身脓毒症的一部分。对于小年龄组患儿，开腹胆囊切除术（而非腹腔镜）是治疗胆结石相关胆囊炎的首选方法[91]。

在较大儿童中，胆囊炎和胆结石可能与血液系统疾病或胆道先天性异常（如胆总管囊肿、胆道闭锁）有关。

九、婴儿急性肝衰竭

婴儿急性肝衰竭常表现为多系统受累。由于黄疸可能为一个晚期特征，因此早期诊断较为困难。患儿通常为小于胎龄，出现肌张力减低、严重凝血障碍和脑病。神经系统表现（如眼球震颤和惊厥）可继发于颅脑疾病。肾小管酸中毒较为常见。检查包括多器官的疾病。

（一）半乳糖血症

这种罕见的隐性遗传病，发病率为 1/10 000～1/60 000，是由半乳糖-1-磷酸尿苷转移酶（GALT）缺乏所致，而 GALT 是肝脏和红细胞半乳糖代谢所必需的。目前已报道超过 230 个 GALT 突变位点[92]，这种遗传异质性导致了广泛的表型异质性。

1. 临床表现

可由于牛奶喂养后半乳糖-1-磷酸盐（gal-

1-p）的积累致急性起病[93]。患儿在出生后数天内即出现萎靡不振、脓毒血症、低血糖和脑病，或出现进行性黄疸和肝衰竭。可并发腹水和肝大脾大，可有白内障。该病可并发革兰阴性菌脓毒血症，后者会导致致命的凝血障碍。

所有幼年肝硬化患者都应考虑该病，如成人出现白内障，也应考虑该病可能。

2. 肝脏改变

肝组织病理学显示脂肪改变、门静脉周围胆管增生、假腺管型形成和髓外造血的铁沉积，可有大量巨细胞形成（图 31-1A）。如果半乳糖摄入持续，可能会发生肝纤维化和肝硬化[94]。

3. 诊断

生化变化包括半乳糖血症、半乳糖尿症、高氯性酸中毒、蛋白尿和氨基酸尿症。可通过检测尿中无糖尿还原物质提示诊断，确诊依据为红细胞中 GALT 酶活性降低。

4. 预后和治疗

大部分患儿在去除半乳糖饮食后，肝功能会改善，除非并发肝衰竭或肝硬化。去半乳糖是终身的，但疗效可受到内源性 gal-1-P 合成的限制。这就是尽管符合饮食限制，但半乳糖代谢产物是持久性的原因[95]。

长期预后并不理想。学习困难和生长障碍在女孩中更常见，并且 75% 的女孩会出现卵巢衰竭。

在新生儿筛查项目中检测半乳糖血症可早期诊断，除非出现急性重型肝炎的婴儿。通过绒毛膜绒毛取样可以进行产前诊断。绒毛膜绒毛取样检查可以进行产前诊断。

（二）妊娠期同种免疫性肝病

这是新生儿急性肝衰竭最常见的原因，以前被称为新生儿血色病。其特征是严重的胎儿肝损伤，伴有肝外铁质沉着症。它是一种同种免疫疾病，在这种疾病中，母亲暴露于胎儿抗原并对其敏感，可诱导针对胎儿肝细胞的免疫攻击。由于肝损伤，调节母胎铁转运的关键蛋白减少，可导致胎儿铁超载[96]。

本病与遗传性血色素病或幼年血色病的基因无关[97]。GALD 在首次妊娠中极为罕见。然而，一旦有一个患儿出生，在随后的妊娠中再出现的风险是 80%。但从未有过在同一父亲和不同母亲所生的孩子中反复发生的报道。

临床特征包括宫内生长迟缓、早产、低血糖、黄疸和凝血功能障碍。如果不治疗，结局是致命的。

肝功能检查示胆红素升高，转氨酶和白蛋白降低。血清铁结合能力降低，处于超饱和状态（90%～100%），铁蛋白水平明显升高（>1000μg/L）。由于凝血功能障碍，肝活检存在禁忌证，但通过唇活检获得的微小唾液腺中可发现肝外铁质沉积。磁共振检查可明确肝外铁质过多。

尸检肝脏组织学显示细胞周围纤维化、巨细胞转化、胆管增生和再生结节。铁质沉积的分布与遗传性血色病相似，肝细胞和肝外铁质沉积，网状内皮系统不明显。

治疗包括急性肝衰竭的支持治疗和双循环血量换血，随后静脉注射免疫球蛋白（IVIG 1g/kg）[98]。75%～80% 的患儿对这种治疗有效，治疗失败往往由于并发脓毒症、颅内出血等灾难性事件。当药物治疗失败时，可以考虑肝移植。肝外铁在肝移植成功后将被动员，并且不会复发[99]。

产前诊断尚不具备，但如果检测到非特异性异常，如胎儿水肿或宫内生长迟缓等，需怀疑本病可能。产前铁沉积可通过 MRI 检测，但其敏感性未知。从妊娠 14 周开始输注免疫球蛋白能起到明显的预防作用[96]。

（三）线粒体能量代谢紊乱

这组疾病包括多种遗传模式的不同临床表型：常染色体隐性遗传、常染色体显性遗传，以及通过母体 DNA 传播。许多涉及电子传递链的缺陷可导致细胞 ATP 缺乏、脂肪氧化受损和产生有毒自由基。临床症状各不相同，主要取决于缺陷的性质，以及受影响组织中有氧代谢的重要性。组成电子传递链的蛋白质是由核 DNA 或母系遗传线粒体 DNA（mtDNA）编码的。在肝衰竭中，电子传递链酶的缺陷、mtDNA 缺失综合征和 Alpers 综合征是相关联的[100]。

1. 电子传递链酶的缺陷

常见的孤立缺陷涉及复合物 4 和 1 中的缺陷。患儿表现为多系统受累，包括张力减退、心肌病、近端肾小管病和严重代谢性酸中毒等。诊断依据包括血乳酸升高，乳酸/丙酮酸盐比值＞20，3-羟基丁酸盐/乙酰乙酸盐比值＞2，以及口服葡萄糖负荷实验（2g/kg）后检测特定有机酸，包括尿 3-甲基-戊二酸或其他 Krebs 循环的中间体。凝血功能障碍通常很严重，并阻碍肝脏、肌肉活检、脑脊液检查。诊断依据为免疫组化或在新鲜组织中的酶分析来证明肝脏或肌肉中的电子链生化功能障碍。脑脊液与血浆乳酸盐比值升高表明神经系统受累[101]。

支持治疗往往是唯一选择。肝移植只有在缺陷局限于肝脏时才可能成功，但如果神经系统持续恶化或移植后发展为多系统受累，则肝移植禁忌。

产前诊断很难做到，因为潜在的基因缺陷是未知的。

2. mtDNA 综合缺失征

线粒体通常含有一个以上的 mtDNA 拷贝，其复制由核基因编码的线粒体酶调节，包括 DNA 聚合酶 -γ[102]、胸苷激酶、脱氧鸟苷激酶和琥珀酰辅酶 A 连接酶[101]。这些基因的突变导致 mtDNA 拷贝数减少，进而导致线粒体耗竭。

临床表现和生化检查结果与孤立的电子传递链缺陷。因为肝移植禁忌，也以支持性治疗为主[102]。如果是已知突变，可做出产前诊断。

Alpers 综合征是一种常染色体隐性遗传的进行性 mtDNA 耗竭，特征是大脑和肝脏的退化，可能是由丙戊酸钠治疗引起的[103]。局灶性癫痫通常早于肝病。临床表现多种多样。神经系统表现以嗜睡和肌张力降低明显，也可发生肥厚性心肌病和肾小管病变。肝脏受累是不可预测的，包括孤立性肝大、新生儿胆汁淤积和伴有凝血功能障碍的急性肝衰竭。

诊断依据为血乳酸升高，但这可能是间歇性的。脑脊液/血浆乳酸比值升高或脑脊液蛋白升高提示中枢神经系统受累。

肝组织病理检查以微泡和大泡脂肪变性为特征，并伴有肝细胞变性和小结节性肝硬化。电子显微镜显示线粒体的结构或数目异常。肌肉组织病理显示脂质滴增多，而 Gomori 染色出现的红色纤维参差不齐，强烈提示 mtDNA 异常。

最终诊断依靠免疫组化和酶活性测定，通常是在肌肉中，受影响组织中的电子传递链功能异常，mtDNA 拷贝数减少（较对照组＜35%）[102]。

对于急性肝衰竭的支持治疗，需要停用丙戊酸钠。如果有多系统受累，肝移植是禁忌。如果是已知突变，或许产前诊断可行。

（四）Ⅰ型酪氨酸血症

Ⅰ型酪氨酸血症是一种常染色体隐性遗传病，由于缺乏酪氨酸代谢中的末端酶，即延胡酰乙酰乙酸水解酶（FAH）。*FAH* 基因位于 15 号染色体短臂，迄今为止已有 40 多个突变的报道，但大多为单一突变[104]。该病发展为肝细胞癌的风险很高，据报道为 40%[105]。

该病中间代谢物（如马来酰和延胡索酰乙酰乙酸盐）具有高度反应性和肝毒性，而次要代谢物琥珀酰丙酮既具有局部和全身效应，可导致心脏、肾脏和神经系统疾病，又可抑制卟啉原合酶，导致神经系统症状。

即使同一个家族，患儿临床特征也往往各不相同。小于 6 月龄的婴儿，通常出现急性肝衰竭伴有轻度黄疸、凝血功能障碍、脑病和腹水。另外，低血糖也很常见，可能原因为肝功能不全或胰岛细胞增生导致的高胰岛素血症。

在较大年龄婴儿中，生长发育迟缓、凝血功能障碍、肝大脾大、低血压和佝偻病较为常见。大年龄组儿童可表现为慢性肝病、肥厚性心肌病、肾衰竭和有自残表现的卟啉症样综合征（如咬舌），而肾小管功能障碍和低血磷性佝偻病可能发生在任何年龄。

肝功能检查可见胆红素升高、转氨酶、碱性磷酸酶和白蛋白降低。血浆酪氨酸、苯丙氨酸和甲硫氨酸增高 3 倍，伴有 α-甲胎蛋白水平亦可见明显升高。尿琥珀酰丙酮升高具有特异性，但并不稳定。近端肾小管功能障碍表现为磷酸盐尿和氨基酸尿，肾小管磷酸盐再吸收减少（＜80％）。

肝脏组织病理学检查为非特异性改变，有脂肪变性、铁质沉着症和肝硬化，可能在婴儿期出现。肝细胞发育不良与肝细胞癌风险相关。

初始治疗为限制苯丙氨酸和酪氨酸饮食，这可改善整体营养状况和肾小管功能，但不能减缓肝病的进展。2-（2-硝基-4-三氟甲基苯甲酰）-1，3-环己烷二酮（NTBC）和尼替西农可阻止有毒代谢产物的形成，改变该病的自然病程。尤其是对于急性肝衰竭患者，毒性代谢物可快速减少，肾小管功能正常化，并可预防卟啉样危象，改善营养状况和肝功能[106]。

接受尼替西农治疗的患儿长期预后尚不清楚。这些儿童需要长期监测和随访，包括每 6 个月 1 次的腹部超声、CT 或 MRI，以及肝细胞癌的早期指标 α- 甲胎蛋白。肝移植只适用于急慢性肝衰竭、对 NTBC 无反应或怀疑有肝细胞癌的患儿。

产前诊断可以通过绒毛膜绒毛取样检测 *FAH* 突变，也可以测量羊水中的琥珀酰丙酮。无症状的兄弟姐妹提前给予 NTBC 治疗可收益[107]。

十、大龄儿童肝病

6 个月以上儿童的肝病可能是急性或慢性的。与婴儿期一样，遗传性疾病占主要地位。

（一）急性病毒性肝炎

各种类型的急性病毒性肝炎都可发生在儿童，包括甲型肝炎病毒、乙型肝炎病毒、丙型肝炎病毒、戊型肝炎病毒、EB 病毒和巨细胞病毒。与成人相比，大部分儿童表现为亚临床型肝炎，无症状或无黄疸。

无并发症的急性肝炎可在家中治疗。出现严重呕吐、脱水、腹痛、嗜睡、凝血功能障碍或转氨酶持续升高时，则需要住院。急性重型肝炎是一种并发症，在儿童中发病率不到 5%。主要的鉴别诊断是代谢性肝病（如肝豆状核变性）或药物性肝病。

（二）慢性肝病

乙型肝炎和丙型肝炎是儿童期最常见的病毒性肝炎，但在青春期或成年前通常不会导致严重的肝病。

1. 乙型肝炎病毒感染[108]

儿童期通常通过以下途径传播：携带者母亲的垂直传播，家庭成员的水平传播，污染的血液制品，性虐待或静脉吸毒。围产期传播是通过接触受感染的母亲体液，主要是胎盘撕裂及分娩过程中的创伤，亦可发生宫内感染。HBV 感染的母亲，尤其 HBe 抗原阳性传染性最强，有 70%～90% 的传播风险。如母亲 HBe 抗体阳性，即使 HBe 抗原阴性也可能传染婴儿，特别是继发 HBV 突变，有发生暴发性肝衰竭的风险。70% 的围产期感染婴儿将成为慢性携带者，除非在出生时已予免疫阻断。

慢性携带者应该每年检查 1 次，是否有血清学转化、肝病进展及肝细胞癌的迹象。

儿童期治疗的适应证是持续升高的血清转氨酶，血清 HBV DNA、HBe 抗原阳性，以及肝活检提示慢性肝炎。目前还尚无有效的治疗方法。皮下注射 IFN-α（500 万～1000 万 U/m²，每周 3 次）6 个月，持续清除率为 40%～50%。组织病理改变明显、HBV DNA 含量低（＜1000pg/ml）、血清转氨酶高、水平传播的患儿 IFN 治疗效果更好。拉米夫定、阿德福韦和恩替卡韦治疗 12 个月后，儿童和成人的血清转换率相似，约为 26%。与拉米夫定相比，恩替卡韦的病毒抗药性较低，目前已被批准用于儿童[109]。其他抗病毒药物（包括替比夫定和替诺福韦）正在评估中[110]（见第 21 章）。

预防儿童 HBV 传播最有效的方法包括对高危儿的常规产前筛查和普遍免疫。婴儿接种疫苗保护作用可持续 10 年[111]。

2. 丙型肝炎病毒感染[112]

儿童丙型肝炎病毒感染的重要性往往在于后期发展为慢性肝病。儿童传播途径包括胃肠道外感染和垂直传播。垂直传播是最常见的方式，HCV RNA 阳性母亲后代的传播概率为 2%～10%。

如母亲 HCV RNA 滴度较高且同时感染获得性免疫缺陷综合征，会使传播风险增加到 48%。母乳喂养不是禁忌。

高危儿童需要在 12 周时接受筛查。血清转氨酶通常正常或轻度升高，抗 HCV 抗体和 HCV RNA 阳性。接受血液制品治疗的儿童中有 20% 自发清除，而围产期感染的儿童自发清除率低。

HCV RNA 长期阳性和有肝病迹象的儿童需要接受治疗，幼儿（3—5 岁）耐受性最好。长效 IFN 和利巴韦林联合用药 12 个月后，基因型 1 的持续病毒应答率为 45%，基因型 2 和 3 的用药 6 个月的持续病毒应答率为 90%[113]。但是，IFN 的不良反应，包括流感样症状和骨髓抑制都有报道。核苷抑制药与利巴韦林联合使用的无干扰素方案已被证实能提高成人所有基因型的丙型肝炎病毒清除率，并且通常耐受性良好。目前，这些方案正在对儿童进行评估[114]。

（三）自身免疫性肝炎[115]

自身免疫性肝炎是一种影响肝脏的慢性炎症性疾病，男女比例为 1：3。它可影响超过 6 个月后任何年龄的儿童。两种形式的自身免疫性肝炎（Ⅰ型：抗核抗体和平滑肌抗体；Ⅱ型：肝、肾微粒体抗体）都可发生于儿童时期。

临床特征

在Ⅰ型自身免疫性肝炎中，发病中位年龄为 10 岁，临床表现从自身免疫特征的急性肝炎到隐匿发展到肝硬化、门静脉高压和营养不良。其他自身免疫性表现在Ⅰ型中高发，常见的有自身免疫性甲状腺炎、腹腔疾病、炎症性肠病、溶血性贫血和肾小球肾炎。

Ⅱ型自身免疫性肝炎发病年龄相对较小（中位年龄 7.4 岁），临床起病更急，暴发性肝衰竭占 11%。诊断方法与成人相同（见第 19 章）。

两种自身免疫性肝炎均可采用泼尼松 2mg/(kg·d)（最大 60mg）联合硫唑嘌呤 0.5～2mg/(kg·d)。约 90% 的患儿对上述治疗有效。另外，环孢素 2～4mg/(kg·d)、他克莫司 1～2mg/d 或麦考酚酸酯 20mg/(kg·d) 可用于诱导治疗或维持缓解。如果肝功能正常 1 年以上，可考虑停用皮质类固醇和（或）硫唑嘌呤，但复发率高达 80%[115]。20% 的患儿需要肝移植，但如果不使用类固醇维持治疗，大约 25% 儿童会复发[116]。

硬化性胆管炎可继发于溃疡性结肠炎、自身免疫性肝炎、组织细胞增多症 X 和免疫缺陷（见第 18 章）。

（四）非酒精性脂肪性肝病（见第 28 章）

儿童肥胖症的增加和对遗传性疾病胰岛素抵抗的识别提高了儿童期这种疾病的诊断率。它是儿童最常见的慢性肝病形式[117]。与成人一样，儿童也可有单纯性脂肪变性或脂肪性肝炎，并可能发展为肝硬化。主要区别在于和胰岛素抵抗相关的遗传综合征（如 Alström 综合征）的发病率。NAFLD 也发生在下丘脑手术后，可能是由于多食症。

临床评估包括仔细的诊断，以排除其他重要和可治疗的疾病，包括肝豆状核变性；药物毒性、并发症的筛选和管理，以及肝纤维化程度的评估[118]。目前长期预后并不确切，但减肥和锻炼可能有效。二甲双胍和其他药物治疗并未明确对儿童和青少年的疗效[119]。

（五）先天性肝纤维化（见第 16 章）

这是一系列疾病，包括单纯肝囊肿、Caroli 综合征，并且与常染色体显性和隐性多囊肾疾病有关。其主要肝脏表现为胆管炎和门静脉高压。只有当肝功能失代偿或与肾移植相关时，才需要肝移植。

（六）药物性肝病

尽管在幼儿中药物不良反应的风险较低，但导致成人和儿童药物肝损伤的机制是相似的（见第 24 章）。然而，在 3 岁以下的儿童，丙戊酸钠肝毒性的风险会增加[120]。

1. 对乙酰氨基酚中毒

对乙酰氨基酚可导致直接剂量依赖性肝毒性效应，是药物暴发性肝衰竭的最常见原因。儿童对乙酰氨基酚中毒的常见原因有护理人员护理不当致过量、长期慢性摄入、青少年故意摄入。儿童服用对乙酰氨基酚过量的肝衰竭发生率低于成人（除非与酒精一起服用），可能是因为谷胱甘肽再合成率较高。N- 乙酰半胱氨酸治疗是必要的。

2. 阿司匹林

阿司匹林引起剂量依赖性肝毒性通常是轻微、无症状、可逆的。90% 的不良反应与剂量超过 15mg/dl 有关，可发生在青少年慢性关节炎治疗过程中。肝损害特点为无症状性转氨酶升高，而胆红素水平正常，通常在开始治疗 6 天后出现。少于 5% 的严重肝细胞损伤患儿停药后可迅速恢复。Reye 综合征是一种伴有肝损伤的严重脑病，可能与易感儿童服用阿司匹林有关。

十一、大龄儿童代谢性疾病

大龄儿童代谢性疾病常表现为无黄疸的肝大，伴或不伴有脾大，或有神经系统受累。主要包括 α_1- 抗胰蛋白酶缺乏症、囊性纤维化、戈谢病、Ⅰ 型酪氨酸血症、糖原累积症、遗传性果糖不耐受和肝豆状核变性。

（一）肝豆状核变性（见第 27 章）

肝豆状核变性是一种常染色体隐性遗传疾病，发病率为 1 : 30 000。该病为 13 号染色体上的 ATP7B 发生突变，编码细胞内铜转运蛋白（见第 27 章）。

该病儿童的临床特征包括肝功能不全（40%）和精神症状（35%）。肝脏表现与成人相似，有肝脏肿大、腹部不适、亚急性或急性肝衰竭、慢性肝炎或肝硬化。神经系统症状可非特异性。儿童可能出现学习成绩下降、行为异常、运动协调障碍和构音障碍。其他相关表现有肾小管异常、肾结石和溶血性贫血。特征性 K-F 环在 7 岁前较罕见，并且 80% 的大龄儿童也可能无此表现。

肝功能检查为慢性肝病表现，包括低白蛋白血症（<35g/L），转氨酶轻度升高，碱性磷酸酶降低（<200U/L）。通过低血铜（<10μmol/L）、低血清铜蓝蛋白（<200mg/L）、高尿铜（>1mol/h）进行诊断，尤其是在青霉胺治疗（每天

20mg/kg）后，还可通过肝铜升高（>250mg/g 肝脏干重）进行诊断。大约 25% 的儿童可能有一个正常或临界低值的血浆铜蓝蛋白，因为它也是一种急性相蛋白。

该病组织病理学特征取决于临床表现，可能有小泡性脂肪变性、慢性肝炎、肝细胞坏死、多核肝细胞和 Mallory 玻璃样变性、肝纤维化和肝硬化。在急性重型肝炎中，可观察到严重的肝细胞坏死伴肝硬化。

治疗包括低铜饮食，青霉胺 20mg/(kg·d) 或曲恩丁 25mg/(kg·d)。口服锌可在特殊情况下使用（见第 27 章）。无症状或肝损轻微的患儿预后良好，但如果停止治疗，可能出现急性肝衰竭伴溶血。肝移植对于亚急性或急性肝衰竭、晚期肝硬化和门静脉高压的患儿是必需的。

对患儿的兄弟姐妹应进行筛选，治疗无症状患者和检测出杂合子。如果先证者的突变已知，那么进行突变分析比依据血清铜和铜蓝蛋白的诊断更可靠。

儿童非威尔逊铜相关肝硬化

过量摄入铜导致罕见的铜中毒可表现为进行性致命性肝病。由于烹饪技术的进化，这些病例目前较为罕见。它们包括印度儿童肝硬化，其中铜由黄铜器皿加热的牛奶中获得[121]；蒂罗尔儿童肝硬化，铜由铜器皿煮沸稀释的甜牛奶中获得，但也有报道其有潜在的遗传缺陷[122]；散发性儿童铜相关肝硬化，铜由婴儿喂养的水中获得，通常来自私人水井。

（二）囊性纤维化相关肝病

囊性纤维化是一种常见的常染色体隐性遗传疾病，世界范围的发病率为 1/3000 活产儿[123]。负责编码囊性纤维化跨膜调节因子（CFTR）的基因是一种表达于胆管细胞顶膜上的氯离子通道[123]。尽管主要临床表现为肺或胰腺疾病，但根据年龄和定义，肝病的发病率为 4.5%～20%。尽管对囊性纤维化遗传缺陷的研究有所进展，但目前没有发现明确与肝病发展相关的遗传突变。

临床特征

大多数囊性纤维化相关肝病患儿在早期并无

症状。婴儿可能表现为胆汁淤积性新生儿肝炎，但更常见的是肝大脾大和门静脉高压并发症。胆道疾病也可能无症状。

肝病的早期诊断情况并不乐观。高达 50% 的患者可出现碱性磷酸酶的短暂异常，30% 的男性和 60% 的女性可出现 γ-GT 升高，而胆红素水平和凝血时间在早期可正常。41% 的患儿肝脏超声检查可见回声增强，但不能区分脂肪浸润和纤维化。伴或不伴胆结石的小胆囊检出率为 25%[124]，胆道狭窄并不常见[125]。

肝脏组织病理学改变包括脂肪变性、局灶性胆汁性肝硬化和多小叶性肝硬化。非特异性轻度门静脉周围炎症与化学性胆管炎（胆管内的颗粒性嗜酸性分泌物与胆管增生有关）有关。门静脉纤维化可进展为门静脉与门静脉间的桥连，最终导致肝硬化。胆汁淤积很少被发现。在持续性转氨酶升高、超声肝异常回声、肝大和（或）脾大及肝功能不全时，应进行肝活检以确定肝病的范围和严重程度[126]。

治疗包括强化营养支持，预防和处理肝脏并发症。营养支持包括通过糖类补充剂（如葡萄糖聚合物）或增加脂肪百分比，达到平均需求量的 150% 能量摄入；将中链甘油三酯的比例增加到总脂肪摄入量的 50%；补充脂溶性维生素，包括维生素 A（5000～15 000U/d）、维生素 E（100～500mg/d）、维生素 D（50ng/kg）和维生素 K（1～10mg/d）。

尽管没有临床试验证据，但使用熊去氧胆酸 10～20mg/kg 是公认的。有证据表明，熊去氧胆酸治疗可改善肝生化指标，如在早期给予治疗，则可预防病情恶化[126]。

主要的并发症是门静脉高压和食管静脉曲张出血。预防性治疗并不建议，如果发生食管静脉曲张出血，可使用套扎术。有效的替代方案是经颈静脉肝内门体静脉分流术，可实施于 10kg 以上患儿。

囊性纤维化相关肝病常进展为肝硬化和门静脉高压。肝移植的指征包括终末期肝衰竭伴黄疸、腹水、凝血功能障碍、顽固性门静脉高压。为避免心脏、肺移植的必要性，在肺功能严重恶

化（低于正常功能的 50%）之前考虑移植是很重要的。建议术前进行肺 DNA 酶治疗。围术期的抗生素选择应依据肺部细菌的药敏实验。进行肝移植治疗的预后与其他适应证的患儿预后相似。在移植后，患儿的肺功能可改善或稳定[127]。

（三）糖原累积症[129, 130]

肝糖原累积症（glycogen storage disorder，GSD）是一组影响糖原合成和代谢的遗传性疾病，导致组织中糖原过多和（或）异常（图 31-4）。发病率约为 1/25 000 活产儿，包括许多种不同的酶的缺陷（表 31-6）。该病在儿童早期出现临床表现，包括低血糖、肝大、身材矮小、脂肪沉积增加（尤其是脸颊）、肝生化异常。

严重表现通常是由于肝脏产生的葡萄糖不足（图 31-4），当肠道摄入葡萄糖不能维持正常血糖水平时，可导致低血糖。其他异常表现多继发于低血糖引起的代谢反应。

目前确诊依据基因检查。产前诊断可以实现。除 X 连锁磷酸化酶激酶 α 亚单位缺乏外，其余均为常染色体隐性遗传。

1. 糖原累积症Ⅰ型

糖原累积症Ⅰ型（GSDⅠ）是由于 6- 磷酸葡萄糖分解障碍，导致肝糖原异生减少和糖原在肝、肾、肠中的累积。有两种亚型，即由于葡萄糖 -6- 磷酸酶缺乏引起的 GSDⅠa 型和由于微粒体转移酶缺陷引起的 GSD 非Ⅰa 型（以前为Ⅰb、Ⅰc、Ⅰd）。

2. 糖原累积症Ⅰa型：葡萄糖 -6 磷酸酶缺乏，Von Gierke 病

GSDⅠa 是一种常染色体隐性遗传疾病，由葡萄糖 -6- 磷酸酶基因突变导致，目前已知 70 多种突变[130]。

患儿通常表现为低血糖性癫痫发作、肝大和生长发育迟缓。生化检查表现为空腹低血糖（<1.5g/L）伴乳酸酸中毒（>5mmol/L）、高脂血症（胆固醇>6mmol/L、甘油三酯>3mmol/L）和高尿酸血症。肝转氨酶常正常或轻度升高。

肝脏出现改变。福尔马林固定的肝脏组织病理学检查可见苍白肿胀和脂肪变性的肝细胞，呈

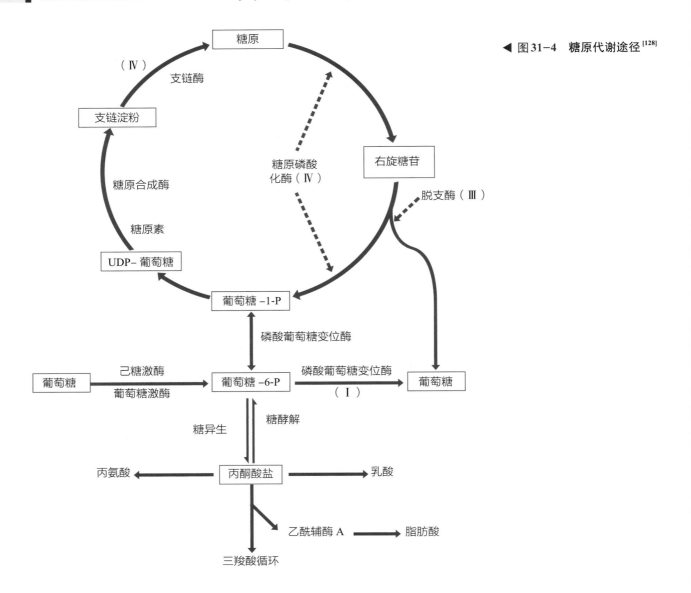

▲ 图 31-4　糖原代谢途径[128]

表 31-6　肝糖原累积症

类　型	缺陷酶	染色体基因定位	受累器官
Ⅰa 型	葡萄糖 -6- 磷酸酶	17q21	肝、肾
其他 Ⅰ 型	葡萄糖 -6- 磷酸酶转位酶	11q23	肝
Ⅲ 型	淀粉 -1，6- 葡萄糖苷酶（脱支酶）	1p21	肝、肌肉、白细胞
Ⅳ 型	淀粉 -1，4- 至 1，6- 反式葡萄糖苷酶（支链酶）	3p12	广泛受累
Ⅵ 型	肝磷酸化酶	14q21～22	肝、白细胞
Ⅸa 型、Ⅸb 型、Ⅸc 型	磷酸化酶激酶（分别为 α、β、γ 亚单位）	Xp22、16p12、16p11	肝、白细胞、红细胞
Ⅺ 型	GLUT-2 转运蛋白	3q26.1、3q26.3、3q34	肝、肾、胰腺

现马赛克图案。有描述可见细胞周围 3 区纤维化和 Mallory 小体[129]。葡萄糖 -6- 磷酸酶的组织化学染色呈阴性，并且检测不到肝内酶活性。不会发展为肝硬化。

对于婴儿，主要通过频繁的日间喂养未煮熟的玉米淀粉（缓慢释放），以及连续的夜间肠道葡萄糖供应来维持血糖正常。对于年龄较大的儿童，经常补充热量和食用玉米淀粉即可。如果饮食控制有效，尽管肝大和高脂血症持续存在，但可以达到预期的生长发育[131]。

长期并发症包括低血糖性脑损伤、生长发育不良、骨质疏松、肾功能不全、结石和肝腺瘤，罕见可转为癌[132]。青春期可能延迟，女性患儿超声可发现多囊卵巢[133]。肝移植可纠正代谢缺陷，但不适用于代谢控制。慢性肾衰竭可发生在疾病控制不良的老年患者。成人 I 型糖原累积症可表现为低血糖症状和（或）肝大[134]。

3. 糖原累积症非 I a 型（即 I b、I c、I d）

在这类疾病中，葡萄糖 -6- 磷酸酶是正常的，但功能失调，这是由于葡萄糖 -6- 磷酸微粒体转运缺陷而导致功能紊乱[135]。

临床表现和生化特征均与 GSD I a 相似，但由于中性粒细胞减少致反复感染和炎症性肠病。GSD 非 I a 型患者的治疗与 GSD I a 型相同，但需要 G-CSF 或 GM-CSF 来纠正中性粒细胞减少和改善慢性炎症性肠病[136]。

4. 糖原累积症 III 型（Cori 病）

GSD III 通过常染色体隐性遗传，是由肝脏和肌肉中表达的淀粉 -1-6- 葡萄糖苷酶（去分支酶）缺乏所致。其代谢缺陷较轻，因为其他糖异生途径完整，无肾脏受累。

临床表现与 I 型相似，无肾脏受累，但可伴有外周肌病和心肌病。肌肉受累的患儿可能会发展为进行性骨骼肌病和消瘦。由于异常结构的糖原是纤维化的，可发生肝纤维化，但很少有肝硬化的报道[137]。

肝脏组织病理学检查除了存在纤维化和少量脂肪变性，其他与 GSD I 相似。确诊依据 DNA 分析。

饮食治疗方案与 I 型相似，但由于对糖异生

氨基酸的需求，建议摄入更多的蛋白质。大多数代谢异常在青春期减少。长期预后取决于肌病、心肌病或肝硬化的程度。25% 的患者报告有肝腺瘤，比 I 型少[132]。

5. 糖原累积症 IV 型（安德森病）

这种罕见的疾病是由于糖原支链酶（淀粉 -1，4 至 1，6 反式葡萄糖苷酶）的缺陷。多系统的糖原积累发生在肝脏、心脏、肌肉、皮肤、肠道、大脑和周围神经系统。

通常在婴儿晚期出现严重的肝病，也可有心脏、肌肉和神经系统受累。罕见低血糖症，除非并发肝衰竭。

肝组织病理学显示肝硬化和淀粉酶耐受的异常形状糖原蓄积。饮食治疗和其他类型的 GSD 相同。肝硬化发展迅速，常需要在 5 岁前进行肝移植。有移植后肝外疾病进展的相关报道[138]。

6. 糖原累积症 VI 型和 IX 型

这两种变异类型分别是由肝磷酸化酶和磷酸化酶激酶的缺陷导致。磷酸化酶激酶系统的遗传是复杂的，因为这种酶由四个不同基因编码的亚单位组成，在不同的组织中有不同的表达。不同的酶亚型缺陷有不同的临床表现，主要取决于酶缺陷的严重程度和分布。

GSD VI 型和 IX 型的表型均比 GSD I 型轻。患儿出现肝大和生长障碍，但低血糖症罕见。另外，可有高脂血症和酮症。肝转氨酶通常轻微升高，除 GSD 的 IX c 亚型外，其他亚型很少进展为肝硬化[139]。

肝组织病理学显示肝细胞膨胀，伴有纤维化和小脂肪滴。

除了夜间食用玉米淀粉外，很少需要其他饮食治疗，并且在青春期前会自发出现追赶性生长。心肌病和肌病并不常见，长期预后良好。

7. 糖原累积症 XI 型（Fanconi-Bickel 综合征）

这种罕见的疾病与肝、肾糖原累积、空腹低血糖、餐后高血糖、高半乳糖血症有关。其发病是由于肝细胞、胰腺 B 细胞、肠细胞和肾小管细胞中 GLUT-2 转运蛋白的功能缺陷，导致受影响组织中葡萄糖和半乳糖转运受损。肝脏葡萄糖转运减少、肾脏对葡萄糖和半乳糖再吸收障碍导致

低血糖症，肝肾糖原累积导致肾小管功能受损、Fanconi 肾病和佝偻病。

临床表现主要为肝大和肾小管功能障碍。婴儿表现为呕吐、发热、生长发育迟缓和低磷血症性佝偻病。较大儿童表现为身材矮小、腹部膨隆、肝大、满月脸和向心性肥胖。空腹低血糖较为常见，还可因为糖类吸收不良而导致慢性腹泻。由于佝偻病和骨质疏松症可导致病理性骨折。肝功能检查通常为轻度异常，肝肿瘤未见报道。

依靠 DNA 突变分析可确诊，产前诊断尚未有报道。

以支持治疗为主，包括维持水、电解质平衡，补充维生素 D 和磷酸盐，限制半乳糖摄入，以及频繁加餐。果糖可作为糖类来源，因为它的吸收不由 GLUT-2 介导。

该病预后良好，成年期病情稳定。

（四）遗传性果糖不耐受症

这种常染色体隐性遗传疾病是由肝脏、肾脏和小肠中果糖 –1– 磷酸醛缩酶 B 缺乏所致。发病率为 1 : 23 000 活产儿[140]。致病基因被定位到染色体 9q22.3，目前已知大约有 20 种突变。

患儿摄入果糖或蔗糖会导致呕吐、发育不良、肝大和凝血功能障碍。婴儿偶可出现急性肝衰竭伴黄疸、脑病和肾衰竭。较大儿童会对含果糖食物表示厌恶。

生化检查表现为肝转氨酶升高、低蛋白血症和高胆红素血症。血浆氨基酸可因肝功能不全而升高，并可出现高尿酸血症和低血糖。血检有异常，如贫血、棘红细胞增多和血小板增多。尿检可表现为果糖尿、蛋白尿、氨基酸尿、有机酸尿和肾小管磷酸盐重吸收减少。尿液中的还原物质检测可作为诊断提示，确诊通过肝脏或肠道黏膜活检组织中检测到酶活性降低或缺失，以及基因突变分析。肝脏组织病理学表现从完全性肝坏死到弥漫性脂肪变性和门静脉周围小叶内纤维化不等，如果持续摄入果糖，可能会发展为肝硬化。

去果糖饮食可逆转肝、肾功能紊乱。如果尽早诊断治疗，患儿生长发育可以是正常的。

但如再次摄入果糖、蔗糖或山梨醇，可能会导致急性肝衰竭。亦有肝癌的报道[141]。通过绒毛膜绒毛取样可以进行产前诊断。

（五）果糖 –1，6– 二磷酸酶缺乏

果糖 –1，6– 二磷酸酶缺乏是一种常染色体隐性遗传疾病，包括果糖在内的所有前体的糖异生受损。肝脏和肌肉表达不同的酶。表达肝酶的基因已被定位到染色体 9q22.2～22.3，并有相关突变的报道[142]。可表现为低血糖和乳酸酸中毒，但通常没有肝病。

（六）戊二酸血症 II 型

这种有机酸代谢紊乱在婴儿或成人中表现为反复发作的低血糖伴有血清游离脂肪酸升高。肝脏可能肿大，肝细胞常有脂肪变性。还有门静脉周围纤维化和肝外导管发育不全的报道[143]。

（七）溶酶体贮积症（见第 32 章）

溶酶体贮积症是由于特定的酶缺乏导致溶酶体中不能正常降解的大分子异常贮积。临床表现可从产前胎儿水肿到成人轻度疾病[144]。肝脏和脾脏是异常溶酶体储存的重要脏器，因此肝大脾大是常见的临床表现。大多数疾病有神经系统退化，但戈谢病、尼曼 – 匹克病、沃尔曼病和胆固醇酯病有显著的肝病表现。

1. 戈谢病

戈谢病是最常见的溶酶体贮积障碍病，在德系犹太人中更为常见（见第 32 章）。这种常染色体隐性遗传疾病是由于白细胞、肝细胞和羊膜细胞中葡萄糖基神经酰胺 –β– 葡萄糖苷酶缺乏。突变基因定位于 1q21 染色体。

在婴儿期可表现急性肝衰竭，在稍大儿童中典型表现为晚期肝大脾大，呼吸、神经系统和骨疾病。在骨髓内吸出物和肝脏中发现大型多核戈谢细胞提示诊断（见第 32 章，图 32-12）。通过酶的测定确诊。肝纤维化可能比较严重，导致肝硬化。

戈谢病的治疗包括重组酶替代、底物清除

（非神经病变形式）、骨髓或肝移植[145, 146]。

2. 尼曼 – 匹克病

该病是与鞘磷脂、糖鞘脂类和胆固醇积聚相关的溶酶体贮积障碍。有三种形式，即 A、B 和 C 型[147]。

尼曼 – 匹克病 A 型和 B 型（NPA 和 NPB）是由鞘磷脂酶缺乏引起的常染色体隐性遗传疾病。缺陷基因已定位于染色体 11p15.4，目前已知约 20 个突变。NPA 与婴儿神经退行性变、生长发育迟缓和多脏器损伤有关，而 NPB 无神经系统受累，表现为肝大脾大并可存活至成年。

尼曼 – 匹克病 C 型是由细胞内脂质运输缺陷导致，在临床表现、生化特征和遗传上均不同于 NPA 和 NPB。缺陷基因（NPC1&2）定位于染色体 18q11～12，属于常染色体隐性遗传[148]，已有超过 100 个突变被描述。该病表现为新生儿胆汁淤积、肝大脾大和神经系统退化。垂直性核上性注视麻痹为其特征改变。随着痴呆和呼吸系统问题，可在青少年早期死亡[148]。

该病偶可在婴儿期出现急性肝衰竭，由于神经系统疾病持续存在，肝移植是禁忌的。用美格鲁特抑制糖肽类合成可阻止神经系统的进展[149]。

3. 溶酶体酸性脂肪酶缺乏症

溶酶体酸性脂肪酶缺乏症是一种罕见的隐性遗传疾病，可致胆固醇升高、低密度脂蛋白受体基因表达上调、脂蛋白合成增加，导致体内大多数组织中胆固醇酯和甘油三酯的蓄积。该病有 2 种不同的表型：一种是严重的高致死性，婴儿期发病，称为沃尔曼病；另一种是胆固醇酯贮积症，迟发起病，通常不太严重，表现为不同程度的肝功能障碍。

该病的致病基因定位于染色体 10q22.2～22.3，报道了超过 20 种突变[150]。可通过干血片测定酶活性进行诊断[151]。产前诊断可通过绒毛细胞直接酶测定或突变分析。肝脏组织病理检查显示空泡样肝细胞、库普弗细胞、泡沫细胞[152]，门静脉周围纤维化和肝硬化可较明显。在骨髓抽吸物、脾脏和淋巴结中也可见到泡沫细胞。在沃尔曼病中，小肠活检常显示固有层有泡沫组织细胞浸润。

沃尔曼病患儿生后数周内出现呕吐、腹泻、吸收不良、生长发育迟缓和肝大脾大[153]，也可能出现黄疸、低热、贫血、腹胀和白细胞减少。影像检查可显示肾上腺钙化，其他诊断特征包括外周血中可见空泡样淋巴细胞和骨髓抽吸物中检测到泡沫细胞。静脉营养、血浆输注、皮质醇和膳食补充等治疗无效[152]，骨髓移植可能有效[154]。大多数患儿在 6 个月内死亡。

胆固醇酯贮积症临床表现相对较轻。肝大可出现在儿童期或成人期。常表现为肝功能不全、脾大、高脂血症和黄色瘤。可能发生肝衰竭。治疗可采用 HMG-CoA 还原酶抑制药、考来烯胺、低胆固醇饮食和补充脂溶性维生素[155]，有肝移植成功的报道[156]。

最近的酶 α 替代疗法临床试验提示可改善脂质分布，降低转氨酶[157]，长期预后还有待观察。

4. 黏多糖贮积病

该病是由参与糖胺聚糖水解的酶缺陷导致。其临床表现多种多样，虽然肝大脾大是其特征之一，但和肝病并不相关。

Hurler 综合征为常染色体隐性遗传，为 α–1–艾杜糖醛酸酶（溶酶体降解酶）缺乏所致。主要特征包括特殊面容、侏儒、关节活动受限、耳聋、腹疝、肝大、脾大、心血管疾病和智力低下。

肝脏体大质硬。显微镜下显示肝细胞和库普弗细胞积累糖胺聚糖，电镜下显示肝细胞和库普弗细胞有典型的膜包涵体。这种溶酶体贮积物在骨髓移植后大多消失[158]。

可通过尿中的糖胺聚糖增多诊断，确诊依据血清、白细胞和皮肤成纤维细胞（培养）中的酶活性测定。

（八）家族性高胆固醇血症

这种常染色体显性遗传疾病由低密度脂蛋白受体基因突变导致[159]。肝脏含有 60% 的低密度脂蛋白受体。家庭筛查包括杂合子检测。纯合子生后即有血浆总胆固醇和低密度脂蛋白增加，皮肤黄瘤早期出现，未经治疗的患者常在 30 岁前死于冠脉疾病。

高胆固醇血症的治疗可通过减少饮食中的饱和脂肪，使用胆汁酸螯合剂（如考来烯胺）和血液成分单采来控制[160]。目前他汀类药物对儿童也常规使用[161]。在严重血管疾病发作之前进行肝移植对纯合子可能有效[162]。

可采用异体肝细胞移植，但表达低密度脂蛋白受体的自体基因修饰肝细胞移植已取得成功[163]。

十二、肝硬化和门静脉高压

任何类型儿童慢性或代谢性肝病都可导致肝硬化和门静脉高压。除非继发于缩窄性心包炎，儿童心源性肝硬化并不常见。

肝功能失代偿期的表现为肝脏合成功能减退，以及一些并发症，如营养不良、食管静脉曲张出血、腹水、脑病和肝肾衰竭。临床特征包括肝掌、毛细血管扩张、营养不良、肌张力减退和伴有腹水的肝大脾大。可无黄疸表现。

治疗包括营养支持和预防并发症。代谢性骨病加重可能导致病理性骨折，注射双膦酸盐治疗是有益的。

随着肝纤维化和门静脉高压的发展，食管或直肠静脉曲张不可避免。静脉曲张出血的处理方法与成人相似：输注白蛋白、新鲜冰冻血浆、红细胞进行复苏，使用 H_2 阻滞药或质子泵抑制药，静脉注射奥曲肽 3～5μg/(kg·h) 和（或）特利加压素 0.3～1U/(kg·h) 或血管加压素 0.2～0.4U/(kg·h)，必要时硬化剂及套扎治疗。

对于儿童，可通过经颈静脉肝内门体静脉内支架分流术来控制顽固性静脉曲张出血。其成功率为 80%～100%，可以控制出血为移植争取时间。并发症包括支架阻塞、感染和脑病[164]。

临床上，在患有囊性纤维化等代偿性肝病的儿童中，用 TIPS 来控制门静脉高压越来越多见[164]。儿童预防性使用普萘洛尔或套扎术的效果尚未得到证实。

脓毒症较为常见，可诱发脑病。在得到细菌培养阳性结果前，可使用适当的广谱抗生素作为一线治疗药物，如哌拉西林克拉维酸（60mg/kg，每天 3 次）。

通过利尿药和限制水盐摄入，可有效控制水盐潴留导致的腹水和心力衰竭。

慢性脑病在儿童中很难被发现，但可表现在学习成绩下滑、疲倦和嗜睡。使用乳果糖和包括利福昔明在内的非吸收性抗生素治疗是最佳方案。

十三、肝移植

（一）适应证

肝移植的适应证包括急性或慢性肝衰竭、代谢性肝病、先天性代谢缺陷伴肝外后遗症和不能切除的肝脏肿瘤。在过去的 20 年，儿童肝移植的成功改变了许多患儿的疾病预后。提高儿童肝移植生存率的主要因素包括术前管理的进展，如并发症治疗和营养支持。扩大供体来源的创新性外科技术的发展使得肝移植扩展到了新生儿人群。而包括免疫抑制在内的术后管理的改进，提高了生存率和生活质量。

和成人一样，大多数儿童因慢性肝衰竭接受肝移植。胆道闭锁仍然是 5 岁以内儿童最常见的适应证[88]。急性肝衰竭患儿肝移植的适应证取决于病因和多系统受累的程度。预后不良的相关因素包括血清学阴性肝炎、快速进展至 III 或 IV 期的肝昏迷、肝脏体积缩小、血清转氨酶下降而胆红素升高（＞300μmol/L 或 18mg/dl）和持续性凝血功能障碍（PT＞50s）。对于有多系统受累（如线粒体疾病）或因脑水肿或低血糖引起不可逆脑损伤的患儿，肝移植是禁忌[165]。

先天性代谢缺陷

肝移植适用于以下情况的先天性代谢缺陷[166]：肝酶缺乏导致的不可逆肝病、肝衰竭和（或）肝癌（如酪氨酸血症 I 型、肝豆状核变性）或严重肝外疾病（如原发性草酸盐沉积病或 Crigler-Najjar 综合征）。

对于肝脏肿瘤的肝移植适应证包括引起肝功能不全的不能切除的良性肿瘤、无肝外转移证据的不可切除恶性肿瘤[167]。

（二）手术方法、免疫抑制治疗和预后

由于器官供体不足，大多数患儿采用劈离式

肝移植或活体肝移植。术后处理和免疫抑制治疗与成人相似（见第37章）。目前，大多数患儿接受诱导的免疫抑制方案为抗 IL-2 受体的单克隆抗体、他克莫司单独或联合使用皮质类固醇、麦考酚酯。

儿童术后并发症与成人相似，但儿童排斥反应率较低（<30%），肝动脉血栓形成率较高（10%），并且更容易发生原发性 EBV 感染（65% 的儿童移植时呈 EBV 阴性）。尽早诊断原发性 EBV 感染，减少免疫抑制，对于防止其发展为淋巴增生性疾病具有重要意义。

免疫抑制治疗的不良反应在儿童和成人中相似。主要区别在于皮质类固醇对生长曲线的影响。环孢素的不良反应包括多毛和牙龈增生，对生活质量有重要影响，尤其是青少年。钙调神经磷酸酶抑制药具有肾毒性，使用时需要仔细监测，以最大限度减少这种长期影响，条件允许时换用其他药物，如西罗莫司或麦考酚酯[168]。

欧洲最近肝移植数据表明，儿科肝移植后 1 年生存率为 90%，而长期生存率（10～15 年）超过 80%[88]。

尽管有必要进行持续的免疫抑制监测，但在移植后最初 3 个月内存活且无严重并发症的患儿可达到正常生活方式。前瞻性的研究表明，超过 80% 的儿童在移植后 1 年内迅速恢复到正常营养状态。生长曲线可能在移植后延迟 6～24 个月，这与皮质类固醇使用剂量和术前营养不良有直接关系。

早期神经心理学发展相关研究表明，移植后改善率与移植前运动程度、心理发育延迟程度相关，因此强调早期移植的必要性，尤其是对患有慢性肝病的婴儿[169]。前瞻性的研究显示移植后社会心理的不良发展，可能与长期住院和移植手术的压力有关[170]。长期研究表明，肝移植后存活的儿童可正常进入青春期，女孩会出现月经初潮，男女都会出现青春期生长高峰。有成功妊娠的报道。不能坚持免疫抑制治疗是青少年中的一个重要问题，也是导致移植物排斥的主要原因[171]。

十四、肝脏肿瘤（见第35章和第36章）

婴儿和儿童的原发性肝脏肿瘤是罕见的，2/3 是在生后 2 年内诊断的，可能的来源为实质性和（或）非实质性肝细胞。转移性肿瘤更加罕见，通常与肾上腺神经母细胞瘤有关。

（一）诊断

肝生化检查可能是正常的，常见的异常为血清 γ-GT 水平升高，血清甲胎蛋白也可能增加。肿瘤的部位和范围必须通过横截面成像和血管造影（如有必要）来确定。影像引导下的诊断性肝活检通常是安全的。

（二）错构瘤

这些良性、先天性的病变在出生后前 2 年表现为腹部肿块。可在尸检中偶然发现，必须与恶性肿瘤区分开来。它们由正常肝脏中所有细胞的异常排列组成，特别是胆管和成纤维细胞。它们包含中央静脉，几乎总是囊性的。不需要治疗。

（三）间质性错构瘤

这是一种罕见的发育异常，主要见于 2 岁以下儿童的胆管。保守治疗为主，必要时手术切除。

（四）恶性间质瘤（未分化肉瘤）

通常见于年龄较大的儿童（6—12 岁），组织病理学检查肉瘤胞质内有 PAS 染色阳性小体。肿瘤应手术切除，随后进行化疗。

（五）腺瘤

肝腺瘤可有纤维包膜，通常被认为是良性的，甚至可能在几年后萎缩。通常保守治疗，但需要监测，因为少数有恶变可能。

（六）肝母细胞瘤

这是 3 岁以下儿童中最常见的肝肿瘤，分为胎儿型、胚胎型、巨梁型和小细胞未分化型。患儿通常出现肝脏肿大和甲胎蛋白显著升高。其相关疾病包括偏身肥大症、肾母细胞瘤、性早熟和家族性腺瘤性息肉病。可采用化疗、手术或肝移植的联合治疗，预后良好[167]。

（七）肝细胞癌

这在儿童时期很少见，与 I 型酪氨酸血症、乙型肝炎、丙型肝炎和 PFIC2 型有关[53]。男性比女性更易患病。肿瘤往往单发，较大，晚期可转移。可不发展为肝硬化。

患儿可出现体重减轻、右上腹肿痛、腹水和黄疸。肿瘤中可有钙化灶。甲胎蛋白通常为阴性。

完全手术切除几乎不可能。然而在肝叶切除后，生长发育可正常。化疗有助于在切除前缩小肿瘤。瘤细胞纤维层状型的预后较好，常可切除[172]，移植适应证为无肝外转移的小肿瘤。

（八）婴儿血管内皮瘤

这种婴儿期的脉管瘤通常是良性的，由毛细血管大小的内皮通道构成。可与皮肤血管瘤有关。6 月龄前可表现为腹部肿块。肿瘤内动静脉分流可导致心力衰竭。上腹部可听到收缩性杂音。病变内微血管病溶血可导致严重的贫血和血小板减少[173]。

通过 CT 和 MRI 可进行诊断[173]。治疗包括处理心力衰竭，难治性心力衰竭可进行肝动脉栓塞。预后通常良好[174]。

第 32 章　系统性疾病中的肝脏
The Liver in Systemic Diseases

James S. Dooley　Christopher McNamara　著
吴绍宏　译　　黄小平　校

学习要点

- 在许多系统性疾病中，肝脏检测有轻微的变化，并且随着疾病活动而波动。
- 治疗系统性疾病和血液病的药物常常会影响肝脏检测的结果。
- 通过组织学诊断的肉芽肿性肝病，通常由血清碱性磷酸酶水平的升高提示，而其升高也是许多其他免疫和感染过程的表现。
- 急性肝卟啉症以严重腹痛等神经系统症状为表现，可能难以诊断，在急性期进行尿卟啉检测至关重要。
- 血液病和骨髓移植可能与肝脏有密切关系。检查和诊断可能很复杂，处理也很有挑战性。
- 由淀粉样变性和戈谢病等疾病引起的肝脏浸润性病变可能具有显著的肝脏病理学特征，但是这些病变并不常见。

肝脏可能与广泛的系统性疾病有密切关系，包括感染（见第 33 章）、胶原 - 血管和自身免疫病、淀粉样变性、遗传代谢性疾病、内分泌疾病、血液病和骨髓增生性疾病。尽管异常的肝脏检测结果可能与特定的疾病相关，但重要的是要认识到药物相关肝损伤及其他潜在肝病存在的可能性。肝脏受累的表现从各式各样到无症状不尽相同，发现肝脏检测异常后的进一步检查（如肝活检）可能是一种有价值的诊断方法。

一、胶原 - 血管和自身免疫病

（一）系统性红斑狼疮

系统性红斑狼疮（systemic lupus erythematosus，

SLE）的临床表现最常见于关节、皮肤、肾脏和中枢神经系统。SLE 的诊断包括特异性自身抗体阳性，尤其是抗双链 DNA（dsDNA），而这可与自身免疫性肝炎的自身抗体谱重叠。然而，尽管肝功能检测异常在 SLE 患者中很常见（约 60%）[1]，却只有 1/3 的患者的检测结果会随着疾病活动而波动。通常，这些生化改变表现为血清碱性磷酸酶和转氨酶的轻度异常。SLE 的药物治疗，特别是包括阿司匹林在内的非甾体抗炎药，常常也可以导致这些检测结果的异常[1, 2]。脂肪肝通常存在。皮质类固醇治疗和其他用于治疗 SLE 等胶原 - 血管疾病的免疫抑制药物可能会重新激活 HBV，导致明显的 HBV 相关性肝病。预防性使用抗病毒药物可以阻止这种情况发生（见第

21 章）。

除了轻度肝大，少有明显的临床表现。据报道，有 8%～20% 的患者有显著的组织病理学改变，包括少数晚期纤维化或肝硬化、脂肪变性和肉芽肿，但这些可能往往是偶然的关联 [3, 4]。然而，反应性肝炎和轻度小叶中央坏死似乎与 SLE 有关，并且与其他胶原 – 血管疾病一样，有少数患者出现结节性再生性增生 [5]（见第 35 章）。"类狼疮型肝炎"一词是指自身免疫性肝炎患者，而不是 SLE 患者，此词应停止使用。虽然在儿童中 SLE 与自身免疫性肝炎存在临床关联，但在成人中这种情况很少见 [6]。

（二）抗磷脂综合征

该综合征患者的血清中含有抗磷脂抗体和（或）狼疮抗凝物，可能是与原发疾病或与自身免疫疾病（不仅仅是 SLE）相关。在系统性表现（动脉和静脉血栓栓塞、复发性流产、网状青斑、偏头痛和血小板减少症）中，肝脏可能与 Budd-Chiari 综合征、结节性再生性增生症、局灶性缺血、微血管血栓形成引起的门静脉高压有关，也可能与自身免疫性胆管疾病有关 [7]。可能需要长期抗凝治疗。一些患者已行肝移植术。

（三）类风湿关节炎和费尔蒂综合征

通常情况下，类风湿关节炎累及肝脏并无临床症状，而肝脏检测异常特别是碱性磷酸酶的微小变化较为常见（高达 50% 的病例），并可能反映疾病活动 [8]。γ– 谷氨酰转移酶的变化并不常见，部分血清碱性磷酸酶来源于骨骼。肝脏组织学表现通常是非特异性的，如轻度脂肪浸润、局灶性坏死、肝血窦扩张或合并淀粉样变性。结节性再生性增生与该类疾病存在明确关联，在一些患者（通常伴有红肿的关节炎和关节外表现）中，符合费尔蒂综合征的标准（类风湿关节炎、脾大和白细胞减少）[9]。药物治疗可能会影响肝脏检测结果（如非甾体抗炎药 [10]，皮质类固醇治疗的脂肪变性，金制剂的胆汁淤积，以及最近的抗 TNF 和其他生物制剂治疗引起的肝炎 [11]）。甲氨蝶呤治疗是特别需要关注的，因为当其累积剂量超过 1.5g 时，可能会致纤维化 [12, 13]。过量饮酒和预先存在的肝脏疾病可能会增加患病风险。在没有这些危险因素的患者中，瞬时弹性成像可能有助于监测肝纤维化的发展 [13]。

（四）干燥综合征

原发性干燥综合征（干燥性角结膜炎、口腔干燥症、唾液腺肿大）和继发性干燥症（与类风湿关节炎相关）通常与肝脏检测中的非特异性变化有关。10% 的原发性干燥综合征患者和高达 40% 的继发性干燥综合征患者可能存在血清抗线粒体抗体 [14]。后者如果进行活检，则可能出现原发性胆汁性胆管炎的组织病理学特征（一般是 I 期）[15]。干燥综合征和丙型肝炎病毒感染有明确关联，可相当于丙型肝炎的肝外表现 [16]。

（五）硬皮病

在以 CREST 综合征（皮下钙化症、雷诺综合征、食管运动障碍、硬化症和毛细血管扩张症）为特征的局限性硬皮病中，肝脏通常不受累及。在系统性硬化症中，前瞻性研究报道显著肝脏受累发生率较低，但毫无疑问与 PBC 存在重叠 [17]。25% 的硬皮病患者具有抗线粒体抗体阳性，25% 的 PBC 患者存在硬皮病特征性的抗着丝点抗体阳性；5%～10% 的 PBC 患者在某些方面具有硬皮病的临床表现 [17]。

（六）结节性多动脉炎和其他血管炎

累及中动脉或大动脉（和门静脉）的结节性多动脉炎在极端情况下可导致肝梗死和大面积坏死 [18]。10%～20% 的病例可能存在 HBV 感染，血管炎的免疫抑制治疗应与抗病毒治疗相结合（见第 21 章）。其他中、小血管炎，包括显微镜下多动脉炎、查格 – 施特劳斯综合征、巨细胞性动脉炎和风湿性多肌痛，在疾病活动期间常有肝脏检测异常，但肝脏的临床表现轻微 [19]。白塞病的血管炎可引起肝静脉阻塞和 Budd-Chiari 综合征。

包括结节性多动脉炎在内的系统性血管炎可能很少与结石性和非结石性胆囊炎相关 [20]。

（七）乳糜泻

约 50% 具有典型乳糜泻症状的患者发现转氨酶升高[21]；相反，约 9% 的不明原因慢性高转氨酶血症患者可能患有乳糜泻。指南建议对该组患者进行乳糜泻筛查[22]。这些变化通常是亚临床的，但在流行病学研究中，乳糜泻患者随访期间的肝病风险增加了 2～6 倍，肝硬化风险增加 8 倍[23]。乳糜泻和慢性自身免疫性肝病之间存在明确关联[21]。

在大多数患者中，最初的高转氨酶对无麸质饮食反应良好；若在 12 个月后尚无反应，则应寻找并存的肝脏疾病[24]。指南建议，在乳糜泻患者随访期间常规进行肝脏检测[23]。

二、肝肉芽肿

肝肉芽肿是肝实质中巨噬细胞的聚集体转化为上皮样外观。临床表现存在巨大差异，从非特异性、无症状、肝活检中偶然发现的，到感染性或免疫性疾病的特征性表现。原因有很多（表 32-1）[25-27]。在细针穿刺肝活检组织中，2%～10% 发现肉芽肿。这样的发现启动了一个诊断途径[28]（表 32-1），但并未明确治疗时机。在大约 10% 的病例中，即使经过全面的组织学特征分析、对可能的致病微生物进行染色和培养后也没有找到原因[25, 27]。

在已出版的文章中，原因分布反映了地理环境。在欧洲和北美，PBC 和结节病更为常见[28-31]；而在印度，结核病占主导地位[32]。

（一）发病机制

肉芽肿通常代表对抗原刺激的反应。肝脏尤其容易累及，因为含有大量的肝血窦细胞，包括库普弗细胞（常驻巨噬细胞），可以内吞衰老细胞、外来颗粒、肿瘤细胞和微生物，并将抗原呈递给淋巴细胞。内皮细胞还通过受体介导的内吞作用清除大分子和小颗粒。抗原刺激可分类为药物、感染、化学制剂和抗原尚未被识别的群体，包括结节病、PBC 和肉芽肿性肝炎。

肉芽肿的大小不一，直径在 50～300μm，可发生在肝脏的任何部位，但最常见于汇管区附

表 32-1 某些肝肉芽肿疾病的诊断试验

疾 病	辅助诊断工具
结节病	胸部 X 线 /CT 扫描、血清血管紧张素转换酶、支气管肺泡灌洗
结核病	结核菌素皮肤试验、支气管肺泡灌洗、微生物分离、抗酸染色、干扰素 –γ 释放试验（IGRA）、聚合酶链反应（PCR）
布鲁菌病	延长血培养、血清学检查
梅毒	ELISA IgM/IgG、螺旋体试验
麻风病	皮肤活检（AAFB）、培养、PCR
组织胞浆菌病	补体结合试验，胸部 X 线
传染性单核细胞增多症	血涂片、传染性单核细胞增多症检测试剂盒、EB 病毒 IgM 抗体
晚期人类免疫缺陷病毒感染	形成不良的肉芽肿、抗酸染色和真菌染色
原发性胆汁性胆管炎	抗线粒体抗体
淋巴瘤	胸部 X 线、淋巴结活检、FDG-PET-CT 扫描
药物反应	用药史
铍中毒	工业暴露、胸部 X 线

近。它们边界清晰，不会破坏肝脏的正常形态。通常，它们由淡染的上皮样细胞和周围的淋巴细胞组成（图 32-1）。可能存在巨细胞、中央干酪样变性和坏死。陈旧的病变可能被纤维囊包裹，愈合时伴有玻璃样变性（图 32-2）。

部分肉芽肿亚型具有提示性的诊断特征：①结节型肉芽肿较小，形态良好，呈离散型，可能存在多核巨细胞（图 32-1），偶有中心区域嗜酸性坏死。没有干酪样变性；②坏死性或干酪样肉芽肿，大小不一，形态良好，中心形成坏死，组织细胞边缘可能具有栅栏状且纤维化可变，与真菌感染有关，很少与结核病或霍奇金淋巴瘤有关；③脂肪肉芽肿是由形成不良的组织细胞和巨噬细胞在静脉周围形成的聚集体，其中一些含有脂肪。通常与脂肪肝有关，是由食品工业中使用的矿物油沉积所致；④微小肉芽肿仅由 6 个或更少的组织细胞组成，它们有很多关联，可能代表对细胞坏死的非特异性反应；⑤纤维蛋白环肉芽肿是 Q 热的典型表现，但在药物反应中也可见（如卡马西平、别嘌醇），急性甲型肝炎也可见。

除了常规 HE 染色和网状蛋白染色对肝活检标本进行结构评估外，当发现肉芽肿时可能提示需要进一步的特异性染色，如用于抗酸杆菌和真菌检测的 Ziehl-Neelsen 和 Diastase-PAS 染色。

阳性结果非常有帮助，但阴性结果并不能排除感染。

（二）肝肉芽肿临床症候

肉芽肿通常无症状。只有 20% 的肝肉芽肿患者可以触及肝脏。很少有患者出现肝功能异常，以及肝细胞破坏和纤维化的病理表现。可能存在相关肝病（如 PBC）的改变。血清碱性磷酸酶升高是最常见的生化异常，胆红素水平通常正常。血清血管紧张素转换酶升高，此非结节病的特异性发现。

表 32-1 显示活检发现肉芽肿可能用于确定病因，准确的诊断途径将根据临床灵敏度和流行病学概率进行修改。

（三）具体原因和综合征

感染

几乎所有类型的感染都可发生肉芽肿，肉芽肿的形态可为诊断提供线索[25]。最常见的是结核病，其他疾病包括布鲁菌病、弓形虫病、非结核性分枝杆菌病、真菌病、梅毒、利什曼病、血吸虫病和弓形虫病（表 32-2）。在许多情况下，肉芽肿形成不良。

(1) 分枝杆菌：结核病患者的肝活检结果显示阳性率约为 25%，当其他诊断测试阴性时，可

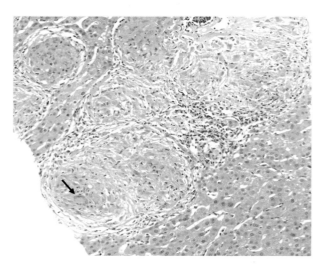

▲ 图 32-1　肝活检显示汇管区周围有多个肉芽肿，有淡染的上皮样细胞，偶见巨细胞（箭）（HE 染色，20×）
图片由 Dr.Tu Vinh Luong 提供

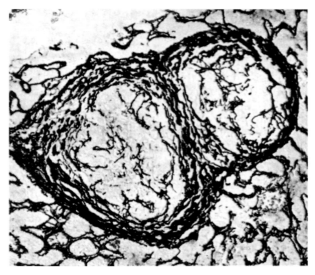

▲ 图 32-2　2 个愈合的肝肉芽肿周围的网状蛋白形成（改良银，90×）

表 32-2　与感染相关的肝脏肉芽肿

分枝杆菌	• 结核分枝杆菌复合体 • 鸟胞内分枝杆菌 • 麻风杆菌
细菌	• 布鲁菌属 • 惠普尔养障体（Whipple 病） • 土拉热弗朗西丝菌（兔热病） • 巴尔通体病（猫抓热）
螺旋体	• 梅毒螺旋体
真菌	• 组织胞浆菌 • 球孢子菌 • 芽生菌
原生动物	• 弓形虫
寄生虫	• 血吸虫 • 弓形体 • 肝片吸虫 • 蛔虫
立克次体	• 贝纳柯克斯体（Q 热）
病毒	• 甲、乙和丙型肝炎病毒 • EB 病毒和巨细胞病毒

表 32-3　晚期 HIV 感染患者的肝脏肉芽肿

感染	• 鸟胞内分枝杆菌 • 结核分枝杆菌复合物 • 巨细胞病毒、单纯疱疹病毒 • 组织胞浆菌 • 弓形虫 • 隐球菌
肿瘤	• 霍奇金和非霍奇金淋巴瘤
药物	• 磺胺类 • 抗生素 • 抗真菌药 • 异烟肼

HIV. 人类免疫缺陷病毒

作为结核性脑膜炎或粟粒性肺结核有用的诊断工具。在这种情况下，应进行 Ziehl-Neelsen 染色，对活检未固定部分进行结核杆菌培养，并提倡对分枝杆菌 DNA 进行 PCR 分析。需要注意的是，Ziehl-Neelsen 技术虽然特异，但不敏感，阴性结果不能排除分枝杆菌感染。

(2) 晚期 HIV 感染患者的肝肉芽肿：在晚期 HIV 感染中，肝脏肉芽肿很常见，并且有多种原因（表 32-3）[33, 34]，这些原因因地域分布和抗逆转录病毒药物同时使用有所不同。肝活检可鉴别结核分枝杆菌或鸟分枝杆菌。肉芽肿往往形成不良，没有灶状淋巴细胞、巨细胞或中央干酪样变。抗酸杆菌大量存在于泡沫状组织细胞簇或库普弗细胞内。

真菌感染可包括新型隐球菌病、组织胞浆菌病、球孢子菌病和白色念珠菌病。

肉芽肿也可能与药物治疗有关。甲氧苄啶 - 磺胺甲噁唑是常见的原因。抗逆转录病毒药物也可以导致肝脏肉芽肿[35]。

三、结节病

结节病是一种病因不明的疾病，其特征是累及大多数器官的肉芽肿性病变。尽管并非总是如此，肺、淋巴结、眼、皮肤和神经系统的累及可能与公认的临床特征相关。尽管肉芽肿通常无症状，但肝脏经常受到累及。

（一）肝脏组织学

典型的结节肉芽肿（图 32-1）是重复单调的，都处于发展的同一阶段。尽管很小，但它们可能会合并。随着肉芽肿的愈合，网状蛋白纤维沉积，并被纤维反应所替代或包围。最终，肉芽肿可能消失，或仅被视为胶原结节（图 32-2），或具有纤维囊的无细胞透明物质块。

由于肝脏病灶是局灶性的，并且纤维化仅限于愈合性病灶，因此结节病不会产生弥漫性纤维化和肝硬化的再生结节。与此相关的黄疸和肝衰竭非常罕见。

（二）临床特征

显性肝病很少见。只有 20% 的患者可触及肝脏。偶尔会出现活动性肝病，伴有明显的肝功能异常和肝细胞破坏，肝活检可见纤维化[36, 37]。然而，肝脏受累的证据通常不是来自临床表现，而是来自肝活检结果。这显示了约 60% 的其他部位有结节病表现的患者的典型特征[38, 39]。当另一种更容易取得的组织（如淋巴结或皮肤）不合适时，肝活检可作为一种诊断方法。

在无肝硬化的有症状患者中可能存在门静脉高压的特征[37]。一些人主张经颈静脉穿刺活检，以便测量肝楔压[40]。

生化变化，即碱性磷酸酶升高是最具特征性的肝脏检测异常。血清血管紧张素转换酶升高，但不具有诊断性。

CT 扫描显示，约 60% 结节病患者的上腹部出现离散的淋巴结肿大。在已知肝脏受累患者的造影增强扫描中，只有约 40% 的患者具有多个小的低密度区域。

MRI 在质子密度图像上显示多个弥漫、密集的等信号或稍高信号的实质岛，在 T2 加权图像上显示相应的低信号病灶，与转移性或炎性疾病的高信号 T2 加权图像特征形成对比。

PET 和 67Ga 扫描可能提供信息，但不推荐常规扫描[40]。

如果存在严重的肝脏疾病，则应确认以下临床类型[40]。

门静脉高压症：这在年轻黑人中更为常见，与性别无关。门静脉高压症可能是由门静脉（1 区）肉芽肿或纤维化引起的窦前高压所致[37]。由于纤维化，窦性阻塞可能会加重[41]。静脉曲张破裂出血通常不是问题。这些患者对门体分流耐受良好。皮质类固醇不能预防门静脉高压症。

Budd-Chiari 综合征：据报道，结节病与肝静脉闭塞有关[42]。

胆汁淤积：结节病患者发生胆汁淤积很少见，通常是男性和黑人，表现出慢性肝内胆汁淤积的特征。表现为发热、不适、体重减轻、黄疸，通常伴有瘙痒。血清碱性磷酸酶水平显著升高，转氨酶增加 2～5 倍。肝脾大常见。肝活检通常显示肉芽肿。汇管区显示胆管受损甚至缺失[43]（图 32-3）。连续的肝活检显示纤维化和胆管丢失持续恶化。预后很差。患者通常在发病后 2～18 年内死亡。皮质类固醇无效。熊去氧胆酸可用于控制瘙痒。可能需要进行肝移植。然而，移植后多发性肝肉芽肿可能复发，通常不会出现临床

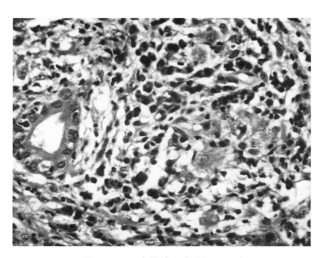

▲ 图 32-3　结节病的慢性胆汁淤积
受损的胆管周围有包括淋巴细胞在内的炎症细胞浸润（HE 染色，160×）

恶化[44]。

由于胆管炎症或门静脉淋巴结肿大引起的肝外胆汁淤积，以及类似原发性硬化性胆管炎或重叠综合征的弥漫性狭窄也可能发生[45]。

（三）治疗

在大多数情况下，肝脏受累并不需要治疗。而且，皮质类固醇治疗的反应在任何情况下都很差，肝脏检测几乎没有改善[46]。治疗的指征主要取决于其他器官的受累症状或疲劳等全身性症状。由于结节病导致纤维化进展与甲氨蝶呤相关的纤维化进展区分困难，在患有显著纤维化的患者中，部分学者建议避免使用甲氨蝶呤[40]。

（四）肉芽肿性药物反应（见第 24 章）

药物是导致肝脏肉芽肿的罕见病因，但如果肝活检诊断肉芽肿，应始终考虑到药物相关的可能性。通常，这种肉芽肿是一般超敏反应的一部分，在开始用药后 10 天至 4 个月发生。它们可能与发热、皮疹、淋巴结和关节炎有关。

血清生化检测显示碱性磷酸酶和 γ- 谷氨酰转移酶增加。转氨酶可能会中度增高。单纯的肉芽肿反应引起血清胆红素升高并不常见。

肝脏组织学显示以肉芽肿为主，没有干酪样变性，组织嗜酸性粒细胞增多约占 70%，偶尔出

现脂肪变性、门静脉区炎症和胆管损伤。病变愈合后无向心性纤维化。这种胆汁淤积的发现往往提示药物反应。

预后通常良好，在停药后 6 周内恢复。很少出现的严重反应，需要考虑皮质类固醇治疗的情况。

表 32-4 列出了可能导致肉芽肿反应的主要药物。别嘌醇、卡马西平、格列本脲和磺胺类药物是最常见的原因。TNF 受体阻滞药已被列入表中 [47]。它们导致此反应罕见，但可能致命。总之，组织学显示是肉芽肿性、肝细胞性、胆管性和血管性混合的图像。卡马西平和别嘌醇与纤维蛋白环肉芽肿有关。

表 32-4　肉芽肿药物反应的重要原因

- 别嘌醇
- 卡马西平
- 地尔硫䓬
- 格列本脲
- 肼屈嗪
- 奎尼丁 / 奎宁
- 磺胺类药物

（五）非特异性网状内皮细胞增生："反应性肝炎"

单核细胞和上皮样细胞的局灶性聚集见于许多疾病，可能最常见于病毒感染。偶尔在化脓性感染和败血症中也有发现，其中也有多形核白细胞的存在。它们与小结节肉芽肿很难鉴别。如果在肝活检组织切片中发现这种细胞积聚，则应对整个组织块进行连续切片以鉴定典型的肉芽肿。

库普弗细胞的广泛增殖在感染和恶性疾病中常有发生。

四、内分泌疾病中的肝脏

（一）糖尿病

1. 临床特征

(1) 1 型糖尿病：约 10% 的控制良好的糖尿病患者和 60% 的未控制糖尿病患者存在肝大。肿大是由于糖原增加。在血糖水平非常高的情况下进行胰岛素治疗会增加肝脏的糖原含量，并且在治疗的初始阶段，肝大可能会加重。

(2) 2 型糖尿病：肝脏可能因脂肪变性而肿大。2 型糖尿病是代谢综合征的一个重要特征，易患非酒精性脂肪性肝炎和非酒精性脂肪性肝病（见第 28 章）。

2. 生化学

在控制良好的糖尿病患者中，常规检查通常正常。酸中毒可引起轻度变化，包括高球蛋白血症和血清胆红素水平略微升高，病情控制后恢复正常。80% 的患有脂肪肝的糖尿病患者血清生化检测异常，例如转氨酶、碱性磷酸酶和 γ- 谷氨酰转移酶升高。无论是由于 1 型糖尿病患者的糖原增加，还是 2 型糖尿病患者的脂肪变性所致的肝大，都与肝脏生化检测结果异常无关。

磺脲类药物治疗可并发胆汁淤积性或肉芽肿性肝病。

3. 肝脏组织学

在 1 型糖尿病中，组织病理学显示未经治疗的严重糖尿病患者的肝脏糖原正常或增加。肝细胞核的糖原浸润（图 32-4）表现为空泡化。

2 型 糖 尿 病 的 组 织 学 表 现 是 NAFLD 和

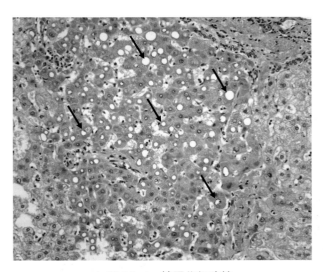

▲ 图 32-4　糖原化细胞核
患有糖尿病的患者显示出许多具有明显空泡形成的肝细胞核（箭），在某些地方显著突出（HE 染色，20×）（图片由 Dr Tu Vinh Luong 提供）

NASH，后者导致纤维化和肝硬化（见第 28 章）。

（二）甲状腺

肝脏在甲状腺激素的运输、储存、激活和代谢中发挥着重要作用[48]。它合成了在循环中运输甲状腺素（T_4）的蛋白质。肝脏含有人体可交换 T_4 的 10%～30%，除甲状腺以外，是将 T_4 转化为生物活性三碘甲状腺原氨酸（T_3）的主要场所。肝脏还会清除反向 T_3，即 T_4 的生物惰性产物。最后，甲状腺每天分泌的 T_4 中约有 25% 通过氧化脱氨代谢，或在葡萄糖醛酸化和硫酸化后排入胆汁；还有未代谢的 T_4 在胆汁中进行肠肝循环。

在临床上，大多数肝病患者甲状腺功能正常，尽管标准甲状腺检测可能会产生误导性结果。

血清总 T_4 可随甲状腺激素结合蛋白水平的变化而升高或降低。游离 T_4 通常正常。据报道，30% 的肝硬化患者出现低 T_4 变异的"正常甲状腺病态综合征"，并且与短期和长期生存率降低相关。在酒精性肝病中，促甲状腺激素（TSH）和游离 T_4 的升高与正常或低 T_3 值相关。在 PBC 和自身免疫性肝炎中，T_4 结合球蛋白增加，但游离激素浓度降低，可能是因为这些患者甲状腺炎的高发率导致甲状腺功能下降。

甲状腺功能低下和甲状腺功能亢进可引起肝脏疾病[48]，并影响肝损伤的严重程度[49]。甲状腺疾病也与某些肝脏疾病有关，如自身免疫性肝炎和血色病。

1. 甲状腺功能亢进

甲状腺功能亢进可有肝脏生化学检测的轻度异常，通常碱性磷酸酶略有增加，经治疗后恢复正常[50, 51]。然而，甲状腺功能亢进症患者的黄疸可能是由心力衰竭引起的。此外，在没有心力衰竭的患者中，甲状腺功能亢进也可能引起严重的胆汁淤积[52]。甲状腺功能亢进症还可通过降低胆红素 UDP– 葡萄糖醛酸转移酶活性来加重血清胆红素代谢的潜在缺陷，如 Gilbert 综合征。

2. 黏液性水肿

无充血性心力衰竭的腹水在黏液性水肿患者中很少发生，被认为是由中心区充血和纤维化所致[53]。发病机制尚不清楚。服用甲状腺素后会消失。腹水蛋白含量高，超过 25g/L。

黄疸可能与新生儿甲状腺功能低下有关。

（三）肾上腺

未确诊的艾迪生病可能与转氨酶水平轻度升高有关[54]。用皮质类固醇治疗后，转氨酶水平恢复正常。

（四）肝脏和生长激素

肝脏和肾脏会降解生长激素。肝硬化患者的基础和刺激性生长激素浓度升高，并与肝功能障碍程度相关。这些升高的激素水平可能导致肝硬化患者的胰岛素抵抗和糖耐量受损。尽管肝硬化患者生长激素长期升高，但不会出现肢端肥大症；不过，在肢端肥大症患者中，肝脏与其他内脏一样增大。

五、淀粉样变性

淀粉样变性描述了一组由一个共同特征联系起来的疾病，即一种蛋白质以异常的纤维状形式在细胞外沉积。之所以称为淀粉样变性，是因为器官的蜡状浸润在染色过程中类似于淀粉。它可能是遗传性或获得性，系统性或局限性，偶发或可导致死亡。由于淀粉样蛋白的沉积破坏了肾脏、心脏和其他器官的正常功能，可出现相应的临床特征。

淀粉样变性的分类基于所涉及的蛋白质（表 32–5）[55]。AL 型和 AA 型由于它们的临床特征而特别引起肝病专家的兴趣；另一类是 ATTR，因为它在肝移植中的角色而引人关注。引起淀粉样变性的其他蛋白质包括载脂蛋白 A1（AApoA1）、纤维蛋白原（AFib）、Lect2（ALect2）和溶菌酶（ALy）[55]。

共同的生化特征是所涉及的蛋白质可以以两种稳定的结构存在，即正常的可溶形式和异常纤维。纤维通过自动聚合形成。这可能与可溶形式的过量产生有关，或者与遗传或后天获得性的不稳定的淀粉样分子有关，但是为什么一些个体形

表 32-5 肝脏相关性淀粉样变性的分类

类型*	主要蛋白组成	综合征
AA	血清淀粉样蛋白 A	• 反应性（继发性）淀粉样变 • 获得性（如类风湿） • 遗传性（FMF）
AL	单克隆免疫球蛋白轻链	• 原发性淀粉样变 • 骨髓瘤相关 • 无相关性
ATTR	异常甲状腺素转运蛋白	• 家族性淀粉样变性多发性神经病
ALy	异常溶菌酶	• 遗传性全身性非神经病变淀粉样变

*. 其他类型：野生型 TTR（心脏），AFib（肾＋肝），ALect2（肾／肝），AApoA1（肾／肝），AGel（脑神经病），$A\beta_2M$（肾衰竭透析），$A\beta$（阿尔茨海默病）

FMF. 家族性地中海热

成淀粉样蛋白而其他个体没有，目前尚不清楚。所有淀粉样原纤维具有相似的核心超微结构和物理化学性质。所有淀粉样蛋白沉积物都含有正常的血浆蛋白血清淀粉样蛋白 P（SAP）成分，这也是专科中心用于显示淀粉样蛋白的分布和数量的放射性标记 SAP 扫描的基础。

在收集的数据中，AL 淀粉样蛋白是最常见的类型。在英国，这种类型的转诊情况一直保持稳定（近几十年为 67%）；而 AA 淀粉样变性在减少（1987—1995 年：32%；2009—2012 年：6.8%）[55]，这可能是由于炎性关节病得到了更好的治疗。由于诊断技术的进步，特别是心脏 MRI 的发展，野生型 TTR 引起的心肌病越来越受到重视[55]。

（一）临床特征

AL 淀粉样蛋白（旧称原发性淀粉样蛋白）是由单克隆免疫球蛋白轻链的全部或部分纤维沉积引起的，λ 比 κ 更常见，通常可以在血清或尿液中检测到。大多数患者患有轻微的单克隆丙种球蛋白病。多发性骨髓瘤的诊断率仅为 10%～20%。约 15% 的患者无法通过电泳或免疫固定证实丙种球蛋白病。常见的临床表现为肾病综合征、心肌病、腕管综合征和感觉 - 运动神经病。肝大的发生率为 25%。肠道受累包括运动障碍和吸收不良。舌肥大或眶周紫癜提示 AL 淀粉样变性。

AA 淀粉样蛋白（旧称继发性淀粉样蛋白）是由循环中的急性期反应物血清淀粉样蛋白 A（SAA）经蛋白水解酶产生的 AA 蛋白原纤维形成的。SAA 由肝细胞合成，受细胞因子转录调控，是一种载脂蛋白。升高的 SAA 是 AA 淀粉样变性发生的先决条件，但并非所有 SAA 升高的患者都会发展为该病。尽管慢性败血症、结核病、克罗恩病和恶性肿瘤可能是原因之一，但青少年和成人类风湿关节炎是最常见的潜在炎症。通常表现为蛋白尿、肾病综合征或肾衰竭，这是半数病例死亡的原因。脾脏受累较早，并可能进展为脾大。大约 25% 的患者发现肝脏受累，是广泛疾病的征兆。

常染色体隐性遗传性家族性地中海热（familial mediterranean fever，FMF）以急性发热伴无菌性腹膜炎、胸膜炎或滑膜炎为特征，有极高的 AA 淀粉样变风险[56]。FMF 主要影响非德系犹太人、亚美尼亚人、土耳其人和中东阿拉伯人。这种异常反映了一种名为热蛋白或海蛋白的中性粒细胞蛋白突变，但只是临床诊断而非基因型诊断[57]。家族研究已经证实了罕见的常染色体显性遗传的存在。FMF 中淀粉样变性的常见表现是在肾脏，并进展为终末期疾病。肝脏、脾脏和胃肠道也可累及。

家族性淀粉样变多发性神经病（familial amyloidotic polyneuropathy，FAP）是由变异的甲状腺素运载蛋白（TTR）沉积引起的[58]。正常的 TTR 主要由肝脏产生，并运输甲状腺激素和维生素 A。在 TTR 基因中发现了 120 多个突变。由于 TTR 变异体沉积在神经、脾脏、心脏、眼、甲状腺和肾上腺中，FAP 的特征是进行性周围神经和自主神经病变，而肝脏通常不受影响。

其他形式的遗传性系统性淀粉样变性极为罕见，其中载脂蛋白 A- I 、载脂蛋白 A-II、纤维蛋白原 α 链和溶菌酶淀粉样变性最常与临床肝脏受累有关。遗传性溶菌酶淀粉样变性可能需要肝移植，有时会导致肝脏自发性破裂[59]。

（二）肝脏受累

使用 SAP 闪烁扫描（仅在专业中心提供）确定淀粉样蛋白沉积位置并定量，54% 的 AL 淀粉样蛋白患者和 18% 的 AA 患者显示出肝淀粉样变性[60]。扫描中观察到的淀粉样蛋白的量与器官功能障碍的程度相关性较差[55]。SAP 扫描的一个主要优点是可用于量化淀粉样蛋白沉积的负荷并监测对治疗的反应。现已很明确，在某些情况下通过适当的治疗可以逆转淀粉样蛋白沉积的负担。

在临床检查中，淀粉样变性患者的肝大提示肝脏受累[61, 62]，尽管偶尔肝脏可能不会肿大。可以发现淀粉样蛋白浸润的脾脏肿大。血清碱性磷酸酶可能会升高，但是在有或没有肝脏受累的患者（AA 和 AL）之间水平重叠。

如可行肝脏组织学检查，系统性淀粉样变性可能显示出血管沉积和可变性间质淀粉样蛋白，但该表现在诊断上没有帮助。淀粉样蛋白显均质、无定形、嗜酸性物质（图 32-5）。可以用碱性酒精刚果红或甲基紫染色。刚果红染色切片的偏光显微镜显示苹果绿双折射原纤维。淀粉样蛋白沉积在肝细胞柱和窦周间隙的肝血窦壁之间。肝细胞本身不受影响，但受到不同程度的压迫。中央区和汇管区浸润最严重。有时，在 AL 淀粉样蛋白中，淀粉样蛋白仅见于汇管区的肝小动脉壁。电子显微镜发现 10nm 长的不分支纤维。

然而，经皮肝活检在 4%～5% 的淀粉样变患者中会引起出血[63]。尽管尚不清楚淀粉样变性患者肝脏破裂风险较大的历史报道是否与当时的技术相关，但肝活检不是首选的诊断方法。

肝脏受累的临床特征

肝衰竭和门静脉高压症都很罕见，当存在门静脉高压时，其预后很差[64, 65]。可能是由于胆汁进入管腔和小胆管受到干扰，严重的肝内胆汁淤积很少使 AL 淀粉样变性复杂化，但预后很差[66]。

（三）诊断方法

临床上怀疑淀粉样变后，要考虑最佳的活检

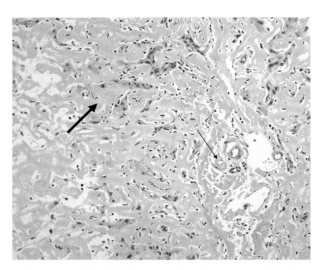

▲ 图 32-5　淀粉样蛋白显示为肝细胞和肝血窦之间的无定形嗜酸性物质
萎缩性肝细胞板被淀粉样蛋白（粗箭）压迫，这也见于汇管区的小动脉壁（细箭）（HE 染色，20×）（图片由 Dr. Tu Vinh Luong 提供）

部位，以获得组织进行适当染色，并寻找病因证据。慢性炎症史或家族史可能分别对 AA、FAP 有所提示。为了鉴别 AL 淀粉样变性，需要对血清和尿液进行免疫电泳检测单克隆蛋白，并进行骨髓活检，对浆细胞进行免疫组化染色以检测轻链。在 FAP 中，血清的等电聚焦将显示变异型和野生型转甲状腺素蛋白的条带，基因组 DNA 分析可能显示突变的 TTR 基因。

尽管对受影响的组织（心脏、肾脏）进行活检很可能具有诊断意义，但更安全的做法通常是对其他区域进行取样，如腹部皮下脂肪垫、直肠黏膜和唇唾液腺，在高达 75%～80% 的病例中可获得阳性结果。免疫组化可以对淀粉样蛋白进行分型，但并不总是具有诊断性；在固定切片上使用激光剖析和质谱分析对确定纤维类型非常有帮助。

（四）预后

预后取决于淀粉样变的类型、器官损伤的程度和对基础疾病治疗的反应。尽管疾病相关的并发症导致的早期死亡率仍在 25% 左右[55]，但在过去 10 年中，AL 淀粉样变性患者的总体生存率有所提高。生存率与肝脏受累无关，但与有症状性的心脏病相关。

AA 型淀粉样变性的预后受基础慢性疾病的影响。有肝脏沉积者的 5 年生存率低于无肝脏受累者（43% vs. 72%）。当血清淀粉样蛋白 A 水平能够保持在参考范围内时，生存率会显著提高[67]。

FAP 患者在出现临床表现后可存活长达 15 年。与发病年龄较小相关的转甲状腺素突变患者，其神经系统和心脏疾病的进展更快，生存期更短[58]。

（五）治疗

AA 淀粉样蛋白通过控制基础疾病进行治疗，包括根除结核病等感染，偶尔通过手术去除感染病灶，或强化抗炎 / 免疫抑制，在某些情况下还通过抗细胞因子（TNF-α、IL-β 或 IL-6 阻断）治疗。预防性秋水仙碱可阻止 FMF 中淀粉样变性的发展。

AL 淀粉样蛋白患者的风险分层指导治疗。方案包括化疗（单一或组合）、自体干细胞移植、蛋白酶抑制药和免疫调节药[55]。

肝移植仍然是某些 FAP 患者的最终治疗方法，5 年生存率为 75%[68, 69]；新型 TTR 稳定剂和 RNA 靶向疗法正在研发中[70]。如果及早进行肝移植，可以使血浆中突变体 TTR 消失，并在一定程度上缓解神经疾病。自主神经病变的恢复要优于周围神经病变的恢复。此外，可以将 FAP 患者的肝移植到选定的接受者（多米诺骨牌式移植）中，因为 FAP 患者的肝脏除了产生变异的转甲状腺素外，结构和功能可能是正常的，只是为了阻止淀粉样物质的进一步积累和多发性神经病变的临床进展。对 FAP 肝脏受者的随访表明，预期在 8～10 年内会发生神经病变，因此选择受者（理想的是年龄较大者）非常重要。

六、卟啉症

卟啉症是由血红素生物合成途径缺陷引起的临床综合征（图 32-6）。卟啉在没有转化为血红素的情况下积累，这可能反映了代谢途径中的一些特定酶缺陷。此外，由于缺乏正常的调节负反

馈，血红素生成缺乏导致关键的卟啉合成酶 δ- 氨基乙酰丙酸（ALA）- 合成酶的活性增加。血红素是血红蛋白和细胞色素 P_{450} 氧化酶系统等酶的重要组成部分，卟啉在肝细胞和红细胞中生成最多，因此卟啉症有一个广泛的分类，即肝性或红细胞性卟啉症（表 32-6）。

两种广泛的临床分型[71, 72]：①神经性，该途径中的早期前体（ALA/ 胆色素原）积累，表现为急性发作，包括腹痛、周围神经病、自主神经功能障碍、心动过速、高血压、低钠血症和精神病；②皮肤性，特别是由于通路中后期的底物的累积而产生光敏性。

某些类型的卟啉症会同时存在神经和皮肤特

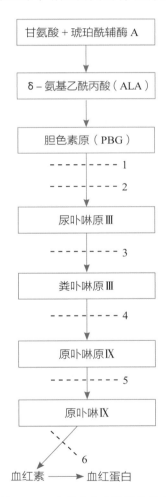

▲ 图 32-6 卟啉症和卟啉的生物合成
数字表示酶缺陷的位点导致：①急性间歇性卟啉症；②先天性红细胞生成性卟啉症；③迟发性皮肤型卟啉症和肝性红细胞生成性卟啉症；④遗传性粪卟啉症；⑤混合性卟啉症；⑥红细胞生成性原卟啉症

表 32-6 卟啉症的类型

急性肝病	神经卟啉症	• 急性间歇性卟啉症 • δ-氨基乙酰丙酸脱水酶卟啉症
	神经皮肤性	• 遗传性粪卟啉症 • 混合性卟啉症
非急性肝病		• 迟发性皮肤型卟啉症
红细胞生成性		• 红细胞生成性原卟啉症 • 先天性红细胞生成性卟啉症 • X 连锁红细胞生成性原卟啉症

征。大多数卟啉症是常染色体显性遗传，但外显率较低。大多数携带者都具有潜在的卟啉症，药物、激素因子和内源性代谢变化可能会诱发，但在大约 80% 的携带者中从来没有任何表现。

各种卟啉症的区别取决于对尿液、粪便和红细胞中卟啉代谢物的分析[71]。这些诊断测试可能仅在急性发作期间可以给出明确结论。

（一）肝卟啉症

急性肝卟啉症包括急性间歇性卟啉症、遗传性粪卟啉症、混合性卟啉症和非常罕见的 5-ALA 脱水酶卟啉症[71]。估计患病率为 5/100 000，但地理范围差异很大（如南非白人）。急性肝卟啉症以神经精神病发作为特征，伴有呕吐、腹绞痛、便秘、高血压和周围神经病变，通常持续数天。上述发作期间，尿中会排泄大量卟啉前体 PBG 和 ALA。所有的肝卟啉症都能被多种酶诱导药物加剧，包括巴比妥类、磺胺类、雌激素、口服避孕药、灰黄霉素、氯喹，还有热量摄入严重减少，甚至可能还有酒精[72, 73]。激素是重要的诱发因素，女性在妊娠期和经前期都可发作。

当 ALA 脱水酶显著降低时，严重的铅中毒可能会出现类似于急性肝卟啉症的临床表现。

1. 急性间歇性卟啉症

病因在于肝脏 PBG 脱氨酶缺陷。大约 90% 的遗传易感个体从未出现过急性发作。急性发作如前所述，可能难以诊断；无光敏性。在急性发作期，静置后尿液变黑。诊断取决于首次就诊时即高度怀疑，在某些患者中常数年未能明确诊断[71]。关键的检查是在急性发作时记录尿液中胆色素含量的增加，但问题是快速 / 紧急的尿 PBG 分析非常难以实现[71]。在发作过程中或经血液治疗后，其水平可能正常。

一旦生化诊断出急性肝卟啉症，建议进行基因检测以鉴定突变和具体诊断[74]。

如果病情较轻，可能对葡萄糖负荷有足够的反应，但除最轻微的发作外，现在建议输注血红素或精氨酸血红素，因为它们能抑制肝脏 ALA 合成酶。重症监护是有必要的，特别是当神经病变影响呼吸功能时。

长期管理包括避免诱发因素，尤其是药物。美国卟啉症基金会（American Porphyria Foundation，APF）和欧洲卟啉症网络（European Porphyria Network，EPNET）保存了被认为安全或有害的药物清单[71]。在选择适当药物的已知患者中可以安全地进行全身麻醉，危险来自未知。对于月经反复发作的女性，月经的抑制可能是适合的（例如通过促性腺激素释放激素类似物）。很少有能治愈代谢缺陷的原位肝移植。而且，据报道，移植后肝动脉血栓形成的发生率很高[75]。

已有报道用表达 PBG 脱氨酶的腺相关载体进行基因治疗，尚待进一步研究[76]。

没有混合因素，如酒精中毒或 HBV/HCV 感染，急性肝卟啉症患者肝细胞癌的风险增加[77, 78]。对于 50 岁以后反复发作或既往有症状的患者，最近的监测建议是 6～12 个月进行一次肝影像学检查[74]；还应检测甲胎蛋白，并接种肝炎疫苗[74]。

2. 遗传性粪卟啉症[79]

由于粪卟啉原氧化酶缺陷。发作可能是神经性或皮肤性的，如迟发性皮肤卟啉症。随着原卟啉的增加，粪便和尿粪卟啉相应增加。急性发作治疗同急性间歇性卟啉症。

3. 混合性卟啉症

由于原卟啉原氧化酶缺陷。这种变体在南非和新英格兰很常见。特征介于急性间歇性卟啉症和遗传性粪卟啉症之间。发作期粪便中原卟啉和卟啉类可能增加。急性发作治疗同急性间歇性卟啉症。

4. 迟发性皮肤型卟啉症

第四种类型的肝卟啉症，即迟发性皮肤型卟啉症，可能与肝细胞疾病有关。巴比妥类药物不会加重病情，也不会出现急性神经系统疾病。它是最常见的卟啉症，通常是潜伏性的，患者无症状[72]。它是由尿卟啉原脱羧酶（UROD）活性降低所致。有两种类型：家族性（占患者的 25%），其 UROD 基因发生点突变；散发性（占患者的75%），其 UROD 缺陷局限于肝脏，可能是由抑制药而不是突变引起的。在这两种类型中，肝铁过载的情况似乎都存在，并且通常有肝功能障碍。

该病的特征性症状是光敏性，出现水泡和瘢痕、色素沉着和多毛症。尿卟啉增加。对巴比妥类的药物不敏感，但是暴露于酒精和雌激素可能会引起发作。

任何原因引起的肝功能恶化都可能加重症状，因为当肝脏功能正常时，卟啉会排入胆汁而无害。当肝脏患病时，卟啉会转移到血液中，增加尿液排泄并引起皮肤症状，特别是对光的反应。卟啉本身也可能具有肝毒性。

肝活检通常有异常表现，最常见的是铁沉着、轻度脂肪变性、局灶性坏死和门静脉纤维化并伴有炎症[80]。肝硬化发现率不足 15%。肝脏铁过载非常显著，建议行针刺 / 静脉切开术，效果良好[72]。铁过载可能反映了 HFE（血色病）基因的 C282Y 突变，在一项研究中，超过 40% 的人存在这种突变（纯合性加杂合性）[81]，但也可能反映了酒精摄入，在某些情况下还可能反映了 HCV 感染。在迟发性皮肤型卟啉症中，丙型肝炎的患病率很高，但不同国家之间的患病率差异很大（8%～80%）。

肝细胞癌的发病率增加；这似乎与慢性肝病（HCV、酒精或血色病）的存在有关，而非与代谢缺陷的直接病因关联[82]。建议对 HCV 和（或）酒精性肝病、晚期纤维化 / 肝硬化患者进行 HCV 和标准 HCC 监测。

（二）红细胞生成性卟啉症

红细胞生成性卟啉症包括红细胞生成性原卟啉症（显性）、先天性红细胞生成性卟啉症（常染色体隐性遗传）和肝性红细胞生成性卟啉症（常染色体隐性遗传）。

1. 红细胞生成性原卟啉症

铁螯合酶缺陷伴随原卟啉Ⅸ的积累，属显性遗传，遗传基因有易变的外显率[83]。原卟啉在组织和尿液中增加。主要表现是光敏性。肝活检通过荧光显示含有"马耳他十字"原卟啉晶体的色素局部沉积。尽管光学显微镜显示正常，电子显微镜显示有核、内质网和膜的异常。

肝脏受累程度可从肝功能正常（20%），到肝功能检测轻度异常，甚至慢性肝病和肝硬化（5%～10%）[84]。并发症包括含有原卟啉的胆结石。在终末期原卟啉肝疾病中，有神经毒性的报道。

最罕见但最严重的是光敏性、胆汁淤积和溶血的快速进展。有严重的上腹部疼痛和脾大，并迅速恶化。紧急处理包括血红素输注和红细胞输注，以减少卟啉和红细胞的产生。血浆置换或白蛋白透析可减少游离原卟啉。口服考来烯胺或木炭可阻断原卟啉的肠肝循环[72]。

尽管应采取预防措施以降低手术期间皮肤反应的风险，但肝移植用于治疗严重肝病已获成功[84]。由于存在于骨髓中的代谢缺陷不能通过肝移植来纠正，因此可能存在反复的肝损伤。鉴于红细胞是原卟啉的来源，骨髓移植是一种潜在的治疗方法[85]。

2. X 连锁红细胞生成性原卟啉症

这一最近描述的卟啉症是由于氨基乙酰丙酸合成酶 2（ALAS2）的活性增加（由功能突变所致），临床表现类似于红细胞生成性原卟啉症[72]。

3. 先天性红细胞生成性卟啉症

尿卟啉原Ⅲ合成酶缺陷[72]。这种罕见类型的主要临床问题是光敏性。不会出现神经症状。肝脏可能肿大并含有过量的铁。

4. 肝性红细胞生成性卟啉症

这种非常罕见的家族性迟发性皮肤型卟啉症，是由 UROD 的纯合子或复合杂合子缺乏所致，在出生后第 1 年内出现红色尿液和皮肤病。它的特征是肝大、脾大和肝硬化。肝活检发出荧光，但没有铁过载。

（三）继发性粪卟啉症

重金属中毒（尤其是铅中毒）会导致尿液中含 ALA 和粪卟啉的卟啉症。红细胞原卟啉增加。粪卟啉尿还可能见于铁粒幼细胞性贫血、各种肝脏疾病、Dubin-Johnson 综合征（见第 13 章）、药物治疗的并发症。

七、溶血性贫血中的肝脏

肝病专家可能会将患有溶血性贫血的患者转诊，或在血液病专家转诊后参与诊治。

原发性肝脏疾病可发生高胆红素血症（非结合胆红素血症）和伴有或不伴有潜在肝脏疾病的贫血。因此，对于患有单纯性高胆红素血症的患者必须考虑溶血，尽管这通常是由 Gilbert 综合征所致（见第 13 章）。自身免疫性肝病患者可能会发生自身免疫性溶血，利巴韦林治疗期间贫血可能代表溶血（见第 23 章）。偶尔，仅有转氨酶（谷草转氨酶）升高的患者会出现溶血而非肝脏疾病。

然而，当患有镰状细胞病和珠蛋白生成障碍性贫血时，血液病专家转诊并对潜在或可能的肝脏受累提出建议是更常见的情况，这两种疾病都可能有肝脏后遗症。

（一）胆红素处理（见第 13 章）

在溶血过程中，血红蛋白过量释放，从正常的每天 6.25g 增加到 45g。因此，血清胆红素增加，其中 85% 是非结合胆红素。结合胆红素的升高可能是由肝细胞中的胆红素回流所致。

即使胆红素的产量达到每天最大 1500mg（正常值 6 倍），血清胆红素也仅上升 2～3mg/100dl（35～50μmol/L）。这是因为肝脏具有强大的胆红素代谢并将其分泌到胆汁中的能力。如果溶血性黄疸患者血清胆红素大于 70～85μmol/L，可能合并有其他因素，如 Gilbert 综合征或肝 / 肾功能不全。

未结合型胆红素不溶于水，不会进入尿液。如果血液中的结合型胆红素水平上升到较溶血异常高的水平，那么可以通过敏感的测试在尿液中检测到少量胆红素。

粪便中的胆色素排泄量大大增加，并有大量的粪胆原。

（二）病理变化

血红蛋白的分解产生铁。组织含铁血黄素沉着症是大多数类型溶血性贫血的特征。

肝脏组织学显示库普弗细胞、汇管区巨噬细胞和少量肝细胞中有铁（图 32-7）。在疾病晚期，肝细胞中铁的累积增加，外观上可能与遗传性血色病难以区分（见第 26 章）。严重贫血时，会出现中心性窦性扩张伴脂肪改变。由于胆红素升高，1/2～2/3 的患者出现胆色素结石。

脾脏肿大并充满红细胞。

骨髓显示红细胞前体（红细胞增生）和铁储备增加。

（三）临床特征

贫血的严重程度取决于红细胞破坏与再生的比率。伴有腹部、四肢疼痛、发热和头痛的血管内溶血病情可能相当严重。

黄疸通常是轻微的。胆色素结石很常见。胆总管结石可能引起梗阻性黄疸，两种黄疸并存可能会给临床诊断带来混淆。儿童胆结石常提示溶血性病因。

脾大可能出现，也可能不出现。

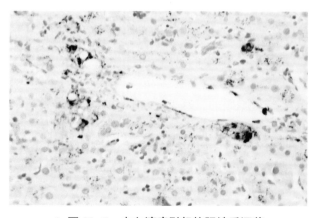

▲ 图 32-7 由血液病引起的肝铁质沉着
在较大的库普弗细胞和汇管区巨噬细胞中可见铁含量增加（染成蓝色），在肝细胞中可见少量的颗粒状染色（Perls 染色）

1. 粪便和尿液

粪便颜色加深，粪胆原增加。尿液中尿胆原增加。当红细胞破坏迅速时，尿液中可能会出现游离血红蛋白，显微镜检查显示色素沉着。

2. 血液学变化

贫血表现不尽相同，外周血网织红细胞增多是重要的诊断线索。

在一些遗传性贫血中，特别是在高度无效的红细胞生成时，如中间型珠蛋白生成障碍性贫血症，铁过载可能在没有输血的情况下发生。罕见的是，同时存在 HFE 基因的突变会加重铁的沉积。

3. 血生化

血清非结合胆红素水平升高，结合胆红素仅略有升高。尽管天门冬氨酸转氨酶可能略有升高，但其他肝脏检测结果正常。血清铁蛋白可能会增加。血清结合珠蛋白减少。

如果溶血特别严重，可以在血清中检测到高铁血红素白蛋白。可能存在游离血红蛋白。

（四）鉴别诊断

溶血性黄疸与其他类型的黄疸通常很容易区分。无疼痛和瘙痒，大便颜色深，贫血明显，碱性磷酸酶正常，这些都是与胆汁淤积性黄疸不同的地方。缺乏肝细胞疾病的特征和正常的肝脏生化检查使其与肝细胞性黄疸易于区分。

与先天性非结合性高胆红素血症鉴别可能较为困难，特别是许多 Gilbert 综合征患者的红细胞存活率降低。

（五）遗传性球形红细胞增多症[86]

主要症状是黄疸、贫血、脾大和胆结石。疾病表现范围很广，轻者无任何临床表现，重者可发生宫内死亡。显性或隐性遗传。在 70% 的病例中，分子缺陷是红细胞骨架组成部分之一的锚定蛋白突变。

在学龄前或青少年时期很少出现黄疸。平均血清胆红素水平为 35μmol/L（2mg/dl）（范围 10~100μmol/L）。重度黄疸很少见，可能发生在新生儿时期，并与早期的核黄疸相关。

胆结石的出现与年龄有关，在 10 岁之前很少见。约半数患者有症状。通常在脾切除术时顺便切除长有结石的胆囊。

遗传性椭圆细胞增多症是另一种由于红细胞膜骨架内的蛋白质突变而引起的遗传缺陷病，通常显示为无害性，溶血得以代偿。偶尔可发展为活动性失代偿性溶血性贫血。

（六）酶缺陷

现在已知许多遗传性非球形细胞性贫血是由红细胞代谢过程中的各种缺陷造成的。它们包括丙酮酸激酶或磷酸丙糖异构酶的缺乏，或磷酸戊糖途径中的缺陷，如葡萄糖 -6- 磷酸脱氢酶缺乏。这些情况在新生儿黄疸的病因中可能具有特别重要的意义。

导致 G6PD 缺乏症的基因现已被克隆，并发现了广泛突变。可以解释出现的各种临床表现，从新生儿期、感染后或服用某些药物后的溶血，到不考虑这些因素的慢性贫血。现在已经认识到该基因的突变，其中红细胞中酶活性没有显著降低[87]。

病毒性肝炎可加速 G6PD 缺陷细胞的破坏，从而导致急性溶血性贫血和血清胆红素升至非常高水平。

（七）镰刀型细胞贫血病[88, 89]

这种常染色体隐性遗传病是由影响血红蛋白 β- 珠蛋白链的突变所致。当氧分压降低时，异常血红蛋白在红细胞中结晶。导致红细胞破坏加速和微血管阻塞，常伴有剧烈疼痛的急性发作。肝脏受累可表现为以下几种形式：①转氨酶和（或）碱性磷酸酶的慢性升高；②急性镰状细胞危象；③急性暴发性肝衰竭；④肝内胆汁淤积；⑤病毒性肝炎（由于对血液制品进行乙型肝炎和丙型肝炎筛查而罕见）；⑥铁超载；⑦胆结石。

1. 肝脏组织学

典型的表现是窦内镰状细胞形成、库普弗细胞吞噬红细胞和缺血性坏死。很难根据这些组织学发现解释严重的肝功能障碍，这些发现主要在尸检标本上报道。败血症或病毒性肝炎等叠加并发症使组织学表现复杂化。

活跃和愈合的坏死区域可能是由血管阻塞导致的缺氧所致，而镰状细胞或库普弗细胞由于吞噬红细胞肿胀引起血管阻塞。扩张的窦腔内显示出泡沫状的纤维蛋白网。这种窦道内的纤维蛋白以后可能导致纤维沉积在 Disse 间隙，并使窦道间隙变窄。胆汁淤积很突出。多次输血会导致肝铁质沉着。

2. 临床特征

无症状患者通常会有血清转氨酶升高和肝大。可能存在转氨酶和（或）碱性磷酸酶的慢性升高。一些因素与此相关，包括微血管阻塞、反复缺血发作和输血相关疾病（铁超载和病毒性乙型 / 丙型肝炎）。

急性镰状细胞危象可能会影响肝脏。具体表现有右上腹疼痛、发热、黄疸加重，以及镰刀形细胞贫血病的其他全身和实验室特征，还有血清转氨酶升高。危象可能持续 2～3 周。

据报道，该类急性肝病患者行经皮肝活检并发症发生率较高，为该手术的相对禁忌证[90]。

通常伴有胆汁淤积的急性肝衰竭很少发生[91]。表现为重度黄疸、凝血酶原时间显著延长及脑病，血清转氨酶仅略有增加。肝活检显示镰刀形细胞贫血病的变化，有明显的 2 区坏死和胆汁淤积。病毒性肝炎和肝镰状细胞危象鉴别诊断较困难。一般来说，病毒性肝炎患者疼痛较少见，黄疸较深，转氨酶升高时间更持久。肝活检和肝炎病毒标志物通常有助于区分。换血疗法已获成功[91]。已有精心挑选的患者进行了肝移植，但是这组患者需要谨慎管理[92]。

肝内胆汁淤积作为一种特殊的临床表现，也已被发现，但并不常见[93]。组织学表现为胆管内胆汁淤积，窦状隙扩张，窦状隙内镰状红细胞堆积，库普弗细胞增生并吞噬红细胞。与镰状细胞性贫血相关的长期肝内胆汁淤积使用换血疗法有效[93]。

25% 的儿童和 50%～70% 的成人患有纯合型镰刀形细胞贫血病都有胆结石。它们通常在胆囊中，胆管结石很少见。在 2/3 的成人中，结石无症状。急性胆囊炎和胆总管结石可出现类似肝病

危象或病毒性肝炎表现。磁共振胆管造影是发现胆管结石和（或）胆管梗阻的重要手段。

胆囊切除术后并发症很常见。因此，只有当症状与胆囊疾病明确相关或腹部危象难以鉴别时才有手术指征。仔细的术前评估及考虑换血对降低围术期并发症的风险至关重要；选择性胆囊切除术可能是危险的，并可促发镰状细胞危象[88]。

镰刀形细胞贫血病的黄疸通常很深，血清胆红素水平升高与溶血和肝功能受损有关。黄疸的程度不应作为严重程度的指示。伴有病毒性肝炎或胆管阻塞将导致血清胆红素值异常升高。

镰刀形细胞贫血病的一般特征包括频发的腿部溃疡、上颌突出并肥大、杵状指。放射学上所见的骨骼变形包括长骨皮质的稀疏和变窄，以及头骨的"毛发末端"外观。

镰刀形细胞贫血病的治疗包括输血、换血、铁螯合剂和羟基脲（可增加 HbF 水平）。肝脏和同种异体干细胞移植已有报道[92, 94]。

尽管镰刀形细胞贫血病患者的长期生存率低，但随着治疗方法的进步，情况有所改善。肝纤维化和门静脉高压也可能存在。一般来说，肝功能不全是轻度的，但可能足以损害抵御系统性事件，如感染的储备。据报道，血清铁蛋白（可能与输血致铁超载有关）和直接胆红素（提示肝功能受损）与死亡率独立相关[95]。

（八）珠蛋白生成障碍性贫血

珠蛋白生成障碍性贫血重症患者的溶血危象、发热、骨骼的反应变化与镰刀形细胞贫血病相似。肝脏显示铁质沉着，有时有纤维化。输血依赖型和非输血依赖型珠蛋白生成障碍性贫血均可发生铁积累。

含铁血黄素沉着症可能发展为实际的血色病，需要使用去铁胺或口服螯合疗法进行螯合治疗（见第 26 章）。脾切除术（通常是为了减少输血需求）后，肝细胞中贮存铁含量可能更高。

输血获得性乙型和丙型肝炎可能导致慢性肝病。

性质不明的肝内胆汁淤积症也可能发生。胆结石可能是一种并发症。

存在发生肝细胞癌的风险，每 2 年 1 次的 HCC 筛查不仅推荐适用于肝硬化患者，也推荐于 HCV 和（或）HBV 患者，或血清铁蛋白升高者（＞ 1000ng/ml），或据患者是输血依赖还是非输血依赖相关的肝脏铁浓度（通过 MRI 测量）高于阈值者[96]。

以前，珠蛋白生成障碍性贫血最常见的死亡原因是心力衰竭，随着治疗水平的提高，特别是用于预防或治疗肝脏铁超负荷的铁螯合剂的应用[96]，该病的临床病程已经改变。

治疗

治疗包括叶酸、输血、铁螯合疗法、对乙肝或丙型肝炎患者的抗病毒治疗，以及少数情况下的脾切除术。骨髓移植亦可考虑，但有肝病患者的生存率更低[97]。

（九）阵发性睡眠性血红蛋白尿[98]

在这种罕见的获得性疾病中，存在血管内、补体介导的溶血。该缺陷是由 X 染色体上 PIGA 基因突变导致糖基磷脂酰肌醇锚定蛋白（GPI-AP）生物合成缺陷所致。这导致红细胞膜上某些蛋白质缺失。当睡眠期间血液 pH 降低时，易发生细胞溶解。在溶血发作期间，由于血红蛋白尿，早晨排出的尿液可能呈棕色或红褐色。可通过流式细胞术检测 GPI-AP 缺陷细胞进行诊断[99]。

严重时，患者表现为暗红色的黄疸，并有肝脏肿大。谷草转氨酶可能升高（由于溶血），血清学显示缺铁（由于血红蛋白从尿液中丢失）。

以 Budd-Chiari 综合征为表现的肝静脉血栓形成可能是一种并发症。肝组织学表现为中心性出血性坏死和一些铁质沉着。也有报道称，胆管改变类似于原发性硬化性胆管炎，可能是由缺血引起的[100]。治疗采用抗 C_5 补体蛋白单克隆抗体依库珠单抗[101]。

（十）获得性溶血性贫血

这类疾病通常是由免疫介导的红细胞破坏引起的。与红细胞膜结合的补体或免疫球蛋白主要在脾脏中被去除。这种膜的丢失导致较小的红细胞失去双凹形变成球形细胞。

患者通常有黄疸。未结合型胆红素增加，但在严重情况下结合型胆红素增加并出现在尿液中。这可能与肝损伤时胆红素超负荷有关。因为输血的细胞存活不佳，输血可加重黄疸。

溶血可能是特发性的，但也可能合并其他疾病，特别是血液病和其他恶性肿瘤。对于自身免疫性溶血性贫血患者，应始终进行排查。

这种类型贫血患者的直接抗人球蛋白试验（Coombs 试验）通常阳性，该试验使用抗血清来识别包被补体或免疫球蛋白的患者红细胞。

自身免疫性溶血性贫血是自身免疫性肝炎和 PBC 的罕见并发症。

肝豆状核变性（见第 27 章）可表现为溶血危象，直接抗人球蛋白试验阴性。

（十一）新生儿溶血性疾病

具体见第 31 章。

八、骨髓和淋巴组织增生性疾病中的肝脏[102]

肝脏几乎可以受到所有恶性血液病的影响，通常与全身性疾病有关，但偶尔也会表现为原发性肝脏疾病。骨髓造血活性降低后，往往伴随着肝脏髓外造血（胚胎功能）的恢复。

白血病或淋巴细胞增生性疾病对肝脏的浸润可以是弥漫性或局灶性的，也可以局限于汇管区、肝血窦，或两者都有。对肝功能影响不大，但肝酶常有异常。肝活检可能有助于诊断[103]。如果扫描显示局灶性病变，推荐活检。

少数情况下，由于恶性细胞取代了肝细胞，暴发性肝衰竭使原发疾病复杂化。这在急性淋巴细胞白血病[104]和非霍奇金淋巴瘤[105]中有报道。必须将其与病毒性肝炎或药物性肝炎引起的肝衰竭区分开来，因为当有潜在血液系统恶性肿瘤时，肝移植是禁忌的，尽管已经报道了 1 例成功的联合化疗病例[106]。

急性和慢性肝脏检测异常可能由治疗所致。在运用包括化疗药物在内的药物时应予以监测。在过去，反复输血是病毒性肝炎的常见病因。乙型肝炎可在细胞毒性或免疫抑制治疗中被重新激活，并可能导致肝炎发作甚至是暴发性肝衰竭[107, 108]。必须采取适当的预防性抗病毒措施。

与高凝状态相关的肝、门静脉或脾静脉血栓形成可能导致门静脉高压和静脉曲张出血。所有不明原因的腹部静脉血栓形成患者都应考虑潜在的骨髓增生性疾病。现在对这些情况进行分子检测容易实行。有 30%～40% 的非肿瘤相关的 Budd-Chiari 综合征和门静脉血栓形成患者存在骨髓增生性疾病的证据[109]。

肝脏组织学

1. 骨髓性[102]

显微镜下，汇管区和肝血窦内均有髓系未成熟和成熟细胞浸润。未成熟的细胞位于窦壁之外。汇管区增宽，有髓细胞和多形细胞，可见中性粒细胞和嗜酸性粒细胞，圆形细胞也明显。肝索被白血病沉积物压迫。

2. 淋巴性

浸润主要累及汇管区，也可累及肝血窦。汇管区扩大，包含成熟和未成熟的淋巴细胞。肝血窦不受影响。肝细胞正常。

九、骨髓移植

大多数患者在同种异体骨髓移植后的 12 个月内出现肝脏异常[110]。表现不一，从单纯肝脏检测异常，到凝血异常，腹水生成，甚至肝衰竭。有许多可能的原因（表 32-7），每一次的异常不限于某一因素所致。预先存在的肝脏疾病会增加异常风险。

在最初 15 周内，肝脏异常最常见的原因是急性移植物抗宿主病（graft-versus-host disease, GVHD）、肝内静脉闭塞性疾病（也称肝窦梗阻综合征）、药物诱导反应、感染。

黄疸和肝酶异常伴随着急性 GVHD 的全身表现，即皮疹和腹泻。通常在移植后 3～8 周开始出现。慢性 GVHD 合并肝内胆管损伤时，肝脏异常可持续至胆汁淤积。慢性 GVHD 也可能再次发展。

表 32-7　肝胆疾病和骨髓移植

问　题	相关性
既往疾病	
真菌性	粒细胞减少
病毒性（乙型、丙型肝炎）	血液制品
药物性	药物
胆道疾病	结石
移植后状态	
移植后早期（中性粒细胞减少期，长达 4 周）	
急性移植物抗宿主病	骨髓捐献
静脉闭塞性疾病 / 肝窦阻塞综合征	细胞减灭疗法
药物诱导的结节性再生与增生	包括肠外营养
肝外细菌性败血症	细菌 / 内毒素
真菌性	
胆道疾病	胆汁淤积
移植后中期（4～15 周）[*]	
病毒性	巨细胞病毒，乙型、丙型、戊型肝炎
移植后后期（>15 周）	
慢性移植物抗宿主病	多脏器疾病
慢性病毒感染	免疫抑制
真菌性	
肿瘤复发	

*. 以及持续的早期问题

骨髓移植后几周出现黄疸、肝肿痛、体重增加和腹水，提示为静脉闭塞性疾病。这是提示诊断的重要条件，严重者死亡率高达 50% 左右。发病率从不足 5% 至超过 60%，可能与不同的患者群体、治疗方案和诊断标准有关。不过，近年来发病率有所下降，与降低治疗方案强度和选择毒性较小方案、外周血干细胞应用、更好地选择患者有关[110]。关于诊断是否需要静脉闭塞的组织学证据方面存在争议。经皮肝穿刺活检常因血小板计数低、凝血障碍和腹水而禁忌。应使用经颈静脉肝活检[111, 112]，此路径还可以测量肝静脉楔压[111]，有助于评估预后，当肝静脉压梯度≥20mmHg时，预后很差。组织学变化包括明显的中心性出血性坏死和中央小静脉闭塞，常由纤维蛋白血栓引起。现已证明，主要的异常是窦周内皮细胞的损伤，而对中央静脉的损伤并非必不可少；因此，提出了新的名称"窦状隙梗阻综合征"。四种组织学异常与疾病的临床严重程度相关，即肝静脉闭塞、偏心性管腔狭窄/静脉硬化、肝细胞坏死和肝血窦纤维化[113]。研究表明，熊去氧胆酸和去纤维蛋白多核苷酸可能在预防或治疗窦状隙梗阻综合征方面有用[114]。

机会性真菌和细菌感染发生在中性粒细胞减少期，可能导致肝脏检测异常；病毒感染发生较晚。

据报道，在造血干细胞移植患者中，有2.4%的患者感染了戊型肝炎；重要的是，由于免疫抑

制的应用，这些患者中有60%发展为慢性HEV感染[115]（见第20章）。建议行HEV RNA检测，但是该测试不易实行[116]。

有助于确定肝脏异常原因的信息包括：①与药物、化疗、放疗和骨髓移植有关的时间变化；②细胞减灭（调节）疗法的剂量；③骨髓供体的来源；④病毒血清学预处理；⑤免疫抑制程度；⑥全身性疾病的证据。细菌学和病毒学资料很重要。通常涉及多个过程。在一个系列研究中，经颈静脉肝活检为80%以上的患者的治疗提供了有用的数据[111]。

十、淋巴瘤

淋巴瘤常累及肝脏。使用功能成像检测淋巴瘤的灵敏度提高，如正电子发射断层扫描提供的功能成像，可以在常规解剖成像发现解剖异常前检测到肝脏中的淋巴瘤（图32-8）[117]。

在霍奇金淋巴瘤中，可见由成熟淋巴细胞、

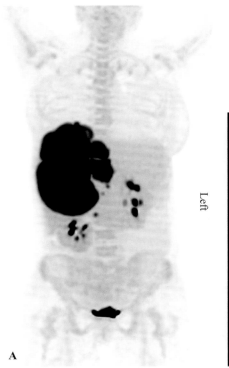

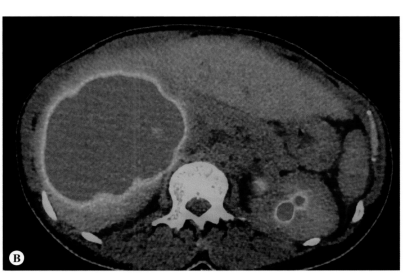

▲ 图 32-8　原发性肝淋巴瘤患者使用 FDG-PET-CT 进行功能成像

A 定位扫描显示淋巴瘤广泛浸润肝实质；B. 冠状位显示肝脏内的强烈示踪剂亲和力，注意肾和膀胱区域的摄取是生理性的（图片由 Dr Thomas Wagner，Nuclear Medicine Physician，The Royal Free London NHS Foundation Trust 提供）

大的苍白上皮样细胞、嗜酸性粒细胞、浆细胞和典型的 Reed-Sternberg 细胞组成的浸润物从汇管区向外扩散（图 32-9）。

利用免疫组化标志物（PAX5、CD30 和 CD15）有助于 Reed-Sternberg 细胞的鉴定。

在已知的肝外霍奇金淋巴瘤患者中，肝脏切片中没有明显的 Reed-Sternberg 细胞，肝脏受累表现为门静脉受累直径大于 1mm，急性胆管炎，门静脉水肿，以浆细胞、嗜酸性粒细胞为主及少数非典型单核霍奇金细胞的门静脉累及[118]。然而，需要应用免疫组织化学来确认。

肝脏可以受累于几乎所有类型的非霍奇金淋巴瘤，并且通常是汇管区累及。在小淋巴细胞淋巴瘤（SLL/CLL）中，可见密集的正常淋巴细胞单调增殖，也可见于肝血窦。

侵袭性强的淋巴瘤往往会形成伴有肝实质破坏的肿块。肝脏也可能被血管免疫母细胞性 T 细胞淋巴瘤（以前称为血管免疫母细胞性淋巴结病）累及，类似于没有 Reed-Sternberg 细胞存在的霍奇金病。

在一些淋巴瘤中可以发现伴或不伴肿瘤浸润的肝脏肉芽肿。也有无结核证据的干酪样坏死的病例报道[119]。

副蛋白血症和淀粉样变性可能是任何淋巴瘤的并发症。

（一）肝脏受累的诊断

淋巴瘤患者肝脏受累可导致预后不良。

虽然肝大提示肝脏受累，但没有肝大时并不能排除。发热、黄疸和脾大增加了可能性。尽管血清 γ- 谷氨酰转移酶和转氨酶的增加通常是非特异性的，但也具有提示性意义。

局灶性病变可通过超声、CT 和 MRI 显示，腹部淋巴结肿大也可见。PET 结合低剂量增强 CT 扫描改变了结外淋巴瘤的诊断，在所有倾向肝淋巴瘤的病例中都应考虑。肝组织学可表现为弥漫性浸润、汇管区细胞增多、肝血窦浸润、肉芽肿反应或单纯淋巴聚集（图 32-10）。

以黄疸为表现时可能会给诊断带来很大困难（表 32-8）。对于有黄疸、发热和体重减轻的患

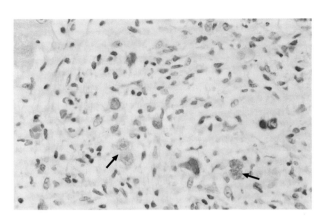

▲ 图 32-9 霍奇金细胞浸润汇管区，包括大的 Reed-Sternberg 细胞（箭）对汇管区的浸润（HE 染色）

者，应始终考虑到淋巴瘤的诊断。表现为急性肝衰竭的淋巴瘤浸润非常罕见[105, 120]。

（二）淋巴瘤所致的黄疸（表 32-8）

肝脏浸润可能是大块的，表现为占位性病变。组织学证据对诊断至关重要。

胆道梗阻在非霍奇金淋巴瘤中比霍奇金淋巴瘤更常见[121]。它通常是由肝脏淋巴结引起的。

淋巴瘤很少出现特发性肝内胆汁淤积性黄疸[122]。它与肝脏中的沉积物或胆管压迫无关。肝组织学显示肝小管胆汁淤积，有时肝内胆管缺失[123]。

化疗可导致黄疸。如果给予足够的剂量，几乎所有的细胞毒性药物都可导致。常见的药物包括甲氨蝶呤、6- 巯基嘌呤、阿糖胞苷、丙卡巴肼和长春新碱。肝脏照射也可能导致黄疸，尽管现代技术能够针对肝脏特定病变而不太可能发生。

输血后，乙型、丙型病毒性肝炎或非甲、非乙、非丙型病毒性肝炎可能影响免疫功能受损患者。机会性感染者亦可见。利妥昔单抗通常包含在淋巴瘤的化疗方案中，与包括 HBsAg 阴性、HBcAb 阳性在内患者的非常高的 HBV 再激活率有关（见第 21 章）。

（三）原发性肝淋巴瘤

原发性肝淋巴瘤很少见，几乎所有的组织学类型都有报道。约 55% 的病例为多发性肿块，35% 的病例为单发性肿块，5%～10% 的病例为

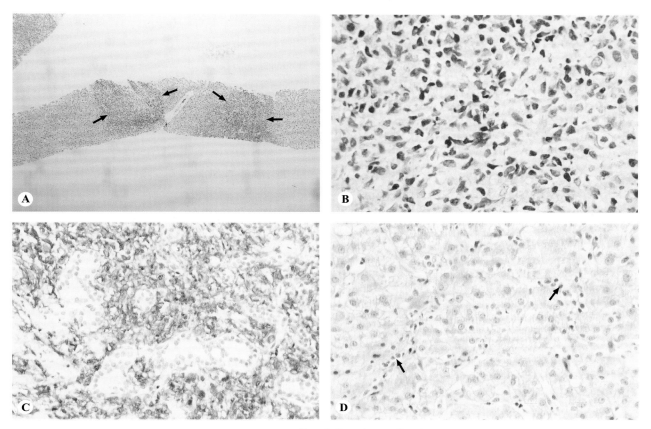

▲ 图 32-10　淋巴瘤的肝脏组织学形态

A. 低倍镜显示汇管区密集的细胞浸润（箭）（HE 染色）；B. 高倍镜显示汇管区中、大单核细胞；C. 免疫组织化学显示细胞具有 B 细胞表型（CD20 抗体染成棕色），胆管未染色；D. 淋巴瘤细胞浸润呈窦状，肝血窦内偶见非典型单核细胞（箭）

弥漫性疾病[124]。大多数是 B 细胞淋巴瘤，而 T 细胞淋巴瘤较少。在原发性 B 细胞淋巴瘤中，也有低级别黏膜相关淋巴组织淋巴瘤的报道[125]。另一种罕见的原发性肝淋巴瘤是肝脾 γδT 细胞淋巴瘤[126]，具有很强的侵袭性，在临床和组织学上类似于急性肝炎。肝淋巴瘤主要表现为疼痛、肝大、可触及的肿块、碱性磷酸酶和胆红素升高。50% 的病例出现发热、夜间盗汗和体重下降。没有淋巴结病变，这在除了这类淋巴瘤之外的所有淋巴瘤中都是罕见的。

超声和 CT 显示大部分肝脏中存在非特异性占位性病变，但可能存在弥漫性肝大而无局灶性病变。PET 通常显示弥漫阳性（图 32-8）。诊断依靠肝活检。有时，最初的组织学表现可能令人困惑，可提示低分化癌或肝炎，或显示提示 Budd-Chiari 综合征的广泛出血坏死。免疫组化标记和分子检测以确定浸润的克隆性 B 细胞或 T 细胞性质有助于确诊。

原发性肝淋巴瘤可能是偶然发现的，也可能是晚期 HIV 感染或其他免疫抑制状态的并发症，如器官移植。原有肝硬化患者预后较差。对于乳酸脱氢酶升高而甲胎蛋白和癌胚抗原正常的肝脏肿块患者，应考虑淋巴瘤的可能性。

治疗肝淋巴瘤

治疗取决于淋巴瘤的组织学类型。联合化疗结合利妥昔单抗靶向治疗 CD20 阳性 B 细胞淋巴瘤显著改善了肝内霍奇金淋巴瘤的预后。放疗有时用于难治性疾病和黄疸患者。

通过外照射治疗肝外胆管梗阻，必要时通过内镜或经皮途径置入临时内支架。

（四）浆细胞性骨髓瘤

浆细胞性骨髓瘤可能累及肝脏，汇管区和肝血窦充满浆细胞。孤立性原发性肝浆细胞瘤或髓

表 32-8 淋巴瘤黄疸的特征

特 征	评 价
与淋巴瘤相关	
肝脏浸润	
多发病灶	影像学扫描
肿瘤肿块	肝活检
	肝门多见
胆道梗阻	磁共振扫描，± 内镜或经皮胆道造影
	非霍奇金常见
	罕见
	肝活检
肝内胆汁淤积	"纯"胆汁淤积
	胆管消失
	霍奇金多见
溶血	自身免疫性溶血性贫血
	DAT 实验阳性
与治疗有关	
化疗	高剂量可引起严重肝衰竭
肝脏放疗	超过 35Gy（3500rad）
输血后	丙型肝炎（现在少见）
乙型肝炎病毒再激活	（见第 21 章）
机会性感染	（见第 33 章）

外浆细胞瘤也有报道。相关淀粉样变性可累及肝小动脉。

十一、髓外造血

肝脏中的多能造血干细胞或内皮衍生干细胞能够产生成熟的成人红细胞、白细胞或血小板。如果对血液再生的刺激足够强烈，就能够恢复该功能。这在成人中很少见，但可发生于骨髓置换或浸润，特别是与继发性骨癌、骨髓纤维化、浆细胞性骨髓瘤和大理石骨病相关。

原发性骨髓纤维化的肝脏肿大就是一个很好的例子。脾脏明显肿大，切除脾脏可能导致肝脏更加肿大。脾切除术后死亡率为 10%～20%，有些是由髓外造血增加引起的肝功能障碍所致。

可能是由于门静脉高压，或脾切除术后髓外造血的腹膜沉积，少数髓外造血患者出现腹水。

门静脉高压可能是由门静脉血栓形成所致，偶与广泛的肝血窦造血细胞浸润有关。Disse 间隙的纤维化亦有参与。结节性再生增生（见第 35章）也可引起门静脉高压。

微观特征

显著异常是汇管区和扩张的肝血窦中的细胞含量明显增加（图 32-11）。造血组织可在肝血窦内形成离散的病灶。CT 或 MRI 扫描很少能见到较大病灶 [127]。

电镜下可见窦周血细胞向成纤维细胞和肌成纤维细胞样细胞转化。

十二、罕见的可能累及肝脏的血液病

系统性肥大细胞增多症是指机体组织器官被异常肥大细胞浸润的血液系统恶性肿瘤。肝脏可能受累及，患者可能出现肝脏肿大 [128]。

朗格汉斯细胞组织细胞增生症是一种罕见的以朗格汉斯细胞增殖为特征的疾病。1/3 的患者存在肝病。胆汁淤积是由硬化性胆管炎影响肝内

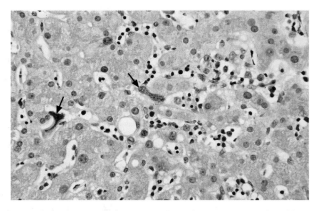

▲ 图 32-11 肝血窦可见骨髓外造血：巨核细胞（箭）、原红细胞、幼红细胞和多形红细胞（HE 染色）

胆管或门静脉周围增生的组织细胞所致[129]。门静脉高压和静脉曲张出血亦可能出现。胆汁性肝硬化引起的肝衰竭并不常见。

噬血细胞性淋巴组织细胞增多症是一种罕见的常常致命性的组织细胞和淋巴细胞过度活跃的疾病，通常出现在 2 岁以下的儿童中，也可见于成人[130]。肝脏受淋巴细胞和组织细胞浸润的影响，在生化上类似于肝炎，具有吞噬功能，这是该病的特征。

十三、脂质贮积病

脂质贮积是一种异常的脂质储存在网状内皮系统细胞中的疾病。它们可根据贮积的脂质进行分类：溶酶体酸性脂肪酶缺乏症（胆固醇酯和甘油三酯），戈谢病（葡萄糖脑苷脂），尼曼 – 匹克病 A 型和 B 型（鞘磷脂）或尼曼 – 匹克病 C 型（溶酶体胆固醇）。

（一）溶酶体酸性脂肪酶缺乏症[131, 132]

这种罕见的常染色体隐性遗传病是由溶酶体酸性脂肪酶 / 胆固醇酯水解酶缺乏所致。它可以在婴儿期表现为一种严重的致死性类型（沃尔曼病）（见第 31 章），至儿童和成人也可表现为无症状性肝大和转氨酶升高。

在晚期发病类型（也称为胆固醇酯贮积病）中，可能很难与非酒精性脂肪性肝病区分，从而不被认识[131]。肝脏检测和脂质谱可能相同，但在非肥胖性脂肪肝和晚期纤维化和（或）肝硬化的年轻患者中，临床应考虑到 LAL-D 可能。可以测量 LAL 活性（如有）。肝脏呈橙黄色，肝细胞含有过量的胆固醇酯和甘油三酯。有微血管性脂肪变性。由于隔膜纤维化可能发展为肝硬化和肝衰竭，需要肝移植。患者可能有早期心血管疾病。

一项酶替代疗法的试验表明，它有助于降低血清转氨酶水平、血脂异常和肝脂肪[133]。

（二）戈谢病[134]

这种罕见的常染色体隐性遗传病首次发现于1882 年。它是最常见的溶酶体贮积症。

由于缺乏溶酶体酸 β– 葡萄糖苷酶，源自衰老白细胞和红细胞的膜糖脂中的葡萄糖神经酰胺在全身的网状内皮系统中积聚，特别是在肝脏、骨髓和脾脏中。已知以下三种类型。

1 型（成人，慢性，非神经病变型）：戈谢病中最轻微，也是最常见的类型。它最常见于阿什肯纳兹犹太人（1/850），而其他民族（非犹太人：1/40 000）罕见。中枢神经系统幸免于难。

2 型（婴儿，急性，神经病变型）：很少见。除内脏受累外，还有大量致命的神经受累，婴儿期死亡。

3 型（青少年，亚急性，神经病变型）：很少见，并且在所有种族中都可见。有渐进性和异质性的神经受累。

不同类型代表了 1 号染色体上酸性 β– 葡萄糖苷酶结构基因的不同突变，尽管在特定基因型中疾病的严重程度存在差异[135]。在阿什肯纳兹犹太人患者中，4 种突变占疾病等位基因的 95%以上，但在非犹太人患者中仅占 75%。L444P 突变纯合子的患者患神经系统病变的风险很高，而至少有一个 N370S 等位基因的存在排除了这种病变的可能[135]。每种基因型内组织损伤的差异可能是由于巨噬细胞对葡萄糖神经酰胺积累的反应的个体差异，但其机制尚不清楚。

特征性戈谢细胞直径为 70～80μm，呈椭圆形或多边形，胞质苍白。它包含 2 个或多个偏心深染胞核，这些核之间的纤维相互平行（图 32-12）。这些细胞聚集在窦周间隙，可以形成大的聚集体。相关的纤维化是可变的，并且可能严重类似于肝硬化。戈谢细胞与黄瘤病或尼曼 – 匹克病的泡沫细胞有很大不同。

电子显微镜显示，由降解的细胞膜形成的糖脂在溶酶体中沉淀，并形成长（20～40nm）的棒状小管。

1. 慢性成人型（1 型）

这是最常见的类型。慢性且严重程度不同，发病年龄各异（任何年龄），但通常在 30 岁之前潜在发病。

临床表现多样，可有不明原因的肝大脾大

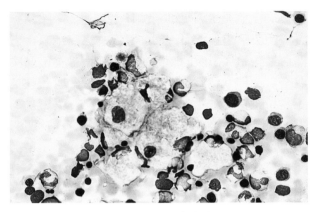

▲ 图 32-12　戈谢病

胸骨骨髓涂片显示大而苍白的戈谢细胞，细胞质呈纤维状，细胞核偏心深染（图片由 Dr Atul Mehta 提供）

（尤其是儿童）、缺血性骨坏死、脆性骨折或骨痛。此外，可能有出血倾向，存在非特异性贫血和（或）血小板减少症。

临床特征为色素沉着，可能是全身性，也可能是斑驳的褐色皮肤。小腿可能有对称的色素沉着，呈铅灰色，含有黑色素。眼睛可见黄色翼状胬肉。

巨脾，肝脏略大，表面光滑，质地坚硬。浅表淋巴结通常不受累。

外周血变化显示，弥漫性骨髓受累时，可见到成白红细胞图像。另外，出血时间延长的白细胞减少和血小板减少可能仅与中度小细胞低色素性贫血相关[136]。

肝脏受累通常与纤维化和肝脏检测异常有关。血清碱性磷酸酶通常升高，有时转氨酶亦会增加。可能会发展为严重肝纤维化，但肝硬化和可危及生命的肝脏疾病很少见[137]。门静脉高压可能是由脾大引起的门静脉血流量增加所致，而非肝硬化引起。其他肝脏表现包括高发的胆固醇结石[138]和频繁的高铁蛋白血症（转铁蛋白饱和度正常）[139]。后者被认为与慢性低度炎症有关，但在某些患者中可能与铁超载有关。

长骨 X 线检查显示出骨重塑的失败，表现为股骨远端膨大，使通常在髁上方看到的腰部消失。

（1）诊断：诊断金标准是检测外周血白细胞中的酸性 β- 葡萄糖苷酶活性，筛查常见的 GBA1（编码酸性 β- 葡萄糖苷酶的基因）突变可能有帮助[134]。

如果作为血液病病因调查的一部分，骨髓可见诊断性的戈谢细胞（图 32-12）。肝活检没有意义。

（2）治疗：目前推荐的治疗方法是酶替代治疗[140]。通过静脉输注给药。几种治疗方案已被证明有效。内源性酶去糖基化后，外源性酶被肝、脾和骨骼中上的甘露糖受体摄取，其在逆转血液和内脏的（肝、脾）病变中非常有效。骨骼疾病反应缓慢。

现在，通过葡萄糖神经酰胺合酶抑制药进行底物还原治疗是另一种疗法[140]。药物伴侣疗法、诱导多能干细胞的使用均在研究中[140]。

已有失代偿期肝硬化患者行肝移植术[141, 142]。然而，这并不能纠正代谢缺陷，酶替代疗法仍然是必要的。骨髓移植已被实施，但是与酶替代疗法相比，治疗时的风险令人望而却步。

随着酶替代疗法的应用，以前常伴随着骨骼和内脏疾病加重的脾切除术现在已很少需要。

2. 急性婴儿戈谢病（2 型）

这种急性疾病在出生后 6 个月内出现，通常在 2 岁前死亡。孩子出生时看起来很正常。有大脑受累、进行性恶病质和精神衰退。肝大脾大，浅表淋巴结也可触及。

尸检显示，戈谢细胞遍布整个网状内皮系统。然而，在大脑中却并未发现。脑病的发病机制尚不清楚，但可能涉及积聚脂质对神经细胞的直接毒性。

（三）尼曼 - 匹克病[143]

尼曼 - 匹克病 A 型和 B 型属常染色体隐性遗传性疾病，为网状内皮系统溶酶体中鞘磷脂酶的缺陷所致。这导致鞘磷脂的溶酶体贮存。主要累及肝脏和脾脏。

特征细胞直径为 20～40μm，苍白色，呈卵圆形或圆形。在未固定的状态下，它被颗粒装填；当固定在脂肪溶剂中时，颗粒被溶解，呈现空泡状和泡沫状外观。通常只有 1 个或 2 个核。电镜显示溶酶体呈层状髓鞘样结构。其内含有异常脂质。

尼曼－匹克病 A 型（急性，神经病变型）发生在婴儿中，患儿于 2 岁之前死亡。病症在出生后前 3 个月开始，伴有厌食、体重减轻和生长迟缓。肝大脾大，皮肤蜡黄，暴露部位呈现黄棕色。浅表淋巴结肿大。有肺部浸润。患者失明、耳聋、智障。

由于黄斑处视网膜变性，眼底可能显示樱桃红斑。

外周血显示为小细胞性贫血，后期可发现泡沫状尼曼－匹克细胞。

尼曼－匹克病 B 型（慢性，非神经病变型）与可缓解的新生儿胆汁淤积有关。肝硬化发展缓慢，可能出现门静脉高压、腹水和肝衰竭[144]。在一项系列研究中，最常见的两个死因是肺病和肝病[145]。肝移植治疗肝衰竭已获成功[142]。

诊断通过骨髓穿刺，可见特征性的尼曼－匹克细胞；或可通过在白细胞中发现低水平的鞘磷脂酶进行诊断。

骨髓移植已在早期严重肝病患者中开展[146]。

尼曼－匹克病 C 型和 D 型是由编码溶酶体膜胆固醇转运蛋白的两个基因 NPC1、NPC2 中的一个基因突变所致。因此，富含胆固醇的溶酶体随着其他脂质的二次积累而积累[147]。尽管进行了一系列的检查，确诊依然很难[148]。受影响的婴儿可能出现新生儿胆汁淤积和严重肝脏受累，并有进行性神经退行性病变。偶尔，成人可能会出现肝大和神经退行性病变。除胆固醇外，鞘糖脂会累积，此为使用葡糖脑苷脂合成底物抑制药的原理。美格鲁特正是一种这样的抑制药，已在一项随机对照试验中展现出很有希望的结果[149]。

十四、恶性肿瘤的非转移性并发症

肾细胞癌可能与肝脏检查异常有关，这是因为肿瘤产生了不同的碱性磷酸酶，或者是由肿瘤释放的细胞因子介导的副肿瘤效应，肝脏释放的碱性磷酸酶和 γ-GT 增加[150, 151]。在没有肝脏浸润的情况下，淋巴瘤可能会诱发肝脏肉芽肿和肝脏生化异常。

第 33 章　感染性肝病
The Liver in Infections

Sanjay Bhagani　Ian Cropley　著

李　阳　译　杨乃彬　校

学习要点

- 细菌感染包括肝脓肿在内的管理，需要认真选择抗生素。耐药率的上升意味着应该尽一切努力分离出相关的病原菌。
- 在治疗除直接感染之外的所有疾病时，都建议与传染病医生和微生物学家讨论。当感染由分枝杆菌或不常见病原体引起时，应特别注意检测 HIV 病毒。
- 在英国和欧洲，大多数肝脏真菌感染是机会性感染。在美国和世界其他地方，肝脏可能受地方性真菌的影响。
- 包虫病的管理已经完善，包括手术和非手术方法。
- 如果患者接受吡喹酮治疗，血吸虫病的肝脏并发症即使在晚期疾病中也可得到至少部分可逆。

概述

许多感染因素可直接或间接地对肝脏造成影响。本章将探讨细菌、真菌和寄生虫感染的后果，而病毒感染则在第 20 章至第 23 章中讨论。

一、感染导致的黄疸

菌血症和感染性休克

肝功能异常，包括血清碱性磷酸酶，转氨酶和胆红素的适度上升，在严重感染、菌血症、中毒性休克和内毒素血症患者中并不少见[1, 2]。对

2/3 以上提到的疾病来说，黄疸是一个特征，如果它持续存在，则提示预后不良。黄疸是一种罕见的肺炎并发症。然而，在非洲人中仍然常见，其中可能与缺乏葡萄糖 –6– 磷酸脱氢酶导致的溶血有关[3]。

肝脏组织学显示包括中央和周围坏死在内的非特异性变化或非特异性肝炎，都可在急性期观察到肝星状细胞数量的增加。在此期间胆汁淤积有可能是明显的，并且在严重的情况下显示为淤积在扩张和增殖的门静脉和门静脉旁胆管中的浓缩胆汁[4]。此时肝脏的培养物往往是无菌的。

造成黄疸的因素是多重的。肝脏的灌注不足

是原因之一。胆管细胞病变可能会破坏水和电解质的交换，内毒素血症或很多外毒素都是由葡萄球菌产生[5]，链球菌和铜绿假单胞菌的感染，或由于休克干扰胆囊周围血管丛[2]。TNF-α可能介导内毒素诱导的胆汁淤积[6]。内毒素干扰胆汁酸转运，减少基底外侧摄取和小胆管输出系统[7]。

在与感染相关的黄疸综合征中，一旦感染得到有效控制，相关的肝功能异常就具有功能性和可逆性。

二、细菌性肝脓肿

在过去的 50 年中，细菌性肝脓肿的病因发生了显著变化[8]。继发于胆道疾病特别是恶性疾病的脓肿在持续上升。由于免疫抑制患者数量较多，机会性感染导致的肝脓肿的比例也在上升。

由于对疑似的肝脏疾病常规应用超声检查和横断面成像检查（CT），现在已经可以对可能存在的化脓性肝脓肿进行早期诊断。

感染可以通过体循环、胆道和门静脉循环，或通过邻近组织或器官的连续扩散入肝脏导致脓肿的形成。

（一）病因学

潜在的胆道疾病是最常见的原因，占 40%～50%[8-10]。化脓性胆管炎可使任何形式的胆道梗阻复杂化，尤其是胆道部分性梗阻。尽管使用了预防性抗生素，但更多的病例与肝胆疾病的手术、内镜或放射治疗有关。胆道支架治疗是胆道恶性疾病和胰腺疾病的一种特殊联系。脓肿可能发生在硬化性胆管炎和先天性胆道异常，特别是 Caroli 病。

门静脉脓毒血症可能伴随盆腔或胃肠道感染，导致门静脉炎或脓栓。它可继发于阑尾炎、胆囊脓肿、憩室炎、局部肠炎[11]、耶尔森病回肠炎[12]、胃或结肠溃疡穿孔、吻合口漏、胰腺炎[13]或感染性痔疮。

新生儿脐静脉脓毒症可能扩散到门静脉，随即会出现肝脓肿。

肝动脉系统损伤可能导致肝脓肿。这在胆囊切除术后较常见。在肝移植患者中，与技术相关的并发症，尤其是肝动脉血栓形成时，往往术后 2 周可能出现脓肿，脓肿可经肝动脉化疗栓塞或经皮肿瘤注射对肝肿瘤的局部治疗而产生[14]。他们可能会在有或无栓塞的情况下跟随肝动脉插管治疗而转移[15]。

肝脓肿发病率的增加也可能与严重免疫抑制患者的数量（的上升）有关。其中包括移植后和接受化疗的血液系统恶性肿瘤患者[16]。

创伤性原因包括贯穿性伤口或道路交通事故造成的钝器创伤。

孤立性肝脓肿可能会由邻近的脓毒性病灶（如肾周脓肿）直接扩散。

高达 40% 的病例中存在糖尿病，并且更常见的是与肺炎克雷伯菌引起的脓肿有关[8, 17]。这与肺炎克雷伯菌的 K_1 荚膜型和高黏液表型有关[17]。

（二）感染因素（致病菌）

致病细菌（表 33-1）取决于初始感染的来源。导致与胆道疾病和腹腔内败血症相关的脓肿来自肠道，包括大肠杆菌、粪链球菌、肺炎克雷伯菌和普通变形杆菌。这种脓肿通常是多重感染导致的，并且通常包括厌氧菌。与胆管支架相关的肝脓肿可能含有耐药性克雷伯菌、肠杆菌和假单胞菌。

全身性菌血症通常导致同源性脓肿，但是此种全身性菌血症通常会导致多元性脓肿。这些病原菌包括米勒链球菌组（微需氧链球菌）、金黄色葡萄球菌和肺炎克雷伯菌[10]。

罕见病原菌包括小肠结肠炎耶尔森菌[12]、布鲁菌属和诺卡菌属。

脓肿的病原菌培养可能是阴性的，但这通常是由先前的抗生素治疗或不恰当的操作造成的，特别是厌氧菌的培养技术。

（三）病理学

肿大的肝脏可能包含多个大小不一的黄色脓肿，或常发于肝右叶的包含在纤维组织中的单个脓肿。对于有门静脉炎的门静脉及其分支，通常包含脓液，并且可能形成血栓。可能存在肝周炎

表 33-1　一般在化脓性肝脓肿中分离出的生物体

需氧菌
• 大肠埃希菌
• 肺炎克雷伯菌
• 肠杆菌属
• 假单胞菌
• 化脓性金黄色葡萄球菌
• 链球菌
– D 组
– 赤链球菌组（"Milleri"组）
– 微需氧菌
• 假肠球菌属伯克霍尔德菌
• 肠球菌属
• 小肠结肠炎耶尔森菌
• 单核细胞增生李斯特菌沙门菌
• 沙门菌属
• 阴道加德菌
厌氧菌
• 脆弱拟杆菌
• 拟杆菌属
• 镰刀菌属
• 产气荚膜梭状芽孢杆菌
• 败血梭状芽孢杆菌
• 猪链球菌
• 放线菌属
酵母菌
分枝杆菌属

或粘连形成。慢性肝脓肿可能在死亡或诊断前持续存在长达 2 年。在胆道相关性病例中，多个病灶对应于肝内胆管系统。

在肺、肾、脑或脾中也可发现小的脓毒血症性脓肿。从肝脏直接蔓延可能导致膈下或胸膜肺脓肿。延伸至腹膜或皮下窦道形成是罕见的。可能存在少量腹水。

在组织学上，远离脓肿的区域显示门静脉区域炎症、崩解的肝细胞周围被晶状体浸润。

（四）临床特征

肝脓肿常合并糖尿病、胆道疾病、恶性肿瘤或免疫抑制状态等疾病。

腹痛和发热是肝占位性病变的特征。

起病可能是隐匿的（特别是单个脓肿），并且通常诊断滞后。多发性脓肿更为严重且病因更容易诊断。膈下刺激或胸膜牵拉导致右肩部疼痛和刺激性咳嗽。肝脏肿大导致肝部触痛及肋骨下部叩痛加剧。

黄疸往往迟发，除非患有胆道疾病。然而，黄疸在细菌性肝脓肿中比阿米巴性肝脓肿更常见。

恢复期由于门静脉血栓形成，可以导致门静脉高压症。

中性粒细胞增多症是常见的，通常 C 反应蛋白和血清碱性磷酸酶也是上升的。

血培养可以培养出致病微生物[18]。

（五）脓肿的定位

超声技术可区分实性与囊性的病灶（图 33-1）。由于原发病灶多位于肝穹隆附近容易造成假阴性的结果，CT 扫描在定位方面还是有特别的价值（图 33-2）。多个小脓肿可能会聚集，这表明开始融合成为单个较大的脓肿（簇征）[19]。

磁共振成像显示边界清晰的病变，T_1 加权时低信号，T_2 加权图像显示高强度。对胆道或血源性的脓肿来说，图像不具有特异性或诊断性[20]。

可以使用 MR 或内镜胆管造影术诊断胆管脓肿。

至少 30% 的病例血培养呈阳性。肝脓肿穿刺抽出的脓液应在需氧条件下及厌氧条件下培养，

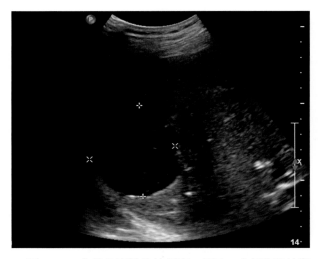

▲ 图 33-1　化脓性肝脓肿的超声，显示一个低密度的损害包含回声物质，即脓液及坏死组织。病灶以外的强回声具有特征性

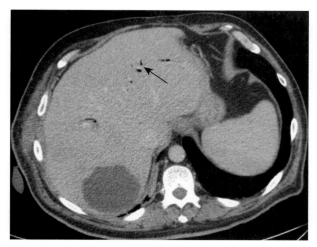

▲ 图 33-2　CT 扫描显示肝右叶低衰减缺损，注意胆管中的气体（箭）

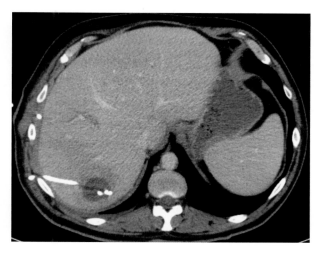

▲ 图 33-3　在直接穿刺和引流术后（与图 33-2 同一患者）脓肿较小，经抗生素治疗后痊愈

并在二氧化碳条件下培养米勒链球菌组。可以使用 [16]S PCR 和产物测序鉴定培养阴性的脓液中的致病菌。炎症性肠病（通常与脾脓肿相关）患者很少发生细菌性脓肿，多呈非感染性的[21]。

（六）治疗

通过广泛使用肝脏成像技术（尤其是超声波），治疗方案已经发生了革命性的变化，通过诊断性穿刺从而同时实现了诊断和治疗的目的（图 33-3）。大多数脓肿可以通过全身性抗生素和反复穿刺抽吸治疗[22]。如果败血症的表现持续存在，则表明需要引流。开放式外科引流已很少被应用[23]。然而，孤立的肝左叶脓肿可能需要手术引流，尤其是儿童[24]。

在多发性脓肿时，最大的脓肿被抽吸，较小的脓肿通常用抗生素治疗。偶尔需要经皮引流。

应尽量完善微生物诊断，因为这将影响抗生素治疗的选择。因此，治疗方案应始终以药物敏感试验为指导，并与微生物学和传染病专家的建议结合起来。有效的治疗可能需要至少 4 周。静脉注射治疗 2 周，然后进行 4 周的口服治疗方案[25, 26]。

胆道梗阻必须通过内镜逆行胰胆管造影术、乳头切开术和去除结石来缓解。如有必要，插入胆管支架（见第 14 章）。即使最终治愈，发热也可能持续 1～2 周[18]。

（七）预后

近年来，针吸治疗和抗生素的使用降低了死亡率[16, 26]。对于右叶的单发脓肿，预后较好，其中生存率约为 90%。多发脓肿的预后，特别系胆源性肝脓肿，是非常差的。相关疾病诊断延迟，特别是恶性肿瘤[27]、高胆红素血症、低白蛋白血症、胸腔积液和高龄[28]，其预后较差。

三、肝阿米巴病

在人体胃肠道中发现了多种阿米巴，包括溶组织内阿米巴、迪斯帕内阿米巴、E. moshkovkii、哈氏内阿米巴、结肠内阿米巴、微小内蜓阿米巴和布氏嗜碘阿米巴。其中，溶组织内阿米巴可能是侵袭性疾病的唯一原因[29]。

溶组织内阿米巴原虫以滋养体型存在，而其包囊型存在于体外，通常可存活数月，并且具有高度传染性。包囊形式可无损的通过胃和小肠，并且在结肠中形成滋养体形式。在这可能是多年之后，它侵入黏膜形成典型的烧瓶形溃疡的原因。携带者中只有 10% 患有侵袭性阿米巴病。

阿米巴虫通过门静脉系统被送到肝脏。它们极少通过肝血窦进入体循环，在肺和脑中产生脓肿。

阿米巴虫繁殖并阻塞小的肝内门静脉脉管根部，导致肝细胞局灶性梗死。它们可产生许多破坏肝实质的蛋白水解酶。由此产生的炎症和坏死导致中性粒细胞的聚集和凝聚微小脓肿的形成。产生的脓肿通常在超过 60% 的病例中是单一的，并且大小可变。

最常见的阿米巴肝脓肿部位位于右叶，通常是在前方且位于膈下方。该脓肿中心由一个大的坏死区域组成，液化成稠的红棕色脓液。也有像凤尾鱼或巧克力色的脓液。它是通过裂解肝细胞产生的，可以在其中看到裂解肝组织的碎片。最初，脓肿没有明确的壁，形态不规则，由坏死的肝脏组织碎片构成。

在组织学上，坏死区域由变形肝细胞、白细胞、红细胞、纤维结缔组织和碎片组成。可以在脓肿壁中检测出阿米巴虫。肝细胞死亡系外源性和内源性途径机制激活细胞凋亡所致 [30]。

小病灶愈合瘢痕（小脓肿可瘢痕愈合），但较大的脓肿显示不同时期的纤维结缔组织增生。

病灶是局灶性的，肝脏远离脓肿或微血管是正常的。

大肠杆菌或克雷伯菌导致的脓肿继发细菌感染有时会发生，会导致更严重的疾病。

（一）流行病学

结肠阿米巴虫在全世界范围内分布，但肝阿米巴病是热带和亚热带的疾病。流行地区包括非洲、东南亚、墨西哥、委内瑞拉和哥伦比亚。大多数脓肿病例发生在青年男性中。

在温带地区中，经常发现感染毒性菌株的无症状携带者没有结肠溃疡的产生。此类人群经常在男同性恋者中存在（可见无症状的毒株携带者，没有结肠溃疡。男性同性恋常常共生该病），而在这一人群中越来越多地发现了侵袭性疾病 [31, 32]。

肠道感染与肝阿米巴发病之间的潜伏期原因尚未明确。

（二）临床特征

通常会发现患者有热带或亚热带地区的旅行或居住历史。阿米巴痢疾仅占 10%，粪便中发现包囊者仅占 15%。既往史中痢疾史是罕见的。在原发感染后可记录的肝脏阿米巴病长达 30 年。

本病通常是亚急性起病，症状持续长达 6 个月以上。很少出现严重的寒战和出汗，持续时间不到 10 天。除非脓肿二次感染，否则发热会有多种表现，例如间歇热、弛张热，甚至不出现发热，并且很少超过 40℃。深部脓肿可能仅仅表现为没有任何与肝脏有关迹象的发热。

黄疸是少见的，如果出现，也是轻度的。胆管压迫很少见。

患者看起来有病态，皮肤呈现特有的灰黄色，像晒黑褪色。

肝脏区域的疼痛可能从钝痛开始，随后变为尖锐的刺痛。如果脓肿靠近横膈膜，可能会引起深呼吸或咳嗽加重的肩部疼痛。酒精使疼痛加剧，体位改变也是如此。患者倾向于左侧位，这打开了右侧的肋间隙并减少了肝脓肿的张力。夜晚疼痛也会加剧。

上腹部可见膨隆，肋间隙肿胀。肝脏压痛几乎不变。压痛可以在触及肝脏边缘的上方引出，或者通过右下胸壁上的敲击引起。脾脏没有肿大。

右下肺可能显示实变或积液。胸腔积液亦可能是血性的。

在查粪便常规时，包囊和滋养体很少见。

（三）诊断检验

粪便和血清中溶组织内阿米巴的抗原测试上市已久。然而，由于全世界溶组织内阿米巴的高携带率，它们对阿米巴肝脓肿的诊断具有较低的特异性。使用基于 PCR 测定的核酸测试也可检测，但临床上不常规使用。

现有许多用于检测血清抗内阿米巴抗体的测试形式，最常见的是酶免疫测定和荧光抗体测定。临床治愈后 IgG 抗体在一段时间内保持阳性。血清学检测的敏感性高于 90% [33]。

（四）生化检验

在慢性病例中，血清碱性磷酸酶值通常约为

正常值的 2 倍。转氨酶的升高仅发生在患有急性病或严重并发症的患者身上。除了那些有重复感染或腹膜破裂的患者外，血清胆红素升高是不常见的。

（五）影像学特征

胸部 X 线可显示右侧膈肌抬高（肋膈角、心肺角消失粘连，右下胸膜腔积液）。右侧脓肿可能导致肋间隙增宽。肝脏阴影可能会因抬高固定右侧膈而扩大。脓肿通常会导致右侧膈肌的前内侧部分出现隆起。

肝左叶中的脓肿可能会显示胃小弯新月形变形。

超声扫描对于大脓肿和随访是最有价值的。CT 显示脓肿有一些不规则的边缘低衰减（图 33-4）。对于小脓肿，它比超声波更敏感。它可能表现出肝外受累，如肺部[34]。

MRI 也可用于诊断和检测治疗结果[35]。早在开始治疗后第 4 天就可以显示脓腔的液化[35]。

（六）诊断标准

出现以下情况应该高度怀疑。

- 流行地区的接触史。
- 年轻男性肝大且有触痛。
- 中性粒细胞白细胞增多症，无贫血史，病史较短；白细胞减少，贫血，有较长病史。
- 后前位和侧位胸部 X 线有所提示。
- 肝脏扫描显示充盈缺损。
- 阿米巴荧光抗体试验阳性。

以上以及根据对高度流行地区超过 5～7 天的人群进行抗原虫疗法的反应，可降低绝大多数人对穿刺的需求。当需要穿刺时，经典的巧克力色流体类似于凤尾鱼糊，革兰染色和培养皿没有细菌生成，根据以上大多数可以诊断。但是穿刺检查仍被用于在检测当地不常见病原体的检查中。

（七）并发症

肺部或胸膜破裂会导致脓胸、肝–支气管瘘和肺脓肿。患者咳出脓液，可发展为肺炎或肺脓

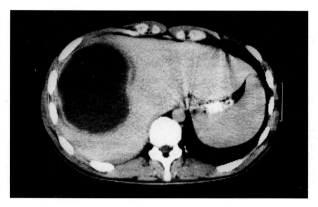

▲ 图 33-4 21 岁男性发热及右上腹疼痛患者的肝脏 CT 扫描

超声扫描没有显示明确的异常，可能是由于脓液的回声接近正常肝脏。CT 显示大面积占位性病变，其中排出 1L 脓液。这是一个感染的阿米巴脓肿

肿或胸腔积液。

心包破裂是左叶阿米巴脓肿的并发症。

腹膜内破裂导致急性腹膜炎。如果患者在初次发作中幸存，则预后良好。左叶的脓肿可能穿透到小网膜，而进入门静脉，胆管或胃肠道中是罕见的。

如果患者一般状况很差，伴有发热和白细胞增多，则应怀疑继发感染。穿刺物显示黄色且常伴有恶臭，脓液培养物提示致病菌。

（八）治疗

抗原虫治疗：甲硝唑，每次 750mg，每天 3 次或替硝唑 2g，每天 1 次，持续 5～10 天，成功率为 95%。退热的时间是 3～5 天。治疗失败可能与肠道阿米巴病的持续存在、耐药性或药物吸收不足有关。

脓肿消失所需的时间取决于其大小，为 10～300 天[36]。

即使脓肿非常大，也很少需要穿刺引流[37]。穿刺引流应该在超声或 CT 引导下完成。左叶中脓肿可能破裂进入腹膜或脓肿进入心包导致心包压塞时需要抽吸。其他穿刺的适应证是 4～5 天治疗和继发细菌感染后抗原虫治疗无应答[29]。阿米巴肝脓肿的死亡率几乎为零。

口服阿米巴灭虫剂（应给口服抗阿米巴药一

个疗程），如二氧胺呋喃酸盐、顺霉素或二碘羟喹，以消除肠内持续存在的囊肿。

四、肝结核

腹部结核病在来自发展中国家的移民中更为常见，而且在晚期 HIV 感染患者中也越来越多见[38]。

肝脏可能作为粟粒性结核病的一部分或作为局部结核病参与，其中肝外疾病的证据不明显。肝结核引起暴发性肝衰竭很罕见[39]。

肝结核基本病变是肉芽肿，在肺和肺外结核中非常常见（图 33-5）。病变通常可愈合，没有瘢痕，但有时伴有局限性纤维化和钙化。

假性肝结核瘤很少见[40]。可能没有肝外结核的证据[41]。结核瘤可能是多发性的，由白色不规则的干酪状脓肿组成，周围有纤维囊（图 33-6）。通过肉眼观察，其与霍奇金病、转移性癌或放线菌病的区别可能是困难的。坏死区域偶尔会钙化。

结核性胆管炎极为罕见，是由干酪样物质从门静脉扩散到胆管中引起的。

胆管狭窄是一种罕见的并发症[42]。

结核性门静脉炎是由干酪性物质破裂引起的，此种疾病虽然可导致慢性门静脉高压，但是致死率极高[43]。

肺门结核腺体很少会导致胆道梗阻。

（一）临床特征

症状可能很少出现或不出现。可能表现为不明原因的发热，以及结核病的典型特征，即盗汗和体重减轻。黄疸可能出现在暴发性粟粒性肺结核中。多发性干酪样肉芽肿导致大量肝大脾大和肝衰竭死亡，但这种情况是很罕见的[39]。

（二）生化检验

血清球蛋白升高，白蛋白／球蛋白比例降低。碱性磷酸酶异常升高[41]。

（三）诊断

在许多情况下很少有特征指向肝脏受累，所以初步诊断可能很困难。肝脏和脾脏中的结核瘤难以与淋巴瘤区分开来。肝活检至关重要。适应证是原因不明的发热、体重减轻、肝大或肝大脾大。活检的一部分应该用抗酸杆菌染色并培养。培养阳性率约 50%。可以通过使用 PCR 加速诊断。结核试验阳性或 IFN-γ 释放试验不能区分潜伏性和活动性结核，虽然提供了支持性证据，但它们对于诊断没有足够的敏感性或特异性[44]。

腹部平片可显示肝脏钙化。病灶可多发、融合或大小均一独立病灶散在分布，或在胆总管邻近狭窄处大的粉笔样钙化[45]。

CT 可显示肝脏和脾脏中的分叶状肿块或多个充盈缺损（图 33-6）。结核病的肝外特征可能

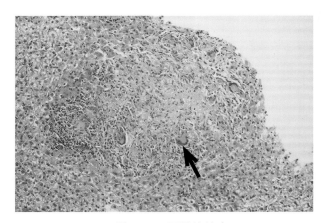

▲ 图 33-5　恶性结核病
一个肉芽肿包含淋巴细胞、上皮细胞和大量巨细胞（箭）。中央呈干酪样坏死

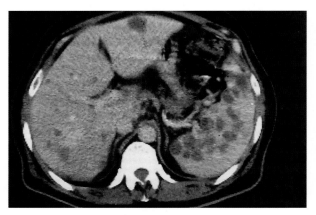

▲ 图 33-6　肝脾结核
CT 扫描显示肝脏和脾脏有散在的充盈缺损。抽吸物有抗酸杆菌，培养阳性

不明显。

治疗肺外肺结核，前 2 个月使用四种药物（通常是利福平、异烟肼、吡嗪酰胺和乙胺丁醇），然后是两种药物（异烟肼和利福平）。如果结核病对一线药物敏感，至少还要 4 个月。耐药结核病需要专家治疗[46]。

（四）其他地方对结核病肝脏的影响（肝结核的其他影响）

淀粉样变性可能使慢性结核病复杂化。脂肪变化是由于消耗和毒物堆积。治疗过程中可能出现药物诱导的肝损伤，尤其是异烟肼、利福平和吡嗪酰胺，并可能导致肝衰竭。

（五）其他分枝杆菌

非结核性分枝杆菌可以导致肉芽肿性肝炎，特别是在免疫功能低下的患者中。非结核分枝杆菌可导致实体器官移植受者的肉芽肿性肝炎[47]，其特征是碱性磷酸酶升高，乏力和低热。分离生物体需要肝活检和培养。治疗通常采用非标准治疗方案，取决于可接受性结果。

五、肝放线菌病

由于放线菌属物种引起的肝脏受累通常是肠道放线菌病的后遗症，特别是盲肠和阑尾，在 15% 的腹腔放线菌病例中发生[48]。它通过直接扩展或通常通过门静脉传播。大的灰白色肿块，表面上类似恶性肿瘤转移，软化并形成脓液被纤维组织带分开，外观似蜂巢。肝脏与邻近脏器粘连，与腹壁粘连可形成窦道，这些病灶含有典型的硫磺颗粒，由分叉的革兰阳性菌细丝和嗜酸性棒端组成，呈放线状。应该指出的是，超过 30% 的病例为混合感染（特别是与其他厌氧菌混合）[49]。

（一）临床特征

患者通常有全身中毒表现，发热、出汗、基础状况差和贫血。局部肝脏肿大，有时不规则，常有 1～2 个肋间的压痛。病灶处覆盖的皮肤常呈铁青色，在绷紧的脓肿上看到明显的暗色调，

提示即将破裂。可形成多个不规则的窦道。如果存在胸膜肺扩张，类似的窦道可能从回盲部位或胸壁发展而来。

（二）诊断

在有窦道形成的患者中应该疑似诊断，并且可以从脓液中分离出病原体。如果在此阶段之前怀疑放线菌病，经皮肝活检可能会发现典型生物体的硫磺颗粒[50]。

早期表现为发热、肝大脾大和贫血。可能需要几个月后才能检测到多个脓肿，通常是通过超声、CT[51] 或 MRI[52]。血培养提升厌氧菌可能是阳性的。

（三）治疗

高剂量静脉注射青霉素是治疗的主要方法。替代药剂是多西环素和克林霉素。通常需要治疗至少 4 周，并且在此时间之后继续口服治疗是合理的[49]。然而，至少在初始阶段，可能需要额外或替代的药剂来治疗患有混合感染的那些细菌中的其他细菌。必要时可行手术切除[53]。

六、肝梅毒

西欧的梅毒发病率正在上升。它经常在有性行为的男同性恋者中，与其他性传播感染性疾病和急性丙肝一起发生。这个群体也可能经常使用娱乐性药物[54]。

（一）先天性梅毒

胎儿肝脏受到任何经胎盘的严重感染。肝硬化、肿大，充满梅毒螺旋体。最初表现为弥漫性肝炎，但肝细胞和门静脉区域之间逐渐形成纤维组织，导致周围性肝硬化。

由于肝脏受累仅在全身性的梅毒螺旋体性败血症中偶然发生，所以肝病的临床表现很少。胎儿可能是死胎或出生后不久死亡。如果婴儿存活，除了肝大脾大和轻度黄疸外，先天性梅毒的其他表现包括中枢神经系统受累（发育迟缓、耳聋），眼睛（角膜混浊）和肾脏（肾病综合征）

是明显的。

在没有表现出全部典型临床症状的新生儿临床表现情况下幸存下来的大龄儿童，肝脏病变可能是一种梅毒瘤。

可以通过血清学确认诊断，血清学通常阳性。

（二）继发性梅毒（二期梅毒）

在二期败血症阶段，梅毒螺旋体产生粟粒性肉芽肿。

尽管临床肝炎很少见，但仍有 50% 的患者血清肝酶水平升高[55]。然而，有时候临床表现是严重的胆汁淤积性黄疸[56]。升高的反应素（VDRL 或 RPR 测定）和梅毒特异性抗体滴度的血清学检测呈阳性。血清碱性磷酸酶水平很高。M1 心磷脂荧光抗线粒体抗体阳性，但随着病情好转而转阴[56]。

肝活检显示非特异性改变，有多形性细胞和淋巴细胞浸润，部分肝细胞排列紊乱，除了严重胆汁淤积患者[56]，胆汁仅有轻度淤积或不存在胆汁淤积。可以看到门静脉部到中心区坏死。如果使用特殊染色，有时在肝活检中检测到螺旋体。

（三）三期梅毒

梅毒瘤可以是单一的，也可以是多个的。它们通常在右叶，由干酪样团块和纤维包囊组成。愈合后是深瘢痕和粗大肝叶。

通常通过超声或 CT，在手术或尸体解剖时偶然诊断肝脏梅毒感染。超声引导的结节活检显示无菌性坏死颗粒和梅毒螺旋体[57]。血清学是阳性的。抗生素治疗是有效的。

（四）治疗

所有梅毒病例应与泌尿生殖系统或传染病医师一起进行治疗。第一线治疗仍是青霉素，其形式为苄星或青霉素普鲁卡因（先天性梅毒患者使用青霉素）。替代药物包括其他 β- 内酰胺类、多西环素和大环内酯类[58]。

黄疸使治疗复杂化

黄疸、畏寒和发热，通常伴有皮疹（米兰红斑），可能在开始治疗后约 9 天发生。这是赫克斯海默反应的一部分。黄疸的机制尚不清楚。

七、肝周炎

这种上腹部腹膜炎与生殖器感染有关，尤其是沙眼衣原体感染，而且较少发生淋病奈瑟菌感染[59]。它累及年轻、性活跃的女性，较难与胆道疾病鉴别。可由腹腔镜诊断，腹腔镜显示肝脏表面有白色斑块、微小出血点和"小提琴弦"粘连。CT 也可以显示"小提琴弦"粘连（图 33-7）[60]。治疗同盆腔炎，通常使用第三代头孢菌素和多西环素联合甲硝唑或阿奇霉素[61]。

八、钩端螺旋体病

与人类疾病相关的致病性钩端螺旋体根据 DNA 分型，可分为 250 个血清型，24 个亚型[62]。Weil 于 1886 年报道了由于黄疸出血性钩端螺旋体引起的疾病[63]。它是由已感染大鼠的尿液传播的严重感染。目前将由钩端螺旋体引起的疾病统称为钩端螺旋体病。

（一）Weil 病

1. 感染方式

有活性的钩端螺旋体不断地从受感染的大鼠的尿液中排出，并在水池、运河、洪水或潮湿的

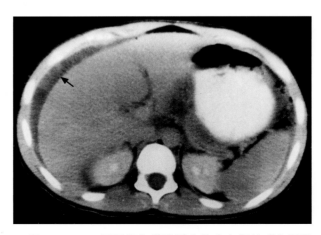

▲ 图 33-7　CT 显示肝与前腹壁和腹水之间的"小提琴弦"粘连

土壤中存活数月。患者被污染的水或因直接职业接触受大鼠感染。受影响的人包括水上运动员、农业从业人员和下水道工人、鱼类切割工的参与者。在欧洲、南美洲和中美洲、亚洲的城市（如巴西的贫民窟），老鼠种群正在扩大，提供了传染源[64]。该病在夏末和秋季在温带地区最为普遍。

2. 病理学

组织病理学变化与肾脏和肝脏明显的功能障碍有关。损伤属于亚细胞水平。来自螺旋体细胞壁的非酯化脂肪酸已被认为在急性肾小管坏死的发展中起重要作用，外膜蛋白提取物已被证明可通过肾小管中 TLR2 受体刺激促炎细胞因子反应[65]。血浆 TNF-α 水平与器官受累的严重程度有关[66]。

肝坏死是最小的和局灶性的[67]。3 区没有坏死。通过有丝分裂和核多倍体显示的活跃肝细胞再生与细胞损伤不成比例。肿胀的库普弗细胞含有钩端螺旋体。白细胞浸润和胆汁血栓在深度黄疸中很突出。肝硬化不是后遗症。

肾脏显示肾小管坏死和间质性肾炎。

骨骼肌表现出点状出血和局灶性坏死。

心脏可能会在所有层中出现出血。

出血进入组织，特别是皮肤和肺部，是由毛细血管损伤和血小板减少引起的。

黄疸与肾衰竭有关，肾衰竭可减少尿胆红素排泄。组织出血和溶血增加了肝脏的胆红素代谢负荷。低血压引起肝血流紊乱。

3. 临床特征（图 33-8）

临床表现无特异性，并且该疾病常被误诊或漏诊。通常表现为无黄疸比出现黄疸多见。潜伏期为 2～14 天[68]。病程可分为三个阶段：第一阶

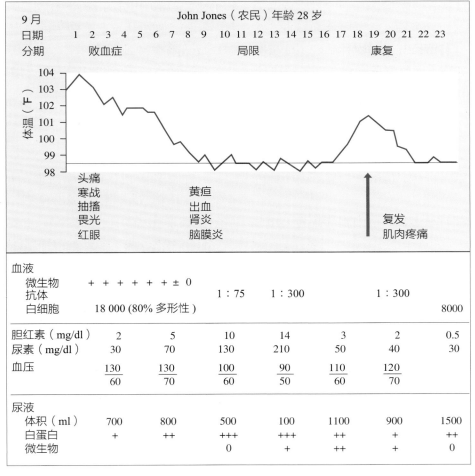

▲ 图 33-8　Weil 病患者的临床病程

段或败血症阶段持续约 7 天，第二阶段或中毒性阶段持续相似的阶段，第三阶段或恢复阶段开始于第 3 周。

第一个或发热阶段的特征是血液循环中存在螺旋体。

急性起病，伴有虚脱、高热，甚至寒战。温度迅速升至 39.5～40.5℃，并在 3～10 天内通过细胞溶解而下降。

腹痛、恶心和呕吐类似急腹症，并伴有严重的肌肉疼痛，特别是在背部或小腿中，是常见的。

中枢神经系统的损害表现为严重头痛，精神错乱，有时还有脑膜炎。脑脊液证实了脑膜受累。如果存在黄疸，则存在脑脊液变黄。

眼部显示出特有的表现，常见者为虹膜睫状体炎、脉络膜炎或全葡萄膜炎。

在患有严重疾病的人中，可能会出现鼻、肠或肺出血，皮肤淤点或淤斑。

40% 的患者出现伴有咳嗽、咽痛和肺炎，在某些情况下，这可能会导致出血性肺病（严重肺出血综合征）或成人呼吸窘迫综合征。

黄疸在 80% 的患者中出现在第 4～7 天。这是重症的迹象，因为这种疾病在没有黄疸的情况下永远不会致命（尚无无黄疸患者的死亡报道）。肝脏扩大，但未见脾大。

尿常规显示蛋白质、胆红素阳性。粪便颜色正常。

有白细胞相对增多症，白细胞计数为（10～30）×10⁹/L。

多晶型增加。可能存在血小板减少症，并且存在其他凝血异常，例如凝血酶原时间延长[69]。

第 2 周的第二阶段或黄疸期，以正常体温为特征，但临床症状没有改善。这是黄疸加深的阶段，肾功能、心功能衰竭加重。蛋白尿持续存在，血尿素氮上升，少尿可能进展为无尿。死亡可能由肾衰竭引起。肌酸磷酸激酶水平显著升高反映了肌炎。

严重的衰竭伴随着低血压和心脏扩张。可能存在短暂的心律失常，并且心电图可能显示延长的 P-R 或 Q-T 间期，伴有 T 波变化。死亡可能是由于循环衰竭。

在这个阶段，钩端螺旋体在尿液和血清中的抗体滴度可上升。

第三阶段或恢复期从第 3 周开始，临床表现好转，精神状态好转，黄疸消退，血压回升和尿量增加，血尿素氮浓度，下降。蛋白尿缓慢消失。

体温可能在第 3 周上升（图 33-8），伴肌肉疼痛。这种复发发生在 20% 的病例中。

在临床过程中有很大的差异，表现从一个轻微的疾病（临床上无法与流感区分）到一种潜伏的、致命的疾病与无尿。

4. 诊断

在抗体出现之前，PCR 检测钩端螺旋体是最好的诊断方法[70]。

用酶联免疫吸附试验[71]或免疫荧光法[72]检测出抗体滴度升高。显微凝集试验被认为是金标准试验，通常由参考实验室进行[73]。

钩端螺旋体可能在前 10 天从血液中培养出。尿液培养在第 2 周呈阳性，持续几个月。与分子方法相比，培养是费时费力的，敏感性有限，但可以进行血清学鉴定；也就是说，不同抗原含血清抗体的血清学分型。

肝脏检查帮助不大。

5. 鉴别诊断

在早期阶段，Weil 病可能与败血症细菌感染或斑疹伤寒相混淆。当出现黄疸时，必须排除急性病毒性肝炎（表 33-2）。重要的区别在于，Weil 病突然发作，多形性白细胞计数增加和出现蛋白尿。

如果从不明原因的黄疸和发热患者身上抽取抗体样本，就会更多地诊断钩端螺旋体性黄疸。

6. 预后

死亡率从不到 1% 至 20% 以上[73]。这取决于黄疸、肾脏和肌肉受累的深度，以及出血的程度。死亡通常是由肾衰竭引起的。非黄疸患者的死亡率可忽略不计，30 岁以下的患者死亡率较低。鉴于很多轻型感染未被发现，该病的总死亡率可能更低。

虽然在第 3 周和第 4 周短暂复发是常见的，

表 33-2 在疾病第 1 周病毒性肝炎与 Weil 病的鉴别诊断

	Weil 病	病毒性肝炎
起病	突发	渐进
头痛	经常	偶发
肌肉痛	严重	轻微
结膜充血	存在	不存在
虚脱衰竭	严重	轻微
定向力障碍	常见	少见
出血倾向	常见	少见
恶心、呕吐	存在	存在
腹部不适	常见	常见
支气管炎	常见	少见
蛋白尿	存在	不存在
白细胞计数	多形性白细胞增生症	白细胞减少伴淋巴细胞增多

但最终完全恢复。

7. 治疗

早期阶段轻度钩端螺旋体病可由多西环素（100mg 口服）治疗，每天 2 次，持续 1 周。更严重的患者，尤其是呕吐患者，可以用高剂量的青霉素或头孢菌素治疗 1 周 [74, 75]。氨基糖苷类和大环内酯类也已成功使用 [73]。

通过早期诊断，注意水和电解质平衡、肾透析、抗生素和循环支持，预后有较好的改善。

（二）其他类型钩端螺旋体病

一般来说，这些类型钩端螺旋体感染的严重程度不如出血性黄疸型严重。例如，犬钩端螺旋体感染的特点是头痛、脑膜炎和结膜充血，蛋白尿仅占 40%，只有 18% 的患者出现黄疸，常见表现为良性无菌性脑膜炎。这种疾病影响到年轻人，他们通常是近距离接触被感染的狗。人类感染的死亡率还不清楚。

诊断方法与 Weil 病相似。脊髓液在大多数情况下显示淋巴细胞。

九、回归热

本病由回归热螺旋体引起的虫媒传染病。

回归热螺旋体是回归热的病原体。这主要是发展中国家的一种疾病，但最近在来自北非和中东的欧洲难民中有报道 [76]。另外，蜱媒的回归热是由世界各地至少 15 种不同的回归热螺旋体引起的，并报道来自北美和南美洲、非洲、亚洲和欧洲。

回归热螺旋体在肝脏中繁殖，侵入肝细胞并引起局灶性坏死。就在危象发生前，回归热螺旋体卷起并被网状内皮细胞吞噬。残存的回归热螺旋体仍潜伏在肝脏、脾脏、大脑和骨髓中直到下一次复发。随后的免疫逃逸是由于 VMP 抗原性变异 [77]。

（一）临床特征 [78]

潜伏期为 4~14 天。起病严重，伴有寒战，持续高温、头痛、肌肉疼痛、器官衰竭。患者脸红、结膜充血、鼻出血。在严重发作中，患有肝大脾大和黄疸。黄疸类似于 Weil 病。有时候躯干会出现皮疹。可能有支气管炎。

这些症状持续 4~9 天，然后温度下降，通常伴有患者基础状况急剧下降。这可能是致命的，但更常见的症状和体征随后迅速消退，患者在复发时仍然无发热约 1 周。疾病结束前可能会有第 2 次甚至第 3 次轻度复发。

（二）诊断

在厚血片中很少发现螺旋体，并且越来越多地使用分子方法 [79]。血清学检测可用。可通过淋巴结穿刺或昆虫叮咬部位鉴定病原体。

（三）治疗

四环素和链霉素比青霉素更有效。红霉素和头孢曲松也有效 [77]。未经治疗，死亡率为 2%~5%。

十、莱姆病

这是由伯氏疏螺旋体造成的。据报道，大量肝细胞有丝分裂，发生肝炎[80]，有时亦可表现为肉芽肿性肝炎[81]。在早期红斑移行期，轻度肝功能检查异常是常见的，但这些在抗生素治疗中得到解决[82]。莱姆病似乎不会引起永久性肝脏后遗症。

十一、立克次体感染

（一）Q 热

这种疾病通常主要表现为肺部表现。虽然显著黄疸不常见，肝大和转氨酶升高是常见的，临床特征可能与非典型病毒性肝炎相仿[83-85]。

肝脏表现为肉芽肿性肝炎。汇管区含有丰富的淋巴细胞，界面被破坏。库普弗细胞肥大。肉芽肿具有由淋巴细胞和组织细胞包围的特征性纤维蛋白样坏死环。在肉芽肿的中心是一个清晰的空间，呈现出"甜甜圈"的外观（图 33-9）。通过在感染后 2～3 周显示针对伯氏疏螺旋体的抗体上升滴度来进行诊断。间接免疫荧光是抗体检测的参考方法，但也使用 ELISA 和补体结合试验。

用多西环素、大环内酯类或氟喹诺酮类治疗急性疾病。

（二）落基山斑疹热

这是一种自然疫源性疾病，其病原体为立克次体，由蜱叮咬而传播。立克次体是一种具有血管内皮细胞侵袭性的专性细胞内寄生物。有时会出现黄疸和血清酶升高。肝脏组织学显示汇管区炎症伴单核细胞浸润。肝细胞坏死不明显，但红细胞增多症明显。立克次体可通过免疫荧光显微镜在汇管区得到证实[86]。

诊断通常采用血清学检查，通常采用间接免疫荧光检测；然而，IgM 和 IgG 抗体通常在症状发作后 7～10 天出现。PCR 检测对血液样本似乎不太敏感。用四环素或氯霉素治疗[87]。

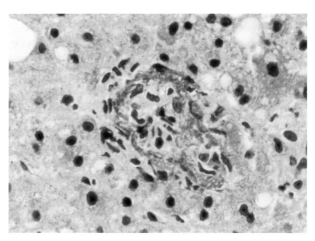

▲ 图 33-9　Q 热肝活检显示肉芽肿与纤维蛋白环有一个清晰的中心（马休猩红蓝，350×）

（三）汉赛巴通体感染

这是一种与立克次体有关的细菌，是导致猫抓病的病因。它还会导致肝脏紫癜，即肝细胞性血管瘤病，是一种增殖性血管疾病。该疾病的特征是肝结节，其活检显示包含生物体的新生血管增生性病变[88]。感染通常见于 HIV 人群或其他免疫抑制患者，如器官移植受者或恶性肿瘤患者。这种情况通常表现为发热、体重减轻、腹痛、肝大脾大，偶见黄疸。

CT 显示局灶性肝脏缺损、纵隔和门静脉淋巴结肿大。可以通过免疫荧光检测检测抗体来诊断该疾病。

推荐的治疗方法是多西环素加红霉素或利福平。替代药物包括克拉霉素和环丙沙星[89]。

十二、真菌感染

（一）机会性真菌感染

这些机会性感染通常会发生在免疫功能低下，包括晚期 HIV 感染、急性白血病[90]、癌症[91]和移植后的患者。

肝脏可能与其他器官一起被感染，特别是肾脏、脾脏、心脏、肺和脑。血清转氨酶或碱性磷酸酶升高的发热表明需要考虑肝活检。

超声显示肝脏和脾脏多个低回声区域，通常具有牛眼征[92]。CT 显示多个非增强、低衰减的病灶[90]。影像学不能作为确诊的依据。

组织学改变通常是肉芽肿，真菌病因可以通过适当的染色和培养鉴定，因此应当选择适当的抗真菌治疗[93, 94]。

多达 3/4 的白色念珠菌感染患者肝脏受到影响[94]。肝脏肉芽肿和微血管是最常见的组织学病变。念珠菌可以在肝脏显微镜下显示，但体外很难培养[95]。两种形式的播散性念珠菌病较为常见：急性（ADC）和慢性（CDC）。ADC 通常以伴随的皮疹为特征，CDC 通常见于进行同种异体造血干细胞移植的患者。任何一种形式的治疗都使用氟康唑。替代药剂包括脂质相关的两性霉素 B、不同的三唑类（如伏立康唑）或棘白菌素（如卡泊芬净）。

播散性曲霉病多影响免疫功能严重低下的患者，初始阶段通常表现为呼吸道感染[96]。其中一些患者的死亡率大于 50%[97]。治疗方法是使用广谱三唑类药物（如伏立康唑）、脂质相关的两性霉素 B 或棘白菌素[98]。

肝隐球菌病通常会影响免疫功能低下的患者，但有时可能会出现在多方面均为正常的宿主中。肝活检显示酵母样（通常是包裹的）肉芽肿。当胆汁对真菌呈阳性时，图片可能类似于硬化性胆管炎。治疗通常是最初以两性霉素 B 和氟胞嘧啶的联用，其次是氟康唑。

（二）致病性 / 地方性真菌感染

这些感染可能发生在表面上正常的宿主，已暴露在疾病流行的区域。有些患者可能会在以前的潜伏感染后发病。可通过从感染组织或血清学培养的致病菌进行诊断。

组织胞浆菌病可从原发性肺部感染传播，引起肝脏的肉芽肿性感染。其他受影响的器官包括肾上腺、肾脏和脾脏。可以在血培养中检测到该生物体，并且存在特异性尿抗原测定。治疗是使用伊曲康唑或两性霉素 B 制剂，并且在初始阶段可能需要肾上腺支持[99]。

播散性球孢子菌病可能累及严重免疫功能低下的肝脏[100]，皮肤疱疹病毒可能引起轻度或免疫功能低下的胆管炎[101]，后两种疾病用伊曲康唑、两性霉素 B 治疗。

十三、血吸虫病

肝血吸虫病通常是肠道疾病的并发症，因为血吸虫卵通过肠系膜静脉从肠道到达肝脏。曼氏血吸虫、日本血吸虫和湄公血吸虫累及肝脏。

血吸虫病影响 74 个国家的 2 亿多人。日本血吸虫在日本、中国、印度尼西亚和菲律宾流行。曼氏血吸虫在非洲、中东、加勒比海和巴西[102]发现。

（一）发病机制

在粪便中排出的卵在水中孵化，释放进入钉螺并发育成尾蚴。人体与受感染的水接触后，这些尾蚴再次进入人体皮肤与引起 IgE 介导的皮炎。在血源性传播后，它们在肠系膜和泌尿生殖系统中发育成熟为成虫并产卵。片山综合征是免疫复合物介导的对早期卵沉积的反应。一些虫卵进入并寄居在门静脉根部中，引起炎症反应。

慢性肝病的程度和严重程度与产卵的密度和持续时间有关，因此与排出虫卵的数量有关。成年的雄虫和雌虫可存活 5 年，每天在门静脉中产生 300～3000 个卵。如果肝脏疾病得到改善，由于成虫的衰老或前期的治疗，粪便虫卵数可能会下降。

日本血吸虫比曼氏血吸虫更具致病性（每对成虫可产生 10 倍的卵）。肝脾血吸虫病的发生率更高，速度更快。

在肝脏中，虫卵穿透并阻塞门静脉分支，或者沉积在大的门静脉根部，产生较粗的肝纤维化类型；或者沉积在小的门静脉系统中，产生细小的辐射形式。

对血吸虫的肉芽肿反应属迟发型超敏反应，与虫卵释放的抗原有关。Th2 型辅助淋巴细胞在肉芽肿形成中发挥重要作用，产生 IL-4 和 IL-13，这决定了肉芽肿的大小，并引发纤维化过程[103]。

汇管区纤维化与成虫数量有关。典型的黏土样肝硬化是由于肉芽肿所致的纤维带。通过治疗，纤维化可能会慢慢逆转。

在增厚的门静脉中，85% 的病例中存在宽的、不规则的、薄壁的小动脉间隙。这些血管瘤类可用于区分血吸虫性的和其他形式的肝纤维化。残余的虫卵也是诊断性的。胆管增生很少或没有。结节再生和肝脏结构的紊乱不足以证明"肝硬化"。

在血吸虫病与乙型肝炎病毒和丙型肝炎病毒共存时，可见血吸虫纤维化与肝硬化的混合图像。

脾大主要是由门静脉高压和网状内皮增生所致。在脾脏中发现了很少的虫卵。门静脉系统性侧支通道很多。

在肠道和其他地方都存在相关的血吸虫病变。50% 的直肠血吸虫病患者肝脏存在肉芽肿。

（二）临床特征

血吸虫病分为三个阶段。接触疫水后，尾蚴进入皮肤导致瘙痒。接下来是持续 4～6 周的发热，荨麻疹和嗜酸粒细胞增多症，即所谓的片山热。最后，第三阶段，虫卵沉积导致肠、泌尿和肝脏受累。

最初，肝脏和脾脏质硬、光滑、易于触摸。随后，肝纤维化和最终进展为门静脉高压，这可能出现在最初感染后数年。食管静脉曲张发展。出血是反复发作，但很少致命。

肝缩小，脾大。腹壁静脉曲张和肝脏静脉病变是门静脉阻塞的指征。腹水和水肿可能会发展。血液显示白细胞减少和贫血。这个阶段的粪便中含有很少的寄生虫。

患者能够很好耐受贫血，很少发生肝性脑病。由于丰富的门体侧支循环存在，肝细胞功能尚好。

粪便虫卵阳性患者中，94% 肝活检（图 33-10）发现有虫卵或残余物。镜下虫卵残留，并不具备诊断性；肝活检主要可用来排除其他类型的肝病。

（三）诊断检测

尿液、粪便或直肠黏膜活检中的虫卵检测，仍然是诊断活动性感染的公认方法（图 33-11）。

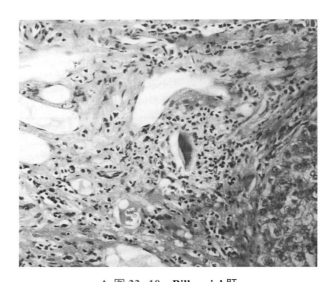

▲ 图 33-10　**Bilharzial 肝**
曼氏血吸虫虫卵所致汇管区损害引起虫卵肉芽肿（HE 染色，64×）

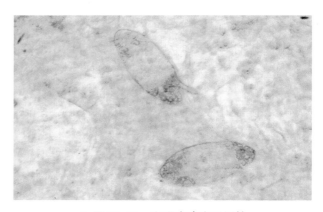

▲ 图 33-11　**血吸虫病直肠活检**
甘油制剂显现曼氏血吸虫的虫卵

出血可能是门静脉高压症患者直肠活检的并发症。血清抗体检测表明过去接触过敏寄生虫，治愈后抗体仍可能持续存在。血吸虫循环抗原的检测表明疾病是活动性的，血清中可溶性虫卵循环抗原的 ELISA 结果与虫卵数量相关[104, 105]。

CT 显示门静脉至肝脏边缘的密集带[106, 107]。超声显示门静脉明显增厚（图 33-12），它可以用来分级纤维化程度[108]。肝、脾、门静脉周围和胰腺淋巴结广泛增大，无门静脉高压的证据。彩色多普勒显示门静脉和肠系膜上静脉血流速度的增加和侧支循环的形成[109]。

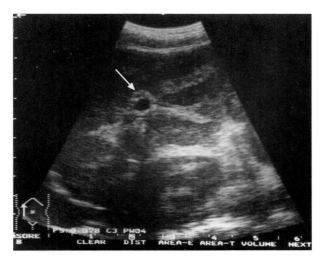

▲ 图 33-12 血吸虫病超声显示的高信号表明门静脉壁明显增厚（箭）

（四）门静脉高压

门静脉高压与门静脉肉芽肿相关。随着门静脉血流量的下降，肝动脉血流增加，肝总血流量下降不明显。高压导致逆行血流在门静脉内逐步发展[110]。

在静脉曲张出血阶段，肉芽肿反应逐步演变为纤维化。

生化改变

血清碱性磷酸酶可能升高。低蛋白血症可能与营养不良和反复消化道出血有关。血清转氨酶通常正常。

（五）疾病相关

伴随乙肝或丙型肝炎感染，预后恶化。当与免疫抑制状态相关时，肉芽肿形成减少。

（六）治疗

化疗的目的是缓解症状，防止虫卵进一步沉积，减少纤维化的发生。如果阻止虫卵排泄，寄生虫的生命周期就会被阻断。化疗可减少疾病在社区传播。

吡喹酮对各种血吸虫具有较高的治疗活性，是治疗血吸虫的重要药物。单次口服 40～75mg/kg，安全无毒。该药物使蠕虫麻痹并破坏其膜，引起宿主对寄生虫抗原的反应。它还降低了与纤维化相关的主要蛋白质信使 RNA 水平[111]。第一疗程可获得 60%～90% 的治愈率，继续排泄虫卵的患者通常通过第二疗程治愈。

（七）疾病控制

可通过健康教育和减少水污染。清除螺的方案受到成本的限制，这种方案需要长期重复，同时对鱼类也有影响。

使用吡喹酮等药物的大规模治疗也是受到成本的限制。

血吸虫抗原已被确定并用做疫苗的基础，但到目前为止，还没有一项进展超过二期临床试验[112]。

（八）食管静脉曲张出血

单次出血很少是致命的，尽管出血是这些患者的主要死因。通常采取静脉曲张套扎术或硬化剂治疗，并可通过普萘洛尔预防来减少出血发生。在手术方法上，胃食管周围血管离断术联合脾切除术可作为选择的术式，因为它的死亡率和脑病发生率较低。经颈静脉肝内门体静脉分流术可能是一个令人满意的选择，但分流后黄疸可能加重。

十四、疟疾[113]

虽然肝脏与疟疾有关，重病患者可能会出现黄疸，但没有直接或特定的肝脏病理。在红细胞期，寄生虫被网状内皮细胞吞噬。肝脏受到毒血症和发热的影响[114]。

在红细胞前期（红细胞外期），肝内出现裂殖体，但对肝功能无明显影响。肝细胞被孢子体侵入，形成寄生的空泡。核分裂多次，最后（6～12 天）形成了一个球形或不规则的裂殖体，含有数千个成熟的裂殖子。裂体增殖和裂殖子被释放到窦内并侵入红细胞。在三日疟或良性疟疾中，少数裂殖子进入到肝细胞，引起红细胞外生或复发周期。在恶性间日疟上，这种情况不会发生，也没有真正的复发。人类疟疾的组织阶段仅限于肝细胞。肝细胞和红细胞的感染似乎是由血红素加氧酶 1 引起的，血红素加氧酶 1 在早期感染时被上调。缺乏或下调会导致促炎症因子的释放和感染的终止[115]。

（一）病理

肝脏呈窦状扩张和充血，汇管区浸润，库普弗细胞增殖。局灶性、非特异性肉芽肿可见于窦部。在库普弗细胞中可见棕色"疟疾"色素（铁和血红蛋白）。肝内未显示疟原虫。肝细胞损伤较轻，细胞核大小和形状不同，有丝分裂增多。

在恶性疟中，肝细胞的窦状隙可能含有原虫，凝结的红细胞。

对疟原虫发生反应是网状内皮细胞，对肝细胞的影响较小，无纤维化。疟疾地区肝硬化的高发是由于其他因素造成的。

（二）临床特征

通常没有特殊的肝脏特征。在急性恶性疟疾中，偶尔会出现轻度黄疸、肝大和肝脏压痛。血清胆红素增加很少高于 50μmol/L（3mg/dl）。血清转氨酶略有增加，血清球蛋白浓度升高。

十五、利什曼病（内脏利什曼病）

利什曼病主要是一种网状内皮疾病，累及淋巴结、肝脏、脾脏和骨髓。门静脉周围细胞浸润和巨噬细胞蓄积分散在肝脏，其中利杜体可以被识别（图 33-13）。成熟肉芽肿的形成似乎提示肝脏感染已得到控制[116]。在美国、地中海地区和东方国家中，可以看到相似的门静脉区纤维化[117]。

临床表现为发热、脾大、肝硬、触痛、全血细胞减少、贫血和血清球蛋白的增加。这种疾病可能是自愈的，但通常尚无普遍有效的治疗方法。晚期疾病的死亡通常是由于细菌脓毒症。HIV 混合感染在流行区很常见，其中 50% 以上的病例可在充分治疗后复发。这种疾病曾在肝移植受者中发生过，但似乎并不常见。在西班牙的一个流行区，每 800 名患者中就有 1 名[118]。

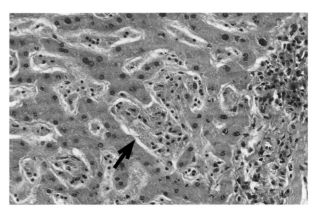

▲ 图 33-13 利什曼病肝活检显示增大的库普弗细胞（箭）使肝血窦扩张，内部可见利杜体（HE 染色，100×）

诊断通常是通过显微镜检组织或活检中的散光物。骨髓抽吸阳性率超过 50%。利什曼原虫直接凝集在 70% 以上的病例中可见，抗体检测呈阳性，但 HIV 合并感染者的敏感性大大降低。重组动蛋白抗原（RK39）是酶联免疫吸附试验中的一个重要的靶点，可作为一种快速测试。

治疗选择介于五价锑化合物和两性霉素 B 脂质体[119]之间。米替福辛是一种口服活性药物，其疗效接近两性霉素 B[120]。帕罗霉素是另一种替代药物[121]。在 HIV 感染者中可能需要长期的抑制治疗，直到免疫重建。

十六、棘球蚴病（包虫病）

包虫病是由寄生在狗体内的绦虫细粒棘球蚴幼虫或包虫囊感染所致。人类、绵羊和牛是中间宿主。还有其他三种棘球绦虫，包括多房性棘球蚴、福氏棘球绦虫和多房棘球绦虫。后两种常见于南美洲，而多房性棘球蚴最常见于英国和北半球地区。

（一）生物学（图 33-14）

人类被狗的排泄物感染，通常是在童年时期。狗通过吃含有包虫囊的羊内脏而被感染。囊中含有的头节，可附着在狗的小肠上，发育成附着在动物身上的成虫。每条成虫会把 500 个虫卵排入肠道。被感染的狗粪便污染的草地和农田，包含虫卵的草或水被羊、猪、骆驼或人类吞食。

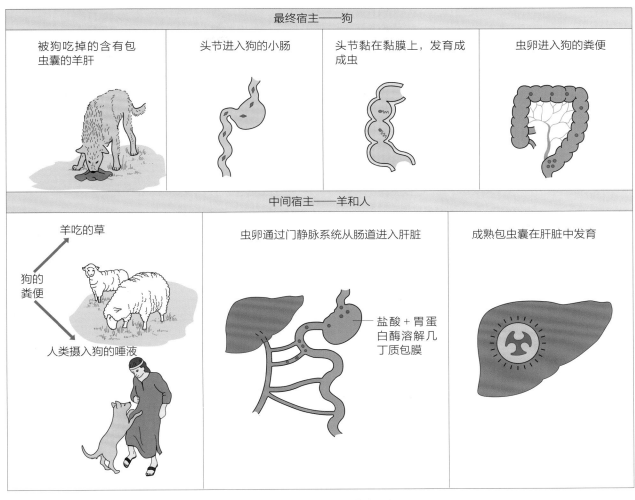

▲ 图 33-14 包虫的生命周期

虫卵附着在狗的皮毛上，人们通过接触狗和食用受污染的蔬菜而感染。

包虫囊具有被胃液溶解的几丁质包膜。释放的包虫穿过肠黏膜，并通过门静脉运送到肝脏，在那里发展成成熟囊肿。70% 的包虫囊肿在肝脏中形成。一些包虫可能通过肝脏和心脏，并聚集在肺部，引起肺囊肿。其他人可能会到达全身循环，导致脾、脑和骨囊肿。

（二）肝囊肿的发展（图 33-15）

成虫由虫卵缓慢发育，可引起细胞反应，可区分三个区：成纤维细胞周围区，内皮细胞中间层，以及圆形细胞和嗜酸性粒细胞的内层。来自宿主组织的外周区域变成外膜或外胚层，厚的一层可以钙化。中间层与内层变得透明（层合层）。

最后，囊肿内衬生发层形成有蒂节的增殖细胞，这些细胞突入到囊腔内，形成卵囊。囊壳从卵囊发育而成，并最终凹入。卵囊与生发层的粘连逐渐变薄，直至囊膜破裂，将球囊释放到囊液中。这些沉淀物沉到底部，称为包虫病。囊肿可能破裂，或成为继发性感染。

子囊甚至大子囊是由生发层碎裂形成的。因此，大多数成人囊是多房的。囊液是血清的一种渗出物。它含有抗原蛋白，如果释放到血液循环中，可能会导致嗜酸性粒细胞增多或过敏反应。

（三）流行地区

这种疾病在养羊的国家很常见，那里的狗可以接触到受感染的内脏。这些地区包括南澳大利亚、新西兰、非洲、南美洲、南欧，特别是塞

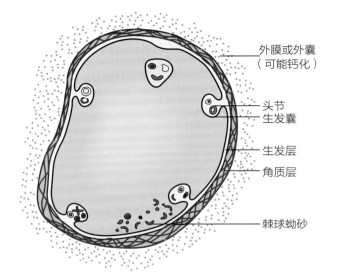

外膜或外囊
（可能钙化）

头节
生发囊

生发层

角质层

棘球蚴砂

▲ 图 33-15　包虫囊的基本构成

浦路斯、希腊和西班牙，以及中东和远东地区。除了威尔士的一些地区外，这种疾病在英国很罕见。

（四）临床特征

这取决于囊的部位、分期，以及它是死是活。此外，仅为肝大导致的后果。

无并发症的包虫囊可能无临床表现并为偶然发现。在 16 岁以下的个体中，仅有 10%～20% 的包虫囊肿被诊断出来。如果在一个没有明显疾病的患者身上发现一个平滑的圆形肿胀，并与肝脏相连，则应怀疑该疾病。唯一的症状可能是右上腹部隐痛，可伴有腹胀的感觉。囊内压力高，波动不明显。

（五）并发症

破裂：腹膜内破裂是常见的，可导致腹腔内多发囊肿，并伴有肠梗阻和腹胀。

囊内压力大大超过胆汁内压力，常破裂进入胆管。这可能导致囊肿愈合或胆汁淤积性黄疸，复发性胆管炎。

结肠破裂导致了直肠消失和继发感染。

囊可粘连于横膈，破裂进入肺部，导致化脓性子囊肿。压力和破裂进入肝静脉导致 Budd-Chiari 综合征。继发性肺受累。

感染：化脓性微生物侵入胆道后进入胆道，形成化脓性脓肿，寄生虫死亡。有时，整个囊内容物有无菌性坏死，寄生虫再次死亡。这种无定形的黄色碎片必须与继发性感染的脓液区分开来。

其他器官：囊肿可发生在肺、肾、脾、脑或骨，但肿块感染是罕见的；肝脏通常是唯一涉及的器官。如果在其他地方发现包虫病，通常伴有肝脏感染。

棘球蚴过敏：囊液中含有大量的外来蛋白，包括使宿主敏感的蛋白酶和亲环蛋白。这可能导致严重的过敏性休克，但更常见的是复发性荨麻疹或荨麻疹。大多数此类患者具有特异性 IgE 免疫球蛋白[122]。

膜性肾小球肾炎：偶尔可见，可能与包虫病抗原的肾小球沉积有关[123, 124]。

（六）诊断

1. 血清学测试

包虫囊液含有特异性抗原，其外泄导致患者产生抗体变得敏感。

ELISA 的阳性结果约为 85%[125, 126]。

如果囊从未破裂过，没有头节，或者寄生虫死亡，则所有测试的结果可能是阴性的。在约 30% 的患者中发现嗜酸性粒细胞增多超过 7%。

2. 影像

放射学通常表现为肝大，右膈隆起，活动度欠佳。钙可作为一种明显的圆形或椭圆形不透明（图 33-16），或仅仅作为碎片沉积于外囊肿。

漂浮的尸体表明存在自由移动的子囊。感染的含气囊可能显示液平面。

肝囊肿可移位胃或结肠的肝曲。在肺、脾、肾或骨可以看到特征性的影像学改变。

超声和 CT 显示单发或多发囊肿，可单腔或多腔，薄壁或厚壁（图 33-17 和图 33-18）。超声和 CT 诊断灵敏度高，超声诊断为 97.7%，CT 诊断为 100%。

超声为囊肿分型提供了依据[127]。世界卫生组织根据囊肿的外观、壁和内容将其分为活动性、过渡性和非活动性囊肿（表 33-3），分型为

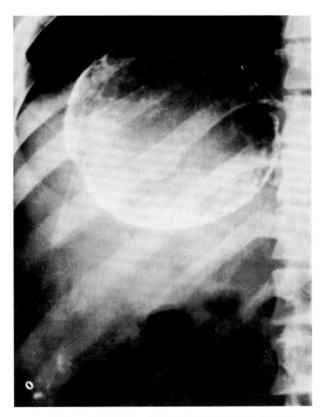

▲ 图 33-16　腹部 X 线片示肝脏钙化的包虫囊肿

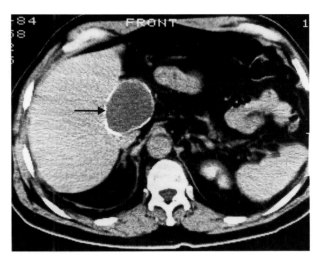

▲ 图 33-17　增强 CT 扫描显示肝方叶钙化的包虫囊肿（箭）

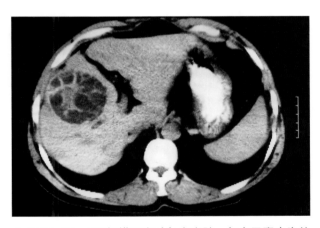

▲ 图 33-18　CT 扫描肝右叶包虫囊肿，包含子囊产生的多隔（增强扫描）

CL（囊性病变）或 CE1～5（囊性棘球蚴病）。感染和变性囊肿的定义较差[129]。WHO 超声分型旨在反映包虫病的自然史，并有助于其研究。

MRI 可显示特征性的边缘强化、子囊和膜分离[130]。可明确肝内和肝外破裂。

诊断通常仅通过影像学检查或结合血清学检查确定。经皮穿刺诊断通常是不必要的，有过敏反应和子囊继发播散的危险。

ERCP 可显示胆管中的囊肿（图 33-19 和图 33-20）。

（七）预后

无并发症的肝包虫病预后较好。然而，并发症的风险总是存在的。腹膜内或胸腔内破裂是严重的，但胆道破裂并不是很严重，常表现为胆绞痛，可治愈。继发性感染由抗生素控制。

（八）预防

应禁止狗接触受感染的内脏，接触狗后必须

表 33-3　世界卫生组织棘球蚴病非正式工作组关于包虫病超声表现的分期[128]

WHO 分期	特　征	活　性
CL	单房囊性病变，内容均匀，囊壁不可见。通常为非寄生虫囊肿。如果怀疑有棘球蚴，需做额外检查	取决于血清学
CE1	单房，无回声囊肿，双线征	活动性
CE2	多层"莲花状""蜂窝状"囊肿	活动性
CE3a	膜分离囊肿（睡莲征）	过渡性
CE3b	子囊在固体基质中	过渡性
CE4	异质性囊肿，无子囊泡	非活动性
CE5	具有钙化壁的固体基质	非活动性

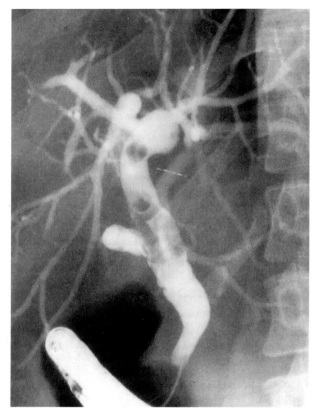

▲ 图 33-19　内镜胆管造影显示胆总管内包虫囊肿病灶

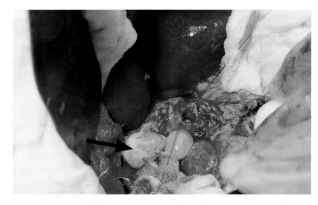

▲ 图 33-20　从图 33-19 患者的胆总管中取出 4 个透明的包虫囊肿（箭）

洗手 [131]。受影响地区的狗必须定期除虫。

1. 治疗概述

可能的治疗方法有药物、经皮引流、手术和"观察和等待"。WHO-IWGE 专家共识小组讨论了选择 [126]，这些选择可以通过影像的外观 / 分类来引导。目前还没有临床试验对这些方案进行比较，而且根据囊肿的特点做出的选择比较复杂。临床经验对这种情况是至关重要的，建议转到国家或区域专病中心。药物治疗将在后面讨论。然而，这些药物不仅可以作为某些类型囊肿的唯一治疗方法，如果选择经皮或手术治疗，则需要在术前和术后一段时间内使用其中一种药物。

2. 药物治疗

使用苯咪唑类。甲苯咪唑通过囊膜进入，干扰微管功能。然而，它吸收很差。

阿苯达唑吸收较好，囊内浓度与血浆相当。它比甲苯达唑更有效。大约 1/3 的患者对阿苯达唑或阿苯达唑加吡喹酮治疗有效。

除非是治疗直径小于 5cm 的单个活动性囊肿

（CE1 或 CE3a），否则不能认为药物治疗是最终决定性的方案。对于不适合手术、有播散性疾病或破裂的患者，阿苯达唑也可在 6～24 个月内使用。约 30% 的囊消失，30%～50% 的囊变性或变小，20%～40% 的囊未变 [132, 133]。

3. 经皮引流

超声引导下经皮引流与外科手术一样有效。"PAIR"方法被使用（表 33-4）[134]。硬化溶液，如 95% 乙醇或高渗盐水，病灶与胆道相通的患者中可诱发硬化性胆管炎 [135]，注射前需明确。PAIR 亦存在处置不当的现象 [133]。如果采用这种方法，则在术前给予阿苯达唑治疗，以防止二次播种的风险，减少过敏反应。术后继续服用阿苯达唑 1 个月。

表 33-4　包虫病肝囊肿的治疗：超声引导下经皮引流

• 经皮穿刺
• 抽吸
• 注入 95% 的乙醇
• 再抽吸

第二种方法为改良导管插入技术，使用经皮引入的大导管和切割装置从腔内抽吸和移除整个囊肿和相关的子囊肿。它可能适用于难以通过 PAIR 排出的囊肿 [126]。

4. 手术

目的是彻底清除囊肿，不会导致腹膜的污染和感染，并彻底清除由此产生的死腔。完全切除囊肿及其外膜是避免溢液的理想方法。通常的手术是囊切除术，切除生发层和薄片层，并保留宿主来源的外胚层[136]。手术切除术包括去除周围囊。这些手术的死亡率非常低，发病率为23.7%[136]。复发率高达25%。与PAIR一样，BMZ在围术期给予，但术前和术后给药时间尚未确定。

　　偶尔行半肝切除术或肝段切除术。胆管炎的治疗方法是胆道引流，通常是ERCP、乳头切除术和囊切除。可能需要外科胆道引流。

（九）破裂进入腹膜腔

　　尽可能通过吸引和冲洗吸尽腹腔包虫囊液。然而，包虫通常会在腹腔内沉积并形成子囊肿，因此复发几乎是不可避免的。

　　紧急手术的发病率和死亡率很高[137]。药物治疗是必不可少的结合。

（十）多房棘球绦虫（泡型包虫病）

　　这是在北半球发现的。啮齿动物是中间宿主，狐狸是终宿主。幼虫无限期地生长，产生肝坏死和严重的肉芽肿反应。这种病表现得像局部恶性肿瘤。通过放射学、活组织检查和血清学诊断，通常使用特定抗原进行诊断。棘球蚴侵袭肝脏和胆道组织、肝静脉、下腔静脉和横膈膜。化疗有效，但不能治愈[138]。除非手术彻底清除，否则它是致命的，但是因为它的晚期表现，经常不能耐受手术[139]。多年来，阿苯达唑和甲苯达唑均已被证明可抑制该病，16～20年生存率约为70%[132]。肝移植可能是必要的[140]。

十七、蛔虫病

　　蛔虫感染是一种通过土壤传播的疾病，在远东、印度和南非特别常见，但也可能在亚热带地区的其他地方发现。蛔虫通常栖息在空肠，但也可能通过壶腹迁移到胆管。虫卵通过胆管进入肝脏。在这里，它们引起免疫反应，虫卵、巨细胞和肉芽肿被致密的嗜酸性粒细胞浸润（图33-21）。成虫体长15～30cm，偶尔可卡在胆总管内，

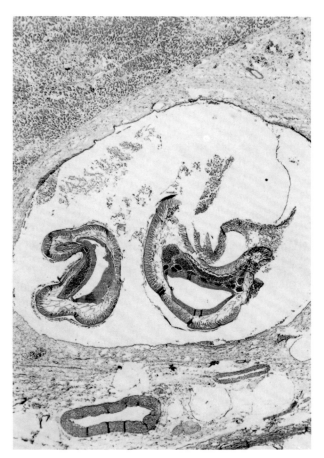

▲ 图33-21　剖面图显示了肝内汇管区血管中死亡的蛔虫，存在周围纤维组织反应（HE染色，40×）

造成部分胆管梗阻和继发性胆管脓肿。蛔虫可能是肝内胆结石的核心[142]。胆道绞痛是一种并发症。

　　X线腹部平片显示钙化的蠕虫。临床表现为急性胆囊炎、急性胆管炎、胆绞痛、急性胰腺炎，很少发生肝脓肿[141]。

　　超声显示有特征性移动的长线性回声结构或条带。它可用于监控蠕虫的迁移。它无法诊断十二指肠蛔虫病。ERCP显示蛔虫为线性充盈缺损（图33-22）。可以看到蛔虫从十二指肠进出胆道系统[143]。

　　治疗方法为括约肌切开或不切开括约肌[144]，行ERCP内镜下蛔虫清除术。若失败，则需要外科手术治疗。

　　阿苯达唑、甲苯达唑或噻苯达唑采用单剂量治疗通常会杀蛔虫[145]，但仍可能留在胆管内。

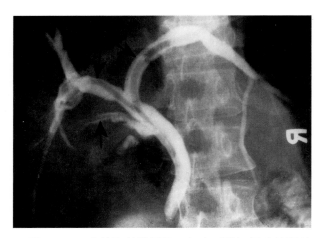

▲ 图 33-22　内镜胆管造影显示蛔虫（箭）导致的胆管线性充盈缺损

再侵入是常见的。

十八、类圆线虫

这种土壤传播的肠道线虫在热带国家很常见，但也存在于世界的温带地区，如美国的阿巴拉契亚地区。通常无症状，但可因胆道狭窄引起胆道梗阻[146]。在接受肝移植的患者中也报道了多感染综合征[147]。

通常通过检测粪便中的幼虫进行诊断，但抗体检测是可行的，并且具有高度特异性。血清学检查在免疫抑制治疗的患者中可能是阴性的，而感染过多可能与嗜酸性粒细胞增多无关。伊维菌素是最有效的治疗方法，阿苯达唑是另一种选择[148]。建议来自流行地区的患者在进行实体器官移植前进行筛查和治疗[149]。

十九、旋毛虫病

这种疾病是由生吃被旋毛虫幼虫感染的猪肉和其他野生动物（如熊）引起的，随后在全身传播旋毛虫幼虫。疾病的严重程度与摄入的幼虫数量有关，其特征是急性期出现发热和胃肠道症状，随后慢性期出现肌痛和肌肉压痛，寄生虫寄生在横纹肌细胞内，可能会持续长达 40 年。与肝脏有关的临床特征具有特征性。

肝脏组织学表现为旋毛虫幼虫侵入肝血窦，

并伴有脂肪变性[150]。

该病的诊断是困难的，除非有明显的流行病学资料。欧洲疾病控制中心根据临床特征、实验室证据（包括嗜酸性粒细胞增多和肌酶升高）、与受感染肉类的流行病学联系制订了相关定义[151]。ELISA 可以检测到抗体，尽管敏感，但也会与其他感染性疾病的病原体发生交叉反应。肌肉疼痛和压痛可能需要进行肌肉活检并作出诊断。

疗效与初次感染后的治疗时机有关。在晚期疾病中治疗效果不理想。阿苯达唑和甲苯达唑在急性期有效，糖皮质激素可能有助于缓解症状[152]。

二十、犬弓蛔线虫（内脏蠕虫蚴移行症）

这种寄生虫由猫狗传播，主要导致儿童患病。在进食卵（或偶尔将囊幼虫包裹在动物器官内）后，获释放的幼虫在门静脉循环中迁移，进入肝脏。在那里，它们缓慢地穿过组织（内脏幼虫移行），产生嗜酸性浸润、肉芽肿和嗜酸性脓肿[153, 154]。肝大、复发性肺炎、嗜酸性粒细胞增多和高球蛋白血症是相关表现。大部分病例的血清 ELISA 抗体检测为阳性。肝脏影像学表现为直径达 1.5cm 的多发结节，界限不清[154]。

大多数病例无症状，可在嗜酸粒细胞增多症或活检过程中发现。阿苯达唑或二乙基卡马嗪可治疗严重疾病或终末期器官疾病，如眼科或神经毒性变性。

二十一、肝吸虫

淡水鱼或水生植物的后囊蚴被消耗，幼虫在十二指肠发育并最终到达胆管。在移行期，它们会引起发热和嗜酸性粒细胞增多症。当它们到达胆道时，可能引起梗阻并伴有化脓性胆管炎。吸虫有三个主要属支，即华支睾吸虫、姜片吸虫和肝片形吸虫，据估计全世界有 3500 多万人感染。

（一）华支睾吸虫病和姜片吸虫病

这些疾病是相似的，由相似的吸虫引起，尽

管在地理位置上不同。华支睾吸虫主要分布在中国台湾和东北、韩国南部、日本、越南北部及罗斯东部。在老挝、泰国、越南和柬埔寨，以及俄罗斯、乌克兰和哈萨克斯坦，姜片吸虫常导致感染[155]。

该病可在患者离开家乡数年后出现，因为胆道吸虫可能会持续数十年。后囊蚴与未煮熟或生的淡水鱼一起摄入。十二指肠的胰蛋白酶破坏了囊壁，幼虫从十二指肠经壶腹迁移进入周围肝内胆管，在那里它们成熟成成虫。在无并发症病例中，改变局限于胆管壁，并形成广泛的腺瘤，纤维化程度随时间增加[156]。胆管癌是一种严重的并发症[157]。

临床表现取决于吸虫的数量、感染的时间和并发症。由于感染严重，患者身体虚弱，上腹部不适、体重减轻、腹泻。黄疸是由肝内胆道被蠕虫或炎症阻塞所致。感染会导致发热、发冷和腹痛。胆管癌以进行性黄疸和瘙痒为特征。

诊断的基础是在粪便或胆汁中发现虫卵。实验室发现包括嗜酸性粒细胞增多和血清碱性磷酸酶升高。血清学检查是有效的，而且是敏感的，但不能区分活动性感染和既往感染。

超声、CT 和 MRI 改变基于扩张导管内的吸虫存在和导管外的周围组织变化，而不存在肝外胆道梗阻[158]。

ERCP 显示胆管内丝状充盈缺损，尖端变钝。缺陷尺寸均匀，位置变化大[158]。

吡喹酮的治疗有效性大于 80%[155]。胆管结石可通过内镜、经皮胆管造影术或手术清除[159, 160]。

（二）肝片吸虫病

这种吸虫的两种致病物种主要分布在美洲（主要是秘鲁和玻利维亚）、欧洲（包括英国）、亚洲、西太平洋和北非。来自中间宿主蜗牛的囊状囊蚴以草本为生，患者通常因食用未煮熟的受污染蔬菜和沙拉而感染。

急性期临床表现为胆管炎伴发热、右上腹疼痛、肝大。嗜酸性粒细胞增多，血清碱性磷酸酶升高，类似胆总管结石症状。

CT 有时显示周围充盈缺损为半月形，这是

由于移行的吸虫在肝脏中（图 33-23）[161]。

ERCP 表现为胆管内多处不规则线状或圆形充盈缺损或节段性狭窄，伴有炎症现象[158]。蠕虫可以被吸入。

肝活检显示，门静脉区域浸润有组织细胞、嗜酸性粒细胞和多形性细胞。偶见肝脏肉芽肿及虫卵。

通过发现胆道疾病伴嗜酸性粒细胞增多症的应高度怀疑本病。在粪便中发现虫卵可证实。然而，感染 12 周后寄生虫达到性成熟时才可能检测到这些。

消失之后可通过 ELISA 检测肝片吸虫排泄 - 分泌抗原循环抗体来确认，尽管这不能区分当前和过去的感染[162, 163]。

急性期感染治疗是通过口服三氯苯达唑，治愈率超过 90%。替代疗法包括硝唑胺。

（三）复发性化脓性胆管炎

这是东南亚的一种常见病，尽管发病率在下降。最初的原因尚不清楚，但可能是支原体感染、肠道微生物或营养不良。复发性细菌感染导致胆道结石和狭窄形成。其他长期后遗症包括继发性胆汁性肝硬化和胆管癌。治疗是通过抗生素和必要的胆道引流 - 内镜、经皮或外科手术。在某些情况下可能需要移植[164]。

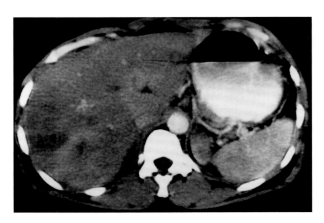

▲ 图 33-23　肝片吸虫病

迁移期的 CT 显示肝脏周围有多个有时是线性的充盈缺损。幼虫已穿透肠壁、穿过腹膜腔，并侵入肝实质。它们最终进入胆管（图片由 PA McCormick 提供）

第34章　肝脏影像学与占位性病变的诊断

Imaging of the Liver and Diagnostic Approach of Space-Occupying Lesions

Neil H. Davies　Dominic Yu　著

刘永浩　译　　许华宇　校

学习要点
- 本章介绍了不同的成像方式在肝局灶性病变诊断中的优点和缺点。
- 每种成像方式不应孤立用于诊断，而应相互补充诊断为佳。
- 获取准确临床信息，以多学科团队合作的方式选择正确的成像方法。
- 成像方法选择很广泛，但并非一成不变，应从可用性和专业知识方面考虑。

一、超声

超声波是指高于人类可听范围的高频声波，一般高于 20kHz。然而，就医学成像而言，它指的是 2～18MHz 的频率。传感器的选择决定了可用的频率，每个特定的传感器代表了空间分辨率和成像深度之间的权衡。在肝脏成像中，通常使用频率在 2.5～7.5MHz 的探头。

增加多普勒可以识别肝血管内的血流。多普勒效应依赖于这样一个原理：血管内的流速和流向可以从传感器发出的超声波信号频率和血管反射回来（回声）的频率之间的差异中推导出来。

与计算机断层扫描和磁共振成像相比，现代超声波机非常复杂，但相对便宜；使用小型笔记本电脑，现在可以在门诊或病房进行床边扫描。

胆管扩张、胆囊疾病、肝肿瘤和一些弥漫性肝异常病变通常可以相对容易地表现出来。

对于一些超重或肠气过多的患者、肝脏位置过高以至于完全被肋骨边缘覆盖的患者、术后有敷料和疼痛瘢痕的患者，此时选择肝脏超声检查相对比较困难。

正常超声显示肝脏具有混合回声。门静脉、肝静脉、下腔静脉和主动脉均可显示。正常肝内胆管较薄，平行于大的门静脉分支。肝左管和肝右管直径 1～3mm，胆总管直径 2～7mm。超声检查仍然是胆囊壁厚、息肉和结石的首选检查，比任何其他检查方式都能更准确地描述病变。

多普勒在肝静脉、肝动脉和门静脉中有独特的信号。这项技术可以帮助诊断肝静脉流出道阻塞（Budd-Chiari 综合征）[1,2]、肝动脉血栓形成（肝移植后）和门静脉血栓形成[3]。在门静脉高压症中，可以看到门静脉的流向和门静脉系统的分流。

肝静脉多普勒波形变平提示存在肝硬化[4]。多普勒超声对经颈静脉肝内分流血流的定期监测有助于在出现分流功能障碍的临床体征之前检测出分流功能障碍[5]。

超声对肝脏局灶性病变的检测优于弥漫性肝病。直径大于或等于 1cm 的病变很容易看到。单纯囊肿壁光滑，无回声，对声波传播无阻抗。对于小的囊肿，超声从外观诊断往往比 CT 更准确。包虫囊肿与包含的子囊肿形成特征性外观。海绵状血管瘤为最常见的肝肿瘤，通常是高回声，往往没有阻抗的声波传输。这种病变通常直径小于 3cm，在肝功能正常的患者中偶然发现，一般不需要进一步研究。大于 3cm，外观不典型，或怀疑有转移（特别是血管过多的病例）时，需要通过动态增强 CT 或 MRI 进一步确认。恶性肿瘤(原发性或继发性癌)在超声上会产生一系列的表现，包括高回声或低回声，局限性或浸润性生长。"牛眼征"（环绕低回声中心的高回声边缘）的出现高度提示转移瘤。坏死性肿瘤需要与脓肿或囊肿相鉴别。

对可疑结节可以进行超声引导活检，以取得精确的病理学诊断，但仅应在讨论潜在治疗方案后进行。如果计划包括手术在内的治疗尝试，活检通常是禁忌的[6]。这是为了避免术中播种的风险，尤其是在处理肝细胞癌和胆管癌时[7]。

弥漫性肝病可通过超声检测，也可通过解剖异常检测。肝硬化时肝脏边缘往往不规则，肝脏回声粗糙（即增加不规则回声），可能同时伴有脾大和腹水[8]。

脂肪肝在超声上呈弥漫性回声。然而，通过超声检查对脂肪的精确定量是不可能的，部分原因可能是正常个体之间回声模式的差异。约 20% 的脂肪肝患者中，肝脏回声表现正常，可能与脂肪分布比较分散有关。

超声相对较新的发展是对比剂的使用。超声对比剂由充气气泡（通常小于 8μm）组成，外缘由一层薄壳包裹。对比剂以单次快速团注的方式注入静脉，随后用 0.9% 浓度的生理盐水 5～10ml 冲洗导管。扫描随即开始，其最佳对比度持续时间 4～5min。超声扫描仪通过特定的成像程序，如谐波成像，以增强微气泡的效果，并延长成像优化的时间窗口。

使用对比增强超声可以使操作者区分肝脏血液的不同阶段，与造影增强 CT 或 MR 完全相同。对比增强超声比传统或彩色多普勒超声提供更多关于病变特征的信息[9]。例如，对比增强超声对肝癌的诊断具有 94% 的敏感性和 93% 的特异性[10]。诊断血管瘤的准确度与磁共振成像大致相同，即使对于小的病变也是如此[11]。对比增强超声对转移瘤的诊断敏感性为 77%，特异性为 93%[12]。这种方法比传统的超声检测肝转移更敏感，几乎等同于 CT 或 MR 成像。低机械指数对比特异性超声技术可动态实时评估肝脏病变的大循环和微循环。病变增强模式通常是特定病变的典型特征，从而最大限度地描述肝肿瘤和假性肿瘤的特征，并允许在大多数情况下进行最终诊断。增强模式与基线超声表现无密切关系。然而，由于在低发射频率下使用谐波技术，空间分辨率和整体图像质量会有所损失，通常会导致颗粒外观。此外，由于深部病变产生不良信号，病变所在的深度会影响血管的可检测性[13]。肝脏衰减（如脂肪变性或慢性肝病患者）进一步降低了对比增强超声的敏感性。肝脏超声发现肿块后的处理建议如图 34-1 所示。

二、计算机断层扫描

多探测器计算机断层扫描使用多排螺旋探测器采集 X 线，球管可连续螺旋曝光，实现一次屏气完成扫描，获取图像可以在任何平面上重建处理。该方法的最大优点是可在感兴趣的血管内注入对比剂后完成扫描，获得多个血管期相的图像。这种细节优于单探测器螺旋 CT，特别是对于小血管的成像。在肿瘤检测方面也得到很好改善。计算机三维重建图像可显示血管与肿瘤的关系，以及静脉胆道造影时胆道树的显示[14]。妊娠是 CT 扫描的相对禁忌证。

CT 扫描可显示整个腹部的详细解剖结构。尽管一些机构在腹部扫描时仍然使用口服阳性对比剂的方法，但口服阴性对比剂（水）通常也有

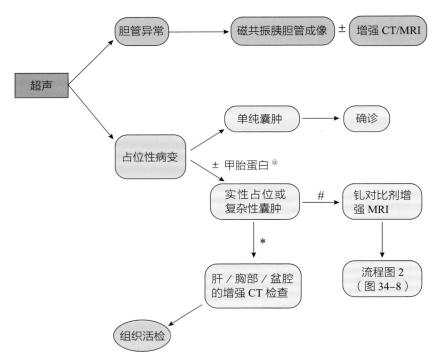

◀ 图 34-1　肝脏超声检查质量控制流程图

@. 根据临床表现及甲胎蛋白数值；*. 考虑 CT 检查，如果可能转移性（分期）或脓肿（以检测脓毒症的来源）；#. 当怀疑血管瘤时，考虑超声造影检查。CT. 计算机断层扫描；MRI. 磁共振成像

助于鉴别胃和十二指肠。静脉注射对比剂增强扫描可显示血管，随后是肝实质[15]。对比剂经尿路排泄，对泌尿系统也可形成对比显示。静脉胆道造影偶尔用于胆道系统成像，但仅限于肝功能正常的患者。CT 能很好地显示邻近器官，特别是肾脏、胰腺、脾脏和腹膜后淋巴结。

CT 可显示肝脏局灶性病变和一些弥漫性病变。与超声波相比，它的优点是不依赖于操作者，MDCT 可以方便地对工作站上的图像进行后期多平面重建，所以更具重现性；肥胖患者也非常适合进行 CT 检查；疼痛、术后瘢痕和敷料都不是障碍，也可在 CT 引导下进行活检和抽吸。它的缺点是检查费用相对高昂，患者需暴露在辐射下，对比剂引起的相关肾病，以及缺乏设备携带便捷性（必须将患者放置于扫描床）。

肝脏实质均匀分布，衰减值（以 Hounsfield 单位表示）与肾脏和脾脏相似。门静脉期可清晰显示门静脉及其分支，强化的门静脉可与扩张的胆管清晰鉴别，同期肝静脉通常可见显示。增强 CT 显示门静脉，可用于检查其通畅性，显示肿瘤浸润或血栓阻塞。门静脉海绵样变性时，可显示阻塞的门静脉及周围两支或多支强化侧支血管

影。然而，多普勒超声仍然是一种辅助技术来证明门静脉的异常，尤其是其血流方向。

在 Budd-Chiari 综合征中，可能存在的肝斑片状增强（假性肿瘤外观）会被错误地诊断为肝内肿瘤[16]，但尾状叶增大、门静脉和腔静脉的伴随血栓可以提示鉴别。

门静脉高压时增强 CT 可显示脾静脉，以及脾周围和腹膜后的侧支，也可以显示自发和手术分流。

正常的肝内和肝外胆管 CT 扫描很难显示。虽然 CT 可显示钙化的胆囊内结石，但超声仍然是寻找胆囊结石的首选技术。

CT 可显示肝脏的正常形状，包括任何解剖异常或肝叶萎缩。对于肿瘤切除前肝脏可潜在切除的体积或活体捐赠的肝移植，都可以通过多层面的模拟计算来测量。肿瘤体积也可以测量计算。CT 可显示肝硬化、脂肪和铁异常沉积引起的弥漫性肝病。肝脏的体积缩小、不均匀边缘、结节状外观提示肝硬化，同时伴发的腹水和脾大也支持这一诊断。CT 在肝硬化的无创诊断中起着重要作用。

脂肪肝的衰减值低于正常值。即使在未增强

扫描中，血管也比肝实质具有更高的衰减值。

在铁超载时，CT 显示肝脏密度增加，未增强的肝脏比脾脏或肾脏更亮[17]。含铜量高的肝脏通常具有正常的衰减值。

CT 可以很容易地发现直径≥1cm 的占位性病变。检查应选择无增强扫描和增强扫描。无增强扫描上的病变表现为低密度，在注射对比剂后可使其呈等密度，因此仅依据增强扫描易漏诊。因此检查的重点应是选择最佳的成像时期，以获取准确的动脉期和门静脉期的增强表现。

良性病变（通常是偶然发现）包括单纯囊肿和海绵状血管瘤。由于中心衰减值较低，相当于水，因此单纯囊肿的诊断通常可以很肯定。然而，较小的囊肿可能会受到部分容积效应（即由于与周围正常组织衰减值的平均而使得病变的衰减值增高）的影响而难以鉴别，这时可能需要超声检查辅助来明确诊断小囊肿。

海绵状血管瘤在无增强扫描中表现为低衰减区，增强扫描后低衰减区逐步填充与周围形成对比（图 34-2）。如果 CT 外观模糊不清且对病变的确切性质有疑问，则可能需要进行 MRI 扫描。

CT 扫描可以发现直径大于 1cm 的实体病变，多由原发或继发恶性肿瘤引起。它们的衰减值通常比正常肝脏低，而在增强扫描后中仍然存在，并低于正常肝脏实质。一些转移瘤（如结肠癌，尤其是黏液性原发性转移瘤和化疗后）易出现钙化。与周围肝脏相比，肝细胞癌在动脉期表现为高衰减，门静脉期表现为低衰减（对比剂冲刷）。然而，CT 对多结节性肝硬化小肝癌的检测不如 MRI 敏感。在肝动脉注射碘化油（碘油），然后在 2 周后进行未增强的 CT 检查，可用于检测小的病变。但由于 CT 和 MRI 成像的改进，现已被放弃。

脓肿通常表现出比正常肝脏低的衰减。CT 引导下的抽吸 / 引流与超声一样可行。包虫囊肿（尤其是那些陈旧和不活跃的包虫囊肿）边缘可能钙化。活动性疾病中可见子囊肿[18]。

增强 CT 是腹部创伤的一种有价值的辅助手段。可以看到撕裂或挫伤的大小，并评估腹膜出血的严重性和程度，并可同时发现肝动脉假性动脉瘤。

对比超声而言，CT 的另一个重要功能是为考虑肝脏切除或移植的外科医生显示肝脏的解剖结构[19]。病变的节段位置及其与血管的关系也可以准确识别。

三、磁共振成像

磁共振成像利用强磁场使氢质子强制排列，随后以射频短脉冲来偏转质子，当质子重新排列时，随后释放的能量被接收线圈探测到，并用于生成图像。这种成像技术是相对安全的。植入心脏起搏器和体内磁性材料（夹子、金属异物）患者不应接受 MRI 检查。妊娠是一个相对禁忌证，应该避免，尤其是在妊娠的前 3 个月。此外，人工通气患者的扫描和监测也很困难。

可以对组织进行几种类型的测量，但最常用的是 T_1 和 T_2 弛豫时间。T_1 弛豫时间是氢质子在射频脉冲后在外磁场中重新排列所用的时间。T_2 弛豫时间描述了由于相邻质子的不同电磁影响，质子轴相互脱离相位的速率。根据组织对磁共振成像过程的反应不同，因此扫描可以区分液体、亚急性和慢性血肿、脂肪（图 34-3）和血管。

重 T_2 加权扫描可以用来显示胆管和胰管，而不需要使用对比剂，这就是磁共振胰胆管造影。

在 T_1 加权扫描中，正常肝脏呈灰色且均匀，信号高于脾脏。在 T_2 加权扫描中，肝脏信号低于脾脏。正常血管在 T_1 加权扫描时通常呈现黑色，因为记录返回信号时，射频脉冲释放的能量随血流从扫描层面流出。

虽然血管和局灶性异常可以在无增强图像上识别，但精确评估肝血管系统和确定病变的特征需要使用对比剂。肝脏成像使用对比剂主要有三类[20]：①细胞外对比剂；②肝细胞特异性对比剂；③网状内皮系统对比剂。

细胞外对比剂是最常用的，由螯合到有机化合物上的钆组成。它们主要通过缩短 T_1 弛豫时间起作用，导致 T_1 加权图像上的信号增加。它们主要依靠血供不同来检测损伤或病变定性，低

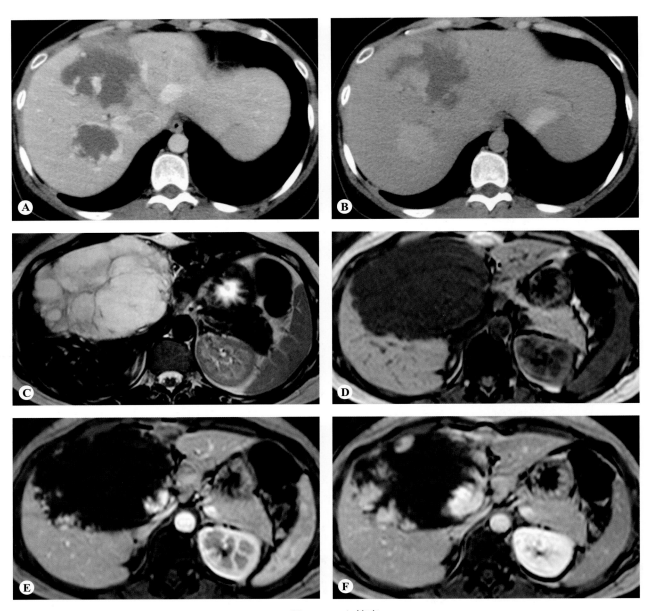

▲ 图 34-2　血管瘤

门静脉期 CT（A）显示 2 处病灶伴有外周强化，延迟期 CT（B）显示Ⅶ段病灶完全充填，Ⅷ段病灶未完全充填，符合血管瘤。MRI 图像显示血管瘤，其轮廓呈分叶状，在 T_2 加权像（C）上显示高信号，在 T_1 加权像（D）上显示中等信号，在动脉期（E）显示外周强化，在门静脉期（F）上显示强化向中央充填

剂量使用被认为是安全的，大剂量使用具有肾毒性，患者有少量风险发生肾源性系统性纤维化，从而导致严重肾损伤[21]。

肝细胞特异性对比剂也基于钆（一种以前的锰基化合物不再可用），并且在成像的初始阶段具有与细胞外对比剂相似的性质。肝细胞随后的特异性摄取允许延迟成像，不必精确定时，与细胞外对比剂相比具有潜在优势。不同程度的胆汁排泄也可以使胆管延迟成像。

这些药物的一个特殊好处是，能够区分两种良性肝细胞病变，即局灶性结节性增生和腺瘤（图 34-4 至图 34-6）。局灶性结节性增生在延迟图像上保持增强，而腺瘤在延迟扫描时信号减低[22, 23]。使用标准增强磁共振成像，这种区别可能更加困难。重要的是要认识到，即使使用对比剂，也可能无法区分良性病变和分化良好的

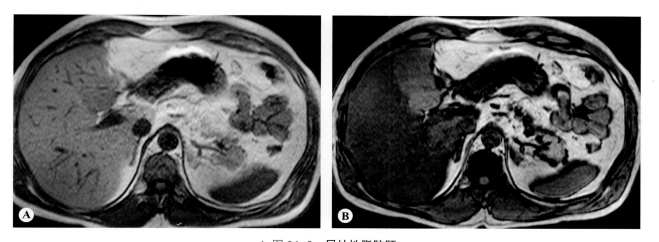

▲ 图 34-3　局灶性脂肪肝

MRI 的 T_1 加权像同相位（A）和反相位（B）成像，反相位图像显示肝脏明显的信号衰减，提示脂肪变性，Ⅳ段信号无衰减

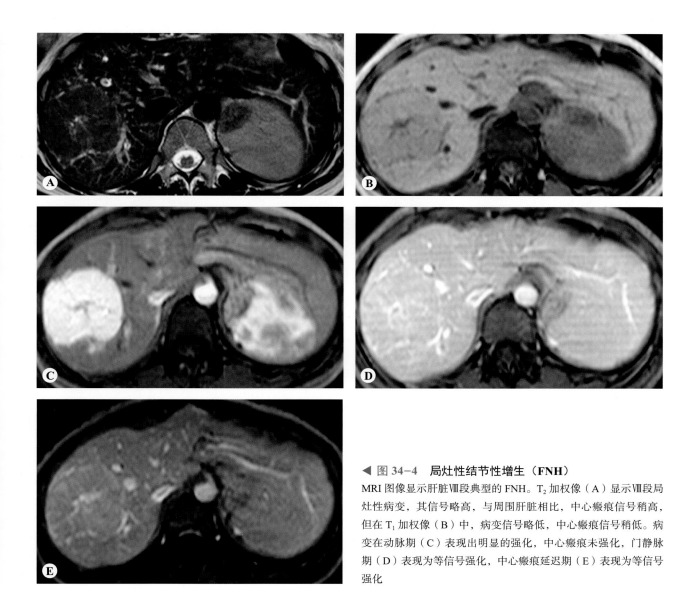

◀ 图 34-4　局灶性结节性增生（FNH）

MRI 图像显示肝脏Ⅷ段典型的 FNH。T_2 加权像（A）显示Ⅷ段局灶性病变，其信号略高，与周围肝脏相比，中心瘢痕信号稍高，但在 T_1 加权像（B）中，病变信号略低，中心瘢痕信号稍低。病变在动脉期（C）表现出明显的强化，中心瘢痕未强化，门静脉期（D）表现为等信号强化，中心瘢痕延迟期（E）表现为等信号强化

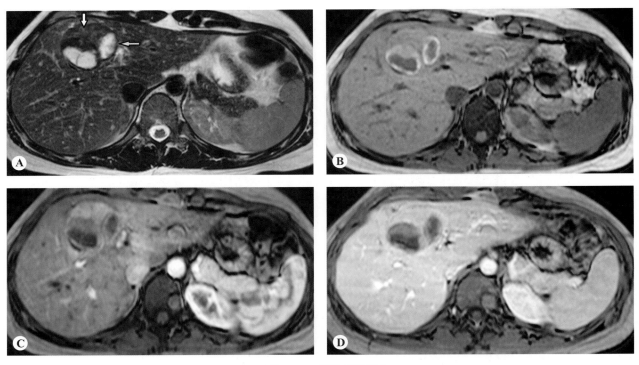

▲ 图 34-5　肝腺瘤伴出血

T$_2$ 加权像（A）显示Ⅳ段存在异常信号病变，前段为等信号（白箭），后段为 2 个高信号区，边缘为低信号区（黄箭）。在 T$_1$ 加权像（B）中，前段也表现为等信号，但后段是高信号的外周区和低信号的中心区。动脉期（C）前段表现为强化高信号，门静脉期（D）前段表现为等信号，病灶后段腺瘤出血增强后均无明显强化

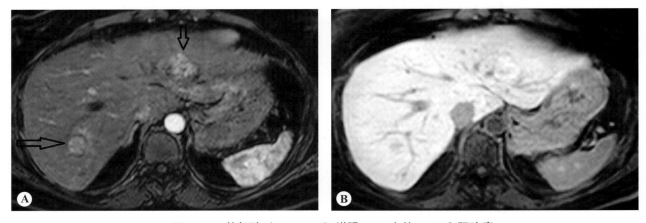

▲ 图 34-6　钆氧酸（Primovist）增强 MRI 上的 FNH 和肝腺瘤

A. Ⅱ段（小箭）和Ⅶ段（大箭）动脉期强化病变；B. Ⅱ段局灶性结节性增生（FNH）保留对比剂摄取，而Ⅶ段腺瘤无对比剂摄取

恶性肝细胞病变，而不是分化不良的肝细胞癌（图 34-7）。

　　图 34-8 显示了磁共振成像用钆扫描发现的肝脏占位病变的结果流程图。

　　目前使用的网状内皮系统对比剂包括超顺磁性氧化铁（SPIO）粒子。这些粒子优先被肝内库普弗细胞吞噬，导致局部磁场的不均匀性，表现为 T$_2$ 信号丢失。肝肿瘤通常缺乏库普弗细胞，正常的肝组织相比会因积累 SPIO 而使信号减低。

　　一些中心声称，使用网状内皮系统对比剂提高了对转移的检测[24]，而另一些中心则建议将其与细胞外对比剂结合使用，以提高对 HCC 的检

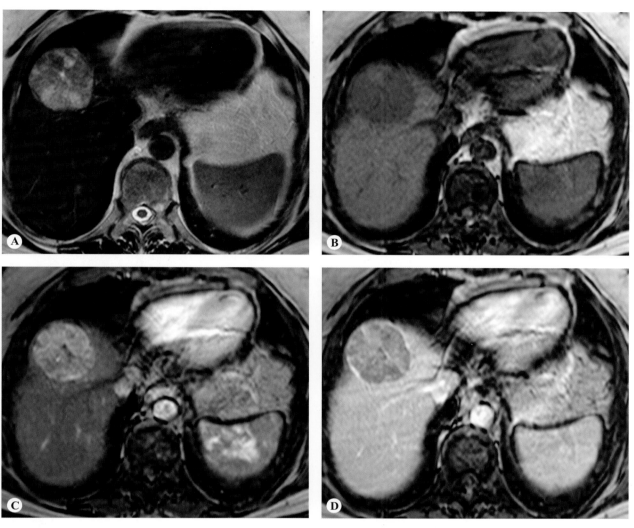

▲ 图 34-7　肝细胞癌

T₂ 加权像（A）显示异常高信号病变，T₁ 加权像（B）表现为低信号病变，表现为明显的动脉期增强（C），在门静脉期（D）表现为低信号病变（信号流出），与肝细胞癌一致

测。目前，它们并没有被广泛使用，可能是由于昂贵费用或患者不耐受（尽管输注缓慢，4% 的患者会产生严重的腰痛）。

　　磁共振成像在肝脏局灶性病变的诊断中起着越来越重要的作用。在场梯度技术，多通道表面线圈、更快的脉冲序列和对比剂的进步将允许更快和重复成像。事实上，许多中心已经使用弥散加权序列来成像肝脏[25]。这项技术依赖于水分子在组织间的扩散。在高细胞组织（如肿瘤）中，水质子的扩散相对于邻近的正常肝脏受到限制，从而提高了对病变的检测。这可能在评估治疗反应和检测肝纤维化和肝硬化方面有重要的应用。

表观扩散系数（ADC）作为 DWI 的客观测量方法，在鉴别良恶性病变方面有着良好的效果。ADC 可能与对比剂结合在提高对比噪声比方面发挥作用，从而进一步提高病变的检测。

　　具有更高磁场强度（3T 和更高场强）的 MRI 机器目前增加了肝脏内成像伪影的数量，但可能在未来发挥更大的作用[26]。

四、放射性同位素扫描

　　99mTc 标记的硫胶体被网状内皮细胞吸收。20 世纪 60 年代开始应用于肝肿瘤的检测，但不能

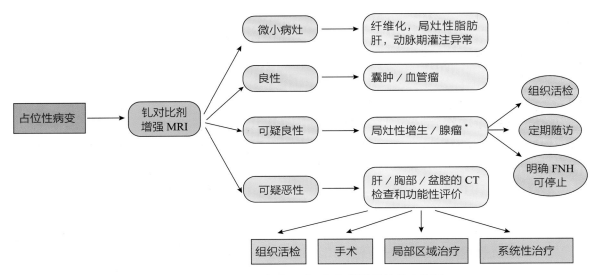

▲ 图 34-8　钆对比剂增强磁共振扫描结果的处理流程

*. 肝细胞特异性钆对比增强 MRI，如果怀疑有 FNH；功能评估，如 FDG-PET；FNH. 局灶性结节性增生

区分囊肿和组织。直径为 4cm 的病变通常可以显示出来，随着病变体积缩小，其探测灵敏度降低。在慢性肝脏疾病中，肝脏放射性摄取不规则减低，而骨髓和脾脏放射性摄取增高。超声已取代同位素扫描检测占位病变。同位素扫描在其他情况下也被取代，例如 Budd-Chiari 综合征，其特征性发现（尾叶优先摄取）不足以可靠诊断，无法达到常规临床价值。

67Ga- 枸橼酸镓被肝脏肿瘤和炎症（如脓肿）摄取，但新技术（如超声波和 CT）对大多数患者和中心更为合适。镓扫描在复杂的不明原因的慢性败血症患者中仍起作用，此时放射性摄取增高早可能提示炎症聚集。

99mTc 标记的亚氨基二乙酸衍生物在胆道成像中具有评估胆道排泄的作用。

99mTc 标记红细胞曾用于海绵状血管瘤的诊断，但是现在它已完全被 CT 和 MRI 所取代。

111In-DTPA- 奥曲肽与生长抑素受体结合，后者在神经内分泌肿瘤上表达。使用这种药剂的闪烁扫描将显示超过 90% 的类癌肿瘤 [27]。它的特殊价值在于，可以显示在 MRI 和 CT 中未显示的肝外和淋巴结的"意外的病变"。

单光子发射计算机断层扫描是一种使用伽马射线的核医学技术。它提供三维信息，可以在多平面重建中显示，因此病变定位优于传统的伽马照相机。

五、正电子发射断层扫描

正电子发射断层扫描是基于这样一个原理：放射性物质发射的正电子与负电子结合，形成两个向相反方向运动的光子，并且这些光子可以电子准直装置定位。正电子发射的放射性核素（在回旋加速器中合成）包括 15O、13N、11C 和 18F，这些可用于研究局部血流和代谢。这项技术已被用于研究肝血流。由于恶性组织中葡萄糖利用率的增加，用 18F-FDG 进行 PET 扫描可以发现癌。该方法检测 HCC 的灵敏度仅为 55%，而 CT 的灵敏度为 90%[28]。分化差的肿瘤比分化好的肿瘤有更高的放射性摄取。PET 扫描可显示 CT 没有发现的原发肿瘤的远处转移。这对于复发性结直肠癌患者的治疗是一个有用的功能 [29]。近年来研究显示，68Ga- 奥曲肽 PET 在检测低级别神经内分泌肿瘤方面比 18F-FDG PET 更为敏感 [30]。PET-CT 结合了对病变的功能评估和非增强 CT 的解剖细节，从而更准确地定位病灶。

六、磁共振波谱

磁共振光谱学允许对体内组织生化变化进行

无创评估。在细胞代谢的特定区域，分子的变化可以被检测出来。该技术目前仍处于实验阶段，但已应用于肝病患者[31]。^{31}P 光谱显示磷脂膜前体（磷酸单酯或 PME 峰）增加，磷脂膜降解产物和内质网（磷酸二酯或 PDE 峰）减少。这些变化与肝病的严重程度相关，并可能反映随着肝脏再生细胞膜的更新。该技术的临床应用尚不明确，但在急性肝衰竭和供肝组织评估中的作用是可能的。

七、结论与影像技术选择

肝胆成像技术的选择取决于患者的疾病诊断，以及合适设备的选择、操作人员的经验和诊断医生的水平。无法制订适用于所有患者的标准检查流程。放射性同位素扫描在很大程度上已被超声、CT 和 MRI 所取代，它们在发现和鉴别病变方面表现得更好。超声检查仍然是对大多数疑似肝胆疾病患者的初步检查。CT 或 MRI 可酌情用于进一步的补充诊断。

CT 和 MRI 比超声能显示更多病变的特征，但其成本相对更高，适应证相对较小。在一些中心，由于临床医生的特殊需求往往超越了可用性和便利性，CT 已取代了超声作为主要检查手段。

如图 34-1 和图 34-8 所示，在临床日常实践中对于肝脏占位性病变的三种主要检查手段的选择，已经制订了一般的放射学指南。

第 35 章　肝脏良性肿瘤
Benign Liver Tumours

Ian R. Wanless　著

张　卡　译　　杨小华　校

学习要点

- 灵敏的影像技术可以清楚地显示多种病灶情况，包括良性肿瘤、再生结节和假性病变。
- 最常见的局灶性良性病变是血管瘤、局灶性脂肪变性、单纯性囊肿和局灶性结节性增生。肝细胞腺瘤发生率较低，但临床意义更大。
- 富血供性病变通常是恶性的，但是良性病变也有可能富血供。通常是因为血管退化和分流。局灶性结节性增生通常表现为富血供性，但是良性居多。
- 部分良性病变需要消融治疗，因为其恶性转化的风险较大。尤其对于男性肝细胞腺瘤。

影像技术的广泛采用增加了 15% 的患者发现肝脏良性局灶性病变[1]。肝脏良性局灶性病变的分类见表 35-1。在该分类中，病变分为肝细胞源性、胆道源性或间质源性。列表的命名与第 4 版世界卫生组织消化系统肿瘤分类命名法相符[2]。

肝脏良性局灶性肿瘤可能是肿瘤性增生或因损伤而诱发的增生性扩张（再生结节）[3]。因此，肿瘤是一种占位性病变，但不一定是肿瘤性病变。假瘤存在局部改变，如局灶性脂肪变性、炎性假瘤或局部实质性消退（融合性肝纤维化），在影像学中可能被误认为是增殖性肿瘤。

一、肝脏局灶性病变的诊断

肝脏局灶病变通常由其组织学表现定义。近年来，随着影像学成像技术的提高，结合临床情况，通常可以做出诊断[4, 5]。临床随访可以增加诊断的正确性。然而，组织活检仍然是最好的诊断方法。组织活检能快速提供明确的诊断，减少患者焦虑，并获得尽早治疗。建议在超声引导下同时对病变及周围组织进行活检，这样可以确保病变部位得到取样。取样错误是活检诊断失败的常见原因。细针穿刺获得的非常少的组织碎片足以满足恶性病变的诊断，如中分化到低分化的癌。直径小于 2cm 的早期恶性病变通常分化良好，与正常组织略有差别，对于这些小病灶推荐进行穿刺活检。

二、肝细胞性病变

（一）肝细胞腺瘤

肝细胞腺瘤（hepatocellular adenoma，HCA）

表 35-1　肝脏良性肿瘤和假瘤

肝细胞性病变

- 肝细胞腺瘤（0.04%）
- 不典型增生结节
- 局灶性结节性增生（FNH）和其他再生结节（FNH 0.2%）
- 动脉化再生结节
- 结节再生增生
- 局灶性脂肪缺失和局灶性脂肪变性（6.3%）

胆道和囊性病变

- 胆管腺瘤（胆管周围腺体错构瘤）
- 黏液性囊性瘤（原为胆囊腺瘤）
- 浆液性囊性瘤（原为小囊性腺瘤）
- 胆管内乳头状瘤（原为胆管乳头状瘤病）
- 胆道腺纤维瘤
- 胆管错构瘤（von Meyenburg 综合征）
- 单纯性囊肿和多囊性疾病（囊肿 5.8%）
- 纤毛性肝前肠囊肿
- 胆管周围腺囊性扩张
- 胆管或十二指肠管状腺瘤

间质性病变

- 海绵状血管瘤（3.3%）
- 婴儿血管瘤（原为婴儿血管内皮瘤）
- 肝紫癜症
- 血管平滑肌脂肪瘤
- 上皮样血管内皮瘤
- 间质性错构瘤
- 局部实质性退化
- 炎性假瘤

括号中注明了 45 319 名住院患者的超声评估的患病率[1]

是一种由肝细胞组成的良性肿瘤。腺瘤可通过组织活检、常规免疫组织染色分为 8 种类型（表 35-2）[6-8]。尽管在临床和组织学特征方面存在相当大的重叠，但建立该类型以评估有关恶性转化及并发症风险方面具有实用性。

1. 组织学

肝细胞腺瘤组织呈有序的肝小梁排列，宽度为 1～2 个细胞，通常在汇管区伴有动脉显露（图 35-1），偶尔可以在汇管区看到门静脉束的残余物，尤其是在炎症型中比较常见。肿瘤细胞与正常细胞一样或接近正常细胞，很少发生有丝分裂。7% 的病变具有腺瘤和肝细胞癌的边界特征。肝细胞腺瘤纤维化十分罕见，但可能继发于充血

性坏死或栓塞治疗。肝组织学通常是非肝硬化，可见脂肪变性、非酒精脂肪性肝炎、糖原贮积症或多发性微腺瘤。

2. 临床表现

女性多见，占 85%，通常在育龄期发病。大多数患者具有可知的风险因素，大约 90% 的病例中有长期接触口服避孕药的用药史。肥胖、饮酒和非酒精脂肪性肝炎可能是激素进一步失衡的辅助因素。其他危险因素包括合成代谢类固醇、达那唑暴露、糖原贮积症（1 型和 3 型）。罕有患者存在有肝脏大血管异常。

患者通常会以肝脏肿块为主诉。多达 1/3 的病例存在多处病变（组织学检查中多达 45%），并且多数为腺瘤病[9]。在 14% 病变切除的患者中发现有破裂和腹腔内出血的表现，这种破裂出血与病变大小无关。大约 5% 的患者和 40%～50% 的男性患者会进展为肝细胞癌[6]。口服避孕药和肥胖与 IL-6/JAk/STAT3 过表达的炎症型 HCA（IHCA）和 Sonic hedgehog 通路激活型（shHCA）相关。雄激素暴露、男性、早发年龄和恶性化与外显子 3 中的 β- 连环蛋白突变有关。

3. 诊断

包括甲胎蛋白在内的血清生化检查通常是正常的。如果结节内见到高分化的癌结节，或者腺瘤快速生长，则高度怀疑腺瘤恶变。大多数恶变的腺瘤直径大于 8cm，在这些病例中，血清甲胎蛋白通常也不会升高。广泛或不规则的平板和有丝分裂的特征可提示肝细胞癌的可能。交界性病变的诊断通常需要有经验的病理学家参与。

肝硬化肝脏组织学上低级别的肝细胞结节可能是不典型增生结节、分化良好的肝细胞癌，或者是动脉化再生结节，腺瘤少见[10]。超声造影和 MRI 通常可以通过是否脂肪变性和对比剂对比可用来区分腺瘤的亚型[11]。

肝细胞腺瘤通常需要和局灶性结节性增生（FNH）进行鉴别诊断，因为 FNH 患病率高，并且与腺瘤有相似的临床表现。通常影像学检查，可以区分这两种病变，超声造影尤其有效[5]。磁共振成像对于检测腺瘤中更常见的脂肪变性或出血特别有用[12]。在组织学上，FNH 几乎都可见

表 35-2　肝细胞腺瘤的分类及特征 *

类　型	类型全称	流行率	组织学和临床特征
HHCA	肝细胞核因子（HNF1A）突变肝细胞腺瘤（HCA）	34%	与正常肝脏相比，病变处肝脏组织脂肪酸结合蛋白的染色减少。这是由 HNF1A 基因失活引起的。HNF1A 基因失活容易导致许多 HCA 的发生（腺瘤病）。临床特征为以女性为主，少许病例与 3 型年轻的成年发病型糖尿病有关。大多数腺瘤病属于此类 [9]
b^{ex3}HCA	β- 连环蛋白激活型 HCA	7%	外显子 3 中 CTNNB1 突变导致肿瘤细胞核中 β- 连环蛋白的过表达。外显子 7 或外显子 8 突变可观察到轻度的 β- 连环蛋白过表达。β- 连环蛋白通路的下游蛋白质产物谷氨酰胺合成酶在肿瘤细胞的细胞质中也存在过表达现象。包括许多交界病变在内，核异型和假腺体分化常见。β- 连环蛋白和谷氨酰胺合成酶表达的强度与恶变的风险成正比 [7]。恶变与 TERT 启动子突变也有关。临床特征为男性多发，发病年龄早，与雄激素使用、血管异常（罕见）有关，恶变风险较其他类型大
IHCA	IL-6/JAK/STAT3 过表达的炎症型 HCA	34%	导管分化、炎症细胞浸润和肝血窦扩张在病变部位常见。肝血窦扩张解释了其以前通常被称为"毛细血管扩张性腺瘤"的原因。用血清淀粉样蛋白 A 染色可发现蛋白质和（或）C 反应蛋白表达。IL-6/JAK/STAT 过表达与通路中的多种突变有关。临床特征为常见于肥胖人群，患者血清 C 反应蛋白、红细胞沉降率、GGT 和碱性磷酸酶指标可有升高。极少数患者可出现发热和贫血。IHCA 的出血风险较其他类型较大
b^{ex3}IHCA	β- 连环蛋白激活和 IL-6/JAK/STAT3 过表达型 HCA	6%	50% 的病变组织中表现 β- 连环蛋白突变的过表达与 IL-6/JAK/STAT 突变共存。具有 β- 连环蛋白活化的 HCA 和炎症型 HCA 组织学的特征。临床特征为男性患者和 b^{ex3} 突变患者恶变可能性更高
$b^{ex7, 8}$HCA	β- 连环蛋白弱激活型 HCA	4%	谷氨酰胺合成酶染色弱显色，组织学出血风险高，细胞学检查可见异性细胞，但无恶变倾向。临床特征为单发或者少数肿瘤，雌激素水平较低，肥胖患者少见，发病年龄较早，临床出血少见
$b^{ex7, 8}$IHCA	β- 连环蛋白弱激活和 IL-6/JAK/STAT3 过表达型 HCA	6%	谷氨酰胺合成酶染色弱显色。临床特征为介于炎症型 HCA 和其他 $b^{ex7.8}$ 突变腺瘤之间
shHCA	Sonic hedgehog 通路激活型 HCA	4%	大多数病变免疫组织化学染色表现为 PGDS 过表达。与抑制素 β（INHBE）和神经胶质瘤相关癌基因 1（GLI1）的启动子融合有关。非病变肝脏通常表现为脂肪变性。临床特征为肥胖人群中多见，容易发生症状性出血（71%）
ASS+HCA	ASS1 阳性 HCA	7%	通过 ASS1 免疫组织化学染色可明确诊断 [8]。临床特征为 65% 的患者会发生出血
UHCA	未分类 HCA		不符合其他腺瘤类型的特征。这一分类基本上已被淘汰，因为大多数以前未分类的病例现在被认为是 ASS1 阳性的 HCA

*. 该表基于法国研究团队的一项突破性研究，该研究中包含 553 例肝细胞腺瘤（HCA）病例 [6, 8]

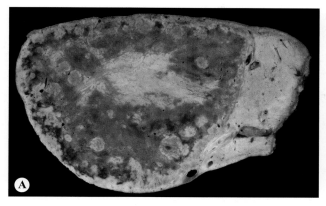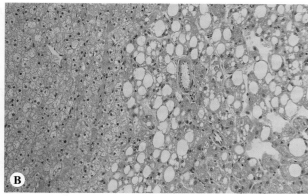

▲ 图 35-1　糖原贮积症患者的肝细胞腺瘤

A. 非肝硬化肝脏中肉眼可见直径为 15cm 的腺瘤，切面呈杂色，与充血有关，中央无瘢痕；B. 显微镜下可见无伴随动脉供血的几乎正常的肝细胞板变宽，肿瘤细胞富含脂肪滴，左侧肝细胞背景下呈现胞质糖原增多，是典型的糖原贮积症

导管增生；谷氨酰胺合成酶染色通常可将腺瘤与 FNH 区分开来。退行性改变可能使腺瘤在影像学和组织学上与 FNH 的表现相似。

4. 治疗

肝细胞腺瘤通常是一种刺激性病变。因此，必须尽可能地停止使用激素，包括雌激素和雄激素，停用激素后许多病变会消退。若患者处于妊娠期间，腺瘤通常会增大，并且可能发生破裂和出血，但这种情况临床上少见[12-14]。控制糖原贮积症有助于病变退缩并减少新病变的出现。

有症状或者直径大于 5cm 的病变应考虑手术切除。男性腺瘤恶变风险很高，应予手术切除[6, 12]。出血的腺瘤在手术切除前可使用动脉栓塞控制出血[15]。当病变多发无法完全切除时，栓塞或者肝移植将成为首选的治疗[9, 16]。

（二）发育不良结节

低级别和高级别的发育不良结节都是肝细胞癌的癌前病变前体[3, 17]。发育不良结节通常没有症状，直径小于 2cm，通常通过对肝硬化患者进行影像学检查或活检时发现。患者血清甲胎蛋白水平通常低于 200ng/ml。对该类患者的随访中，经活检证实的高级别发育不良结节恶变率为每年 32%[18-20]。影像学中呈现病变内血管增生，体积增大或结节内结节形成，这些都提示恶变可能。

根据定义，发育不良结节显示的组织学异型性不足以支持肝细胞癌的诊断（图 35-2）。病变

组织不典型改变是疾病进展的一部分，因此组织学诊断也很困难。免疫组化有助于病变恶性转化的检测[21]。

发育不良结节在肝组织上分布不均匀。穿刺活检诊断容易出现取样误差，有必要完全切除病灶以排除癌变。在肝硬化情况下，肝脏穿刺活检足以对存在的恶性肿瘤进行确诊。对于伴有交界病变的结节，特别在肝活检中，对其临床诊断为具有不确定恶性潜能的肝细胞肿瘤（hepatocellular neoplasm with uncertain malignant potential，HUMP）通常是合理的[22]。尽管如此，活检还是适宜的，并且有助于尽早开展治疗。对高级别发育不良结节的活检诊断有助于更高效的随访。在选定的患者中，可以在进行活检后即刻使用酒精或射频消融治疗。不建议在未进行活检的情况下直接进行消融治疗。

大多数临床诊断的错误发生在未考虑非常见病变时。肝硬化患者占位性病变的鉴别诊断包括发育不良结节、肝细胞癌、胆管癌、血管瘤、单纯囊肿、转移性肿瘤、动脉化再生结节和局部实质性消退。

（三）局灶性结节性增生

局灶性结节性增生是一种由肝细胞组成的良性结节，在影像学和组织学上具有特征性表现。FNH 是第二常见的肝脏良性结节（仅次于血管瘤），FNH 的成年人发生率为 0.2%～3%，男女

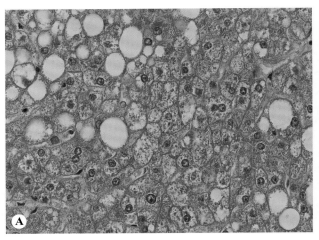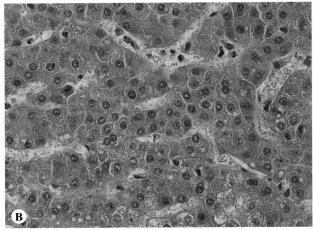

▲ 图 35-2　来自同一肝脏的发育不良结节（A）和分化良好的肝细胞癌（B）
发育不良结节显示核 / 浆比下降，肝板厚度为 1～2 个细胞。肝细胞癌显示核 / 浆比增大，肝板厚度为 2～4 个细胞

比例为 10∶1。来自日本和中国的病例数据显示，男女性别比例相同或以男性为主[23]。女性通常在育龄期发病，虽然尚未证实口服避孕药的致病作用，但大多数患者都有口服避孕药服用史[24-27]。

本病通常无症状，偶然发现，病变较大者可有肝区疼痛或腹部肿块。病变大多数直径小于 2cm，但部分病变直径可达到 10cm 或更大（图 35-3）。1/3 的患者病变为多发性，带蒂病变并不罕见。组织学上，病变由正常肝细胞组成，通常排列在包含大动脉和增生胆管的纤维组织的中心区域。肝脏通常是正常的，但在 20% 的病例中也会发现肝血管瘤存在。

FNH 被认为是对动脉 – 门静脉分流的增生反应[28]。虽然通常是隐源性的，但个别病例在发病前可能存在静脉损伤的潜在病因，如创伤、肝移植[29]、肿瘤浸润[30]，以及儿童时期有化疗病史[31] 或干细胞移植术后[32]。典型 FNH 和其他动脉化再生结节可发生门静脉发育不全、门静脉血栓形成、静脉导管未闭、肝静脉血栓形成和遗传性出血性毛细血管扩张等异常[33]。

分子研究通常表现出多克隆模式，与反应性病变中预期的一样[34]。然而，在所报道的 FNH 中，有多达 1/3 的病例具有单克隆性[35]。伴有相邻病灶或者混有肝细胞腺瘤的病灶少见[36]。在门静脉大异常的背景下出现的一些结节具有腺瘤的表现或突变特征。这些复杂的病例表明血管损伤可能引发增生，偶尔也会引发腺瘤或腺瘤样增生。

1. 诊断

当存在由单一动脉供血和离心血流供应的富血供肿块时，依靠影像学可以做出明确的诊断[5]。超声造影和磁共振检查优于 CT。在影像学检查中，60% 的病灶中央可见瘢痕。若未见以上影像学改变，可能需要与肝细胞腺瘤、肝细胞癌或其他病变进行鉴别诊断。当临床诊断存在疑问时，建议进行组织活检；特别是在观察到病变增大情况时，更应进行活检。如果可以进行谷氨酰胺合成酶和 CD34 的检测，肝穿刺活检是具有诊断价值的[37]。腺瘤染色（表 35-2）可辅助诊断[38]。

2. 临床表现和治疗

FNH 是一种良性病变，在随访中很少或不会增大。恶变报道少见，部分可能存在误诊或与恶性病变同时发生。如果病灶增大，应该考虑另外一种诊断。

FNH 应保守治疗[39-41]。当诊断不确定或病灶较大、带蒂或有症状时，可考虑手术治疗。动脉栓塞已有在临床上成功采用的例子[42]。一些病灶可能会在停用口服避孕药后缩小。FNH 的存在并不是激素治疗或妊娠的禁忌证，但在治疗的过程中仍然需要对病变部位进行监测。

（四）动脉化再生结节

这类结节包括 FNH，但也有缺乏 FNH 某些

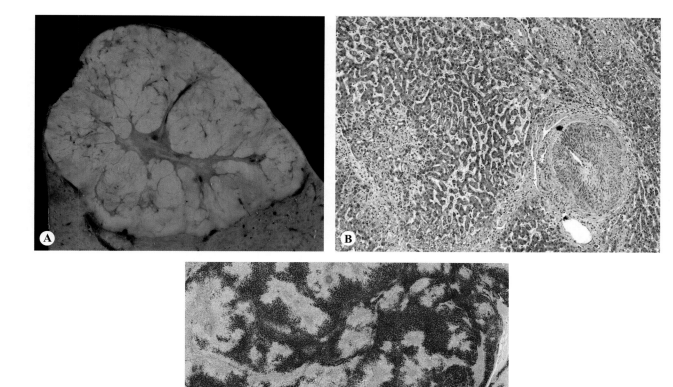

▲ 图 35-3 局灶性结节性增生

A. 6cm 病变的切面，可见纤维组织分隔和中央瘢痕。B. 显微镜下可见病变由良性形态肝细胞组成，并由变形门静脉提供血供，可见一厚壁营养不良的血管（右）和增生的胆管（左）。C. 低倍镜下局灶性结节性增生，谷氨酰胺合成酶染色显色。谷氨酰胺合成酶在近肝静脉区域强烈表达，但在动脉周围区域不表达，形成了经典的地图样图案。在病变外部（底部），可以看到正常的静脉周围染色图像

典型特征的类似病变。这些病变以不同名称报道过，包括不完全 FNH、前 FNH、肝硬化 FNH 样结节、Budd-Chiari 综合征再生结节、遗传性出血性毛细血管扩张性结节增生、转移瘤旁增生（瘤周增生）、结节性再生增生中的大型再生结节。它们的共同特征是都有良性肝细胞、动脉化（CD34 阳性）血窦、多血管影像学表现。当病变尚未完全确定特征或在组织学检查中缺乏 FNH 的某些特征时，可归于此类。

（五）结节性再生性增生

结节性再生性增生（nodular regenerative hyperplasia，NRH）的组织学定义是，萎缩的肝组织内存在多个直径 1～2mm 的微小结节，结节周围没有纤维组织包围[43]。

NRH 是一种对小门静脉斑块性闭塞的非特异性反应。这种闭塞通常是由各种原因造成的门静脉局部炎症所引起，尤其是系统性动脉炎（类风湿关节炎、结节性多动脉炎、系统性红斑狼疮、系统性硬化症）、门静脉血栓形成（骨髓增生性疾病、高凝状态）、肿瘤浸润（尤其是淋巴瘤）、早期原发性胆汁性肝硬化和中毒性损伤（如甲氨蝶呤、硫唑嘌呤、奥沙利铂）[44]。NRH 和非肝硬化门静脉高压在肝移植后很少发生，这些事件在许多情况下可以用门静脉血栓形成或吻合口狭窄来解释[45]。

NRH 通常无症状或表现为门静脉高压相关的症状，例如脾大、静脉曲张，偶见腹水[46]。肝静脉楔压可轻度升高。如果存在潜在的骨髓增生性疾病，肝脏会增大。肝功能通常正常，但碱性磷酸酶普遍会升高。患者对门腔静脉分流术的耐受性良好。影像学表现为微小、非特异性的改变，可能有血管动脉化和侧支分流的特征。偶有 NRH 患者的肝脏在影像学上可见较大的结节，通常这些是共存的动脉化再生结节[47]。然而，应该考虑肝细胞癌或转移瘤的可能性。

当临床上需要排除肝硬化时，可以进行肝活检。长度小于 2cm 的活检针活检取出的组织可能不足以排除大结节性肝硬化、不完全分隔性肝硬化或退化性肝硬化。

（六）灶状脂肪变性和灶状脂肪缺失

肝细胞脂肪量的局部变化可以形成实体病变，称为假性病变或假瘤，通常可以通过影像学检查发现[48]。局灶性脂肪变化通常发生在肝门部附近，可能是对胰岛素从胰腺静脉输送到 Couinaud 胆道旁神经丛的反应[49]。当肝门附近区域的血流灌注来自幽门静脉内的低胰岛素血液时，与脂肪肝相反的反应局灶性脂肪缺失就会发生[48]。因为局灶性脂肪缺失只能在脂肪肝病变的基础上发生，所以这些患者中的大多数存在肥胖。

作为腹膜透析治疗的一部分，接受腹腔内胰岛素治疗的患者肝包膜下也会发生局灶性脂肪变性[50]。这原始的发现，揭示了高胰岛素血症是非酒精性脂肪性肝炎发生的关键因素。

三、胆道与囊性病变

（一）肝内胆管腺瘤

胆管腺瘤是由小而均一的管样腺体组成的包膜下结节[51]，在手术中容易被误诊为转移癌。组织学上，胆管腺瘤的透明细胞变异可能会被误认为是肾细胞癌。胆管腺瘤是一种低度恶性肿瘤，其中一半病变有 *BRAF V600E* 突变[52]。一些肝内胆管细胞癌也具有相同的突变，表明胆管腺瘤可能是一种癌前病变。

（二）黏液性囊性肿瘤

黏液性囊性肿瘤（以前称为胆管囊腺瘤）这一罕见的肿瘤由一个多房的囊肿组成，囊肿周围由分泌黏液的高柱状上皮细胞排列而成，上皮下基质具有"卵巢样"外观[53]。患者几乎都是女性，典型的影像学表现为一个孤立的不断增大的肿块和多房的大的囊性空间。当病变累及大胆管时，病变可能堵塞胆总管而引起黄疸。肿瘤必须与多囊性疾病、单纯性囊肿和包虫引起的囊肿进行鉴别诊断。当临床上怀疑或在活组织检查中发现黏液性囊性肿瘤，强烈建议完整切除。由于恶性肿瘤只能通过广泛的组织学检查来排除。鉴于这种风险，囊肿开窗术是禁忌的。

（三）胆管内乳头状肿瘤

胆道低度恶性肿瘤可能与乳头状生长和黏液分泌过多有关[54, 55]。病变通常会产生大量厚黏液，导致胆道梗阻而无明显肿块。尽管病变可稳定多年，但恶变的风险却会逐年增加。只有通过切除病变，并对胆管壁进行详细取材活检，才能排除癌性病变的可能。病变可与胆管上皮内瘤变（以前称为发育不良和原位癌）并存，胆管上皮内瘤变可见于无明显肿块的区域。

（四）胆管腺纤维瘤

胆管腺纤维瘤是一种罕见病变，表现为一大的纤维团块，内含由胆管上皮排列形成的复杂管状囊腔[56]。胆管腺纤维瘤进展缓慢，恶变罕见。

（五）胆管错构瘤

胆管错构瘤（von Meyenburg 综合征）是由不规则纤维基质和扩张的胆管组成的类瘤样畸形[57]。手术中可见囊肿表面存在小的、扁平的或凹陷的黑斑。大多数病变只能在显微镜下发见。当病变与多囊肾或多囊肝相关时，病变较大或者多发。小而孤立的病灶通常发生在老年人和肝硬化患者中，是一种获得性退行性病变。

（六）单纯性囊肿和多囊性疾病

单纯性囊肿（单发非寄生性囊肿）是一种单发的单房性病变，可能起源于发育、创伤后或炎症后。该病变常见于女性或者儿童。病变内层由立方形或扁平的胆管上皮和底细胞纤维基质组成。如果通过开窗术进行治疗，建议对囊壁进行活检以排除黏液性囊性肿瘤。鉴别诊断包括棘球蚴，棘球蚴囊肿的囊腔由 PASD 阳性的薄层胶囊状囊壁组成。

在多囊性疾病中，大多数病变组织学改变相似。病变可局限于肝脏，也可同时累及肝脏和肾脏。主要临床表现为肾脏病变或肝大，很少发生阻塞性黄疸或门静脉高压。

（七）纤毛性肝前肠囊肿

纤毛性肝前肠囊肿是一种罕见的孤立性囊性病变，可发生于各个年龄段[58]。本病可伴有疼痛，或偶然发现。囊腔的直径为 1～4cm，由纤毛柱状细胞、杯状细胞和少量内分泌细胞组成。鳞状细胞癌可能在病灶内出现。

（八）胆管周围腺囊性扩张

肝门胆管周围腺体的囊性扩张可见于患有多囊性肝病、单发肝囊肿或严重的慢性肝病患者，包括肝硬化、门静脉血栓形成和肝细胞癌[59]。这些囊肿的显著性扩张可能与胆管分叉附近的梗阻有关[60]。

（九）胆管或十二指肠的管状腺瘤

虽然实际上不属于肝脏肿瘤，但在阻塞性黄疸的诊断中应考虑十二指肠或远端胆管的管状病变或管状绒毛状腺瘤。

四、间质肿瘤

（一）海绵状血管瘤

海绵状血管瘤是肝脏中最常见的局灶性病变，发生率为 3%～10%（图 35-4）。病灶较小时无症状。病灶较大或多发病灶时，可能会出现

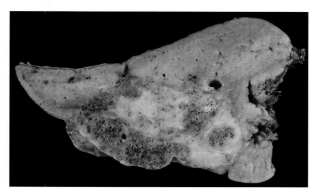

▲ 图 35-4　海绵状血管瘤
切面 4cm 的病灶一继发于血栓形成后的局灶性硬化区域。该区域在成像时表现为血管过多，此特征容易与肝细胞癌相混淆

疼痛、肿块效应、充血性心力衰竭或消耗性凝血病，尤其在儿童中，这些临床表现更为常见。肿块区域可闻及血管杂音。妊娠期和口服避孕药期间病灶可能增大，但破裂少见，不会发生恶变。

本病通常不需要活检，通过影像学就可以确诊。如果病灶内有血栓形成，高密度的血管影容易被误诊为肝细胞癌[61]。活检组织通常表现为由几个具有内皮化表面结缔组织的小片段。如果考虑海绵状血管瘤的诊断，较少组织即可得到诊断。

（二）肝紫癜病

肝紫癜病是由微小的或大而又有明显临床表现的充满血液的囊腔组成。与血管瘤不同的是，腔体由退化的血窦排列而成，而不是发育良好的血管壁。合成代谢类固醇治疗史有助于肝紫癜病的诊断（见第 12 章）。

（三）血管平滑肌脂肪瘤

血管平滑肌脂肪瘤是血管周上皮样细胞肿瘤（PEComa）家族中的一员。这是一种罕见的肿瘤，女性发病多于男性（3∶1），平均发病年龄为 50 岁[62]。10% 的病变可能与结节性硬化症有关。病变可能是偶然或因肿瘤占位效应而发现；瘤体破裂罕见，肿瘤生长缓慢，1% 的患者存在恶变的可能[63]。超声检查提示单发病灶，具有异质性低回声。影像学检查表现为血管丰富，可见低密度

脂肪区 [64]。

大多数病灶的组织学表现为混合性，主要包含脂肪瘤、肌肉瘤、血管瘤、被膜或者嗜酸性细胞。肿瘤细胞可被 c-KIT（CD117）、黑素细胞标志物（如 HMB-45、MART-1）和平滑肌肌动蛋白染色呈阳性，但是不能被细胞角蛋白染色；没有有丝分裂。病灶通常在组织学上被误诊为肝细胞癌、腺瘤、肉瘤、滑肌瘤或脂肪瘤。如果活检后进行适当的染色，通常可以诊断。

（四）上皮样血管内皮细胞瘤

上皮样血管内皮细胞瘤非常罕见，在肝脏中表现为多发肿块 [65-67]。女性占多数（60%），通常有口服避孕药史。多达一半的患者在转移的同时发生变异。上皮样血管内皮细胞瘤是一种恶性肿瘤，但是把这种病变归于肝良性肿瘤是因为本病即便有转移，患者长期存活也并不少见。

上皮样血管内皮细胞瘤通常由含有特征性的胞质内腔的内皮细胞组成。这些细胞对内皮细胞标志物（如 CD34）和 Podoplanin 染色呈阳性。细胞间质含有炎性细胞和致密的纤维化组织。背景肝脏没有肝硬化。

（五）间质性错构瘤

间质性错构瘤是一种良性肿块性病变，通常在 2 岁之前出现，很少在成人中发现 [65, 68]。病变以汇管区淋巴水肿和囊性病变为特征。组织学表现缺乏特异性，部分病变表现为畸形，部分病变表现为具有独特突变特征的肿瘤。

（六）其他间叶肿瘤

脂肪瘤和骨髓脂肪瘤很少发生在肝脏，一旦发生，可通过与其他部位该病变相似的诊断标准进行诊断 [69]。通过寻找 HMB-45 是否表达可以避免脂肪瘤与血管平滑肌脂肪瘤在组织学上的混淆。假性脂肪瘤是由坏死的阑尾网膜，从结肠中脱落并附着在肝包膜上而形成的类脂肪瘤样病变 [70]。异位肾上腺很少发生在肝右叶附近或下面。在肝脏中很少发现平滑肌瘤。在免疫抑制个体的肝脏和其他地方有发生 EB 病毒相关的平滑肌瘤和平滑肌肉瘤的风险。虽然胃肠道间质瘤在组织学上是"良性"的，但是也有可能转移至肝脏 [71]。

（七）局部实质性消退

较大的肝静脉或胆管阻塞可能会使受累的实质发生闭塞和再吸收 [72]。这些病变的大小和位置各不相同，这些病变曾被报道为融合性肝纤维化、节段性萎缩 [73]、左叶萎缩和马铃薯肝脏。尽管这些病变通常是特发性的，但也可见于任何原因引起的肝硬化、结节病、三期梅毒和肝肿瘤治疗后。

（八）炎性假瘤

肝脏的炎性假瘤是一组包含小淋巴细胞、浆细胞和嗜酸性粒细胞的局部纤维化为特征的实体瘤，通常伴有中等大小静脉的阻塞。患者可出现低热。组织学表现通常是非特异性的，特别是活组织检查取材较少时。近年来，关于该疾病的分类有了新进展，可分为炎性肌成纤维细胞瘤、IgG4 相关硬化病 [74, 75]，以及各种局部刺激反应，包括胆管穿孔、寄生虫感染、真菌或 EB 病毒感染、结核病或其他细菌感染。大多数病例在切除后可通过组织活检而明确诊断。一些病变会自发消退 [76]。IgG4 相关疾病可能与自身免疫性胰腺炎有关 [77]。炎性肌成纤维细胞瘤通常会有间变性淋巴瘤激酶的表达，以及特征性黏液样物质分泌或纤维组织细胞瘤样生长 [78]。

鉴别诊断包括淋巴瘤、滤泡性树突状细胞瘤 [79]、脓肿、痊愈性梗死、局部实质消退和肿瘤治疗后瘢痕。

第 36 章　肝脏原发性恶性肿瘤
Primary Malignant Neoplasms of the Liver

Adam Doyle　Morris Sherman　著

孙　蔚　译　　陆忠华　校

学习要点

- 肝细胞癌高危人群建议每 6 个月进行 1 次超声筛查。
- 肝细胞癌早期治愈率高，应注重早期筛查早期诊断。
- 肝移植是符合移植标准的肝细胞癌患者的最佳治疗方案，但供肝短缺。
- 胆管癌预后差，但少部分患者仍可以通过移植后积极治疗而治愈。

一、肝细胞癌

（一）流行病学

肝细胞癌是世界上排名第六位的常见恶性肿瘤，也是排名第二位的肿瘤致死病因[1, 2]。不同国家 HCC 的发病率因慢性肝病的流行程度而异。90% 以上的 HCC 患者有明确的病因。乙型病毒性肝炎是中国、东南亚、菲律宾和撒哈拉以南非洲地区肝细胞癌的主要病因。而慢性丙型肝炎是日本、欧洲、北美最常见的病因。亚洲 HCC 的发病率（表 36-1）最高，约占全球病例的76%[2]。慢性乙型肝炎病毒感染是 HCC 最常见的危险因素及易感因素，占所有 HCC 的 52.3%[2]。

与非携带者相比，慢性乙型肝炎患者发生肝细胞癌的相对风险在 50～100[3, 4]，年发病率为 0.4%～0.5%，70 岁增至 1%。乙肝肝硬化患者肝癌的年发病率为 2%～2.5%[3, 5]。

在慢性丙型肝炎中，HCC 发生的相对风险在每年 1.3%～5%[6-8]。绝大部分 HCC 是由肝硬化进展而来。肝细胞癌在丙型肝炎肝硬化患者中的发病率是非感染者的 20～200 倍。HCV 是肝细胞癌的第二大常见病因，占肝癌总数的 20%[2]。

肝硬化是 HCC 最主要的风险因素，其发生 HCC 的年风险率在 1%～6%[9-11]（图 36-1）。病毒感染所致的肝硬化发展为 HCC 的风险高于非病毒感染[17]；血色病[12]、原发性胆汁性胆管炎[13]、非酒精性脂肪肝[14] 导致的肝硬化患者中，进展为 HCC 的风险仍然很高。但当病因是酒精[15]、α_1- 抗胰蛋白酶缺乏和一些罕见的代谢性疾病时，风险就降低了。

年龄增长和男性是肝细胞癌的另一独立危险因素。在阿拉斯加州，无症状的乙肝表面抗原（HBsAg）阳性人群中，年龄小于 20 岁的男性携带者，肝癌年检出率为 0.2%，50 岁以上则增至

表 36-1　世界不同地区肝癌（原发性肝细胞癌）年龄校正后的发病率

地　区	年龄调整后的年发病率
亚洲	13.3/10 万
非洲	8.9/10 万
北欧	3.1/10 万
南欧	5.9/10 万
北美	5.8/10 万

改编自 GLOBOCAN 2012 cancer incidence and mortality registry[1]。

1.1%[16]。在亚洲，HCC 的发病率随年龄增长呈上升趋势，至 70 岁左右达到高峰[3]，在非洲，发病率高峰在 55 岁左右[2]。在 HBV 是 HCC 主要病因的高风险地区，儿童和年轻人的 HCC 发病率相对较高。

接触黄曲霉毒素会增加慢性乙型肝炎患者发生肝癌的风险，然而迄今为止仅有乙肝的相关研究[17]。

在病毒性肝炎流行的西方国家，HCC 发病率有所上升。在一些欧洲国家，肝细胞癌发病率已基本平稳[18]，日本可能呈下降趋势[19]。

大多数患者 HCC 发生在肝硬化基础之上，但在乙型肝炎病毒感染和 NAFLD 患者中，没有肝硬化基础的肝癌更常见[20-22]。

（二）病理学

1. 异型增生

肝细胞癌发生前可能先有可识别的非恶性细胞不典型增生区（异型增生）[23, 24]。在异常增生病灶中，肝细胞在细胞的胞质染色、核大小和核异型性方面与相邻正常肝细胞不同。如果病变直径小于 1mm，该异型增生称为异型增生灶；如果大于等于 1mm，则称为异型增生结节。

低级别异型增生细胞异型性极小。病灶周围常有纤维条索。增生区域可有细胞密度增加而没有细胞异型性，但是增生的细胞可能比非结节性肝细胞更大（大细胞型异型增生）[25]。高级别异型增生（图 36-2）有时难以与癌相鉴别，结节的

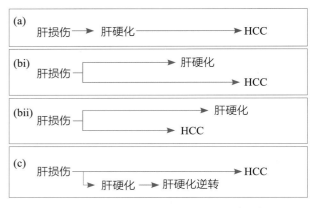

▲ 图 36-1　肝硬化和 HCC 的假设关系
a. 肝硬化是肝细胞癌（HCC）发生的必要前提，因此 HCC 是在肝硬化基础上形成。b. 肝硬化和 HCC 是同一疾病过程（肝细胞炎症、坏死及再生）中的 2 个独立的结果。在绝大部分病例中，肝硬化发生于 HCC 之前（bi），有时候 HCC 发生在肝硬化形成之前（bii）。c. 乙型肝炎患者中还存在一些特例，HCC 发生在疾病缓解和肝硬化逆转之后

边界可以清楚或模糊。但是，它们并没有真正的被膜。胞质可以是嗜酸性或含有脂肪。高级别异型增生细胞通常很小，可能在核质比上存在微小差异或出现核多态性，但不足以确定病变为恶性肿瘤。病灶可能出现细胞密度增加和不规则的小梁模式。常见少数不成对动脉并可见汇管区[26]。肝细胞板为 1~2 个细胞宽（图 36-2）。

小细胞型异性增生可能是 HCC 真正的癌前病变[27]。该区域增殖标志物，如增殖细胞核抗原、核仁组织区银染标记指数和 Ki-67 的表达有所增加[28, 29]。当肝癌的小病灶在较大的异型增生结节中出现（结中结）时，就发生了小细胞异型增生向肝细胞癌的转变[26, 29, 30]。病变可按增殖强度的升序排列。低增殖指数的大细胞异型增生不是癌前病变。小细胞异型增生呈现与 HCC 相似的增殖标志物。

2. 极早期肝细胞癌

HCC 最早可识别的病变称之为模糊的结节性病变或极早期 HCC[30, 31]。病变边缘模糊不规则，细胞呈不同程度的异型增生（图 36-3），40% 以上含有脂肪变性，并无血管侵犯。由于这些"极早期肝癌"是在手术切除病灶中诊断的，因此我们并不了解其自然史。但是 HCC 小病灶周围的

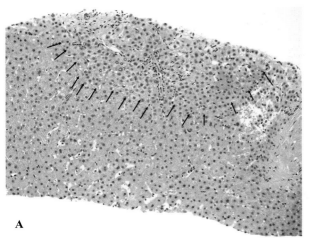

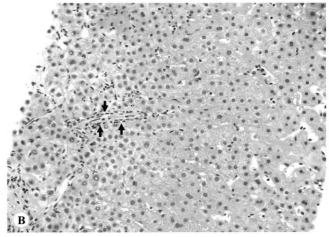

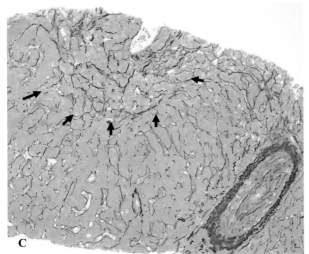

◀ 图 36-2　高级别异型增生

A. 病变显示正常肝脏和异型增生结节的边界（箭）。B. 这是一条非配对动脉（箭），注意，与活检另一端的正常细胞相比，动脉周围是较小的（增生异常）细胞。在完整的肝索中异型增生细胞取代了正常细胞。C. 网状纤维染色证实肝索结构是完整的（箭）（图片由 Dr M Guindi 提供）

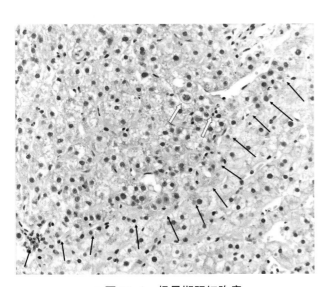

▲ 图 36-3　极早期肝细胞癌

用黑箭勾勒出正常肝脏组织和早期肝细胞癌的边界。肝细胞癌的细胞存在发育异常，但有丝分裂（白箭）的存在使其更可能是肝细胞癌而不是高级别异型增生（由 Dr M Guindi 提供）

病变，提示其为典型 HCC 的萌芽病变。表 36-2 指出了极早期 HCC 和分化良好的 HCC 之间的差异。组织学检查显示，肝索被异常增生的肝细胞所替代。在手术切除的标本中，我们经常可以看到肝索内正常的肝细胞被异常的肝细胞替代而出现的清晰边界（图 36-3）。恶性肿瘤细胞开始破坏肝脏的正常结构，少数未配对动脉的出现证实了恶性肿瘤细胞已经获得了自己的动脉血供。门静脉可能仍然保留，但数量减少，从而导致总体血供减少。因此，在动态影像研究中，这些病变可能是乏血供的，而不是典型的以高分化肝癌为代表的富血供性病变。在手术切除的标本中，一旦发现肝细胞侵入门静脉系统（侵犯间质），则提示为恶性[32]。肝细胞 CD34 染色（血管内皮标志物）阳性，提示新生血管形成。标志物

表 36-2　肝硬化中小结节病变特征

		低级别异型增生结节	高级别异型增生结节	极早期肝细胞癌	进展期肝细胞癌
病理学特征	大体形态			模糊结节状	明显结节状
	细胞形态	大细胞异常增生	小细胞异常增生	高分化肝细胞癌	中分化肝细胞癌
	汇管区	正常或轻度减少	减少	偶尔缺失	缺失
	非配对动脉	无	偶有	中等数量	丰富
	有丝分裂	无	无	无/偶尔	存在
	间质侵犯	无	无	+/−	+/−
血管成像	动脉期	等密度/低密度	等密度/低密度	等密度/低密度/很少高密度	高密度
	门静脉期	等密度	等密度	等密度/低密度	低密度

glypican3 对早期 HCC 呈阳性染色[33]。此外，使用超声对这些病变进行随访证实其中一些已是恶性肿瘤。

3. 进展期 HCC

高分化 HCC 由内皮细胞被覆的肝细胞条索组成。这时的肝索可有多个细胞那么厚。这些细胞与正常肝细胞相似，但是却有空泡状核、多形核、颗粒状胞质，而且还可以见到胆小管。通常很少有纤维基质。中分化的肝癌包含腺体结构，可被胆汁染色，称为假腺泡。在低分化肝癌中，肝板结构可能消失，细胞可能非常大，具有多个奇异形细胞核。未分化的肿瘤可能难以与其他腺癌鉴别。

（三）发病机制

虽然慢性肝病与肝细胞癌之间的关系明确，但人们对 HCC 的发病机制知之甚少。表观遗传的改变也可能促进了肝细胞癌的发展，但目前并不明确。

新生的动脉血管出现在疾病早期。这意味着血管生成因子，如血管内皮生长因子及其受体扮演了重要角色。许多肝细胞癌患者高水平表达血管内皮生长因子[34]，无论是组织还是血清中高水平的血管内皮生长因子，均可能与预后不良相关[34, 35]。

通过对 HCC 基因表达的微阵列分析找到了几个特征性亚型，即常见的几类基因表达模式[36-42]。约 1/3 的 HCC 存在异常的酪氨酸激酶受体通路相关的增殖信号，其中包括 EGFR、IGF-IR、RAS、RAF/MAP-K 和 PI3K-Akt-mTOR 通路[36]。另外 1/3 的 HCC 通过激活 Wnt/β- 连环蛋白途径驱动细胞增殖，这主要是由 β- 连环蛋白基因的突变所致[37]。HCC 的另一个亚型则在 IFN 信号转导相关基因方面发生了变化[36]。这意味着无论治疗与否，这些不同的通路可能有不同的结局。我们还发现了与血管侵犯[37]、术后早期肝内复发[38, 40]、转移[41] 和总生存率[42] 相关的基因标志。然而，对于类似的临床结局，不同的研究却发现有不同的基因特征。此外，研究结果大部分是通过手术切除标本获得的，因此原发性肿瘤的自然史尚不清楚。许多研究只探索了基因特征，并没有与其他重要预后指标（如肿瘤大小、分化程度、甲胎蛋白水平或肝功能）进行相关性分析。因此，我们现阶段无法确定这些基因标志的重要性。

微阵列分析也用于研究正常肝脏、肝硬化结节、异常增生结节、早期肝癌和高分化肝癌的基因表达[39]。

这些研究表明在疾病的不同阶段存在基因表达的差异。研究证实，用于肝细胞癌监测的常见生物标志物：AFP、糖基化 AFP（AFP-L3）和脱 -γ- 羧基凝血酶原（DCP）在早期肝细胞癌中不表达，而磷脂酰肌醇蛋白聚糖 -3 则在早期肝癌中表达，但在异型增生结节中不表达。这是使用该标记作为组织学染色鉴别早期肝癌的基础。

全基因组微阵列分析还发现了一个从恶性结节周围组织中预测肝癌晚期复发（切除后 2 年以上）的特殊类型基因[43]。晚期复发被认为是新发的肝癌，而不是以前治疗过的肝癌复发。该特殊基因类型可以预测在时间及位置上远离原发肿瘤的复发性疾病的发生，这表明存在一种"缺陷"，即整个肝脏可能是由单克隆细胞组成的异常癌前病变。

尽管取得了一些进展，但导致 HCC 发生的整体基因变化仍不确定。

（四）HCC 风险评估

目前普遍认为肝硬化和非肝硬化乙型肝炎患者是 HCC 高危人群。然而，这些患者中大多数并不会发生 HCC。在过去的几年里，有几项研究试图用不同的评分系统更精确地评估发生 HCC 的风险。其中一些评分系统的摘要见表 36-3。很少有评分系统能评估经治病毒性肝炎患者发生 HCC 的风险[44-46]。

利用瞬时弹性成像测量肝脏硬度也可以预测 HBV[47] 和 HCV[48] 患者中发生 HCC 的风险。它也作为含有其他临床因素变量的 HBV 患者 HCC 风险评分系统的一个组成部分[49-60]，但这些评分都没有得到充分的验证。尽管如此，如果决定用于个体患者监测，应确保患者符合用该评分系统的人口学一般特征。

（五）临床表现

1. 症状

一旦患者出现相关症状，表明 HCC 处于进展期，治愈可能性小。症状可能包括黄疸、腹水或静脉曲张出血，肝性脑病很少见。在原发性肝癌治疗失败的患者中，这些症状也可能随着肝癌的进展而发展。因此，所有具有这些症状的患者都应该进行肝脏影像学检查。肝细胞癌破裂或出血会引起剧烈腹痛，可能还伴有低血压和休克。HCC 的首发症状也可能表现为体重减轻和在其他癌症中普遍发生的全身症状。

HCC 常伴有副癌综合征，包括与胰岛素样肽产生有关的低血糖症[61]、高钙血症[62]、血小板增多[63] 和与高凝状态相关的静脉血栓形成。肝病患者一旦出现上述任何一种症状均需进行肝脏影像学检查。

2. 无临床症状

许多肝癌患者在疾病早期，甚至症状出现之前被诊断，其原因主要是在与肝脏疾病无关的各种腹痛就诊时行影像学检查而被确诊（通常是超声）。此外，许多已知有 HCC 风险的患者在监测期间被诊断为 HCC。

鉴别诊断取决于临床表现。对于出现肝衰竭的慢性肝病患者，应评估其是否存在 HCC、肾衰竭或感染等并发症，以及其他导致症状的因素。出现肝癌破裂的患者应与任何急腹症患者一样进行评估。出现癌症症状的肝病患者需排除其他腹腔或血液系统肿瘤。然而，对于无症状的肝占位患者，需要将 HCC 与良性病变相鉴别，如血管瘤、局灶性结节增生、肝腺瘤、转移瘤或其他原发性肝脏肿瘤。在大多数情况下，放射学足以诊断，但出现如下文所述的一些情况则需进一步活检明确。

（六）监测

由于缺乏最高级别证据[64, 65]，HCC 的监测存有争议。一项来自中国的随机对照研究比较了接受筛查和未接受筛查人群的生存率，研究对象均为在慢性乙型肝炎基础上发生 HCC 后仅行手术切除治疗的患者[66]。该研究表明，筛查组的 HCC 死亡率降低了 37%。研究方法存在依从性差和统计分析错误的缺陷，导致结果的可信性降低。然而，有大量的回顾性研究表明，筛查人群中检测到了较小的肿瘤，常用根治性疗法，算上领先时间偏倚，筛查组生存期比未筛查组延长[67, 68]。虽然理论上存在检测的潜在危害，但与发现小肝癌的优势相比微不足道。已经建立的评分系统能使过诊的可能性降到最低（图 36-4）。

表 36-3　肝细胞癌风险预测模型

	评分名称	风险评分组成	C 统计量
乙型肝炎			
Yuen 等，2009[51]	GAG-HCC	年龄，性别，HBV DNA 水平，乙肝病毒核心启动子突变，肝硬化	10 年发生肝细胞癌（HCC）的风险为 0.89（95%CI 0.85～0.93）
Wong 等，2010[52]	CU-HCC	年龄，白蛋白，胆红素，HBV DNA 水平，肝硬化	验证队列中 10 年发生 HCC 的风险为 0.78（95%CI 0.71～0.86）
Yang 等，2011[53]	REACH-B	年龄，性别，丙谷转氨酶（ALT），HBeAg 状态，HBV DNA 水平	验证队列中 10 年发生 HCC 的风险为 0.77（95%CI 0.75～0.79）
Lee 等，2013[54]	REVEAL-HBV	年龄，性别，ALT，HCC 家族史，HBeAg 状态，HBV DNA 定量，HbsAg 滴度，乙型肝炎病毒基因型	验证队列中 10 年发生的 HCC 的风险为 0.86
Wong 等，2014[49]	LSM-HCC	年龄，白蛋白，HBV DNA 水平，肝硬度（瞬时弹性成像）	验证队列中 5 年发生 HCC 的风险为 0.83（95%CI 0.71～0.94）
Shin 等，2015[50]	LSPS	肝硬性成度（瞬时弹像），脾脏长径，血小板计数	5 年发生 HCC 的风险为 0.84（95% CI 0.75～0.92）
丙型肝炎			
Lok 等，2009[20]	HALT-C	年龄，种族，血小板计数，碱性磷酸酶，食管静脉曲张，吸烟史	未进行 ROC 曲线分析
El-Serag 等，2014[55]	—	年龄，甲胎蛋白（AFP），ALT，血小板计数	验证队列中 6 个月发生 HCC 的风险为 0.81
White 等，2015[56]	—	年龄，AFP，ALT，血小板计数	验证队列中 6 个月发生 HCC 的风险为 0.76
Chang 等，2013[45] Post SVR only	—	年龄，性别，血小板计数，AFP，纤维化程度（$F_{0～2}$ vs. $F_{3～4}$），丙型肝炎病毒基因型，丙型肝炎病毒持续应答状态	5 年发生 HCC 的风险为 0.79
肝硬化			
Flemming 等，2014[57]	ADRESS-HCC	年龄，糖尿病，种族，病因学，性别，Child-Pugh 分级标准	验证队列中 1 年发生 HCC 的风险为 0.69（95%CI 0.67～0.71）
一般人群			
Michikawa 等，2012[58]	—	年龄，性别，饮酒量，体重指数，糖尿病，咖啡，乙肝表面抗原状态，丙肝抗体状态	10 年发生 HCC 的风险为 0.94
Wen 等，2012[59]	—	年龄，性别，谷草转氨酶，ALT	验证队列中 10 年发生 HCC 的风险为 0.90（95%CI 0.89～0.92）
Hung 等，2015[60]	—	年龄，性别，ALT，慢性肝病，HCC 家族史，吸烟史，乙肝表面抗原状态，丙肝抗体状态	10 年发生 HCC 的风险为 0.85（95% CI 0.84～0.87）

成本－效益分析证实，对丙型肝炎或者其他原因形成的肝硬化患者进行肝细胞癌监测是有效的，具有成本效益性[69-74]。表36-4总结了这些研究。研究结果还确定了肝癌的发病率，证实了监测有效（增加超过3个月的预期寿命），具有成本效益。

1. 使用生物标志物监测

AFP[11, 75]、DCP[76, 77]和AFP-L3/AFP比值[77, 78]被建议作为HCC的监测指标。AFP-L3是AFP的糖基化形式，其在HCC中产生的浓度比正常肝脏组织高。然而，所有这些指标在晚期肝癌患者可能比早期患者更高[79, 80]。几项研究表明，AFP敏感性或特异性不足，难以作为单独指标用来监测[75, 81]。其他生物标记的研究较少，并且初步结果不理想，用于HCC检测效果有限[82]。

综合评分系统是为了提高这些生物标志物的敏感性。GALAD模型是诊断HCC的综合风险评分，包括AFP、AFP-L3、DCP、性别和年龄[83]。GALAD模型已在多种族队列[84]中独立验证，目前需要进一步的前瞻性验证。另一种基于AFP的HCC风险评分是使用年龄、性别、碱性磷酸酶和ALT计算的"Doylestown算法"[85]。这也需要前瞻性的验证。

2. 超声监测

超声是肝细胞癌的首选检查方法[81]。尽管有肝硬化基础，超声检查仍可以鉴别肝细胞癌，或者是可能发展成HCC的异型增生结节。大多数肝硬化结节小于1cm，但较大结节也并不少见。应使用图36-4中所示的回溯算法对HCC高危患者监测中发现的结节进行鉴别。

3. 随访间期

HCC倍增时间平均为4～12个月[86, 87]。一旦HCC直径大于约2cm，其预后不良[88, 89]。理想的监测节点应该是能发现直径约2cm的病变，但目前并不清楚理想的监测节点是多久。最近的数据表明，监测节点为6个月时患者生存率更高[90]。HCC的检出率在3个月和6个月的监测节点并没有差异[91]。因此，推荐每6个月监测1次[81]。

（七）诊断

CT扫描或MRI成像等影像学检查用来明确HCC诊断并确定其范围。在已知乙型肝炎或其他

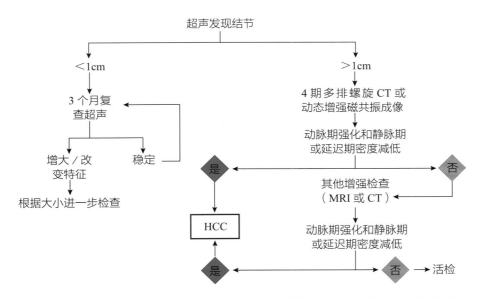

▲ 图36-4 **慢性乙型肝炎或丙型肝炎所致肝硬化或非肝硬化患者的HCC诊断积分**

小于1cm的病变发展成肝细胞癌（HCC）的可能性很低，因此该算法仅建议监测。对于大于1cm的病变，具有高度特异性的典型CT或MRI影像学表现，则无须活检。如果CT或MRI是不确定的，那么建议使用交替方式成像。如果在CT和MRI成像后仍不能确定，则继续活检。该算法不适用于没有潜在肝病的患者，在这些患者中，所有怀疑肝癌的病变都应进行活检（引自Sherman 2014[92].）

表 36-4　肝细胞癌监测的成本效益分析

	患者人群	比　较	寿命延长	增量成本 – 效用比
Sarasin，1996[70]	肝硬化，Child A 级	AFP+US vs. 未监测	0.25～0.75 年（最佳患者）	26 000～55 000 美元
Arguedas，2003[71]	丙型肝炎后肝硬化，Child A 级	未监测 vs. AFP+US vs. AFP+CT vs. AFP+MRI	增加约 0.25 年	US+AFP：22 575 美元AFP+CT：14 675 美元AFT+MRI：101 143 美元
Lin，2004[73]	丙型肝炎后肝硬化，Child A 级	AFP+CT 或每 6 个月或 12 个月 1 次 US vs. 未监测		12 个月监测：23 043～51 750 美元6 个月监测：80 840～96 727 美元
Patel，2005[72]	丙型肝炎后肝硬化，Child A 级	AFP+ 每 6 个月 1 次 US vs. 未检测	1～4 年	50 400～58 400 美元
Thompson Coon，2008[69]	丙型肝炎后肝硬化，乙型肝炎后肝硬化，酒精性肝硬化	每 6 个月或 12 个月 1 次 AFP ± US	HCC 相关死亡率降低 50%	AFP+US：30 000～80 000 美元
Andersson，2008[85]	肝硬化	未监测 vs. 每年或每半年 US（+AFP）、CT 或 MRI		半年 US 监测：30 000 美元

所有成本效益分析仅用于创建模型的假设。在肝细胞癌（HCC）检测的情况下，缺乏数据意味着有许多假设可能会出错。Arguedas 等[71]和 Lin 等[73] 研究中使用 CT 扫描得到的特征数据，这些数据来源于应用 CT 诊断的技术研究。目前还没有研究确定 CT 扫描作为监测试验时的性能特征。当 CT 扫描用于监测时，敏感性和特异性可能较差。在 Thomson Coon 等[69] 的研究中。他们假设甲胎蛋白（AFP）的敏感性不受肿瘤大小的影响。AFP 阳性者的 AFP 随着肿瘤体积的增加而升高。AFP 在疾病晚期升高更明显，这使它不适合作为早期疾病监测的有用标志物。Patel 等的分析[72] 认为，超声（US）不能发现小于 2cm 的病变。然而实际情况并非如此，高达 60% 的小于 2cm 肝细胞癌在检测时被发现

病因的肝硬化患者中，当超声监测发现肿块时，其是否为 HCC 的可能性取决于肿块大小。病变越大，HCC 的可能性越大。

HCC 的影像学特征具有高度特异性[93, 94]。然而，病变越小越不典型。HCC 在动态检查(CT、MRI 或超声造影）的动脉期显示富血供，在静脉期显示"洗脱"。这是因为在动脉期，肝脏的门静脉血供稀释了对比剂，而肿瘤仅包含未稀释对比剂的动脉血。因此肿瘤比周围的肝脏更亮。在静脉期，门静脉血液含有对比剂，而营养肿瘤的动脉血液不再含有对比剂。因此，正常肝脏将比肿瘤病变更亮（洗脱）（图 36-5）。该特征可以对 HCC 进行可靠的诊断。诊断积分就是在此基础上发展起来的，并明确了影像学和肿瘤活检的价值（图 36-4）[81]。

为了规范肝脏良恶性病变的报告，美国放射学院制订了标准报告算法，称为 LI-RADS。这项工作正在进行中，最新版本于 2014 年发布[95]。但该系统仍需要进行前瞻性验证以确保其准确性。

如果在肝硬化背景中发现肿块，并且 AFP 大于 200ng/ml，则 HCC 的可能性大于 90%，可以不需要活检。AFP 越高，HCC 的可能性越大。肿块小于 2cm 的 HCC 患者仅有不到 14% 的 AFP 水平在该范围内。

图 36-4 展示了 HCC 风险患者超声发现的肝脏结节的推测算法。该算法仅适用于有肝癌风险的患者，无 HCC 风险患者的肝脏病变应进行活检。该算法的基础为，直径小于 1cm 的病变 HCC 可能性较低。即使 CT 或 MRI 提示动脉血

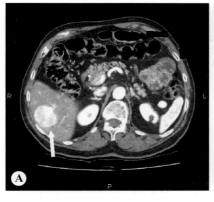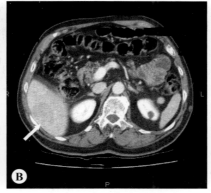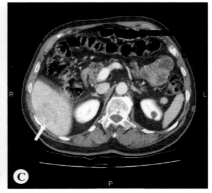

▲ 图 36-5 HCC 的三期 CT 扫描

A. 动脉期主动脉明显强化，肝细胞癌（HCC）比周围的肝组织强化明显（箭）;B. 静脉期主动脉信号较弱,HCC 的密度低于周围肝脏（洗脱）（箭）; C. 在延迟期，HCC 的密度仍低于周围正常肝脏组织

管形成，该区域也可能不是 HCC 病灶[96, 97]。然而，这些微小的肝结节可能会随着时间的推移而恶变[98]，需要每隔几个月进行 1 次随访，以监测生长情况（图 36-4）。若超过 1～2 年肿块仍未增大，表明病变不是 HCC。

病变的直径大于 1cm，则 HCC 的可能性增加。如果这个直径大于 1cm 的病变在 CT 扫描或 MRI 上显示特征性放射学特征，则无须活检即可诊断为 HCC（图 36-6）。在一项动态放射学研究中显示，具有典型的放射学特征的超过 1cm 的病灶，诊断为 HCC 的阳性预测值超过 90%[99-101]。如果一种影像学检测得到的诊断不能明确，则应使用另一种技术检查（MRI 或 CT）。如还不能确定，则需要进行组织活检。虽然活检阳性足以诊断 HCC，但阴性不能排除，采样误差也很常见。早期 HCC 的病理诊断也很困难，异型增生和 HCC 之间的差异可能很小，很容易漏诊。因此，活检阴性需要进行第 2 次活检或更频繁地进行超声随访。如果病变增大或变化，则必须重复诊断流程。

遵循美国监测流程的上述 CT 和 MR 结果具有非常高的阳性预测值，但先前若未进行超声检查或未发现病变时，则具有较低的特异性[102]。

1. 肝活检的作用

在疑似 HCC 患者中常规使用肝活检是有争议的。活检造成的肿瘤种植转移风险约为 2.7%[103, 104]，因此如果考虑行手术切除或移植，肿瘤种植会导致可根治变为无法根治，小病灶活检造成肿瘤种植的风险尚未明确。当影像学无法明确诊断时，应进行穿刺活检。区分高分化的 HCC 与正常组织是依靠组织结构的异常，如增厚的肝索、小梁形态等。细针穿刺标本则无法评估这些结构特征，因而区分高分化的 HCC 与正常肝细胞不能靠细针穿刺。

有些人建议所有的 HCC 都应进行活检，部分是为了收集组织进行研究[105]。但对于可以用影像学明确诊断的患者，肝活检不会带来临床益处，并且存在风险[106]。如今的伦理环境若要收集组织用于研究，包括生物样本库，都均需得到患者同意。

2. HCC 分期

虽然 sT 或简化的 TNM[107] 包括了肝脏纤维化的评估，但 TNM 分期系统不包含肝功能信息，TNM 分期将血管侵犯作为影响预后的指标，但在手术切除前不能评估微血管侵犯，因此限制了该分期系统的实用性。巴塞罗那肝癌分期（Barcelona Cancer of the Liver Clinic，BCLC）[108]（图 36-7）系统包括肝功能检测和评估一般状况，两者都是预后的重要预测因子。该系统的优点在于，它将临床分期与适合该分期的治疗联系起来。意大利肝脏癌症计划（Cancer of the Liver Italian Program，CLIP）[109] 评分的创立基于经典方法学，但无法准确评估小肝癌病变的预后情况。除非病变达到肝脏的 50%，否则肿瘤大小不

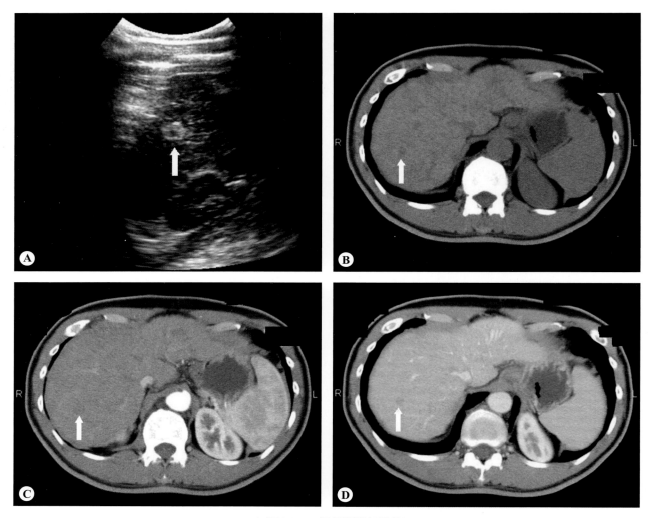

▲ 图 36-6　极早期肝细胞癌
超声（A）及三期 CT 检查（B 至 D）。注意，在非对比期（B），含有脂肪成分的病变是低密度的（不太明亮）。在动脉期（C）和静脉期（D），它仍然呈低密度，表明与周围正常肝脏相比，该病变是乏血供的

会影响 CLIP 评分。

中国香港中文大学预后指数（Chinese University Prognostic Index，CUPI）[110] 主要用于乙型肝炎患者，而 CLIP 和 BCLC 主要用于丙型肝炎患者。CUPI 尚未得到广泛认可。最后，日本也制订了几种分期系统，这些分期系统还没运用在其他地方。本文随后对治疗的讨论是基于 BCLC 系统，它是西方应用最为广泛的评分系统。

一些 BCLC 分期异质性较大，因此人们在尝试对 BCLC B 进行细分[111]。最近在中国香港也制订了另一个分期系统[112]。该系统完全基于经治患者，无法区分各个阶段。推荐的治疗方法通常比 BCLC 推荐的方法更激进。

（八）治疗

1. 概述

用于 HCC 的治疗可分为"根治性"[包括肝脏手术切除、肝移植和局部消融（主要是射频或乙醇消融）]和"姑息性"（非根治性）[包括肝动脉栓塞、化疗栓塞、内部放射治疗、外照射放射治疗、各种化疗方案，以及最近的靶向药物索拉非尼（以及瑞戈非尼）]。大多数治疗方案的证据水平仅限于 I 期或 II 期队列研究。因此，HCC 的治疗尚无统一标准。关于 HCC 治疗的少数随

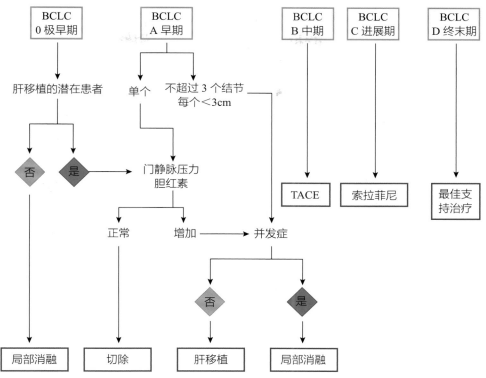

▲ 图 36-7 巴塞罗那肝癌分期（**BCLC**）方案和针对每个阶段推荐的治疗策略

TACE. 动脉化疗栓塞术

机对照研究主要限于晚期患者。目前尚无研究显示早期疾病有效治疗（手术切除、移植、经皮消融）、无治疗或最佳支持治疗之间的差异。

2. 手术切除

手术切除是非肝硬化患者 HCC 的首选治疗方法（西方国家占 5%，亚洲约占 40%）。这些患者能够承受较大手术切除，并且死亡风险较低。肝硬化患者手术切除增加了肝脏失代偿的风险，右叶切除术比左叶风险更大。在合宜的手术患者中，术后死亡率不应高于 1%～2%，并且在许多医学中心，肝癌术后死亡率更低。手术切除后 5 年生存率为 50%～70%[113, 114]。

在肝硬化患者中，预后最好的是 Child A 级肝硬化。胆红素水平正常和无明显门静脉高压症（肝静脉压力梯度≥10mmHg 或临床上检出以脾大或血小板计数小于 100×10^9/L 或≥2 级食管静脉曲张）是预后良好的预测因素[115]。显著 / 严重门静脉高压症患者可能出现术后肝功能失代偿，5 年生存率低于 50%。同时有门静脉高压症和胆红素升高的患者 5 年生存率低于 30%。日本还使

用吲哚菁绿（ICG）保留试验检测肝功能。15min 时 ICG 保留率超过 15%，表明肝功能不全，是切除的禁忌证[116]。晚期肝病患者也可行手术切除[117]，有些患者术后表现良好，但总生存率不如肝功能较好的患者。患有更晚期疾病的患者可进行肝移植，或者如果病变很小则行 RFA。有大血管侵犯患者也可以进行手术切除。这些患者的总体生存率稍差。与未治疗或目前指定使用的治疗（索拉菲尼）相比，这些患者的总体生存率是否得到改善尚不清楚。

大多数手术切除仅限于在合适的解剖位置切除单个肿瘤（包括卫星病变）的患者。肿瘤的大小不是一个明确的限制因素；然而，超过 5cm 的肿瘤微血管侵犯风险更高[118-120]。尽管较大的肿瘤体积与总体生存率降低相关[118-120]，但是一些肿瘤可能生长为单个肿块，并没有血管侵犯的迹象。在这些病例中，与没有血管侵犯的较小肿瘤相比，复发风险并无明显增加[121]。

是否出现微血管侵犯和（或）其他肿瘤灶是最有力的术后复发预测因素，没有任何形式的辅

助治疗可以降低复发风险。

对侧叶的大小可作为确定病变能否切除的一项因素，如果剩余肝脏体积太小，手术风险将增加。门静脉阻断后再进行手术切除会更安全[122]，因为准备切除的肝叶行栓塞治疗后，余肝体积代偿性增大。如果余肝没有增大，则是手术切除的禁忌证。但目前还缺乏随机研究的证据。

3. 肝移植

米兰标准提示，HCC 单个肿瘤直径不超过 5cm 或多发的肿瘤少于 3 个且最大径不超过 3cm 的患者预后良好[123]，5 年平均生存率为 70%，复发率低于 15%。该移植标准是世界上应用最广泛的标准，但是一些机构已经制订了进行肝移植的新标准，该标准允许患者的肿瘤负荷超过米兰标准。专家一致认为大血管或微血管侵犯，肿瘤分化差和 AFP 升高是移植后复发的预测因素。

研究发现，一些病情比米兰标准更重的 HCC 患者可以成功移植而不复发，因此有人提出扩大肝移植标准，即加州大学旧金山分校（UCSF）标准。标准提出移植适用于单个肿瘤直径不超过 6.5cm，或肿瘤数目不超过 3 个，最大直径不超过 4.5cm，总的肿瘤直径不超过 8cm[124]。前瞻性研究证实该类患者的 5 年无复发生存率为 80.7%[125]。"Up-to-Seven"标准来自对大型多中心回顾性数据库的分析，该数据库表明，在移植物病理学上，只要病变数量和最大病变的大小（以 cm 计）加在一起时等于或小于 7，并且没有微血管侵犯，那么 5 年生存率为 71.2%，而米兰标准移植患者的 5 年生存率约为 80%[126]。该标准实施前需对术前 HCC 患者的影像学数据进行前瞻性队列研究来验证。

与米兰标准相比，将 AFP 水平纳入含有肿瘤大小和肿瘤数目的模型后，5 年生存率的预测准确性提高[127]。TTV/AFP 标准提出肿瘤总体积的界值为 115cm^3，同时 AFP 低于 400ng/ml，符合移植条件[128]。AFP 水平随时间的变化也很重要，数据显示移植前 AFP 逐渐升高超过每月 15ng/ml 与移植后 5 年生存率显著下降相关（54% vs. 77%）[129]。

基于供体库的大小和应用米兰标准的等待时间，根据最初列入移植等候名单的患者的意向性治疗分析，每年放弃等待肝移植率约为 25%。移植生存率约为 60%[130]。

列入移植名单的患者通常采用经动脉化学栓塞或射频消融治疗，以防止癌症进展超过米兰标准（桥接治疗）。这也被用于降低肿瘤分期以符合移植标准[131, 132]。这些手术是否能提高生存率或降低移植后复发率尚未确定，但复发率高于始终符合米兰标准的 HCC 移植患者。与那些必须等待移植的患者相比，这些降期的患者在移植后不久更容易出现复发。因此美国要求成功降期的患者应在接受移植前等待 6 个月，以观察肿瘤的生物学行为；如果等待期间肿瘤复发就不再进行移植。

4. 活体供肝原位肝移植

在一些国家，使用供体肝右叶活体肝移植已成为一种标准治疗。总生存率与死者供肝移植相似[133, 134]。决策分析，考虑到移植等待期间放弃的风险、受者的预期生存率（5 年时为 70%）、供体的风险（1∶200 或 1∶250 死亡率），如果等待时间超过 7 个月，活体肝移植是一种经济有效的方法[135]。

5. 局部消融

对于不适合手术切除或移植的早期 HCC 患者，局部消融是最佳选择。通过注射乙醇、乙酸或热盐水，或通过加热（射频、微波）或冷冻疗法破坏肿瘤细胞。

局部消融在超声引导下经皮或腹腔镜进行。经皮注射乙醇对小 HCC 疗效显著，并发症发生率低[136, 137]。直径小于 2cm 的 HCC 中 90%～100% 可以达到完全坏死，但直径 2～3cm 的肿瘤坏死仅能达到 70%，直径 3～5cm 的 HCC 仅为 50%[136, 137]。长期研究表明，Child-Pugh A 级患者在肿瘤完全坏死后的 5 年生存率可达到 50%，这与肿瘤切除的结果相当[138]。

射频消融通过置入传递热量的探针以凝固组织并产生大范围的坏死（图 36-8）。RFA 在直径 2cm 以下肿瘤中的疗效与 PEI 类似[139]，而对于较大的肿瘤，使用 PFA 治疗，手术次数少，生存率也更高[140, 141]。直径 4cm 的肿瘤也可以进行消

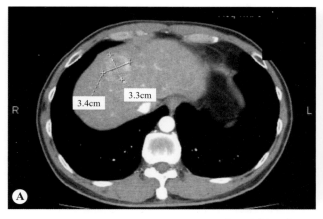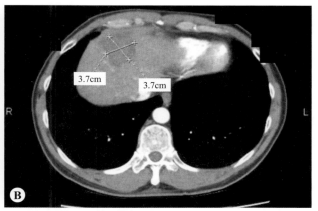

▲ 图 36-8　小肝癌射频消融治疗前（A）和后（B）的 CT 扫描
消融区（交叉线）大于原始肿瘤，但缺血坏死不再强化（该区域无对比剂进入）

融，但对于直径大于 2cm 的肿瘤，完全消融的可能性较小 [142]。射频的主要缺点是成本较高；不良事件（胸腔积液、腹膜出血）的发生率较高，近 10% 接受治疗的患者可能受影响。射频消融有 0.5% 的死亡率。包膜下肿瘤和分化差的肿瘤增加了腹膜种植的风险 [143]，因此这种类型的肿瘤可能不适合 RFA。由于血管中流动的血液产生的热沉效应，靠近大血管的肿瘤射频消融的疗效降低。

目前还没有比较 RFA 与手术切除疗效的可靠临床试验，但有几项研究表明，尽管 RFA 的复发率可能更高，但两种方法疗效相当。一项对直径小于 2cm 的单个病灶进行 RFA 治疗的研究结果发现，有潜在手术可能性的患者 5 年生存率为 68.5%，并发症发生率低至 1.8% [139]。Markov 模型比较了手术切除、RFA 单一治疗与切除后复发的 RFA 治疗，结果显示，对于小于 2cm 的单个病灶，RFA 治疗手术复发病灶的疗效与初次切除相当 [144]。对于小于 3cm 的病灶，RFA 与手术切除相比也是一种经济有效的方法 [145]。

目前对于小的单灶 HCC 患者，还没有单一的最佳治疗方案，有些会先消融，并在治疗后肿瘤复发时再考虑进行切除或移植，而另一些人主张对有复发高危因素（如微血管侵犯、多个卫星病灶）的患者进行切除和移植 [146, 147]。

6. 栓塞疗法

经动脉化疗栓塞是将导管插至肝动脉，然后有选择性地进入肝叶和肝段分支，通过栓塞阻断动脉血流，注射化疗药物。经动脉栓塞是一种不使用化疗药物的类似手术。许多中心将碘油作为化疗药物的载体（一种油性碘化对比剂）（图 36-9）。最常用的化学治疗剂是阿霉素或顺铂。动脉化疗栓塞术（TACE）与最佳支持治疗相比可以提高生存率 [148-150]。晚期患者不适合行 TACE 治疗。因此，尽管有些中心也包括 Child-Pugh 评分为 7（Child B 级）的患者，但许多中心仅对 Child A 级的肝硬化患者使用 TACE。然而，患有严重肝病的患者是否从中获益并无明确结论，而且肝脏失代偿的风险更高，因此 TACE 不应用于晚期肝病患者。无论血栓是否由肿瘤引起，TACE 的应用还受到门静脉血栓形成的限制。完全性门静脉血栓形成是 TACE 的禁忌，因为有诱发该肝段缺血性坏死的致命性风险。门静脉分支闭塞患者可以在可耐受的化疗药物毒性下进行 TACE。然而，由于血管侵犯形成的血栓本身会对预后产生不利影响，因此不能认为 TACE 可以提高生存率。

TACE 的不良反应与化疗的全身给药、栓塞后综合征相同。不良反应在 50% 的患者中可见，包括发热、腹痛和中等程度的肠梗阻。这些不良反应通常是自限的，持续时间不到 48h。少数人可能会出现严重的感染性并发症，如肝脓肿或胆囊炎。

TACE 治疗尚无统一标准，可以使用不同的化疗药物、不同剂量、不同的栓塞剂，如明胶海

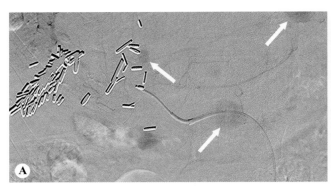
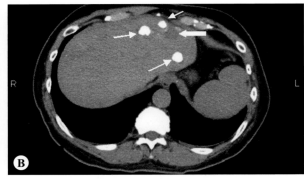

▲ 图 36-9　肝细胞癌化疗栓塞治疗后 CT 扫描

A. 经动脉化疗栓塞的血管造影，注意 3 个血管肿瘤（箭）。B. 增强 CT 扫描显示在治疗的病灶（细箭）中有致密的碘油摄取。还要注意的是，既往行肝左叶切除术和有外科夹子。还有一个先前的射频消融区（粗箭），边缘有一些碘油染色，代表射频消融后病灶残留

绵颗粒或粉末、弹簧圈或聚乙烯醇，以及重复疗程的不同时间间隔。药物洗脱树脂微球作为一种新的标准化技术，在随机对照研究中将它与标准 TACE 进行比较，两组结果没有差异，但药物洗脱树脂微球的毒性更小[151]。

　　TAE 的研究不如 TACE 广泛。几项比较 TAE 与 TACE 的随机对照研究均未显示出生存期的显著差异[152-155]。因此推断，非必要的化疗药物不但不能改善预后，反而存在潜在的不良反应[156]。仍需进一步的数据来证实这些观点是否合理。

7. 药物治疗

　　多激酶抑制药索拉非尼是首个提高 HCC 生存率的药物。BCLC C 期疾病的随机对照研究，主要是 Child A 级肝硬化的患者，与最佳支持治疗相比，显示出 2～3 个月的生存获益，1 年内死亡风险降低约 30%[157, 158]。尚不清楚索拉非尼对 Child B 级肝硬化患者的生存益处。其不良反应有皮疹 [包括手足综合征（水疱脱屑皮损）]、腹泻、疲劳和高血压。最近，另一种药物瑞格非尼在一项大型 RCT 中显示可延长索拉非尼治疗失败患者的生存期[159]。截至撰写本文时，没有其他化学药物在临床试验中显示出生存优势。

8. 其他疗法

　　许多治疗方法尚未在随机对照试验中进行评估（表 36-5）。其中最重要的是在玻璃微球或树脂微球上携带 ^{90}Y，经动脉内注射的内放射治疗。通过注射入肝动脉或肿瘤的供血血管分支来诱导肿瘤变小，并延长疾病进展时间。该治疗的中位生存期在 BCLC B 期患者中为 16～18 个月，在 BCLC C 期患者中为 7～13 个月[160, 161]。然而，目前尚无 ^{90}Y 微球放射性栓塞与其他治疗方法的随机对照研究，因此尚不清楚是否存在生存获益[162]。此治疗方法无须担心肝脏缺血性坏死，可用于门静脉侵犯及不适合 TACE 治疗的大病灶患者[160]。

　　通过导管进行化疗的肝动脉输注可使肿瘤变小，但仅在小型、设计欠佳的 II 期试验中进行评估[163]，还没有显示生存获益，并且在某些情况下，报道的生存率并不优于类似的未治疗患者。因此，不建议采用这种治疗方式。

　　外照射立体定向放射治疗是一种很有前景的新型治疗方法。它通过适形疗法尽可能避免周围正常肝脏被照射，克服了放射性肝损伤的问题。该疗法的效果良好，然而生存是否改善并未被证实。目前还没有外照射放疗的随机对照试验。

二、肝内胆管癌

　　胆管癌（cholangiocarcinoma，CCA）指发生于肝内或肝外胆管系统上皮细胞的恶性肿瘤。由于肝内 CCA 的发病率增加，而肝外 CCA 的发生率降低或稳定，因此肝内 CCA 与肝外 CCA 发生的机制可能不同[164]。本部分仅涉及肝内 CCA。

表 36-5 用于治疗肝细胞癌的无效或未完全测试的疗法

治疗方式	可能或肯定无效	不完全测试
肝动脉灌注化疗	×	×
肝动脉结扎术		×
肝内 ^{131}I		×
^{90}Y 标记玻璃珠或树脂		×
他莫昔芬	×	
奥曲肽（长效生长抑素）	×	
适形放疗		×
TACE 联合 RFA		×
门静脉有创性血栓切除术		×
TACE 或 TAE 在 Child B 级乙型后肝硬化患者中的应用	×	×
血管侵犯患者的 TACE 或 TAE	×	×
在肝移植前用 TACE 或 RFA 进行降期治疗		×
肝移植前用 TACE 或 RFA 进行桥接治疗		×

这些治疗方法显示出肿瘤的治疗效果（肿瘤缩小），但与支持性治疗或可能适用于同一患者（未经完全测试）的替代疗法相比，这些疗法没有生存获益。有些治疗方法还没有完全经过测试，很可能是无效的
RFA. 射频消融术；TACE. 动脉化疗栓塞术；TAE. 肝动脉栓塞术

（一）流行病学

肝内 CCA 好发年龄为 60—70 岁，男性略多见。其发病率约占所有胃肠道肿瘤的 3%，在原发性肝癌中居第二位。在世界许多地区，该疾病的发病率仍在增加[165-167]。胆管癌的发病病因尚不明确，但已知的危险因素包括感染肝吸虫，特别是在东南亚部分地区流行的麝猫后睾吸虫和华支睾吸虫[167]。其他危险因素包括硬化性胆管炎[168]、Caroli 病或其他原因引起的肝内胆管结石、丙型肝炎，接触二氧化钍或二噁英，以及胆道、肠道手术史。此外，最近数据表明，肝硬化也是肝内 CCA 的危险因素[165, 169]，尽管风险并不像 HCC 那么高。然而，大多数患者并没有明确的危险因素。

（二）发病机制

关于 CCA 的发病机制知之甚少。慢性炎症和胆汁淤积起重要作用，尤其是硬化性胆管炎、肝内胆管结石和吸虫感染等情况中。与许多其他癌症一样，炎症细胞因子也起着一定的作用，产生的一氧化氮和活性氧可能诱导 DNA 断裂并削弱受损 DNA 的错配修复。目前已发现许多与细胞周期有关的基因和癌基因的调控发生了改变，如 p53 和 K-ras[170]；然而，这些信号改变发生的频率并不普遍，有时只发生在一小部分 CCA 中。炎症因子 IL-6 似乎在 CCA 的发病机制中具有更明确的作用。IL-6 在许多癌症的发病机制中起着重要作用。CCA 细胞产生高水平的 IL-6[171, 172]，继而又造成下游抗细胞凋亡作用，增加端粒酶活性，使细胞逃避衰老，并活化促进细胞分裂的激酶。在 CCA 中，EGFR、ErbB-2 和肝细胞生长因子也被激活。

（三）临床表现和诊断

肝内 CCA 临床表现常隐匿，当出现症状时

已处于晚期。该疾病 40 岁以下的患者十分罕见。最常见的表现是肝脏肿块或癌症症状，如疼痛、盗汗、厌食、体重减轻、体能下降。

血清学标志物，如 CEA、CA19-9 和 CA125 经常升高，但不是 CCA 特异性的指标[173]。在存在肝脏肿块的情况下，升高的 CA19-9 对 CCA 的诊断具有约 80% 的灵敏度和接近 100% 的特异性。然而，在原发性硬化性胆管炎患者中，敏感性和特异性较差。一旦发现可能是 CCA 的肝脏肿块，MRI 是首选的放射学检查（图 36–10）。MRI 提供了关于病变的位置和范围，以及肝内转移的信息。内镜逆行胰胆管造影术对肝内 CCA 几乎没有价值。内镜超声是评估淋巴结扩散的最有用的检查方法，并且还可进行细针活检。正电子发射计算机断层扫描也可以用于 CCA 诊断。肝内 CCA 使用 TNM 系统分期。

（四）治疗

尽管治疗取得了进展，但肝内 CCA 的预后仍然很差。手术切除仍然是唯一的根治方法，但因为癌症发现时已经是晚期，很少可以手术。然而，对于那些适合手术切除的患者（病变局限于肝脏，无血管侵犯）、切缘阴性的患者，5 年生存率在 22%～44%[174, 175]。仅进行肝移植的患者预后很差（5 年生存率最多是 18%）[176]；然而，在梅奥诊所制订的用于肝门周围胆管癌肝移植的方案显示效果有所改善。该方案包括在肝移植之前进行新辅助外照射放疗、近距离放射治疗和化疗，以及开腹或腹腔镜腹部探查以进行分期。使用该方案，对于积极的移植前治疗有反应的患者，移植后 5 年生存率约为 70%[177, 178]。

放疗治疗有临床案例，但并没有一致的结果。由于没有对照试验，所以难以评估放射治疗的潜在作用。

CCA 的姑息治疗包括氟尿嘧啶和吉西他滨的药物治疗[179]。这些药物和其他化疗药物的联合应用效果只得到了部分评估，没有足够的数据支持使用任何联合疗法。

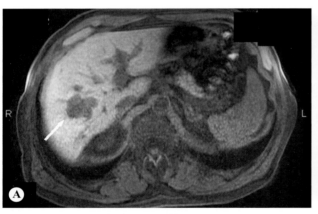
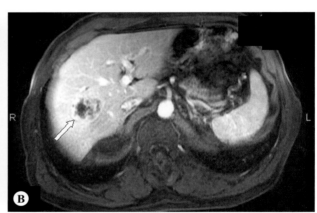
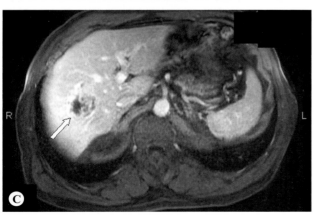

◀ 图 36–10 胆管癌的影像学表现

A. MRI 平扫，肿瘤如箭所示；B. 同一病变的动脉期 MRI，病灶周围有一些强化，但中央区域坏死；C. 同一病变的静脉期 MRI，其表现与动脉期相同（无洗脱）

三、其他肝脏恶性肿瘤

（一）纤维板层肝细胞癌

纤维板层肝细胞癌是 HCC 的一种特殊类型，主要发生在没有常见 HCC 危险因素的年轻患者中。它的特征是肿瘤质地硬，但是肝细胞来源[180]。超过 90% 的病例小于 25 岁[181]。男女发病率大致相等或女性略高。由于缺乏危险因素，该肿瘤通常在出现症状时才被诊断。由于没有肝脏基础疾病，纤维板层 HCC 的预后优于 HCC[181]。

（二）胆管 - 肝细胞癌

胆管 - 肝细胞癌是罕见的恶性肿瘤，占所有原发性肝癌的不到 1%[182]。这些肿瘤具有 HCC 和胆管癌的组织学特征。免疫组织化学分析表明它们可能来自共同的肝祖细胞，能够向肝细胞和胆管分化[183]。

指导这类患者治疗方案的数据非常有限。有报道显示，手术切除和肝移植的生存率优于肝内胆管细胞癌，但劣于 HCC[184]。

（三）胆管癌

这是肝内胆管癌的组织学亚型，与胆管型胆管癌有着不同的组织学特征和基因表达谱。胆管癌与病毒性肝炎密切相关[185]。还有一些数据表明，胆管癌手术切除后 5 年生存率可能高于胆道型胆管癌[186]；然而，除此以外，并没有其他有用的信息。

（四）胆管细胞癌

胆管细胞癌是一种起源于 Hering 管内衬细胞的肿瘤，使用肝、胆系祖细胞标志物表明胆管细胞癌的起源细胞是肝祖细胞[187]。

患有这种罕见肿瘤的患者（约占所有肝脏恶性肿瘤的 1%）通常具有与 HCC 相同的危险因素，如慢性病毒性肝炎、血色病或 α_1- 胰蛋白酶缺乏，但这些危险因素可能仅见于半数患者。细胞大部分以腺体样结构排列，小而均匀。治疗方案

参照 HCC。

（五）血管肉瘤

血管肉瘤是肝脏中最常见的肉瘤，但同样也是一种十分罕见的肿瘤。它是唯一报道与毒素接触有因果关系的一种原发性肝脏恶性肿瘤。毒素包括二氧化钍（对比剂）[188]、氯乙烯单体（vinyl chloride monomer，VCM）（曾用作对比染料的放射性物质）[189] 和砷（过去用于葡萄酒行业）[190]。如今由于二氧化钍（对比剂）已不再使用，VCM 单体也同样在工业化国家中受到严格控制，因此 1976 年以后就没有 VCM 暴露相关肝血管肉瘤的病例报道。自发性血管肉瘤的发病年龄常为 60—70 岁。

暴露于 VCM 的患者，在血管肉瘤发生之前肝脏就会发生一些病理改变，包括肝细胞增生、肝血窦扩张、内皮细胞增大、核多形性和多色性[191]。

该肿瘤发病常为晚期，患者发病后 6 个月内几乎全部死亡。

（六）恶性上皮样血管内皮瘤

恶性上皮样血管内皮瘤是一种血管源性肿瘤。到目前为止，有文献报道的病例仅约 430 例[192]，预后差异大。对于大多数患者而言，是一种低度恶性肿瘤。该肿瘤也可以发生在肝外器官，如肺和肾。临床表现多样，从无症状到晚期肝衰竭或肿瘤相关临床表现。其缺乏典型的影像学表现，但常与转移性肝癌相类似。治疗可以行手术切除，预后往往较差。即使有肝外疾病，也可以进行肝移植，移植后 5 年生存率为 70% 或更高[193]。

四、其他肉瘤

原发性肝癌几乎所有的肉瘤类型都有过报道，包括胚胎性肉瘤、横纹肌肉瘤、平滑肌肉瘤、纤维肉瘤等。由于这些病变十分罕见，并且存在侵袭性，无论使用何种治疗方案，预后都很差，因此尚无标准化治疗方案。

第 37 章　肝移植

Hepatic Transplantation

Lindsay Y. King　Carl L. Berg　著

王　洋　译　　杨小华　校

学习要点

- 对于肝脏器官分配的政策，其受者匹配优先原则应是基于医疗的紧急性、移植效用、移植收益而综合考虑。
- 越来越多的边缘性器官被用来当作供体，肝脏劈离技术和活体肝移植技术愈加广泛使用，这些方法都是为了应对供体短缺。循环衰竭死亡后捐献者器官的使用也越来越普遍。
- 术前诊断为原发性胆管炎和乙型肝炎相关性肝硬化（抗病毒治疗可完全防止疾病复发）的患者移植效果最佳。而肝细胞癌和丙型肝炎相关性肝硬化患者移植效果最差。
- 丙型肝炎病毒感染的受者直接使用抗丙型肝炎病毒药物，预计将会提升移植效果。
- 对于那些接受移植的非酒精性脂肪性肝炎相关肝硬化的肥胖患者而言，并发症的管理已成为一个日益严峻的挑战。
- 急性细胞排斥反应并不是影响肝移植预后的主要决定因素。感染是早期死亡的主要原因。
- 晚期并发症和致死性病因包括心血管系统相关并发症、癌症（包括淋巴组织增生性疾病）和原发病复发。

1955 年，Welch 首次实施了犬的肝移植手术[1]。1963 年，Starzl 和他的团队首次成功进行了人类的肝移植手术[2]，但经过 4 年的努力，才最终使受者术后生存时间达到了 1 年。

随着肝移植的发展，其手术数量不断增加，2010 年，美国、欧洲和中国超过 15 000 例患者接受了肝移植。低风险患者选择性肝移植术后 1 年生存率超过了 90%。生存率的提升与术前受者适应证的精准把握、手术技术的成熟、术后护理、对慢性排斥的控制有关。免疫抑制的良好应用也有助于改善预后。目前，尽管已经放宽了供体器官的标准，并且成人活体捐献仍在进行，但供体器官仍旧短缺。

一、患者的选择（表 37-1）

选择进行移植的患者应罹患有不可逆的进展性疾病，并且此疾病除移植外应无可替代的其他

表 37–1 美国移植标准表

处于 1A 和 1B 状态的患者优先接受尸体肝移植

1A 状态，年龄 18 岁及以上患者
- 暴发性肝衰竭（在肝病的最初症状出现后 8 周内出现脑病，并且无既往肝病史）合并以下至少 1 个标准：呼吸机依赖、肾脏透析支持、国际标准化比值（INR）＞2.0
- 肝移植术后 7 天内出现移植肝原发性无功能或肝动脉血栓形成、谷草转氨酶（AST）＞3000U/L，并且至少合并以下一种情况：INR≥2.5、动脉 pH ≤ 7.30、静脉 pH ≤ 7.25、乳酸≥4mmol/L
- 对于接受肝段移植或活体供肝的受者，AST 无特殊要求 *
- 无肝脏疾病
- 急性失代偿性肝豆状核变性

1A 状态，年龄小于 18 岁的患者
- 暴发性肝衰竭（与成人标准相同）
- 移植后 7 天内移植肝原发性无功能，至少合并有以下 2 种情况：谷丙转氨酶（ALT）≥2000U/L、INR≥2.5、总胆红素≥10mg/dl、酸中毒
- 肝移植术后肝动脉血栓形成
- 急性失代偿性肝豆状核变性

1B 状态，年龄小于 18 岁的患者
- 活检证实肝母细胞瘤
- 有机酸或尿素循环缺陷
- 慢性肝病，MELD 评分或 PELD 评分＞25 分，至少合并有以下 1 种情况：呼吸机依赖，胃肠道出血（红细胞丢失＞30ml/kg，≤ 24h），肾脏透析支持，在过去 48h 内格拉斯哥昏迷评分＜10

其他患者
- 基于 MELD/PELD 分数的升高 *
- 不适用标准化 MELD/PELD 评分需除外的情况：囊性纤维化、家族性淀粉样神经病、14 天内肝动脉血栓形成且不符合 1A 状态标准（MELD 40 分可接受）、肝肺综合征、门肺动脉高压、原发性高草酸尿症、儿科代谢病
- 肝门部胆管癌（最初的 MELD 评分为 22 分或 PELD 评分为 28 分，而后与 MELD 或 PELD 评分等同于 "3 个月死亡率风险" 每 3 个月增加 10 个百分点）
  - 恶性肿瘤并胆管造影提示狭窄，并且合并以下一种情况：活检或细胞学检查显示为恶性，CA19–9＞100U/ml，临床无胆管炎表现或非整倍体（染色体数目异常）情况
  - 由于技术方面的原因或潜在的肝脏疾病，肿瘤无法切除
  - 如果采用断层成像评价肿瘤，则其大小必须＜3cm
  - 区域性淋巴结受累和腹膜转移的手术分期评估必须在完成新辅助治疗之后和肝移植之前
  - 经腹穿刺抽吸或活组织检查没有发现原发性肿瘤的证据
- 肝细胞癌（计算前 6 个月的 MELD 评分或 PELD 评分，其 MELD 评分为 28 评分或 PELD 评分为 34 分；在 34 分的上限内，MELD 评分程度相当于每 3 个月增加死亡风险 10 个百分点）
  - 2cm ≤单个结节≤ 5cm
  - 1cm ≤ 2 个或 3 个结节≤ 3cm
  - ≥2cm 的结节和≤ 5cm 的结节 CT 或 MRI 表现为增强扫描肝动脉晚期病灶强化，以及合并以下情况之一：门静脉期 / 延迟期对比剂廓清，晚期局灶或假性局灶性增强，在 6 个月内结节生长体积超过 50%，或具有组织活检证据
  - ≥1～2cm 的结节必须存在 CT 或 MRI 增强扫描肝动脉晚期的强化，在晚期对比阶段对比剂廓清，延迟期边缘增强，或存在活检组织学证据，以及存在如上所述的肿瘤生长趋势
  - 胸部 CT 必须除外肺部受累情况，不能出现有肝外扩散或大血管侵犯的可能
- 由地方审查委员会评估的其他 MELD 例外情况，包括神经内分泌肿瘤、多囊性肝病、原发性硬化性胆管炎等

MELD=0.957 × log$_e$[肌酐（mg/dl）]+0.378 × log$_e$[总胆红素（mg/dl）]+1.120 × log$_e$（INR）+0.643
对于初始 MELD 评分大于 11 的受者，MELD 分数将按以下方式重新计算
MELD=MELD（初始值）+1.32 ×（137–Na）–[0.033 × MELD（初始值）×（137–Na）]
Na 值小于 125mmol/L 设为 125，大于 137mmol/L 计为 137
PELD（受者＜12 岁）=0.436（年龄＜1 岁 =1，大于 1 岁 =0）–0.687 × log$_e$[白蛋白（g/dl）]+0.480 × log$_e$[总胆红素（mg/dl）]+1.857 × log$_e$（INR）+0.667（生长障碍 =1）
*. 2013 年，器官获取和移植网络（OPTN）实施 "共享 35" 政策。前 35 例供肝的分配，会优先考虑当地供肝服务区（DSA）的受者，只有当地受者均拒绝其供肝，并且 MELD 评分≥15 的情况下，才提供给 OPTN 地区其他 DSA 的候选者。达到 35 例之后，则优先向 OPTN 地区的所有 MELD 分数≥35 的受者提供尸体供肝，并且无论其是否在 DSA
引自 https://optn.transplant.hrsa.gov/media/1200/optn_policies.pdf#nameddest=Policy_09.

疗法。患者和家属应充分理解并必须做好充分准备，以便面对术后早期风险和将终身服用免疫抑制药的事实，以及罹患癌症的风险增加和疾病复发的各种可能性。

由于供体器官求大于供，移植前患者等待的时间和死亡率都在增加。在许多国家，低风险患者的等待时间超过 6～12 个月。如何将有限的供体肝脏进行合理分配始终是个难题。在门诊治疗低风险患者的预后及经济花费明显优于那些在重症监护治疗的高风险患者，并且供体肝脏质量较好时这种效果更为明显。手术是否实施通常由多学科共同会诊后并结合患者及其家人的意愿，最终做出决策。

对于受者肝脏器官分配的优先策略，可能主要基于以下三方面考虑，即医疗的紧急性，移植效用，以及移植综合收益 [3]。医疗紧急性基于患者肝硬化的严重程度。在美国及欧洲 7 个国家（欧洲移植区）、阿根廷、巴西和中国台湾应用终末期肝病评分来评价等待移植患者的紧急程度 [4]。MELD 评分基于血清胆红素、肌酐和国际标准化比值三项指标（表 37-1）。MELD 评分中不包含血清钠指标，但由于其与死亡率相关，因此血清钠已被列入美国的 MELD 评分系统中 [5]。MELD 评分存在诸多局限性，如实验室测量血清肌酐值的变异性 [6, 7]、肌酐值的性别差异性 [8] 和 INR 的变异性等 [9]。英国的最低纳入标准是基于英国终末期肝病评分（United Kingdom End-Stage Liver Disease Score，UKELD），该评分系统也是基于患者的血清钠、肌酐、胆红素和 INR 相关指标 [10]。

MELD 评分系统相比 Child-Pugh 评分系统而言，纳入了更多的客观变量，如腹水和脑病，并且分值范围更广（MELD 评分最高达 40 分，而 Child-Pugh 评分为 5～15 分）。尽管如此，MELD 评分对于预测肝硬化肝移植术后大体生存期 [11]、移植患者术后 3 个月死亡率的问题上相对于 Child-Pugh 评分并无优势 [12]。事实上，那些众所周知的造成不良预后和（或）严重影响生活质量的因素并未考虑在评分系统之中，如慢性脑病、难治性腹水、复发性胆管炎和难以控制的静脉曲张破裂出血等。患者的代谢状况也未被考虑。在

美国，某些医疗机构将这些因素评估为 MELD 评分的例外情况。MELD 评分也并未将患者的生活质量考虑在内 [13]。然而，肝细胞癌患者在 MELD 评分系统可获得更多的分值，所以会被更加重视。MELD 评分系统已经不再将移植前候诊名单上的等待时间作为主要标准用来评判。此评分系统在美国的使用导致新的候诊名单登记更少，移植率更高，肝移植后死亡率没有增加，候诊名单上的死亡率也更低 [14]。

第二种分配系统可以基于的原则是移植效用，其兼顾了肝移植后的结果，以及等待名单上的死亡率。MELD 系统确保了患者危重程度第一的原则，但如果受者偶然获得了质量较差的供体，结果将会很不理想，其术后 1 年生存期将不到 50% [15]。这样的结果对于如此稀缺的供体资源来讲是不可接受的。MELD 评分系统对于预测移植术后生存率来讲并不是一个很好的工具 [16]。在供体质量没有改善的情况下，移植效用评价系统就变得尤为重要，移植效用会随着次优移植物（即扩展标准移植物）的使用而下降 [17]。供者年龄是最重要的危险因素 [18, 19]，同时它也会对丙型肝炎复发的严重程度造成影响，并且会使肝纤维化的发生率增加 [20]。供体肝脂肪变性也是预测同种异体移植功能障碍的重要因素。供肝发生大泡脂肪变性的体积在 30%～60%，可选择性地与受者匹配使用，但一般来讲，仍建议大泡性脂肪变性的体积应小于 30% [21]。移植效用评价系统基于已验证的移植后效果模型。目前仅有少数可以应用 [18]。在英国，能够纳入移植候诊名单标准是，预期移植后 5 年的生存率达到 50%，并且如果不进行移植，1 年内死亡风险应不低于 9% [10]。

移植综合收益模型反映了等待移植的结果和肝移植后效用的平衡；也就是说，两者间最大的区别就是决定移植优先权的标准。现实模型已表明，大多数等待移植患者的死亡是可以避免的 [22]。然而，生存获益的程度还需要根据临床具体情况或实际可使用的供体器官数量来确定。因此，在应用移植综合收益模型确定移植优先权时，尽管 MELD 评分同样在 9～20 时，HCV 相关性肝硬化患者的生存获益会比酒精性肝硬化患

者更差，但继续等待到 MELD 评分为 30 时（即两者生存获益没有差异时），并不具有实际临床意义 [23]。

二、受者（表 37-2）

历史上，美国和欧洲肝移植的主要适应证是 HCV 相关性肝硬化、酒精性肝硬化和 HCC（图 37-1）。近年来，由于美国采取了有效的抗病毒治疗，慢性乙型肝炎的患者较少需要移植治疗。目前，非酒精性脂肪性肝病是全美第三大常见的肝移植指征。然而，随着全球 NAFLD 患病率的增加，以及高效抗病毒治疗所导致的慢性 HCV 相关性肝硬化的预期数量的最终下降，NAFLD

表 37-2　肝移植的可能候选对象

肝硬化
- 不明原因 /NASH 相关性肝硬化
- 自身免疫性肝炎
- 乙型肝炎
- 丁型肝炎
- 丙型肝炎
- 酒精性肝病（见第 25 章）

胆汁淤积性肝病
- 原发性胆管炎
- 胆道闭锁
- 原发性硬化性胆管炎
- 继发性硬化性胆管炎
- 慢性肝排斥反应
- 胆汁性结节病（见第 32 章）
- 慢性药物反应（罕见）

原发性代谢病（表 37-3）
急性肝衰竭（见第 5 章）
恶性疾病（见第 36 章）
- 肝细胞癌
- 胆管癌
- 上皮样血管内皮瘤
- 肝母细胞瘤
- 肝转移性神经内分泌肿瘤

其他
- Budd-Chiari 综合征（见第 12 章）
- 短肠综合征

NASH. 非酒精性脂肪性肝炎

预计将在不久的将来成为美国肝移植的主要指征 [24, 25]。胆汁淤积和酒精性肝病的移植物存活率最高 [26]（图 37-2）。

（一）肝硬化

所有终末期肝硬化患者均应考虑肝移植。选择移植时机往往比较困难。对于濒临死亡的患者移植往往以失败告终，而对于能够相对长期维持正常生活的患者，移植却又是不必要的。当肝硬化患者出现腹水、静脉曲张出血或肝性脑病、进

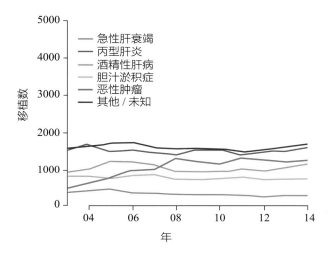

▲ 图 37-1　2004—2014 年美国肝移植的主要适应证
引自 Kim et al. 2016[26]，Fig.L1 4.2.

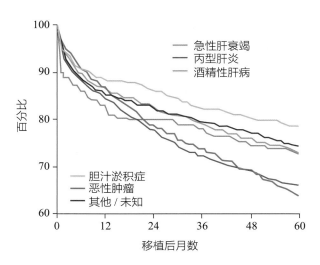

▲ 图 37-2　2009 年美国成人尸体供肝移植受者的移植物存活率
引自 Kim et al. 2016[26]，Fig.L1 5.3.

行性肾功能不全等并发症时，或当 MELD 评分 ≥15 时，应考虑对患者进行肝移植的评估[27]。对于这些较重的患者经调整后的相关死亡率风险仍显著高于 MELD 评分<15 的等待移植的患者[28]。移植费用与长期内科和外科治疗并发症（如静脉曲张出血、肝性脑病和腹水）的费用相比差别不大。

如患者存在广泛性门静脉高压时，特别是肝脏较小且难以切除时，有腹部手术史或者广泛的门静脉血栓形成时，移植手术难度将会加大。不过尽管移植前肝病的严重程度有所增加，但随着免疫抑制的应用和外科手术技术的提高等一系列医疗进展，移植后的生存率得以提高。移植术后 1 年和 5 年的生存率为 85% 和 70%。疾病复发一直被认为是影响长期生存的主要因素，1 年后超过 2/3 的死亡率与移植物功能障碍无关。根据美国国家糖尿病、消化和肾脏疾病研究所数据库的数据进行的一项多中心研究后发现，术后 1 年以上的死亡相关风险为肝脏因素 27%、恶性肿瘤因素 22%、心血管疾病因素 11%、感染因素 9% 和肾衰竭因素 6%[29]。随着丙型肝炎的抗病毒治疗和作为移植指征的 NAFLD 发病率的增加，在不久的将来，很可能受者术前存在伴发病和代谢并发症的风险将超过疾病的复发，成为肝移植后死亡的主要原因。

（二）慢性自身免疫性肝炎

移植受者 5 年生存率为 91%，移植物存活率为 83%[30]。尽管有三联免疫抑制药物的使用，33% 的患者慢性自身免疫性肝炎仍会复发，这通常与免疫抑制药量不足有关。它的发生主要与免疫抑制的变化相关，而与供者的 HLA 状态无关，但与受者的 DR3 或 DR4 相关[31]。不过，其最终可能会导致移植失败的发生[31]。

（三）慢性病毒性肝炎（见第 38 章）

对于急性暴发性病毒性肝炎（甲、乙、丁和戊型病毒性肝炎的大多数病例），病毒载量通常非常低，在这种情况下进行的肝移植通常不会发生移植物再感染。然而，慢性病毒性肝炎，移植

物再感染却是很常见的。乙型肝炎患者给予抗病毒治疗可降低再感染发生率。而抗病毒治疗对于丙型肝炎来说更为普遍，除非在肝移植之前机体已经存在持续的病毒免疫应答。

（四）酒精性肝病

在北欧，酒精性肝病患者是器官等候的最大群体。选择策略和结果获益具体情况已在第 25 章详细讨论。其移植后的生存效果优于 HCV 相关肝硬化的患者[23]。已证明，药物治疗无效的严重酒精性肝炎患者，早期肝移植将明显增加这类患者的生存率[32]。在一项针对 265 名因酒精性肝病接受肝移植的患者的研究中发现，51.3% 的患者在移植后戒酒，28.6% 的患者偶尔少量饮酒，6.4% 的患者在移植后早期适量饮酒并随时间逐渐减少，7.9% 的患者在移植后适量饮酒，5.8% 的患者在移植后早期即大量饮酒，并随着时间的推移，逐渐增加[33]。移植前因素包括酒精依赖、戒酒时间短、家族酗酒史和应用与反复饮酒有关的其他物品。移植后再次饮酒者有更高的概率出现医疗问题，包括肺炎、胰腺炎和抑郁症等。在移植后的前 5 年，由于再次饮酒而导致的移植物失功并不常见，但在术后 10 年的酗酒者当中，这种情况确有发生[34]。

（五）胆汁淤积性肝病

此疾病类型为终末期胆道疾病，通常累及肝内的小胆管，是肝移植的最佳适应证。此类疾病的晚期肝细胞功能通常都维持在正常水平，所以移植时机较容易把握。在所有的病例中，肝脏均表现出严重的胆汁性肝硬化，并通常伴有胆管缺失（胆管消失综合征）。

1. 原发性胆汁性胆管炎（见第 17 章）

此类疾病移植术后 1 年生存率超过 90%[35]。移植术后仍存在疾病复发的可能性，但关于移植失败报道为数不多。

2. 肝外胆管闭锁（见第 31 章）

肝外胆管闭锁一般在新生儿出生 3 个月后即被确诊，因此该移植指征涵盖了 35%～67% 的小儿肝移植。目前统计术后 1 年生存率为 75%。尽

管还有再移植和移植后其他手术的必要，但移植预后仍然良好，长期存活的患儿常常能够身心健康地发展。

如既往有肝门空肠吻合术史，将会增加移植手术的难度和术后并发症的发生率。

3. Alagille 综合征

存在这种情况的患者仅在病情非常严重的情况下才需要进行移植[36]。而其相关的心肺疾病可能带来致命的风险，并且术前必须仔细的进行评估。

4. 原发性硬化性胆管炎（见第 18 章）

脓毒症和既往的胆道手术史会给移植带来技术上的难度，并且此类疾病移植后较容易复发，术后 10 年复发率高达 22%。而对于未复发的病例其移植术后生存率则较高，1 年生存率为 93%，5 年生存率为 83%，10 年生存率为 67%[37]。移植前曾行结肠切除术的病例其复发率较低[38]。原发性硬化性胆管炎合并胆管癌将极大降低远期生存率。不过有越来越多的经验表明，部分胆管癌患者可在移植前行放化疗后再进行移植[39]。对于原发性硬化性胆管炎伴有炎症性肠病（primary sclerosing cholangitis with associated inflammatory bowel disease，PSC-IBD）的肝移植患者，其结直肠癌（colorectal cancer，CRC）的患病风险增加。持久的 IBD 和广泛性结肠炎是 CRC 的危险因素，因此对于 PSC-IBD 患者，建议每年进行组织活检[40]。

5. 其他终末期胆汁淤积性疾病

目前已有骨髓移植后出现移植物抗宿主引起的肝硬化进行肝移植的病例报道。其他罕见的移植指征包括胆汁淤积性结节病和慢性药物反应。

（六）原发性代谢疾病

肝移植物会保留其原始的代谢特异性。因此，肝移植可用来治疗先天性肝脏代谢缺陷疾病。患有这些病症的患者更适于进行肝移植，但最终是否进行移植取决于疾病的预后和后期罹患肝脏原发肿瘤的可能性。

一些代谢紊乱性疾病可进行肝移植，这些疾病包括终末期肝病或癌前病变，以及由于代谢紊乱造成的肝外改变，在一些情况下需联合肾脏移植（表 37-3）。其 5 年总生存率超过 85%。

1. 终末期肝病

（1）非酒精性脂肪肝相关性肝硬化：NAFLD 的终末阶段为肝硬化。许多"隐源性"肝硬化是由进行性非酒精性脂肪性肝炎所致。此类肝脏疾病的复发较为常见[41]，并且由于代谢综合征的原因，其心血管疾病发病率也较高[42]。鉴于代谢综合征患病率上升和慢性丙型肝炎治疗效果的改善，预计在不远的将来 NAFLD 将成为美国肝移植的主要指征。

（2）α_1- 抗胰蛋白酶缺乏：α_1- 抗胰蛋白酶缺乏症（A1AT）是一种常染色体隐性遗传疾病，A1AT 转录中的基因替换导致蛋白质折叠错误和肝脏表达缺陷。其大结节肝硬化在 20 岁之前发生率约为 15%。此类疾病能进展为肝细胞癌。经肝移植治疗后血浆 α_1- 抗胰蛋白酶缺乏症会得到纠正，肺部疾病也会随之稳定。合并严重的肺病将会是肝移植的禁忌证，但存在肝肺联合移植机会时，肝移植仍可考虑。

表 37-3 代谢紊乱性疾病的肝移植

终末期疾病或癌前病变
- 非酒精性脂肪肝
- α_1- 抗胰蛋白酶缺乏
- 遗传性血色病
- 肝豆状核变性
- 酪氨酸血症
- 半乳糖血症
- 糖原贮积症
- 原卟啉症
- 新生儿血色病
- 囊性纤维化
- Byler 病

主要肝外特征性病变
- 原发性 1 型草酸尿症
- 同型高胆固醇血症
- Crigler-Najjar 综合征
- 尿素循环缺陷
- 线粒体呼吸链缺陷
- 家族性淀粉样多神经病
- 急性间歇性卟啉症

（3）遗传性血色病（见第 26 章）：这是一类罕见的移植指征。生存率低于其他移植适应证。移植后的死亡率主要与感染和心脏并发症相关。关于确切的肝脏铁超负荷复发的病例尚未见报道，但由于随访时间较短，有待进一步观察[43]。

（4）肝豆状核变性（见第 27 章）：对于急性重型肝炎，或者已经使用铜螯合剂治疗但肝硬化症状仍未能改善的情况，需考虑肝移植。以往，D- 青霉胺是治疗时常用的螯合剂。然而，由于其神经退行性变等不良反应，此药物在临床的使用已经减少。由于三乙烯四胺具备有效性和安全性的作用，现已成为公认的替代治疗用药。此外，四硫钼酸铵能干扰肠道铜吸收，并结合血浆中的铜，故也被用于此类疾病的治疗。然而，到目前为止，在美国此药物还没有被批准使用[44]。

当暴发性肝豆状核变性被纳入肝移植指征后，该病的总生存率已由 72% 增加到 90%[45]。

当神经系统并发症只与肝病（如肝性脑病）相关时，移植后患者的病情会有显著改善[46]。而由于肝豆状核变性本身引起的神经并发症，在移植后并不会得到改善。

（5）糖原贮积症：肝移植已被证实能成功对 I 型和 IV 型糖原贮积症进行治疗，并且患者能够持续存活至成年。由于饮食的调整能更好地对代谢进行调控，肝移植的指征已从纠正代谢紊乱发展到预防肝糖原贮积造成的长期后遗症，如那些多发、不可切除的肝腺瘤的恶性变[47]。

（6）半乳糖血症：一少部分半乳糖血症患者，由于确诊较晚导致发展成为肝硬化。这部分患者可通过肝移植进行治疗。

（7）原卟啉症：原卟啉症可导致终末期肝硬化，并成为肝移植的手术指征[48]。术后，红细胞和粪便中仍持续存在高水平的原卟啉，虽然可以长期改善症状，但疾病仍无法得到根治。

（8）酪氨酸血症：酪氨酸血症在发展成为肝细胞癌前是可以通过肝移植治愈的[49]。

（9）囊性纤维化（见第 31 章）：以肝脏受累为主的囊性纤维化是肝移植的指征。肝纤维化常常造成晚期呼吸衰竭，其中的年轻患者肝移植术后 3 年生存率为 70%，因此肝肺联合移植通常是必要的[50]。

（10）Byler 病：Byler 病（1 型进行性家族性肝内胆汁淤积症）能引起肝硬化或者心力衰竭，从而造成患者死亡。针对肝硬化而进行的肝移植还可以纠正血清载脂蛋白 A_1 的降低[51]。

2. 纠正肝外影响因素

（1）草酸尿症：肝肾联合移植可以纠正由肝过氧异丙氨酸 – 乙醛酸氨基转移酶缺乏所导致的原发性 I 型草酸尿症[52]，同时心脏功能紊乱也可随之得到逆转。

（2）同型高胆固醇血症：肝移植可使该病的血脂降低 80%。除肝移植外，心脏移植或冠状动脉搭桥术通常也是必要的[53]。

（3）Crigler-Najjar 综合征（先天性葡萄糖醛酸转移酶缺乏症）：当血清胆红素水平非常高且不能通过光疗控制时，肝移植可用来预防该病所导致的神经系统后遗症。

（4）尿素循环酶缺乏：鸟氨酸转氨甲酰酶作为尿素循环酶主要存在于肝脏[54]。肝移植可用于治疗尿素循环酶缺乏。但因为一些尿素循环障碍的患者能够维持正常的生活，所以对于判断是否需要进行移植往往存在难度。

（5）线粒体呼吸链缺陷：线粒体呼吸链缺陷可导致患儿低血糖和餐后高乳酸血症，从而引起肝脏疾病。目前该病已能通过肝移植得到治疗。

（6）原发性家族性淀粉样变性：原发性家族性淀粉样变性最好在出现以下两种情况之前进行多米诺肝移植。这两种情况分别为明显的多发性神经病变，以及自主膀胱和直肠功能障碍。但是需要指出的是，该病行肝移植后神经病变改善的个体差异较大[55]。

（7）急性间歇性卟啉症：急性间歇性卟啉症是一种常染色体显性遗传疾病，染色体的异常能导致胆色素原脱氨酶的部分缺乏，从而使肝卟啉前体过量产生，进而导致严重的脑脊髓交感神经系统的损伤，这种情况可能危及生命。肝移植是一种潜在有效的治疗方法，因为肝脏是过量肝卟啉前体产生的主要来源。虽然在移植后的前几个月，这些患者肝动脉血栓形成的风险增加，但经过严格筛选的患者行肝移植后，长期预后良好，具体机制尚不清楚[56]。

3. 急性肝衰竭（见第5章）

急性肝衰竭的移植指征包括暴发性病毒性肝炎、肝豆状核变性、自身免疫性肝炎、急性妊娠脂肪肝、药物过量[对乙酰氨基酚（如扑热息痛）]和药物相关性肝炎[57]。

（七）恶性肿瘤（见第36章）

尽管移植术前已尽量排除肝脏肿瘤肝外扩散的可能，患者移植效果仍然不尽如人意。但目前对肝脏肿瘤肝移植标准的改良和移植前患者的管理将会改善移植预后。

1. 肝细胞癌（见第36章）

对于那些单个肿瘤直径不大于5cm，多个肿瘤不多于3个，直径小于3cm且没有大血管侵犯的患者，移植后复发率较低，生存率超过70%[58]。而对于术后病理学证实微血管或大血管侵犯、肿瘤分化差、肝外扩散、超米兰标准以外的肿瘤，均存在复发的风险[59]。在移植指征选择方面，已有一些国家扩大了肿瘤纳入标准，以及通过局部治疗达到降期目的的肿瘤。

2. 纤维板层癌

纤维板层癌仅局限于肝脏，并且不伴有肝硬化。因此该病患者非常适于进行肝移植。那些伴有可治疗的肝内转移情况也是可以进行移植的。

3. 上皮样血管内皮细胞瘤

上皮样血管内皮细胞瘤表现为肝脏的多个局灶性病变，并且除此以外并无其他病变。此病程发展趋势无法预测，复发率可能达到50%。肿瘤转移扩散并不总是手术的禁忌，并且与生存率无关。此类疾病可通过肝移植治愈[60]。

4. 肝母细胞瘤

肝母细胞瘤行肝移植术后24～70个月的生存率为50%。但如果存在微血管侵犯和肝外扩散的上皮样退行性变，常提示预后较差。

5. 神经内分泌肿瘤

如肿瘤不能被切除，特别是肝脏的原发肿瘤无法切除时，肝移植可能会取得较理想的姑息治疗的效果[61]。

6. 胆管上皮细胞癌

即使具备切除适应证的患者，术后5年生存率也仅为20%～40%。尽管如此，肝脏切除术仍是目前肝脏胆管上皮细胞癌的标准治疗方法。许多患者由于存在双侧肝内胆管同时受累或伴有原发性硬化性胆管炎等肝脏疾病，不适合做切除手术。由于肿瘤复发的原因，最初病例报道均提示预后很差。那些通过严格筛选的处于疾病早期阶段但无法进行手术的患者，通过恰当的治疗，5年无复发生存率可达到65%。这些治疗方式包括连续接受体外放射治疗、放射增敏化疗、近距离放疗、维持化疗、抑制转移的分期手术，以及最终进行的肝移植[39]。目前，器官共享联合网络（United Network of Organ Sharing，UNOS）根据MELD评分为肝脏胆管上皮细胞癌制订了一个剔除标准（表37-1）。

（八）Budd-Chiari综合征（见第12章）

肝移植用于那些既往行门腔静脉分流术失败而又行经颈静脉肝内门体分流术的病情严重的患者[62]，其5年生存率超过70%[62]。血栓形成是其风险其一，尤其对于那些具有高凝状态的患者，终生抗凝治疗是必要的。

三、绝对和相对禁忌证（表37-4）

（一）绝对禁忌证

绝对禁忌证包括不可纠正的心肺疾病、持续的肝外感染、转移性恶性肿瘤和严重的颅脑损伤。

如果患者无法充分理解移植的重要性及随之而来的生理和心理问题，则不应进行移植[63]。

（二）相对禁忌证（风险较高）

晚期肝脏疾病患者进行重症监护治疗，尤其是需要呼吸机支持的患者，移植风险会更高。

儿童的相对禁忌证较少，但2岁以下患儿的手术难度会增加。

与正常体重患者相比，超重和肥胖患者并发术后感染的风险增加，而病态肥胖患者还会

表 37-4　肝移植绝对和相对禁忌证

绝对禁忌证
- 心理、生理和社会障碍不能接受移植
- 活动性脓毒症
- 转移性恶性肿瘤（肝神经内分泌肿瘤除外）
- 肝内胆管细胞癌
- 获得性免疫缺陷综合征
- 严重的难以纠正的心肺疾病
- 治疗后出现严重的肺动脉高压（平均肺动脉压 ≥35mmHg）

相对禁忌证（高风险）
- 年龄＞65 岁或＜2 岁
- 门腔分流术后
- 复杂肝胆外科手术后
- 门静脉血栓形成
- 再移植
- 多器官移植
- 病态肥胖
- 人类免疫缺陷病毒感染
- 血清肌酐＞1.7mg/dl（150μmol/L）
- 慢性肾衰竭（需要肝/肾联合移植）
- 虚弱

延长重症监护病房的住院时间。然而，两者的移植物存活率和患者生存率没有差异[64]。低体重（BMI＜18.5kg/m²）受者在肝移植后出现不良后果的风险增加，特别是那些合并低 MELD 评分的患者风险更高[65]。多器官移植风险会相应增加。

门静脉血栓会增加移植难度，并导致生存率下降。然而，手术往往还是可以进行的[66]。通常将供体侧门静脉与受者侧肠系膜上静脉和脾静脉汇合处进行吻合，或使用来自供体的静脉血管移植物。目前门静脉转位技术已很少采用[67]。

既往行门腔分流的患者会增加移植手术的难度，而远端脾肾分流对手术的影响相对较小。对于门静脉高压导致的曲张静脉出血，采取 TIPS 治疗可为肝移植争取术前准备时间[68]。支架的准确定位很重要，一定要避免支架过长突入门静脉或腔静脉。

既往有上腹部复杂手术史，也会给移植手术带来技术上的难题。

再移植

平均再移植率约为 10%。超过一半的原因是原发性移植肝无功能和肝动脉血栓形成，其余是慢性排斥和原发疾病复发。

在欧洲，首次肝移植 1 年生存率为 80%。再次肝移植，这一数字降至 50% 以下[18]。

四、患者的一般准备

移植前医疗"准备工作"包括精神病学方面的咨询、营养评估[69]、身体状况评估和诊断确认。患者可能需要等待数月才能获得合适的供肝，在此期间，特别的社会心理支持和严密的医疗检测是必要的。表 37-5 详细列出了所有肝病患者术前应进行的常规临床、生化、血清学和影像学检查。

身体虚弱程度已成为移植前评估中的一个重要内容，可根据握力、步速和定时椅架测试等指标进行评估。在等候移植的名单上身体功能处于基线较差的患者死亡率较高，并且与肝病严重程度无关[70]。未来的研究倾向于采取更为简单的标准对移植术前等待名单上患者进行身体虚弱程度的评估，这可能有助于预测哪些患者由于病情过于危重而不适于肝移植。

五、供体的选择和手术

临床医生咨询过捐献者家属意见并确认取得同意的，或者捐献者生前明确表示过捐献意愿的，可以通知捐献者进行捐献。捐献意愿须征得所有相关人员的同意，如有人反对，则捐献不能进行。捐献者须在生前签署书面授权书，以便保证在死亡时进行捐赠，而此授权书的权限高于其家属的保留权。西班牙在欧洲拥有最高的器官捐献率。虽然西班牙确有遵循默认捐献的习惯，但家属仍拥有着最终决定权。高捐赠率主要归功于各医院都有充足训练有素的移植协调员队伍。与潜在捐赠者接触的所有临床工作人员都需要具备较好的教育背景、支持协调能力、建议咨询能力。

表 37-5　肝移植评估

财务筛查	审查病情评估、移植和移植后护理的成本
肝病评估	确定肝病的病因，评估疾病严重程度和移植指征，优化疾病和并发症的管理，评估身体虚弱程度
外科评估	手术技术难度确定、风险评估并对捐献者纳入进行讨论（死亡捐献者、活体捐献者、扩大捐献者的范围）
实验室检查	肝功能、全血细胞计数、电解质、肾功能、ABO-Rh 血型、药物筛选、病毒性肝炎检测、经肝病学家判断的肝病其他病因的评估、巨细胞病毒状态
影像学检查	多普勒超声评价肝血管系统、肝脏三维 CT 扫描或磁共振成像、肝恶性肿瘤患者的胸部 CT 扫描
常规健康评估	应遵循基于年龄相关的筛查指南，如胸部 X 线片、宫颈涂片、乳房 X 线检查和结肠镜检查等。对于原发性硬化性胆管炎的患者，则不论年龄大小，都应进行结肠镜检查
牙科评估	确认龋齿和脓肿
麻醉评价	针对患有门肺动脉高压、潜在心肺疾病或有麻醉并发症史的患者
社会工作评价	确保足够的系统性支持，并评估潜在的社会心理问题
营养评价	评估当前营养状况，并提供患者教育
传染病评估	所有患者均应进行结核病检测，根据危险因素和起源地区需进行必要的附加检测
专业心理健康评估	针对有药物滥用史、精神疾病或行为问题的患者
心肺评价	所有等待移植的患者均需做超声心动图。应根据各种危险因素（如糖尿病、吸烟、高脂血症、高血压和年龄＞60 岁）进行无创性压力测试。对有潜在肺部疾病或曾吸烟的患者，应进行肺功能测试

改编自 Martin et al. Evaluation for liver transplantation in adults: 2013 practice guideline by the American Association for the Study of Liver Diseases and the American Society of Transplantation. *Hepatology* 2014; 59: 1144-1165.

供体的短缺促使临床上开始使用那些以前被认为并不能令人满意的肝脏。这些供肝来自那些检查异常的捐赠者、老年捐赠者、ICU 住院时间较长且接受强心药物治疗的患者，或者是以前排除标准中的肝脏中度脂肪变性的患者[17]。使用这些边缘性供肝似乎并没有增加移植物失功的比例。心脏死亡（DCD）的受限供体在临床中的使用也在逐步增加[71]。

年龄在 2 月龄至 75—80 岁，脑损伤所致脑死亡的人可作为捐献者。对于仍存在心脏跳动的捐赠者，使用机械通气可维持心血管和呼吸功能，从而够使此类捐献的肝脏和其他重要器官在一定程度上得以恢复。这能最大限度地减少在正常体温下发生的器官局部缺血，并对获得移植成功有很大的帮助。

ABO 跨血型移植可能会导致严重的排斥反应和胆道并发症。除紧急情况外，应尽量避免跨血型移植[72]，并且应当根据情况采取必要的免疫吸附和血浆置换等方案。

目前并没有要求 HLA 匹配。事实上有一些证据表明，HLA Ⅱ类基因错配可能会有益处，尤其是在预防胆管消失综合征方面[73]。

对潜在捐献者的医疗和行为史的回顾，以及对捐献者的潜在传染病筛查可见表 37-6。

供体的手术操作要领如下所述。解剖肝门，应用预冷的 Ringer 乳酸平衡液和威斯康星大学器官保存液（即 UW 液）通过门静脉进行灌注，或者应用其他器官保存液通过主动脉和门静脉进行灌注。将肝脏移除后，继续用 UW 液或其他器官保存溶液通过肝动脉和门静脉进一步灌注冷却肝脏，并将供肝置入存有器官保存液的塑料袋中后与冰块一同置入便携式冷却器保存。目前使

表 37–6　对尸体供肝捐献者的筛查

- 审查相关医疗记录以评估医疗史和社会史，筛选与增加疾病传播风险相关的行为，并确定供者是否接触或使用过生长激素
- 血液和尿液培养
- 胸部 X 线
- 动脉血气
- 人类免疫缺陷病毒（HIV）抗体 *
- 乙肝表面抗原和核心抗体 *
- 丙型肝炎抗体
- 丙型肝炎核糖核酸或核酸试验 *
- 巨细胞病毒抗体
- EB 病毒抗体
- 梅毒筛查

*. 如果捐赠者近期曾有感染 HIV、HBV 或 HCV 的危险行为，则应进行 NAT 测试

引自 https：//optn.transplant.hrsa.gov/media/1202/evaluation_plan.pdf.

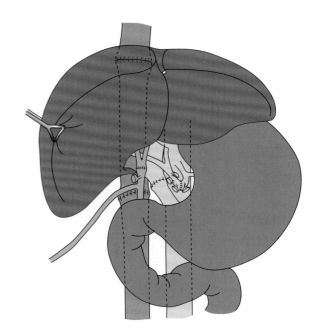

▲ 图 37–3　原位肝移植完成示意图，胆管通过端端吻合完成胆道重建

用的保存溶液可使保存时间相对延长，所以对于受者而言会存在更多选择。然而，对于 DCD 供体和其他不理想的供体，应尽可能减少冷缺血时间。大多数移植中心现在都有指定的多器官获取团队。

如果可能，特别是可以选择的情况下，供者肝脏大小应与受者肝脏相匹配，其理想体重差是在 10kg 以内。如较小的肝移植给体型较大的受者时，供者肝脏的大小则会以约 70ml/d 的速度增长，通常 3 个月后就会与受者体型、年龄和性别的预期体积相匹配[74, 75]。

六、受者手术操作（图 37–3）

平均手术时间为 8h。术中失血量差别很大，但有一定比例的手术并不需要输血。若预计存在高失血风险时，可采用血细胞回收装置将血液从腹腔吸出，反复洗涤，重新悬浮并回输体内。

游离肝门和肝上、肝下下腔静脉，分别将血管解剖及夹闭以便切取肝脏。受者的下腔静脉可保留，以便在同种异体移植中进行肝静脉和下腔静脉的吻合，即背驮式肝移植。

在供肝植入的过程中，门静脉及腔静脉系统

被暂时阻断。在无肝期，静脉侧支的循环可以减轻身体下半部和内脏的淤血，从而提高血流动力学的稳定性。一旦所有血管吻合完成，在恢复肝脏血液循环之前，应将器官保存液冲洗出移植物。肝动脉变异较为常见，可用供体移植物的血管进行动脉重建。胆道通常通过端端吻合重建。如果受者胆管有问题或者缺失，则选择端侧 Roux-en-Y 胆总管空肠吻合术。

（一）节段性（劈离）肝移植

由于幼儿获得可匹配的肝脏较为困难，目前可采用成人尸体肝脏劈离后用于幼儿的肝移植（图 37–4 和表 37–7）。单一供体肝脏劈离可获得两个可利用移植物[76]；根据目前经验，劈离肝移植可获得几乎与全肝移植物一样或相似的满意移植效果（1 年生存率为 93%）[77]。但此手术方式也会带来更多的并发症，包括术中出血量的增加，以及肝脏断面的胆漏问题[78]。

目前成人也使用尸体的劈离肝脏供体进行移植[79, 80]。肝脏劈离的步骤可以在手术台上离体完成；亦可以行原位劈离，两种劈离方式的移植物存活率（85%）和患者生存率（90%）相似。劈

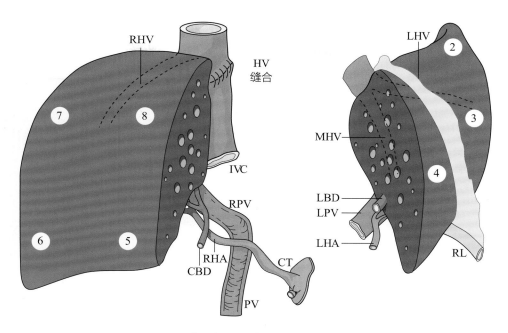

▲ 图 37-4 将 1 个供肝劈离成 2 个移植物的示意图

在本图例中，主要的血管和胆道结构与右叶相连。CBD. 胆总管；CT. 腹腔干；HV. 肝静脉；IVC. 下腔静脉；LBD. 胆左管；LHA. 肝动脉左支；LHV. 左肝静脉；LPV. 门静脉左支；MHV. 中肝静脉；PV. 门静脉；RHA. 肝动脉右支；RHV. 右肝静脉；RL. 圆韧带；RPV. 门静脉右支。阿拉伯数字为肝段 [76]

表 37-7 应对心源性死亡、脑死亡肝脏供体短缺的相关策略

- 更有经验的临床医生和更有效的公共教育
- 预设同意捐献政策
- 劈离式肝移植
- 活体捐献
- 部分辅助性移植物
- 循环衰竭死亡后供体的捐献

离肝脏常常可同时获得两个优质移植物 [81]，因此在儿童肝移植中，这种手术方式减少了对活体捐献的需求 [82]。

（二）活体肝移植

由于与儿童匹配的小型尸体移植物的短缺，因此活体肝移植就会被考虑。肝脏来自活体供体 [83]。这种技术最初主要用于胆道闭锁的儿童 [84]，但由于尸体肝脏劈离后，活体肝移植的数量明显减少。在亚洲许多国家，供体的缺乏促进了活体肝移植的发展。

捐献者有时可能是受者的亲属，其实施需要

有严格的伦理要求，必须保证充分的自由权和知情同意权。进行活体肝移植，必须有一位与受者方无利益关系的医生为供体提供医疗支持。该移植术式具有可控性强、缺血时间短、再灌注损伤小的优点。成人也可进行活体肝移植。可选择供体的右半肝作为供肝，最近也开始使用左半肝作为供肝。活体供肝可用于代偿良好的肝硬化和轻度门静脉高压患者，以及在短期内没有尸体供肝的急性肝衰竭患者 [85]。

肝切除术对于活体供体存在风险，但相对较小。美国对在 1994—2011 年的 4111 名活体肝捐献者的研究发现，早期供体死亡率为 1.7‰。死亡风险并没有随着捐献肝脏部位不同而变化（左侧肝段为 2‰，左半肝为 2.8‰，右半肝为 1.5‰，P=0.8）。在美国国家健康和营养测试调查中，活体供体的长期死亡率与肾脏供体以及健康受试者相当，其术后 11 年的死亡率为 1.2% [86]。

成人对于活体捐献肝脏体积的需求要比儿童大得多。移植物大小的临界极限尚不清楚，但对于 Child A 级肝硬化患者移植物与受者重量比至少需要达到 0.6%（即 100kg 受者的肝脏

需求约为 600g）[87]。低于此标准，可能会发生小肝综合征，与供肝相对较小而其门静脉血流相对过大有关。这种情况致使临床中多采用右半肝作为移植物[88]。活体供肝移植（live donor liver transplantation，LDLT）术后的并发症发生率高于尸体供肝移植（decreased donor liver transplantation，DDLT），其中至少一个并发症的发生率对于 LDLT 是 83%，而在 DDLT 是 78%。发生率较高的并发症包括胆漏（31.8% vs. 10.2%）、计划外的探查术（26.2% vs. 17.1%）、肝动脉血栓形成（6.5% vs. 2.3%）和门静脉血栓形成（2.9% vs. 0%）[89]。并发症的概率在经验较少的移植中心（<20LDLT）更为常见。尽管 LDLT 并发症发生率居高不下，但与转为等待 DDLT 相比，直接接受 LDLT 的死亡率依然较低[90]。一些移植中心在成人肝移植中正在致力于提高左半肝作为移植物的使用率，并对其进行技术改造，以降低出现小肝综合征的风险。

（三）辅助肝移植

原位辅助性部分肝移植（auxiliary partial orthotopic liver transplantation，APOLT）就是切除一部分受者的肝脏，再将部分供体肝脏重新植入原切除肝脏位置的技术。这项技术主要用于代谢缺陷及急性肝衰竭的患者，尤其是儿童和年轻的成人。在这些病例中，患者自身的肝脏有可能再生，并且为受者提供了撤除免疫抑制治疗的可能性[91-93]。

在体型较小的成人和儿童中，受者一般采取扩大的左半肝切除术，并且使用左外叶或左半肝作为供肝。而对于体型标准的成人，一般行右半肝切除术，将右半肝作为供肝。

此术式并发症的发生率相应增加，尤其是门静脉血栓形成和原发性移植物失供。辅助肝移植提供了一种终身无须免疫抑制药治疗的可能性。宿主肝脏逐渐恢复的过程，也是逐渐减少对免疫抑制药依赖的过程。随着时间的推移，辅助移植物可能会萎缩。一项关于在国王学院医院接受 APOLT 治疗的 20 名急性肝衰竭儿童的长期随访显示，患者 10 年生存率为 85%，移植 23 个月后，

无免疫抑制生存率为 65%[94]。

（四）多米诺肝移植

用肝移植治疗家族性淀粉样多发性神经病等代谢缺陷疾病时，受者会切除解剖正常的肝脏[95]。此肝脏可以提供给充分知情同意的老年等待移植患者。尽管有报道称，有少数移植受者在早期发生了代谢缺陷造成的不良后果，但这种情况大多数在 10～20 年后出现[55]。这样肝移植受者所切除的肝脏可同时再作为供肝移植给其他患者，从而使肝脏可以被最大限度地重复使用[96]。

（五）肝细胞移植

相关学者正在研发利用人类肝细胞移植来治疗代谢性肝病，具有正常功能的肝细胞可以纠正某些遗传缺陷[97]。不过，受者将需要长期服用免疫抑制药。肝细胞移植可用于酶的缺失或失活而引起的疾病的替代治疗，如 Crigler-Najjar 综合征[98]、Ⅰa 型糖原贮积症[99]和尿素循环障碍[100]等，或者可通过抑制致病基因过度表达的方式达到治疗的目的[101]。然而，肝细胞移植仍面临着许多挑战[102]。

（六）异种移植

一些非人类种属的肝脏，包括猪、狒狒和黑猩猩的肝脏已经被移植到人身上[103]。Starzl 在 1966 年第 1 次进行了黑猩猩肝移植到人的尝试。1992 年，他的患者在接受狒狒肝移植后存活了 70 天[104]。异种肝移植的主要局限性是免疫学方面，包括超急性和延迟异种移植排斥反应、T 细胞依赖异种移植排斥反应。各种应对策略正在研究中[105]，但预计这些问题将会很难解决。

动物源性的感染，尤其是病毒（特别是猪内源性逆转录病毒）引起的感染可随异种移植进入人体。不同物种之间的蛋白质结构差异（如肝源性凝血因子）和蛋白质或脂质合成的平衡（如白蛋白或低密度脂蛋白稳态）可能是异种移植中难以克服的障碍，即使采用动物的基因修饰用来限制免疫不相容性，其结果仍是如此。另外，接受

异种移植也会产生伦理上的难题[105]。

（七）小儿肝移植

小儿肝移植的适宜平均年龄约为 3 岁，但婴儿在出生后的第 1 年就已经可以成功地进行移植手术[106]。由于儿童供肝的缺乏，成人减体积或劈离式供肝成了必需。

小儿肝移植术后，往往生长良好，生活质量较高。

直径较小的血管和胆管造成了手术技术上的难题。移植前应通过 CT 或最好用 MRI 进行解剖结构的评估。小儿肝移植术后，肝动脉血栓的发生率不低于 17%[107]，并且再次移植率较高。胆道并发症也很常见。

1 年生存率一般比成人好，长期生存率比成人高 10%。感染较为常见，致病原多是水痘、EB 病毒、分枝杆菌、念珠菌和巨细胞病毒等。

七、免疫抑制

目前在免疫抑制方面，其科学机制和治疗排斥反应方面都取得了重大进展。通常会采取多种治疗方案进行综合治疗，不同中心之间的方案选择也不尽相同，现在针对患者的具体情况和潜在疾病进行了个性化调整。大多数免疫抑制方案包括钙调神经磷酸酶抑制药，即环孢素或他克莫司。这些药物与皮质类固醇和（或）硫唑嘌呤或霉酚酸酯一起服用。IL-2 受体阻滞药可以延迟和（或）减少他克莫司或环孢素的剂量，从而在最大程度上减少这些药物的肾毒性。既往免疫抑制药对于丙型肝炎病毒复发而造成的负面影响，在一定程度上影响了免疫抑制药的应用策略，但 DAA 药物的有效性让人们更加关注免疫抑制药。

钙调神经磷酸酶抑制药（如他克莫司和环孢素）是维持免疫抑制的主要药物。环孢素的不良反应包括肾毒性，而氨基糖苷类药物会增强肾毒性。环孢素也能引起电解质紊乱，包括高钾血症、高尿酸血症和低镁血症。其他并发症包括高血压、体重增加、多毛症、牙龈肥大和糖尿病。长期服药可引起淋巴增生性疾病。其引起的神经毒性表现为情绪多变、癫痫、震颤和头痛。

环孢素和他克莫司与其他药物之间的相互作用，可导致血药浓度的变化（表 37-8）。

表 37-8　环孢素（他克莫司）与其他药物之间的相互作用

提高血药浓度
• 红霉素 / 克拉霉素
• 酮康唑 / 氟康唑 / 泊沙康唑 / 伏立康唑
• 蛋白酶抑制药
• 甲氧氯普胺
• 维拉帕米、硝苯地平、地尔硫䓬
降低血药浓度
• 卡马西平
• 苯巴比妥
• 苯妥英钠
• 利福平
• 卡泊芬净
• 异烟肼
• 圣约翰草

他克莫司（FK506）在抑制 IL-2 合成和排斥反应方面比环孢素更加有效；在患者生存率和移植物存活率方面也优于环孢素[108, 109]，并且慢性排斥反应较少。他克莫司的不良反应包括肾毒性、糖尿病、腹泻、恶心和呕吐，但高血压出现的概率比环孢素少。与环孢素相比，他克莫司的神经并发症（震颤和头痛）更为突出。环孢素和他克莫司的免疫抑制作用与药物暴露总剂量有关。药物代谢存在很大的个体差异性，因此 12h 内药物峰谷水平可用于药物暴露水平的估计。

霉酚酸酯是肌苷单磷酸脱氢酶的一种非竞争性抑制药，是维持免疫抑制最常见的辅助用药。该药没有肾毒性，其主要不良反应包括胃肠道症状和骨髓抑制。霉酚酸酯的使用会增加妊娠前 3 个月自然流产率和先天畸形的风险，因此建议女性准备妊娠前停用这种药物[110]。硫唑嘌呤可作为霉酚酸酯的替代药物，其不良反应包括骨髓抑制、胆汁淤积、紫癜肝病、肝纤维化、窦周纤维化和肝结节再生性增生等。研究表明，在肝移植 1 年后的患者当中，使用霉酚酸酯并同时降低钙调神经磷酸酶抑制药用量可改善肾功能[111, 112]。

西罗莫司和依维莫司是哺乳动物雷帕霉素受体蛋白靶点的抑制药。与他克莫司一样，这些药物与细胞内免疫球蛋白 FKBP12 结合，但并不抑制钙调神经磷酸酶，因此几乎或完全没有肾毒性。但是由于该药物可能会引起移植物失功，以及肝动脉 / 门静脉血栓和败血症的概率较高，因此禁止在移植后立即使用西罗莫司。然而，许多研究已表明，这些药物在移植后 1 个月使用的安全性得到了改善[113]。依维莫司联合他克莫司减少了移植 1 个月后他克莫司的用药剂量，从而显著改善了移植后 36 个月的肾功能[114]。研究发现，他克莫司完全停药组的急性排斥反应发生率较高，因此不推荐依维莫司单药治疗。依维莫司不良反应包括全血细胞减少、伤口愈合不良、血脂异常、口腔和胃肠道溃疡。以前，抗淋巴细胞球蛋白和 T 细胞抗体曾用于预防急性排斥反应。目前上述两种方法已被针对与 IL-2 受体的特异性单克隆抗体所取代，包括巴利昔单抗和达利珠单抗[115]。这些受体仅由活化的淋巴细胞表达，故在早期给予单克隆抗体能够更好地减少急性排斥反应。在美国，大约 25% 的中心采用诱导疗法，主要用于肾脏保留[26]。平衡免疫抑制过多（增加感染和恶性肿瘤的风险）和免疫抑制过少（增加移植排斥）的双重风险方面仍存在诸多困难，这仍然是肝移植需要面临的一个主要问题。过去几十年的治疗趋势主要是在不增加移植物损失风险的情况下尽量减少免疫抑制药的维持剂量。

免疫耐受

目前已从肝移植受者血液中发现供体细胞。这种嵌合现象可以提高对供体组织的耐受性，从而影响宿主免疫系统。与其他器官相比，肝脏更易产生自发性耐受[116]。这种现象提示移植后也许能够停止免疫抑制治疗。不过，实际上很难实现。移植物成功存活 5 年后，15%～30% 的患者可能在随后的 3 年内停止免疫治疗，而另外 2/3 的人则出现移植物异常[117]；嵌合现象与免疫耐受无关。能够成功停止免疫抑制的相关因素包括非免疫性疾病的移植、较差的 MHC 错配

和早期急性排斥反应的低发生率[115]。然而，目前对于这些患者撤除免疫抑制的后果仍无法充分预测。

目前只有所谓的"几乎耐受"或"接近耐受"[118]。移植后移植物和宿主之间产生免疫嵌合需要一段窗口期，所以这就意味着在此期间过度免疫抑制将阻止免疫耐受进程。

八、术后病程

术后并发症有一定的发生概率，尤其是成年人。如出现需要控制出血、胆道重建或脓肿引流情况时可能需要进一步的手术。5%～10% 的病例需要短期的肾脏透析支持。

5%～10% 的患者需要进行再次移植。再次移植的主要指征有原发性移植物失功、肝动脉血栓形成、慢性排斥反应和原发病复发，而且有可能需要肾脏透析支持。再次移植效果往往不如第 1 次令人满意。

造成不良后果的因素包括移植前营养不良、肝功能 Child C 级、血清肌酐升高和严重的凝血异常。手术期间所需的血制品数量、移植后是否需要肾脏透析的支持、反复的排斥反应也与不良后果相关。

造成死亡的原因包括手术相关并发症、细菌性或真菌性败血症（速发或迟发）、胆漏和排斥反应（合并或不合并感染），这些通常与过度免疫抑制有关。

患者通常需住院 1～2 周，并在 6 个月内完全康复。

大多数患者能够恢复正常的生活和工作，并且能够获得令人满意的生活质量。移植后的药物治疗和监测对患者来说是一项负担，但是社会的医疗保障体系大大减轻了这一负担[119]。患者的年龄、移植前疾病持续时间和患者所从事工作性质对移植后就业状况有显著影响。那些有复发性疾病与那些没有复发性疾病的患者相比，生活质量更差，如 HCV 患者[120]。

超过 87% 的儿童存活患者可以完全恢复正常生长发育，包括身体功能和性心理方面。

九、移植后并发症（表37-9）

三个主要问题是：①原发移植物无功能（术后1~3天）；②排斥（术后5~10天）；③感染（术后3~4天及以后）。

原发性无功能没有确切的定义，但其特征是肝功能恶化，特别是凝血障碍、酸中毒、胆红素升高和肾功能不全（图37-5），因此需要专业的检查进行评判[121]。这些检查包括CT[122]、MRI、磁共振胰胆管造影和多普勒成像，应用羟基亚氨基二乙酸进行核素胆道造影扫描、血管造影[123]，

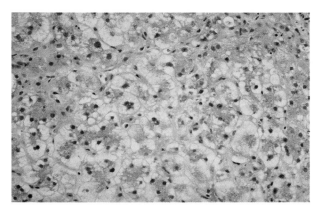

▲ 图37-5　肝移植术后2天移植物缺血
因细胞质丢失可见肝细胞肿胀（HE 染色，380×）

以及经皮和内镜胆管造影。

（一）手术相关并发症

手术并发症最常见于血管和胆管较细的儿童。

常规多普勒超声可用于检查肝动脉、肝静脉、门静脉或下腔静脉狭窄或血栓形成。

CT、MRI 或超声可用于评估肝实质异常、肝周积液和胆道扩张。

胆道造影或 MRCP 可用于评估胆道异常情况。HIDA 扫描或胆道造影可用于鉴别胆漏。

可以通过各种方式进行穿刺，从而吸出或引流积液。

包膜下肝坏死与供肝大小和受者不匹配有关。它可以通过 CT 检查诊断，通常可以自行缓解[124]。

如果切除病变肝脏时在膈肌上留下了一个未处理的创面，或者既往手术、感染引起粘连，抑或是肝脏劈离手术，则很可能出现出血并发症。治疗方法是输血，必要时再手术。

（二）血管并发症

肝动脉血栓形成在儿童最为常见[107]。可急性发作，通常在术后30天内出现，以临床病情恶化、发热和菌血症、肝酶升高、凝血症、酸中毒、肝坏死为特征（图37-6）。另一种情况可能无明显临床症状，而数周后出现胆道并发症[125]，包括胆漏和胆道狭窄，以及复发性菌血症和脓肿。

表 37-9　肝移植的并发症

术后时间（周）	并发症
1	• 原发移植物无功能 • 肝动脉血栓形成 • 胆漏 • 肾相关并发症 • 肺相关并发症 • 中枢神经系统相关并发症
1~4	• 肝细胞性排斥 • 胆汁淤积 • 肝动脉血栓形成 • 非吻合口 / 肝内胆管狭窄
5~12	• 巨细胞病毒性肝炎 • 肝细胞性排斥 • 胆管吻合口狭窄 • 肝动脉血栓形成 • 丙型肝炎（HCV）
12~26	• 肝细胞性排斥 • 胆道并发症 • HCV • EB 病毒性肝炎（儿科患者） • 与药物有关的肝炎
>26	• 慢性胆管排斥（罕见） • EB 病毒性肝炎 • 门静脉血栓形成 • 疾病复发（乙型肝炎缺乏足够的抗病毒药物时、HCV、肿瘤） • 移植后淋巴组织增生紊乱

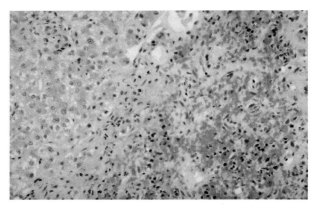

▲ 图 37-6　移植术后第 3 天，因肝动脉血栓形成造成肝梗死

在正常肝组织旁可见坏死及梗死的肝细胞区并伴有出血（HE 染色，150×）

虽然三维螺旋 CT 能够显示肝内动脉分支的闭塞情况，但超声仍是主要诊断方法。诊断还可以通过血管造影证实。治疗方法通常是再次移植。

肝动脉狭窄通常发生在吻合口。如果能够在术后早期诊断，则可以通过球囊扩张血管成形术进行治疗。

门静脉血栓形成在成人并不常见。多表现为移植物失功和大量腹水。尽快恢复血供是很有必要的。如果得不到纠正，往往需要二次移植。门静脉血栓可表现为无症状，但会在移植术后数周至数月出现静脉曲张出血。

肝静脉阻塞在因 Budd-Chiari 综合征而接受肝移植的患者中很常见。偶尔也可见肝上下腔静脉吻合口出现狭窄，这种情况可以通过球囊扩张来治疗。肝静脉阻塞在行"背驮式肝移植"的肝静脉下腔静脉重建中更为常见。

（三）胆道并发症

胆汁分泌通常在术后 10～12 天开始自动恢复，其胆汁分泌功能与胆盐密切相关。胆道并发症的发生率占所有移植并发症的 6%～34%，通常发生在移植术后前 3 个月[126, 127]。其处理往往需要多学科的参与，包括移植外科医生、内镜医生和介入放射医生。大多数胆道并发症可以通过内镜技术解决[128]，但非常重要的是，不要因此

而延迟了手术的时机，因为手术治疗可以提供胆道永久性修复的机会。

胆漏往往在术后早期（前 30 天）出现，并且与胆管吻合相关。免疫抑制可掩盖腹痛和腹膜炎的体征。早期胆漏可通过 ERCP 或经皮胆道造影诊断。HIDA 扫描也可能有所帮助。这种情况通常需要通过内镜置入支架来进行治疗。

胆道吻合口狭窄大约在移植 5 个月后出现，往往伴随间歇性发热和血清生化波动异常。这种情况下需要同很多诊断相鉴别，包括排斥反应和败血症。其需要通过 MRI 胆道造影[129]、ERCP 或经皮胆道造影来诊断，并通过球囊扩张和（或）置入塑料支架来进行治疗[126, 128]。治疗的前提是必须保证肝动脉的通畅。这种情况在劈离式肝移植中更为常见，无论其供体是来自于尸体还是活体。

非吻合相关或"缺血型"胆道狭窄多发生在移植数个月后，其发生率为 2%～19%[130]。这种情况主要发生在供体的肝总管，并合有不同程度的肝内胆管病变。在胆管造影中，可以发现胆管壁不规则及模糊样显影，提示相应区域存在坏死和水肿性病变。这种情况下，可尝试通过球囊扩张和支架置入治疗。在某些情况下需要行肝管空肠吻合术。再次移植有时也是必要的。

这种情况出现的原因多与造成胆管周围肝动脉丛损伤及其他多种因素有关。主要包括冷缺血时间较长、肝动脉血栓形成、ABO 血型不合、排斥反应、泡沫细胞样动脉病变和淋巴细胞毒性交叉配型阳性。胆道周围小动脉内皮损伤导致节段性微血栓形成，进而导致多节段性胆道缺血性狭窄。这种情况在心源性死亡捐献者中更为常见。

胆道结石、胆泥和之后的胆道铸型结石可在移植后的任何时间形成。胆道梗阻会造成比较严重的后果。胆道异物（如 T 形管和胆道支架）可促进结石形成。环孢素可促使结石形成。

治疗方法通常是经内镜十二指肠括约肌切开取石术。

（四）肾衰竭

急性和慢性肾损伤在肝移植后很常见。其产

生的原因可能有既往存在肾病病史、术中或术后低血压和休克、败血症、供体质量不佳、供体原发性功能不全、急性肝动脉血栓形成、肾毒性抗生素和环磷酰胺或他克莫司的使用。肝移植术后 5 年内 4 期以上慢性肾病的累积发病率为 18%[131]。在多因素分析中，移植时的肾小球滤过率是预测肝移植术后出现 CKD 的唯一独立影响因素。移植时每减少约 10ml 的 GFR，肝移植后 CKD 的风险就增加 33%[132]。GFR 的早期降低（如 3 个月时低于 60ml/min）与术后远期肾衰竭密切相关，而这种情况往往需要进行肾脏移植[133]。

（五）肺部并发症

在婴儿，肝移植因肺部并发症而造成的死亡可能与肺小血管中的血小板聚集有关，而这种情况很少在成人出现。这种情况的出现往往由于血管置管操作、血小板输注和可能来源于肝脏的细胞碎片有关[134]。

在重症监护病房，肺浸润最常见的原因是肺水肿和肺炎。其他原因是肺不张和呼吸窘迫综合征[135]。在术后 30 天内，肺炎致病菌通常是耐甲氧西林金黄色葡萄球菌、假单胞菌和不太常见的曲霉菌。4 周后，可见巨细胞病毒和肺囊虫引起的肺炎。

有文献报道，移植术后 87% 的肺炎患者需要机械辅助通气，其中 40% 合并细菌性感染。患者出现发热、白细胞增多、氧合不良和支气管分泌物培养结果阳性多提示存在肺炎，需要抗生素治疗。在重症监护病房合并有肺浸润的患者总死亡率为 28%[135]。

胸腔积液很常见，大约 18% 的患者需要穿刺处理。

移植后高动力综合征大多数都可随着时间的推移而恢复正常。

肝肺综合征通常可通过肝移植来纠正，但这往往需要在移植后经历一个长期低氧血症、机械通气和重症监护的艰难过程[136]。肺动脉高压通常需要持续数周的治疗，但肝移植后会逐渐好转。

（六）非特异性胆汁淤积

非特异性胆汁淤积是移植后最初几天常见的并发症，其血清胆红素峰值多出现在术后 14～21天。肝活检提示肝外胆道梗阻，但胆管造影正常。涉及的因素包括轻微的保存损伤、败血症、出血和肾衰竭。如果感染得到控制，肝肾功能通常会恢复，但需要在 ICU 中观察较长时间。

（七）排斥

在免疫学上，肝脏是移植的免疫豁免器官，对免疫攻击的抵抗力高于其他器官。这可能与肝细胞携带较少的表面抗原有关。然而，排斥反应并不少见，其严重程度也不尽相同。

细胞排斥是通过抗原提呈细胞向宿主辅助 T 细胞提呈供体 HLA 抗原引起的。这些辅助 T 细胞能分泌激活其他 T 细胞的 IL-2。移植物中活化 T 细胞的积累可导致 T 细胞介导的细胞毒性和全身炎症反应。

由于对供体抗原预致敏状态，可出现超急性排斥反应，但这种排斥反应非常罕见。对于急性（细胞性）排斥是完全可逆的，但慢性（胆管性）排斥则不然。反复的细胞排斥与慢性排斥相关。鉴别机会性感染和其他肝损伤原因引起的排斥反应通常比较困难，肝活检往往是必要的。目前针对排斥应用免疫抑制药的增加容易增加感染机会。

1. 急性细胞排斥反应

通常在移植后最初的 5～30 天内，由于诱导和维持免疫抑制的类型不同，10%～15% 的患者至少会发生一次排斥反应[26]。急性排斥反应不会对患者或移植物的存活产生不利影响[137]。有时患者会存在不适症状，有轻微的发热和心动过速，肝脏可能肿大、变软。血清胆红素、转氨酶和凝血酶原时间增加。肝酶变化缺乏特异性，必须进行肝活检才能确诊。

在组织学上，可以通过门静脉炎症、胆管损伤（图 37-7）和门静脉和肝小静脉内皮下炎症（内皮炎）的经典三联征来诊断排斥反应（图 37-8）。常可伴有嗜酸性粒细胞增多[138]，并可以看到肝

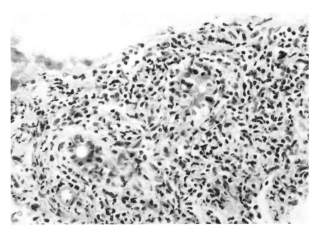

▲ 图 37-7　急性排斥反应

在细胞密集的汇管区可见受损的胆管伴淋巴细胞浸润（HE 染色，100×）

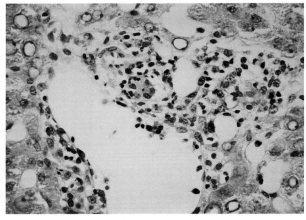

▲ 图 37-8　移植后 8 天，急性细胞排斥反应

肝活检显示汇管区可见单核细胞浸润，并伴有门静脉周围细胞内皮炎（HE 染色，100×）

细胞坏死。以上 3 个病理变化也可能是细胞排斥的另一个特征[139]。

排斥可分为轻度、中度和重度（表 37-10）[140]。含有嗜酸性粒细胞的浸润是细胞排斥的一个特殊特征[138]。通过增强免疫抑制，85% 的病例可治疗成功，例如给予大剂量甲泼尼龙冲击治疗（每天静脉注射 1g，持续 3 天）。但对于类固醇抵抗者，可给予抗淋巴细胞制剂。对于这些治疗措施无效的患者往往会进一步出现胆管性排斥。如果排斥反应持续存在，可能需要再次进行移植。

2. 慢性排斥反应
慢性排斥反应导致胆管逐渐受损并最终消

表 37-10　急性肝移植排斥反应的分级 [140]*

不能确定	不符合急性排斥反应标准的门静脉炎症浸润
轻微排斥	排斥累及少数汇管区，通常反应较轻微，并且局限在汇管区内
中度排斥	排斥扩大累及范围，扩展到大部分汇管区
重度排斥	较中度排斥更为严重，已经渗透到汇管区周围区域，可见中度至重度的静脉周围炎症延伸到肝实质，亦可合并静脉周围肝细胞坏死

*. 急性排斥的诊断基于存在以下 3 个表现中的至少 2 个：①主要是单核细胞为主的混合性门静脉炎症；②胆管炎症/损伤；③单核细胞在门静脉和中央静脉的内皮下定位

失[141]。其机制可能与胆管的 HLA Ⅱ 类抗原异常表达有关。供者与受者间的 HLA Ⅰ 类与胆管 Ⅰ 类抗原表达不匹配是造成其排斥原因之一。

20 世纪 80 年代，慢性排斥反应的发生率已从 20% 下降到 15%，到目前低于 5%[142]。确切病因尚不清楚。它通常发生在有多发性急性细胞排斥反应或伴有小叶中心坏死的严重急性细胞排斥反应的患者中，同时伴有进行性的胆汁淤积。

慢性胆管排斥反应的最低诊断标准是：①胆管萎缩/固缩，影响大部分的胆管，有或没有胆管消失；②确切的泡沫细胞闭塞性动脉病变；③胆管消失超过 50% 的汇管区[142]。至少需要 8～10 个汇管区以明确诊断。胆管上皮被单核细胞浸润，导致局灶性坏死和上皮细胞破裂。最终可导致胆管消失，以及门静脉炎症消退（图 37-9）。较大的动脉（针吸活检不可见）显示内膜下泡沫细胞、内膜硬化和增生；中心带坏死和胆汁淤积，最终导致胆汁性肝硬化。肝动脉阻塞可能是慢性排斥反应的特征（图 37-10），由其导致的胆管狭窄可通过胆管造影显示。

慢性胆管排斥反应可分为早期和晚期慢性排斥反应。在早期阶段，随着免疫抑制的增加，病变可能是可逆的。然而在晚期慢性排斥反应中，增加免疫抑制的剂量并不一定有效[142]。与同种异体移植最终失败相关的病理组织学特征包括汇管区中胆管消失 >50%、严重的（小叶间）小静脉周围纤维化和肝血窦泡沫细胞团[143]。

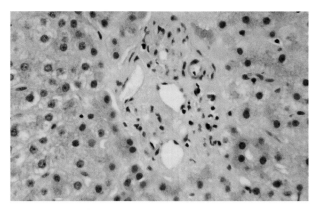

▲ 图 37-9　慢性胆管性排斥反应

胆管在汇管区消失，仅可见肝动脉分支、门静脉分支，并且无炎症反应表现（HE 染色，380×）

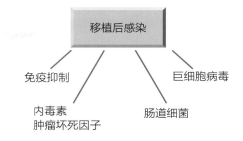

▲ 图 37-11　肝移植受者感染机制示意图

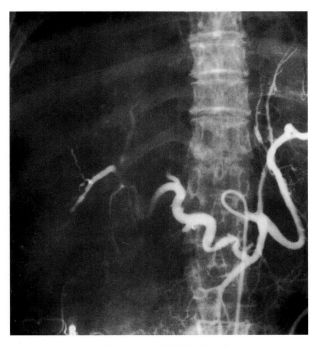

▲ 图 37-10　慢性排斥反应

腹腔血管造影显示肝内动脉树近乎消失。在随后的所有动脉造影显像中，显影均未有改善

（八）感染

超过 50% 的患者会在移植后经历感染[144]。感染有可能是原发的、复发的，或与机会致病微生物有关（图 37-11）。治疗中要特别注意的是免疫抑制的使用强度和任何的既往感染史[145]。

1. 细菌性感染

细菌性感染多在移植术后 2 个月内出现，通常与手术并发症有关。这些术后并发症包括肺炎、伤口败血症、肝脓肿和胆道败血症，可能与侵入性手术和血管缝线有关。在肝移植受者中，与难辨梭菌感染（clostridium difficile infection，CDI）相关的腹泻发病率正在增加。一项单中心研究表明，移植后 1 年内 CDI 发生率为 29%，其中严重的 CDI 发生率为 12.4%，复发率为 16.9%[146]。

移植患者早期死亡大多数归咎于败血症，并且终身有感染的风险。因此，尽早停用皮质类固醇药物并尽可能减少免疫抑制药的维持剂量可减少感染的发生。

2. 巨细胞病毒感染

巨细胞病毒感染很常见，但很少出现临床症状。病毒可能是原发性的（来自输血或供肝），也可能是致病菌的再激活。使用具有 CMV 阳性抗体的供体是其感染的最重要的独立危险因素。

再次移植或肝动脉血栓形成、患者 ICU 停留时间的延长都可导致感染率增加，亦可降低患者生存率[147]。

未接受预防治疗的患者多在移植后 90 天内出现感染，峰值为 28～38 天。对于那些移植物功能差、需要大量免疫抑制的患者，这种情况可持续数月。CMV 是肝移植患者最常见的肝炎致病因素。

CMV 疾病的表现个体差异较大。主要临床特征包括发热、肝炎、中性粒细胞减少、肺炎、胃肠道疾病和视网膜炎的单核细胞增多综合征。慢性感染可导致胆汁淤积性肝炎和胆管消失综合征。CMV 血清学检测在移植前可用于预测移植后感染的风险，但在移植后不起作用。PCR 检测可作为 CMV 感染的基础诊断[148]。检测阴性但怀疑患有组织侵袭性 CMV 疾病的患者应进行组织活检。

肝活检能够提示具有 CMV 核内包涵体的多形体和淋巴细胞簇（图 37-12），但并没有发现胆管异型和内皮炎。针对早期 CMV 抗原应用单克隆抗体进行免疫染色，可明确诊断（图 37-13）[149]。

常规口服缬更昔洛韦能有效预防 CMV 感染[150]，并且已在许多中心使用。定期监测血液中常规 CMV DNA 水平可对感染提前预警，因此可以在 CMV 疾病发展的早期进行治疗，从而获得与口服药物相似的临床效果[151]。CMV 感染或存在临床症状时，应减少免疫抑制用量。大多数感染口服缬更昔洛韦有效，但静脉注射治疗仍有必要。

3. 单纯疱疹病毒感染

单纯疱疹病毒感染通常与免疫抑制诱导的感染再激活有关，而且通常很少是原发性感染。肝活检显示坏死区与周围病毒包涵体汇合。预防性阿昔洛韦的使用很大程度上能完全控制该感染。

4. EB 病毒感染

EB 病毒在儿童中是最常见的原发感染致病因素。它引起单核细胞增多症型肝炎（图 37-14）。此种感染通常是无症状的，可通过血清学诊断。高滴度的 EBV DNA 与淋巴增生性疾病有关。

5. 戊型肝炎病毒感染

有证据表明，移植后急性戊型肝炎感染的患

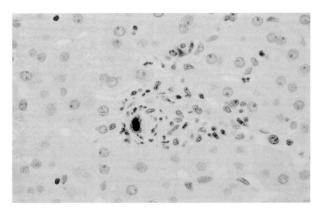

▲ 图 37-13　免疫过氧化物酶染色证实巨细胞病毒作为棕色核内沉积物存在（160×）

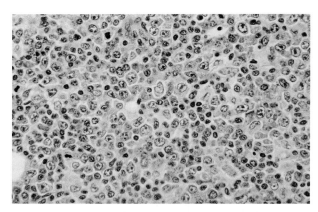

▲ 图 37-14　3 岁儿童移植后 6 个月出现 EB 病毒相关淋巴增生综合征
肝门部的淋巴结可见正常的淋巴结结构碎片化（HE 染色，300×）

者大约有 60% 会发展成为慢性肝炎。这种情况会伴随肝硬化，大量降低免疫抑制的使用可清除 HEV[152]。

6. 腺病毒感染

腺病毒感染常见于儿童，并且感染时症状一般较轻微，但存在发展为致命性肝炎的可能。除了减少免疫抑制药用量外，尚无有效的治疗方法。

7. 水痘

水痘会使儿童的移植复杂化，成人罕有发生。可静脉应用缬更昔洛韦治疗。

8. 诺卡尔菌感染

诺卡尔菌感染通常会累及肺部，但也可能引起皮肤和脑部病变。

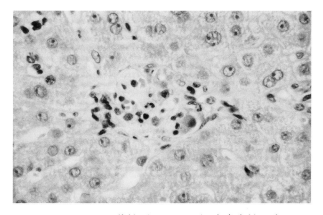

▲ 图 37-12　移植后 4 周，巨细胞病毒性肝炎
炎症区可见含有包涵体的肝细胞（HE 染色，160×）

9. 真菌感染

念珠菌感染是肝移植后最常见的真菌感染。曲霉菌病能引起血清胆红素升高和肾衰竭，有较高的致死率，亦可合并脑脓肿。这种感染可通过脂质体两性霉素或卡泊芬净治疗。

10. 卡氏肺孢子虫性肺炎

卡氏肺孢子虫感染多发生在移植前6个月，可通过支气管镜和支气管肺泡灌洗来确诊。移植后可以应用复方新诺明预防性治疗，术后前6个月每天1片，但有些移植中心只选择性地对部分病例实施预防性治疗。该感染可通过高剂量静脉注射复方新诺明和喷他脒气溶胶进行治疗。

（九）原发性自身免疫性肝炎

原发性自身免疫性肝炎在成年患者中的发生率不足2%，而在肝移植患儿中高达5%[153]。它亦可以发生在复发性丙型肝炎接受IFN治疗的患者中。这种自身免疫性肝炎的患者通常对常规治疗有效。

（十）恶性肿瘤

通常在移植后5年内有6%～20%的移植受者会患上癌症[154]。皮肤癌是肝移植后最常见的新发恶性肿瘤，包括鳞状细胞癌和基底细胞癌。移植后淋巴增生性疾病是第二常见的恶性肿瘤。每年的皮肤癌监测、防晒霜的应用对于所有移植后患者都是至关重要的，另外PAP涂片和乳房X线检查也应常规进行。癌症监测的最佳时间间隔仍有待确定，但至少应遵循与健康个体年龄相适宜的相关监测指南的要求[155]。炎症性肠病患者应每年进行结肠镜检查。

（十一）淋巴组织增生性疾病

淋巴组织增生性疾病使得所有实体器官移植复杂化，发生率为1.8%～4%。肿瘤种类通常是非霍奇金B细胞淋巴瘤，它对儿童的影响比对成年人更明显，并与EB病毒感染密切相关。肿瘤可在移植后3～72个月在淋巴结或同种异体移植物中出现。关于治疗，1/3的病例通过减少或停止免疫抑制的使用有效，另外1/3可通过利妥昔单抗和全身化疗奏效，而剩下的1/3病例治疗无效，其结果往往是致命的[156]。

（十二）药物相关的毒性和相互作用

无论是肝细胞性或是胆汁淤积性，都必须将药物相关毒性和相互作用考虑在内。致因药物包括硫唑嘌呤、环孢素、他克莫司、抗生素、降压药和抗抑郁药的使用。药物之间的相互作用包括细胞色素P_{450}与大环内酯类抗生素，抗真菌药和胺碘酮。西罗莫司的使用可增强钙调神经磷酸酶抑制药的神经毒性，而他克莫司的使用则可导致霉酚酸酯代谢物的含量增高。

（十三）原发疾病复发

如果术后未应用抗病毒治疗，乙型肝炎病毒会在术后2～12个月检出，并可能在1～3年内导致肝硬化和肝衰竭。丙型肝炎则可在移植术后前4周的任何时候复发。

肝细胞癌通常在移植后2年内复发或转移，肺转移较为常见。

如果抗凝控制不好，Budd-Chiari综合征可能在移植后很快再次出现。一般在移植后几年内，原发性胆源性胆管炎、原发性硬化性胆管炎、自身免疫性肝炎和非酒精性脂肪性肝炎都存在复发可能。

（十四）中枢神经系统毒性和并发症

肝移植术后可出现多种中枢神经系统并发症。其类型涵盖传染性和非传染性疾病，如脑桥中央髓鞘溶解、脑血管梗死或出血、癫痫发作、可逆性后部脑病综合征和脑病等[157]。

应用钙调神经磷酸酶抑制药可能导致血清钠浓度的突然改变，这与脑桥中央髓鞘溶解有关，CT扫描可提示白质透明化。

钙调神经磷酸酶抑制药可引起头痛、癫痫和脑病等不良反应。环孢素可与血液中的脂蛋白部分结合，故血清胆固醇水平低的患者在移植后会存在中枢神经系统毒性并发症的特殊风险。

脑梗死与围术期的低血压或空气/微血栓栓塞有关。脑脓肿尽管少有发生，但仍有发生的可能。

移植后前几周可能会存在持续性头痛。钙调神经磷酸酶抑制药的影响不能排除，它们可能导致偏头痛[158]。减少钙调神经磷酸酶抑制药的剂量通常可以消除上述症状。

震颤是使用免疫抑制药的常见不良反应，包括皮质类固醇、他克莫司和环孢素。一般症状比较轻微，免疫抑制药使用量的减少或抑制药的相互间转换均对治疗震颤有效。

二次移植将很大程度上增加精神异常、癫痫发作和局灶性运动缺陷的风险。

可逆性后部脑病综合征（posterior reversible encephalopathy syndrome，PRES）是一种罕见的综合征，其疾病特点在于可合并各种神经系统症状，包括头痛、视觉障碍、局灶性神经功能缺损、癫痫发作和精神状态改变。它的发病与钙调神经磷酸酶抑制药的使用有关。该病的发生率约为 1%，并且大多数病例发生在肝移植受者体术后的前 3 个月内。通过放射影像学可诊断该病。磁共振成像通常提示可逆性血管源性水肿，其部位位于由脑后循环供血的脑实质的白质区域。多达 31% 的患者可伴随出血的可能[159]。该病主要采取支持治疗，并通常会涉及免疫抑制药的调整，其手段包括不同钙调神经磷酸酶抑制药调整或转换为其他类型的免疫抑制药，如 mTOR 抑制药等。

（十五）骨病

肝移植患者移植前通常有一定程度的肝源性骨营养不良。移植术后第 1 年骨骼病情会恶化，同时存在发生椎体塌陷的可能。其致病原因是多因素的，包括胆汁淤积、环孢素、皮质类固醇的使用和长时间卧床休息[160]。此并发症可随着时间而逐渐恢复。如果必要，应采取骨密度扫描评价和激素替代疗法预防此并发症的发生，并应该适当补充钙、维生素 D 和双膦酸盐等药物进行辅助治疗。

（十六）代谢综合征

代谢综合征在肝移植后越来越常见。有报道称，在美国肝移植术后 6 个月内，大约 50% 的移植患者可出现代谢综合征[161, 162]。心血管疾病占移植后非肝脏相关死亡的 20%～40%[161, 163]。糖尿病、高血压、肾功能不全能将移植后的死亡风险增加 2 倍[162]。有超过 50% 的患者出现高脂血症[164]，并且在使用西罗莫司等 mTOR 抑制药时加重。

77% 的肝移植受者患有高血压，糖尿病的比例高达 22%，肥胖高达 40%，肾功能不全高达 50%，高脂血症高达 66%[165]。这些情况均需要早期诊断和特殊治疗[165]。

关于肝移植受者理想治疗目标应是，类固醇用量最小化，去类固醇治疗和类固醇早期停药，以及最小剂量钙调神经磷酸酶抑制药的使用[165, 166]，这样可以减少与代谢综合征相关的糖尿病和肾功能障碍等疾病的发病概率。

（十七）肝移植后妊娠

具体见第 30 章。

（十八）肝移植前后的免疫接种

移植受者的感染性并发症发生风险会增加，此种情况可通过疫苗接种预防。在免疫抑制使用的前提下疫苗接种通常应答效果较差，因此，如果可能的话，应该力求在移植前给予推荐的疫苗接种（表 37-11）[167]。在移植前或移植后的 1 个月内，均不应给予活疫苗，如麻疹、腮腺炎、风疹、水痘和带状疱疹疫苗等。移植后疫苗给药的最佳时机尚不明确。就一般情况而言，各移植中心会在移植后 3～6 个月左右重新开始接种疫苗。患者应接种年度流感疫苗（灭活）。每 5 年应给予 23 价多糖肺炎球菌疫苗。

结论

肝移植是一项艰巨的任务，手术既不是起点也不是终点。患者和家属需要精神上和社会方面的支持。必须有一个国家专业机构来管理器官的获取和分配。移植获益者需要终生的医疗支持，包括昂贵的免疫抑制药和抗病毒药物等。

移植中心和初级保健医生之间的合作至关重

表 37-11　肝移植前推荐成人接种的疫苗种类

- 麻疹 / 腮腺炎 / 风疹疫苗
- 白喉 / 破伤风 / 百日咳疫苗
- 灭活脊髓灰质炎病毒疫苗
- B 型流感嗜血杆菌疫苗（功能性或解剖性无脾）
- 甲型肝炎疫苗
- 乙型肝炎疫苗
- 肺炎球菌疫苗(23 价多糖疫苗和 13 价蛋白结合疫苗）
- 灭活流感疫苗
- 水痘疫苗
- 带状疱疹疫苗（年龄大于 50 岁，水痘免疫）
- 人乳头状瘤病毒疫苗（青年男女）
- 脑膜炎球菌疫苗（如有指征）

改编自 Danziger-Isakov L，Kumar D；AST Infectious Diseases Community of Practice.Vaccination in solid organ transplantation. Am J Transplant 2013; 13 (Suppl.4): 311–317.

要 [155, 165, 168, 169]。初级保健医生可以评估和管理代谢并发症，包括高血压、高脂血症、糖尿病和肥胖症，并确保移植受者能够了解其所适合年龄的癌症监测方案、皮肤癌筛查、年度流感等疫苗的接种工作。如果初级保健医生在实际工作中出现以下情况，如难以控制的代谢并发症、肾功能不全、反复感染、恶性肿瘤、加用可能与免疫抑制方案相互作用的药物、妊娠或肝酶改变等，应联系移植中心 [155]。随着受者和供者的选择优化，手术技术的进步和免疫抑制使用积累的经验等众多因素的改善，肝移植的生存率已明显提升。

致谢：作者要感谢 Andrew Burroughs 博士对本章前部分的研究所做出的贡献，以及他对肝病学领域的巨大贡献。

第38章 肝移植与 HBV、HCV、HIV 感染

Hepatic Transplantation and HBV, HCV, and HIV Infections

Norah A. Terrault 著

金 柯 译 许华宇 校

学习要点

- 绝大多数乙肝移植受者通过核苷（酸）类似物和乙肝免疫球蛋白等的预防性治疗可预防 HBV 的再感染。

- 在 HBV 再感染患者中，为了防止疾病进展和肝炎复发导致移植物失功，有必要长期使用核苷（酸）类似物抑制 HBV DNA。

- 移植时有病毒血症的患者中 HCV 再感染普遍存在，而且如果不治疗，移植后疾病会快速进展。供体年龄大、抗排异治疗是公认的肝硬化复发风险。

- 肝移植前清除 HCV 可预防 HCV 再感染，甚至部分患者临床症状改善避免了肝移植。移植前抗 HCV 治疗的潜在不利影响包括因抗病毒治疗后 MELD-Na 评分降低导致肝移植机会减少，以及无法接受 HCV 阳性供体。

- 移植后使用 HCV 直接作用抗病毒药物治疗是安全的。根据 HCV 的基因型、初治还是经治、有无失代偿，90% 的患者可以实现病毒清除。HCV 抗病毒药物、免疫抑制药和抗逆转录病毒药物之间的药物相互作用需要专家的管理。

- HIV 不是肝移植的禁忌证。HCV 和 HIV 合并感染患者的预后不如 HCV 单一感染患者，但通过优化患者和供体的选择，其预后可得到改善。高效抗 HCV 疗法可以预防或治疗 HCV 再感染。

概述

在北美和欧洲的大多数肝移植项目中，丙型肝炎病毒感染是肝移植最常见的适应证之一，而乙型肝炎病毒感染在移植手术中所占比例不到 10%。在亚洲大多数国家，HBV 感染是肝移植最常见的适应证。过去的 10 年里，等待 LT 的人群中肝癌患者比例有所增加[1]，这反映了慢性病毒性肝炎和肝硬化患者的治疗非常有效，以及被终末期肝病模型，评分排除在外的肝细胞癌患者拥有了更多的 LT 机会（图 38-1）。

在没有预防性治疗的情况下，80% 的患者会

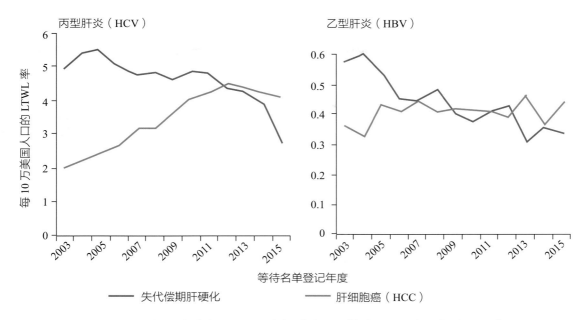

▲ 图 38-1　2003—2013 年按基础病分类的器官捐赠移植网等待名单的年龄标准化发病率（ASIR）：HCV（左）和 HBV（右）相关失代偿性肝硬化和 HCC

在最近 10 年的研究期间，肝移植等待患者（LTWL）的 ASIR 在 HCV 患者中有所上升，而在 HBV 患者中有所下降。从移植适应证角度而言，肝硬化失代偿期的 HCV 和 HBV 患者在等待名单中的比例均有下降；而对于 HCC，HCV 患者增加了 2 倍，HBV 患者则保持稳定（经 John Wiley & Sons 许可转载，引自 Flemming et al. 2017[1].）

出现 HBV 的再感染，再感染风险与 LT 时 HBV 复制水平相关[2]。HBV 的治疗策略在过去 20 年中不断发展，已经可以使绝大多数接受 LT 的 HBV 患者不出现再感染[3]。有病毒血症的受者移植术后出现 HCV 的再感染是普遍存在的[4]，从历史上看，丙型肝炎复发是 LT 后移植物失功的主要原因[5]。安全、高效的 HCV 治疗方法的出现改变了这一现象，大多数患者不管是在肝移植之前还是之后接受治疗都能清除 HCV[6]。

HIV 感染以前被认为是 LT 的禁忌证。这种情况现在已不复存在，很大程度上是由于抗逆转录病毒治疗和机会性感染预防方面的进展。随着 HIV 感染者寿命的延长，终末期肝病相关并发症已成为主要的死亡原因[7, 8]。继发于 HCV 和 HBV 的终末期肝病是 HIV 感染者 LT 最常见的适应证[9]，部分与这些病毒获得感染的共同危险因素有关。在过去的 10 年中，除了 HCV 和 HIV 合并感染患者外，接受 LT 的 HIV 感染者的生存状况有所改善，这在很大程度上是由于之前缺乏安全和有效的抗 HCV 治疗[9, 10]。

一、乙型肝炎和肝移植

在 LT 的早期，因为 HBV 复发率高、疾病进展快、患者的 5 年生存率仅为 50%，HBV 相关性肝病被认为是 LT 的相对禁忌证[11]。随着 20 世纪 90 年代中后期 HBV 治疗方面的进展，先是乙肝免疫球蛋白，后来是核苷（酸）类似物，其临床预后得到了显著改善（图 38-2）。目前，尽管需要长期预防性治疗，大多数患者都没有出现 HBV 的再感染。目前对于因 HBV 感染而接受 LT 的患者中，因失代偿期肝硬化进行 LT 的患者的 5 年和 10 年生存率分别为 75% 和 68%，而 HCC 患者分别为 71% 和 64%[12]。此外，抗病毒治疗的广泛使用导致因失代偿期肝硬化而需要 LT 治疗的患者有所减少[12, 13]，而以 HCC 为主要适应证的移植患者的比例越来越高[1]。

（一）自然病程和影响疾病复发的因素

在没有预防性治疗的情况下，LT 后 HBV 再感染的风险总体上约为 80%，并且与移植时

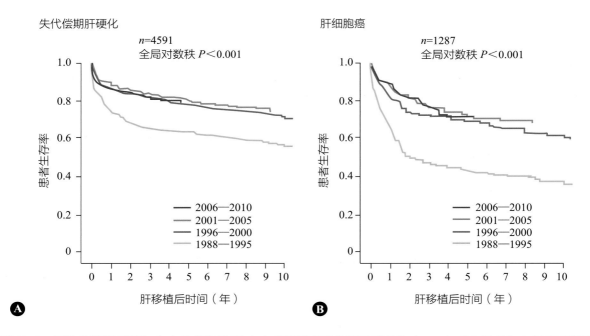

▲ 图 38-2　因失代偿期肝硬化（A）和肝细胞癌（B）行肝移植的欧洲乙型肝炎（HBV）成人受者在 4 个不同时期的生存率：1988—1995、1996—2000、2001—2005 和 2006—2010

1995 年后患者生存率显著提高，提示了有效的抗 HBV 治疗对于预防和治疗 HBV 再感染的积极作用（引自 Burra et al. 2013[12].）

HBV 的复制水平有很大关系[14]。暴发性乙型肝炎、合并丁型肝炎、乙肝 e 抗原（HBeAg）阴性慢乙肝患者的复发率低于 HBeAg 阳性的慢乙肝患者。肝移植后的再感染使病情加速，大多数患者在前 3 年即进展为肝硬化[11, 14]。HBV 复制的增强加上宿主免疫控制的减弱很可能导致疾病的快速进展。此外，还有一种独特的病纤维淤胆性肝炎。该病在 20 世纪 90 年代早期被认识，其特征是高水平的肝内 HBV DNA、肝细胞气球样变伴胆汁淤积、炎症细胞浸润不明显[15]。在没有有效的抗病毒药物之前，这是 HBV 再感染最为严重、患者均会死亡的一种表现形式。

在当今预防性治疗时代，再感染已少见。曾经，与预防性治疗失败相关的因素是 LT 前 HBV DNA 载量高和耐药 HBV 的存在[16-19]。然而，当使用替诺福韦和恩替卡韦等抗病毒药物进行预防治疗后，这些病毒学因素似乎不再重要[20]。公认的 HBV 再感染的危险因素是 LT 后 HCC 的复发[21-23]，推测可能是由于存在微转移的 HCC 细胞，这些细胞在新的移植肝上重新定植扩散，并诱导 LT 后 HBV 再感染和 HCC 复发。

随着 HBV DNA 检测技术的更加灵敏，以及抗病毒疗效的提高，HBV 再感染的定义也发生了变化。已经在接受预防性治疗的患者中检测到短暂的低水平病毒血症，但是没有任何其他（血清学或临床）复发的证据。因此，LT 后的再感染被定义为血清中持续存在 HBsAg 或 HBV DNA。而疾病复发则需要存在肝损伤的生化或组织学证据，以及持续可检测到的 HBV DNA 和（或）HBsAg。再感染未被识别或未被治疗的患者有发生临床疾病和移植物失功的风险。

（二）在等待名单上的 HBV 患者的治疗

在等待名单上的肝硬化患者的治疗目标是实现低或不可检测的 HBV DNA 水平并避免药物耐药。治疗是长期的，核苷（酸）类似物的选择主要取决于先前的用药史（表 38-1）。对于初治患者，首选具有高效抗病毒活性和低耐药风险的药物，如恩替卡韦和替诺福韦。因为所有的核苷（酸）类似物都要经肾脏清除，所以需要根据肾功能调整药物剂量。已经有富马酸替诺福韦酯

表 38-1　等待名单上乙型肝炎病毒感染患者的抗病毒治疗

患者类型	首选抗病毒药	注意事项
初始治疗	• 恩替卡韦 • 替诺福韦	• 在临床资源有限的情况下，可以考虑拉米夫定、阿德福韦单药治疗，但仅限于乙型肝炎病毒 DNA 水平低且肝移植等待时间短（小于 6 个月）的患者
拉米夫定耐药	• 替诺福韦 • 恩曲他滨 – 替诺福韦	• 在预防病毒耐药方面，与替诺福韦单药方案相比，联合治疗（恩曲他滨 – 替诺福韦）无明显优势
阿德福韦耐药	• 恩替卡韦 • 替诺福韦	• 在预防病毒耐药方面，与恩替卡韦或替诺福韦单药方案相比，联合治疗（恩曲他滨 – 替诺福韦）无明显优势 • 大多数对阿德福韦耐药的乙型肝炎病毒对替诺福韦敏感
恩替卡韦耐药	替诺福韦（换用或加用）	• 高水平病毒血症患者，使用替诺福韦达到乙型肝炎病毒 DNA 不可测的时间可能会比替诺福韦联合恩替卡韦更长 • 在预防病毒耐药方面，与替诺福韦单药方案相比，联合治疗无明显优势

肾毒性的报道，建议对该并发症进行密切的监测。相比而言，新药替诺福韦艾拉酚胺肝脏内替诺福韦含量更高、血药浓度更低，对于等待名单上的代偿期肝硬化患者，可能是一种更安全的长期替代方案 [24]。替诺福韦艾拉酚胺未被批准用于失代偿期肝硬化患者 [25]。IFN 禁用于失代偿期肝硬化患者，也不推荐用于代偿期肝硬化患者，因为有更安全的口服替代药物。在 LT 前实现持续的病毒学抑制有助于肝病病情的稳定、肝移植的延迟、移植前生存率的提高 [26, 27]。由于有肝硬化基础的患者一旦发生病毒学突破可导致肝功能恶化，甚至因快速进展性肝衰竭而死亡，因此密切监测耐药性的出现非常重要。如果发现病毒学突破后早期启动挽救治疗，患者的临床结局不会受到影响 [28, 29]。对于那些通过单药治疗未能达到 HBV DNA 水平低于检测下限或病毒耐药的患者，推荐根据之前的药物暴露更换或联合使用抗病毒药物 [30, 31]。

（三）移植后 HBV 再感染预防

预防性治疗从移植时开始并持续终身。在过去 20 年中，预防性策略已经发生了变化，建议采用更加个体化的治疗方法 [3, 32]。一般而言，低至中等 HBV 再感染风险的患者可考虑采用无 HBIG 或短期 HBIG 治疗方案，而再感染风险高的患者最好采用 HBIG 联合抗病毒药物治疗较长时间（表 38-2）。

HBIG 联合一种或多种核苷（酸）类似物是一种非常有效的预防性治疗方案 [33, 34]。在一项比较抗病毒药物预防性使用的 Meta 分析中，接受 HBIG 联合拉米夫定治疗的患者 HBV 再感染率高于接受 HBIG 联合恩替卡韦或替诺福韦治疗的患者（6% vs. 1%，$P=0.001$），这项证据支持临床使用具有高耐药基因屏障的抗病毒药物 [34]。HBIG 的给药剂量和持续时间不同中心差异很大。单独使用 HBIG 的早期方案 HBIG 剂量高（每月 5000~10 000U）[35]，而与核苷（酸）类似物联合后可以使用较低剂量的 HBIG（每月 400~800U）[16]。较低剂量的 HBIG 允许经肌内和皮下给药，而且提供了一种成本更低、对供应商和患者而言更方便的预防策略 [36-38]。

降低长期预防成本的另一种方法是使用有限疗程的 HBIG 加抗病毒药物，然后进行长期抗病毒治疗。一些回顾性队列研究 [39-41] 和三项随机对照试验 [42-44] 报道了这种方法的有效性。在最近的一项研究中，HBsAg 阳性患者（47% 在 LT 时可检测到 HBV DNA）联合使用恩曲他滨 – 替诺福韦和 HBIG 治疗 24 周，然后随机分配继续接受该方案（$n=19$）或停用 HBIG 但继续单用恩曲他滨 – 替诺福韦（$n=18$）。在 LT 后 2 年，没有患者 HBsAg 阳性或 HBV DNA 可检测到，支持使用较短疗程的 HBIG[43]。在使用拉米夫定和 HBIG 的

表 38-2　肝移植受者的 HBV 预防策略 *

风险组	特　征	预防性治疗方案	评　价
低	• LT 时检测不到 HBV DNA • HDV 和 HIV 阴性 • 依从性好	替诺福韦或恩替卡韦单药治疗 或 核苷（酸）类似物联合短疗程 HBIG	• 如果是拉米夫定经治患者，替诺福韦是核苷（酸）类似物中的首选 • HBIG 的剂量为每周至每月 400～800U（静脉、皮下或肌内注射给药）
中	• LT 时检测到 HBV DNA 但没有耐药 • HDV 和 HIV 阴性 • 依从性好	核苷（酸）类似物联合短疗程 HBIG	• 替诺福韦或恩替卡韦是首选的抗病毒药物 • HBIG 的剂量为每周至每月 400～800U（静脉、皮下或肌内注射给药）
高	• LT 时检测到 HBV DNA 且耐药 • 合并 HDV 感染 • 合并 HIV 感染 • 对抗病毒药物的依从性差	核苷（酸）类似物联合长期 HBIG	HBIG 的剂量为每周至每月 400～800U（静脉、皮下或肌内注射给药）

*. 作者根据现有资料提出的方法
HBV. 乙型肝炎病毒；HBIG. 乙型肝炎免疫球蛋白；LT. 肝移植；HDV. 丁型肝炎病毒；HIV. 人类免疫缺陷病毒

患者中，HBIG 停药后加用无交叉耐药的核苷（酸）类似物，随访 5 年 HBV 再感染率亦较低 [39, 44, 45]。使用恩替卡韦或替诺福韦或核苷（酸）类似物复方制剂将随着时间推移而可能出现的病毒耐药风险降到最低非常重要。HBV DNA 水平在治疗开始或 LT 时较高的患者在停用 HBIG 后 HBV 再感染风险较高，对于这些患者，或许可采取更为保守的 HBIG 减量方案。此外，如果有关于核苷（酸）类似物治疗依从性的担忧，建议联合使用 HBIG 和核苷（酸）类似物。

无 HBIG 的预防方法主要在亚洲使用 [20, 46]。这种方法的关键是使用具有高耐药屏障的抗病毒药物，如恩替卡韦或替诺福韦或核苷类和核苷酸类似物的复方制剂，因为既往使用拉米夫定单药治疗的研究表明，由于耐药性的出现，预防失败率很高 [47]。在拉米夫定耐药的情况下，替诺福韦将成为无 HBIG 预防策略的首选药物。该方法在 95% 以上的血清中再次出现可检测水平 HBV DNA 的患者中取得了成功；然而，经过 1～3 年的随访，有 8%～20% 的人再次出现 HBsAg[20, 46]。但重要的是，那些 HBsAg 转为阳性但 HBV DNA 检测不到的患者，他们的肝活检检查并没有出现

组织学病变的证据 [48]。由于没有比较无 HBIG 和有 HBIG 的预防策略的随机试验，在开始时即给予有限疗程的 HBIG 是否可以增强 HBV 预防的疗效尚不清楚。在缺乏这类研究的情况下，建议采用个体化的预防方法 [3, 32]，兼顾到患者的再感染风险、既往治疗史、预防性治疗失败时可获得的挽救性治疗、依从性、成本 / 便利性问题（表 38-2）。

预防移植后 HDV 的再感染就需要预防 HBsAg 的重现 [49]。HBV 的抗病毒药物无抗 HDV 活性，并且抗 HDV 治疗药物非常有限。用于治疗免疫功能正常患者慢性 HDV 感染的 IFN，在移植受者中不良反应明显、耐受性较低 [50]。在缺乏有效治疗 HDV 再感染的手段的情况下，必须高度重视预防 HDV 再感染。建议使用 HBIG 联合 HBV 抗病毒药物进行长期治疗。

最后，建议进行长期预防。据报道，血清、肝脏、外周血单个核细胞中低水平的 HBV DNA、肝内 cccDNA 已经在接受长期预防性治疗的 HBsAg 阴性移植受者中被检测到 [51-54]。一旦在肝内和肝外检测到低水平的病毒，就应该进行终身预防用药。然而，可能有一部分患者通过移

植实现了病毒清除，在 LT 后不存在 HBV 再感染的风险。在一项关于 LT 时 HBeAg 和 HBV DNA 阴性且由于依从性不佳在平均 24 个月后停用了 HBIG 和拉米夫定预防性治疗的 10 名患者的报道中，在随访平均 51 个月后，9 名患者 HBsAg 和 HBV DNA 仍为阴性[55]。意大利研究人员对 25 例 LT 时 HBeAg 和 HBV DNA 阴性的患者依次停用了 HBIG 和抗病毒药物，并且在停药前进行肝活检示肝内 cccDNA 阴性，其中 20 例患者在随访 2 年后仍未发现 HBV 再感染的证据。再感染的 5 例患者重新接受了 HBIG 或抗病毒药物治疗，无一出现有临床意义的病症[56]。虽然有趣，但这些仅是初步的研究，还需要其他中心的验证，而且对肝内 cccDNA 的检测既不容易开展，也不能标准化。

（四）乙型肝炎血清学阳性的供体

HBsAg 阴性、HBcAb 阳性供体常规用于许多移植项目，特别是在 HBV 流行的地区[57]。这些器官是移植受者 HBV 新发感染的公认来源，而且 LT 后的感染风险与受者的抗体水平相关[58, 59]。缺乏 HBsAb 和 HBcAb 的受者感染 HBV 的风险为 60%～70%，有 HBcAb 或 HBsAb 的受者的风险为 10%～20%，而有 HBcAb 和 HBsAb 的受者风险最低为 0%～5%[58]。在可能的情况下，HBcAb 阳性器官最好用于感染 HBV 的移植受者，因为已经进行了预防性治疗。在 HBsAg 阴性的受者中，建议采用预防性治疗来防止新发感染[59]。一项对美国、加拿大、欧洲和亚洲 LT 项目的调查发现，长期给予核苷（酸）类似物是最常见的预防方法，而且拉米夫定最为常用[60]。在这种情况下，HBIG 没有明显的益处。预防成本最低的是拉米夫定单药治疗。虽然这种情况下病毒学突破的风险预计非常低，仍可以考虑使用耐药率较低的抗病毒药物，如替诺福韦或恩替卡韦。

HBsAg 阳性供体很少使用，但应该保留用于临床急需的情况，并可用于既往有 HBV 暴露的患者[61]。肝脏纤维化程度应尽可能轻[62]。受者合并感染 HDV 被认为是使用 HBsAg 阳性肝脏的禁忌证，因为 LT 后 HBsAg 的存在使这些患者处于进行性 HDV 感染的高风险状态[63]。对 78 名接受 HBsAg 阳性供体的 LT 患者进行的一项迄今样本量最大的来自美国的研究表明，其生存率与接受 HBsAg 阴性供体的患者组基本一致[64]。正如一项针对移植了 HBsAg 阳性供体的肝脏并在 LT 后联合使用抗病毒药物和 HBIG 治疗的 10 例 HBcAb 阳性受者（6 例 HBsAg 阳性）的小型研究结果所示，HBsAg 阳性器官的理想受者可能是 HbsAg 阴性、HBcAb 阳性的受者[65]。所有 HBsAg 阳性患者的 HBsAg 仍为阳性，但 4 例仅 HBcAb 阳性受者中只有 2 例 HBsAg 转阳，并且这 2 名患者随后清除了 HBsAg 并获得 HBsAb。HBsAg 阳性供体受者发生隐匿性肝病或 HCC 的风险尚不清楚。鉴于对移植后 HBV 相关风险的担忧，一般不推荐使用 HBsAg 阳性供体。

（五）肝移植受者中 HBV 再感染的处理

LT 后 HBV 再感染通常是由于依从性差或出现 HBV 耐药而导致预防失败的结果。传统上 HBV 再感染被定义为血清中 HBsAg 的再次出现。然而，通过预防，虽然 HBV DNA 检测不到，但 HBsAg 仍可能为阳性；相反，HBsAg 阴性的患者中偶尔也可检测到低水平的 HBV DNA。复发的临床相关定义包括复发的血清学证据（HBsAg）伴随血清中持续或逐渐升高的 HBV DNA 载量。通常，临床证据（ALT 水平升高和活检提示肝炎）将随之而来。为了尽量减少移植物损伤，一旦确认存在检测得到的病毒血症，就应该启动治疗，而不是等到肝炎的生化证据出现。

为了最大限度地减少因疾病复发导致的纤维化进展和移植物失功，LT 后终生控制病毒复制是必不可少的。安全有效的抗病毒药物的运用使得大多数 HBV 再感染患者能够存活，而不会因疾病复发而使移植物失功。一旦 HBsAg 变得持续阳性，HBIG 就没有任何作用。抗病毒药物的选择取决于既往抗病毒药物使用史和耐药性。因为耐药风险高，不推荐拉米夫定、阿德福韦或替比夫定单药治疗，但可以作为联合方案的一部分使用。在存在耐药 HBV 的患者中，可考虑一种核苷类似物（拉米夫定、替比夫定、恩替卡韦、恩曲他滨）和一种核苷酸类似物（阿德福韦或替诺福韦）的组合；但鉴于较低的药物负担和成本，优选换成一种无交叉耐药性又具有高耐药屏障的抗病毒药物（例如在拉米夫定耐药的患者中使用替诺福韦）。无论选择何种疗法，密切监测初始反应和随后的病毒学突破对于预防疾病进展和肝炎发作是必需的。对特定药物治疗反应不佳的患者，需要更换药物，通常建议加药而不是序贯使用单药治疗。

（六）再移植

在目前的抗 HBV 治疗时代，由于疾病复发导致移植物衰竭而再移植很少见[19]。如果可以提供有效的预防性治疗，复发性 HBV 相关疾病不是再移植的禁忌[66, 67]。由于大多数需要再移植的患者之前的抗病毒治疗失败，因此在移植前检测耐药变异株可能有助于选择有效的挽救性方案。在这组高风险患者中，抗病毒药物联合 HBIG 被推荐用于预防性治疗。

二、丙型肝炎和肝移植

在美国和欧洲，HCV 相关肝病是肝移植最主要的适应证之一。在过去的 10 年中，以肝细胞癌作为主要指征行 LT 的患者比例有所上升，而因终末期肝病行 LT 的患者比例有所下降[1]。在直接抗病毒药物问世之前，感染 HCV 的移植受者的移植肝存活率较非 HCV 感染者明显降低[68]（图 38-3）。欧洲肝移植数据库显示，HCV 感染患者肝移植后的 5 年生存率为 65%，10 年生存率为 53%[69]。HCV 相关疾病复发是移植物失功的最常见原因。

（一）自然史和重症复发性肝病的相关危险因素

丙型肝炎复发通常表现为 LT 后第 1 年内肝功能检查酶谱升高或有肝炎的组织学表现[70]。与 LT 前相比，LT 后 HCV RNA 载量平均要高 $1-\log_{10}$U/ml。HCV RNA 水平与疾病严重程度相

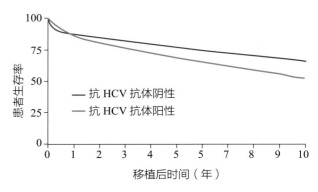

▲ 图 38-3　感染和未感染 HCV 的美国成人肝移植受者的移植物存活率

抗丙型肝炎病毒（HCV）抗体阳性移植受者的 1 年、3 年、5 年及 10 年的生存率显著低于抗 HCV 抗体阴性的移植受者（P<0.001）。在这 10 年中，HCV 阳性受者的 1 年调整生存率略有改善（85%～88%）（经 John Wiley & Sons. 2010 The American Society of Transplantation and the American Society of Transplant Surgeons 许可转载，改编自 Thuluvath et al. 2010[68]，Fig.10.）

关性较差[71]。慢性肝炎（图 38-4）进展为肝硬化速度不一，但比非移植患者更快。丙型肝炎相关的胆汁淤积是 HCV 再感染的最严重表现，并且常常与高 HCV 病毒载量相关，也与在缺乏抗 HCV 治疗的情况下快速出现移植失败相关（图 38-5）[72]。一些供体、受者和移植相关因素均与移植后结局不佳有关（表 38-3）。潜在的影响因素包括供体年龄、冷缺血时间长、巨细胞病毒感染、需要治疗的急性排斥反应、移植后胰岛素抵抗或糖尿病。在 DAA 药物出现之前，疾病复发很常见，而且 LT 后的治疗效果有限，因此这些影响因素是当时患者管理的重点。但随着安全、高效的抗 HCV 治疗方法运用于预防或治疗 LT 后的 HCV 感染，这些因素可能与患者及移植物的长期预后关系不大。

供体年龄大与较高的移植物失功率相关，HCV 感染的患者比非 HCV 感染患者受到该因素的影响更大。HCV 感染受者接受年龄介于 41—50 岁、51—60 岁和 >60 岁的供体后，其移植物失功的风险比接受年龄未满 40 岁供体的患者分别高 67%（HR=1.67，95%CI 1.34～2.09）、86%（HR=1.86，95%CI 1.48～2.34）和 221%（HR=2.21，95%CI 1.73～2.81）[73]。移植物失功率的增加反映了接受高龄供体的患者进展为肝硬

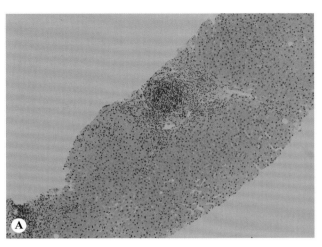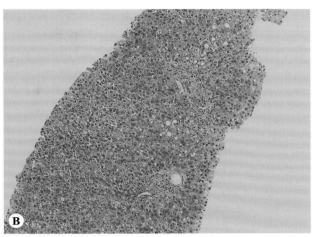

▲ 图 38-4　复发性慢性丙型肝炎相关疾病的显微图片

A. 显微图片（HE 染色）显示轻度汇管区淋巴细胞浸润和轻度界面炎，胆管完整；B. 显微图片（三色染色）显示汇管区周围早期纤维化，伴有少量短纤维隔（图片由 Dr Vivian Tan at the University of California San Francisco 提供）

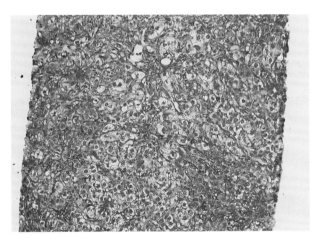

▲ 图 38-5　复发性肝炎表现为胆汁淤积的显微图片

三色染色突出了小叶中心肝细胞气球样变，以及细胞周围纤维化和小静脉或小叶炎症（图片由 Dr Vivian Tan at the University of California San Francisco 提供）

化的速度更快 [74-76]。因此，专家共识中建议"高龄供体"不用于 HCV 感染患者 [77]。与 HCV 阳性受者移植物存活率较差相关的其他供体因素有心脏死亡捐献（HR=1.31）、糖尿病（HR=1.23）、身高＜160cm（HR=1.13）、AST≥120U/L（HR=1.10）、女性（HR=0.94）、冷缺血时间长（HR=1.02h）、非非裔美国人（非 AA）供者 - 非裔美国人（AA）受者（HR=1.65）[78]。最初的研究表明，感染 HCV 的活体供肝移植受者的 LT 后预后较感染 HCV 的尸体供肝移植受者差；但后来美国一项多

表 38-3　HCV 阳性肝移植受者在未接受治疗的情况下出现复发性肝硬化的危险因素

分 类	详细情况	相关性强度
受者相关因素	合并 HIV 感染	+++
	非裔美国人	+
供者相关因素	供者年龄大	+++
	冷缺血时间长	+++
	热缺血时间长	+
	活体供肝移植	+/-
HCV 相关因素	HCV 基因 1 型	+/-
	肝移植前 HCV 载量高	+
移植相关因素	需治疗的急性排斥反应	+++
	巨细胞病毒感染	+++
	环孢素转换为他克莫司	+/-
	胰岛素抵抗 / 糖尿病	+++
	脂肪变性	+

HCV. 丙型肝炎病毒；HIV. 人类免疫缺陷病毒

中心研究显示，只要肝移植中心具有活体供肝移植的经验，两者的移植物及患者生存率相似 [79]。

移植后并发症也影响了 HCV 相关疾病的复发。需治疗的急性排斥反应（≥1 次发作）与肝

硬化复发相关[80]。考虑到这种相关性，推荐使用保守方案治疗排斥反应，避免使用皮质类固醇进行冲击治疗，并避免使用降低淋巴细胞的药物[81]。CMV 感染虽然是移植后少见的并发症，但却是 HCV 感染患者肝纤维化加重的一个重要危险因素[75, 82, 83]。CMV 可通过其免疫调节作用和细胞因子介导的促纤维化作用影响 HCV 相关疾病的进展。最后，LT 后糖尿病、胰岛素抵抗和脂肪变性均与进展性纤维化风险增高有不同程度的相关性，而且往往表现为多重代谢风险[84-86]。由于 HCV 感染的移植受者与非 HCV 感染患者相比具有更高的移植后新发糖尿病发病率[87-89]，所以具有较低致糖尿病可能的免疫抑制方案（例如用环孢素替换他克莫司）可能会降低糖尿病发生和纤维化进展的风险。

（二）抗 HCV 抗体阳性供体的使用

在过去 10 年中，抗 HCV 抗体阳性供体的使用有所增加[90]。使用抗 HCV 抗体阳性供体不影响患者总体生存率和移植物总体存活率[91, 92]。与移植了抗 HCV 抗体阳性但高质量的供体的患者相比，移植了任何程度的纤维化或轻微级别以上的炎症和（或）年龄较大（大于 50 岁）的供体的患者预后较差[91, 93, 94]。对抗 HCV 抗体阳性供体进行 HCV RNA 核酸测试（NAT）以获得更多数据来指导临床决策。近期 HCV 感染进行 NAT 时，可能出现假阴性结果[95]。如果没有进行 NAT，那么所有抗 HCV 抗体阳性供体都应按 HCV RNA 阳性处理。一项在移植了感染基因 1 型 HCV 肝脏的 14 名基因 1 型 HCV 感染患者中开展的详细的病毒学研究发现，移植后原有病毒株持续感染的患者和移植后重复感染且供肝病毒株被抑制的患者比例大致相等[96]。接受抗 HCV 抗体阳性供肝患者的组织学进展的发生率与接受抗 HCV 抗体阴性供肝的患者相似，但有一项研究显示，移植后供肝病毒株占优势的患者其无病生存时间更长[97]。关于使用抗 HCV 抗体阳性供体的其他建议包括受者对潜在风险的知情同意，以及尽早进行抗病毒治疗以尽可能减小 LT 后疾病进展的风险[98]。

抗 HCV 抗体阴性患者接受抗 HCV 抗体阳性供肝的经验更为有限[99, 100]。由于担心 LT 后疾病快速进展，专家建议，仅限于非常紧急且确保 LT 后能够获得抗 HCV 治疗的情况下，才能将 HCV RNA 阳性供体移植给抗 HCV 抗体阴性患者[98]。

（三）移植受者 HCV 感染管理概述

免疫抑制方案

尽管有许多研究，但对于 HCV 感染患者的最佳免疫抑制方案几乎没有明确的建议。争议的内容包括钙调神经磷酸酶抑制药的类型（环孢素 vs. 他克莫司），抗增殖药物的类型（硫唑嘌呤 vs. 霉酚酸酯），以及皮质类固醇的风险及益处。鉴于需要皮质类固醇进行冲击治疗和降低淋巴细胞的药物治疗的急性排斥反应与严重的移植后 HCV 相关性疾病的发生风险相关，因此免疫抑制的目标应该是提供足够的免疫抑制，以避免发生此类急性排斥反应，同时又要避免促进 HCV 相关疾病的进展。随着越来越多的感染 HCV 的肝移植受者在 LT 前或 LT 后早期接受了抗 HCV 治疗，有关免疫抑制对 HCV 相关疾病进展的负面影响的担忧大大减少。然而，对于不能早期获得 DAA 治疗的情况，免疫抑制方案的制订应以避免发生需要治疗的急性排斥反应为目标。

环孢素在体外具有抗 HCV 作用[101]。然而，尚无研究能够确定在 HCV 感染的移植受者中环孢素优于他克莫司。对 5 项研究（总共 366 例患者）进行系统回顾发现，以他克莫司为基础的和以环孢素为基础的免疫抑制方案之间在移植物存活率（RR=0.86，95%CI 0.61～1.21）无统计学差异，但研究的质量不足以评估钙调神经磷酸酶抑制药的类型与肝硬化复发风险之间的关系[102]。回顾性研究发现，对于 HCV 感染患者来说，硫唑嘌呤可能比霉酚酸酯更好，尽管霉酚酸酯与利巴韦林具有一些共同的作用机制（抑制肌苷 5'-单磷酸脱氢酶）。最近的一项系统性综述认为，目前的研究数据尚不足以认为某一种抗增殖药物优于另一种[103]。一项 HCV 基因 3 型的前瞻性研究中，接受他克莫司、霉酚酸酯和泼尼松进行免疫抑制治疗的患者 2 年后 HCV 相关疾病的严重程度与接受他克莫司和泼尼松治疗的患者相比没有差异[104]。最后，虽然用于治疗急性排斥反应的皮质类固醇冲击治疗与较高的肝硬化发生风险相关，但关于持续使用皮质类固醇的风险存在着相互矛盾的数据。有研究显示，接受无类固醇免疫抑制治疗的 HCV 相关疾病患者的病情严重程度与接受含皮质类固醇免疫抑制治疗的患者相比无明显差异[104]。

（四）HCV 感染移植候选者和受者的抗病毒治疗

含有聚乙二醇 IFN 和利巴韦林的抗病毒方案耐受性差，治疗中断率高，并且只有少数肝移植等待名单中的患者获得了 SVR[105, 106]。由于并发症的风险高得无法接受，晚期失代偿期肝硬化（Child-Turcotte-Pugh B+ 级或 C 级，MELD≥20）患者禁止使用含聚乙二醇 IFN 的治疗方案[107]。这意味着在 DAA 药物出现之前，抗 HCV 治疗主要在 LT 后进行。LT 受者采用聚乙二醇 IFN 联合利巴韦林治疗后 SVR 率为 30%～40%，并且耐受性有限[108, 109]。血细胞减少、情绪障碍和急性排斥反应是药物减量或中断治疗的最常见原因。随着第一代 DAA（特拉匹韦和波普瑞韦）的出现，SVR 率升至 60%～70%[110, 111]，但严重不良反应、药物相互作用和治疗中断的比例仍然很高[108, 112]。因此，移植候选者和受者的抗 HCV 治疗方面的主要进展是无干扰素治疗方案。

虽然移植前选用的特定 DAA 组合与非移植状态的方案是一致的，但也存在一些注意点。首先，利巴韦林仍然是失代偿期肝硬化患者和 LT 后患者 DAA 组合治疗方案中的一部分。因此需要考虑患者对利巴韦林的耐受性，并积极管理其药物不良反应，如贫血。其次，虽然所有 DAA 都被批准用于代偿性肝硬化患者，但 CTP B 级或 C 级肝硬化患者禁止使用蛋白酶抑制药。最后，LT 前后肾功能不全很常见，在肌酐清除率小于 30ml/min 的患者中索非布韦的合适剂量还不清楚。最后，一些 DAA 与免疫抑制药具有药物相互作用，需要在抗 HCV 治疗期间调整免疫抑制药剂量和（或）密切地监测药物浓度。考虑到这

些特殊因素，肝移植患者的抗 HCV 治疗方案应与移植团队一起制订。

（五）等待名单上 HCV 感染患者在移植前的治疗（表 38-4）

在 LT 之前实现持续的病毒学应答可消除 LT 后 HCV 再感染风险[113]，而在 LT 时 HCV RNA 转阴则降低了 HCV 再感染的风险[105, 114]。过去，移植前进行抗病毒治疗主要是为了预防 LT 后 HCV 的再感染。然而，肝硬化患者（包括失代偿期患者）获得 SVR 有助于失代偿症状的逆转，以及 MELD 和 CTP 评分的改善。因此，考虑对等待名单上的患者进行治疗的另一个原因是改善临床症状，这有可能使他们避免 LT 或降低等待过程中的死亡风险。随着对等待名单上和 LT 后患者安全有效的治疗方法的出现，何时启动抗病毒治疗变得更加复杂。是 LT 前还是 LT 后治疗应进是个体化的，需要考虑到肝移植预期等待时间、失代偿的严重程度、获得 SVR 的潜在益处和治疗的潜在危害（表 38-5）。

失代偿期肝硬化患者的 SVR 率低于代偿性肝硬化患者：CTP A 级肝硬化患者 SVR 率≥90%，CTP B 级肝硬化患者 SVR 率为 80%～90%，CTP C 级肝硬化患者 SVR 率为 60%～80%[115-117]。SVR 率降低既反映了病毒学失败率的升高，又反映了死亡率的升高（非抗病毒治疗失败）。对于失代偿期肝硬化患者和肌酐清除率小于 30ml/min 的肾病患者来说，目前尚无批准的 DAA 可供选择，因此这些患者最好在 LT 后启动治疗。

对于 MELD 评分低或肝硬化严重并发症较少的等待名单上的患者，抗病毒治疗的目标是避免肝移植。大多数获得 SVR 的失代偿期患者，其 MELD 和 CTP 评分得到改善[118-120]。然而，只有少部分（约 20%）患者在接受治疗后病情明显改善，足以在短期至中期内避免肝移植。欧洲一项对接受 DAA 治疗的等待名单上患者的研究显示，只有 MELD 评分小于 15 分和（或）MELD 评分降低超过 4 分的患者，其临床改善才足以使他们从肝移植名单中被剔除[121]。大多数专家建议 CTP B 级肝硬化和（或）MELD 评分小于 20 分

表 38–4　感染 HCV 的肝移植受者的治疗选择

治疗方案	时 间	目标人群	治疗注意事项
移植前治疗	• 在移植前启动治疗以便在手术前达到 SVR 或 HCV RNA 转阴至少 4 周	• 仅供选择性使用（MELD 评分 ≤ 15 分、不存在难治性 PHT 并发症时可尝试） • 目标人群包括有避免肝移植愿望的患者、活体供肝移植的患者或患有 HCC 的患者（肝移植的时间已知）	• 失代偿期肝硬化禁止使用蛋白酶抑制药 • 对于 CrCl 小于 30ml/min 的患者，不建议使用含有索非布韦的方案 • 含有利巴韦林的方案会增加贫血的风险，并可能导致失代偿的恶化
移植后立即治疗	• 在术后立即开始抢先治疗以预防出现任何 HCV 再感染的临床表现	• 仅供选择性使用 • 最适合预期术后病程平稳且无肾功能不全的患者	• 有限的数据表明 4 周疗程的索非布韦 – 雷迪帕韦是有效的（16 例患者中有 15 例达到 SVR），这可能为符合条件的患者提供了一个非常经济有效的选择
移植后治疗	• 早期：在术后 3～6 个月内启动治疗以预防有重要临床意义的复发 • 延迟：包括那些在前 DAA 时代移植的患者	• 延迟治疗直至肝肾功能恢复 / 稳定和其他术后并发症得到控制 • 所有 HCV 再感染的肝移植受者都应该接受治疗，但治疗时间受到有无 DAA 的影响	• 蛋白酶抑制药和免疫抑制药之间相互作用，可能需要在 DAA 治疗之前、期间和之后进行调整 • 许多 DAA 组合包含利巴韦林，因此疗程可能受利巴韦林耐受性的影响 • 利巴韦林的剂量应根据血红蛋白和肾功能调整 • 在所有 DAA 治疗实现 HCV 清除的背景下存在着排斥反应和 "自身免疫样肝炎" 的风险，因此需要密切监测免疫抑制状态

Crcl. 内生肌酐清除率；DAA. 直接抗病毒药物；HCC. 肝细胞癌；HCV. 丙型肝炎病毒；PHT. 门静脉高压；SVR. 持续病毒学应答

表 38–5　影响等待名单上的患者抗 HCV 治疗时机的因素

影响因素	注意事项
SVR 率	• 失代偿期肝硬化患者的 SVR 率较低（与代偿期肝硬化或早期纤维化患者相比）
失代偿期症状逆转的可能性	• 如果目标是避免 LT，则 SVR 与 MELD 评分和 CTP 评分的降低相关 • MELD 评分的降低可能导致 LT 的优先等级降低 • MELD 评分<20 且为非难治性门静脉高压并发症的患者更可能因肝功能改善而避免肝移植
未接受治疗导致死亡的风险	• 如果没有接受移植，MELD 评分越高则等待名单上的患者病死率越高，SVR 的获得可能会降低等待名单上患者的病死率
预期的治疗安全性和耐受性	• 失代偿越严重则不良事件发生率越高 • LT 前失代偿期肝硬化和（或）肾脏疾病患者的治疗选择较少 • LT 后可获得安全有效的治疗方法
HCC 的存在	• 在 HCC 的过渡治疗中，SVR 的实现可能有助于维持肝脏疾病的稳定性 • HCV 的清除可能是影响 HCC 复发风险的因素
肝移植机会	• 抗病毒治疗可能会降低获得抗 HCV 抗体阳性供者的机会 • MELD 评分降低可能导致 LT 的优先等级降低

HCC. 肝细胞癌；HCV. 丙型肝炎病毒；LT. 肝移植；SVR. 持续病毒学应答

的患者应考虑在 LT 前接受治疗[122]。提出这一建议的原因是，MELD 评分的改善可能导致更长的等待时间和（或）肝移植机会的减少，这增加了上述建议的复杂性。最后，HCV 清除可能会影响 HCC 复发的自然史，尽管这还有争议[123-125]。因此，治疗与否需要患者和医生之间进行详细的讨论。

对于治疗目标主要是预防 LT 后 HCV 再感染的患者而言，在 LT 前获得 SVR 是确保实现该目标的最可靠方法。然而，对于那些在抗病毒治疗期间接受 LT 的患者，有两种选择：在肝移植时（短疗程）停止治疗或在 LT 后继续治疗以完成计划疗程。一项关于 61 名等候肝移植并接受索非布韦联合利巴韦林治疗的 HCC 患者的多中心单组研究数据支持前一项治疗方案，这些患者的 CTP 评分小于或等于 7 分、治疗时间为 48 周或直到 LT 时为止[114]。在 LT 前接受了至少 28 天的治疗而检测不到 HCV RNA 的 26 名患者中，95%（25/26）的患者在移植后未发生 HCV 再感染。这些研究结果表明，在 LT 之前至少 4 周发生 HCV RNA 阴转的患者可以在肝移植时停止治疗，而那些未实现这种治疗反应的患者则可在 LT 后继续接受治疗。然而，必须指出的是，这些结果尚未在 SVR 发生率较低的更为严重的失代偿期（更高的 MELD 评分）患者或接受具有较好疗效的 DAA 联合治疗的患者中得到验证。意大利一项多中心的研究对 31 名在 LT 后接受桥接治疗的患者的疗效进行了验证，这些患者在 LT 前平均接受了 35 天的索非布韦联合利巴韦林的治疗，并且在 LT 前 4 周内才出现 HCV RNA 阴转[126]。这些患者在 LT 后继续接受平均 119 天的治疗（范围 10～170 天），尽管有 6 名患者重新开始治疗有所延迟（4 个人延迟了 2～4 天，2 个人延迟了 <7 天），94% 的患者获得了 SVR。然而，利巴韦林相关的药物毒性很常见，20% 的患者需要输血或使用促红细胞生成素。这些数据表明，LT 后是停止还是继续治疗应该以 LT 前 HCV RNA 阴转的持续时间和患者对在 LT 后即刻接受 DAA 治疗的耐受性为指导。剩下的问题是 LT 后桥接抗 HCV 治疗应持续多长时间。根据抢先治疗的相关

数据，建议 LT 后继续治疗至少 4 周。

（六）预防性和抢先抗病毒治疗（表 38-4）

当组织损伤很小或不存在时，应立即或在移植后的最初几周内启动抢先抗病毒治疗。由于 HCV RNA 载量在 LT 后立即迅速下降，接着在随后的几天到几周内不断上升[127]，因此抢先治疗的基本原理是在病毒载量较低时进行治疗，这样 SVR 率可能会有所提高。此外，早期治疗可以通过消除移植物功能障碍的最常见原因来简化 LT 后的管理。

在 IFN 时代，由于 LT 后早期治疗的耐受性差[128]，加上 SVR 率低（中位值 16%，范围为 8%～39%）[128-130]，因此一般不推荐抢先治疗。所以，在 DAA 药物出现之前，抢先治疗仅选择性地用于那些有疾病快速进展风险的患者。

由于目前的 LT 后抗 HCV 治疗安全、耐受性良好，因此抢先治疗可能适用于更广泛的患者。在一项小型多中心研究中，MELD 评分中位值为 13（88% 的患者 MELD 评分 ≤ 20）、肝移植时肌酐清除率大于 40ml/min 的 16 名等待肝名单上的 HCV 基因 1 型患者，在 LT 时接受了雷迪帕韦联合索非布韦抗病毒治疗并持续 4 周[131]。SVR 率为 88%（14/16），其中一名患者因 LT 后肾功能不全而早期即停止治疗，另一名患者复发后再次使用雷迪帕韦联合索非布韦治疗 12 周成功治愈。没有患者因抗 HCV 药物的不良反应而停止治疗。这些初步结果表明，对于抢先治疗而言短程治疗可能是有效的，但需要进一步确认该方案在其他患者群体中的安全性和有效性。目前尚未对立即启动和延迟启动（在 LT 后数周至数月开始）抗病毒治疗的优劣进行研究。目前的治疗指南支持 LT 后早期进行抗病毒治疗，但建议等到患者度过术后早期阶段并达到稳定的临床状态（包括肾功能的恢复后）再开始治疗[132]。

丙型肝炎免疫球蛋白对野生型和 DAA 耐药的 HCV 变异株具有广谱中和活性[133]。预防性丙型肝炎抗体治疗已被认为是预防 HCV 感染患者感染的一种策略，但单药治疗时无效[134-136]，现正在评估其与已经批准上市的 DAA 的联合治疗

方案[137]。目前，丙型肝炎免疫球蛋白在 LT 受者中的使用还没有明确的作用，鉴于抗病毒治疗的高效性，抗 HCV 抗体治疗的潜在益处可能较低。

（七）移植后疾病复发的抗病毒治疗
（表 38-4）

LT 后抗病毒治疗的主要目标是清除病毒。持续的病毒清除可阻止纤维化的进展，甚至可以逆转纤维化[138, 139]，同时可提高移植物存活率[140, 141]（图 38-6）。过去，一旦出现复发性的、进行性的组织学病变，通常就开始抗病毒治疗。然而，现在认为尽早开始治疗是安全、值得推荐的，因为这样可以预防复发性的组织学病变进展和肝外并发症的发生[122, 142]。

尽管在某些特殊情况下仍然需要使用 IFN，但是鉴于目前有更安全、更有效的治疗方法，因此不推荐使用 IFN 来治疗 LT 后的 HCV 感染。由于移植受者被视为是一个更"难以治愈"的群体，肝移植受者中的大多数 DAA 临床试验都将利巴韦林加入到 DAA 方案中。利巴韦林的起始剂量通常为每天 400～800mg，并根据耐受性、肾功能和基线血红蛋白水平调整剂量。雷迪帕韦 - 索非布韦[119, 120]、达卡他韦联合索非布韦[118] 和奥比他韦 - 帕利瑞韦 - 利托那韦联合达塞布韦[143]（均含有利巴韦林）在疾病复发的代偿期患者的临床试验中进行了研究，在所研究的基因型中 SVR 率一般≥90%[144]（图 38-8）。最近批准上市的药物（如艾尔巴韦 - 格佐匹韦和索非布韦 - 维帕他韦）的临床使用经验尚不足。真实世界的临床经验认为，DAA 组合对肝移植受者是高效且安全的[145-147]。了解 DAA 和免疫抑制药之间的药物相互作用是 LT 后正确使用 DAA 的关键（表 38-6）。

未经治疗的严重胆汁淤积性肝炎的预后较差，一旦诊断应尽快开始治疗。由于该病的特征是高胆红素血症和不同程度的移植物功能障碍，因此最好避免使用蛋白酶抑制药。索非布韦加上一种 NS5A 抑制药联合或不联合利巴韦林的组合被认为是最安全的选择。经过 12～24 周的疗程，SVR 率达到 96%[148]。同样，对于肝硬化和失代偿复发的肝移植受者，不应使用蛋白酶抑制药。

DAA 组合的安全性和耐受性非常好，报道的药物不良反应主要与利巴韦林有关。基于 IFN 的治疗方案所导致的免疫性并发症包括急性排斥反应、慢性排斥反应和自身免疫样肝炎（也称为浆细胞性肝炎）已被充分认识（图 38-7）[91, 149-151]。但是，这些并发症也可以发生在 DAA 治疗期间或完成 DAA 治疗后不久，可能反映了免疫抑制药的治疗浓度不够[152]。需要通过加强免疫抑制来治疗这些免疫性并发症，其预防措施包括在治

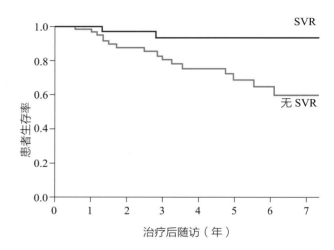

▲ 图 38-6　抗病毒治疗启动后的生存率
通过实现持续病毒学应答（SVR），生存率显著提高（引自 Berenguer et al. 2008[141].）

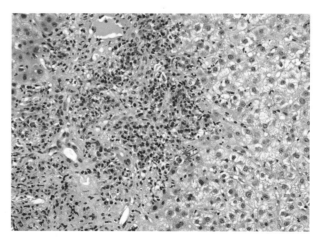

▲ 图 38-7　浆细胞性肝炎（亦称新发自身免疫性肝炎）
门静脉周围单核炎症细胞浸润，尤其是以浆细胞为主（箭头）。界面性肝炎是一个典型的特征，其中炎症从汇管区延伸至肝小叶，并且导致肝细胞损伤。坏死的肝细胞形成嗜酸小体（双箭）（图片由 Dr Barbara McKenna，University of Michigan 提供）

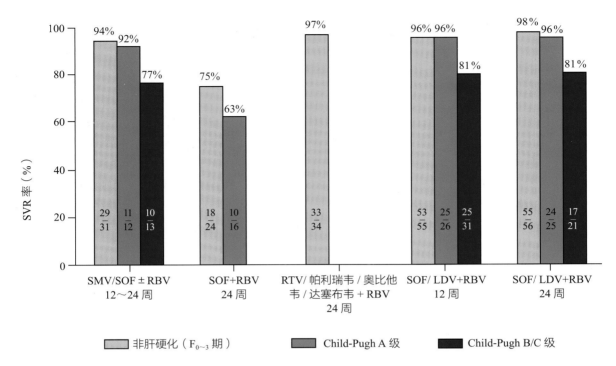

▲ 图 38-8　**HCV 再感染的肝移植受者的持续病毒学应答率随肝病的严重程度、HCV 基因型和既往治疗史而异**

图中显示了 0～3 期纤维化、Child-Turcotte-Pugh A 级肝硬化和 Child-Turcotte-Pugh B/C 级肝硬化患者的持续病毒学应答（SVR）率。所有临床试验和许多真实世界中的队列均将利巴韦林纳入抗病毒治疗方案中。HCV. 丙型肝炎病毒；LDV. 雷迪帕韦；SMV. 西美瑞韦；SOF. 索非布韦；RBV. 利巴韦林；RTV. 利托那韦（经 John Wiley & Sons 许可转载，引自 Saxena & Terrault 2015[144].）

表 38-6　目前被批准用于治疗丙型肝炎的直接抗病毒药物与免疫抑制药之间的药物相互作用

药 物	索非布韦	索非布韦 – 雷迪帕韦	索非布韦 – 维帕他韦	达卡他韦	帕利瑞韦 /r– 奥比他韦 – 达塞布韦	艾尔巴韦 – 格佐匹韦*	西美瑞韦
他克莫司	无	无	无	无	有，剂量调整	可能，密切监测	可能，密切监测
环孢素	无	无	无	无	有，剂量调整	有，禁忌配伍	有，禁忌配伍
霉酚酸酯	无	无	无	无	无	无	无
皮质类固醇	无	无	无	无	无	无	无
依维莫司	无	可能，密切监测	可能，密切监测	可能，密切监测	有，剂量调整	有，剂量调整	可能，密切监测
巴利昔单抗	无	无	无	无	无	无	无

*. 未在肝移植受者中进行过研究

引自 www.hep-druginteractions.org（University of Liverpool）。更多的药物相互作用和更广泛的药物种类、详细的药代动力学相互作用数据、剂量调整请参考所引用的网站（2017 年 12 月 16 日访问）

疗期间和治疗结束后早期密切监测免疫抑制药的浓度，以及调整其剂量以维持稳定的免疫抑制药浓度[122]。

（八）再移植

无论病因如何再次移植后的生存率低于第 1 次移植的生存率，但也有一些研究认为，HCV 感染患者的生存率低于非 HCV 感染患者[153-156]。既往报道显示，HCV 感染患者再移植后移植物 1 年存活率为 40%～70%[156-160]，可能与选择标准不一有关。在肝移植后第 1 年内即因早期严重复发性疾病（包括胆汁淤积性肝炎）而进行再移植，则预后较差[161]，反映了近年来对胆汁淤积性肝炎缺乏有效的治疗方法。事实上，在一项因疾病复发而考虑再移植的 HCV 感染患者的多中心研究中，50% 的患者没有被列入再移植名单，最常见的原因是移植后 6 个月内 HCV 再感染（22%）、纤维淤胆性肝炎（19%）和肾功能不全（9%）[156]。虽然没有统一的标准来确定哪些复发性 HCV 肝硬化患者可再次进行肝移植，但目前的观点认为，应在多器官功能衰竭或显著恶化之前尽早进行[162]。鉴于目前的抗 HCV 方案，预计因疾病复发而需要再移植的患者数量将非常低，而且再移植的预后也与非 HCV 感染再移植患者相近。

三、HIV 和肝移植

从历史上看，HIV 感染是肝移植的绝对禁忌证。随着 HIV 治疗和移植的进展，以及认识到 HIV 感染者高度需要移植手术来治疗肝硬化并发症，这一情况发生了改变。HIV 感染者接受 LT 的常用筛选标准包括 CD4 计数高于 100 个 /ml，HIV 病毒载量不可测或虽有 HIV 病毒血症但预计可通过抗逆转录病毒治疗抑制住，以及无机会性感染存在[163-165]。在 HIV 感染者中，慢性病毒性肝炎（HBV 和 HCV）是最常见的移植适应证。LT 与 MELD 评分≥15 分的 HIV 感染者的生存益处有关[166]。

HCV 和 HIV 合并感染患者从失代偿出现到死亡的进程比 HCV 单一感染患者更快[167, 168]。在 HBV 和 HIV 合并感染的患者中，移植后的存活与疾病的严重程度、是否存在未控制住的耐药 HBV 感染有关[169]。早期转诊对减少非移植患者的死亡很重要。与 LT 后生存率降低最为一致的因素是移植前高 MELD 评分[170, 171]。为了在低 MELD 评分时仍能获得移植治疗，最近通过的美国法律允许 HIV 阳性受者使用 HIV 阳性器官，这为 HIV 感染患者提供了一个独特的机会。虽然有报道称在肝移植患者中成功使用 HIV 阳性器官[172]，但使用 HIV 阳性供体的最大经验还是在肾移植受者中[173]。

HIV 患者移植后管理的要点包括药物相互作用（抗逆转录病毒药物、免疫抑制药和 HCV DAA），药物毒性的处理，以及病毒性肝炎复发的预防和（或）治疗。抗逆转录病毒药物与钙调神经磷酸酶抑制药和 mTOR 抑制药之间的相互作用是公认的[174, 175]。使用蛋白酶抑制药方案的患者需要显著减少环孢霉素、他克莫司和依维莫司的剂量，从而避免药物毒性。相反，含依非韦伦的方案可增强细胞色素 P_{450} 的活性，需要增加钙调神经磷酸酶抑制药的剂量以维持目标水平。有报道发现，与非 HIV 感染者相比，HIV 感染的移植受者的急性排斥反应发生率更高[176, 177]。这可能在很大程度上是由于药物相互作用对获得最佳免疫抑制水平的不良影响。整合酶抑制药雷特格韦或度鲁特韦加两种核苷类反转录酶抑制药（替诺福韦加恩曲他滨或阿巴卡韦加拉米夫定）是移植受者的一个很好的选择，与免疫抑制药和大多数 HCV DAA 没有药物相互作用[178]。

虽然风险配比分析显示绝对风险差异小于 10%，但 HIV 阳性受者的总体生存率低于 HIV 阴性受者[166]。与 LT 后死亡率相关的因素包括接受肾肝联合移植、移植前 BMI<21kg/m²、供者年龄偏大和 HCV 感染[166]。HIV 特异性因素（LT 时的 HIV 病毒载量和 CD4 细胞计数）与生存率无关。机会性感染（HIV 相关和不相关）在近年的 HIV 移植人群中发生率较低，这可能反映了 LT 和 LT 后抗菌预防选择标准的改进[166, 177]。

（一）HBV 和 HIV 合并感染的肝移植受者

HBV 和 HIV 合并感染患者的短期和中期生存是很好的。在两组最大的 HBV 和 HIV 合并感染移植受者中，随访约 3 年的生存率分别为 80% 和 100%，与 HBV 单一感染患者无显著差异[179, 180]。重要的是，尚无因 HBV 相关疾病复发所致死亡的报道。HBV 和 HIV 合并感染患者的移植成功在很大程度上取决于能否获得高效的预防性治疗。建议联合使用 HBIG 及核苷（酸）类似物预防 HBV。

由于替诺福韦、拉米夫定和恩曲他滨是抗逆转录病毒治疗方案的一部分，并且具有抗 HBV 活性，在抗逆转录病毒治疗不能耐受或疗效不佳而导致药物中断时，就需要给予替代性抗 HBV 治疗。在这些临床情境，特别是在抗逆转录病毒治疗中断时间较短的情况下，可选择 HBIG 单药治疗。另外，可以短期使用 HBIG 联合一种不具有抗 HIV 活性的抗 HBV 药物，如阿德福韦或替比夫定的方案。

（二）HCV 和 HIV 合并感染的肝移植受者

与有其他适应证的 HIV 感染移植受者相比，HCV 和 HIV 合并感染移植受者的生存率较低，患者的 LT 后 5 年累计生存率分别为 55% 和 80%（图 38-9）。与 HCV 单一感染的 LT 受者相比，HCV 和 HIV 合并感染的 LT 受者死亡率要高 2 倍。在 HCV 和 HIV 合并感染的患者中，与 LT 后生存率降低最一致的因素是移植前 MELD 评分较高。在一些但并非所有研究中确定的其他因素包括供者年龄较大、体重指数<21kg/m^2、急性排斥反应治疗史和肾肝联合移植[170, 176, 177]。

在比较肝炎的发病和进展到肝硬化的比例的研究中，合并感染的移植受者比 HCV 单一感染患者疾病进展更快，胆汁淤积性肝炎发生率更高[181]。在干扰素时代，由于疾病复发所导致移植物失功的风险在 3～5 年后为 27%～54%。聚乙二醇 IFN 联合利巴韦林治疗效果差，耐受性不佳[181, 182]。

与使用安全有效的抗 HBV 治疗的 HBV 和

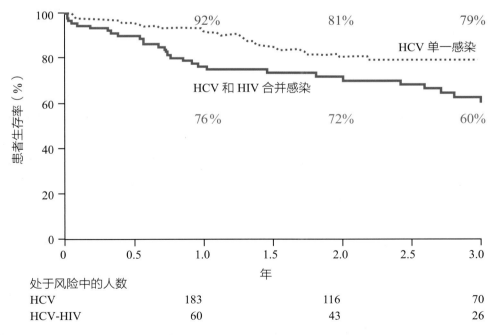

▲ 图 38-9 自然史研究表明，与 HCV 单一感染患者相比，HCV 和 HIV 合并感染患者的生存率有所下降

在这项多中心的来自美国的研究中，HCV 和 HIV 合并感染患者的 1 年和 3 年生存率分别为 76%（95%CI 66%～84%）和 60%（95%CI 47%～71%），而 HCV 移植受者的生存率为 92%（95%CI 87%～95%）和 79%（95%CI 72%～84%）（P<0.001）。HCV. 丙型肝炎病毒；HIV. 人类免疫缺陷病毒

HIV 合并感染肝移植受者中的良好结果相类似，预计 HCV DAA 治疗将显著改善 HCV 和 HIV 合并感染移植受者的预后。以索磷布韦为基础的 DAA 治疗合并感染移植受者的晚期复发性丙肝的耐受性良好，SVR 可达 89%～100%[183-185]，并可改善临床症状和生化学指标[184, 185]（图 38-10）。

此外，在等待移植的患者中更广泛地使用抗 HCV 治疗可能会改善肝脏疾病，从而避免 LT[186] 或预防 LT 后 HCV 再感染[185]。如果 HIV 和 HCV 合并感染患者在 LT 时 HCV RNA 阴性，重复移植预后良好[187]。在当前的抗 HCV 治疗下，合并感染 HCV 不应被视为 HIV 感染者 LT 的禁忌证[98]。

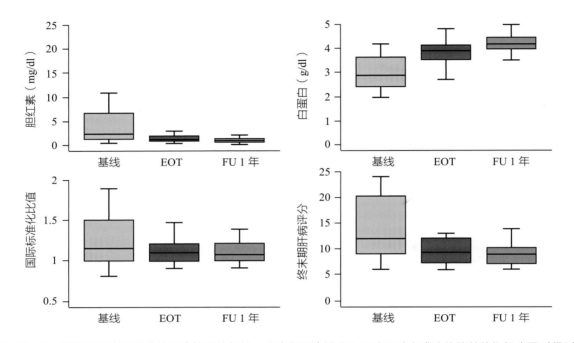

▲ **图 38-10** 随着持续病毒学应答后病情继续好转，终末期肝病评分和反映肝脏合成功能的其他指标也同时得到改善

治疗开始时、治疗结束时和治疗开始后 1 年的实验室检测和评分均有改善。相关指标以中位值和四分位数范围表示。EOT. 治疗结束；FU. 随访（经 John Wiley & Sons 许可转载，引自 Campos-Varela et al. 2016[184].）